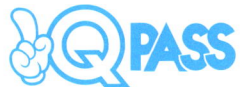

간호조무사

핵심 총정리 문제집

백지운 저

핵심이론

머리말

최근 우리 사회는 간호 인력 부족 문제의 어려움을 겪고 있으며, 이로 인해 간호조무사의 역할과 중요성은 날로 부각되고 있습니다. 간호조무사는 단순한 보조 인력을 넘어, 환자의 곁에서 실질적인 돌봄을 제공하며 우리나라 보건의료 체계의 기초를 탄탄히 다지는 핵심 인력입니다. 그러나 이 길은 결코 만만치 않습니다. 간호조무사 자격을 얻기 위해서는 이론 740시간, 실습 780시간이라는 엄격한 교육과정을 이수해야 하며, 이후에는 한국보건의료인국가시험원(국시원)에서 주관하는 자격시험을 통과해야만 합니다.

저는 지난 15년 이상 간호조무사를 준비하는 수많은 수험생들과 함께하며, 그들의 노력과 고뇌를 가장 가까이에서 지켜보았습니다. 때로는 지치고 막막해하는 학생들의 모습을 보며 "내가 수험생이라면 어떨까?"라는 질문을 수도 없이 스스로에게 던졌습니다. 그 고민의 끝에서 저는 확신하게 되었습니다. 수험생들에게 가장 필요한 것은 이해하기 쉬우면서도 최신 출제 경향을 정확히 반영한, 체계적인 학습 자료라는 것을 말입니다.

이번에 출간하는 〈원큐패스 간호조무사 핵심 총정리 문제집〉은 이러한 고민과 경험, 그리고 교육자로서의 책임감을 바탕으로 한 교재이며, 주요 특징은 다음과 같습니다.

1. 단기간에 효율적인 시험 대비 가능한 핵심이론
방대한 이론을 효과적으로 정리하여, 시험에 자주 등장하는 핵심 개념을 과목별로 간결하게 정리하였습니다.

2. 한국보건의료인국가시험원(국시원) 출제 흐름에 따른 문제 유형 재구성
과목별 적중문제를 한국보건의료인국가시험원(국시원)의 출제 흐름을 면밀하게 분석하여 실전감각을 익힐 수 있도록 구성하였습니다.

3. 출제 빈도가 높은 실기 그림 문제 수록
자주 출제되는 그림 문제 유형을 수록하였습니다.

4. CBT 대비 모바일 모의고사 1회
자신의 실력을 최종 점검할 수 있도록 CBT 모바일 모의고사를 수록하였습니다.

〈원큐패스 간호조무사 핵심 총정리 문제집〉이 단순한 시험 대비서가 아닌, 간호조무사라는 직업에 대한 첫걸음을 내딛는 여러분의 여정을 응원하고 동행하는 안내서가 되기를 바라며, 앞으로도 현장의 변화와 수험생들의 의견을 꾸준히 반영하여 부족한 부분을 보완해 나갈 것입니다. 언제나 여러분과 소통하며 함께 성장하는 교육자가 되도록 최선을 다하겠습니다.

저자 백지운

간호조무사 국가시험 시험안내

1 정의

간호조무사는 각종 의료기관에서 의사 또는 간호사의 지시하에 환자의 간호 및 진료에 관련된 보조업무를 수행하는 자를 말한다.

2 시험 응시원서 접수

구분	일정	비고
기간	상반기 인터넷 접수	• 응시수수료 : 37,000원 • 접수시간 : 인터넷 접수는 해당 시험 직종 접수 시작일 09:00부터 접수 마감일 18:00까지임.
	하반기 인터넷 접수	
장소	인터넷 접수 : 국시원 홈페이지 [원서접수]메뉴 다만, 외국대학 졸업자로 응시자격 확인서류를 제출하여야 하는 자는 위의 접수기간 내에 반드시 국시원 별관(2층 고객지원센터)에 방문하여 서류확인 후 접수가능함.	

3 시험 일시 및 장소

구분	일정	비고
일시	상반기	응시자 준비물 : 응시표, 신분증
	하반기	
장소	국시원 홈페이지 공고	

4 최종 합격자 발표

구분	일정	비고
일시	상반기	휴대전화번호가 기입된 경우에 한하여 SMS 통보
	하반기	
방법	국시원 홈페이지 [합격자 조회]	

5 응시자격 및 결격사유 : 법제처 「의료법」 및 「간호법」 참고

6 시험과목 및 출제기준

[시험과목]

시험과목	문제 수	배점	총점	문제 형식
기초간호학 개요(35)	70문제	1점/1문제	70점	5지 선다형
보건간호학 개요(15)				
공중보건학 개론(20)				
실기(35)	35문제	1점/1문제	35점	5지 선다형

[출제기준]

시험과목	분야
1. 기초간호학 개요	• 간호관리 • 기초해부생리 • 기초약리 • 기초영양 • 기초치과 • 기초한방 • 기본간호 • 성인관련 간호의 기초 • 모성관련 간호의 기초 • 아동관련 간호의 기초 • 노인관련 간호의 기초 • 응급관련 간호의 기초
2. 보건간호학 개요	• 보건교육 • 보건행정 • 환경보건 • 산업보건
3. 공중보건학 개론	• 질병관리사업 • 인구와 출산 • 모자보건 • 지역사회보건 • 의료관계법규
4. 실기	• 활력징후 • 감염관리 • 호흡유지 • 영양과 배설 • 상처와 골절 • 개인위생 • 활동관리 • 체온유지 • 진단검사와 수술 • 기도폐쇄와 심정지 대처 • 환자관리와 의사소통 • 임종간호

이 책의 구성

핵심이론
최신 출제 경향 반영! 단기간 합격을 위한 핵심 콕콕!

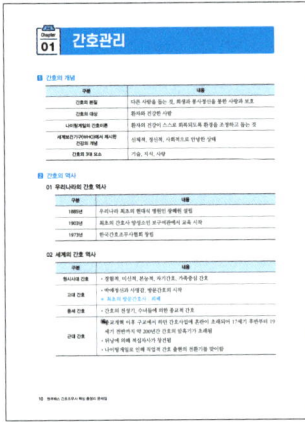 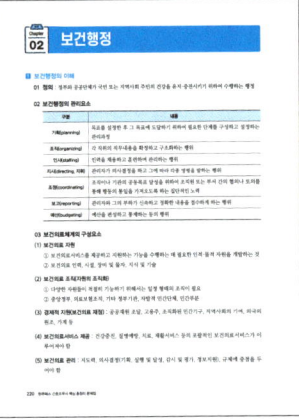

- 최신 출제 경향에 맞추어 단기간에 시험대비가 가능하도록 중요 핵심이론만을 수록하였습니다.

적중문제
국시원 출제흐름에 따른 문제 유형 재구성

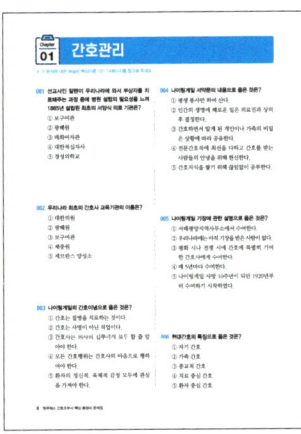 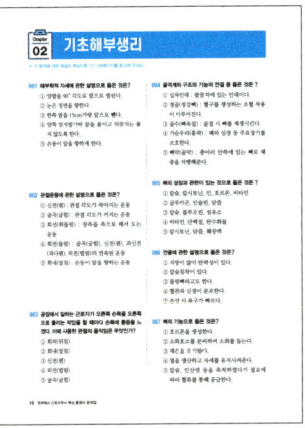

- 국시원의 출제 흐름을 면밀하게 분석하여 실전감각을 익힐 수 있도록 문제 유형을 재구성하여 수록하였습니다.

CBT 대비 모바일 모의고사 1회

- 자신의 실력을 최종 점검할 수 있도록 모바일 모의고사를 수록하였습니다.

목차

PART 1 기초간호학 개요

Chapter 01 간호관리 … 10
Chapter 02 기초해부생리 … 14
Chapter 03 기초약리 … 34
Chapter 04 기초영양 … 43
Chapter 05 기초치과 … 49
Chapter 06 기초한방 … 58
Chapter 07 기본간호 … 65
Chapter 08 성인간호 … 127
Chapter 09 모성간호 … 153
Chapter 10 아동간호 … 172
Chapter 11 노인간호 … 188
Chapter 12 응급간호 … 199

PART 2 보건간호학 개요

Chapter 01 보건교육 … 214
Chapter 02 보건행정 … 220
Chapter 03 환경보건 … 234
Chapter 04 산업보건 … 249

PART 3 공중보건학 개론

Chapter 01 질병관리사업 … 256
Chapter 02 인구와 출산 … 277
Chapter 03 모자보건 … 283
Chapter 04 지역사회보건 … 286
Chapter 05 의료관계법규 … 297

Part 1

기초간호학 개요

- ☑ Chapter 01 간호관리
- ☐ Chapter 02 기초해부생리
- ☐ Chapter 03 기초약리
- ☐ Chapter 04 기초영양
- ☐ Chapter 05 기초치과
- ☐ Chapter 06 기초한방
- ☐ Chapter 07 기본간호
- ☐ Chapter 08 성인간호
- ☐ Chapter 09 모성간호
- ☐ Chapter 10 아동간호
- ☐ Chapter 11 노인간호
- ☐ Chapter 12 응급간호

Chapter 01 간호관리

1 간호의 개념

구분	내용
간호의 본질	다른 사람을 돕는 것, 희생과 봉사정신을 통한 사랑과 보호
간호의 대상	환자와 건강한 사람
나이팅게일의 간호이론	환자의 건강이 스스로 회복되도록 환경을 조정하고 돕는 것
세계보건기구(WHO)에서 제시한 건강의 개념	신체적, 정신적, 사회적으로 안녕한 상태
간호의 3대 요소	기술, 지식, 사랑

2 간호의 역사

01 우리나라의 간호 역사

구분	내용
1885년	우리나라 최초의 현대식 병원인 광혜원 설립
1903년	최초의 간호사 양성소인 보구여관에서 교육 시작
1973년	한국간호조무사협회 창립

02 세계의 간호 역사

구분	내용
원시시대 간호	• 경험적, 미신적, 본능적, 자기간호, 가족중심 간호
고대 간호	• 박애정신과 사명감, 방문간호의 시작 ※ 최초의 방문간호사 : 푀베
중세 간호	• 간호의 전성기, 수녀들에 의한 종교적 간호
근대 간호	• 종교개혁 이후 구교에서 하던 간호사업에 혼란이 초래되어 17세기 후반부터 19세기 전반까지 약 200년간 간호의 암흑기가 초래됨 • 뒤낭에 의해 적십자사가 창건됨 • 나이팅게일로 인해 직업적 간호 출현의 전환기를 맞이함

구분	내용
현대 간호	• 특징 : 환자위주, 전인간호, 재활간호 • 전인간호 　- 육체, 정신, 감정 일체를 간호하는 것 　- 인간을 중심으로 개별적인 간호를 하는 데 그 역점을 둠 　- 전인간호 시행을 위해서는 개개인을 깊이 이해하고 간호요구가 무엇인지를 발견하여야 함

 나이팅게일

1. 나이팅게일의 간호이념
    - 간호는 직업이 아닌 사명이다.
    - 간호는 질병을 간호하는 것이 아니라 사람을 간호하는 것이다.
    - 간호의 전문성을 강조 : 간호사는 간호사이지 의사가 아니다.
    - 전인간호의 이념 제시 : 육체, 정신, 감정 모두에 관심을 가져야 한다.
    - 모든 간호행위는 간호사의 손으로 행하는 것이 바람직하다.

2. 나이팅게일 기장
    - 평화시나 전쟁시에 환자 간호 사업에 특별한 공헌을 한 간호사에게 나이팅게일 출생 100주년이 되던 1920년부터 수여하기 시작하였다.
    - 이 표창은 제네바 적십자본부에서 2년마다 한번씩 실시되고 있다.
    - 우리나라에서는 1957년에 이효정 선생님이 처음으로 수상하였다.

3. 나이팅게일 서약문
    - 나는 일생을 의롭게 살며 전문 간호직에 최선을 다할 것을 하나님과 여러분 앞에 선서합니다.
    - 나는 인간의 생명에 해로운 일은 어떤 상황에서도 하지 않겠습니다.
    - 나는 간호의 수준을 높이기 위해 전력을 다하겠으며, 간호하면서 알게 된 개인이나 가족의 사정은 비밀로 하겠습니다.
    - 나는 성심으로 보건의료인과 협조하겠으며, 나의 간호를 받는 사람들의 안녕을 위하여 헌신하 헌신하겠습니다.

3 간호조직의 기본원리

구분	내용
계층제의 원리	직무를 등급화하여 지휘, 감독의 관계로 만드는 것
명령통일의 원리	한 사람의 상관에게 지시나 지휘를 받고 행하여 업무능률을 높이고 책임소재를 명료화하기 위한 원리
통솔범위의 원리	상급자가 효과적으로 감독할 수 있는 부하의 수가 적절해야 한다는 것
분업을 통한 전문화의 원리	분업이 이루어지면 반복적인 업무를 통하여 보다 전문화된 훈련을 시킬 수 있으므로 시간과 비용이 절감된다는 것

구분	내용
조정의 원리	조직 내의 업무를 조절하고 조화로운 인간관계를 유지함으로써 협동을 이룰 수 있도록 집단적, 협동적인 노력을 질서 있게 배열하는 것

4 간호체계의 유형

01 기능적 간호방법 : 분업으로 특정 업무를 반복하는 간호방법

(1) **장점** : 업무방향이 분명해 통제가 용이함, 적은 인력으로 단시간에 업무수행이 가능함, 업무가 숙달됨

(2) **단점** : 환자의 요구를 간과하게 되므로 환자의 만족도가 낮음, 간호의 일관성과 연속성이 부족함

02 팀 간호방법 : 환자중심 간호방법(담당팀, 담당환자가 정해져 있음)

(1) **장점** : 팀원 간의 의사소통을 통해 양질의 간호를 제공하므로 환자와 간호사의 만족도가 높음

(2) **단점** : 시간이 오래 걸리고, 의사소통이 결여되면 단편적인 간호가 행해질 수 있음

03 일차 간호방법(전담적 간호방법) : 24시간 간호를 통해 전인간호가 수행되도록 하는 간호방법

5 간호조무사의 직업윤리와 태도

01 직업윤리의 정의 및 목적 : 직업적 양심, 사회적 규범과 관련된 것으로 직업을 가진 사람에게 요구되는 행동규범을 말하며, 인간의 존엄성과 인격 존중을 위해 직업윤리를 지켜야 한다.

02 간호조무사가 직업윤리를 지켰을 때 이로운 점

① 법적인 책임한계를 식별하는 데 도움을 주며, 문제해결 시 지혜롭고 양심적인 판단을 하게 된다.
② 환자나 자신에게 유익한 행동방향을 제시해주고, 기쁨과 보람을 얻을 수 있다.

03 국제간호사 윤리강령 : 간호의 기본책임을 건강증진, 질병예방, 건강회복, 고통경감의 4가지로 본다.

04 간호조무사의 직업적 관계와 태도

(1) 간호사 및 동료와의 관계

① 간호업무를 보조하고 수행하되 지시된 업무한계를 넘어서는 안 된다.
② 환자상태에 이상이 발견되거나, 환자에게 약을 잘못 주었을 경우 즉시 간호사에게 보고한다.
③ 직장을 그만둘 경우 적어도 한 달 전에 사직의사를 알리고 후임이 정해진 다음 퇴사하도록 한다.
④ 근무시간을 변경하고자 할 경우 가능한 일찍 상관(간호 관리자)에게 사유를 설명하고 양해를 구한다.
⑤ 의사나 간호사로부터 비윤리적인 지시를 받았을 때, 간호조무사는 이를 거절할 권리가 있다.

(2) 환자와의 관계

① 업무상 알게 된 환자의 비밀은 어떠한 상황에서도 누설하지 않는다.
② 환자가 감사의 뜻으로 금전적 보답 및 선물을 줄 때는 병원규칙을 설명하고 정중히 사양한다.
③ 바쁜 업무를 행하는 중 환자가 침구를 갈아달라고 요구할 경우 상황을 설명하고 나중에 해주겠다고 말을 한 후 약속을 지킨다.
④ 외부인(언론기관 등)이 환자의 질병에 대해 간호조무사에게 물으면 의사나 간호사에게 직접 문의하도록 한다.
⑤ 귀중품 등 중요한 물품은 반드시 보호자에게 맡겨 책임을 지도록 한다.
⑥ 환자와는 직업적인 관계를 유지하며, 상냥하고 품위 있는 태도를 지닌다.
⑦ 환자가 자신의 진단명과 치료에 대해 질문하면 담당간호사에게 보고한다.

6 간호조무사의 업무

01 업무 : 병원 규칙과 회진시간 등의 입원생활 설명, 입원실 및 진찰실 환경정리, 환자관찰, 검사물 수거 및 운반, 식사보조, 개인위생 보조, 드레싱준비, 체온·맥박·호흡 측정, 기구 소독, 환자 침상정돈, 거동이 불편한 환자와 검사실 동반, 환자 이상상태 보고 등

02 간호조무사가 근무 중 사고나 과실을 방지하는 방법

① 자신의 직무범위를 정확히 알고 시행하며, 쉬운 일이라도 절차대로 수행하여 실수를 예방한다.
② 의문이 생기면 언제나 감독자와 의논하고, 간호조무사는 계획된 간호지시에 충실하도록 한다.

간호조무사 업무 예시
- 바닥에 고인 물을 빨리 닦지 않아 환자가 낙상했을 경우 바닥에 고인물을 즉시 닦는다.
- 침대에서 잠을 자던 노인이 병실 바닥으로 떨어져 다칠 수 있으므로 침대난간을 올려둔다.
- 화재경보 소리가 나는데 환자가 보이지 않을 경우 간호조무사는 간호사에게 속히 보고하고 병원규칙에 따라 행동한다.

03 간호사에게 즉시 보고해야 하는 경우

① 환자가 병원에서 처방되지 않은 약을 복용하는 것을 보았을 경우
② 약을 잘못 주었거나 바꿔주었을 경우
③ 환자상태에 이상을 발견했을 경우
　예 수혈을 받고 있는 환자가 갑자기 요통, 두통, 오한 등을 호소하면 즉시 수혈을 중단하고 간호사에게 보고한다.

04 간호조무사의 주의의무 태만 : 업무능력이 있는 간호조무사가 주의해야 할 의무를 다하지 않음으로써 타인에게 손해를 입게 한 것
　예 더운물 주머니를 대어줄 때 온도측정을 하지 않아서 환자에게 화상을 입힌 경우

Chapter 02 기초해부생리

1 해부학 용어

01 해부학 자세
눈은 정면을 향하고 팔은 자연스럽게 내려 손바닥이 앞을 향하게 하고, 양쪽 발을 가지런히 모은 채 똑바로 서 있는 자세

02 인체의 면
① 정중면 : 인체를 좌우로 나누는 면
② 관상면 : 인체를 앞뒤로 나누는 면
③ 가로면 : 인체를 위아래로 나누는 면
④ 시상면 : 정중단면에 평행한 면

03 관절운동 용어
① 굴곡(굽힘) : 관절 각도가 줄어드는 운동
② 신전(폄) : 관절 각도가 커지는 운동
③ 과신전(과다폄) : 신전상태에서 더 펴는 운동
④ 내전(모음) : 정중면에 가까이 오는 운동
⑤ 외전(벌림) : 정중면에서 멀어지는 운동
⑥ 휘돌림(회선) : 굴곡(굽힘)-신전(폄)-내전(모음)-외전(벌림)의 연속된 운동(예 관절을 원형으로 돌릴 때)
⑦ 회전(돌림) : 축을 중심으로 도는 운동(목을 좌우로 돌릴 때)
⑧ 회내(엎침) : 손등이 앞을 향하는 운동
⑨ 회외(뒤침) : 손바닥이 앞을 향하는 운동
⑩ 내번(안쪽들림) : 발바닥이 안을 향하는 운동
⑪ 외번(가쪽들림) : 발바닥이 밖을 향하는 운동

04 인체의 구성

세포 → 조직 → 기관 → 기관계 → 개체

2 근골격계

01 근육계

(1) 근육의 종류

  1) 횡문근(가로무늬근육)
  ① 골격근 : 골격계통에 부착되어 체형을 유지시키고 열을 생산하는 근육으로, 의지대로 움직일 수 있는 수의근(맘대로근육)이다.
  ② 심근 : 심장벽을 구성하고 있는 근육이며 의지대로 움직일 수 없는 불수의근(제대로근육)이다.

  2) 평활근(민무늬근육) : 소화기관, 방광, 혈관 등 내장기관에 분포하는 불수의근이다.
  ※ 골격근 – 횡문근 – 수의근   ※ 심장근 – 횡문근 – 불수의근   ※ 내장근 – 평활근 – 불수의근

(2) 근육의 기능
  ① 자세 유지, 열 생산, 음식물 이동, 심장박동, 혈관의 수축과 이완, 신체 움직임 등
  ② 안정적인 호흡에 사용되는 근육 : 가로막(횡격막), 갈비사이근(늑간근)

02 골격계

(1) 뼈의 구조

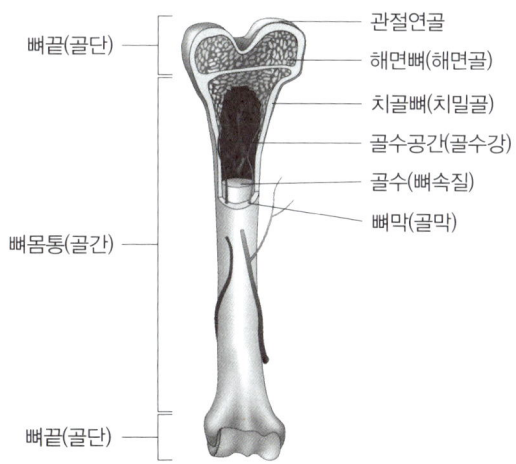

  1) 골막(뼈막)
  ① 뼈의 외면을 덮고 있는 얇은 막
  ② 골절 시 뼈 재생, 뼈 보호, 혈관·림프관·신경 통과, 근육이나 힘줄이 붙는 자리

  2) 골조직(뼈조직)
  ① 뼈의 단단한 부분을 이루는 실질 조직
  ② 해면골 : 스폰지 모양의 엉성한 조직으로 뼈의 안쪽에 있음
  ③ 치밀골 : 견고한 부분이며 뼈의 바깥부분에 있음

3) 골수
① 골수공간을 메우는 조직
② 적색골수는 적혈구와 백혈구를 만들고 황색골수는 지방세포를 포함하여 양분을 저장
※ 뼈의 성장에 영향을 주는 요인으로는 유전자, 칼슘, 칼시토닌, 인, 호르몬, 비타민이 있다.

(2) 위치에 따른 뼈의 분류(총 206개)

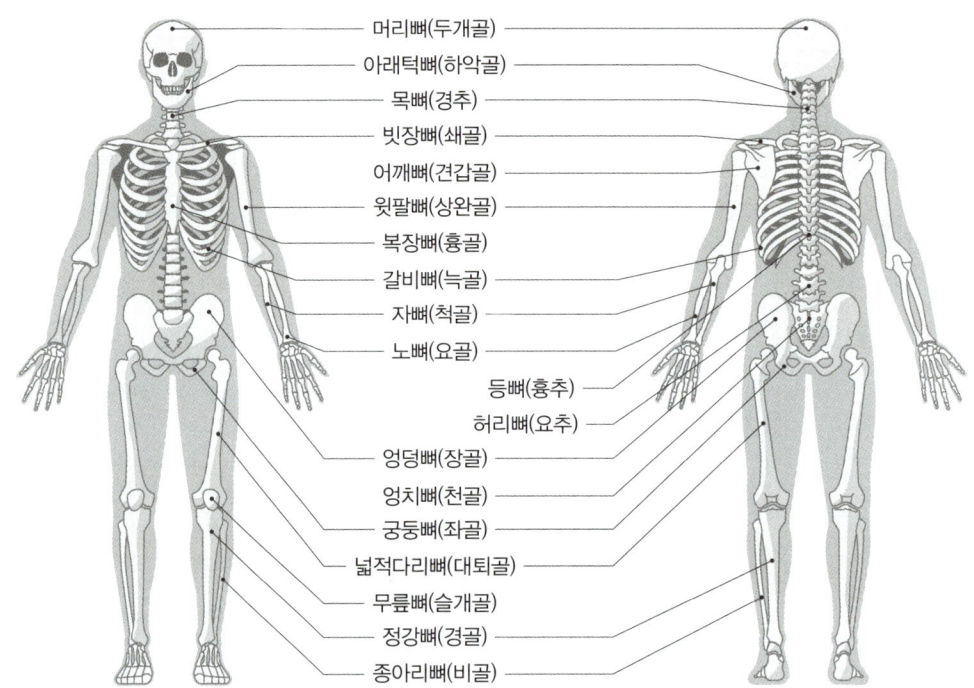

1) 몸통뼈대(축골격)
① 머리뼈(두개골) : 뇌머리뼈(두개골), 얼굴뼈(안면골), 목뿔뼈(설골), 귓속뼈(이소골) 등
② 등골뼈(척주)(33개 → 26개)
- 목뼈(경추) 7개, 등뼈(흉추) 12개, 허리뼈(요추) 5개, 엉치뼈(천추) 5개 → 1개, 꼬리뼈(미추) 4개 → 1개
- 척추만곡 : 목뼈와 허리뼈는 앞쪽으로 만곡, 등뼈와 엉치뼈는 뒤쪽으로 만곡
③ 갈비뼈(늑골)(24개)
④ 복장뼈(흉골)(1개)

2) 팔다리뼈대(사지골격)
① 팔이음뼈 : 어깨뼈(견갑골), 빗장뼈(쇄골)
② 팔(상지) : 위팔뼈(상완골), 노뼈(요골), 자뼈(척골), 손목뼈(수근골), 손허리뼈(중수골), 손가락뼈(손마디뼈)
③ 다리이음뼈 : 볼기뼈[엉덩뼈(장골), 궁둥뼈(좌골), 두덩뼈(치골)]

④ 다리(하지) : 넓적다리뼈(대퇴골), 무릎뼈(슬개골), 정강뼈(경골), 종아리뼈(비골), 발목뼈(족근골), 발허리뼈(중족골), 발가락뼈(발마디뼈)

(3) **뼈의 기능** : 지주, 운동, 보호, 무기질 저장, 조혈기능 등

(4) **연골** : 단백질이 많이 들어있어 탄력성을 가지지만 칼슘 침착이 없어 딱딱하지 않으므로 물렁뼈라고 불린다. 신경과 혈관이 분포하지 않고 손상 시 복구가 느리다.

(5) **관절** : 2개 또는 그 이상의 뼈들이 연결되는 부위
　① 섬유관절(부동관절) : 움직임이 거의 없는 관절 예 머리뼈(두개골)
　② 연골관절(반부동관절) : 어느 정도의 운동이 가능한 관절 예 추간판, 두덩결합(치골결합)
　③ 윤활관절(가동관절) : 움직임이 자유로운 관절로, 겉은 관절주머니(관절낭)로 덮여 있고 그 안쪽에는 활액(윤활액)이 있어 관절의 마찰을 줄여줌

3 소화계

01 소화계 경로

입 → 인두 → 식도 → 위 → 소장(십이지장 → 공장 → 회장) → 대장[맹장 → 상행결장{오름(잘록)창자} → 횡행결장{가로(잘록)창자} → 하행결장{내림(잘록)창자} → 구불결장 → 직장] → 항문관 → 항문

02 구조와 기능

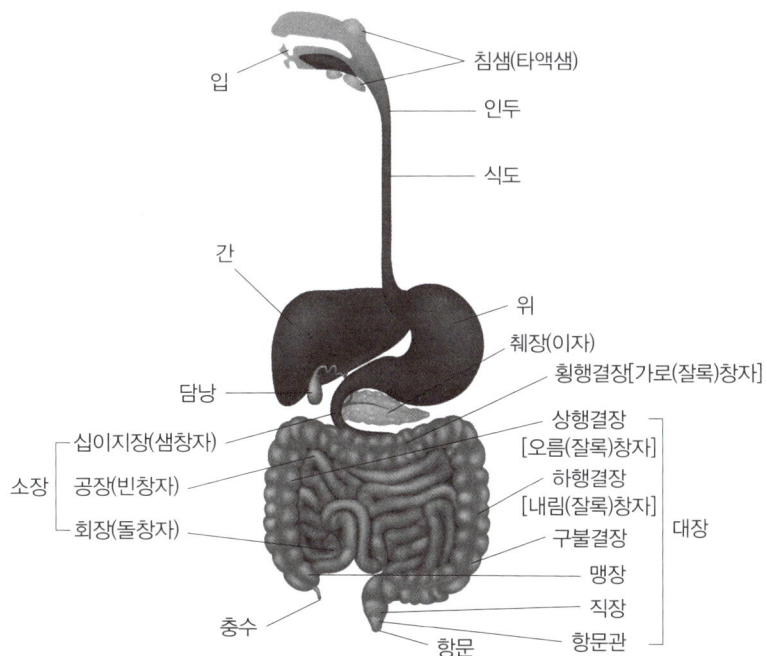

(1) **구강(혀, 치아)** : 침의 소화효소 침녹말분해효소(타이알린)과 저작운동을 통해 소화를 돕는다.

(2) **인두** : 음식물과 공기의 공동 통로이다.

(3) **식도** : 연동운동으로 음식물과 수분을 운반하며 길이는 약 25cm 정도로 3곳의 생리적 협착 부위(약간 좁아진 부위)가 있다.

(4) **위**
  ① 위액(펩신, 염산 등)을 분비하여 본격적인 소화의 첫 단계를 수행하고 음식물을 저장한다.
  ② 당분과 알코올을 선택적으로 흡수한다.
  ③ 위의 입구에는 하부식도조임근(들문조임근)이, 위의 출구에는 날문조임근이 있다.

(5) **소장(십이지장, 공장, 회장)**
  ① 주기능 : 장융모가 있어 영양분을 분해, 흡수한다.
  ② 총 길이는 6~7m 정도이며 연동운동과 분절운동이 나타난다.
  ③ 총담관을 통해 담즙이, 췌관을 통해 췌장액이 십이지장으로 들어간다.

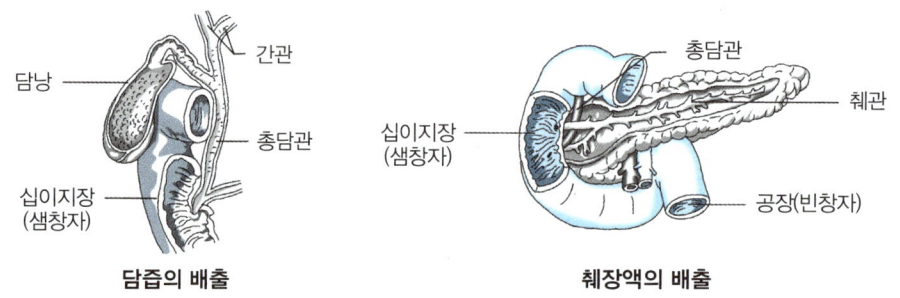

담즙의 배출　　　　　　　**췌장액의 배출**

(6) **대장[맹장, 상행결장{오름(잘록)창자}, 횡행결장{가로(잘록)창자}, 하행결장{내림(잘록)창자}, 구불결장, 직장], 항문관, 항문**
  ① 주기능 : 수분흡수
  ② 총 길이는 약 1.5m 정도이며 소장에 비해 직경이 굵다.
  ③ 장융모가 없으며 결장팽대, 결장끈, 복막주렁이 있다.
  ④ 맹장 : 회장(돌창자)과 상행결장[오름(잘록)창자]이 연결되는 부위를 말하며 맹장 끝부분에 가늘고 길게 늘어진 부분을 충수라고 한다.
  ※ **맥버니점** : 배꼽과 앞위엉덩뼈가시(전상장골극)를 직선으로 연결해서 아래쪽 1/3 지점을 눌렀다 떼면서 충수염을 진단하는 부위로 충수염일 경우 눌렀다가 뗄 때 반동성 압통이 있다.
  ⑤ 결장 : 상행, 횡행, 하행, 구불결장
  ⑥ 직장 : 약 20cm의 관으로, 직장의 끝부분에 변이 축적되면 변의를 느끼게 된다.
  ⑦ 항문관 : 약 3~4cm 가량의 짧은 관으로 치핵이 잘 발생되는 부위이다.
  ⑧ 항문 : 소화관의 마지막 출구로서 항문조임근이 있어 배변을 조절할 수 있다.

03 소화계 부속장기

(1) 간

1) **위치** : 인체에서 가장 큰 장기로, 우상복부 가로막(횡격막) 아래에 위치

2) **기능** : 대사, 배설, 담즙 생산과 분비, 해독작용, 태생기 때 조혈작용, 혈액응고인자 생산, 철분 저장 등

※ 담즙 : 지방을 유화시켜 소화를 돕는 약알칼리성의 소화액

(2) 담낭

1) **위치** : 간 아래에 주머니 모양으로 붙어 있음

2) **기능** : 간에서 생성된 담즙을 저장하고 농축함

(3) 췌장(이자)

1) **위치** : 위 뒤쪽(후복벽)에 위치하고 있는 장기로 췌장의 머리부분은 십이지장(샘창자)에, 꼬리부분은 왼쪽에 있는 비장(지라)에 닿아 있음

2) **기능**

① 알칼리성의 소화효소 분비 : 녹말분해효소 '아말리아제'(탄수화물 소화), 단백질분해효소 '트립신'(단백질 소화), 지방분해효소 '리파아제'(지방 소화)

② 호르몬 분비 : 랑게르한스섬의 β세포에서 인슐린(혈당 저하시킴), α세포에서 글루카곤(혈당 상승시킴)

(4) 침샘(타액샘)

귀밑샘(이하선)-가장 큼, 혀밑샘(설하샘), 턱밑샘(악하샘)에서 1일 약 1,000~1,500mL 가량의 침을 분비

소화효소 분비

- 구강 : 침녹말분해효소(타이알린)
- 위 : 염산, 펩신
- 장 : 에렙신, 엿당분해효소, 젖당분해효소, 설탕분해효소
- 간 : 담즙
- 췌장(이자) : 녹말분해효소, 단백질분해효소, 지방분해효소

4 호흡계

01 구조 및 특징

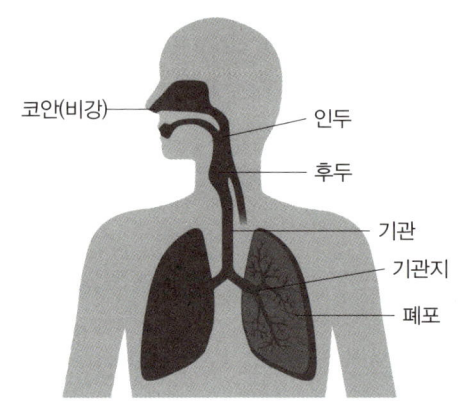

(1) 구조

통로 : 코 → 인두 → 후두 → 기관 → 기관지 → 폐포

구분	내용
코	• 호흡기의 첫 관문, 먼지 흡착, 찬 공기를 덥혀 주고 습기를 더해 줌, 후각 기능, 공명 기능 등
인두	• 공기와 음식물의 공동 통로
후두	• 9개의 연골로 구성되며 그중 갑상연골(Adam's apple)은 가장 크고 돌출되어 있음 • 발성기인 성대가 있음 • 후두개(후두덮개)는 평소에는 열려 있어 공기가 유통되지만 음식물을 삼킬 때는 후두의 입구를 닫는 역할
기관	• 섬모가 있어 점액 또는 분비물을 밀어내는 역할
기관지	• 1차 기관지 → 2차 기관지 → 3차 기관지 → 세기관지 → 호흡 세기관지 → 폐포관 → 폐포로 연결됨 • 오른쪽 기관지가 왼쪽에 비해 더 굵고 짧으며 수직에 가까워 이물질이 들어가기 쉬움
폐포	• 확산에 의해 산소와 이산화탄소의 실질적인 가스교환이 이루어지는 부분

(2) 특징

① 호흡조절 중추는 뇌의 숨뇌(연수)에 있다.
② 정상인의 1회 호흡량은 약 500cc 정도이다.
③ 폐활량이란, 공기를 최대한으로 들이마셨다가 내뿜을 수 있는 가스의 최대량으로 2,500~5,000mL(여자 평균 2,500mL, 남자 평균 3,500mL) 정도이다.
④ 호흡기는 가장 흔하며 위험한 병원체의 탈출경로이다.
⑤ 기침은 기도 내 이물질 배출을 위한 청결 기전이다.

02 기능 : 들숨(흡기)을 통해 산소를 받아들이고 날숨(호기)을 통해 이산화탄소를 내보내는 기능을 한다.

03 외호흡과 내호흡

① 외호흡(폐호흡) : 폐포와 모세혈관 사이의 가스교환
② 내호흡(조직호흡) : 모세혈관과 조직세포 사이의 가스교환

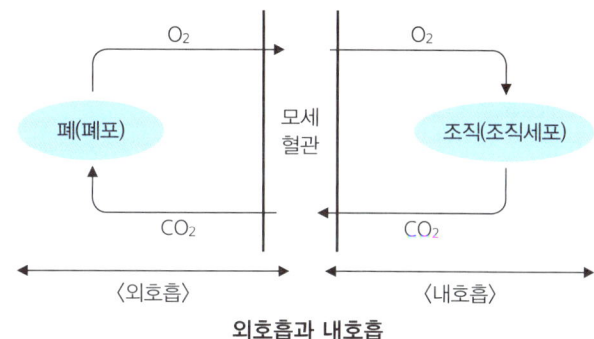

외호흡과 내호흡

5 순환계

01 혈액

(1) 혈액의 성분 : 체중의 약 1/13(8~9%, 4~6L)이 혈액량이며 pH 7.35~7.45의 약알칼리성이다.

1) 혈구(고형성분으로 혈액의 45% 차지)

구분	내용
적혈구(RBC)	• 산소를 운반하는 혈색소(헤모글로빈)를 함유하고 있고 핵은 없으며 성인의 적혈구 수명은 120일가량이다. • 폐에서 조직으로 산소를 운반하고, 조직에서 폐로 이산화탄소를 운반한다. • 골수에서 생성되고 간, 비장, 골수에서 파괴된다. • 정상수치는 400만~500만 개/mm^{3}이다.
백혈구(WBC)	• 포식작용(식균작용), 조직의 재생과 치유작용을 한다. • 핵을 가지고 있으며 적혈구보다 크다. • 과립구(과립백혈구) : 중성구, 호산구, 호염기구 • 무과립구(무과립백혈구) : 림프구, 단핵구 • 정상수치는 4,000~10,000개/mm^{3}이며 감염 시 수치가 증가한다.
혈소판 (platelet)	• 혈액응고작용을 한다. • 혈소판 외에도 혈액 중 섬유소원(피브리노젠), 프로트롬빈, 칼슘, 비타민 K 등이 혈액응고에 관여한다. • 정상수치는 15~45만 개/mm^{3}이다.

2) 혈장(액체성분으로 혈액의 55% 차지)
① 수분 92%, 혈장단백질 7%, 나머지 1%는 무기염, 영양소, 호르몬, 산소와 이산화탄소 등의 기체로 구성되어 있다.
② 혈장단백질 : 알부민(삼투압 유지), 글로불린(면역), 섬유소원(혈액응고)
③ 혈청은 혈장에서 섬유소원(피브리노젠)을 뺀 성분을 말한다.

(2) 혈액의 기능
① 영양소, 호르몬, 산소와 이산화탄소의 운반
② 노폐물 운반 및 배설
③ 체온 유지, pH 조절, 신체방어(면역, 포식작용, 혈액응고작용) 기능
④ 세포의 환경 유지

(3) 혈액형과 수혈
1) ABO식 혈액형 : 적혈구 내에 있는 응집원으로 구분한다.

[ABO 혈액군의 응집원과 응집소]

혈액형	응집원(항원)	응집소(항체)
A	A	항 B(β)
B	B	항 A(α)
AB	A와 B	-
O	-	항 A(α)와 항 B(β)

[공혈, 수혈 가능 혈액형]

혈액형	공혈 가능	수혈 가능
A	A, AB	A, O
B	B, AB	B, O
AB	AB	A, B, AB, O
O	A, B, AB, O	O

① AB형 : 응집소가 없어 만능 수혈자(모두에게 받을 수 있는 혈액형)
② O형 : 응집원이 없어 만능 공혈자(모두에게 줄 수 있는 혈액형)

2) Rh형 : 적혈구 내에 Rh인자의 유무를 통해 Rh(+)와 Rh(−)로 구분한다.

02 심장

(1) 개요

① 양쪽 폐 사이에 위치하며 약간 왼쪽으로 치우쳐져 있다.

② 심장의 바깥을 순환하며 심장 근육에 산소와 영양을 공급하는 관상동맥(심장동맥)으로 둘러싸여 있다.

③ 2개의 심방과 2개의 심실로 구성되어 있으며 전신으로 혈액을 밀어내는 데 높은 압력이 필요하므로 좌심실이 우심실 벽보다 3배가량 두껍다.

④ 심장벽은 심내막, 심근, 심외막으로 구성되어 있고, 심장은 심장막(심낭)으로 둘러싸여 있으며 그 안에는 25~35mL의 심장막액(심낭액)이 고여있어 심장의 수축과 이완시 마찰을 방지하는 윤활유 역할을 한다.

(2) 판막 : 혈액 역류방지

① 삼첨판 : 우심방과 우심실 사이
② 승모판(이첨판) : 좌심방과 좌심실 사이
③ 폐동맥판 : 우심실과 폐동맥 사이
④ 대동맥판 : 좌심실과 대동맥 사이

(3) 심장의 전도

1) **굴심방결절**(S-A node, **동방결절**) : 60~100회/분의 주기적인 박동을 만들어내는 곳으로 상대정맥이 들어오는 우심방에 위치 → **방실결절**(A-V node) → **방실다발** → **푸르키네섬유**를 통해 심실근에 전달되어 **심장 수축**

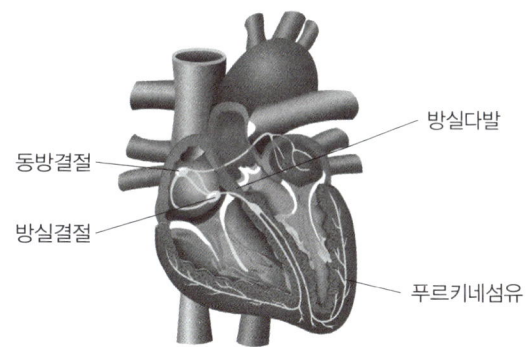

(4) 폐정맥과 대동맥 : 폐정맥과 대동맥에는 동맥혈이, 폐동맥과 대정맥에는 정맥혈이 지나고 있다.

(5) 심장순환

- 온몸순환(전신순환, 대순환, 체순환) : 좌심실 → (대동맥판) → 대동맥 → 온몸 → 대정맥 → 우심방
- 폐순환(소순환) : 우심실 → (폐동맥판) → 폐동맥 → 폐 → 폐정맥 → 좌심방

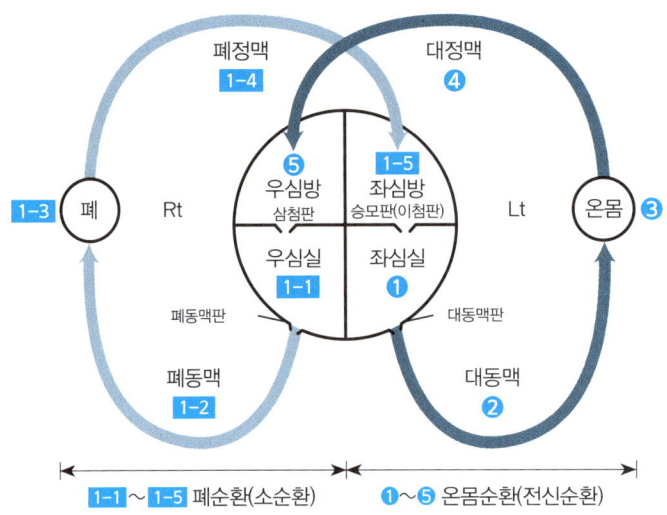

03 혈관

동맥	정맥	모세혈관
• 혈액 : 심장 → 말초 • 산소 많음 • 압력이 높고 혈관벽이 두터움	• 혈액 : 말초 → 심장 • 이산화탄소 많음 • 판막이 있음	• 동맥과 정맥을 이어주는 가는 혈관

04 림프계

모세혈관으로 흡수되지 못한 나머지 사이질액을 림프관을 통해 순환계로 다시 되돌려주는 계통을 림프계라고 한다.

구분	내용
림프	모세혈관벽을 통해 조직에 스며 나온 혈액 성분의 하나로, 이 속에는 많은 백혈구, 특히 림프구가 섞여 있다.
림프관	림프액이 이동하는 통로로 판막이 있으며 상대정맥을 통해 심장으로 합류하게 된다.
림프절	림프가 혈류로 돌아가기 전에 이물질을 걸러내고, 림프구를 만들어 세균이나 바이러스를 제거하는 등 면역작용을 한다. ※ 염증 또는 감염 시 림프절이 단단해지고 커진다.
기타 림프관	비장(자라), 가슴샘(흉선), 편도

6 비뇨·생식계

01 비뇨계

> 비뇨계 경로 : 2개의 신장 → 2개의 요관 → 1개의 방광 → 1개의 요도

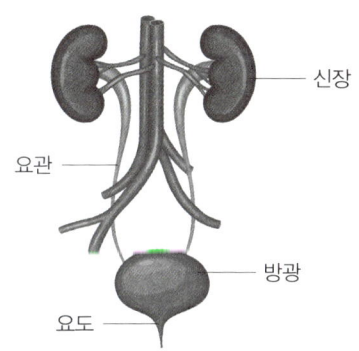

(1) **신장**

　1) **위치와 모양** : 좌우 후복벽에 위치한 강낭콩 모양의 장기

　2) **신장의 소변생성**

> 콩팥소체[사구체와 사구체주머니(보먼주머니)] → 신세관 → 집합관 → 신우

　　① 사구체 : 노폐물 여과
　　② 신세관(콩팥세관, 세뇨관) : 수분, 당분, 아미노산, 무기염 등 재흡수, 노폐물 농축
　　③ 집합관과 신우 : 소변이 여러 개의 집합관에 모였다가 신우로 연결

　3) **기능**
　　① 소변 형성 및 영양물질 재흡수, 노폐물(요소, 요산, 크레아티닌) 배설
　　② 수분과 전해질 조절, 산염기 균형 유지
　　③ 레닌을 분비하여 혈압조절에 관여, 적혈구 생산 촉진, 비타민 D 활성화

　4) **기타** : 성인의 하루 정상 소변 배출량은 약 1,500~2,000cc이다. 하루 500cc 이하, 시간당 30cc 이하로 배출되면 의사에게 보고한다.

(2) **요관** : 소변을 신장에서 방광으로 이동시키는 관으로 길이는 약 25~30cm 정도이다.

(3) **방광** : 소변을 저장하는 장기로 성인이 요의를 느끼는 양은 평균 250~300cc이며 일반적으로 방광의 용적은 약 500cc가량이다.

(4) **요도** : 소변을 몸 밖으로 배출하는 통로이며 남성은 15~20cm, 여성은 3~5cm 정도이다.

02 생식계

(1) 생식샘

1) 남성
① 고환 : 정자 생산, 테스토스테론 분비
② 부고환 : 정자 성숙

2) 여성
① 난소 : 난자의 성숙과 배란, 에스트로젠과 프로제스테론 분비

(2) 생식관

1) 남성의 정관 : 45cm 가량의 관으로 정자가 지나가는 통로

2) 여성의 자궁관(난관)과 자궁
① 자궁관 : 길이 8~10cm의 가는 관으로 난자, 정자, 수정란의 이동 통로
② 자궁 : 속이 빈 근육성 장기로 착상된 수정란을 임신 기간 동안 보호하고 발육시키는 기관

(3) 접합기관

1) 남성 : 발기조직인 음경(페니스)

2) 여성 : 신축성이 매우 큰 7~8cm 길이의 질

(4) 부속샘

1) 남성 : 정액분비 – 정낭, 전립샘, 망울요도샘(구요도샘)

2) 여성 : 성교 시 점액분비 – 전정샘(바르톨린샘, 큰질어귀샘)

7 신경계

01 신경계의 구조

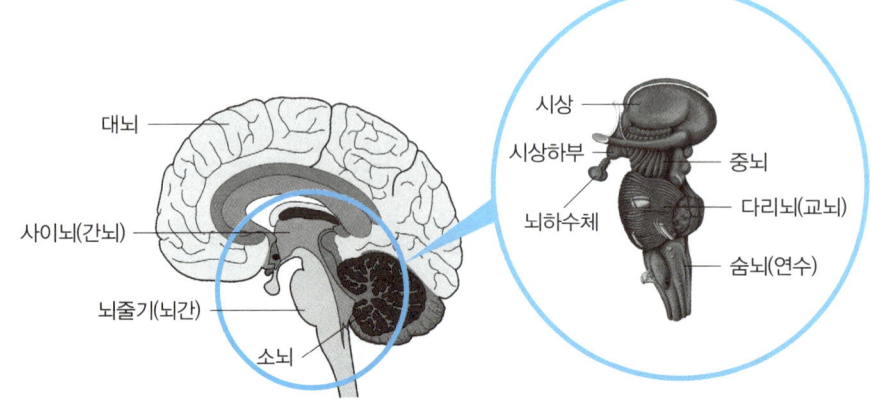

(1) 중추신경계(뇌, 척수)

1) 뇌

구분	내용
대뇌	• 시각, 청각, 후각 등의 감각중추와 지각중추, 운동중추가 있어 인체의 감정과 행동을 조절
사이뇌(간뇌)	• 시상 : 후각을 제외한 모든 감각을 대뇌로 전달 • 시상하부 : 항상성 유지, 항이뇨호르몬과 옥시토신 생성, 체온과 음식섭취 조절
뇌줄기(뇌간)	• 중뇌 : 주로 눈의 움직임과 홍채 조절, 청각에 관여, 평형기능 유지, 근육 움직임 조절 • 다리뇌(교뇌) : 중뇌와 숨뇌 사이에 위치, 대뇌와 소뇌 사이의 정보전달 • 숨뇌(연수) : 내장기능 조절, 생명유지와 직결(호흡, 심장박동, 위장작용 조절)
소뇌	• 후두부에 위치, 대뇌의 운동중추를 도와서 골격근의 운동 조절, 몸의 평형 유지

뇌막

- 뇌와 척수를 보호한다.
- 〈안쪽〉 (뇌) – 연막 – 거미막 – 경막 – (머리뼈) – (두피) 〈바깥쪽〉
- 〈안쪽〉 (척수) – 연막 – 거미막 – 경막 – (척추골) – (피부) 〈바깥쪽〉

2) 척수 : 뇌의 자극을 각 기관에 전달하고, 외부의 자극을 뇌로 전달하는 역할

(2) 말초신경계(뇌신경, 척수신경)

1) 뇌신경(12쌍)

① 제1 뇌신경(후각신경, 후신경) : 후각 담당
② 제2 뇌신경(시각신경, 시신경) : 시각 담당
③ 제3 뇌신경(눈돌림신경, 동안신경) : 안구운동 담당
④ 제4 뇌신경(도르래신경, 활차신경) : 안구운동 담당
⑤ 제5 뇌신경(삼차신경) : 혀의 운동 및 안면의 일반 감각 담당
⑥ 제6 뇌신경(갓돌림신경, 외전신경) : 안구운동 담당
⑦ 제7 뇌신경(얼굴신경, 안면신경) : 안면근육 운동과 혀의 앞쪽 2/3를 지배하는 신경으로 미각 담당
⑧ 제8 뇌신경(속귀신경, 청신경) : 청각 및 평형감각 담당
⑨ 제9 뇌신경(혀인두신경, 설인신경) : 혀 뒤쪽의 미각, 삼킴, 침 분비 조절
⑩ 제10 뇌신경(미주신경) : 뇌신경 중 가장 긴 신경으로 부교감신경 중 하나이며, 흉부나 복강 등의 장기에 분포
⑪ 제11 뇌신경(더부신경, 부신경) : 목의 등세모근(승모근) 및 목빗근(흉쇄유돌근)의 운동을 담당
⑫ 제12 뇌신경(혀밑신경, 설하신경) : 혀의 운동을 담당

※ 눈과 관련된 신경 : 2, 3, 4, 6번 신경
※ 혀와 관련된 신경 : 5, 7, 9, 12번 신경

2) **척수신경(31쌍)** : 척수에서 추간공을 통해 빠져나온 신경들로 사지와 장기에 분포

(3) **자율신경계** : 말초신경 중 장기, 혈관 등에 분포하여 조절을 담당하는 신경으로, 장기의 운동이나 분비를 자동적으로 조절하는 신경계이며 교감신경과 부교감신경으로 구분된다.

기관	교감신경	부교감신경
동공	확장	수축
눈물샘	정상	분비촉진
눈의 섬모체 근육	이완되어 멀리 봄	수축되어 가까이 봄
침샘	분비억제	분비촉진
땀샘	분비촉진	정상
털세움 근육	수축되어 털이 서게 됨	정상
소화분비샘	분비억제	분비촉진
연동운동	억제	촉진
심장박동	촉진되어 빨라짐	억제되어 느려짐
기관지	확장	수축
방광	이완되어 배뇨억제	수축되어 배뇨촉진
조임근	수축	이완
혈관	수축되어 혈압 오름	이완되어 혈압 떨어짐

※ 교감신경은 긴장하거나 놀랐을 때, 공포나 분노를 느꼈을 때 자극된다.
   예) 면접 볼 때, 자동차 급정지 시 등

02 의식수준의 분류

① 명료(alert) : 자극에 적절한 반응을 즉시 나타내는 정상적인 상태
② 기면(졸음, drowsy) : 소리를 지르면 눈을 떴다가 그냥 두면 잠드는 상태
③ 혼미(stupor) : 강한 자극이나 통증, 큰소리에만 반응하고 대화를 지속하지 못하는 상태
④ 반혼수(semicoma) : 자발적인 움직임이 없으며 강하게 아픈 자극을 주었을 때만 반사적으로 움직이는 상태
⑤ 혼수(coma) : 어떠한 자극에도 반응하지 않고 수의 운동(자발 운동)이 전혀 없는 상태

※ 동공반사(홍채수축반사, 대광반사) : 펜라이트(penlight)를 이용하여 눈에 빛을 비추어 뇌기능을 알아보기 위한 검사로, 한쪽 눈에 빛을 비추었을 때 동공이 빠르게 수축하고, 이때 반대쪽 눈의 동공도 함께 작아져야 정상이다.

8 내분비계

01 호르몬의 기능 : 인체 발육과 성장, 생식에 영향, 스트레스와 감염에 반응, 체내 환경 조절 등

02 호르몬의 종류

(1) 뇌하수체

1) 뇌하수체 전엽 호르몬

구분	내용
성장호르몬	• 뼈의 형성과 성장 촉진, 혈당 상승 – 성장기에 과잉 분비 시 : 거인증(거대증) – 성장기에 분비 부족 시 : 왜소증(난쟁이) – 성장이 끝난 성인에게 과잉 분비 시 : 말단비대증
갑상샘자극호르몬	• 갑상샘을 자극해 갑상샘 호르몬인 타이록신 분비 촉진
부신피질자극호르몬	• 부신피질 호르몬의 합성과 분비 촉진
난포자극호르몬	• 여성에게는 난포 성숙과 에스트로젠 분비 촉진을, 남성에게는 고환을 자극하여 정자 생성 촉진
황체형성호르몬	• 여성에게는 배란 및 황체 형성과 프로제스테론 분비 촉진을, 남성에게는 고환에서 테스토스테론 분비 촉진
젖분비호르몬(프로락틴)	• 유선(젖샘)을 자극하여 젖의 분비 촉진

2) 뇌하수체 후엽 호르몬

구분	내용
옥시토신	• 자궁의 평활근(민무늬근육)을 수축시켜 분만 촉진, 모유를 분비관으로 방출
항이뇨호르몬 (바소프레신)	• 혈압 상승, 신세관의 수분 재흡수를 촉진시켜 혈액량 증가, 소변량 감소 • 분비과다 시 : 소변감소(핍뇨) • 분비저하 시 : 요붕증(전해질 불균형 및 탈수증상 관찰해야 함)

(2) **갑상샘** : 칼시토닌과 타이록신

① 분비과다 시 : 갑상샘항진증(바제도병, 그레이브스병)
② 분비저하 시 : 갑상샘저하증(아이는 크레틴병, 성인은 점액부종)

(3) **부갑상샘** : 갑상샘 뒷면에 붙어 있는 분비샘으로 혈중 칼슘과 인의 농도를 높이는 기능

① 부갑상샘항진 : 골연화증, 골절 ※ 칼슘이 혈액 〉 뼈
② 부갑상샘저하 : 심한 통증을 동반한 근육경련인 저칼슘성 테타니 발생 ※ 칼슘이 뼈 〉 혈액

(4) 부신

1) 부신피질(부신의 겉부분)

구분	내용
안드로젠	• 남성호르몬의 총칭 • 증가 시 : 다모증, 여성의 남성화 • 감소 시 : 겨드랑 및 음모 부족
코티솔	• 스트레스 시 에너지 제공, 혈압과 혈당 상승 • 증가 시 : 쿠싱증후군(고혈압, 고혈당, 부종, 달덩이 얼굴) • 감소 시 : 저혈압, 저혈당, 식욕부진, 체중감소, 스트레스에 민감
알도스테론	• 소듐과 포타슘의 균형 조절, 정상 혈압과 혈액량 유지 • 증가 시 : 고혈압, 부종 • 감소 시 : 저혈압, 탈수

※ 부신피질항진증 : 쿠싱증후군 – 얼굴부종(달덩이 얼굴), 혈압상승, 비만
※ 부신피질저하증 : 애디슨병 – 수분 손실 및 혈장 감소로 혈압저하

2) 부신수질(부신의 안쪽 부분)
① 에피네프린 : 교감신경 흥분 증상(혈당, 혈압, 심박동수, 심근수축력 상승 등)
② 노르에피네프린 : 내장 및 골격근의 혈관을 수축하여 혈압 상승, 쇼크 예방

(5) **췌장** : 인슐린(혈당 저하), 글루카곤(혈당 상승)

(6) **생식샘** : 에스트로젠, 프로제스테론 생산(여성의 난소), 테스토스테론 분비(남성의 고환)

(7) **송방울샘(송과체)** : 멜라토닌 형성 및 분비로 생활주기 조절

※ 혈당 상승을 일으키는 호르몬 : 글루카곤, 성장호르몬, 코티솔, 에피네프린

 내분비샘과 분비 호르몬 정리

- 뇌하수체 전엽 : 성장호르몬, 갑상샘자극호르몬, 부신피질자극호르몬, 난포자극호르몬, 황체형성호르몬, 젖분비호르몬
- 뇌하수체 후엽 : 옥시토신, 항이뇨호르몬
- 갑상샘 : 타이록신, 칼시토닌
- 부갑상샘 : 부갑상샘호르몬
- 부신피질 : 안드로젠, 코티솔, 알도스테론
- 부신수질 : 에피네프린, 노르에피네프린
- 췌장 : 인슐린, 글루카곤
- 생식샘 : 에스트로젠, 프로제스테론, 테스토스테론
- 송방울샘(송과체) : 멜라토닌

9 감각계

01 피부

(1) 구조

표피 → 진피 → 피하조직(피부밑조직)		
구분	내용
표피	피부 표면을 덮고 있는 얇은 막으로, 여러 개의 세포층으로 구성되어 있는데 그중 각질층은 죽은 세포로 구성된다.
진피	혈관, 땀샘, 모낭(털집), 기름샘(피지샘) 등이 있으며 유두층과 그물층으로 구성된다.
피하조직	진피와 근육 사이의 조직으로 그 안에 지방세포가 차 있다.

(2) 기능 : 신체 보호, 수분흡수를 막는 방벽, 감각작용, 체온조절, 노폐물 배설, 기름샘을 통해 피부기름을 피부 표면으로 분비, 비타민 D 합성작용, 피부 밑에 지방 저장, 소도구

02 미각

① 미각수용기 : 맛봉오리
② 혀의 앞쪽 2/3는 안면신경(얼굴신경), 뒤쪽 1/3은 설인신경(혀인두신경)이 지배하고 있다.

03 후각

① 코의 구성 : 피부, 뼈, 연골
② 기능 : 후각 및 호흡에 있어서 중추적인 역할을 하며, 얼굴의 중앙에 자리 잡고 있어 미용적으로도 중요

04 시각

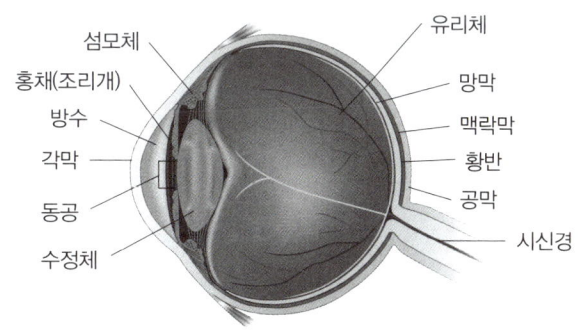

(1) 섬유층(외층)

① 각막 : 검은 눈동자를 싸고 있는 가장 바깥층
② 공막 : 각막을 제외한 안구 전체를 덮는 흰색의 막

(2) 혈관층(중층)

① 맥락막 : 망막에 영양을 공급하는 기능, 빛을 차단하여 안구 속을 어둠상자 같이 유지

② 섬모체 : 수정체의 두께를 조절하여 초점을 맞추는 기능

③ 홍채(조리개) : 동공을 통해 들어가는 빛의 양 조절

(3) 신경층(내층)

① 망막 : 안구의 가장 안쪽에 있는 층으로 상이 맺히는 곳이며 시각자극을 받아들여 뇌로 전달

② 황반 : 망막의 중심부에 있는 타원형의 노란 반점으로 망막에서 시력이 가장 뛰어난 부분

③ 맹점 : 신경섬유들이 망막에서 한곳으로 모이는 지점을 시신경유두라고 하며 이 부분은 시각세포들이 없어 상이 맺히지 않아 맹점이라 부름

(4) 굴절매개물질

① 방수 : 각막 뒤와 홍채 사이의 공간 + 홍채 뒤와 수정체 사이에 들어있는 무색투명한 액체로, 안구 안의 영양과 일정한 압력을 유지하는 역할

② 유리체 : 눈 내부에 영양을 공급하고 눈을 동그란 모양으로 유지

③ 수정체 : 빛을 모으고 굴절시켜 망막에 상이 맺히도록 함

05 청각

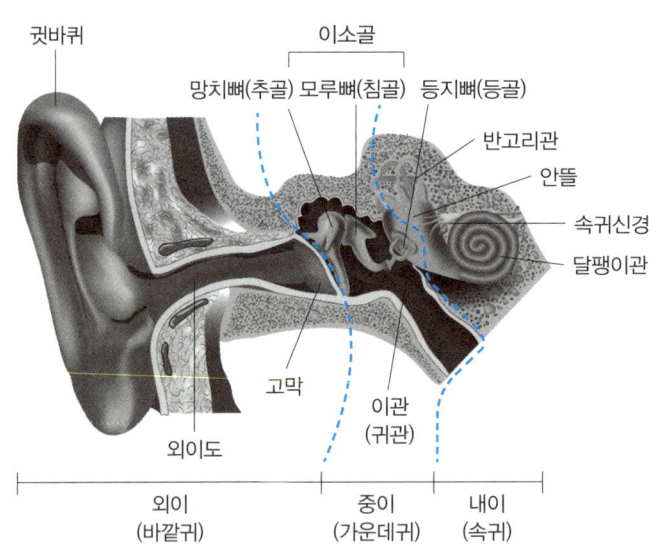

(1) 귀의 구조와 기능

1) 외이(바깥귀)

① 귓바퀴(이개) : 소리를 모으는 역할

② 외이도(바깥귀길) : 음을 전달하는 통로

③ 고막 : 외부로부터 들어온 공기(소리)를 진동시키는 곳으로 외이와 중이의 경계를 이루는 부위

2) 중이(가운데귀)
① 고막과 달팽이관 사이에 있는 귀의 내부공간
② 이소골(귓속뼈) : 고막과 내이 사이에 있는 뼈로 음파 진동을 고막에서 내이로 증폭 전달하는 역할
③ 이관(귀관) : 인두와 중이를 연결하는 관으로 고실(중이)의 압력을 조절하는 역할
※ 소아의 이관은 짧고, 넓고, 곧기 때문에 중이염이 잘 생긴다.

3) 내이(속귀)
① 달팽이관 : 듣기를 담당하는 청각기관
② 반고리관 : 몸이 얼마나 회전하는지를 감지하는 평형기관
③ 안뜰(전정) : 몸의 균형을 담당하는 평형기관으로 자극 시 메스꺼움, 어지럼, 멀미 유발
④ 속귀신경(청신경) : 내이로부터 소리 자극을 받아 중추신경계로 그 자극을 전달하는 신경
※ 내이 안에 림프, 속귀신경(청신경), 안뜰신경(전정신경)이 들어 있다.

(2) 소리의 경로

공기(소리) → 외이도 → 고막 → 이소골 → 달팽이관 → 달팽이신경 → 대뇌의 청각중추

Chapter 03 기초약리

1 약물의 이해

01 약물의 형태

종류	특성
물약	약을 물에 녹인 것으로 약병에 입을 대고 복용하면 약 성분이 변하므로 약컵에 따라서 복용한다.
시럽	불쾌한 맛을 감추기 위해 백당이나 감미제를 넣어 만든 약
가루약	한 가지 이상의 약을 가루로 만들어 혼합한 것
알약(정제)	분말약제를 압축하여 만든 것
캡슐	약품을 젤라틴 상태의 캡슐제로 싼 것
좌약	항문, 요도, 질 등에 적용하기 위해 만든 약
연고	피부에 도포할 수 있게 만든 반고형의 외용제

02 약물의 유형

구분	내용
대체제	체내 물질 또는 체액 대용으로 사용 예 인슐린, 타이록신
강장제	신체의 건강을 회복시킬 목적으로 사용 예 비타민
지지제	다른 치료를 하기 전 신체 반응이 회복될 때까지 신체 기능을 지지해주는 목적으로 사용 예 아스피린(해열제), 에피네프린(혈압 상승)
통증 완화제	질병 자체의 치료에는 효과가 없으나 질병의 증상을 완화시킬 목적으로 사용 예 모르핀(통증 완화)
치료제	질병을 치료하고 상태를 호전시킬 목적으로 사용 예 페니실린(감염치료)
화학요법제	암세포를 파괴시킬 목적으로 사용 예 킴리아(백혈병 치료제)

03 약물의 작용

(1) 체내의 약물 작용

1) 흡수

① 약물이 체내로 들어가 혈류에 도달하는 것
② 흡수가 빠른 순서 : 정맥 > 근육 > 피하 > 경구

2) **분산** : 흡수된 약물이 해당 조직과 기관으로 이동하는 것

3) **대사** : 약물 배설이 용이하도록 체내에서 전환되는 과정(주요 장기 : 간)

4) **배설**

① 대사된 약물이 체외로 배출되는 과정(주요 장기 : 신장)

② 배설이 늦게 되는 약(예 디곡신)을 사용할 때는 축적작용에 주의해야 한다.

(2) 약물 작용과 관련된 용어 정의

구분	내용
국소작용	국소에 나타나는 약리작용
전신작용(흡수작용)	약물이 혈액으로 흡수된 후에 나타나는 작용
선택작용	어떠한 방법으로 투여하든지 특정 장기에만 작용
일반작용	특정 장기와 관련 없이 나타나는 작용
직접작용(1차작용)	약물이 직접 접촉한 장기에 일으키는 약리작용
간접작용(2차작용)	약물이 직접 접촉되지 않은 장기에 나타나는 반응

04 약물의 관리

① 약물은 30℃ 이하의 서늘하고 통풍이 잘되는 곳에 직사광선을 피해서 보관한다.

② 내복약과 외용약은 구분하여 보관한다.

③ 2~8℃의 냉장보관 약물에는 혈청, 예방백신, 인슐린, 간장추출물, 알부민, 헤파린 등이 있다.

④ 기름종류 약품은 10℃ 전후에서 보관한다.

⑤ 좌약은 실온보관한다.

⑥ 아편·마약제제 : 이중의 잠금장치가 있는 별도의 약장에 보관하고 열쇠는 책임간호사가 관리한다. 마약을 투여하지 않게 될 경우 버려서는 안 되고 주치의 서명, 환자정보(이름, 등록번호, 진단명, 주소)가 기입된 마약취소 처방전을 발행하여 마약대장에 '반납'이라고 기재한 후 남은 마약잔량과 함께 반납한다.

05 약물 용기

구분	내용
밀봉용기	미생물이 침범하지 못하도록 만든 용기 예 바이알, 앰플, 수액 등
기밀용기	수분이 침입되는 것을 방지하기 위한 용기
밀폐용기	이물질이 들어가지 못하게 만든 용기
차광용기	빛이 들어가지 못하게 만든 용기

06 약물의 조건

① 인체에 해가 없고, 안정성, 강도, 효과가 있어야 한다.
② 발암현상이 없고 부작용이 적어야 한다.
③ 선택성이 있는 약이 좋다.
④ 값이 저렴하고 경제적이어야 한다.

2 약물의 사용

01 약물의 작용

구분	내용
치료작용, 부작용, 독작용	• 치료작용 : 질병 치료에 필요로 하는 작용 • 부작용 : 질병 치료에 필요하지 않은 작용 • 독작용 : 부작용 중 건강을 심하게 해치거나 생명에 위험을 주는 작용
알레르기 반응	• 약물을 반복 투여했을 경우 나타나는 비정상적인 반응으로 약물에 의한 항원-항체 반응을 일으키는 과민성반응 • 급성중증과민반응 : 투여 즉시 쇼크, 식은땀, 호흡곤란, 실금, 창백함 등을 일으키는 알레르기 반응으로 에피네프린을 투여하여 치료함
내성	• 약물을 연속적으로 사용할 경우 치료 효과를 얻기 위해 사용량을 증가 해야 하는 현상
축적작용	• 흡수에 비해 배설이 지연되어 몸 안에 쌓이게 되고, 이로 인해 중독을 일으키는 것
금단증상	• 사용하던 약물의 투여가 중지될 때 나타나는 비정상적인 신체적, 정신적 반응
약물오용	• 흔히 사용되는 약물들을 자가처방하거나 과용하여 급·만성 독작용이 초래되는 것
약물남용	• 기분이나 행동의 변화를 위해 간헐적 또는 지속적으로 약물을 사용하는 것
약물의 상호작용	• 대항작용(길항작용) : 두 가지 이상의 약을 함께 사용했을 때 각각의 효과가 감소하는 것(1+1 = 1) • 상승작용 : 두 가지 이상의 약을 함께 사용했을 때 효과가 각각의 합보다 증가하는 것(1+1 = 3) • 상가작용 : 두 가지 이상의 약을 함께 사용했을 때 각각의 합에 해당하는 만큼만 효과가 나타나는 것

02 약물의 작용에 영향을 미치는 요인

연령, 체중, 성별, 유전적 요인, 심리적 요인, 투여시간, 질병 여부, 환경적 요인 등

위약(플라시보)

- 실제 약리작용은 없으나 심리적인 효과를 기대하여 투여하는 약물이다.
- 현재 가지고 있는 질병치료와는 무관한 약물이다.
- 의사의 처방이 있어야 한다.
- 환자가 위약임을 모르게 해야 한다.

03 약물의 용량

한량 → 최소 유효량 → 상용량(치료용량) → 최대용량(최대 유효량, 극량) → 중독량 → 내량 → 치사량

04 약의 특성과 복용시간

① 식전 : 신속한 약효를 기대할 때, 불쾌한 맛이 나는 약(예 강장제, 건위제, 식욕촉진제, 진해제, 구충제 등)
② 식간 : 이뇨제, 강심제
③ 식후 : 약이 서서히 흡수되는 것을 원할 때, 자극성이 있는 약(예 소화제)

※ 완하제(변비약)는 식전·식간·취침 전에, 해열제는 식후·취침 전에, 항생제는 일정한 간격으로 복용한다.

05 투약

(1) 투약 처방의 종류

① 즉시(Stat) 처방 : 처방이 내려진 즉시 1회만 투여하는 처방
② 일회처방 : 특정한 시간에 한 번만 투여되는 처방
③ 정규처방 : 투약을 중단하라는 처방이 있을 때까지 계속되는 처방
④ 필요 시(PRN) 처방 : 의사의 처방 후 간호사의 판단하에 환자에게 투약할 수 있게 처방된 것

(2) 흔히 사용되는 약어

약어	뜻	약어	뜻
ac	식전	IV	정맥 내
pc	식후	IM	근육 내
qd	하루 한 번	SC	피하
bid	하루 두 번	PO	경구
tid	하루 세 번	ID	피내
qid	하루 네 번	STAT	즉시
hs	취침 시	PRN	필요시마다
c̄	~와 함께	OS	왼쪽 눈
s̄	~를 제외하고	OD	오른쪽 눈
q( )hrs	매 ( )시간마다	OU	양쪽 눈
Cap	캡슐	NPO	금식

(3) 약물 투여 시 관찰사항

① 마약 진통제(모르핀, 코데인, 데메롤 등) 사용 전후에는 호흡수를 측정하여 12회 미만이면 의사에게 보고한다.
② 강심제(디곡신 등) 사용 전에는 반드시 맥박수를 측정하여 60회/분 이하이면 의사에게 보고 후 사용 여부를 결정한다.
③ 항응고제(와파린, 헤파린 등)를 사용할 때는 혈액응고시간을 확인한 후 투여한다.
④ 이뇨제 투여 시 혈중 포타슘 수치를 확인해가며 투여한다.
⑤ 환자가 투약을 거부할 경우 간호사나 의사에게 보고하고 차트에 기록한다.

(4) 약물 복용방법

① 물약 : 농도를 맞추기 위해 흔들어서 주고 용기에 입을 대고 먹지 않는다.
② 기름약 : 복용 후 뜨거운 차를 마시게 한다.
③ 치아에 착색되는 약(철분제 등) : 빨대를 이용하여 먹는다.
④ 설하투여약(나이트로글리세린 등) : 약이 녹을 때까지 혀 아래에 넣고 있고 삼키지 않는다.
⑤ 함당정제 : 입에 넣고 녹여서 먹는다.

> **투약 시 주의사항**
> - 약물의 라벨은 적어도 3회 확인한다(약병을 약장에서 꺼낼 때, 약물을 통에서 따를 때, 약통을 약장에 다시 넣을 때).
> - 다른 병으로 약을 옮기지 않으며, 약을 너무 많이 따랐을 경우 약병에 다시 붓지 말고 버린다.
> - 수술 후에는 새로운 처방을 받아 투약해야 한다.
> - 침전물이 있거나 변색된 약은 사용하지 않으며, 약을 준비한 사람이 투약하고 약을 잘못 주었을 경우 즉시 의사와 간호사에게 알려 응급조치를 취하도록 한다.
> - 약을 희석시킬 경우 미지근한 물을 사용한다.
> - 맛이 불쾌한 약은 투여하기 전에 얼음조각을 물고 있게 한다.
> ※ 투약의 5가지 원칙 : 정확한 환자에게, 정확한 약을, 정확한 용량으로, 정확한 투여경로를 통해, 정확한 시간에 투여한다.

3 약물의 종류와 특성

01 중추신경 억제제

(1) 마약 진통제

	모르핀	코데인	데메롤
효능 및 부작용	• 진통제	• 진통제, 진해제 • 변비가 올 수 있음	• 수술 전 : 진정, 마취유도 • 수술 후 : 진통제
사용 시 주의점	• 호흡수를 관찰하여 12회 이하이면 투여하지 않는다.		

(2) **항불안제 및 진정수면제** : 다이아제팜(발륨-항불안제로 많이 사용), 로라제팜, 페노바비탈 등

(3) **마취제**

　① 전신마취제 : 싸이오펜탈소듐, 케타민 등

　② 흡입마취제 : 아산화질소(N_2O)

　③ 국소마취제 : 리도케인

　※ 리도케인은 주로 국소마취제로 사용되지만 부정맥 치료제로 사용되기도 한다.

02 항히스타민제

졸음, 현기증(어지럼), 두통이 있을 수 있으므로 정신집중을 요하는 경우 주의해서 사용한다.

　예 클로르페니라민 말레산염, 지르텍, 디멘하이드리네이트(드라마민) - 멀미나 임신 초기 구토증에 사용

03 순환계 작용약물

(1) **강심제**

　① 종류 : 디곡신, 디기톡신 등

　② 심장 수축력을 강화시켜 심박출량을 증가시키는 약물로, 흔히 울혈 심부전증을 치료할 때 사용된다.

　※ 투여 전 맥박을 확인하여 분당 60회 이하면 사용하지 않는다.

　※ 축적작용이 잘 발생하는 약물이므로 디곡신 혈청 레벨을 검사하며 용량을 조절해야 한다.

(2) **항부정맥제** : 리도케인, 인데랄 등

(3) **항협심증제**

　① 종류 : 나이트로글리세린

　② 혈관 평활근 이완, 관상동맥(심장동맥) 확장

　③ 협심증의 예방이나 완화를 위해 처방

　④ 혀밑(설하) 투여

　⑤ 5분 간격으로 3회 복용 후에도 증상이 지속되면 속히 병원 방문

　⑥ 속효성으로 1분 이내에 효과가 나타남

　⑦ 차광보관

　⑧ 알약(정제), 패취제, 스프레이 형태가 있음

(4) **혈압강하제** : 니페디핀(아달라트), 하이드랄라진, 캡토프릴(카프릴), 아테놀롤(테놀민), 프로프라놀롤(인데랄) 등의 약물과 이뇨제를 사용하여 고혈압을 치료한다.

(5) **이뇨제** : 퓨로세마이드(라식스), 스피로놀락톤(알닥톤), 하이드로클로로싸이아자이드(다이크로진) 등

04 호흡계 작용약물

(1) **기관지 확장제** : 에피네프린, 살부타몰(벤토린), 아미노필린 등

(2) **진해 거담제** : 코데인, 브롬헥신(비졸본) 등

05 소화계 작용약물

구분	내용
소화제	위 운동을 항진시키고 위액의 분비를 촉진시키는 약 예 훼스탈, 베아제 등
제산제	이미 생긴 산을 중화시켜 주는 약, 위액의 pH가 상승됨 예 수산화알루미늄(암포젤), 산화마그네슘(MgO), 미란타, 알마겔 등 ※ 알루미늄이 많은 제산제는 변비가, 마그네슘이 많은 제산제는 설사가 발생될 수 있다.
산분비 억제제	위산의 분비를 억제시키는 약 예 잔탁, 큐란, 시메티딘, 가스터 등
위점막 보호제	위의 내면을 덮고 있는 점막을 보호하기 위한 약 예 라미나지, 가스트렉스 등
진토제	구토를 억제하는 약 예 멕소롱, 모티리움, 트리민 등
완하제(변비약)	장 내용물 배설을 촉진하는 약 예 둘코락스, 락툴로스(변비뿐만 아니라 간성혼수 예방에 흔히 사용)
지사제	설사를 억제하는 약 예 로페린 등

06 항생제

① 미생물을 죽이거나 활성을 억제하여 감염을 치료하는 약물로 혈중농도를 유지하기 위해 일정한 간격으로 투여한다. 항생제 사용 전에 반드시 피부반응검사를 시행한다.
② 아미노글리코사이드류, 세팔로스포린류, 페니실린류, 퀴놀론류, 클로람페니콜류, 테트라사이클린류 등이 있다.

07 항결핵제

① 치료 효과를 높이고 부작용과 내성을 감소시키기 위하여 2가지 이상의 약물을 병행하여 사용한다.
② 아침 식전 공복에 6~9개월간 복용한다.

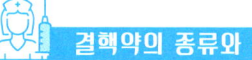 **결핵약의 종류와 부작용**

분류	종류	부작용
1차약	에탐부톨	시력 감소, 적녹색맹
	아이소나이아지드(INAH)	말초신경염 예방을 위해 비타민 B_6와 함께 복용
	리팜피신	간독성, 소변의 색이 붉게 변함(정상)
	피라진아마이드	간독성
2차약	프로티온아미드	소화장애, 간독성
	사이클로세린(cycloserine)	성격변화, 정신병, 경련
	파라아미노 살리실산(PAS)	소화장애, 간독성
	카나마이신(KM)	제8뇌신경장애

08 해열진통제

(1) **아세트아미노펜(타이레놀)** : 발열과 통증을 완화하기 위해 처방되는 약물로 아스피린에 과민한 환자에게 사용할 수 있으나 간독성을 일으킬 수 있음

(2) **아스피린**

  1) **효능** : 해열, 진통, 소염, 혈전 예방약

  2) **부작용** : 위장장애, 혈액응고시간 지연(출혈경향 증가), 라이증후군(아스피린을 복용한 아이의 간과 뇌가 영구적으로 손상되는 것), 두드러기 등

  3) **금기** : 혈우병, 위궤양, 출혈성 질환을 가진 사람

09 응급약

(1) **에피네프린**

  1) **작용** : 교감신경 작용제, 강심제, 혈관수축, 기관지 확장, 혈당 상승

  2) **금기** : 당뇨병, 녹내장, 부정맥 등

(2) **아트로핀**

  1) **작용** : 부교감신경 억제제

  2) **사용** : 수술 전에 투약하여 기도 분비물을 억제, 동공확대제

(3) **리도케인** : 국소마취제, 부정맥 치료제

10 당뇨병 치료약

(1) **경구용 혈당강하제** : 글리클라자이드(다이아마이크론), 글리메피라이드(아마릴) 등

(2) **인슐린**
① 사용 전에 인슐린 용기를 두 손 사이에 넣고 가볍게 굴려서 사용한다.
② 복부, 상완(위팔), 넓적다리(대퇴) 등을 돌아가면서 피하주사한다.
③ 주사 후 문지르지 않는다.
④ 저혈당 증상(떨림, 오한, 두통, 식은땀, 두근거림 등)이 발생되면 즉시 의사나 간호사에게 보고하고 사탕이나 설탕물, 초콜릿 등을 먹게 하거나 포도당을 주입한다.

11 자궁수축제와 확장제

(1) **자궁수축제** : 옥시토신, 에르고노빈

(2) **자궁확장제** : 황산마그네슘, 염산리토드린

12 구충제

(1) **알벤다졸** : 회충, 요충, 편충, 십이지장충 치료

(2) **프라지콴텔** : 폐흡충증, 간흡충증 치료

13 기타

구분	내용
과산화수소수(H_2O_2)	• 소독 시 제일 먼저 사용하는 약으로 산소와 결합하여 효과를 냄
포비돈 아이오딘(베타딘)	• 수술 부위 상처소독, 열상, 화상, 상처, 감염된 피부소독에 사용
겐티아나바이올렛(GV)	• 구내염, 아구창, 농가진 등에 사용하는 항진균제
아이소프로필 알코올	• 소독력이 가장 강한 알코올 농도 : 70~75% • 등마사지에 사용되는 알코올 농도 : 30~50% ※ 유수알코올(예 75% 알코올)이 무수알코올(예 100% 알코올)보다 소독 효과가 높다.
붕산수	• 2~4%의 농도를 이용하며 피부점막 및 눈 세척에 사용할 수 있는 무색·무취의 소독약
글루타르알데하이드	• 내시경 기구, 플라스틱 기구 소독에 주로 사용

기초영양

1 영양소

01 영양소의 작용 : 열량 공급, 신체조직 구성, 체액 균형, 신경계와 내분비샘의 조절 등

02 영양소의 구분

(1) 단백질

1) **기능** : 파괴된 조직을 수선해서 새로운 조직 형성, 질병에 저항, 에너지원, 효소와 호르몬 합성

2) **최종산물 및 흡수** : 단백질은 췌장의 트립신에 의해 최종산물인 아미노산으로 분해된 후 소장 점막에서 흡수

3) **열량** : 4kcal/1g

4) **결핍증** : 단백질열량부족증(콰시오커 : 발육정지, 부종, 빈혈 등), 상처치유 지연

5) **기타**
① 단백질의 배설물 : 요소, 요산, 크레아티닌
② 유일하게 단백질에만 질소가 포함되어 있으므로 다른 영양소가 단백질을 대신할 수 없다.
③ 체내에서 합성되지 않아 반드시 음식물로 섭취해야 하는 필수 아미노산과 체내에서 합성되는 비필수 아미노산으로 구분된다.

(2) 탄수화물

1) **기능** : 에너지원, 단백질 절약 작용, 신경조직과 뇌세포는 포도당만을 영양원으로 사용하므로 뇌기능 유지를 위해 필수

2) **최종산물 및 흡수** : 탄수화물은 췌장의 녹말분해효소 등에 의해 최종산물인 단당류(포도당, 과당, 갈락토스)의 형태로 분해된 후 소장에서 흡수

3) **열량** : 4kcal/1g

4) **기타**
① 소화된 탄수화물은 당원(글리코젠)의 형태로 간과 근육에 저장된다.
② 필요량보다 과잉섭취할 경우 일부가 지방으로 전환되어 주로 복부에 저장된다.

(3) 지방(지질)

1) **기능** : 에너지원, 외부와의 절연체 역할, 장기 보호 및 충격 흡수, 지용성 비타민 A·D·E·K의 흡수 촉진, 포만감

2) **최종산물 및 흡수** : 지질은 담즙의 유화작용을 거쳐 췌장의 지방분해효소에 의해 최종산물인 지방산과 글리세롤로 분해된 후 소장에서 흡수

3) **열량** : 9kcal/1g

4) **필수지방산**

① 음식물로 섭취해야 하는 불포화지방산(콩기름, 들기름, 견과류, 등푸른 생선 등)

② 신체성장에 필요, 피부보호, 혈중 콜레스테롤 수치 감소

> **콜레스테롤**
> - 기능 : 스테로이드 호르몬이나 담즙산염, 비타민 D의 합성 전단계 물질로 우리 몸이 유지되기 위해서 꼭 필요한 성분
> - 콜레스테롤 + 자외선 → 비타민 D 생성
> - 저밀도 지단백 콜레스테롤(LDL) : 체내에 과할 경우 고혈압, 동맥경화, 각종 심장질환을 일으킴

(4) 무기질

1) **기능** : 삼투압 유지, 산과 염기의 평형 유지, 신경전도, 혈액응고작용 등

2) **기능 및 결핍증**

종류	기능	결핍증
칼슘	뼈와 치아의 구성성분, 혈액응고에 관여, 임산부와 수유부에게 필수, 칼슘이 흡수되려면 비타민 D 필요	구루병, 골다공증, 골연화증
인	뼈의 구성성분, 탄수화물 대사에 관여	골절, 골연화증
소듐(나트륨)	체내 수분함량 조절에 중요, 산·염기 평형유지	구토, 설사, 저혈압
포타슘(칼륨)	근육의 수축과 이완, 산·염기 평형유지, 체액의 삼투압 조절	근육 약화, 심근수축력 감소
마그네슘	신경안정, 흥분을 가라앉히는 작용, 탄수화물 대사에 관여, 에너지 생성 과정에 중요한 역할	신경질환, 근육떨림
철	혈색소(헤모글로빈)의 구성성분, 철분 흡수 시 비타민 C 필요	빈혈, 두통
아이오딘	갑상샘 호르몬인 타이록신의 주성분	크레틴병, 점액부종

(5) 비타민

1) **기능** : 성장 촉진, 생식능력 증진, 소화작용 도움, 저항력 증진, 상처치유 촉진

2) 기능 및 결핍증

구분	종류	기능	결핍증
지용성	비타민 A	• 피부의 상피세포 보호 • 눈의 망막에 분포한 간상세포에 로돕신 (시자홍, 광선을 흡수하는 물질) 형성 • 어두운 곳에서 시력 유지 • 성장 촉진과 생식 기능 유지	야맹, 안구건조증, 각막연화증
	비타민 D	• 칼슘과 인의 대사에 관여 • 자외선을 통해 비타민 D를 합성 • 겨울철에 결핍되기 쉬움	구루병, 골연화증, 골다공증
	비타민 E	• 세포보호, 항산화작용	빈혈, 불임, 세포손상, 노화촉진
	비타민 K	• 혈액응고작용	출혈경향 높아짐
수용성	아스코브산 (비타민 C)	• 상처치유 촉진, 철분흡수를 도와줌, 감염에 대한 저항력 강화	괴혈병, 상처치유 지연, 감염에 대한 저항력 감소, 멍이 잘 생김
	싸이아민 (티아민, 비타민 B_1)	• 신경계통을 원활하게 함	각기병
	리보플라빈 (비타민 B_2)	• 혈색소(헤모글로빈) 형성	구각염, 빈혈
	나이아신 (비타민 B_3)	• 성장기 아이들·임산부·수유부들에게 필요 • 에너지 생산에 필요	펠라그라 (설사, 피부염, 치매)
	피리독신 (비타민 B_6)	• 혈색소(헤모글로빈)의 구성 성분인 헴의 합성에 관여 • 단백질 대사에 중요한 효소의 구성 성분	빈혈, 피부염, 신경장애
	코발라민 (비타민 B_{12})	• 조혈작용	악성빈혈

(6) 수분

1) **기능** : 체액 조성, 삼투압 유지, 영양물질의 흡수와 운반, 노폐물 배설, 체온 조절 등

2) **부족 시 탈수증상** : 갈증, 마른 입술, 피부 탄력성 저하, 맥박과 체온 상승, 혈압 저하 등

※ 체중의 60~70%(2/3)가 수분으로 구성되어 있으며, 성인은 1일 2~2.5L의 물을 필요로 한다.

2 영양과 에너지 대사

01 기초대사량 : 혈액순환, 호흡, 체온유지 등 생명유지를 위해 필요한 최소한의 열량

(1) 기초대사에 영향을 미치는 요인
   ① 성 : 남 > 여
   ② 연령 : 젊은 사람 > 노인
   ③ 체격 : 근육이 많은 사람 > 비만이나 마른 사람
   ④ 계절 : 겨울 > 여름
   ⑤ 기초대사량 증가 : 생리 2~3일 전, 수유부, 갑상샘호르몬(타이록신), 에피네프린, 성장호르몬, 감염, 고열, 정서적 긴장 시
   ⑥ 기초대사량 감소 : 수면 시

(2) 측정 시 주의사항
   ① 검사 전날 저녁에 잠을 편히 잘 수 있도록 조용한 환경을 제공한다.
   ② 검사 전날 저녁식사 후부터(저녁 9시 이후) 다음날 아침 검사가 끝날 때까지 금식하고 안정상태로 누워서 측정한다.

02 활동대사 : 활동에 따른 에너지 대사

03 특이동적 작용 : 음식물 섭취 후 소화·흡수되는 과정에 필요한 에너지 대사

04 안정대사 : 휴식상태에 있는 경우의 에너지 대사로 기초대사량의 1.2배 정도

3 영양상태 평가

01 표준체중(kg)

$$표준체중 = 키(cm) - 100 \times 0.9$$

02 비만도(%)

$$비만도 = \frac{현재체중}{표준체중} \times 100$$

[비만도 판정]

비만 여부	비만도 지수(%)
비만	120 이상
과체중	111~120
정상	90~110
저체중	80~89
심한 저체중	80 이하

03 체질량 지수(BMI) : 키와 몸무게를 이용하여 지방의 양을 측정하는 비만 측정법으로 체질량 지수 18.5~22.9를 정상으로 본다.

$$BMI = \frac{체중(kg)}{신장(m)^2}$$

04 피하 지방 측정 : 지름자(밀림자, calipers)를 이용하여 피하지방의 두께를 측정하는 것으로 주로 위팔 세갈래근(상완삼두근) 부위를 측정하는 것이 보편적이다.

4 식이요법

01 식이의 종류

(1) **유동식(미음)** : 건더기가 거의 없는 액체음식으로 수술 후 환자, 삼키기 곤란한 환자, 급성 고열환자 등에게 좋은 식이, 단기간 급식하는 것이 바람직

(2) **연식(죽)**
① 소화되기 쉽도록 부드럽게 조리한 식사로 섬유질과 향신료를 제한
② 소화기능이 저하되어 있거나 구강과 식도에 장애가 있는 환자에게 적합

(3) **경식** : 소화기능은 정상이나 저작기능이 어려운 환자에게 반찬을 다져서 제공하는 음식으로 특별한 영양소나 음식의 질감 등에 제한이 없는 식사

(4) **일반식(보통식사)** : 음식섭취에 제한이 없는 환자에게 제공하는 음식으로 특별한 영양소나 음식의 질감 등에 제한이 없는 식이

(5) **저잔여 식이** : 장내에 내용물을 거의 남기지 않고 소화되는 음식

(6) **치료식** : 치료 목적으로 특정한 성분을 제한하거나 더해서 제공하는 음식
예 고혈압 환자를 위한 저염, 저지방 식이

(7) **관급식** : 혼수상태의 중환자, 식도에 문제가 있는 환자 등에게 위관(L-tube)을 통해 영양혼합물을 공급하는 식이

(8) **이양식** : 환자가 질병에서 회복됨에 따라 일반식으로 옮겨가는 모든 단계의 식이

(유동식 → 연식 → 경식 → 일반식)

02 질환별 식이요법

(1) 위장질환

구분	내용
소화 궤양	급성기에는 유동식을 제공하고, 회복기에는 저잔여 식이, 저지방, 저자극성, 영양가가 높은 식사를 제공한다.
설사	저섬유소 식이를 섭취하고 기름진 음식이나 해조류, 발효된 음식은 피한다.
변비	고섬유질 식이 섭취, 수분 섭취 권장, 규칙적인 식사, 식사량 증가

(2) 신장질환 : 일반적으로 부종이 심한 환자에게는 수분과 소듐(나트륨)을 제한한다.

구분	내용
만성 신부전 시	단백질, 염분, 수분, 포타슘과 인의 섭취 제한
복막투석 시	투석액을 통해 단백질이 빠져나가므로 충분한 양의 단백질 섭취, 적절한 열량 섭취와 염분 제한
혈액투석 시	적절한 단백질 섭취, 충분한 열량 섭취, 포타슘과 인·수분·염분 제한

(3) 고혈압 환자 식이 : 저염, 저지방, 저칼로리 식이, 고섬유질 식품, 충분한 포타슘 섭취(포타슘은 소듐(나트륨)을 몸 바깥으로 배출시킴)

(4) 간질환 환자 식이 : 고단백(간성혼수 시에는 저단백), 고비타민, 고탄수화물, 저지방, 저염식이(복수가 심하거나 부종이 있을 경우)

(5) 비만환자 식이 : 저지방, 저칼로리, 고단백, 섬유질이 많은 식이 + 운동요법 병행

(6) 결핵환자 식이 : 고열량, 고단백, 고비타민, 충분한 칼슘 섭취

(7) 편도 수술환자 식이 : 차가운 유동식

(8) 당뇨환자 식이 : 고섬유질 식이, 열량조절, 단순당 섭취 제한, 동물성 지방 및 콜레스테롤 섭취 제한, 가능한 싱겁게 먹고 술이나 담배·카페인이 많은 음료 자제, 매일 정해진 시간에 적절한 양의 음식을 천천히 먹고, 식사를 거르거나 폭식하지 않아야 함(당뇨환자에게는 식이요법이 가장 중요)

(9) 고지혈증 환자식이 : 단순당 섭취 제한, 포화지방산이 많은 음식섭취 제한(예 삼겹살, 버터, 치즈, 달걀노른자, 케이크, 아이스크림, 과자, 초콜릿 등), 콜레스테롤 섭취 제한, 술 제한, 충분한 섬유소 섭취

(10) 통풍 환자식이 : 저퓨린 식이(퓨린을 많이 함유한 맥주, 기름진 음식, 건새우, 건멸치, 다시마, 등푸른생선 등의 과도한 섭취 자제), 과식 및 지방의 과잉섭취 금지, 비만 시 체중 감소

Chapter 05 기초치과

1 구강 해부생리

01 치아의 기능 : 저작과 발음, 연하, 소화작용, 심미적 기능

02 치아조직의 명칭

구분	내용
사기질(법랑질)	치아의 맨 바깥층으로 인체조직에서 가장 단단한 부분이고 불소(플루오린) 도포 시 불소가 침착되는 부분이다.
상아질	사기질의 충격을 흡수하여 신경을 보호하는 역할을 하며 경도가 약해 충치가 생기면 쉽게 썩는다. 충치는 사기질보다 상아질에서 더 빠른 속도로 진행된다.
시멘트질(백악질)	이뿌리(치근)를 싸고 있으며 치아를 악골에 고정시키는 역할을 한다.
치수	이뿌리의 가장 가운데 있으며 신경과 혈관이 존재한다.
치주인대	치아를 이틀뼈(치조골)에 붙이는 접착과 충격의 완충역할, 치아가 부딪칠 때의 느낌을 신경에 전달하는 역할을 한다.
이머리(치관)	잇몸 바깥으로 나와 있는 치아이다.
이뿌리(치근)	잇몸 뼈 안에 있는 치아이다.
잇몸(치은)	잇몸 뼈와 치아를 싸고 보호하는 역할을 한다.
이목(치경부)	이머리와 이뿌리의 경계부를 말한다.
잇몸낭(치주낭)	치석 등으로 인해 발생하는 잇몸 틈새의 V자형 고랑이다.

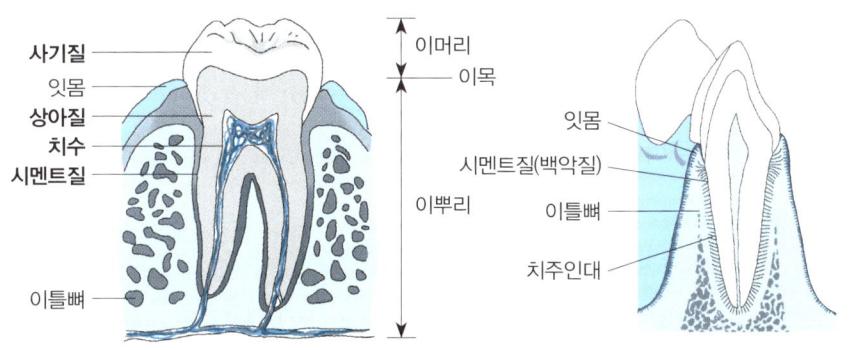

03 치아의 종류 및 생리

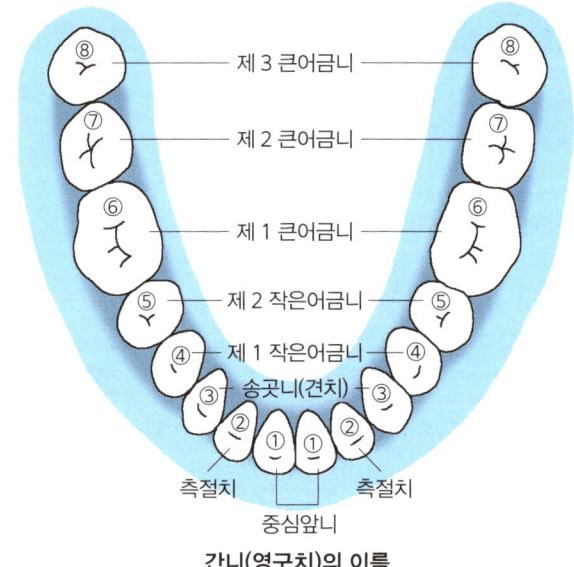

간니(영구치)의 이름

(1) **치아의 발생**

1) **맹출** : 치아가 잇몸을 뚫고 밖으로 나오는 것으로 보통 아무 증상 없이 진행된다.

2) **맹출 곤란** : 보통 아무 증상 없이 진행되어야 하는 맹출이 때로 설사, 식욕부진, 생치열(미열), 불쾌감, 가벼운 종창, 발적, 통증 등의 증상과 함께 나타나는 것

3) **치아와 관련된 신경** : 5번 뇌신경인 삼차신경

(2) **젖니(유치-총 24개)**

1) **젖니의 치배(싹)** : 젖니의 치배(싹)는 임신 7~8주부터 형성되어 출생 후 6개월쯤 되면 하악중심 앞니가 맹출된다.

2) **2세 반** : 2세 반(30개월) 정도가 되면 20개의 젖니가 모두 자라서 젖니치열이 완성된다.

(3) **간니(영구치-사랑니 포함 총 32개)**

1) **간니의 치배** : 간니의 치배는 임신 20주경에 형성되어 만 6세경 하악 제1 큰어금니가 맹출되고, 15~16세가 되면 사랑니를 제외하고 모두 석회화가 종료된다. 간니 중 가장 마지막에 나오는 치아는 제3 큰어금니(사랑니, 지치, 제3 대구치)이다.

2) **간니 맹출 순서**

① 하악(아래턱) : 중심 앞니, 제1 큰 어금니(6~7세) → 측절치(7~8세) → 송곳니(9~10세) → 제1 작은어금니(10~12세) → 제2 작은어금니, 제2 큰어금니(11~13세)

② 상악(위턱) : 제1 큰어금니(6~7세) → 중심 앞니(7~8세) → 측절치(8~9세) → 제1 작은어금니, 제2 작은어금니(10~11세) → 송곳니(11~12세) → 제2 큰어금니(12~13세)

(4) **치아의 교환** : 젖니가 빠지고 간니로 대치되는 것으로 젖니와 간니가 섞여 있는 시기를 혼합 치열기(6~12세)라고 한다.

구분	젖니(유치)	간니(영구치)
형성 시기	• 태생(임신) 7~8주	• 태생(임신) 20주
첫 맹출 시기	• 6~7개월	• 6~7세
첫 맹출 치아	• 하악중심앞니	• 제1 큰어금니
총 치아 개수	• 20개	• 28개(사랑니 제외) • 32개(사랑니 포함)
치아배열 완성 시기	• 30개월	• 15세가 되면 사랑니를 제외하고 간니치열이 완성됨
혼합치열기 (치아 교환시기)	• 젖니는 생후 6~7세경에 빠지기 시작하여 12세에 완전히 빠지는데 이때 젖니와 간니가 같이 있어 혼합치열기라고 부름	

(5) **부정교합** : 여러가지 원인에 의해 치아의 배열이 가지런하지 않거나 위, 아래 맞물림의 상태가 정상의 위치를 벗어나서 심미적, 기능적으로 문제가 되는 교합관계를 의미한다.

1) 종류

① 1급 : 어금니 맞물림은 정상이나, 치아 사이의 공간, 치아 배열이 고르지 못한 경우 또는 윗니와 아랫니의 기준교두선이 일직선상에 놓여 있는 경우

② 2급 : 위턱이 앞으로 튀어나온 경우(뻐드렁니, 윗니 돌출)

③ 3급 : 아래턱이 앞으로 튀어나온 경우(주걱턱)

2) 예방법 : 적절한 시기에 젖니 발치, 간니 조기상실 예방, 악습관 교정 등

04 치식 : 치아에 고유의 이름과 번호를 부여하는 방법

(1) **인터내셔널 시스템**

1) **간니(영구치)** : 상악우측 10번대, 상악좌측 20번대, 하악좌측 30번대, 하악우측 40번대

#18 #17 #16 #15 #14 #13 #12 #11 | #21 #22 #23 #24 #25 #26 #27 #28
#48 #47 #46 #45 #44 #43 #42 #41 | #31 #32 #33 #34 #35 #36 #37 #38

오른쪽   왼쪽

2) **젖니(유치)** : 상악우측 50번대, 상악좌측 60번대, 하악좌측 70번대, 하악우측 80번대

#55 #54 #53 #52 #51 | #61 #62 #63 #64 #65
#85 #84 #83 #82 #81 | #71 #72 #73 #74 #75

오른쪽   왼쪽

(2) **팔머시스템**

1) **간니(영구치)** : 숫자로 표기

87654321 | 12345678
87654321 | 12345678

오른쪽   왼쪽

2) 젖니(유치) : 알파벳으로 표기

EDCBA	ABCDE
EDCBA	ABCDE
오른쪽	왼쪽

2 진료실의 기구 및 장비

01 기구

① 이거울(치경) : 진료 시 빛을 반사하여 어두운 곳을 밝게 비추어서 보이지 않는 구강 내를 관찰하기 위한 기구
② 탐침(익스플로러) : 구강 내 접근하기 힘든 부위가 손상되었을 때 충치의 깊이나 치아의 동요도 등을 감지해볼 수 있는 기구
③ 핀셋(커튼플라이어) : 구강 내로 소형재료나 솜 등을 삽입하고 제거하는 기구
④ 천공기(excavator) : 치아의 우식 부분을 제거할 때 사용하는 기구
⑤ 끌(chisel) : 치아나 뼈를 절단하거나, 와동(충치를 제거한 후 남은 공간, 혹은 치아에 인위적으로 만든 구멍)을 매끄럽고 평평하게 하는데 사용하는 기구
⑥ 리머(reamer) : 이뿌리관(치근관)을 확장하고 넓히기 위해 사용
⑦ 디스크(disk) : 원판으로 치아를 삭제할 때 사용
⑧ 클린저 브로치(cleanser broach) : 이뿌리의 치수를 제거할 때 사용
⑨ 올림기(엘리베이터) : 치아와 치조골을 이어주는 치주인대를 제거하고, 치조골에서 치아를 들어 올리는 기구

02 장비

(1) **치과 진료용 의자(유닛 체어)** : 치과 진료의자를 말하는 것으로, 환자가 치과 진료용 의자에 앉거나 진료가 끝나고 진료의자에서 내려올 때는 바로선자세를 취한다.

구분	내용
손잡이기구 (핸드피스)	치과 치료 시 가장 중요한 치아 삭제(절삭) 기구로 고속과 저속 손잡이기구가 있으며 고속 손잡이기구에는 물 사출기가 있다.
진공 흡인기	진료 시 입안에 고이는 이물질을 흡입하여 제거하는 기구로 흡입기의 팁은 일회용으로 사용한다.
라이트(무영등)	진료자의 시야를 밝혀주는 장비로 환자의 눈을 비추지 않도록 신경쓴다.
타구	물로 입안을 헹구고 뱉는 곳이다.
브래킷 테이블	진료기구나 재료를 올려놓는 선반으로 좌측에서 우측으로 기구를 배열한다.

(2) **스툴** : 간호조무사의 의자는 환자의 입안을 잘 볼 수 있게 치과의사의 의자보다 높게 한다.

(3) **세면대** : 환자에게 안 보이는 가까운 곳에 설치한다.

(4) **치과용 표준 X선 촬영기** : 치아와 주위조직을 촬영하여 충치와 치주질환(풍치) 진단 시 사용하는 장비로, 넓은 부위 촬영 시 여러 장의 필름이 필요하다.

(5) **파노라마영상 및 머리측정영상(세팔로영상) 장비** : 한 장에 모든 치아와 그 주위 조직을 촬영할 수 있고 부정교합 치료 계획에 필요하다.

3 간호조무사의 기본 업무

01 진료의사의 위치선정
① 환자의 구강과 의사의 팔꿈치 높이가 같도록 조정한다.
② 환자 머리를 기준으로 의사는 7~12시 방향에 위치하며, 간호조무사는 2~5시 방향에 위치한다.

02 진공흡인장치의 사용
① 치과 간호조무사가 하는 역할 중 가장 중요하고 기본적인 업무이다.
② 팁을 치아 가까이에 대어주고 의사가 사용하는 기구나 이거울(치경)을 가리지 않도록 한다.
③ 치과의사가 오른손으로 기구를 사용하면 간호조무사도 오른손으로 흡입기를 사용하여 진료에 방해가 되지 않도록 한다.
④ 치아의 설측을 삭제할 때는 순면 쪽(협면 쪽)에 팁을 경사지게 위치시키고, 순측(협측)을 삭제할 경우에는 팁을 설측으로 위치시킨다.
⑤ 진공흡인장치 내로 연부조직(연조직)이 빨려 들어가면 흡인력을 낮춰주고, 진공흡인장치의 팁은 매번 교환한다.

03 기구 전달
① 기구의 사용 부위는 환자의 구강을, 손잡이는 의사를 향하도록 건네준다.
② 환자 얼굴 위에서 기구를 전달하지 않는다(환자 머리를 기준으로 4~7시 방향에서 기구 교환).

04 진료 전 준비
(1) **점막 및 피부 소독** : 의사의 지시하에 치면과 점막면을 과산화수소수나 아크리놀 등으로 소독한다.

(2) **충전 재료 준비** : 아말감은 은 함유율 65%이며, 케탁 몰라는 보험 적용이 되는 흰색 충전제이다.

(3) **진료 기구 준비**

(4) **방습법(침(타액)을 타액을 배제시키는 방법)**
　1) **간이 방습법** : 솜이나 거즈를 상악에는 치열과 협벽 사이, 하악에는 혀 아래에 삽입하여 침을 흡수시키는 방법

2) **고무댐 방습법** : 고무시트를 이용하여 치료할 치아만 노출시키는 효과적인 방습법

장점	• 치료할 치아를 건조하게 유지할 수 있어 치료가 용이하므로 치료 결과가 좋다. • 장시간 진료하여도 눈의 피로를 방지할 수 있다. • 치료 도중 기구나 약품을 구강에 떨어뜨리는 등의 사고가 나도 환자에게 큰 상해를 주지 않는다.
단점	• 구강호흡을 하는 환자에게는 사용이 불가능하다. • 얇고 약한 치아는 파손될 우려가 있다.

05 구강 세척
① 국소세척 : 진료 중간에 부분적으로 세척하여 진료자의 시야를 밝혀주는 것
② 전체 세척 : 보철치료 또는 진료가 끝난 후 구강내의 불순물을 전체적으로 제거해주는 것

06 진료 후 간호조무사의 역할
① 다음 예약 날짜를 잡아준다. ② 의사의 지시하에 치료 후 주의사항을 교육한다.
③ 진료기구를 정리하고 소독한다.

07 치과 간호조무사의 감염방지
① 마스크, 장갑, 안면보호 안경 착용 ② 기구 세척 시 앞치마와 두꺼운 고무장갑 착용
③ B형 간염 예방접종 ④ 오염된 기구는 세척 후 소독 또는 멸균
⑤ 전염성 환자가 사용한 기구는 격리세척 후 멸균

4 치과 기구의 소독과 멸균

01 가압증기 멸균법
① 보통 121℃에서 20분간 멸균하는 방법으로 치과기구 소독(예 이거울, 유리제품 등)에 가장 많이 사용되는 방법이다.
② 짧은 시간에 많은 양의 기구를 정확한 온도조절로 확실하게 멸균시킬 수 있다.
③ 예리한 기구의 날을 상하게 할 수 있고 금속기구가 부식될 수 있다.
④ 가압증기 멸균기에서 꺼낸 기구는 진료 시 이용할 때까지 자외선 소독기에 넣어두었다가 사용하는 것이 바람직하다.
⑤ 중성세제와 물로 내면이나 트레이를 정기적으로 닦고, 사용하지 않을 때는 문을 열어놓는다.

02 건열 멸균법 : 160℃ 정도의 뜨거운 공기에 기구를 1~2시간 노출시켜서 멸균하는 방법이다.

03 화학 멸균법 : 멸균 후에 별도의 건조시간이 필요 없고 멸균시간이 짧으며, 화학약품을 사용하므로 적절한 환기가 필요하다.

04 화학약품 소독 : 알코올, 아이오딘 제제, 글루타르알데하이드를 사용하여 소독하는 방법이다.

05 자비소독 : 100℃의 물에 기구를 넣고 10분 이상 끓여 소독하는 방법이며, 보통 날이 없는 기구, 외과용 기구, 흡인 팁 등을 소독한다.

5 구강외과학

01 국소마취
① 치과에서는 주로 리도케인을 사용하여 국소마취를 한다.
② 마취의 강도 : 전달마취 > 침윤마취 > 도포마취

02 발치 후 간호
① 입안에 물고 있는 솜은 1~2시간 후에 뱉는다.
② 입에 고이는 침이나 피는 삼킨다.
③ 발치 당일에는 온수 통목욕을 금하고, 발치 후 3일간은 금주·금연한다.
④ 발치 당일에는 양치질을 피하고 구강 양치액으로 가볍게 헹구어낸다.
⑤ 식사는 유동식이나 부드러운 음식을 섭취한다.
⑥ 부종예방, 통증완화, 출혈방지를 위해 발치 당일 밤까지는 얼음찜질을 하고, 높은 베개를 사용하여 종창을 줄인다.
⑦ 통증이 심하면 처방된 진통제를 복용한다.
⑧ 빨대를 사용하는 등 음압을 유발하는 행동을 금한다.

03 임플란트(인공이 이식)

(1) 정의 : 이틀뼈(치조골) 또는 턱뼈(악골) 내에 인체친화적인 매개체를 넣어서 자연치와 같은 역할을 하게 하는 것

(2) 특징
① 임플란트 고정체가 이틀뼈(치조골)에 자리잡기까지는 6개월 정도 걸린다.
② 임플란트 주위에 치석과 치태(치면 세균막)가 생기면 임플란트 주위염이 발생할 수 있으므로 양치질에 신경써야 한다.
③ 임플란트 치아의 저작력은 자연치아와 비슷하므로 틀니보다는 씹는 기능이 좋다.

(3) 수술 후 주의사항
① 수술 후 거즈는 한두시간 이상 물고 있고 하루 정도 냉찜질을 한다.
② 수술 당일이나 다음날 아침 약간의 피가 나올 수도 있다.
③ 운동, 사우나, 힘든 일은 3일 정도 금한다.
④ 임플란트와 뼈의 유착을 방해하는 술, 담배를 금한다.

⑤ 자극적이거나 뜨거운 음식 섭취를 피하고, 수술 후 5일 정도는 죽이나 미음 위주의 부드러운 음식을 섭취한다.
⑥ 빨대 사용(음압이 주어지는 행동)을 금한다.
⑦ 취침 시 베개를 약간 높게 한다.

04 치석 제거(스케일링) : 입냄새 감소, 착색 제거, 초기 잇몸염(치은염) 예방, 치석 제거를 위해 실시한다.

(1) 스케일링 후 주의사항
① 스케일링 후 이가 시린 증상이 있을 수 있다.
② 2~3일 정도는 자극성이 있거나 뜨거운 음식을, 일주일 정도는 흡연과 음주를 피한다.
③ 마모도가 적은 치약을 사용한다.
④ 스케일링 후 입안에 고인 침이나 피는 삼킨다.

6 예방 치의학

01 충치(치아우식증)의 예방

(1) 전문 플루오린(불소) 도포법 : 치과에서 6개월에 1회 시행

(2) 음료수 플루오린화법(상수도 불소화법) : 플루오린 0.6~1.0ppm이 함유된 수돗물을 이용하여 충치를 예방하는 방법으로 부족 시에는 충치가, 과잉 시에는 반상치(얼룩니)가 생길 수 있다.

(3) 플루오린 용액 양치 사업 : 학교에서 실시
① 주 1회 : 0.2% 농도 사용
② 매일 : 0.05% 농도 사용

(4) 치아 홈 메우기(sealant, 치면열구·소와전색) : 치과에서 시행
치아 표면에 있는 열구와 소와를 치과용 수지로 막아버림으로써 충치를 예방하는 방법이다.

(5) 식이조절(저탄수화물 식사)과 6개월마다 정기적인 구강검진
저탄수화물 식사를 하고, 치아건강에 도움을 주는 섬유질이 풍부한 과일 또는 채소와 단백질이 풍부한 식품을 섭취한다.

(6) 올바른 양치질
① 구강질환 예방에 가장 기본
② 하루 3회 이상, 식후 3분 이내, 3분 이상
③ 치실 사용 후 양치질 한다.
④ 잇몸과 이 사이에 45° 각도로 칫솔을 대고 윗니는 위에서 아래로, 아랫니는 아래에서 위로 즉, 잇몸부터 시작해서 손목을 돌리듯이 부드럽게 닦는다.

⑤ 치아의 바깥면을 먼저 닦고 안쪽면을 닦는다.
⑥ 앞니의 안쪽면을 닦을 때는 칫솔을 세워서 닦는다.
⑦ 구역질이 유발되므로 혀는 너무 안쪽 깊숙이 닦지 않는다.
⑧ 치아가 맹출되기 전까지는 거즈로 잇몸을 가볍게 닦아준다.
⑨ 치아가 맹출되면 깨끗한 젖은 수건이나 부드러운 칫솔로 치아와 잇몸을 부드럽게 닦는다.
⑩ 영아기 때부터 스스로 양치질을 하도록 하되, 제대로 할 때까지는 지도와 감독이 필요하다.
⑪ 플루오린은 6개월에 시작하여 12세까지 공급한다.

※ 충치를 증가시키는 요인 : 침의 당질과 점성 증가, 침분비 감소, 저작운동 감소, 플루오린농도 감소

02 치주질환 예방

구분	내용
1차 예방	양치질, 플루오린도포, 식이조절, 치아 홈 메우기(치면열구전색), 음료수 플루오린화법(상수도 불소화법)
2차 예방	충치 충전, 가벼운 잇몸염(치은염) 치료
3차 예방	치수질환 치료, 진행된 치주질환 치료, 발치, 의치보철

03 구강문제를 초래할 위험성이 높은 환자(특별 구강간호 대상자)

무의식환자, 탈수환자, 코위관 삽입환자, 기관 내 삽관환자, 장기간 금식환자, 산소요법을 시행 중인 환자 등 구강으로 음식물을 섭취하지 못하거나 입안이 건조해지기 쉬운 환자

Chapter 06 기초한방

1 한방간호의 내용

01 동양의학의 특징

① 인간을 대자연에서 파생된 하나의 소우주로 간주하고 인체에 나타나는 생리현상이나 병적 변화 현상은 대자연의 운행과정에서 발생되는 것으로 보았다.
② 병인, 증후, 치료에 있어서 정신적인 면에 치중한다.
③ 인체를 여러 개의 독립된 기관의 조밀한 조직으로 이루어진 협력체로 보는 것이 아니라, 여러 장부나 기관들이 서로 연관되고 유기적인 기능을 가진 통일체로 보기 때문에 인간을 종합적이고 전인적인 생명체로 관찰하였다.

※ 한방간호에 대한 가장 오래된 기록 : 소문의 '장기법시론'
※ 한방간호에서 가장 중요하게 생각하는 것 : 정신, 마음가짐

02 한의학의 학설과 이론

(1) 양생술

1) **정의** : 질병을 예방하고 건강하게 오래 살기 위해 몸을 다스리는 방법

2) **방법** : 자연에 순응, 심신의 안정, 음식 절제, 규칙적인 생활 등

(2) 음양오행학설 : 목, 화, 토, 금, 수를 사물에 대응시켜 사물은 상호영향을 주고 이로부터 자연계의 모든 현상이 생긴다는 것

(3) 장부학설

1) **오장** : 간, 심장, 비장, 폐, 신장으로, 내부조직이 충실하고 감정발현의 근본이 되는 장기
① 간 : 피를 저장, 여성의 생식기와 관련
② 심 : 피를 만들고 정신 사유 활동 주관
③ 비 : 피의 순환을 총괄, 음식물에서 영양분을 받아들여 전신에 보냄
④ 폐 : 기를 다스리는 곳
⑤ 신 : 인간의 정에 관계, 남성의 생식기능과 관련

2) **육부** : 담낭, 소장, 위장, 대장, 방광, 삼초(실제로는 존재하지 않는 장기로 몸통 부분을 가로막(횡격막) 이상, 가로막 아래에서 배꼽 사이, 배꼽 이하로 나눈 것)로 내부가 비어 있는 장기

3) **오장육부의 표리관계(따로 떼어서 생각할 수 없는 관계)** : 간-담낭, 심장-소장, 비장-위장, 폐-대장, 신장-방광

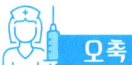

> • 다섯 가지 동물이 인간에게 이로움을 준다는 것으로 닭, 양, 소, 말, 돼지로 분류한다.
> • 간에는 닭, 심장에는 양, 비장에는 소, 폐에는 말, 신장에는 돼지

(4) 경락이론

1) **경락** : 생명의 기본물질인 기, 혈, 진액의 운행통로로 전신에 두루 퍼져 있으며 인체의 각 부분이 서로 연결되어 하나의 유기적 통일체를 이룬다.

2) **경혈** : 경락을 따라 위치하며 에너지가 출입하는 문과 같은 역할을 하는 것으로 침, 뜸, 부항 치료의 자극점이 된다.

3) **어혈**
① 축혈이라고도 부르며 전신의 혈액순환이 순조롭지 못해서 쌓이는 것을 말한다.
② 어혈이 경맥을 막아 통하지 않으면 통증이 생긴다.
③ 한열이 지나쳐도 어혈이 생긴다.
④ 발생 부위에 따라 각기 다른 증상이 나타난다.
⑤ 외상 어혈은 청자색 혈종이 나타난다.

2 병인·진단·치료

01 병인

(1) **외인** : 육기 – 바람(풍), 추위(한), 더위(서), 습기(습), 건조(조), 불(화)

(2) **불내외인** : 타박상, 염좌, 화상, 어혈, 벌레 등에 물린 것 등

(3) **내인** : 칠정 – 희(기쁨), 노(노여움), 우(근심), 사(생각), 비(슬픔), 공(공포), 경(놀람)

내인 (7정)	감정	관련 장기	음식의 금기
희	기쁨	심장	짠맛(함), 뜨거운 음식
노	노여움, 성냄	간	매운맛(신)
우	근심	–	–
사	생각	비장	신맛(산)
비	슬픔	폐	쓴맛(고), 차가운 음식
공	공포	신장	단맛(감)
경	놀람	–	–

병실의 환경과 운동

- 실내온도는 18~20℃, 습도는 40~60%를 유지하되, 질병의 성질에 따라 온도와 습도를 조절한다.
- 환자의 휴식과 운동은 질병의 성질과 증상에 의해 결정된다.
  - 만성병 환자는 가벼운 운동이 기혈의 운행을 조장한다.
  - 열병이나 쇠약한 환자는 절대안정이 필요하다.

02 진단법

(1) **망진(望診)** : 자세나 움직이는 모습, 눈과 얼굴색 등을 관찰하는 것

(2) **문진(聞診)** : 소리와 냄새로 판별하는 것

(3) **문진(問診)** : 환자에게 오미(五味, 맛)를 물어보고 확인하는 것

(4) **절진(切診)(맥진)** : 여러 가지 진단법 중에 가장 우위를 차지하는 방법으로 심장박동에 의해 생긴 파동이 동맥을 따라 말초로 전파될 때 노동맥(요골동맥) 위에 지두(손가락 끝)를 올려 질병상태를 판단하는 것

※ **맥진계** : 요골동맥에 부착하여 파동을 기록하는 기계

03 치료법

(1) **침법(자법)**

  1) **침의 종류**

  ① 호침 : 한열, 통비(아프고 저릴 때)에 사용하며, 일반적으로 가장 많이 사용하는 침
  ② 피부침 : 아동이나 침을 두려워하는 환자에게 사용하는 침으로 소아침이라고도 하며 작은 침 5~8개를 동시에 찌를 수 있도록 만들어진 침
  ③ 피내침 : 피부 안으로 넣는 침
  ④ 삼릉침(사혈침, 자락침) : 열기나 혈액을 방출하기 위한 침
  ⑤ 화침 : 침을 불에 달구어서 침혈 부위에 빨리 찔렀다가 곧 빼는 방법
  ⑥ 지침 : 수지의 맥을 이용하여 안마와 같은 효과를 얻을 수 있는 침

  2) **침의 작용**

  ① 억제작용 : 진통, 진정작용
  ② 항분작용 : 신경계를 가볍게 자극하여 치료하는 작용
  ③ 유도작용 : 병소로부터 먼 곳에 자극을 가하여 혈관을 확장 또는 수축시켜 배설을 촉진하고 소염작용을 하는 방법
  ④ 반사작용 : 체표면을 자극하여 그에 대응하는 장기에 반사적인 자극을 주게 되는 작용

3) 침의 부작용

구분	내용
훈침	침 시술 후 어지럽고 창백해지며 가슴이 답답하고 심하면 쇼크증상으로 쓰러지는 것 → 즉시 한의사에게 보고한다. → 침을 빼고 반듯이 눕히고 인중, 중충혈, 백회혈을 자극한다. → 증상이 가벼운 환자는 따뜻하게 끓인 물을 마시게 한다.
체침	침을 꽂은 후 근육이 긴장하여 침이 빠지지 않는 상태 → 잠시 그대로 있다가 긴장이 풀리면 침을 살짝 돌리며 뺀다.
만침	침이 구부러지는 것 → 침이 기울어진 방향으로 서서히 뺀다.
절침	침이 부러지는 것 → 핀셋을 이용하여 빼내되 침체가 깊숙이 삽입되어 있는 경우 수술을 해야 한다.
혈종	침을 뺀 후 멍이 드는 현상 → 시간이 지나면 저절로 없어지지만 마사지를 하거나 온찜질을 하면 빨리 없어진다.

4) **침의 적응증** : 통증, 약물남용, 뇌졸중, 위장관질환, 천식, 수면장애, 중추신경 및 말초신경 장애에 의한 마비질환 등

5) **침의 금기 대상자** : 급성 심장질환, 출혈성 경향이 있거나 출혈이 있을 때, 몹시 피곤하거나 지나치게 배가 부르거나 고플 때, 갈증이 심할 때 등

6) **침 치료 환자간호**
① 유침 : 침을 꽂고 있는 시간으로 20분 정도가 적당하다.
② 발침 : 침을 빼는 것으로 침체를 천천히 뽑아낸 후 알코올 솜으로 가볍게 누르고 출혈 시에는 멈출 때까지 눌러준다.
  • 발침 후 환자 몸에 남은 침이 없는지 반드시 확인한다.
  • 일회용으로 사용한 침은 손상성 폐기물용기에, 사용한 알콜솜이나 붕산솜은 일반의료 폐기물 용기에 버린다.
③ 편안한 자세(일반적으로 눕는 자세)를 취해주고 유침시간 동안 환자의 체위를 일정하게 유지한다.
④ 현훈(어지러움)이나 부작용이 나타나면 즉시 의사에게 알린다.
⑤ 기온이 낮은 경우 치료 시간을 단축할 수 있다.

(2) **구법(뜸)**

1) **정의** : 화기를 직접적으로 이용하는 방법으로, 쑥잎이나 약물을 혈자리에 올려놓고 태워서 체표면을 소작하고 자극하는 방법

2) **작용** : 중혈(증혈)작용, 면역작용, 신진대사작용, 혈액순환작용, 억제작용, 항분작용, 유도작용, 반사작용

3) 주의사항
① 허증, 한증, 만성질환에 주로 사용한다.
② 뜸은 일반적으로 위에서 아래로, 등에서 배 쪽으로, 머리와 몸통을 먼저 뜨고 사지는 나중에 뜬다.
③ 마비된 부위, 얼굴, 고열환자, 술에 취한 사람, 임산부의 복부나 허리엉치부위에는 뜸을 금한다.
④ 뜸 치료 중 다른 부위에 화상을 입게 하거나 의복을 태우지 않도록 한다.

(3) 부항요법(진공정혈요법)

1) **정의** : 음압 펌프질로 관속의 공기를 빼내어 경혈상 피부 표면에 흡착시키거나, 간접적으로 화력을 이용하여 울혈시켜 치료하는 방법

2) **금기** : 출혈 증상이 심한 사람, 정맥류 부위 등

3) 주의사항
① 부항 적용시간은 5~15분 정도가 적당하다.
② 서서히 체력에 적응되도록 압력과 횟수를 조절한다.
③ 처음 압력은 30~40cmHg로 시작한다.
④ 성인의 사혈량은 1회 10cc를 넘지 않도록 한다.
⑤ 부항 후 피로감이 심하면 2~3일 정도 휴식기를 갖는다.
⑥ 자연 식이를 섭취하고 육식 또는 산성식품을 제한한다.
⑦ 습식 부항 시 부항컵과 세모날(lancet)이 필요하다.
※ 뜸이나 부항 치료 후 큰 수포가 생기면 멸균 주사기로 액체를 뽑아내거나 터뜨리고 드레싱을 한다.

(4) 추나요법(안마, 안교, 지압, 수기)

1) **정의** : 손이나 손가락을 이용하여 음양을 조화시키고 경락을 소통시키며, 기와 혈을 활성화시키고 관절을 원활하고 부드럽게 이완시켜 관절운동범위를 개선시킨다.

2) **금기** : 출혈성 질환, 염증성 질환, 골절이나 관절 탈구시 등

3) 주의사항
① 추나요법실은 일반 병실과 비슷하게 20℃ 이상을 유지한다.
② 환자가 충분히 휴식을 취한 후에 추나요법을 실시한다.
③ 약한 자극부터 시작해서 강한 자극으로, 횟수도 점차 늘려간다.
④ 치료 중 구역 등의 부작용이 나타나면 즉시 치료를 중지하고 안정을 취하게 한다.
⑤ 추나 치료 후 충분한 휴식을 취하게 한다.

(5) 수치료법(냉온요법, 수욕요법)

1) **효과** : 자극과 진정, 혈액정화 및 혈액순환 촉진, 해독과 중화작용, 산·염기 균형

2) **방법**
① 냉탕 16℃ 전후, 온탕 42℃ 전후

② 고령자나 순환기 질환자는 냉탕이 30℃ 전후, 온탕이 40℃ 전후로 온도차 10℃ 내외로 시행하는 것이 좋다.
③ 1분씩 교대로 탕에 들어가되, 냉탕부터 시작해서 냉탕에서 끝내도록 한다.

3) 금기증 : 중증 심장질환자

(6) 한증요법(발한요법) : 동서양의 공통적 치료 원리

1) 효과
① 서양의학 : 체중조절, 노폐물 배설
② 동양의학 : 소염과 온보
③ 동서양 공통 : 체중조절, 노폐물 배설, 체온상승, 진정작용, 울혈경감, 근육이완, 통증감소 등

2) 금기 : 고혈압, 심한 동맥경화, 심장질환, 신경쇠약, 정신질환 등

3 복약 간호

01 제형의 종류

종류	특성
알약(정제)	부형제를 가해서 만든 알약 형태
좌제	질, 항문, 요도 등 체강으로 삽입하여 치료하는 제제
고제	달이기를 반복하여 진하게 농축된 용액에 설탕 등을 넣어 만든 반유동 상태의 제제로 내복과 외용의 두 종류가 있음
환제	가루약에 물, 꿀, 풀 등을 넣고 둥글게 만들어서 말린 제제로 주로 만성질환에 사용함
산제	가루약
탕제	물을 넣고 가열하여 성분을 삼출시킨 제제로 주로 급성질환에 사용함
주제	약물을 알코올이나 양조주 등에 담가 유효성분을 삼출시킨 제제
엑기스제	일정량의 가용성 성분을 제품의 일정량에 일정하게 함유되도록 담은 제제
시럽	약물을 달인 농축액에 백당이나 감미제를 넣어 복용하기 쉽게 만든 제제

02 전약법

① 약을 달이는 용기 : 질그릇이나 은그릇을 사용하고 철이나 구리(동) 냄비는 금지한다.
② 약을 달이기 전 30~60분가량 미리 담가둔다.
③ 재탕의 물은 초탕의 1/2~1/3 정도로 한다.
④ 성인의 약 용량은 보통 100~120mL 정도로 한다.

03 복약방법

1) 탕제
① 따뜻하게 데워서 1일 3회 정도 복용한다.
② 노인, 허약체질, 구토 시 약의 분량은 적게, 횟수를 자주 복용한다.
③ 독성이 있는 약은 처음에는 조금씩 시작해서 점차 용량을 늘린다.

2) 고제 : 한꺼번에 많이 삼키면 목에 붙거나 흡수가 잘되지 않으므로 끓인 물에 타서 복용한다.

3) 환제나 산제 : 환제나 산제는 온수를 사용하여 복용한다.

※ 명현현상 : 약을 처음 복용할 때 나타나는 거부반응으로 일시적으로 증상이 악화되거나 원치 않는 효과가 나타나는 것

04 사상의학

(1) 정의 : 사람의 체질을 넷으로 구분하고, 각 체질에 따라 질병을 치료하는 의학으로, 조선 말기 이제마에 의해 창안되었다.

(2) 분류 및 특징

구분	내용
태양인 (폐대간소)	• 기대거나 눕기를 좋아하고, 허리나 척추가 약하여 오래 앉지 못한다. • 진취성이 강하고 재주가 많으며 사교적이다. • 뜨거운 음식을 싫어한다. • 소변이 잘 나오면 병이 없는 것이다.
태음인 (간대폐소)	• 수족이나 입술이 크고, 골격이 장대하며, 피부가 약간 검고 두터운 반면 가슴부분이 빈약하고 복부가 견실하다. • 식성이 좋다. • 호흡계와 순환계가 약하다.
소양인 (비대신소)	• 비뇨생식기 및 내분비샘 기능이 약하다. • 손발이 항상 뜨겁고 피부는 땀이 적으며 가슴이 넓고 하체는 약한 편이다. • 식성은 차고 시원한 것을 좋아한다. • 밖에 나가는 것을 좋아한다. • 대변이 잘 통하면 병이 없는 것이다.
소음인 (신대비소)	• 내성적인 성격으로 깔끔하고 착실하며 매사에 치밀하고 인색하다. • 상체보다 하체가 견실하여 엉덩이가 넓고 수족은 작은 편이며 피부가 부드럽고 매끄럽다. • 편식이 있고 더운 음식을 좋아한다. • 소화계와 정신계 질환(히스테리, 불면증 등)이 잘 발생한다. • 집에 있는 것을 좋아한다. • 소변이 원활하고 대변이 굳고 잘 통하면 건강한 것이다.

Chapter 07 기본간호

1 병원환경

01 병원환경의 개요

(1) 입원 환자의 불안 요소

낯선 환경, 규격화된 병원 규칙, 주위 사람으로부터의 격리, 프라이버시 결여, 비인격적 대우, 각종 소음, 간호 및 처치 전 설명 부족, 불친절하고 신뢰감 없는 태도, 어려운 의학용어 사용 등

(2) 편안하고 안전한 병원환경

1) 온도 및 습도
① 온도 : 20~22℃, 밤에는 침구를 사용하므로 18℃ 전후
② 습도 : 40~60%, 호흡기 계통 질환자는 50~60%로 약간 더 높게

2) 환기
① 인간에게 중요한 순서 : 환기 > 습도 > 온도
② 환자에게 직접적으로 바람이 닿지 않도록 주의
③ 환기의 효과 : 발열촉진, 순환증진, 호흡증진, 모세혈관 자극

3) 조명 및 소음
① 조명 : 자극을 최소화할 수 있는 조명, 야간에는 간접조명 이용
② 소음 : 조용한 환경 제공

4) 환자 입퇴원 시
① 입원 시 : 환자의 침상이 정리되어 있는지 확인한 후 병실로 안내한다. 환자의 귀중품은 보호자가 책임지도록 한다.
② 퇴원 시 : 외래방문일자, 퇴원 후 지켜야 할 주의사항, 투약방법 등을 알려준다.

5) 이동 시 : 기립저혈압으로 인한 낙상을 예방하기 위해 자리에서 천천히 일어나도록 하고, 침대에 걸터앉아 다리를 움직이는 운동을 한 후 서서히 이동한다.

6) 청소 시 : 오염이 적은 구역에서 많은 구역으로, 높은 곳에서 낮은 곳으로 병원 규정에 따라 청소하되 바닥 청소 시에는 비질을 하지 않는다.

7) 화재 시
① 즉시 간호사에게 보고하고 병원 규칙에 따라 행동한다.
② '불이야'라고 소리치거나 비상벨을 눌러 사실을 알리고 사람들을 대피시킨다.
③ 엘리베이터 탑승을 절대 금하고 계단을 이용해 대피한다.

④ 아래층으로 대피할 수 없는 경우 옥상으로 대피한다.
⑤ 불이나 연기를 통과해야 하는 경우 젖은 수건 등으로 코와 입을 감싸 뜨거운 공기가 코와 폐로 들어가지 않게 한다.
⑥ 연기가 많은 경우 최대한 자세를 낮추어 기어서 이동하되 배는 바닥에 닿지 않게 한다.
⑦ 문의 손잡이가 뜨거울 경우 다른 피난로를 찾아 대피한다.
⑧ 소화기는 바람을 등지고 서서 호스를 불쪽으로 향하게 하되 실내에서 사용할 때는 밖으로 대피할 때를 대비하여 문을 등지고 소화기를 작동시킨다(안전핀을 뽑는다 → 노즐을 잡고 불쪽을 향한다 → 손잡이를 움켜쥔다).

※ 병원 화재 시 대피시켜야 할 순서 : 내원객 → 거동 가능 환자 → 경증 환자 → 중증 환자 → 직원

(3) 낙상예방을 위한 간호
① 호출벨 사용법을 알려준다.
② 화장실, 욕실, 복도에 난간을 설치한다.
③ 병실 바닥에 물기가 없도록 관리한다.
④ 침대 난간을 올려준다.
⑤ 미끄러지지 않는 재질로 된 신발을 신는다.
⑥ 발 밑의 전선이나 물건 등을 치운다.
⑦ 통목욕이나 샤워 시 미끄럽지 않도록 미끄럼방지용 매트를 깐다.

(4) 물품관리
① 피나 점액이 묻은 기구 : 먼저 찬물로 헹구고 더운물과 비눗물로 씻되 기구의 모서리는 빳빳한 솔을 이용하여 꼼꼼히 닦는다.
② 응혈로 달라붙은 주사기 : 과산화수소 용액에 담가두었다가 세척한다.
③ 얼음주머니, 더운물주머니 : 잘 말린 후 공기를 약간 넣어 붙지 않도록 한다.
④ 고무포 : 둥근 막대기에 걸어서 보관한다.
⑤ 고무관 : 물을 통과시켜 내면까지 깨끗이 씻고 물이 빠지도록 잘 말린 후 중앙공급실로 보내 소독한다.
⑥ 변기나 소변기 : 매일 솔로 닦고 소독약으로 소독한다.
⑦ 물품 보관: 소독 날짜가 최근의 것일수록 뒤쪽에 보관한다(유효기간이 짧은 것은 앞쪽에 배치).

(5) 전동 간호
① 전동이란, 같은 병원의 다른 병동으로 옮기는 것을 말한다.
② 의사의 전동처방이 있는지 확인한 후, 환자에게 전동에 대해 알리고 설명한다.
③ 환자 물품 및 남은 약과 의무기록지는 정리하여 해당 병동으로 가져가야 한다.
④ 적절한 이동기구(휠체어, 운반차, 보행기 등)를 이용하여 환자와 함께 전동 병실로 이동한다.
⑤ 전동 시 사용한 운반차·휠체어·보행기 등의 이동 보조기구, 수액걸대, 산소통과 산소유량계 등 전출병동의 물건을 다시 전출병동으로 가지고 온다.

2 기록

01 기록의 목적
① 의료팀 간의 의사소통
② 간호 계획을 세우는 데 도움이 되어 환자에게 제공하는 간호서비스의 질이 향상됨
③ 법률·보험관계상의 증거 자료
④ 연구·통계·교육 자료로 이용

02 기록의 일반적인 지침
① 간호기록지에 검정색으로 기록하되, 밤번 근무자는 붉은색으로 기록한다.
② 미리 기록하지 않도록 하고 간호행위 후 즉시 기록한다.
③ 모든 기록은 정자로 정확하게 기록하고 서명은 성명을 모두 쓴다.
④ 빈칸을 남기지 않도록 하고 기관이 지정한 양식과 절차를 준수한다.
⑤ 오류발생 시 적색 볼펜으로 선을 긋고 '기록상 오류' 혹은 'error'라고 기록한 후 다시 정확하게 작성한다.
⑥ 간단명료하게 남기고 환자라는 주어는 생략하여 기록한다.
⑦ 해석이나 판단을 기록하지 않고 객관적인 사실만 기록한다.
⑧ 약어나 용어 등은 소속기관이 인정한 것만 사용한다.
⑨ 환자병세에 변화가 생기거나 이상한 증상은 즉시 보고하고 기록한다.
⑩ 구두처방이나 전화처방을 받았을 경우 24시간 이내에 기록처방을 받아야 한다.
⑪ 과거와 현재시제는 사용하되 미래시제는 사용하지 않는다.
⑫ 모든 기록지는 같은 종류끼리 묶어서 정리한다.

3 활력징후(V/S, Vital Sign)

01 활력징후의 정의
인체의 생명유지에 중요한 심폐기능의 상태를 반영하는 지표(체온, 맥박, 호흡, 혈압)로 건강에 변화가 있는지를 판단하는 객관적인 자료가 된다. 입원 시나 수술 전에 반드시 측정한다.

02 체온(T, BT)
(1) **정의** : 인체가 신진대사 활동을 할 때 발생하는 생산열과 상실열의 차이를 말하며, 체온을 조절하는 중추는 뇌의 시상하부에 있다. 체온이 증가하면 호흡과 맥박이 증가하게 된다.

(2) **체온측정 시 주의사항**
① 체온이 높게 측정되었을 경우 다른 체온계를 사용하여 다시 측정한 후 보고한다.
② 체온이 상승하는 경우 : 운동, 오한으로 인한 떨림, 음식물 섭취, 흥분, 분노, 스트레스, 월경 전, 배란 시, 더운 환경에 노출 시 등
③ 체온이 하강하는 경우 : 활동 저하, 수면, 월경 시, 연령 증가, 기아, 추운 환경에 노출 시 등

(3) 체온측정 부위

측정 부위		정상범위	측정시간
전자 체온계	겨드랑(액와)	35.7~37.3℃	종료음이 울릴 때까지
	구강	36.5~37.5℃	
	곧창자(직장)	36.6~37.9℃	
적외선 체온계	고막	35.8~37.4℃	
	이마	35.9~36.4℃	

1) **겨드랑체온(A로 표기)** : 겨드랑에 땀이 있으면 체온이 낮게 측정되므로 수건으로 두드려 닦아 건조시킨다.

2) **구강체온(O로 표기)**
① 체온계를 환자의 혀 밑에 넣고 입술을 가볍게 다물어 깨지거나 빠지지 않도록 한다.
② 담배, 껌, 음식물을 섭취했을 경우 10분 후, 차거나 뜨거운 음식을 섭취했을 경우 30분 후에 측정한다.
③ 구강체온을 측정할 수 없는 경우 : 협조가 어려운 어린이 및 정신질환자, 음식섭취 후 10분 이내, 찬 음식 또는 뜨거운 음식을 섭취한 후 30분 이내, 의식이 없는 환자, 오한으로 떠는 환자, 코 또는 구강을 수술한 환자, 입안에 질환이 있는 환자, 산소를 흡입 중인 환자

3) **직장체온(R로 표기)**
① 탐침부분에 윤활제를 삽입 길이만큼 바른다.
② 성인 2.5~4cm, 아동 1.5~2.5cm가량 삽입한다.
③ 직장체온을 측정할 수 없는 경우 : 회음부 또는 직장수술을 하였거나 직장 내 염증이 있는 경우, 심근경색증 등의 심장질환이 있는 경우, 직장에 변이 차 있거나 설사·변비·치핵, 경련환자 등

4) **고막 체온**
① 심부체온을 짧은 시간에 가장 정확하게 측정할 수 있는 방법이다.
② 성인의 경우 귀를 후상방으로, 소아의 경우 후하방으로 당긴 후 체온계 끝을 외이도(바깥귀길)로 삽입해 측정한다.
③ 고막체온 측정 시 탐침커버는 일회용이므로 여러 사람에게 사용하지 않아야 한다.

5) **이마 체온계** : 피부 표면의 열을 측정하는 것이므로 정확도가 떨어진다.

03 맥박(P, PR)

(1) **정의 및 정상범위** : 신체의 각 부분으로 혈액이 순환될 수 있도록 동맥이 수축·팽창할 때 동맥에서 느낄 수 있는 박동으로 정상범위는 분당 60~100회이다.

(2) 이상맥박의 종류

① 빈맥(빠른맥) : 분당 100회 이상
② 서맥(느린맥) : 분당 60회 이하
③ 부정맥 : 불규칙한 맥박
④ 맥박결손(차질맥, 결손맥) : 2명의 간호조무사 중 한 명은 심첨맥박을, 또 다른 한 명은 요골맥박을 동시에 측정했을 때 말초맥박이 심첨맥박의 수보다 적은 경우를 의미한다.

(3) 측정 부위
관자동맥(측두동맥), 얼굴동맥(안면동맥), 목동맥(경동맥), 빗장밑동맥(쇄골하동맥), 위팔동맥(상완동맥), 노동맥(요골동맥), 넓적다리동맥(대퇴동맥), 오금동맥(슬와동맥), 발등동맥(족배동맥)

(4) 측정 시 주의사항

① 1분간 측정하는 것이 원칙이다.
② 기록은 붉은색으로 한다.
③ 엄지손가락으로 맥박을 측정하지 않는다.
④ 맥박 증가요인 : 운동, 흥분, 공포, 체온상승 시, 저혈압, 교감신경 흥분 시, 스트레스, 출혈, 갑작스런 통증 등
⑤ 맥박 감소요인 : 부교감신경 자극 시, 수면, 저체온 등

(5) 맥박 측정방법

① 요골맥박 측정방법 : 환자의 손목 안쪽에서 엄지손가락을 연결하는 선 위에 간호조무사의 둘째, 셋째 손가락 끝을 대고 손끝에서 느껴지는 박동을 1분간 측정한다.
② 요골맥박이 불규칙할 경우 심첨부위에서 1분간 측정하여 비교하도록 한다.
③ 심첨맥박 측정방법(청진기를 이용하여 1분간 측정) : 좌측 중앙빗장뼈선과 5번째 갈비사이(늑간)가 만나는 지점에 청진기를 대고 1분간 측정한다.

(6) 맥박산소측정기

빛을 이용하여 적혈구 안에 있는 혈색소(헤모글로빈)의 비율을 계산하는 기계이므로 혈색소가 부족한 빈혈 환자나 혈액순환 장애가 있는 환자의 경우 측정 결과가 부정확할 수 있다.

04 호흡(R, RR)

(1) 정의 및 정상범위
들숨(흡기)에 의해 산소를 받아들이고 날숨(호기)에 의해서 이산화탄소를 배출시키는 과정으로 정상범위는 성인 12~20회/분이다.

(2) 이상 호흡의 종류

① 느린 호흡(호흡완만, 서호흡) : 분당 호흡수가 12회 이하인 경우
② 빠른 호흡(빈호흡) : 분당 호흡수가 20회 이상인 경우
③ 과다호흡(호흡항진) : 호흡 횟수와 깊이가 증가한 경우

④ 체인-스톡스호흡 : 임종 시 호흡으로 무호흡과 과다호흡(호흡항진)이 교대로 나타난다.
⑤ 쿠스마울 호흡 : 호흡 리듬은 규칙적이나 호흡이 비정상적으로 깊은 과일 냄새가 나는 호흡으로 당뇨병 케토산증이나 혼수 시 나타난다.
⑥ 좌위호흡 : 누워있으면 호흡곤란이 나타나고, 앉거나 몸을 앞으로 숙이면 숨쉬기가 편해진다.
⑦ 호흡곤란 : 호흡 횟수가 증가하고 호흡할 때 고통이 따른다.

(3) 호흡 측정방법 및 주의사항

① 맥박을 측정한 후 환자의 손목을 그대로 잡은 채로 호흡수와 규칙성 등을 측정하되, 측정 전에 호흡측정에 대해 환자에게 설명하지 않는다.
② 들숨(흡기)과 날숨(호기)이 합쳐져서 1회의 호흡이 되며, 1분간 측정하되 규칙적이면 30초를 재서 곱하기 2를 해도 된다(영아, 아동의 경우 1분간 측정).
③ 맥박과 호흡의 비율은 약 4:1이다.
④ 호흡수 증가 요인 : 열이 높을 때, 출혈, 쇼크, 빈혈, 운동 후, 식사 후, 갑작스런 통증, 혈액 속에 이산화탄소 증가 시 등
⑤ 호흡수 감소 요인 : 진정제, 마약 진통제 투여 후, 수면 시 등

05 혈압(BP)

(1) 정의 : 혈액이 혈관벽을 지나가면서 생기는 압력을 말하며 수축기압/확장기압으로 표기한다.

구분	내용
수축기압	좌심실이 수축할 때 대동맥에 가해지는 압력
확장기압	심장의 수축과 수축 사이에 존재하는 휴식기 혈압으로 우심방이 가장 이완되었을 때의 압력
맥압	수축기압과 확장기압의 차이로 평균 40mmHg 전후

(2) 특징

① 성인의 평균혈압 : 120/80mmHg 정도
② 고혈압 : 140/90mmHg 이상, 저혈압 : 90/60mmHg 이하
③ 혈압이 상승되는 경우 : 스트레스, 식사 직후, 운동 후, 흡연 후, 방광팽만 시
④ 혈압이 하강되는 경우 : 출혈, 금식, 수면, 탈수, 이뇨제·진정제·전신 마취제 사용 시

(3) 측정방법 및 주의사항(아네로이드 혈압계 사용 시)

① 환자의 팔을 심장과 같은 높이에 두고 측정하는 것이 가장 정확하다.
② 손바닥이 위로 향하게 팔을 뻗어 커프와 연결된 고무관 부분을 위팔동맥(상완동맥) 근처에 위치시킨다.
③ 측정띠는 팔꿈치에서 약 2~5cm 위로 손가락 하나가 들어갈 정도로 감되, 상완(위팔)의 약 2/3를 덮는 정도(성인 12~14cm)의 폭을 가진 측정띠를 사용한다.

④ 청진기의 판막형을 위팔동맥(상완동맥)에 대고 공기펌프의 조절기를 잠근 후 펌프질을 해서 측정띠를 팽창시킨다.
⑤ 맥박이 촉지되지 않는 지점에서 혈압계의 눈금을 20~30mmHg 정도 더 올린다.
⑥ 수은주를 초당 2mmHg의 속도로 내리면서 소리를 듣는데, 제일 먼저 들리는 소리가 수축기압, 계속 들리다가 갑자기 약해지거나 소리가 사라지는 지점이 확장기압이다.
⑦ 같은 부위에서 혈압측정을 반복하는 경우 2~5분간 휴식 후 측정한다.

혈압이 높게 측정될 수 있는 경우	혈압이 낮게 측정될 수 있는 경우
• 운동, 식사, 흡연 후 • 측정띠가 팔 둘레보다 너무 좁을 때 • 측정띠가 느슨하게 감겼을 경우 • 팔이 심장보다 낮을 때 • 혈압측정 전에 충분히 안정이 안 되었을 경우 • 반복 측정 시 2~5분 이상 충분히 휴식하지 않은 경우	• 설사, 구토로 인한 탈수, 쇼크, 수면 시 • 측정띠가 팔 둘레보다 너무 넓을 때 • 심장보다 팔을 더 높이 두고 측정할 때 • 측정띠의 공기를 지나치게 빨리 뺄 때

※ 자동 혈압계는 청진기를 사용할 필요가 없으며, 혈압을 자주 반복해서 측정해야 할 경우 효율적이다.
※ 수은혈압계 사용을 자제하고 자동혈압계를 이용하는 것을 권장한다.

4 신체검사

01 신체검사 기술과 방법

① 시진 : 시각을 통해 관찰하는 방법
② 촉진 : 손이나 손가락 끝으로 느끼는 방법
③ 청진 : 청진기나 귀를 이용하여 내부에서 발생하는 소리를 듣는 방법
④ 타진 : 피부 표면을 두드려 소리를 듣거나 진동을 느끼는 방법

 신체검진 시

- 일반적으로는 시진 → 촉진 → 타진 → 청진 순서로 실시한다.
- 복부검사 시에는 시진 → 청진 → 타진 → 촉진 순서로 실시한다.
- 복부검사 시 배횡와위 자세를 취할 수 있도록 돕는다.
- 체중은 항상 같은 시간에 같은 옷을 입고 재는 것이 좋다.
- 가슴둘레는 젖꼭지 높이에서 측정한다.
- 주관적 자료 : 환자가 느끼는 전반적인 건강 상태 예 통증, 가려움증, 열감, 식욕부진 등
- 객관적 자료 : 관찰 및 신체 사정에 의해 눈으로 판단할 수 있는 건강상태 예 활력징후, 청색증, 39℃의 열, 좌위호흡 등

5 각종 검사

구분	내용
금식이 필요한 검사	위내시경술, 상부위장관 조영, 기관지 내시경술, 정맥신우 조영, 기초신진대사율 측정, 혈액검사 중 일부[간기능·콜레스테롤·중성지방·혈당검사(FBS) 등]
금식이 불필요한 검사	대부분의 혈액 검사, 골밀도 검사, 각종 천자 검사, 폐기능 검사, 심전도, 흉부 X선 촬영

01 일반검사

(1) **혈액검사** : 채취 즉시 검사실로 운반한다.

구분	내용
전혈구계산 (CBC)	• 혈액 내 적혈구, 백혈구, 혈소판을 확인하여 혈액질환이나 감염성 질환 여부를 확인하는 검사이다. • EDTA보틀(보라색 뚜껑)에 채혈한 후 항응고제가 충분히 섞이도록 조심스레 굴려서 섞어주어야 하며 지연 시 냉장보관할 수 있다.
동맥혈기체분석 (ABGA)	• 헤파린으로 코팅처리된 주삿바늘을 사용해 동맥을 천자하여 채취한다. • 신체의 산염기 균형, 산소공급 상태, 혈액의 산소 및 이산화탄소 분압, 폐와 신장의 기능을 평가하기 위해 실시하는 검사이며, 채혈 즉시 공기가 들어가지 않도록 고무마개를 하고 얼음이 담긴 아이스박스에 담아 검사실로 속히 운반한다. • 정상범위 　- 산도(pH) : 7.35~7.45　　- 이산화탄소 분압(PCO_2) : 35~45mmHg 　- 산소 분압(PO_2) : 80~100mmHg 　- 탄산수소염(중탄산염)(HCO_3^-) : 22~26mEq/L

(2) **소변검사**

구분	내용
일반 소변검사	• 소변컵에 중간뇨를 30~50cc가량 받되, 생리 중인 경우 생리 중임을 표시한다. • 유치도관을 삽입하고 있는 환자의 경우, 도관의 특수포트를 소독솜으로 소독한 후 멸균 주삿바늘을 삽입하여 30~50cc가량 채취한다.
소변 배양검사	• 요로감염을 일으키는 미생물을 확인하고 원인균을 찾아 항생제를 결정하기 위해 실시하는 검사이다. • 청결 중간뇨 : 요도를 소독솜으로 닦은 후 여성은 음순을 벌린 상태로, 남성은 포피를 아래로 당겨 요도를 노출시킨 상태로 첫 소변이 아닌 중간 소변을 멸균 소변검체용기에 받는다. • 단순도뇨 : 청결 중간뇨를 받을 수 없는 환자는 단순도뇨를 통해 무균적으로 소변을 채취한다. • 유치도관을 삽입하고 있는 환자의 경우, 도관의 특수포트를 소독솜으로 소독한 후 멸균 주삿바늘을 삽입하여 3~5cc가량 채취한다.

구분	내용
24시간 소변검사	• 호르몬, 단백질, 전해질 등을 측정하여 신장기능을 평가하기 위한 검사로, 첫 소변은 버리고 마지막 소변은 모은다. • 처방시간이 아닌 방광을 비운 시간을 검사 시작시간으로 간주한다. • 소변수집 중 깜빡하고 변기에 소변을 보았을 경우 처음부터 다시 시작해야 한다.

 소변검사 총정리

구분	일반 소변검사	소변배양검사(멸균뇨)	24시간 소변검사
검사용기	소변컵	멸균컵	소변수집용 특수(차광)용기
검사용량	30~50cc	3~5cc	24시간 소변 총량 또는 총량 중 일부
특징	중간뇨 채취	청결 중간뇨 또는 단순도뇨로 채취	첫소변은 버리고, 마지막 소변은 모은다.

(3) 대변검사

① 기생충 검사, 세균배양 검사, 잠혈 검사(위장출혈 여부 확인) 등을 검사한다.
② 대변 검사물 채집 전에 충분히 배뇨한다.
③ 뚜껑이 있는 채변용기에 2~3g의 대변을 받아 검사실로 보낸다.
④ 대변 잠재 출혈 검사 시 3일 전부터 붉은색 채소, 철분제, 육류 식사를 피하고 채변 시 소변이나 생리혈이 섞이지 않도록 한다.
⑤ 채취한 대변은 냉장보관이 가능하지만 아메바 검사를 위한 대변은 받는 즉시 검사실로 보내야 한다.
⑥ 대변에 점액이 섞여 나올 때는 점액부분을 채취하도록 한다.

(4) 가래검사 : 입안을 물로 살짝 헹군 후 이른 아침 첫 기침을 해서 가래를 뱉도록 한다.

(5) 상처배양 검사 : 멸균된 면봉을 이용하여 상처 부위에서 도말을 한 후 손으로 잡았던 부분을 제외한 부분을 멸균통에 넣어서 검사실로 보낸다.

   ※ 배양검사 실시 목적 : 배양검사(소변, 대변, 상처, 혈액 등)는 원인균을 찾아 적합한 항생제를 결정하기 위해 실시

02 특수검사

(1) X선을 이용한 검사

구분	내용
X선 촬영	• X선을 투사하여 골절, 구조이상 등을 확인하는 검사로 검사 전 금식은 필요 없으나 반드시 귀금속을 제거해야 한다.

구분	내용
상부위장(관)조영(UGI)	• 방사선을 통과하지 못하는 물질인 바륨을 삼키게 한 후 X선을 찍어 식도, 위, 십이지장(샘창자)의 병변을 확인하는 검사로, 검사 후 수분섭취를 권장하여 변비를 예방한다. 검사 후 흰색 변을 보게 됨을 미리 설명한다.
바륨관장	• 바륨을 직장에 넣고 X선을 찍어 직장이나 구불결장의 질환을 확인하는 검사로, 검사 6~8시간 전부터 금식을 하고 관장을 시행한다. • 검사 시행 후에는 수분섭취를 적극 권장하여 바륨으로 인한 변비나 대변매복을 예방한다.
정맥신우조영(IVP)	• 신장, 요관, 방광, 요도 등의 비뇨계 질환을 확인하기 위해 실시하는 검사로, 혈관으로 조영제를 주사하므로 검사 6~8시간 전부터 금식을 한다. • 검사 당일 아침에 관장을 하고 방광을 소변으로 가득 채운 상태에서 일정한 시간 간격으로 사진을 촬영한다.
기관지조영	• 기관지에 조영제를 넣고 촬영하여 호흡기 질병을 확인하기 위한 검사로 검사 전 금식을 하고 아트로핀(기도분비물 억제)을 투여한다. • 검사 후에는 조영제가 흘러나오도록 체위배액을 실시하고 구역반사가 돌아올 때까지 금식하며 호흡곤란이 발생하는지 주의깊게 관찰한다.

(2) 컴퓨터 단층촬영(CT)

① 컴퓨터를 이용하여 인체 횡단면의 영상을 촬영해서 질병을 진단하는 방법으로, 검사하는 동안 환자는 움직이지 않아야 한다.
② 조영제를 사용하는 경우 얼굴이 달아오르는 느낌, 열감, 구역 등이 있을 수 있음을 미리 설명한다.

(3) 자기공명영상(MRI)

① 자기장과 고주파를 이용하여 신체조직을 영상화하는 검사로, 종·횡단면을 모두 살펴볼 수 있으며 주로 중추신경계 질환 평가 시 많이 이용된다.
② 검사 전에 모든 금속물질, 자성이 있는 물질 등을 제거하고 화장도 지워야 한다.
③ 좁은 터널 같은 기계 안으로 들어가서 한 자세로 움직이지 않아야 하므로 미리 폐소공포증이 있는지 확인해야 한다.
④ MRI 촬영 동안 진정제를 투여했다면 검사 후 졸음, 어지러움 등이 있을 수 있으므로 검사 당일에는 운전을 피하는 것이 좋고 보호자를 동반하는 것이 권장된다.

(4) 초음파검사

① 복부 초음파 검사 시에는 금식해야 한다.
② 복부를 통한 자궁 초음파 검사 시에는 방광을 채워야 한다.
③ 질 초음파 검사 시에는 방광을 비워야 한다.

(5) 천자 : 무균적으로 시행

구분	내용
허리천자 (요추천자)	• 검사 시 자세 : 제3~4 허리뼈(요추) 사이 간격을 넓히기 위해 새우등 자세를 취한다. • 검사 후 자세 : 두통을 예방하기 위해 앙와위를 취한다. • 뇌척수액은 채취 즉시 검사실로 보내야 하고 지연 시 실온보관한다. • 검사 후 두통이 심하면 의사에게 보고 후 진통제를 제공하고 수분을 충분히 섭취할 수 있도록 돕는다.
복수천자	• 검사 시 자세 : 앙와위, 좌위, 반좌위 • 주의사항 : 시행 전에 소변을 보게 하고 전후에 복부둘레를 측정한다. • 천천히 배액하도록 하고 천자 시 발생할 수 있는 쇼크증상을 관찰한다.
가슴막천자 (흉강천자)	• 목적 : 바늘을 흉막강 내로 삽입하여 액체를 뽑거나 약물을 주입해서 호흡곤란이나 통증을 제거하기 위함이다. • 자세 : 천자측 상지를 머리 위로 올리거나, 테이블 위에 베개를 올려놓고 그 위로 팔짱을 낀 채 엎드린 자세를 취한다. • 주의사항 : 폐조직 손상을 방지하기 위해 바늘이 삽입된 후에는 기침을 하거나 움직이지 않도록 한다.

03 기타 검사

(1) 심전도 검사(EKG)

① 심장에서 파생되는 활동전류를 기록하는 방법으로 부정맥과 관상동맥(심장동맥) 질환의 진단에 주로 사용한다.

② 검사 준비 : 금식은 필요 없지만 검사 전 흡연, 음주, 무리한 운동, 카페인 섭취를 금한다.

(2) 기초신진대사율(BMR) 검사 : 신체를 유지하는 데 필요한 최소 에너지량을 산출하는 검사로 검사 전날 자정부터 금식이 필요하다. 조용한 환경에서 잠을 잘 수 있도록 불필요한 자극을 주지 않아야 하며, 다음날 소화작용이 전혀 진행되고 있지 않은 조기 공복 시 측정한다.

(3) 폐기능 검사(PFT) : 폐에서 이루어지는 호흡 과정의 기능을 확인하는 검사로 금식이나 동의서는 필요 없다.

(4) 위내시경술

① 검사 전 8시간 이상 금식이 필요하므로 검사 예정인 환자가 검사 전에 음식을 먹었다면 검사시간을 연기해야 한다.

② 치료 중이거나 흔들리는 치아가 있거나, 틀니를 착용 중이라면 반드시 미리 알려야 한다.

③ 시야 확보를 위해 검사전에 위장 내 기포제거제와 위장운동억제제를 투여한다.
④ 내시경이 삽입되는 목 부위에 국소마취를 하고, 수면내시경의 경우 진정제를 투여한다.
⑤ 왼쪽으로 누운 상태에서 검사하는데 검사 시 호흡은 가능하지만 말을 해서는 안 된다.
⑥ 검사 후 갑자기 발생하는 상복부 통증, 열, 오한, 출혈 등의 증상은 의사에게 즉시 보고한다.
⑦ 수면 내시경을 하였다면 직접 운전은 위험하므로 보호자와 함께 귀가하여야 한다.
⑧ 검사 후 식사는 의료진의 지시에 따라 30분~1시간 정도 후에 가능하다.

(5) 대장내시경술

① 항문을 통해 내시경을 삽입하여 대장을 관찰함으로써 대장에 생기는 염증, 용종, 종양 등을 진단하는 방법이다.
② 검사 3일 전부터 씨 있는 과일, 잡곡, 섬유질이 많은 채소는 피한다.
③ 검사 전날 자정부터 금식이 필요하고 처방된 관장약이나 완하제(변비약)를 복용하여 장을 깨끗하게 비운다.
④ 왼쪽 옆으로 누워 양쪽 무릎을 구부린 자세를 취하고 수면 내시경의 경우 진정제를 투여한다.
⑤ 검사 시 주입된 가스로 인해 검사 후 복통이 있을 수 있는데 많이 걸으면서 가스를 배출시키거나 무릎가슴 자세를 취하면 불편감이 완화된다.
⑥ 수면 내시경 후 직접 운전은 위험하므로 보호자와 함께 귀가하여야 한다.

(6) 기관지 내시경술

① 폐 병변을 알기 위한 조직검사 시, 객혈의 원인이나 부위를 찾기 위해 실시한다.
② 최소 6시간 이상 금식이 필요하다(오전 검사 시 전날 자정부터 금식).
③ 검사 전 분비물 억제를 위해 아트로핀을 주사하고, 기관지 내시경이 목을 통과할 때 불편감을 줄이기 위해 국소마취 스프레이(리도케인)를 목 안쪽에 뿌린다.
④ 검사 후 가슴통증과 호흡곤란을 관찰한다.

6 감염관리와 무균술

01 감염관리

(1) 관련 용어

구분	내용
감염	• 오염 : 미생물이 숙주 내에 일시적으로 생명을 유지하는 상태로 세척으로 쉽게 제거 가능 • 정착 : 미생물이 숙주 내에 자리를 잡고 살고 있지만 아무런 병적 반응을 유발하지 않은 상태 • 감염 : 미생물이 숙주 내에 자리 잡고 살면서 인체에 영향을 주는 단계로, 증상이 있는 증상감염(현성감염)과 증상이 없는 불현감염(불현성감염)으로 나뉨

구분	내용
소독과 멸균	• 멸균 : 포자(아포)를 포함한 모든 미생물을 사멸시키는 것 • 소독 : 포자를 제외한 병원성 미생물을 사멸시키는 것 • 방부 : 세균의 서식을 불리하게 만들어 미생물의 증식이나 발육을 저지하는 것 • 무균 : 감염되지 않은 상태로 병원성 미생물이 없는 상태

격리	• 선과정보별 격리 : 표준주의로 충분하지 않은 감염 환자에게 추가로 적용되는 격리조치
	• 보호격리(역격리) : 감염에 민감한 사람을 위해 주위환경을 무균적으로 유지하는 것
	• 코호트격리 : 동일한 균이 검출되는 환자들을 한 병실에, 또는 한 병동이나 한 병원 등을 통째로 격리하여 치료하는 것
	• 음압병실
	  - 공기의 흐름이 병실 외부에서 내부로만 흘러들어가도록 만든 병실로 기압 차이를 이용해 공기의 흐름을 통제하는 병실
	  - 호흡기 감염환자를 음압병실에 격리할 경우 그 병실의 공기는 외부로 확산되지 않고 hepa필터가 내장된 별도의 환기구를 통해 배출

(2) 감염의 종류

1) 중복 감염 : 감염병을 앓고 있는 중에 또 다른 연관된 감염병에 걸리는 것

2) 병원 감염(의료관련 감염)

가) 외인 감염(교차감염) : 환자나 병원직원, 면회인 등 사람에서 사람을 매개로 하는 경우 또는 진료용 기구나 기재 등 물품을 매개로 일어나는 감염

> 예 진단 및 치료과정으로 인한 감염(요로감염이 가장 흔함, 폐렴, 수술 부위 감염, 혈관 내 카테터 감염 등)

나) 내인 감염 : 인체 내부에 있는 상주균의 변화나 과잉성장으로 인한 감염으로 환자의 면역이 감소되었을 때 주로 발생

> 예 기회감염 : 정상적인 상태에서는 감염되지 않다가 환경이 바뀌면 발생하는 감염(대장균이 장에 있을 때는 질병을 유발하지 않지만 요도로 이동하면 요로감염을 일으킬 수 있다.)

(3) 표준예방지침(표준주의)

[의료관련 감염의 예방 및 관리를 위해 작성한 지침]

종류	내용
손 위생	• 손씻기는 감염병 예방에서 가장 중요한 부분이다. • 혈액, 체액, 분비물 또는 이에 오염된 물품에 접촉한 후, 장갑을 벗은 후, 환자 접촉 전후, 처치나 투약 전후에 시행한다.
장갑	• 혈액, 체액 분비물 또는 이에 오염된 물품에 접촉이 예상되는 경우, 손상된 피부 또는 점막에 접촉이 예상되는 경우 착용한다.

종류	내용
가운	• 환자의 혈액, 체액, 분비물에 접촉이 예상되는 경우 착용한다.
마스크, 보안경, 안면보호대	• 기도흡인, 기관삽관과 같이 혈액, 체액, 분비물이 튈 위험이 있는 행위 시 착용한다.
오염된 의료용품	• 의료물품을 다룰 때 의료물품에 묻은 미생물이 다른 곳에 전파되지 않도록 주의한다. • 눈에 보이는 오염이 있을 경우 장갑을 착용하고 접촉 후에는 손씻기를 철저히 한다.
환경관리	• 병실과 같은 환자 치료공간을 중심으로 자주 접촉하는 환경표면을 정기적으로 청소하고 소독한다.
린넨관리	• 린넨을 다룰 때 린넨에 묻은 미생물이 다른 곳에 전파되지 않도록 한다.
주삿바늘 등 날카로운기구	• 주사기와 주삿바늘은 일회용 제품을 사용하며 재사용하지 않는다. • 주삿바늘 사용 후 뚜껑을 닫거나, 구부리거나, 부러뜨리는 등 사용한 바늘을 손으로 조작하지 않는다. • 뚜껑을 닫아야 할 경우는 한 손만을 이용해 캡을 씌우는 방법을 이용한다. • 사용한 날카로운 기구는 주삿바늘 수거용기(손상성 폐기물 용기)에 버린다.
심폐소생술	• 환자 호흡기 분비물과 직접 접촉을 방지하기 위해 마우스피스, 앰부백 등을 이용한다.
기침 에티켓	• 기침 혹은 재채기를 할 때 휴지로 입과 코를 가리고, 사용한 휴지를 휴지통에 버린 후 손을 씻는다. • 마스크를 착용하고, 대화 시 다른 사람과 가능한 1m 이상 거리를 두도록 한다.
병실 배정	• 감염성 질환의 위험이 있거나 환경을 오염시킬 우려가 있는 경우, 개인위생을 적절히 유지하지 못하거나 감염 위험성이 높은 경우 1인실에 우선 배정한다.

(4) 다약제내성균과 감염관리

1) **원인** : 부적절한 항생제 사용, 항생제 남용으로 인해 내성이 형성됨

2) **종류** : VRSA, CRE, VRE, MRSA, MRPA, MRAB

3) **VRE(반코마이신내성장알균)**

구분	내용
전파경로	• 접촉
치료	• 감수성 있는 항생제로 치료하지만 사용할 수 있는 항생제가 지극히 제한됨
격리 해제	• 1주일 간격으로 실시한 직장도말검사에서 3회 이상 연속으로 음성이 나오면 해제
특징	• 4급 법정감염병 • 환경에 대한 적응력이 강해서 주 서식 장소를 벗어나도 수일 내지 수주간 살 수 있음

구분	내용

감염관리	• 병실: 격리 또는 코호트 격리를 해야 함
	• 장갑 : 병실에 출입하는 모든 의료인은 장갑을 착용하도록 권장
	• 손씻기: 병실을 나가기 전에 장갑과 가운을 벗고 반드시 손을 씻어야 함
	• 가운 : 분비물이나 배설물과 접촉할 가능성이 있을 경우 착용
	• 마스크 : 분비물이 얼굴 쪽으로 튈 가능성이 있는 치료나 상황 시 착용
	• 가래관리 : 비말에서 균이 분리된 경우 분비물이 주변에 튀지 않도록 주의하고 환자에게도 마스크 착용
	• 검체관리 : 다른 환자 검체와 섞이지 않도록 분리하여 비닐봉투에 넣어 접수, 가능하면 당일 마지막 일정으로 조정
	• 환자 이동 : 격리병실 외 이동 제한, 불가피하게 이동해야 할 경우 운반차에 천을 깔고 환자의 몸도 천으로 감싼 후 접촉주의를 준수하며 이동
	• 기구 및 환경관리
	  - 되도록 일회용 물품 사용
	  - 의료기구나 물품은 가능하면 환자 전용으로 사용
	  - 의료기구 사용 시 직접 접촉하는 부위는 일회용 비닐로 감싼 후 사용하고 사용 후 알코올로 소독
	  - 의료폐기물 : 격리의료폐기물 용기에 담아 표면에 '감염'이라고 표기한 후 별도 수거
	  - 세탁물 : 다른 환자의 린넨과 별도로 구분지어 별도 수거
	  - 기타 : 자주 접촉하는 환경표면은 소독제로 자주 닦고 격리기간 중에는 방문객 제한

02 소독과 멸균

(1) 소독

1) **정의** : 포자(아포)를 제외한 병원성 미생물을 제거하는 방법

2) 소독의 종류

구분	내용
자비소독	• 10~20분 동안 끓는 물속에 넣어 소독하는 것으로 포자 및 일부 바이러스는 제거하지 못한다. • 물이 끓기 시작할 때 소독할 물품이 완전히 잠기도록 넣고 뚜껑을 닫고 끓인다. • 유리제품은 찬물에 넣은 다음 끓기 시작한 후 10분 동안 더 끓여 소독한다.
저온살균법	• 63℃에서 30분간 살균하는 방법으로 우유, 예방주사약 등의 소독에 사용한다.
소각법	• 불에 태우는 것으로 결핵환자 가래나 감염병 환자의 배설물 소독에 적합하다.

구분	내용
약품을 이용한 소독	• 70~75% 알코올 : 살균력이 강해 주사 부위 피부소독에 가장 많이 사용하지만 피부를 건조시키므로 개방상처에는 사용하지 않아야 한다. 날이 있는 예리한 기구를 응급으로 사용할 때 사용하거나 체온계나 청진기 등의 물품 표면 소독에 이용한다. • 포비돈 아이오딘(베타딘) : 그람양성균, 그람음성균, 포자생성균, 결핵균, 진균, 바이러스에 유효하며 수술 전 수술부위 소독, 농성 분비물이 배출되는 피부, 화상, 열상 등의 상처에 사용한다. • 과산화수소(H_2O_2) : 조직, 세균, 혈액, 고름 등에 의하여 분해되어 산소를 생성하여 살균효과를 나타낸다. • 글루타르알데하이드 : 열에 약한 기구, 플라스틱 기구, 내시경 기구, B형 간염환자가 사용한 기구의 소독에 적합하다. 모든 종류의 미생물을 사멸할 수 있는 높은 수준의 소독제이다. • 클로르헥시딘 : 농도에 따라 손소독, 피부소독, 점막소독, 특수 구강간호 용액 등으로 사용하며 피부에 존재하는 그람양성균에 대해 소독력이 높으나 결핵균, 바이러스, 포자(아포)에는 살균력이 없다. • 3% 석탄산수(페놀과 물을 혼합한 액체), 3% 크레졸 : 환자의 가래, 배설물, 구토물, 변기 소독 시 사용한다. • 4급 암모늄제제 : 바닥이나 가구 등의 청소를 위한 환경 소독제로 사용한다.
일광소독	• 자외선의 살균력을 이용한 것으로 의류, 침구, 서적 소독에 적합하다.
종말소독	• 환자가 퇴원 또는 사망 후 하는 소독

3) 효과적인 소독을 위한 조건
① 소독할 물건과 소독제 사이에 충분한 접촉면이 있도록 한다.
② 건열보다 습열이, 무수알코올(100% 알코올)보다 유수알코올(70~75% 알코올)이 살균력이 더 높다.
③ 소독제에 따라 정해진 농도와 시간을 지키고 소독하고자 하는 목적에 맞는 소독제를 선택한다.

4) 이상적인 소독제의 조건
① 살균효과가 뛰어나고 환경에 의한 영향을 받지 않는 것
② 독성이 없고 인체에 무해한 것
③ 소독물품에 손상을 일으키지 않고 잔류되지 않는 것
④ 취급방법이 간단한 것
⑤ 구하기 쉽고 가격이 저렴한 것

(2) 멸균

1) **정의** : 포자(아포)를 포함하여 모든 미생물을 사멸시키는 것

2) **멸균의 종류**

가) 가압증기 멸균법

구분	내용
특징	• 120℃, 15파운드의 수증기 압력으로 20~30분 동안 소독하는 방법 • 열과 습기에 강한 물품, 가운·면직류, 도뇨세트, 외과수술용 기구 등의 소독에 적합 • 병원균 및 포자(아포) 형성균의 멸균에 가장 효과적이고 경제적이며 병원에서 가장 흔히 사용하는 방법 • 유효기간 : 14일
방법	• 기구는 물기 없이 닦아서 방포에 싸고 뚜껑이 있는 용기는 뚜껑을 열어서 포장한다. • 겸자는 끝을 벌려서 싸고, 날이 있는 기구는 거즈로 싼 후 소독기에 넣는다. • 두 겹의 방포로 하나의 물품씩 포장하고 겉면에 물품명과 날짜를 기입한다. • 무거운 것은 아래로, 가벼운 것은 위로 쌓는다. • 소독꾸러미가 너무 크지 않게 하고, 증기가 침투할 수 있도록 물건을 너무 빼곡하게 채우지 않는다. • 멸균 후 노란 바탕의 멸균표시지에 검은선이 뚜렷이 보여야 한다. • 멸균물품의 소독날짜가 최근인 것은 뒤로 배치하여 놓는다. • 감염병 환자가 입원 시 가지고 온 물품은 가압증기멸균기로 멸균한 후 봉투에 넣어 보관한다.

나) 건열멸균법과 EO 가스 멸균법

구분	내용
건열멸균법	• 160℃에서 1~2시간 또는 120~140℃에서 3시간가량 소독한다. • 파우더, 오일 등의 물품에 사용된다.
EO 가스 멸균법	• 에틸렌옥시드(산화에틸렌) 가스를 이용하여 낮은 온도(보통 38~55℃)에서 멸균이 되므로 냉멸균이라고도 한다. • 유효기간 : 6개월 • 적용물품 : 열과 습도에 약한 물품, 예리한 기구, 내시경, 플라스틱, 고무제품 등 • 장점 : 열과 습기에 약한 제품의 소독이 가능하고 유효기간이 길다. • 단점 : 특수하고 비싼 기계와 가스(EO gas)가 필요하며, 가스에 독성이 있으므로 인체에 해롭다. 멸균 즉시 사용해서는 안 되고 8시간 이상 통기 후 사용해야 한다.

(3) 의료기구 및 물품의 소독과 멸균

	사용부위	소독 및 멸균	해당 기구 및 물품
비위험기구	손상 없는 피부와 접촉	낮은 수준의 소독	혈압계, 청진기, 심전도 기계, 대소변기, 복부초음파용 탐색자
준위험기구	점막이나 손상된 피부와 접촉	높은 수준의 소독	위·대장 내시경류, 호흡치료기구, 마취기구, 후두내시경날, 직장·질 초음파용 탐색자
고위험기구	혈관계에 접촉	멸균	수술기구, 요로도뇨관, 관절경·복강경 등의 내시경류, 전기지짐팁, 전달집게(이동겸자)

03 무균술

(1) **내과적 무균술** : 일정 지역에 있는 미생물의 수를 줄이는 것과 현재 있는 곳에서 다른 곳으로 미생물이 전파되는 것을 막는 것으로 소독의 개념과 유사하다.

[전파경로별 격리와 보호격리(역격리)]

구분	내용
전파경로별 격리	• 질병이 전파되는 것을 예방하기 위해 감염원을 다른 공간으로 분리시키는 것 • 접촉주의 : 가운+장갑+환경소독 • 비말주의 : 수술용 마스크+거리두기 • 공기주의 : 음압병실+N95 마스크
보호격리(역격리)	• 감염에 민감한 사람을 위해 주위 환경을 무균적으로 유지하는 것 예) 백혈병 환자, 항암치료 환자, 광범위 화상 환자, 장기이식 환자 등을 양압병실에서 보호하며 관찰하는 것 • 외부로부터 공기유입이 없도록 양압 유지 : 병실 안 → 병실 밖으로 공기 이동

1) **내과적 무균술이 필요한 경우** : 코위관 삽입, 인공항문(장루)주머니 교환, 위내시경 삽입, 관장, 경구약 준비과정 등

※ 쉬운 암기법! 예외는 있지만 소화계(구강~항문)와 관련된 행위 시 → 내과적 무균술!!

2) **내과적 무균술의 방법**

① 수도꼭지를 잠글 때는 종이타월로 싸서 잠근다.
② 격리병동에서 사용된 쓰레기는 이중포장하여 처리한다.
③ 반복적으로 사용해야 하는 기구나 물품은 격리병실 안에 두고 사용하고 밖으로 가지고 나오지 않는다.
④ 목욕물이나 양칫물 등을 버려야 할 경우 액체가 튀지 않게 조심해서 버린다.
⑤ 먼지를 털 때나 물건을 세척할 때는 기구를 신체로부터 멀리 놓아 가운이 오염되는 것을 막는다.
⑥ 교차감염을 피하기 위해 환자의 분비물과 접촉 시 매번 장갑을 교환한다.
⑦ 방수포(고무포)를 사용해서 침구의 오염을 예방한다.

3) 내과적 손씻기
① 미생물의 확산을 방지하는 가장 효과적인 방법이다.
② 흐르는 물에 비누와 마찰을 이용하여 15초 이상 문지르고 40~60초간 씻는다.
③ 손이 팔꿈치보다 아래로 향하도록 한다.
④ 수도꼭지를 잠글 때는 사용한 종이 타월을 이용한다.
※ 감염병 환자 간호 후에는 소독수가 담긴 대야의 물에 손을 씻은 후 흐르는 물로 세척한다.

4) 마스크
① 마스크 교체시기 : 최소 2시간마다, 마스크가 축축해진 경우, 감염병 환자와 가까이 접촉한 경우, 환자가 간호사의 얼굴에 기침을 한 경우
② 결핵, 메르스, 사스, 조류독감 환자를 간호하는 경우 N95 마스크를 착용한다.

5) 격리실에서 보호장비 착용 순서

> 손씻기 → 모자 → 마스크 → 가운 → 장갑

6) 격리가운 탈의 후 가운의 관리 방법
① 일회용 격리가운은 병실 내부에 있는 격리의료폐기물 박스에 버린다.
② 일회용이 아닌 경우 가운의 바깥면(오염된 면)이 겉으로 나오게 해서 걸어둔다.

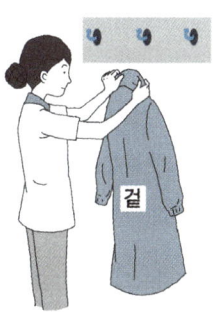

(2) 외과적 무균술 : 병원균이나 미생물이 전혀 없는 멸균상태를 유지하는 것

1) 외과적 무균술이 필요한 경우 : 주사약 준비과정, 정맥주사 삽입, 인공도뇨 삽입, 흉곽배액관 교환, 상처 드레싱, 멸균물품 다룰 때, 각종 천자검사 등의 침습적 행위 시 등

※ 쉬운 암기법! 균이 절대 들어가면 안 되는 행위 시, 혈액과 닿을 가능성이 있는 행위 시 → 외과적 무균술!!

2) 외과적 무균술 방법
① 멸균가운을 입었을 때 허리에서 가슴 부위까지, 멸균포를 씌운 부분은 멸균부위로 간주한다.
② 멸균포의 가장자리는 오염으로 간주한다.
③ 소독 마스크를 착용한 얼굴은 소독된 부위라 할 수 없다.
④ 멸균 후 유효기간이 경과했을 때, 개봉한 흔적이 있을 때, 젖어 있을 때, 구멍이 나 있을 때는 오염으로 간주한다.

⑤ 멸균 확인용 테이프의 색 변화가 불분명하거나 시야에서 보이지 않는 부분은 오염으로 간주한다.
⑥ 멸균물품은 사용 직전에 꺼내야 하며 멸균물품 주변에서 말하거나 웃지 말고 멸균된 물품을 펴 놓은 위로 손이 지나가지 않도록 해야 한다.
⑦ 멸균물품을 꺼낼 때는 멸균된 포셉자를 이용하거나 멸균장갑을 착용한 후 꺼낸다.
⑧ 수술실에서 가운을 입은 사람끼리 통과할 때는 서로 등을 향하게 하고 지나간다.
⑨ 멸균물품은 사용 직전에 풀되, 미리 풀어두어야 하는 경우에는 멸균포로 덮어둔다.
⑩ 멸균물품과 소독물품이 접촉했을 경우 오염으로 간주한다.
⑪ 멸균물품과 멸균물품이 접촉했을 경우에만 멸균으로 간주한다.

3) 외과적 손씻기
① 무균술을 위하여 발이나 다리로 조절되는 수도꼭지 시설이 필요하다.
② 2~5분 정도 손소독제를 이용하거나 항균비누와 물을 사용하여 손을 씻는다.
③ 손을 팔꿈치 보다 높인 상태로 씻고, 오염방지를 위해 손 세척 후에도 손끝을 팔꿈치보다 높게 유지한다.
④ 흐르는 물로 헹구고 멸균 타월로 손가락에서 손목 방향으로 닦는다.

4) 외과적 무균술 보호장비 착용 순서

> 모자 → 마스크 → 손씻기 → 멸균가운 → 멸균장갑

5) 전달집게(이동겸자)

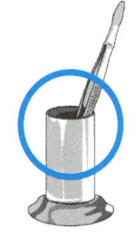 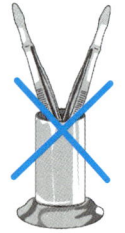 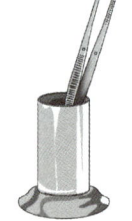

한 용기에 하나의 겸자 **한 용기에 두 개의 겸자** **겸자가 오염되었음**

① 오염방지를 위해 겸자통에 겸자를 하나씩만 꽂는다.
② 겸자의 양쪽 면을 맞물린 상태로 꺼내거나 넣는다.
③ 겸자통 가장자리는 오염된 것으로 간주하므로 겸자가 통의 가장자리에 닿지 않도록 하고 만약 오염되었을 경우 간호사에게 보고한 후 새로운 전달집게로 교체해둔다.
④ 사용한 전달집게는 24시간마다 한 번씩 멸균해준다.
⑤ 겸자의 끝은 항상 아래로 향하게 하고 허리 아래로 내리지 않는다.
⑥ 소독물품을 전달할 때는 겸자끼리 닿지 않도록 한다.
⑦ 멸균된 곳 위에 소독솜을 놓을 경우 겸자 끝이 닿지 않게 약 15cm 정도 위에서 떨어뜨린다.

6) 소독액을 따를 때

① 필요할 때만 뚜껑을 열고 가능한 빨리 닫는다.

② 라벨이 붙은 쪽을 위로 가게 하여 병을 잡고 용액을 조금 따라 버린 후 사용한다.

③ 소독액의 뚜껑을 들고 있을 때는 내면이 아래로 향하게 하고, 바닥에 놓을 때는 내면이 위로 향하게 놓는다.

④ 한 번 따랐던 용액은 다시 병에 붓지 않는다.

7) 멸균물품 꺼내는 순서

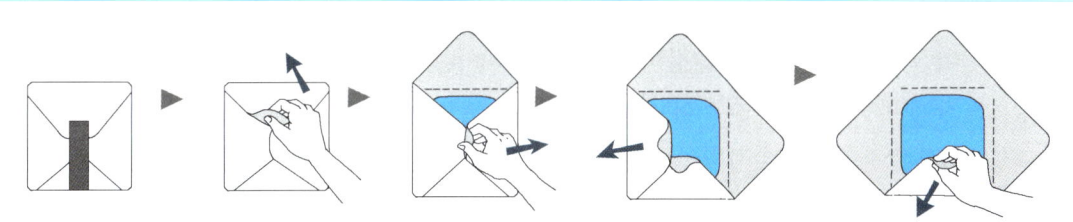

겉면에 붙어 있는 멸균 확인용 테이프를 제거한다. → 간호조무사의 먼 쪽에서부터 포의 끝을 잡고 편다. → 오른쪽 포의 접혀진 끝부분을 잡고 편다. → 왼쪽 포의 접혀진 끝부분을 잡고 편다. → 간호조무사 가까운 쪽 포의 접혀진 끝부분을 잡고 편다.

 내과적 무균술 및 외과적 무균술

구분	내과적 무균술	외과적 무균술
정의	• 세균의 수를 감소시키거나 전파 방지 • 표준주의, 전파경로별 격리, 보호격리(역격리)	• 모든 비병원성균과 병원성균 제거
물품 적용	• 소독물품	• 멸균물품
적용 장소	• 일상생활이나 일반병실에서 주로 적용	• 수술실에서 주로 적용
손씻기	• 물과 비누를 이용하여 15초 이상 문지르고 총 40~60초간 손씻기 • 손끝이 아래로 향하게 • 종이타월, 건조된 타월 사용	• 2~5분간 손소독제나 항균비누를 이용한 손씻기 • 손끝이 위로 향하게 • 멸균타월 사용
적용	• 예외는 있지만 소화계와 관련된 행위 시 (예 위관삽입, 관장 등)	• 균이 절대 들어가면 안 되는 행위 시 • 혈액과 닿을 가능성이 있는 행위 시 (예 인공도뇨, 주사 등)

7 침상 만들기

01 침상의 종류

① 빈침상 : 새로 입원할 환자를 위한 침상
② 개방 침상 : 환자가 잠깐 동안 자리를 비울 때 침대를 정리하는 방법으로 빈침상 만들기 후 담요와 윗홑이불을 발치 쪽으로 내려둔다.
③ 사용 중 침상(환자가 누워있는 상태에서 침상만들기) : 환자가 침대에 누워 있는 상태에서 침대를 손질하거나 홑이불을 교환하는 방법
④ 요람(크래들) 침상 : 환자의 발, 다리, 복부에 위 침구가 닿지 않도록 하기 위해 쇠나 나무로 만들어진 반원형의 침구버팀장비를 반홑이불과 윗홑이불 사이에 넣어 주는 침상으로, 주로 화상환자나 피부염 환자, 몹시 허약한 환자에게 사용한다.
⑤ 골절환자 침상 : 환자의 골절부위를 지지하기 위하여 매트리스 위에 딱딱한 판자를 넣어 만드는 침상
⑥ 수술 후 환자 침상 : 수술 후 병실로 돌아오는 환자를 위해 방수포(고무포) 2개, 반홑이불 2개를 깔아 밑침구가 더러워지지 않게 만든 침상

02 빈 침상 만들기 순서

침요잇(매트리스 커버) → 밑홑이불 → 방수포(고무포) → 반홑이불 → 윗홑이불 → 담요 → 베개 → 침대보

03 주의점

① 모든 침구는 솔기가 아래로 가도록 하되, 윗홑이불은 솔기가 위로 가도록 깐다.
② 방수포(고무포)는 어깨에서부터 무릎까지 위치하도록 한다.
③ 윗홑이불 위에 담요를 까는데 침대 상부에서 15~20cm가량 아래에 깐다.
④ 베갯잇 터진 쪽이 병실 문 반대편으로 가도록 놓는다.
⑤ 침상 머리 쪽의 홑이불을 침요 밑으로 넉넉히 넣어 밑침구를 팽팽하게 당겨야 침구에 주름이 생기지 않아 욕창을 예방할 수 있다.

04 보조기구

① 요람(크래들) : 윗침구의 무게가 전해지지 않게 하기 위한 기구 예 화상환자
② 발받침대(발지지대) : 발처짐(족저굴곡, 족하수) 예방 및 신체선열을 유지하기 위한 기구
③ 대전자 두루마리 : 대퇴나 고관절의 바깥돌림(외회전)을 방지하기 위한 방법
④ 손 두루마리 : 손가락의 굴곡(굽힘)을 유지하기 위해 사용
⑤ 침대 난간 : 낙상방지를 위한 안전장치

8 개인위생

01 목욕

(1) 목욕의 목적
① 피부청결 및 냄새제거
② 순환촉진 및 신진대사 증진
③ 이완을 통한 심리적 안정감
④ 피로를 풀어주고 환자의 피부상태 관찰

(2) 목욕 시 주의사항
① 프라이버시를 유지하기 위해 방문을 닫거나 커튼을 이용하여 최소한만 노출한다.
② 환자의 독립성을 유지하기 위해 필요한 부분만 도와주고 스스로 하게 한다.

(3) 목욕의 종류
1) 청결목욕

종류	설명
침상목욕	• 병실온도는 22~23℃, 물의 온도는 43~46℃ 정도로 하여 대야에 1/3~1/2 정도 되도록 준비한다. • 수건을 물에 적셔 눈 안쪽 → 눈 바깥쪽 → 코 → 볼 → 입 → 이마 → 턱 → 귀 → 목 → 손, 팔 → 가슴 → 복부 → 발, 다리 → 등, 둔부 → 회음부 → 손톱, 발톱 손질 순서로 닦는다. • 가능하면 회음부는 환자 스스로 할 수 있도록 한다. • 혈액순환을 증진시키기 위해 말초 → 중심으로 닦는다. • 눈은 안에서 바깥을 향하여 각각 수건의 다른 면을 사용하여 닦는다(눈곱이 끼지 않은 깨끗한 눈부터 먼저 닦는다). • 복부는 배꼽을 중심으로 시계방향으로 마사지하듯이 닦는다. • 손톱은 둥글게, 발톱은 일자로 깎는데 두껍고 건조하여 자르기 힘든 발톱은 더운물에 담갔다가 자른다. • 목욕시간은 5~10분 정도가 적당하다.
통목욕	• 목욕실의 실내온도는 24℃ 정도, 42~44℃ 정도의 물을 목욕통의 1/3~1/2 정도 받는다. • 뜨거운 물은 욕조 밖에 나와서 받아 화상을 예방한다. • 문 밖에 '사용 중'이라는 팻말을 달고, 문은 안에서 잠그지 않는다. • 낙상을 예방하기 위해 바닥에 미끄럼방지용 매트를 깔고 벽에는 손잡이를 설치한다. • 20분 이상 물속에 있지 않도록 한다. • 목욕 중 어지럽거나 실신하면 가장 먼저 통 속의 물을 빼고 머리는 평평하게 하고 다리는 올려준다. • 반신마비(편마비) 환자가 욕조에 들어가고 나올 때는 건강한 쪽부터 이동한다.

2) 치료적 목욕

종류	설명
좌욕	• 회음부와 항문 주위의 염증 완화 및 회복을 촉진시키기 위한 방법이다. • 40~43℃ 정도의 물을 넓은 대야에 2/3쯤 담는다. • 쪼그려 앉는 자세는 혈액순환에 방해가 되므로 낮은 의자 위에 올려놓고 엉덩이를 충분히 담근다. • 1회 5~10분 정도가 적당하고, 하루 3~4회 정도 꾸준히 한다. • 좌욕이 끝나면 좌욕 부위를 말리거나 소독된 거즈로 물기를 닦아준다.
알코올 목욕	• 열을 내리기 위한 목욕으로 의사의 지시하에 시행한다. • 30~50% 알코올을 사용하여 얼굴을 제외한 전신을 닦아준다. • 목욕 중 수시로 수분을 보충한다. • 머리에는 얼음주머니를 해주고, 손과 발에는 더운물 주머니를 제공한다. • 알코올 목욕 금기 환자 : 욕창환자, 노인환자, 피부병이 있는 환자
미온수 목욕	• 가려움증 완화와 고열환자의 해열에 도움이 되는 목욕이다. • 체온보다 약간 낮은 30~33℃ 정도의 물 또는 체온보다 2℃ 낮은 물로 20~30분 정도 시행한다. • 말초에서 중심방향으로 닦되 모세혈관이 수축하게 되어 복통 및 설사를 유발할 수 있으므로 복부는 제외하고 닦는다. • 큰 혈관이 지나가는 곳[서혜부, 겨드랑, 목에 목정맥(경정맥)이 지나가는 부위 등]을 닦아주면 열을 떨어뜨리는 데 효과적이다.
중조·녹말(전분) 목욕	• 가려움(소양감)을 완화시키기 위한 목욕이다.

02 회음부 간호

(1) **목적** : 감염위험성 감소, 편안감 제공, 냄새 제거, 회음부 불편감 완화, 상처치유 촉진

(2) **방법**

① 여자는 배횡와위, 남자는 앙와위를 취해준다.
② 여자는 치골에서 항문방향(대음순 → 소음순 → 요도 → 질 → 항문)으로 겹쳐진 부위를 세심하게 닦는다.
③ 남자는 귀두 → 음경 → 치골 → 항문 순으로, 포경수술을 하지 않은 남성은 포피를 젖혀서 나선 모양으로 닦는다.
④ 43~46℃의 물과 비누를 이용하여 닦는데 매번 수건의 다른 면을 사용한다.

03 등마사지

(1) **목적** : 순환 증가, 근육긴장 완화, 욕창 예방

(2) 방법
　① 복와위 또는 측위를 취해준다.
　② 20~50% 정도의 알코올을 이용하거나(노인은 알코올 사용 금지), 로션 등을 사용하여 15~20분 정도 마사지한다.
　③ 등마사지 시 엉치뼈(천골) 부위가 붉게 변했을 경우 마사지를 중지하고 측위를 취해준다.
　④ 경찰법, 유날법, 지압법, 경타법을 반복하여 마사지한다.

(3) 금기 : 혈전 정맥염 환자, 심한 허약자, 전염력이 있는 피부염 환자, 갈비뼈(늑골) 골절 환자 등

04 구강간호

(1) 특수구강간호

　1) **특수구강간호 환자** : 무의식 환자, 장기간 금식환자, 코위관 삽입환자, 기관 내 삽관환자, 산소요법 중인 환자, 반신마비(편마비) 환자, 탈수가 심한 환자 등

　2) **특수구강간호 시 사용되는 용액** : 과산화수소수 희석액, 생리식염수, 붕산수, 중조수, 클로르헥시딘 희석액 등 사용, 입술에는 광물성 오일(미네랄 오일 예 바셀린)이나 글리세린 등 적용

　3) **방법**
　① 흡인을 예방하기 위해 측위를 취해주거나 고개를 옆으로 하거나 상반신을 약간 올려준다.
　② 환자의 상태에 따라 칫솔과 치약을 이용해 닦아주거나, 용액을 묻힌 솜을 이용하여 닦는다.
　③ 치아의 안팎을 깨끗이 닦고 혀와 볼 안쪽을 닦아주는데 구토나 질식이 유발될 수 있으므로 혀는 너무 안쪽 깊숙이 닦지 않아야 한다.
　④ 혀에 백태가 있을 경우 과산화수소 1 : 물 4의 비율로 만든 용액을 이용하여 혀를 닦아주되, 치아의 사기질을 손상시키므로 철저히 헹군다.
　⑤ 입가의 물기를 닦고 입술에 글리세린이나 바세린을 발라준다.

(2) 틀니(의치)간호
　① 틀니를 빼거나 끼울 때는 위쪽 틀니부터 먼저 한다.
　② 세면대 위에 젖은 수건을 깔고 틀니 세정제와 칫솔을 사용해 세척한다.
　③ 틀니를 보관할 때는 뚜껑이 있는 불투명한 컵에 틀니가 물에 잠기게 하여 보관한다.
　④ 뜨거운 물은 틀니를 변형시키므로 찬물이나 미온수를 사용한다.
　⑤ 수술실에 갈 때, 무의식 환자, 경련 환자, 수면 시에는 틀니를 제거한다(기도 질식 우려).

05 두발간호(침상세발)

　① 창문을 닫고 방의 온도가 따뜻한지 확인한다.
　② 침대를 허리 높이로 올려준다.
　③ 환자를 침상 가장자리로 옮긴다.

④ 켈리패드를 적용하고 수건을 말아 목 뒤에 대어주어 목의 과신전(과다폄)을 막는다.
⑤ 눈을 수건으로 덮고 귀를 솜으로 가볍게 막는다.
⑥ 환자 머리에 혈액이 묻어 있을 경우 과산화수소수를 이용해 닦아낸다.
⑦ 샴푸를 머리 전체에 바른 후 손톱이 아닌 손끝으로 마사지하고 따뜻한 물로 헹군다.

[개인위생 돕기 총정리]

구분	내용	
미온수 목욕	• 30~33℃ 또는 체온보다 2℃ 낮게	20~30분
신생아 목욕	• 목욕물 : 40℃ 전후 　(팔꿈치를 넣어보았을 때 따뜻한 정도)	5~10분
침상 목욕	• 병실 : 22~23℃ • 목욕물 : 43~46℃	5~10분
통목욕	• 목욕실 온도 : 24℃ 정도 • 목욕물 : 42~44℃	20분 이상 물속에 있지 않는다.
등마사지	• 로션, 오일, 알코올(노인은 알코올 사용 금지)	15~20분
좌욕	• 좌욕물 : 40~43℃	1회 5~10분, 하루 3~4회 시행

9 식사

01 식사 돕기

① 식탁 높이는 의자에 앉았을 때 식탁 윗부분이 환자의 배꼽 높이에 오도록 한다.
② 식사 전 불유쾌한 시술이나 드레싱을 금한다.
③ 환자의 식욕을 촉진하기 위해 물로 입안을 헹구어 주고 식사 중에는 환자에게 말을 시키지 않는다.
④ 삼킴곤란(연하곤란)이 있는 환자
 • 흡인(사레)을 유발하므로 신맛이 강한 음식을 제한한다.
 • 묽은 액체 음식보다 연두부 정도의 점도가 있는 음식(연식)을 제공한다.
 • 음식물이 기도로 들어가지 않도록 머리를 앞으로 숙이고 음식을 삼키도록 한다.
⑤ 식사 후 가능하면 30분 정도 앉아 있도록 한다.

 반신마비(편마비) 환자 식사 돕기

• 마비된 쪽을 지지하여 바른 자세를 유지할 수 있도록 돕는다.
• 저작이 편한 쪽으로 음식을 씹도록 하고 필요시 특수도구를 제공한다.
• 앉을 수 없는 환자라면 건강한 쪽을 아래로 하고 옆으로 누운 자세를 취하게 한다.
• 식사 후 입안에 음식물이 남아있는지 확인한다.

02 코위관영양 : 무의식환자, 식도질환·삼킴곤란(연하곤란)이 있는 환자 등에게 의사의 처방하에 적용

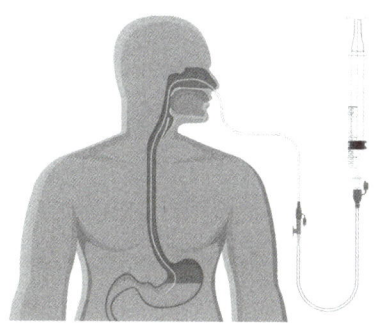

(1) 코위관(위관, 비위관) 삽입
① 코위관(Levin tube) : 코를 통해 위까지 도달하는 관
② 삽입길이 : 환자의 코에서 귓불 + 귓불에서 검상돌기까지의 길이
③ 환자의 자세 : 흡인을 예방하기 위해 좌위 또는 반좌위
④ 위관 끝에 수용성 윤활제를 바르고 부드럽게 삽입하는데 구역질을 하면 삽입을 잠시 중단한다.
⑤ 삽입 시 입으로 숨을 쉬게 하면서 턱을 내리고 자주 침을 삼키라고 한다.
⑥ 삽입 후 코위관이 위 내로 잘 들어갔는지 확인한 후 코위관을 고정한다.

(2) 위관의 위치 확인법
① 코위관 끝을 물그릇에 넣어 보아 공기방울이 발생하면 기도에 삽입된 것이므로 제거 후 다시 삽입한다(공기방울 소리가 들리면 ×).
② 코위관에 약간의 공기를 넣으면서 공기가 지나가는 소리가 상복부에서 들리는지 청진기로 확인한다(공기가 지나가는 소리가 들리면 ○).
③ 위 내용물이 나오는지 흡인해본다(위 내용물이 나오면 ○).
④ pH 시험지에 흡인한 액체를 떨어뜨려보아 산성인지 확인한다(pH 5.5 이하의 산성이면 ○).
⑤ 가슴 X선을 촬영하여 코위관의 위치를 확인한다(X선 상 코위관 끝이 위내에 위치하면 ○).

(3) 코위관영양의 방법 및 주의점
1) 방법
① 좌위 또는 반좌위를 취해주고 영양액은 체온보다 약간 높거나 실온 정도로 준비한다. 상체를 일으킬 수 없을 경우 오른쪽으로 눕힌다.
② 영양액 주입 전에 매번 잔류량을 확인하여 100mL 이상이 나오면 위 내용물을 다시 주입한 후 간호사에게 보고한다. 흡인한 위 내용물을 다시 넣는 이유는 체액과 전해질의 손실을 막기 위함이다.
③ 잔류량이 100mL 미만일 경우 내용물을 다시 주입하고 코위관영양을 진행한다.
④ 영양액 주입 전에 약간의 물을 주입하고, 음식물이 중력에 의해 내려가도록 위에서 30~50cm 높이에 영양백을 걸고 천천히 주입한다.
⑤ 처방된 유동식이 너무 빠르게 주입될 경우 설사를 할 수도 있으므로 1분에 50mL 이상 주입되지 않도록 한다.

⑥ 영양액 주입이 끝나면 다시 물 30~60mL를 주입하여 위장관이 막히지 않도록(개방상태를 유지할 수 있도록) 한 후 마개(뚜껑)를 닫는다.

⑦ 주입 후 가능하면 30분 이상 앉아 있도록 하여 소화를 돕는다.

2) 주의점
① 코위관을 통해 영양액을 주입하던 중 구토와 청색증이 나타나면 영양액 주입을 즉시 중단하고 보고한다.
② 코위관영양을 하는 환자에게 구강간호와 비강간호를 제공한다.

(4) 위관 제거

1) 제거 시기 : 수술 후 장운동이 회복되었을 때

2) 제거 방법
① 좌위 또는 반좌위 자세를 취하고 코에 붙인 반창고를 제거한다.
② 코위관 제거 직전 심호흡을 한 뒤 숨을 잠시 멈추라고 한 상태에서 한 번에 부드럽게 위관을 제거한다.
③ 구강 및 비강간호를 실시한다.

10 배변 · 배뇨

01 배변돕기

(1) 규칙적인 배변을 위한 방법
① 규칙적인 시간에 배변하게 한다.
② 변의가 느껴지면 참지 말고 즉시 배변하게 한다.
③ 시계방향으로 복부를 마사지한다.
④ 적당한 운동으로 장운동을 촉진시킨다.
⑤ 섬유소가 많은 식품과 충분한 수분을 섭취한다.
⑥ 금기가 아니라면 쭈그리고 앉는 자세를 취하게 한다.
⑦ 따뜻한 변기를 제공하여 항문 조임근이 이완될 수 있게 돕는다.

02 부동환자의 배변돕기

스스로 둔부를 들 수 없는 환자의 경우 측위로 눕혀 간이변기(침상변기)를 대어준 후 앙와위로 돌려 눕혀 용변을 볼 수 있도록 한다.

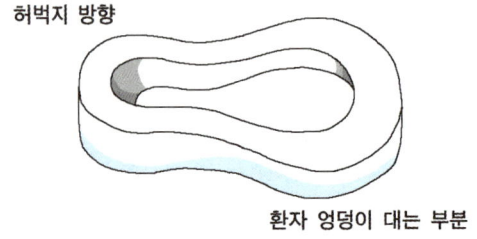

03 관장

(1) 관장의 종류

구분	내용
배출관장 (청결관장)	• 관장약을 사용하여 연동운동을 촉진시켜 배변을 유도하는 관장으로, 변의가 있더라도 5~15분 정도 참았다가 배변하도록 격려
윤활관장	• 글리세린 등의 오일을 사용하여 변을 부드럽게 해서 배변을 돕는 관장
구풍관장	• 우유+당밀 또는 글리세린+마그네슘+물의 혼합 용액을 사용한 관장으로, 장 내의 가스를 제거하기 위한 관장
정체관장	• 약물을 장내에 오랫동안 보유하게 하기 위한 관장으로 약물관장과 바륨관장이 있다. 예 암모니아 수치를 낮추기 위한 락툴로스 관장, 고포타슘혈증 시 케이엑살레이트·칼리메이트 관장, 대장조영술을 위한 바륨관장 등
수렴관장	• 지혈을 위한 관장
손가락(용수)관장	• 윤활제를 바른 손가락을 직접 항문으로 넣어 변을 잘게 부수어 꺼내는 방법으로 미주신경을 자극하여 부정맥 등의 심장질환을 일으킬 수 있으므로 주의

(2) 관장방법 및 주의사항

① 왼쪽 옆으로 누워 심즈 자세를 취하도록 한다.
② 성인의 경우 40~43℃ 정도의 관장액이 담긴 관장통을 항문에서 40~60cm 높이에 건다.
③ 직장에 삽입하기 전에 조절기를 열어 고무관에 용액이 약간 흘러나오게 한다.
④ 1회용 장갑을 끼고 직장관 끝에 10cm가량 윤활제를 바른 후 7~10cm(성인)가량 배꼽을 향해 부드럽게 삽입한다.
⑤ 조절기를 열어 1,000mL의 관장용액을 10~15분간 천천히 주입한다.
⑥ 관장액 주입 시 복통을 호소하면
  • 일단 멈춘 후 복통이 완화되면 다시 서서히 주입한다.
  • 용액의 흐름을 늦추어본다.
  • 관장통의 높이를 낮추어본다.
⑦ 장 내로 공기가 주입되는 것을 막기 위해 관장통에 용액이 약간 남아 있을 때 조절기를 잠그고 직장관을 뺀다.
⑧ 변의가 있더라도 보유시간을 지킬 수 있도록 격려한다.

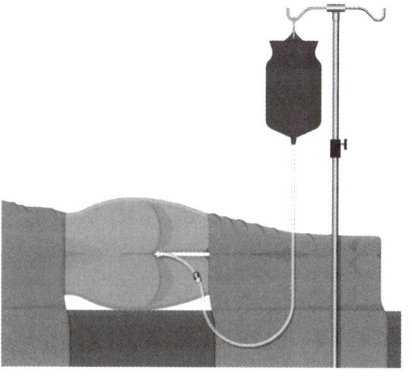

구분	성인	영아 및 소아
관장액의 온도	40~43℃	37℃
관장촉 삽입 길이	7~10cm	• 영아 : 2.5~3.75cm • 소아 : 5~7.5cm
항문 – 관장통의 높이	40~60cm	30~40cm
관장용액의 양	1,000mL 정도	• 영아 : 100~200mL 정도 • 유아~청소년 : 200~700mL 사이
관장액 보유시간	정체관장은 적어도 1시간 이상, 그 외는 5~15분 정도	10분 정도(참기 어려운 경우 2~3분)

(4) 인공항문(장루) 간호

1) 인공항문 세척

가) 인공항문 세척방법 및 주의사항

① 직장 관에 Y연결관을 삽입하여 한 쪽은 세척액이 흐르고 또 한 쪽은 배출액이 흐르도록 한다.

② 세척통을 약 45cm 높이의 걸대에 걸고 소량의 용액을 흐르게 하여 관 내의 공기를 제거한 후 조절기를 잠근다.

③ 관 끝의 콘(cone)에 윤활제를 바르고 장루(Stoma)에 5cm 이상 부드럽게 삽입한다.

④ 배액관의 조절기를 열어 500~1,000mL의 세척액을 5분 이상 천천히 주입한다.

⑤ 세척액 주입이 완료되면 조절기를 잠그고 콘(cone)을 제거한다.

⑥ 대변 배출이 끝나면 인공항문 주변 피부를 청결히 한 후 장루마개를 사용하거나 장루 주머니를 새로 부착한다.

나) 인공항문 세척의 목적 : 인공항문의 폐색을 예방하고, 일정한 시간에 규칙적으로 배변할 수 있도록 유도하기 위해

2) 인공항문(장루) 환자의 간호

① 피나 점액질이 섞인 대변, 인공항문의 색깔이 적갈색·보라색·검은색으로 변한 경우 즉시 간호사에게 보고한다.

② 인공항문의 세척과 소독, 인공항문주머니 교환은 스스로 할 수 있도록 격려한다.

③ 가스를 형성하거나 냄새를 증진시키는 마늘, 옥수수, 양배추, 치즈, 무, 양파, 브로콜리 등의 음식은 가능한 피하도록 한다.

④ 인공항문 주위 피부간호 방법을 교육하여 감염되지 않도록 한다.

04 배뇨돕기

(1) 자연배뇨를 돕는 방법

① 물 흐르는 소리를 들려준다.

② 금기가 아니라면 수분섭취를 권장한다.

③ 하복부에 따뜻한 물주머니를 대주고 방광 부위를 가볍게 눌러준다.
④ 따뜻한 물을 회음부에 조금씩 부어준다.
⑤ 소변 보는 자세를 침대에서 취해준다.
⑥ 앉은 자세에서 허리를 앞으로 약간 굽혀본다.
⑦ 따뜻한 변기를 제공하고, 손과 발을 따뜻한 물에 담가 긴장을 풀 수 있도록 해준다.

(2) 인공배뇨

1) 방법 및 주의사항 : 여자는 배횡와위, 남자는 앙와위를 취해준다.

구분	내용
여자	• 대음순 → 소음순 → 요도 순서로, 요도에서 항문방향으로 닦되, 소독솜은 한쪽 방향으로만 닦고 한 번 닦을 때마다 새 소독솜으로 바꿔 사용한다. • 도관 끝에 윤활제를 발라 여자 5~6cm가량 소변이 흘러나올 때까지 삽입한다.
남자	• 음경을 잡고 포피를 잡아당긴 후 요도에서 바깥 방향으로 둥글게 닦는다. • 도관 끝에 윤활제를 발라 남자 18~20cm가량 소변이 흘러나올 때까지 삽입한다.

2) 단순도뇨(일시배뇨, Nelaton catheterization)

① 도관을 삽입한 후 삽입 목적이 달성되면 바로 제거하는 방법이다.
② 요정체 시 방광팽만 감소, 잔뇨량 사정, 소변 배양검사(멸균뇨를 일회성으로 수집하기 위해), 무뇨와 폐뇨의 감별, 수술이나 검사 전 방광을 비우기 위해 실시한다.
③ 잔뇨량을 측정하기 위해서는 소변을 본 즉시 단순도뇨를 실시한다(50cc 이하가 정상).

3) 유치도뇨(정체도뇨, Foley catheterization)

① 일정기간 동안 배뇨관을 삽입하고 있는 방법이다.
② 장기간 자연배뇨가 어려울 때, 장시간의 수술 시 방광팽창을 예방하기 위해, 시간당 소변량 측정, 방광세척이나 약물주입 시 시행한다.
③ 유치도뇨의 경우 도관을 고정하기 위해 증류수를 이용하여 관 끝의 풍선을 부풀린 후 도관을 소변주머니에 연결한다.
④ 유치도뇨 삽입 후 소변주머니는 항상 방광보다 아래에 있도록 한다.
⑤ 소변주머니에 고인 소변을 주기적으로 비워 소변이 소변백의 3/4 이상 차지 않도록 한다.
⑥ 유치도관과 소변백은 임상적 판단에 의해 교체한다(주기적인 교체는 권장되지 않는다).
⑦ 유치도관을 제거할 때는 작은 관을 통해 주입한 증류수를 빼낸 후 제거하고 6시간 이내에 배뇨를 하는지 반드시 확인한다.
⑧ 유치도관을 지속할 이유가 없다면 수술 후 24시간 이내에(가능한 한 빨리) 도관을 제거한다.
⑨ 의사의 처방 없이는 도관을 잠그지 않도록 한다.
⑩ 소변 배액 주머니는 폐쇄형을 유지한다.

⑪ 도관과 소변주머니 연결부위를 분리하지 않도록 한다.

※ 유치도관 삽입 환자의 복부가 팽만되어 있거나 소변 배액 주머니로 소변이 나오지 않을 경우 가장 먼저 도관이 꺾이거나 꼬이지 않았는지 확인해본다.

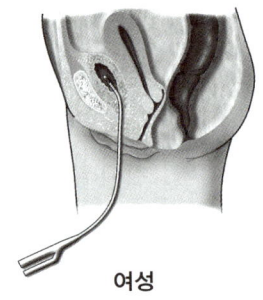
여성

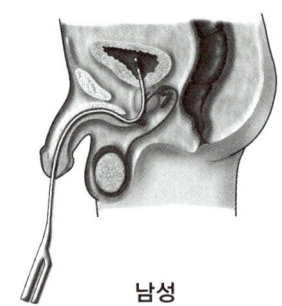
남성

11 체위유지

01 목적

안위증진, 바른자세 유지, 근육의 수축이나 기형 방지, 배액촉진, 호흡완화, 욕창예방, 체위저혈압 예방, 치료 및 간호에 적합한 체위유지 등

02 체위유지의 기본 원칙

① 침상은 주름이 없고 깨끗하고 건조한 상태를 유지해야 한다.
② 체위 변경 시마다 이전 체위로 인해 압력받은 부위에 대한 피부간호를 한다.
③ 뼈의 돌출 부위에 압력이 가해지지 않도록 주의해야 한다.
④ 체위변경은 2시간마다 시행한다.
⑤ 체위에 따라 적합한 부위에 지지물[베개, 타월, 손 두루마리, 대전자 두루마리, 발받침대(발지지대) 등]을 제공한다.
⑥ 관절은 약간 굴곡(굽힘)된 상태를 유지한다.
⑦ 금기가 아니라면 체위변경을 할 때마다 적당한 운동을 할 수 있도록 돕는다.

03 체위의 종류

(1) 바로누운 자세(앙와위)

① 반듯하게 눕는 자세
② 남자 인공도뇨 시, 척추손상 시 척추선열 유지, 허리천자(요추천자) 후 두통이나 뇌척수액 누출 방지를 위해 취하는 자세
③ 어깨뼈(견갑골), 엉치뼈(천골), 팔꿈치, 발꿈치 등에 욕창이 발생할 수 있으므로 주의 깊게 살핀다.
④ 오랫동안 앙와위를 취해야 할 경우 발받침대(발지지대)를 대어주어 발처짐(족하수)을 예방한다.

(2) 반좌위 자세(파울러 자세)
① 상체를 45° 올린 자세
② 호흡곤란 환자, 흉부나 심장 수술환자, 산후 산후질분비물(오로) 배출을 촉진하기 위해 사용되는 자세

(3) 반엎드린 자세(심즈 자세)
① 측위와 복와위의 중간자세
② 관장, 항문검사, 무의식 환자의 구강분비물 배액을 촉진하고 흡인을 방지하기 위한 자세

(4) 무릎가슴 자세
① 무릎과 가슴을 바닥에 붙이고 둔부를 높이 올린 자세
② 골반 내 장기를 이완시키고 산후 자궁후굴을 예방하는 자세, 자궁 내 태아위치 교정, 월경통 완화, 직장이나 대장검사 시 자세

(5) 골반내진 자세(하늘자전거 자세)
① 진찰대에 등을 대고 누워 진찰대 하단 양쪽 발걸이에 발을 올려놓는 산부인과 자세
② 여성의 질, 자궁경부, 회음부 검사를 위한 자세

(6) 배횡와위 자세
① 등을 대고 바닥에 누워 발바닥을 침상에 붙이고 무릎을 구부린 자세
② 복부검진, 여자의 인공도뇨 시, 회음부 열요법 시, 질검사 시 자세

(7) 엎드린 자세(복와위)
① 엎드려 누운 자세
② 등근육 휴식, 등마사지 시, 구강 분비물 배액을 촉진하기 위해 적용
③ 목뼈(경추)나 허리뼈(요추) 장애가 있는 경우 금기

(8) 옆누운 자세(측와위)
① 옆으로 누운 자세
② 마비나 부동 환자의 식사를 용이하게 하기 위한 자세, 엉치뼈(천골)부위 압박을 방지하기 위해 취해줄 수 있는 자세

(9) 변형된 트렌델렌부르크 자세(골반고위, T-position, Shock position)
① 침대발치(하체)를 45° 정도 올려 머리가 다리보다 낮게 하는 자세
② 쇼크 시 신체 하부의 혈액을 심장으로 모을 때 취할 수 있는 자세

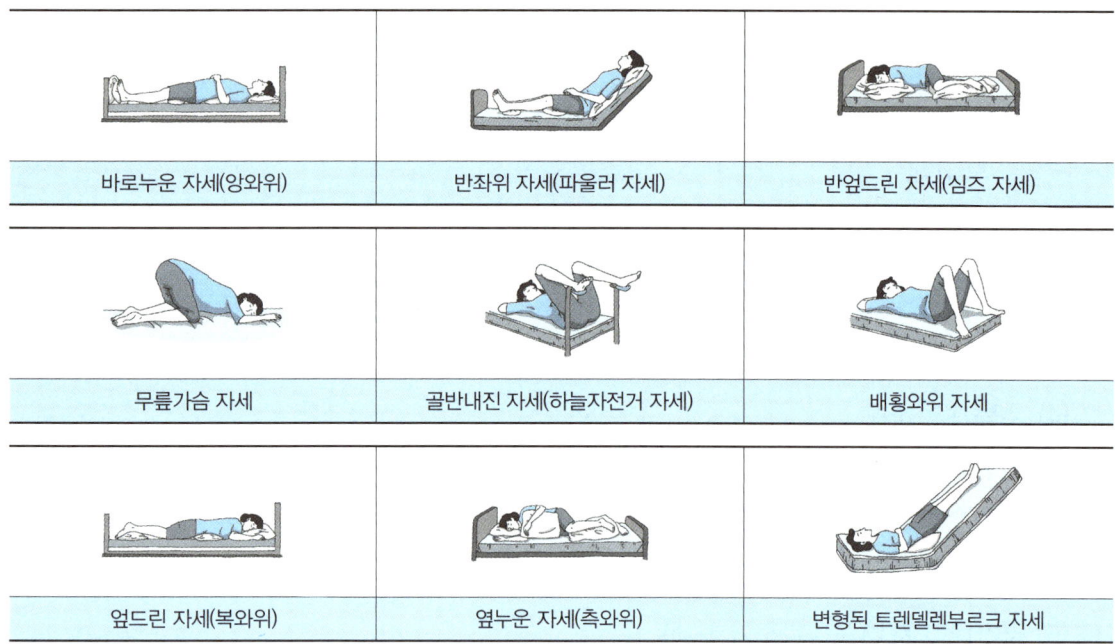

12 운동과 이동

01 운동의 종류

(1) **능동운동** : 환자 스스로 하는 운동

(2) **수동운동** : 관절경직을 예방하기 위해 타인에 의해 시행되는 운동
   ① 환자에게 적절한 관절운동 범위를 간호사에게 확인한 후 시행한다.
   ② 관절에 부종이나 염증성 손상이 있을 경우에는 시행하지 않는다.
   ③ 머리 → 발끝, 큰 근육 → 작은 근육으로 운동시킨다.
   ④ 각 관절마다 3번씩 반복하되 한번에 5~10분간 시행한다.

(3) **등장성 운동** : 관절을 움직여 근육의 길이가 짧아지거나 길어지면서 근력이 생기는 형태로 대부분의 운동은 등장성 운동이다. 예 수영, 조깅, 자전거 타기 등

(4) **등척성 운동** : 관절을 움직이지 않고 근육을 수축하고 이완하면서 근력을 유지하는 운동으로 석고붕대를 한 환자의 근육위축을 예방하기 위해 필요한 운동이다.
   예 근육에 힘을 주었다 빼는 운동, 벽밀기 등

13 이동 돕기

01 이동돕기 개요

기립 저혈압을 예방하기 위해 일어나기 전에 침상가에 앉아 다리운동을 한 후 천천히 움직인다.
보행 중에 환자의 얼굴이 창백해지고 어지럽다고 호소하면 더이상 이동하지 말고 바닥에 그대로 앉도록 돕는다.

02 신체 이동 시 지침

① 기저면을 넓게 하고 무게 중심점을 기저면에 가까이 한다.
② 허리높이에서 일하도록 한다.
③ 무거운 것을 들어올릴 때는 힘의 방향으로 마주한다.
④ 물건을 들어올릴 때는 허리근육을 사용해서는 안 되고 엉덩이와 배의 근육을 사용한다.
⑤ 허리를 펴고 무릎을 구부린다.
⑥ 물체를 잡아당기거나 밀 때 체중을 사용하고 손가락보다는 손바닥으로 잡는다.
⑦ 이동할 방향을 향하여 마주본다.
⑧ 중력에 맞서서 일하지 않도록 한다.
⑨ 척추가 비틀어지지 않도록 몸과 사지를 축으로 하여 이동한다.
⑩ 환자를 이동하기 전에 반드시 침대 또는 휠체어 바퀴를 고정한다.

03 이동 방법

(1) 옆으로 돌려 눕히기

① 간호조무사는 환자를 돌려 눕히려는 방향에 서서 환자의 머리를 돌려 눕히려는 방향으로 돌린다.
② 돌려 눕히려는 쪽의 손을 머리 위로 올리거나 팔꿈치를 직각으로 굽힌다.
③ 무릎을 굽히거나(간호조무사의 먼 쪽에 있는 환자 무릎만 굽혀도 됨), 돌려 눕히려는 반대쪽 발을 다른 쪽 발 위에 올린다.
④ 돌려 눕히려는 방향의 반대쪽 어깨와 엉덩이에 손을 대고 옆으로 돌려 눕힌다.
⑤ 엉덩이와 아래에 있는 어깨를 살짝 뒤로 이동하여 편안하게 해준다.
⑥ 환자는 얼굴 → 어깨 → 엉덩이 순서대로 돌아눕게 된다.

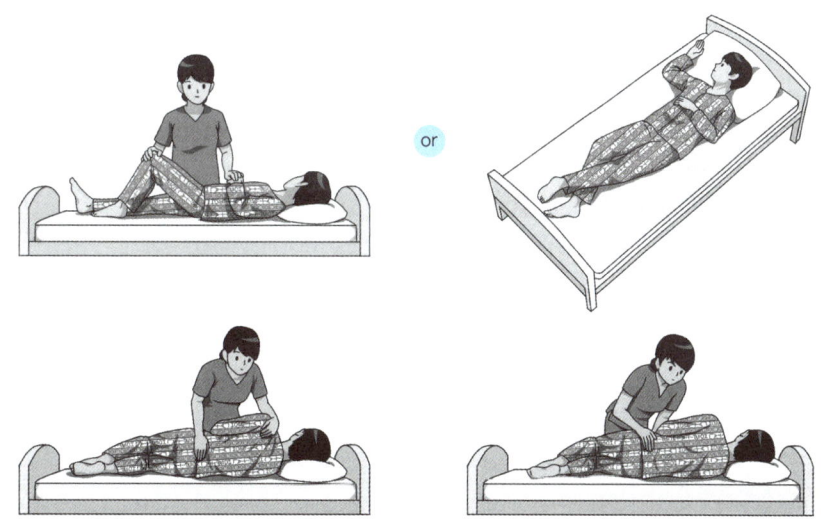

(2) 침대 머리 쪽으로 이동하기 : 침대 매트를 수평으로 하고 베개를 머리 쪽으로 옮긴다.

1) 환자가 협조를 할 수 있는 경우
① 환자에게 침대 머리 쪽 난간을 잡게 하고 무릎을 세워 발바닥을 침대에 닿게 한 후 다리에 힘을 주게 한다.
② 간호조무사는 환자의 대퇴 아래에 한쪽 팔을 넣고 다른 팔로 침대 면을 밀며 구호에 맞춰 침대 머리 쪽으로 이동한다.

2) **환자가 협조를 할 수 없는 경우** : 간호조무사 2명이 침대 양편에 한 사람씩 마주서서 한쪽 팔은 어깨와 등 밑을, 다른 팔로는 둔부와 대퇴를 지지하고 구호에 맞춰 동시에 환자를 침대 머리 쪽으로 이동한다.

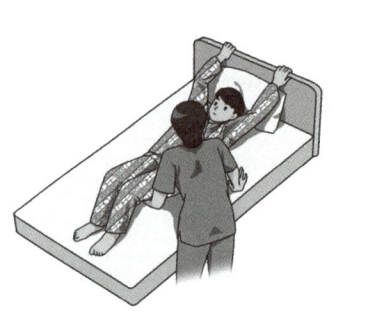 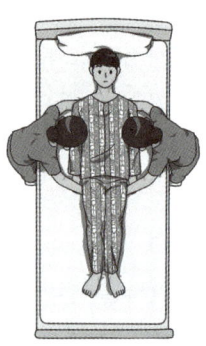

협조가 가능할 때   협조가 불가능할 때

(3) 침대에서 일어나 앉기

1) 반신마비(편마비) 환자인 경우
① 간호조무사는 환자의 건강한 쪽에 선다.
② 환자의 마비된 손을 가슴 위에 올려놓는다.
③ 환자의 양쪽 무릎을 굽혀 세운 후 어깨와 엉덩이 또는 허벅지를 지지하여 간호조무사 쪽으로(마비된 쪽이 위로 오게, 건강한 쪽이 침대 면에 닿게) 옆으로 돌려 눕힌다.
④ 간호조무사의 팔을 환자의 목 아래에 깊숙하게 넣고 손바닥으로 등과 어깨를 감싸고, 반대쪽 손은 엉덩이 또는 허벅지를 지지하여 일으켜 앉힌다.
⑤ 이때 환자는 건강한 손으로 짚고 일어날 수 있도록 한다.

2) 사지마비 환자인 경우
① 환자의 양손을 가슴 위로 올린다.
② 한쪽 팔을 환자의 목 밑에 받쳐 깊숙하게 넣은 후 손바닥으로 반대쪽 어깨를 감싸듯이 받쳐준다.
③ 간호조무사의 다른 손은 환자의 가슴 위에 올려진 팔을 지지한다.
④ 환자의 상체를 일으킨다.

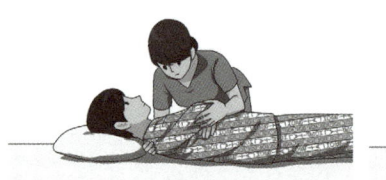 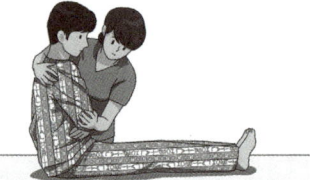

사지마비 환자일 때

(4) 침대에 걸터앉기

① 환자가 간호조무사 쪽으로 돌아누운 자세에서 목과 어깨, 무릎을 지지한다.
② 다리를 침대 아래로 내리면서 어깨를 들어올린다.
③ 양쪽 발바닥이 바닥에 닿도록 지지한다.

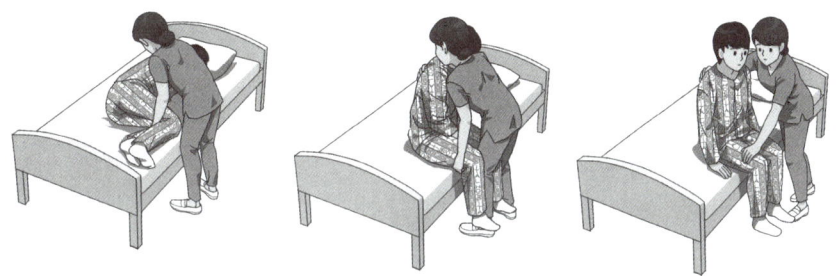

(5) 일으켜 세우기

1) 앞에서 보조하는 경우

① 환자의 발을 무릎보다 살짝 안쪽으로 옮긴다.
② 간호조무사의 무릎을 환자의 마비된 쪽 무릎 앞에 대고 지지해준다.
③ 간호조무사의 양손은 환자의 허리를 잡아 지지한다.
④ 환자의 상체를 앞으로(간호조무사 쪽으로) 숙이면서 천천히 일으켜 세운다.

2) 옆에서 보조하는 경우

① 환자의 발을 무릎보다 살짝 안쪽으로 옮긴다.
② 간호조무사는 환자의 마비된 쪽에 서서 환자의 마비된 발 바로 뒤에 간호조무사의 발을 놓는다.
③ 한 손으로 환자의 마비된 다리의 대퇴부를 지지하고, 다른 한 손은 환자의 반대쪽 허리를 부축하여 세운다.
④ 환자가 양쪽 무릎을 펴서 일어나면 대퇴부에 있던 간호조무사의 손을 환자의 가슴부위로 옮겨 상체를 펼 수 있도록 돕는다.

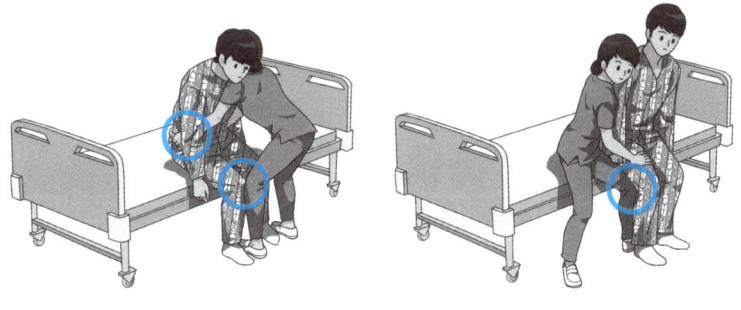

앞에서 보조하기 　　　　옆에서 보조하기

(6) 침대에서 휠체어로 이동

① 휠체어를 환자의 건강한 쪽으로 침대와 붙여서 평행이 되도록(또는 30~45° 정도 비스듬히) 놓고 잠금장치를 한다.

② 환자의 건강한 쪽 손으로 멀리 있는 휠체어 손잡이를 잡는다.
③ 간호조무사는 환자의 겨드랑 밑으로 손을 넣어 등을 받쳐주고 무릎으로 환자의 마비 측 무릎을 지지해준다.
④ 구령에 맞추어 몸을 회전시켜 휠체어에 앉힌다.
⑤ 환자 뒤로 가서 겨드랑 밑으로 간호조무사의 손을 넣어 휠체어 깊숙이 앉힌다.

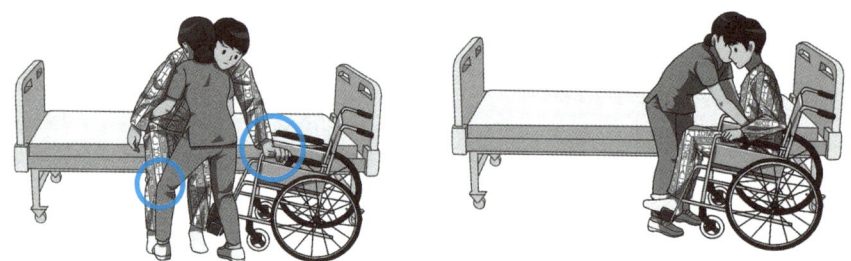

(7) 휠체어에서 침대로 이동

① 휠체어를 환자의 건강한 쪽으로 침대와 붙여서 평행이 되도록(또는 30~45°정도 비스듬히) 놓고 잠금장치를 한다.
② 간호조무사는 휠체어 발 받침대를 올리고, 발을 바닥에 내려놓아 환자의 발이 바닥을 지지하게 한다.
③ 간호조무사의 무릎으로 환자의 마비 측 무릎을 지지하고, 환자는 건강한 손으로 침대를 지지하게 한다.
④ 간호조무사는 환자 겨드랑 밑으로 손을 넣어 일으켜 세운 후 침대에 앉게 한다.

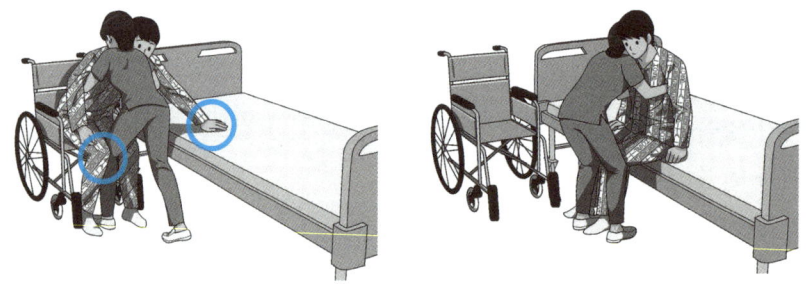

(8) 바닥에서 휠체어로 이동

① 환자 가까이에 휠체어를 가져와 잠금장치를 잠근다.
② 환자에게 한손으로 휠체어 손잡이를 잡게 한다.
③ 환자 양쪽 무릎을 바닥에 지지한 상태로 무릎을 꿇고 엉덩이를 들어 허리를 편다.
④ 간호조무사는 환자의 뒤에서 한 손으로 허리를 잡아주고 다른 한 손으로는 어깨를 지지해준다.
⑤ 환자의 건강한 쪽 무릎을 세워 천천히 일어나 휠체어에 앉게 한다.

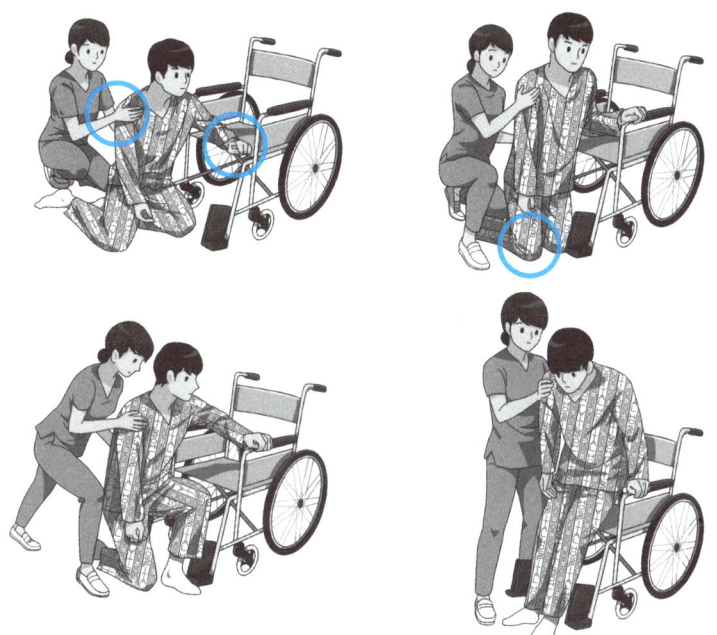

(9) 휠체어에서 바닥으로 이동

① 간호조무사는 환자의 마비 쪽 옆에서 몸통과 어깨를 지지해준다.
② 환자는 건강한 손으로 바닥을 짚고 건강한 다리에 힘을 주어 바닥에 내려앉는다.
③ 간호조무사는 이동하는 동안 환자의 상체를 지지해준다.

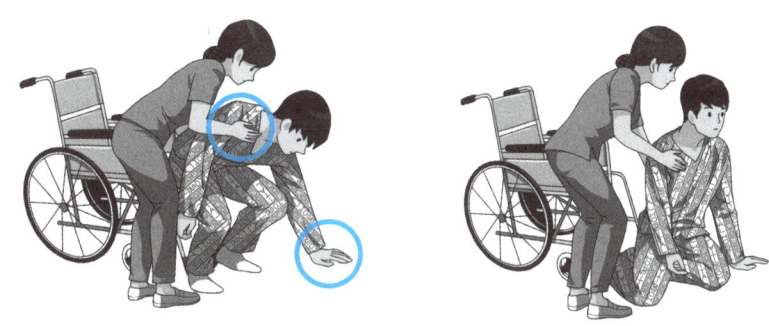

(10) 침대에서 침대로의 이동

① 양쪽 침대 높이를 같게 맞추고, 환자의 두 팔을 가슴에 모아준다.
② 환자의 두 다리를 모으고 무릎을 세운다.
③ 한 팔은 환자의 어깨 아래에, 다른 팔은 허리 아래에 넣어 지지한다.
④ 다른 한 사람은 한 팔로 환자 허리 아래를 지지하고, 다른 팔로 두 무릎 밑을 지지한다.
⑤ 구령과 함께 들어 올려 환자를 옮긴다.
※ 환자를 침대에서 침대로 옮길 때는 미끄러짐이 좋은 자세변환용 시트를 이용하여 옮기는 것이 좀 더 안전하고 편리하다.

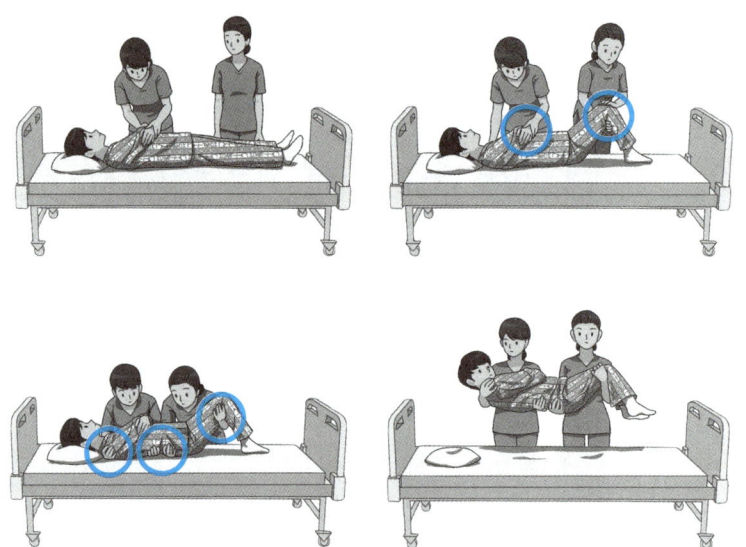

(11) 휠체어에서 이동변기로 이동

① 휠체어 잠금장치를 잠그고 이동변기를 환자의 건강한쪽에 30~45° 비스듬히 놓는다.
② 환자의 두 발을 바닥에 지지하도록 하고 간호조무사는 환자 앞에 선다.
③ 간호조무사는 환자의 허리와 무릎을 지지한다.
④ 환자는 건강한 손으로 이동변기의 먼 쪽 손잡이를 잡는다.
⑤ 환자는 건강한 다리에 힘을 주어 이동변기로 옮겨 앉는다.

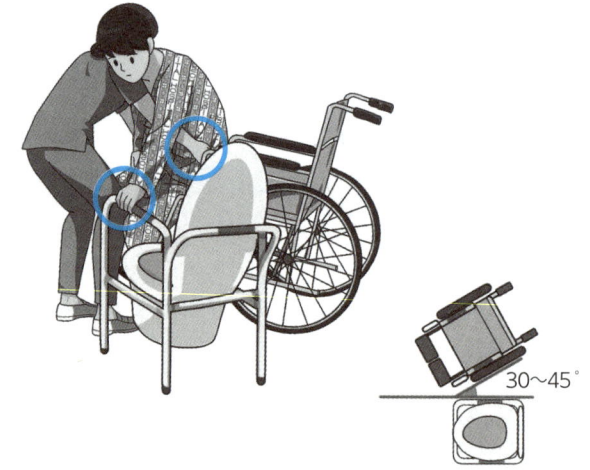

> **압박스타킹**
>
> • 다리에 부종이 있거나 장기간 누워 있는 경우 정맥순환을 촉진시켜 부종을 줄이고 수술 후 혈전증이나 정맥류 등을 예방하기 위해 의사나 간호사의 지시에 따라 압박스타킹을 신긴다.
> • 착용 전후에 둘레 차이를 측정하여 현저한 차이를 보일 경우 간호사에게 보고한다.
> • 압박스타킹을 신기기 쉽도록 말아서 준비한다.
> • 누운 상태에서 다리를 올린 자세로 발끝부터 중간에 주름이 잡히지 않도록 잘 펴가며 신긴다.

04 반신마비(편마비) 환자 돕기

(1) 이동
① 지팡이 없이 걸을 때 : 환자의 건강한 쪽에서 보조한다.
② 지팡이를 이용하여 걸을 때 : 환자의 마비된 쪽에서 보조한다.
③ 침대에서 휠체어로 이동 시 휠체어는 환자의 건강한 쪽에 둔다.
④ 보행벨트 사용 시 환자의 뒤에서 마비된 쪽의 보행벨트를 지지한다.

※ **반신마비(편마비)가 아닌 일반 손상 환자를 부축할 때 : 환자의 손상되지 않은 쪽에 서서 환자의 손상되지 않은 쪽(건강한) 팔을 간호조무사의 어깨에 걸치게 하고 환자의 손목을 잡고 이동한다.**

(2) 옷 입고 벗기 : 반신마비(편마비) 환자는 건강한 쪽부터 벗고 불편한 쪽부터 입는다.

1) 상의 교환

구분		내용
단추가 있는 옷	입을 때	마비된 쪽 → 건강한 쪽
	벗을 때	건강한 쪽 → 마비된 쪽
단추가 없는 옷	입을 때	마비된 쪽 → 머리 → 건강한 쪽
	벗을 때	건강한 쪽 → 머리 → 마비된 쪽

2) 수액을 맞고 있는 환자의 상의 교환

	벗을 때	입을 때
마비 없는 환자	수액 없는 팔 먼저	수액 있는 팔 먼저
마비 있는 환자 (수액은 건강한 팔에 주사)	건강한 팔(수액 있는 팔) → 수액 → 마비된 팔	마비된 팔 → 수액 → 건강한 팔 (수액 있는 팔)

3) 하의 교환
① 벗을 때 : 건강한 다리 → 마비된 다리
② 입을 때 : 마비된 다리 → 건강한 다리

05 의료 보조 장구 사용 환자 이동 돕기

(1) 지팡이 보행
① 지팡이 길이 : 지팡이의 끝부분을 환자의 발 앞 15cm, 옆 15cm 위치에 놓고, 팔꿈치가 약 30° 정도 구부러지게 섰을 때 지팡이의 손잡이가 환자의 둔부높이에 오는 정도, 평소 신는 신발을 신고 똑바로 섰을 때 손목높이 정도
② 지팡이의 고무 받침이 닳지 않았는지 확인하고 미끄러지지 않는 양말과 신발을 신게 한다.

※ 지팡이 보행 시
- 계단을 올라갈 때 : 지팡이 → 건강한 다리 → 아픈 다리
- 계단을 내려갈 때나 평지 : 지팡이 → 아픈 다리 → 건강한 다리

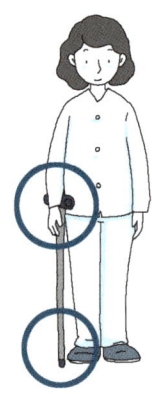
- 신발을 신고 손잡이가 손목(둔부) 높이
- 발 앞 15cm, 옆 15cm 지점에 지팡이 끝

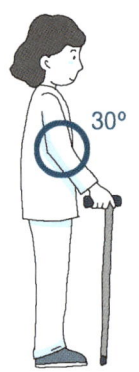
- 건강한 쪽 손에 지팡이
- 지팡이를 한 걸음 앞에 놓았을 때 30° 구부러지는 팔꿈치

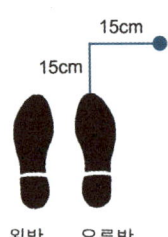
왼발 오른발

(2) 목발 보행

1) 방법 및 주의사항

① 목발 보행 전 어깨와 상완(위팔)근육 강화를 위해 앉은 상태에서 충분히 상체운동(예 팔굽혀펴기)을 하면 도움이 된다.
② 목발의 길이 : 목발의 끝부분을 환자의 발 앞 15cm, 옆 15cm 위치에 놓고, 팔꿈치가 약 20~30° 정도 구부러지게 섰을 때 겨드랑에 손가락 2~3개(3~5cm)가 들어갈 정도의 길이
③ 목발 보행 시 겨드랑이 아닌 손목이나 손바닥으로 몸무게를 지탱한다.
④ 계단을 올라갈 때는 건강한 다리가 먼저 올라가고, 계단을 내려올 때는 아픈 다리가 먼저 내려간다.

※ 목발 보행 시
- 계단을 올라갈 때 : 건강한 다리 → 아픈 다리 + 목발
- 계단을 내려갈 때 : 아픈 다리 + 목발 → 건강한 다리

2) 목발 보행 종류

구분	내용
4점 보행	두 다리에 체중부하가 가능한 경우에 걷는 방법으로, 오른쪽 목발 → 왼쪽다리 → 왼쪽 목발 → 오른쪽 다리 순서로 옮기므로 안정적이지만 이동속도가 느리다.
3점 보행	한쪽 다리에만 체중부하가 가능한 경우 걷는 방법으로, 양쪽 목발과 아픈 다리 → 건강한 다리 순서로 내딛는다.
2점 보행	두 다리에 체중부하가 가능한 경우에 걷는 방법으로, 오른쪽 목발과 왼쪽 다리 → 왼쪽 목발과 오른쪽 다리 순서로 옮기므로 이동속도가 빠르다.
스윙투 보행 (Swing-to, 그네 보행)	• 양쪽 발에 체중 부하가 불가능한 경우, 다리와 둔부 및 고관절 마비를 가진 환자에게 적합하다. • 양쪽 목발 → 양발을 들어서 목발까지(swing-to) 이동

구분	내용
스윙스루 보행 (Swing through, 그네 통과 보행)	• 양쪽 발에 체중부하가 가능한 경우 또는 KAFO 등의 보조기를 착용하고 있는 하반신마비 환자에게 적합(KAFO 보조기는 무릎을 잠금(lock) 상태로 고정할 수 있어서 하지 근력 없이도 체중 지지 가능) 하다. • 빠른 이동이 가능하나 넘어지기 쉬운 보행법, 상지의 힘과 균형감이 요구된다. • 양쪽 목발 → 양발을 들어서 목발을 넘어서(swing through) 이동

(3) 보행기 이동 시

① 보행기는 환자의 팔꿈치가 약 30°구부러진 상태에서 둔부 높이에 위치하는 것이 적당하다.

② 낙상의 위험이 있으므로 절대 보행기에 기대어 이동하지 않도록 한다.

※ 보행기 이동 시

- 한쪽 다리만 약한 환자 : 보행기 + 아픈 다리 → 건강한 다리
- 양쪽 다리가 모두 불편한 환자 : 보행기 → 한쪽 다리 → 반대쪽 다리

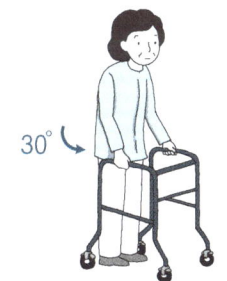

(4) 휠체어 이동 시 : 휠체어 사용 시 안전을 위해 가장 중요하게 생각해야 할 것은 휠체어 잠금장치이다. 잠금장치의 안전한 작동을 위해 타이어 공기압을 자주 확인해야 한다.

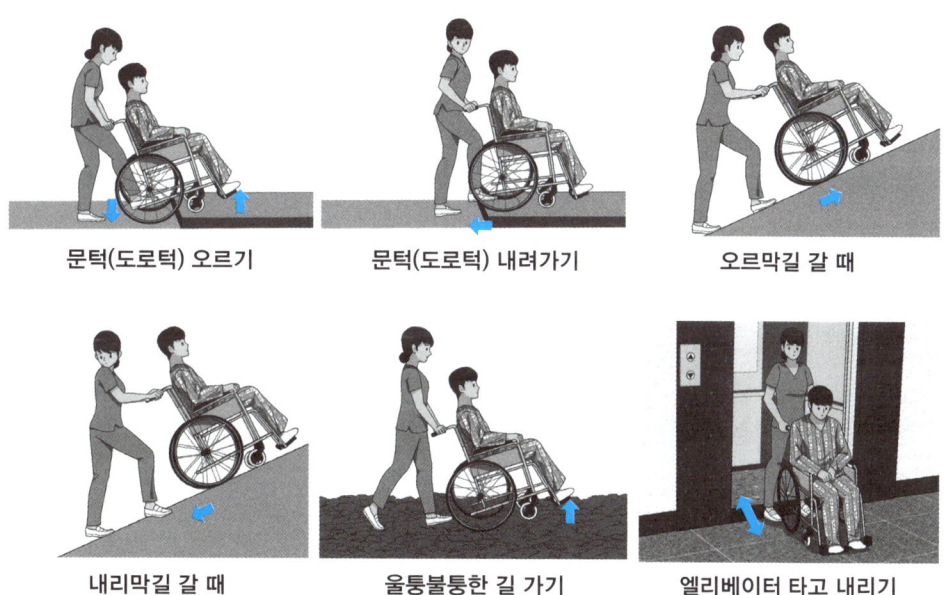

문턱(도로턱) 오르기 　 문턱(도로턱) 내려가기 　 오르막길 갈 때

내리막길 갈 때 　 울퉁불퉁한 길 가기 　 엘리베이터 타고 내리기

1) **문턱(도로 턱)을 오를 때** : 휠체어를 뒤쪽으로 기울인 다음 앞바퀴를 들어 문턱을 오른다.

2) **문턱을 내려갈 때** : 휠체어를 뒤로 돌려 내려가며, 환자의 뒤에 서서 뒷바퀴를 내려놓고 앞바퀴를 들어올린 다음, 뒷바퀴를 천천히 뒤로 빼면서 앞바퀴를 조심히 내려놓는다.

3) **오르막길을 올라갈 때** : 두 팔에 힘을 주고 자세를 낮춰 다리에 힘을 주어 밀고 올라가며, 환자의 체중이 무겁거나 경사도가 높을 경우 지그재그로 올라간다.

4) 내리막길을 내려갈 때 : 휠체어를 뒤로 돌려 뒷걸음으로 내려가며, 환자의 체중이 무겁거나 경사도가 심한 경우 지그재그로 내려간다. 반드시 고개를 뒤로 돌려 방향을 살핀다.

5) 울퉁불퉁한 길 : 휠체어를 뒤로 기울여 큰 바퀴로 이동한다.

6) 엘리베이터 타고 내리기 : 뒤로 들어가서 앞으로 밀고 나온다.

[운동과 이동 돕기 총정리]

구분	내용
지팡이 사용 시	• 지팡이를 짚는 반신마비(편마비) 환자 부축 시 : 지팡이를 건강한 쪽으로 잡으니까 지팡이의 반대쪽(마비쪽)에서 보조 - 계단 올라갈 때 : 지팡이 → 건강한 다리 → 아픈 다리 - 계단 내려갈 때(=평지이동 시) : 지팡이 → 아픈 다리 → 건강한 다리 - 2점 보행 : 지팡이+아픈 다리 → 건강한 다리
목발 사용 시	• 계단을 올라갈 때 : 건강한 다리 → 아픈 다리+목발 • 계단을 내려갈 때 : 아픈 다리+목발 → 건강한 다리 • 3점 보행 : 목발+아픈 다리 → 건강한 다리
보행기 사용 시	• 한쪽 다리만 약한 환자 : 보행기+아픈 다리 → 건강한 다리 • 양쪽 다리가 모두 불편한 환자 : 보행기 → 한쪽 다리 → 반대쪽 다리
운반차나 들것으로 이동 시	• 리더는 항상 환자의 머리 쪽에 서기! • 평지 : 환자의 다리가 앞으로! • 계단이나 언덕을 오르거나 내릴 때 : 환자 머리는 항상 계단의 위쪽에! • 구급차 안으로 들어갈 때 : 머리가 먼저!
휠체어를 타고 엘리베이터를 이용할 때	• 뒤로 들어가서 앞으로 밀고 나온다.
반신마비(편마비) 환자 이동 돕기	• 반신마비(편마비) 환자 이동 시 보조자는 환자의 건강한 쪽에 선다. (보행벨트 사용 시 환자의 뒤에서 마비된 쪽의 보행벨트를 지지한다.) • 침대에서 휠체어로 이동 시 휠체어는 환자의 건강한 쪽에 둔다. • 반신마비(편마비) 환자가 욕조에 들어가고 나올 때는 건강한 다리부터 옮긴다.
반신마비(편마비) 환자 식사 돕기	• 편마비 환자 식사 보조 시 저작이 편한 쪽(건강한 쪽)으로 음식물을 넣어준다. • 누워서 식사를 하는 경우 건강한 쪽을 밑으로 하여 옆으로 누운 자세를 취한다.
단추 없는 상의 갈아입고 벗기	• 입을 때 : 마비된 팔 → 머리 → 건강한 팔 • 벗을 때 : 건강한 팔 → 머리 → 마비된 팔

14 보호대 적용

01 목적

낙상방지, 특별한 치료 시 환자의 움직임 제한, 의식이 명료하지 않은 환자 보호, 본인 또는 타인을 해칠 우려가 있는 환자에게 적용, 가려움(소양감) 환자의 피부손상 방지 등

02 종류

① 재킷 보호대 : 지남력이 상실된 혼돈환자나 진정제를 투여한 환자에게 적용하여 낙상방지
② 장갑 보호대 : 손과 손가락의 움직임을 제한하여 환자가 자신의 피부를 손으로 긁거나 손상을 입히는 것을 방지하기 위한 것 예 가려움증 환자
③ 팔꿈치 보호대(주관절 보호대) : 팔꿈치 구부리는 것을 방지하여 수술 상처나 주사 부위의 손상을 방지하는 것 예 소아에게 정맥주사 후 또는 구개수술 후 사용
④ 손목·발목 보호대 : 손과 발의 움직임 제한
⑤ 홑이불 보호대(전신 보호대) : 검사나 치료하는 동안 영아나 유아의 움직임 억제
⑥ 크립 망 : 아기 침대 주위를 그물로 막아서 낙상 예방
⑦ 벨트 보호대 : 침대나 운반차로 이동 시 낙상 예방 또는 눕거나 앉아 있는 환자의 움직임을 제한하기 위해 환의 위에 적용하는 보호대

03 보호대 사용 지침

① 신체 보호대는 의사의 처방(1일 1회 처방, 필요시 처방은 원칙적으로 허용하지 않음)하에 사용 절차에 따라 최소한의 시간만 적용하되, 적용 전에 환자나 보호자의 서면동의가 필요하다.
② 환자가 움직여도 신체가 조여지지 않게, 그렇지만 응급상황 시에 쉽게 풀 수 있거나 즉시 자를 수 있는 방법으로 적용한다. 예 클로브히치, 고리매듭
③ 청색증, 창백, 냉감, 저림, 무감각 등의 순환장애 증상이 나타나면 즉시 풀어 운동을 시킨다.
④ 수치심을 유발할 수도 있으니 다른 사람에게 보이지 않도록 한다.
⑤ 뼈 돌출 부위에는 패드를 대주어 피부를 보호한다.
⑥ 적어도 2시간마다 풀어 피부를 자주 관찰하고 관절운동을 실시한다.
⑦ 환자의 움직임을 가능한 적게 제한(예 다리 억제가 필요한 경우 다리만 억제하고 전신을 억제하지 않도록)하고, 억제하고자 하는 부위 이외의 곳은 움직임이 자유로워야 한다.
⑧ 보호대 사용 감소를 위한 활동과 직원 교육을 연 1회 이상 시행한다.
⑨ 보호대는 침대틀에 묶어야 하며 침대 난간에 묶어서는 안 된다.
⑩ 보호대 적용 시 손가락 1~2개 정도가 들어갈 정도로 여유를 두어 혈액순환이 될 수 있게 한다.
⑪ 일시적으로 보호대를 풀 경우에는 환자를 혼자 두지 않아야 한다.

15 더운것과 찬것의 적용

01 온요법

(1) 온요법의 목적 : 체온 상승, 통증 완화, 부종 경감, 화농(고름형성) 촉진, 근육경련 완화, 순환과 대사 작용 증진, 혈관 확장, 울혈 감소 등

(2) 더운물 주머니(Hot bag)
① 46~52℃의 물을 더운물 주머니의 1/3~1/2 정도 담는다(발치에 적용할 때는 2/3).
② 물주머니를 편평한 곳에 천천히 눕혀 물이 입구까지 올라오게 해서 공기를 빼고 클램프로 잠근다.
③ 거꾸로 뒤집어 물이 새는지 확인한 후 천으로 만든 커버(수건)로 싼다.
④ 환자 피부 상태를 확인한 후 적용한다. 피부가 얇고 쉽게 물집이 생길 수 있는 경우라면 더운물 주머니 적용 전에 피부에 바셀린을 발라주거나 수건 또는 천을 덧대어 준다.
⑤ 보통 30분간 적용하며 필요시 2시간마다 더운물 주머니를 교환한다.

(3) 더운물 찜질(Hot compress)
① 피부에 바셀린을 얇게 펴바르고 49℃의 물에 수건을 적셔 적용한다.
② 수건을 들었다 놓았다 하면서 환자가 견딜 수 있게 한다.
③ 2~3분마다 갈아주면서 15분가량 적용한다.
④ 발적이 나타나면 즉시 멈춘다.

(4) 가열등(Heat lamp)
① 열전등일 경우 30Watt는 30cm 거리, 40~60Watt는 45~60cm 거리를 유지한다.
② 적외선등일 경우 작은 적외선등은 45~60cm, 큰 적외선등은 60~75cm 거리를 유지한다.
③ 치료 시간은 20분 정도가 적당하며 5분마다 피부를 관찰하며 치료부위에 발적이나 불편감이 있으면 중단하고 간호사나 의사에게 보고한다.

(5) 온요법 금기 : 각종 염증[충수염, 이주위염(치주염), 이염(귀의 염증) 등], 원인 모를 복통, 화농을 지연시켜야 하는 경우, 출혈 부위, 개방상처, 감각장애나 감각소실 부위, 의식이 저하된 환자 등

02 냉요법

(1) 냉요법의 목적 : 체온 하강, 통증 완화, 부종 경감, 혈관 수축에 의한 지혈, 화농과정 지연, 근육 긴장도 증가, 대사작용 감소 등

(2) 얼음주머니(Ice bag)
① 주머니에 찬물을 조금 부어 구멍이 있는지 미리 확인하고 물을 버린다.
② 얼음주머니의 1/2~1/3 정도를 호두알 크기의 얼음조각으로 채우고 찬물을 한 컵 붓는다.
③ 공기를 제거하고 마개를 막는다.
④ 천으로 만든 커버(수건)로 싸서 적용하고자 하는 부위의 피부상태를 관찰한 후 환자에게 적용한다.
⑤ 보통 30분간 적용하며 필요시 1시간 정도 회복시간을 가진 후 얼음주머니를 교환한다.

(3) 찬물 찜질(Cold compress)

① 얼음물 대야에 수건을 넣어 적신 후 물기를 짜내고 피부에 적용한다.

② 2~3분마다 갈아주고 20분이 넘지 않도록 한다.

(4) 얼음 칼라(Ice collar)

① 편도 절제술 후 출혈방지와 통증 경감을 위해 사용한다.

② 넓이 10cm 정도의 비닐주머니에 잘게 부서진 얼음을 채운다.

③ 공기를 빼고 끝부분을 잘 묶은 후 커버를 씌워 환자에게 적용한다.

(5) 냉요법 금기 : 혈액순환에 문제가 있는 환자, 개방된 상처 부위, 빈혈환자, 감각소실 부위 등

16 섭취량과 배설량(I&O)

01 I&O 측정 목적 및 방법

(1) 목적

① 증가 또는 제한된 수분 섭취량을 확인하기 위해서

② 체액 균형을 사정하기 위해서

③ 비뇨기계 기능을 사정하기 위해서

④ 배뇨를 증가시키는 약(예 이뇨제)의 효과를 사정하기 위해서

(2) 방법

① 섭취량과 배설량 측정에 대한 의사의 지시가 있는지 확인한다.

② 환자에게 종이와 필기도구를 제공하고 섭취하는 모든 음식의 종류와 양, 배설량을 기록하도록 한다.

③ 간호조무사는 8시간마다 매 근무시간이 끝날 때 수분함량표와 환자가 작성한 용지의 내용을 참고해서 기록한다.

④ 24시간 총량은 밤번 근무자가 계산하여 이상 시 의사에게 보고한다.

02 섭취량에 포함되는 사항

입으로 섭취한 모든 음식에 함유된 수분량과 물, 정맥주사, 수혈, 코위관영양으로 주입한 용액 등

03 배설량에 포함되는 사항

① 소변, 설사, 젖은 드레싱, 심한 발한, 과다호흡(호흡항진), 배액량, 구토 등

② 정상대변이나 발한, 정상호흡 시 수분 소실량 등은 배설량에 포함하지 않음

③ 섭취량 〉 배설량 : 부종 → 수분제한, 이뇨제 투여

④ 섭취량 〈 배설량 : 탈수 → 경구적, 비경구적, 코위관영양을 통한 수분 보충

17 습도유지 및 산소호흡

01 습도유지(증기흡입)

(1) 목적

① 가래를 묽게 하여 쉽게 배출되게 한다.
② 기도의 건조와 부종을 완화시킨다.
③ 환기를 증진시킨다.

(2) 주의사항

① 가습기를 매일 청소한다.
② 환자가 사용하는 침구를 젖지 않게 하고 환자에게 오한이 생기지 않도록 충분히 보온한다.
③ 환자의 코 방향으로 수증기가 나오는 방향을 조절한다.

02 산소호흡

(1) **목적**: 저산소증을 치료하고 혈중 산소분압을 80~100mmHg로 유지하기 위해

(2) **저산소증의 증상**: 빠르고 얕은 호흡, 호흡곤란, 안절부절, 청색증, 빈맥, 현기증(어지럼), 지남력 상실 등

(3) 산소 투여 방법

방법	산소비율(분당 유량)	특징
코삽입관	24~44% (1~6L/min)	• 가장 흔히 사용 • 말하거나 먹는 데 방해되지 않음
단순 안면 마스크	40~60% (5~10L/min)	• 코와 입을 덮은 상태로 산소가 제공되므로 피부가 상할 수 있으므로 2시간마다 마스크 안쪽을 마른 거즈로 닦고 피부를 말려야 함
벤츄리 마스크	24~60% (4~15L/min)	• 눈금을 조절하여 정확한 농도의 산소를 일정하게 공급
부분 재호흡 마스크	60~90% (6~10L/min)	• 날숨(호기)한 공기 중 1/3을 산소와 함께 재호흡 • 저장백의 2/3 이상 공기가 채워져 있도록 하고 완전히 수축되면 안 됨
비 재호흡 마스크	95~100% (6~15L/min)	• 마스크와 저장백 사이, 마스크 측면에 일방향 밸브가 부착되어 있어 내쉬는 공기가 밸브를 통해 배출 • 저장백은 항상 부푼 상태 유지

1) 비강 카테터

① 코에서 귓불까지의 길이만큼 콧구멍을 통해 카테터를 삽입하여 산소를 투여하는 방법이다.
② 8시간마다 카테터를 반대쪽 콧구멍으로 다시 삽입한다.
③ 복부팽만이 발생하는지 자주 확인한다.

2) 코삽입관(비강캐뉼라)

① 환자가 말하고 먹을 수 있어 편안해 하기 때문에 가장 많이 사용되는 방법이다.

② 저농도의 산소투여 시 사용하며 콧구멍에 자극 증상이 없는지 수시로 살펴야 한다.

3) 산소마스크

① 100%에 가까운 산소투여가 가능하므로 가장 효과적인 산소투여 방법이다.

② 말하거나 먹을 때마다 벗어야 하고, 환자가 답답함을 느낄 수도 있다.

③ 2시간마다 마스크를 제거하고 피부간호를 제공한다.

④ 귀 뒤나 뼈 돌출부위의 피부 자극방지를 위해 거즈나 패드를 대어준다.

⑤ 부분 재호흡 마스크의 경우 이산화탄소의 과량 흡입을 막기 위해 저장백이 완전히 수축되어 있지 않도록 한다.

4) 산소텐트
: 주로 어린이에게 사용하는 방법으로, 고농도의 산소가 산소텐트 안으로 주입되므로 인화성 물질의 반입을 금한다.

(4) 산소 사용 시 주의사항

① 병실문, 침대, 산소통에 '금연' 또는 '산소 사용 중'이라는 표시를 붙인다.

② 병실 내에서 성냥이나 라이터 등을 사용하지 않아야 하고 금연한다.

③ 접지된 전기제품을 사용하고, 정전기를 일으키는 모나 합성섬유로 된 담요 대신 면 담요를 사용한다.

④ 모든 인화성(가연성) 물질을 치우고 소화기를 비치한다.

⑤ 고농도의 산소를 투여할 때 병에 증류수를 넣어 기관점막 건조를 예방하고 가습한다.

⑥ 유량계 내 작은 공(ball)의 중심이 처방된 산소 흡입량과 일치하는지 확인한다.

18 흡인(Suction)과 기관절개 간호

01 흡인

(1) 목적
: 입인두(구강인두)·코인두(비강인두)·기관 및 기관지 내에 있는 분비물을 제거하여 기도 유지, 산소와 이산화탄소의 교환 증진, 기침 촉진, 폐렴이나 무기폐 예방, 검사물 채취 등

(2) 방법 및 주의사항

1) 흡인 시 자세

① 의식이 있는 경우 반좌위 자세를 취한 후 입인두 흡인시에는 목을 옆으로 돌리고, 코인두 흡인 시에는 목을 과신전한다.

② 무의식 환자에게 입인두/코인두 흡인 시에는 옆누운 자세(측와위)를 취해주고, 기관내 흡인/기관절개관 흡인 시에는 바로누운 자세(앙와위)를 취해준다.

2) 주의사항

① 성인 100~120mmHg, 아동 95~110mmHg, 영아 50~95mmHg의 압력으로 흡인하는데, 카테터 삽입 시에는 압력이 걸리지 않은 상태로 삽입한다.

② 한 번 흡인하는 시간은 10초 이내로, 총 흡인시간은 5분을 넘지 않도록 한다.

③ 카테터를 부드럽게 돌리면서 빼내어 조직손상을 최소화한다.

④ 흡인과 흡인 사이에 환자에게 기침과 심호흡을 하게 하거나 흉부 타진법으로 분비물 배출을 도와준다.

⑤ 흡인 전후에는 산소를 충분히 공급하여 저산소증을 예방한다.

⑥ 흡인 시마다 매번 카테터와 용액(멸균 생리식염수)을 교환한다.

02 기관절개 간호

(1) 목적 : 기관절개관 부위의 피부보호 및 감염방지, 기관절개관 폐쇄예방

(2) 방법 및 주의사항

① 내관 제거 전에 기도 흡인을 실시한 후 내관을 90도 돌려 빼낸다.

② 빼낸 내관을 과산화수소수에 담가두었다가 솔이나 면봉을 이용하여 내관 전체를 깨끗이 닦고 생리식염수로 헹군다.

③ 내관을 끼우기 전에 다시 한번 흡인을 한 후 내관을 넣고 원래대로 돌려 고정한다.

④ 기관절개관 주변 피부는 과산화수소수를 이용하여 소독하고 Y자 거즈를 기관절개관 아래에 넣는다.

⑤ 기관절개관 입구에 젖은 거즈를 덮어주어 습도를 유지시키고 먼지를 흡착시킬 수 있도록 한다.

⑥ 기관절개관이 빠진 경우 간호조무사는 의사가 올 때까지 멸균된 겸자로 기관절개 부위를 벌리고 있어야 한다.

19 상처간호

01 드레싱의 목적 : 상처보호, 상처고정, 출혈방지(지혈), 상처 분비물 흡수, 병원균 침입방어 등

02 드레싱 돕기

① 원칙 : 깨끗한 부분 → 더러운 부분, 안 → 밖, 위 → 아래, 치골 → 항문, 수술 부위 → 주변 조직, 절개부위 → 배액관(배액관만 있는 경우 배액관 가까이에서 시작하여 밖을 향해 원을 그리며 닦아냄)의 순서로 철저한 무균술을 적용하여 드레싱한다.

② 상처 드레싱에 사용하는 소독수 : 붕산수, 과산화수소수, 포비돈 아이오딘(베타딘), 멸균 생리식염수

03 드레싱의 종류

① 수성교질(친수성 콜로이드) 드레싱 : 친수성 분자가 삼출물을 흡수하고 젤을 형성하여 상처를 촉촉하게 유지하며, 소수성 중합체(폴리머) 성분이 병원균의 침투를 예방하여 감염위험을 감소시켜주는 드레싱

② 투명드레싱 : 정맥주사 부위, 표재성 상처, 괴사조직 제거가 필요하지 않은 경우에 사용하는 드레싱으로 드레싱 후에도 육안으로 상처 확인 가능
③ 수화젤(친수성 젤) 드레싱 : 괴사조직을 수화하여 괴사조직의 자연분해를 촉진하는 드레싱
④ 거즈드레싱 : 상처 분비물을 흡수하는 데 가장 좋으며 상처에 자극이 적고 생리식염수 등에 적셔서 사용할 수도 있는 드레싱
⑤ 칼슘 알지네이트 드레싱 : 지혈효과가 있는 드레싱
⑥ 폴리우레탄 폼 드레싱 : 상처에서 삼출물이 많은 경우에 적합하고 접착력이 없어 2차 고정이 필요한 드레싱

04 드레싱의 형태

① 건조 대 건조 : 배액과 조직상실이 거의 없는 경우 건조한 거즈를 대고 그 위에 건조한 거즈를 다시 한 번 덮는 드레싱
② 습기 대 건조 : 생리식염수나 소독용액에 적신 거즈를 대고 그 위에 건조한 드레싱을 덮는 드레싱으로 욕창, 3도 화상, 정맥류 궤양 등의 상처에 사용
③ 습기 대 반건조 : 습기가 있는 거즈를 대고 그 위에 반건조 상태의 거즈를 덮는 드레싱으로 드레싱이 완전히 마르기 전에 제거해야 함
④ 습기 대 습기 : 습기가 있는 거즈를 대고 그 위에 같은 용액에 적신 드레싱을 다시 한 번 덮는 드레싱

05 상처치유가 지연되는 요인

① 영양 : 상처치유를 위해 영양공급은 필수적인데 특히 상처치유에는 비타민 C와 단백질이 중요하다.
② 연령 : 노화 과정에 따른 변화가 상처치유를 방해한다.
③ 혈액순환 : 혈액순환이 잘 안 되면 상처로의 산소공급이 제한되어 상처치유가 지연된다.
④ 비만 : 지방조직은 혈관이 적게 분포되어 있어 상처치유가 지연된다.
⑤ 흡연 : 흡연 시 혈관수축이 일어나 조직으로 산소공급이 감소된다.
⑥ 약물
  • 스테로이드 : 상처의 염증반응을 억제하여 치유과정이 지연된다.
  • 항응고제 : 출혈 가능성을 증가시킨다.
⑦ 스트레스 : 스트레스는 혈관을 수축시켜 상처 부위의 혈액순환을 감소시킨다.
⑧ 기타 : 당뇨, 방사선 요법 시, 부종, 빈혈 등

06 욕창간호

(1) **정의** : 조직의 압박으로 인해 생기는 압력이 조직에 장시간 혈액순환 장애를 초래하여 산소와 영양 공급이 부족할 때 발생하는 피부괴사

(2) **욕창 발생요인과 발생기전**

  1) **발생요인** : 의식수준 저하, 감각지각 손상, 운동기능 손상, 석고붕대 및 견인 시, 영양불량, 탈수 상태, 실금환자, 당뇨병 환자, 몹시 마르거나 부종이 심한 환자

  2) **발생기전**
  ① 피부에 가해지는 압력으로 인해 모세혈관이 폐쇄되어 허혈이 유발됨
  ② 짧은 시간 높은 압박보다 장시간의 낮은 압박에 의해 욕창 호발
  ③ 넓은 부위 압력보다 국소적 압력에 의해 욕창 호발

(3) **욕창 예방**
  ① 피부를 깨끗하고 건조하게 유지시키고 압력을 주지 않는다.
  ② 미지근한 물로 목욕 후 물기를 잘 닦고 로션 등의 보습제로 피부를 부드럽게 한다.
  ③ 정기적인 운동으로 혈액순환을 자극한다.
  ④ 등마사지를 실시하고 자주 자세를 변경한다.
  ⑤ 고단백, 고탄수화물, 고비타민 식이를 하고 수분을 충분히 섭취한다.
  ⑥ 뼈 돌출부위가 바닥에 닿지 않도록 변압매트리스, 진동매트리스, 공기매트리스나 물매트리스를 사용한다.
  ⑦ 밑홑이불에 주름진 곳이 없도록 팽팽하게 잡아당겨 압력과 마찰을 감소시켜주고 침상이 젖지는 않았는지 자주 확인한다.
  ⑧ 기저귀를 착용한 경우 수시로 기저귀를 확인하고 갈아주어야 한다.
  ⑨ 엉치뼈(천골)부위에 발적이 생겼을 경우 측위를 취해준다.

(4) **욕창 치료**
  ① 적어도 2시간마다 한 번씩 자세를 변경해준다.
  ② 과산화수소수, 생리식염수, 베타딘을 사용하여 욕창부위를 소독한다. (알코올 ✕)
  ③ 적외선등을 사용하여 욕창 부위의 혈액순환을 돕는다.
  ④ 항생제를 사용하고 괴사조직을 제거하는 죽은조직제거(Debridement 데브리망, 변연절제)를 실시할 수도 있다.

07 붕대법

(1) **목적** : 드레싱 고정, 부종감소, 압박을 통한 지혈, 상처보호, 편안감 제공 등

(2) 종류

1) 붕대감는 방법

구분	내용
환행대 (돌림붕대)	모든 붕대법의 시작과 마지막에 사용하며, 같은 부위를 여러 번 겹쳐서 감는 방법
경사붕대 (사행대)	드레싱이나 부목을 가볍게 고정할 때 사용하며, 계속 감아 올라가되 겹쳐지지 않게 감는 방법
나선붕대	굵기가 비슷한 손가락, 위팔(상완), 몸통에 적용하는 것으로, 2/3~1/2 정도 겹쳐가며 감아 올라가는 방법
나선절전대 (나선역행붕대)	아래팔(전완)이나 종아리 같이 굵기가 급히 변하는 부위에 적용하는 것으로, 나선으로 감을 때마다 전면에서 엄지를 대고 뒤집어 내려서 돌려 감는 방법
8자붕대 (8자대)	손과 손가락, 몸과 사지의 연결점, 발꿈치, 팔꿈치 등 관절이나 돌출부에 붕대를 어슷하게 번갈아 돌려감아 8자형으로 부위를 올려감고 내려감는 방법
되돌이붕대 (회귀대)	절단면, 말단 부위, 머리 등에 있는 드레싱을 고정할 때 사용하며, 환행대로 먼저 감고 중앙에서 시작하여 앞뒤로 오가며 상처 부위를 감는 방법

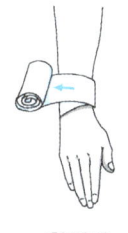 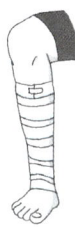 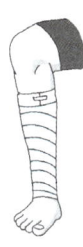 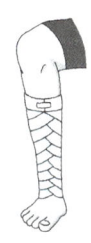 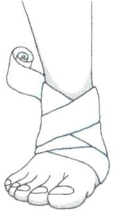 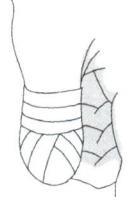

환행대　　경사붕대　　나선붕대　　나선절전대　　8자붕대　　되돌이붕대

2) 바인더

구분	내용
T자형 바인더	회음부나 직장 수술 후 드레싱을 고정하기 위한 바인더
유방바인더	유방수술 후 유방 지지, 출산 후 젖 분비를 감소시키기 위해 사용하는 바인더

(3) 주의사항

① 정맥귀환을 증진시키기 위해 말초에서 몸통을 향해 감는다.
② 순환과 감각을 확인하기 위해 말단 부위를 노출시킨다.
③ 관절은 약간 구부린 상태에서 감는다.
④ 상처 위에서 붕대를 감기 시작하거나 끝내지 않는다.

⑤ 젖은 드레싱이나 배액이 있는 상처는 마르면서 수축되어 국소빈혈을 일으킬 수 있으므로 느슨하게 감아준다.
⑥ 균등한 압박으로 감으며 뼈 돌출 부위에는 솜을 대어주어 불편감을 줄인다.
⑦ 몸통보다 높게 한 상태에서 붕대를 적용하여 정맥울혈과 부종을 경감시킨다.
⑧ 붕대 감은 부위의 색깔, 감각, 온도, 부종 등을 매 1~2시간마다 점검한다.

20 골절 간호

01 골절환자 치료

(1) **비수술적 치료** : 폐쇄적 정복과 함께 압박붕대, 부목, 석고붕대, 견인 등으로 고정

(2) **수술적 치료** : 골절의 내부고정, 골절의 외부고정

02 석고붕대(Cast)

(1) **목적** : 고정, 통증감소, 전위나 뼈겹침(중첩)의 예방

(2) **석고붕대 후 간호사에게 즉시 보고해야 하는 증상** : 청색증, 통증, 부종, 피부의 냉감, 무감각, 석고붕대 주위에 열감이 있거나 이상한 냄새가 나는 경우, 몸통부(체간부) 석고붕대 후 발생하는 구역·구토·복부팽만

(3) **주의사항**

① 석고붕대 적용부위를 높인 상태에서 말초에서 중심으로 감는데, 뼈 돌출 부위는 솜이나 스펀지 등으로 감싼 후 석고붕대를 감는다.
② 사지의 끝을 노출시켜 감각, 순환, 통증 등을 주기적으로 관찰한다.
③ 석고가 건조되는 데는 24~72시간 정도 걸리는데, 완전히 건조될 때까지 힘을 가하거나 석고붕대를 담요로 덮지 않고 요람(크래들)을 사용한다.
④ 부종을 감소시키기 위해 석고붕대 적용부위를 심장보다 높여준다.
⑤ 석고붕대를 제거한 부위의 피부는 심하게 닦지 말고 부드러운 오일을 발라준다.

03 견인(당김) : 끈이나 무게장치 등을 신체 부위에 연결하여 뼈가 일직선이 되도록 하기 위한 장치로 피부견인과 골격견인이 있다.

(1) **견인의 목적** : 골절 고정, 변형 교정, 근육경련 감소, 통증 감소

(2) **주의사항**

① 과도한 견인은 오히려 뼈가 붙는 것을 방해한다.
② 끈이 도르래에 잘 놓여있는지 수시로 확인한다.
③ 추는 처방대로 유지해야 하고 바닥에 추가 닿지 않도록 한다.

④ 환자의 요구가 있어도 추를 제거하면 안 된다.
⑤ 간호 : 욕창 예방을 위한 피부간호(등마사지), 장의 연동운동 촉진을 위한 복부마사지, 섬유질과 수분 섭취로 변비 예방, 핀이 꽂혀 있는 부위 관찰과 소독
⑥ 상대적 견인을 유지한다. – 환자가 침대 밑으로 미끄러지는 것을 방지하는 것으로 침상 발치나 환자의 무릎을 20°정도 상승시키는 것

04 골절의 외과적 처치(수술)
① 비수술적 치료가 실패하거나 불가능할 때 수술용 나사, 금속판, 못, 핀 등을 이용하여 정복한 골절을 고정하는 방법으로 내고정과 외고정이 있다.
② 치료시간을 단축시킬 수 있지만 감염에 대한 위험성이 있다.

21 수술 간호

01 수술 전 간호

(1) 수술 전 일반적인 간호
① 수술 전 일반적인 검사 : 흉부 X선, 혈액검사[CBC, LFT(간기능 검사), BUN/cr(신장기능 검사), 혈액형 검사 등], 심전도(EKG), 소변검사 등
② 수술 동의서 : 원하지 않는 수술을 받지 않도록 환자를 보호하고, 환자 측으로부터 부당한 손해배상을 청구받게 되는 경우 의사나 병원 측을 보호하기 위함이다.

(2) 수술 전날 저녁의 간호

1) 환자준비

구분	내용
금식	• 수술 중 구토로 인한 흡인을 막기 위해 8시간 이상 금식(물, 껌, 사탕, 얼음, 담배 등 입으로 들어가는 모든 것 ×)
관장	• 수술 부위 오염예방, 마취로 인한 조임근 이완 시 배변 가능성이 있는 경우 시행
제모	• 미생물을 최소화하여 수술 부위 감염 위험을 줄이기 위해 실시 • 클리퍼(electric clipper)를 피부에 대고 털이 난 방향으로 제모 • 수술 부위보다 넓게 제모(예 복부수술 시 유두선부터 서혜부 중간까지 면도) • 제모 후 로션을 바르지 않아야 함 • 말초순환 상태를 확인하기 위해 손톱과 발톱에 매니큐어를 지워야 함 • 제모제를 사용하기 전에 피부 민감성 반응검사 실시 ※ 최근에는 수술실에서 제모를 시행하는 추세이다.
휴식	• 수술을 위한 신체적, 정신적 휴식
수면제(필요 시)	• 수술에 필요한 체력을 비축하고 마취를 쉽게 유도하기 위해

2) 환자교육

① 합병증을 예방하기 위하여 교육 효과가 큰 수술 전날 시행

② 수술 후 올 수 있는 호흡계 합병증인 무기폐와 폐렴예방을 위해 기침과 심호흡, 체위변경 교육

③ 수술 후 올 수 있는 순환계 합병증인 혈전 정맥염 예방을 위해 조기이상, 압박스타킹 사용방법, 다리운동 등을 교육

(3) 수술 당일 아침의 간호

1) 환자상태 확인

① 머리핀, 틀니, 장신구를 제거한다.

② 수술 전 속옷까지 모두 벗도록 하고 환자복만 입도록 한다.

③ 수술실에 가기 전에 배뇨하거나, 처방이 있는 경우 유치도관을 삽입한다.

④ 수술 당일 아침에 기침이나 발열 등의 감염증세가 있으면 보고한다.

⑤ 활력징후를 측정하고 환자의 차트를 확인(금식 여부, 피부준비상태, 수술 전 투약, 방사선 필름, 수술동의서 등)하면서 빠진 부분이 없는지 살펴본다.

2) 수술 전 투약

① 수술 30분 전에 투약하고 투약이 끝난 후 낙상예방을 위해 침대 난간을 올려준다.

② 아트로핀 : 호흡계 분비물 억제

③ 모르핀과 데메롤 : 수술 전 불안을 진정, 마취상태를 쉽게 유도

02 수술 후 간호

(1) 환자상태 관찰

① 의식상태 사정

② 활력징후 측정

(2) 환자상태 간호

1) 수술 부위 출혈과 배액 사정
배액관이 있는 경우 배액관이 제대로 기능하는지 점검하고, 감염 예방을 위해 수술 후 24시간 동안은 거즈가 젖어도 바꾸지 않고 소독거즈를 덧대어준다.

2) 배뇨
수술 후 6~8시간 이내에 배뇨를 못할 때는 간호사에게 보고한다.

3) 식이
수술 직후 금식해야 할 환자가 갈증을 호소하면 입술에 젖은 거즈를 대어준다. 이후 장운동이 돌아오면 물 → 유동식 → 연식 → 경식 → 일반식의 순서로 식사를 제공한다.

4) 체위

① 의식이 없을 때 : 고개를 옆으로 한 앙와위로 흡인예방

② 의식이 있을 때 : 반좌위

5) **기침과 심호흡** : 수술 후 허탈된 폐를 팽창시키고 수술 후 합병증인 폐렴이나 무기폐를 예방하기 위해 수술 전 연습한 기침과 심호흡을 하도록 한다. 강화폐활량계(Inspirometer)를 사용하여 연습하면 효과적이다.

6) **조기이상** : 수술 후 금기가 아니라면 호흡기, 순환기 합병증을 예방하기 위해 24~48시간 이내에 조기이상을 권장한다.
① 하지순환이 이루어져 정맥울혈과 혈전 정맥염을 예방한다.
② 기관지 분비물 배출이 용이하고 장운동이 증진되어 복부 가스팽만을 예방한다.
③ 체위 저혈압이 나타날 수 있으므로 움직이기 전에 침대에 걸터앉아 다리를 흔드는 운동을 먼저 실시하고 일어나도록 한다.

(3) **수술 후 합병증** : 무기폐, 폐렴, 수술 부위 감염과 염증, 출혈, 장폐색, 요정체, 하지 정맥혈전증, 심혈관허탈 등

구분	내용
감염	미생물이 숙주에 침입하여 증식하고 숙주에 영향을 주는 상태이다.
염증	숙주에 미생물이 침입했을 때 나타나는 방어적 반응으로 열감, 발적, 통증, 부기(종창) 등의 국소증상과 식욕 감퇴, 체중 감소, 전신 쇠약, 무기력, 의욕상실, 전신 발열, 백혈구 증가, 오한과 발한 등의 전신증상이 있다.
패혈증	세균이 혈액 속에 들어가 번식하면서 생산한 독소에 의해 전신에 심각한 염증반응이 나타나는 상태이다.
기체괴저(가스괴저)	상처가 난 피부를 통해 포자(아포)를 형성하는 혐기성 균이 침투하여 근육과 지방조직 등을 썩게 만드는 질환이다.

22 투약간호

01 투약의 일반적 지침

① 투약의 5가지 원칙(정확한 환자에게, 정확한 약물을, 정확한 용량으로, 정확한 투여경로를 통해, 정확한 시간에 투여)을 지킨다.
② 의문이 가는 처방은 반드시 간호사에게 질문을 하고 간호사의 지시·감독 하에 투약하도록 한다.
③ 침전물이 있거나 변색된 약은 사용하지 말고 약국에 반납한다.
④ 투약 시 "성함이 어떻게 되세요"라고 질문한 후 ID밴드(환자팔찌)와 입원카드를 확인하고 투약한다.
⑤ 약을 준비한 사람이 투약하고 약을 잘못 주었을 경우 즉시 의사와 간호사에게 알려 응급조치를 취하도록 한다.
⑥ 환자가 투약을 거부하면 거부 이유를 물어본 후 간호사나 의사에게 보고하고 기록으로 남긴다.

02 경구투약

(1) 장점
① 피부자극이 없으며, 투약 중 가장 경제적이고 편리하다.
② 부작용 시 빠르게 교정할 수 있으므로 안전하다.

(2) 단점
① 위장관과 치아에 자극을 준다.
② 흡수가 가장 느린 투약법이다.

(3) 금기 : 무의식 환자, 삼키지 못하는 삼킴곤란(연하곤란) 환자, 구역·구토가 있는 환자, 금식환자

(4) 경구투약 시 주의점
① 다른 병으로 약을 옮기지 않아야 하고, 약을 너무 많이 따랐을 경우 약병에 다시 붓지 않고 버린다.
② 환자가 병원 약이 아닌 다른 약을 복용하고 있으면 즉시 중단하고 간호사에게 보고한다.
③ 수술 후에는 수술 전에 주던 약을 주지 않고 다시 처방을 받는다.
④ 약을 희석시킬 경우 흡수를 증가시키기 위해 미지근한 물을 이용한다.
⑤ 약병에 입을 대고 먹거나 시럽 투약 후 바로 음료를 주지 않는다.
⑥ 쓴 약은 투여 전에 얼음조각을 물고 있게 한 후 투여한다.
⑦ 약품의 라벨을 적어도 3회(약병을 약장에서 꺼낼 때, 약물을 통에서 따를 때, 약통을 약장에 다시 넣을 때) 확인한다.
⑧ 액상형태의 철분제는 치아변색의 우려가 있으므로 빨대를 사용한다.
⑨ 기름류의 약물을 복용한 후에는 따뜻한 물을 마신다.
⑩ 설하(혀밑)투여 약물은 삼키지 않도록 하고 완전히 녹을 때까지 물을 마시면 안 된다.
⑪ 강심제 투여 전 맥박을 반드시 측정한다(60회 이하 시 투약 보류).
⑫ 모르핀 투여 전 호흡을 반드시 측정한다(12회 이하 시 투약 보류).
⑬ 약을 완전히 삼킬 때까지 환자 곁에 머문다.
⑭ 약은 반드시 준비한 사람이 투여하고 투약반응을 관찰한 후 기록해야 한다.

03 비경구투약

(1) 피내(ID)

1) 목적 : 항생제 과민반응, 투베르쿨린 반응, 알레르기 반응 등 진단목적

2) 주사 부위 : 주로 아래팔의 내측면, 가슴우리(흉곽) 상부, 어깨뼈(견갑골) 부위

3) 주사 시 주의사항
① 주사 시 바늘의 각도는 15°
② 약물을 0.1cc 주입 후 내관을 뒤로 당겨보지 않고, 약물 투여 후 문지르지 않음
③ 정해진 관찰시간에 주사 부위 피부확인(보통은 15~20분 후, 투베르쿨린 반응은 48~72시간 후 확인

(2) 피하(SC)

1) 목적
① 예방주사, 인슐린, 헤파린 등의 투여
② 소화효소로 약의 작용이 파괴될 염려가 있을 때

2) 주사 부위 : 복부, 대퇴전면, 어깨뼈(견갑골) 아래 부위, 위팔의 외측

3) 주사 시 주의사항
① 환자 피하층의 두께와 바늘의 길이를 고려해 삽입각도는 45(~90)°
② 주사 후 내관을 뒤로 당겨보아 혈액이 나오는지 확인(혈액이 나오지 않아야 함)
③ 주사 후 문질러줌(헤파린, 인슐린은 문지르지 않음)
④ 최대 2cc까지 투여 가능

(3) 근육(IM)

1) 목적
① 피하주사보다 빠른 흡수
② 피하주사보다 많은 용량(최대 5cc) 투여
③ 자극성 있는 약물투여 시

2) 주사 부위
① 둔부 배면의 중간볼기근(중둔근) : 근육이 커서 반복투여 가능, 궁둥신경(좌골신경) 손상위험
② 대퇴의 가쪽넓은근(외측광근) : 유아나 둔근의 양이 적은 환자에게 적용
③ 위팔의 어깨세모근(삼각근) : 어깨봉우리(견봉) 아래 위치

3) 주사 시 주의사항
① 주사기의 각도는 90°
② 약물을 뽑은 주사기의 바늘은 새것으로 교환
③ 바늘 삽입 후 내관을 뒤로 당겨보아 혈액이 나오는지 확인(혈액이 나오지 않아야 함)
④ 주사 후 많이 문질러 약의 흡수 촉진
⑤ 바늘의 삽입과 제거는 빠르게, 약물 주입은 천천히 함

4) 부작용 : 혈관이나 신경 손상 가능성, 주사부위 통증

(4) 정맥(IV)

1) 목적
① 응급상태에서 약물을 신속하게 공급해야 할 때
② 약물의 빠른 효과를 원할 때
③ 많은 용량 투여 시
④ 수분과 전해질, 산과 염기 균형 조절, 영양 등을 공급할 때

⑤ 중독 약물을 희석하거나 독소를 해독할 때

2) 주사 시 주의사항

① 주사기의 각도는 30°

② 바늘 삽입 후 내관을 뒤로 당겨보아 혈액이 나오는지 확인(혈액이 나와야 함)

③ 주사 후 절대 문지르지 않음

④ 바늘 고정 후 수액의 흐름과 속도 확인

3) 간호사에게 보고해야 하는 경우

① 수액이 주입되지 않을 때

② 주사 부위 부종이나 통증, 가려움, 발적이 관찰될 때

③ 혈액이 역류될 때

④ 수액이 거의 다 들어갔을 때

4) 부작용 : 정맥염, 공기색전, 조직침윤, 수분과다 등

04 국소적 약물투여

(1) 안약/안연고

① 분비물이 있을 경우 생리식염수를 묻힌 솜을 이용하여 눈의 안쪽에서 바깥쪽으로 닦는다.

② 머리를 뒤로 젖히게 하고 눈은 위를 쳐다보게 한다.

③ 연고는 하부결막낭의 안쪽에서 바깥쪽으로 짜넣은 다음 눈을 감고 안구를 굴리도록 교육한다.

④ 안약은 하부결막낭의 중앙이나 외측 1/3 부위에 떨어뜨린다.

(2) 귀약

① 귀약을 실온 또는 체온과 비슷한 온도로 따뜻하게 준비하고 외이도(바깥귀길)에 분비물이 있으면 면봉으로 가볍게 닦아낸다.

② 아픈 귀가 위로 오게 옆으로 눕는다.

③ 성인은 후상방, 3세 이하 소아는 후하방으로 귓바퀴(이개)를 잡아당겨 외이도를 곧게 한다.

④ 외이도의 1cm 정도 위에서 약물 점적 후 귀구슬을 귀 안쪽으로 두세 번 눌러주고 5~10분 정도 그 자세를 유지한다.

(3) 코약

① 필요시 코를 풀어 콧속의 이물질을 제거한다.

② 앙와위로 눕히고 어깨 밑에 베개를 넣어주어 고개가 약간 뒤로 젖혀지게 한다.

③ 지시된 약을 벌집뼈(사골)의 위코선반(상비갑개) 중앙을 향해 점적한다.

④ 약물이 비강저부로 떨어지면 입으로 숨을 쉬게 한다.

⑤ 5~10분 정도 그 자세를 유지한다.

(4) 직장 좌약

① 심즈 자세를 취하게 한 후 윤활제를 바른 좌약을 둘째 손가락이 직장 속으로 완전히 들어갈 때까지 밀어 넣는다.

② 삽입 후 15~20분간 변을 참고 누워 있다가 변의를 더 이상 참을 수 없을 때 화장실에 가도록 설명한다.

(5) 질 좌약

① 미리 소변을 보게 한다.

② 배횡와위나 골반내진 자세를 취하게 한 후 질 좌약을 질강 속 깊이 삽입한다.

③ 질 좌약이 질 후원개로 잘 흡수되도록 하기 위해 둔부를 올리고 20분간 누워 있게 한다.

23 임종환자 간호

01 임종의 단계

구분	내용
부정	• 충격적으로 반응하며 사실로 받아들이려 하지 않는다. • 다시 회복할 수 있다고 믿고 싶어 하기 때문에 여러 병원을 방문하며 검사를 반복하기도 한다. 예 "아니야, 나는 믿을 수 없어!"
분노	• 어디에서나 누구에게나 불만스러운 면만 찾으려고 한다. • 목소리를 높여 불평을 하면서 주위 관심을 끌려고 한다. 예 "왜 하필이면 나야? 왜 하필 지금이야!"
협상	• 죽음을 부정하고 부인해도 피할 수 없는 상황임을 알고 제3의 길을 선택한다. • 삶이 연장되기를 바란다. 예 "우리 아이가 시집갈 때까지만 살게 해주세요."
우울	• 자신의 근심과 슬픔을 더 이상 말로 표현하지 않고 조용히 있거나 울기도 한다. • 환자가 자신의 감정을 표현하도록 격려한다.
수용	• 죽는다는 사실을 체념하고 받아들이는 단계이며 마지막 정리의 시간이 된다. • "나는 지쳤어"라고 표현할 수도 있다.

02 임종 시 징후와 간호

(1) 임종 시 징후

① 동공이 확대되고 반사가 소실된다.

② 혈압이 하강되고 맥박은 약하고 느려진다.

③ 호흡수와 깊이가 불규칙하고 무호흡과 깊고 빠른 호흡(체인-스톡스호흡)이 교대로 나타난다.

④ 말초부터 점차 싸늘해지면서 피부색이 하얗게 혹은 파랗게 변한다.

⑤ 대소변을 조절하지 못하고 실금 또는 실변하게 된다.

⑥ 기침을 통해 분비물을 배출하지 못해 가래 끓는 소리가 들린다.
⑦ 의식이 흐려지고 혼수상태에 빠진다.

(2) 임종 시 간호
① 임종을 앞둔 환자는 독방을 사용하도록 하되 혼자 있게 하지 않는다.
② 가습기를 켜둔 채 침상 머리를 높이고 환자 머리를 옆으로 돌려 분비물이 잘 배출될 수 있게 한다.
③ 담요를 덮어서 보온해주되 난로와 찜질기 같은 전기기구는 사용하지 않는다.
④ 실금이 있을 경우 반홑이불 밑에 방수포(고무포)를 깔고 기저귀를 채워준다.
⑤ 시각이 가장 먼저 소실되므로 병실을 밝게 유지한다.
⑥ 청각은 가장 늦게까지 남아 있으므로 함부로 말하지 않도록 한다.
⑦ 간호조무사는 환자의 말을 경청하고 공감해준다.

(3) 임종 후 징후
① 사망 2~3시간 후부터 사후경축이 나타난다.
② 사망 후 시간이 지나면서 혈액순환이 정지됨에 따라 피부색이 변하게 되는 사후시반(멍처럼 보이는 반점)이 나타난다.

(4) 임종 후 간호
① 사후경축이 오기 전에 바른 자세를 취해준다.
② 관(튜브)이나 장치가 부착되어 있을 경우 의료인에게 제거해줄 것을 의뢰한다.
③ 환자를 바로 눕히고 베개를 이용하여 어깨와 머리를 올려 혈액정체로 인한 얼굴색 변화와 입이 벌어지는 것을 방지한다.
④ 환자의 눈이 감기지 않을 경우 솜을 적셔 양쪽 눈 위에 올려놓는다.
⑤ 깨끗한 시트를 환자의 어깨까지 덮어준다.
⑥ 가족들이 환자를 만날 수 있도록 하고, 가족이 슬픔을 표현할 수 있도록 도와준다.
⑦ 사망증명서 한 장은 시체에 붙이고 다른 한 장은 홑이불 위에 안전핀으로 고정하여 영안실로 보낸다.

03 호스피스
① 죽음을 앞둔 말기 환자와 그 가족을 사랑으로 돌보는 행위이다.
② 가족관리, 증상조절, 통증관리, 영적지지 등을 목적으로 한다.
③ 의사, 간호사, 물리치료사, 자원봉사자 등의 구성원들이 팀으로 접근해야 한다.

Chapter 08 성인간호

1 일반적인 간호(기본 간호)

01 질병 치료의 분류 및 치료적 중재

(1) 질병 치료의 분류

① 특수치료 : 질병의 원인을 직접 제거하는 것으로 외과적 절제가 가장 흔한 방법
② 보강치료 : 질병의 감수성을 낮추기 위해 일반적인 영양 및 스트레스 등을 조절해주는 방법
③ 대증치료 : 질병의 증상을 제거하거나 조절해주는 방법

(2) 치료적 중재

1) 안정과 절대안정

① 침상안정(BR) : 활동의 범위를 줄이고 안정을 취하는 방법
② 절대안정(ABR) : 열량 소모량을 최소화하기 위해 침상에서 안정을 취하되 모든 것을 의료 요원들이 해주는 것으로, 방문객뿐만 아니라 말하는 것도 의사표시 정도로 제한한다.

2) 그 외 : 심리요법, 물리치료, 식이요법, 약물요법, 수술요법, 방사선요법 등이 있다.

02 통증환자 간호

(1) 통증의 변인

① 현대 도시 문화권에 사는 산모가 낙후된 지역에 사는 농부의 아내가 경험하는 산통보다 크다.
② 2차 수술을 하는 환자가 1차 수술을 하는 환자보다 통증을 더 많이 호소한다.
③ 수술 후에는 수술 전보다 통증의 강도가 커진다.
④ 불안이나 공포 등은 통증을 증가시키고 통증보다 더 강한 정서적 자극이 있을 경우 통증이 감소한다.
⑤ 통증에만 집착할 때보다 주의를 다른 곳으로 돌렸을 때 통증이 덜하다.
⑥ 전쟁터의 병사가 주위의 전사된 동료를 보면서 살았다는 안도감으로 통증이 감소한다.

(2) 통증의 종류

1) 지속시간에 따른 분류 : 외상이나 급성 감염 등으로 인해 생기는 갑작스러운 통증인 급성통증과 3~6개월 이상 지속되는 만성통증으로 구분

2) 부위에 따른 종류

① 표재 통증 : 자극이 주어진 부분에 국소적으로 나타나는 예리하고 찌르는 듯한 통증
② 심부통증 : 관절, 인대, 근육, 신경 등에서 발생하는 것으로, 둔하고 넓게 퍼지는 양상이며 경계가 분명하지 않아 정확한 위치를 파악하기 어려운 통증

③ 내장 통증 : 뇌, 흉강, 복강, 골반강 등 체강 내에 있는 장기에서 발생하는 통증
④ 방사통(연관통) : 통증 발생부위에서 떨어진 다른 부위에서 느껴지는 통증
  - 방사통 : 신경에서 시작하여 신경이 뻗은 곳으로 퍼지는 통증(예 추간판 탈출증으로 다리까지 뻗치는 통증)
  - 연관통 : 장기에서 시작해 감각신경이 연결된 근육이나 피부 등으로 퍼지는 통증(예 협심증)
⑤ 심인성 통증 : 심리적인 원인으로 발생되는 통증
⑥ 환상통 : 이미 절단해서 상실한 팔다리가 아직 있는 것처럼 느끼는 통증
⑦ 작열통 : 말초신경 손상 후 발생하는 심한 통증
⑧ 시상통 : 뇌의 시상 손상으로 인해 반대편 사지나 몸통에 발생할 수 있는 통증
⑨ 삼차신경통 : 5번 뇌신경인 삼차신경이 분포하는 안면 부위에 발생하는 반복적인 통증
⑩ 대상포진 후 신경통 : 대상포진 감염 후 발진이 있었던 부위에 발생하는 통증
⑪ 암 통증 : 암환자에게서 볼 수 있는 통증

(3) **통증환자의 간호** : 심리적 지지, 처방된 약물 투여, 휴식·물리치료·냉온요법 등의 신체적 간호 제공

03 암환자 간호

(1) 악성종양(암)의 특징
① 성장속도가 빠르고, 세포가 분화되어 있지 않다.
② 재발이 잘되고 혈액이나 림프액을 따라 전이가 잘된다.
③ 예후가 나빠 사망 가능성이 높다.
④ 피막이 없으며 주위조직을 침범하면서 성장한다.

(2) 종양발생의 원인 : 바이러스, 화학물질, 유전, 면역결핍, 식이, 스트레스 등

(3) 치료 : 수술, 화학요법, 방사선요법 등

(4) 간호
① 감염예방(가장 중요함)
② 증상과 통증관리
③ 정서적 지지 및 신체상 강화
④ 체액 균형 유지 : 모든 영양소를 골고루 섭취, 입맛에 맞는 음식을 소량씩 자주 섭취, 항암치료로 구역이 심하면 차가운 음료나 짭짤한 크래커 제공, 경구 섭취가 불가능한 경우 수액으로 수분 공급
⑤ 항암제 투여 시 약물이 혈관 밖으로 새어 나오는지 관찰

(5) 예방 : 금연, 알코올 섭취 제한, 지나친 태양관성과 방사선 노출 금지, 충분한 영양분 섭취 및 올바른 생활습관 유지, 유방 자가 검진, 조기 발견을 위한 건강검진 등이 있다.

1) 유방 자가검진 : 매월 생리가 끝나고 2~7일 이후 유방이 제일 부드러울 때, 폐경기 여성은 날짜를 정해놓고 실시

2) 조기발견을 위한 건강검진

[국가암 검진사업]

암의 종류	검진대상	검진주기
위암	만 40세 이상의 남녀	2년
간암	만 40세 이상의 남녀 중 간암발생 고위험군* 해당자 ※ 간경화증, B형 간염항원 양성, C형 간염항체 양성, B형 또는 C형 간염 바이러스에 의한 만성 간질환 환자	6개월
대장암	만 50세 이상의 남녀	1년
유방암	만 40세 이상의 여성	2년
자궁경부암	만 20세 이상의 여성	2년
폐암	만 54~74세 남녀 중 30갑년* 이상 흡연력을 가진 현재 흡연자와 폐암 검진의 필요성이 높아 보건복지부장관이 정하여 고시하는 사람 ※ 갑년 : 하루 평균 담배 소비량(갑)×흡연기간(년) (30갑년=매일 1갑씩 30년, 매일 2갑씩 15년)	2년

04 쇼크환자 간호

(1) **정의** : 순환이 부적절하여 각 조직으로 혈액이 충분히 공급되지 못하는 상태

(2) **증상** : 청색증, 두근거림(심계항진), 혈압 및 체온 저하, 중심정맥압 하강, 빈호흡(빠른 호흡), 구역, 구토, 빠르고 약한 맥박, 차고 축축하며 창백한 피부, 소변감소(핍뇨), 대사 산증(산독증), 의식변화 등

(3) **간호** : 하지상승(트렌델렌부르크 자세), 보온, 기도유지, 절대안정, 활력증상 측정, 옷을 느슨하게 해줌, 산소공급, 약물치료, 수분공급(주로 비경구적, 금기가 아니라면 수액주입속도를 빠르게 한다)

05 재활환자 간호

(1) **재활의 목적** : 개인의 능력이 되는 범위 내에서 가장 높은 신체적, 정신사회적 기능을 수행할 수 있도록 지지하고 돕는 것

(2) **재활의 시작 시기** : 의사의 진단이 내려진 후 또는 입원과 동시에 재활 계획을 세워서 시작한다.

(3) **재활환자 간호돕기** : 운동범위 운동(ROM exercise), 일상활동(ADL) 훈련, 욕창예방 및 관리, 재활운동 등이 있다.

　① 유방 절제수술 후 재활운동 : 어깨 관절을 움직이는 운동(스트레칭, 어깨 돌리기, 머리빗기, 브래지어 잠그기, 줄 올리기, 손으로 벽 기어오르기 등)을 실시하되 무거운 물건은 들지 않는다.

　② 가슴우리(흉곽)수술 후 수술한 쪽 팔의 재활운동 : 되도록 빠른 시일 내에 시작해야 한다.

06 경련환자 간호

① 가장 먼저 기도를 확보하고 필요 시 처방된 산소를 공급한다.
② 경련 중에는 환자 입안에 아무것도 넣지 않는다.
③ 측위를 취하거나 고개를 옆으로 돌려 이물질이 흡인되지 않도록 한다.
④ 부상을 입지 않도록 주위의 위험한 물건을 치우고, 마사지와 신체보호대는 하지 않는다.
⑤ 환자의 목과 가슴 주변의 옷을 풀어주고, 처방에 따라 항경련제, 진정제 등을 투여한다.
⑥ 경련 양상을 주의 깊게 관찰하고 기록한다.
⑦ 경련 후에는 분비물을 닦아주고 바로 눕혀서 기도를 유지하며, 혀와 입술의 깨물림 등의 손상이나 경련 시 생긴 피부상처가 없는지 살펴본다. 또한 경련환자의 병실은 조용하고 어둡게 유지하며 간호사실과 가까운 곳으로 배치하여 수시로 관찰한다.

2 근골격계 질환

01 골관절염(퇴행관절염)

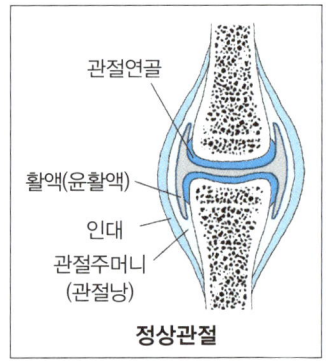
정상관절

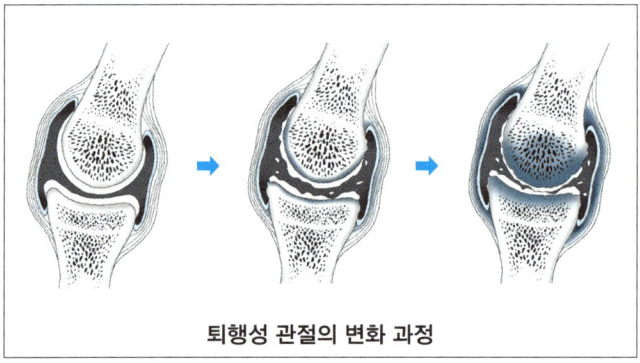
퇴행성 관절의 변화 과정

(1) **정의** : 뼈를 보호해주는 연골(물렁뼈)이 닳거나 여러 가지 원인으로 관절에 염증성 변화가 생긴 상태

(2) **증상**

① 아침에 일어나면 관절이 뻣뻣해지고 불편함이 있으나 일반적으로 30분 이내에 호전된다.
② 무릎을 꿇거나 쪼그리고 앉는 경우, 장시간 걷기, 계단 오르내리기 등 관절을 많이 사용할수록 통증이 심해진다. 또한 운동장애와 관절 변형이 나타난다.

(3) **치료 및 간호** : 마사지, 물리치료, 온냉요법, 체중조절, 칼슘과 비타민 D 충분히 섭취, 관절에 부담을 주지 않는 규칙적인 운동(수영, 수중운동, 가벼운 산책, 스트레칭 등)

(4) **골관절염과 류마티스 관절염의 비교**

골관절염(퇴행관절염)	류마티스 관절염
• 관절 연골의 마모, 노인에게 호발	• 자가면역질환, 유전질환, 30~50대 여성에게 호발
• 비대칭적으로 발생	• 좌우 대칭적으로 발생
• 30분 이내에 증상이 호전됨	• 아침에 강직 증상이 심하고 몇 시간 동안 지속됨

02 골다공증

(1) **정의** : 뼈의 양과 질 감소로 강도가 약해져 골절을 일으키기 쉬운 상태

(2) **원인** : 폐경으로 인한 에스트로젠 결핍, 유전, 저체중, 칼슘 등 영양 섭취 불충분, 운동부족, 갑상샘 및 부갑상샘 질환, 흡연·음주·카페인의 다량 섭취, 3개월 이상 부신피질 호르몬을 투여 받았거나 장기적으로 혈전 방지를 위한 약물을 복용한 경우 등

(3) **증상** : 무증상, 골절이 쉽게 일어남

(4) **치료 및 간호** : 금주, 금연, 적정체중유지, 칼시토닌 등 처방된 약물 복용, 칼슘과 비타민 D 섭취, 걷기 등의 체중부하 운동

03 손목굴 증후군(수근관 증후군)

(1) **정의** : 손목의 손목굴이 좁아지거나 내부 압력이 증가하여 이곳을 지나가는 정중신경이 손상을 받아 손가락과 손바닥에 감각이상이 나타나는 것

(2) **증상**

① 엄지, 집게손가락(검지, 둘째손가락), 가운데손가락(중지, 셋째손가락), 반지손가락(약지, 넷째손가락)의 반쪽과 손바닥 부위의 통증, 손 저림, 감각 저하
② 엄지손가락의 운동기능 장애로 물건을 자주 떨어뜨리고 젓가락질이 어려움
③ 손을 털게 되면 저린 증상과 통증이 일시적으로 완화되지만 밤에 통증이 악화

(3) **진단**

구분	내용
팔렌검사	양측의 손등을 맞대고 미는 동작을 유지한 채 최소한 1분 정도 손목을 구부렸을 때 손바닥과 손가락의 저린 증상이 심해지는지 확인하는 자가 진단 방법
티넬검사	손목 정중신경을 두드려 통증을 확인하는 검사

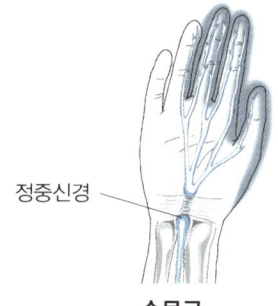

손목굴

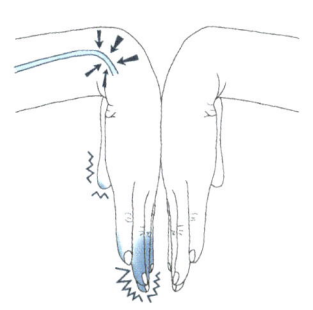

팔렌검사

(4) 수술 후 간호

① 필요시 손목 보호대를 착용하고 얼음찜질, 진통제 등으로 통증을 관리한다.
② 수술 직후부터 손가락 운동을 실시하고 수술 부위 혈액순환을 확인하며 수술부위를 적어도 24시간 정도 올리고 있어야 한다.
③ 수술 후 4~6주간 무거운 물건을 들지 않는다.

04 팔꿈치 내측상과염(골프팔꿈치증)

(1) **원인** : 손목을 굽히는 일을 과도하게 할 경우

(2) **증상** : 팔꿈치 안쪽에서 시작해서 손으로 가는 통증

(3) **스트레칭 및 간호방법**

① 더운물찜질, 얼음찜질을 하고 소염제를 복용한다.
② 통증이 줄어들면 전신 스트레칭과 아래팔(전완)강화운동을 시작한다.
③ 힘주어 손목을 반복적으로 굽히는 동작을 피한다.
④ 물건을 들어 올릴 때는 손등을 뒤로 굽혀 들어 올린다.

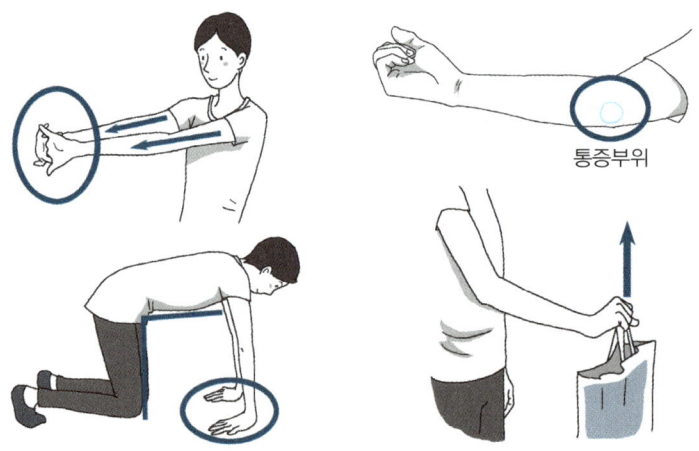

통증부위

05 팔꿈치 외측상과염(테니스팔꿈치증)

(1) **정의** : 반복적으로 손목을 펴는 동작(뒤로 굽히는 동작)을 많이 할 경우 팔꿈치 관절(외측상과)에 염증이 생겨 통증이 발생하는 질환

(2) **증상** : 팔꿈치 바깥쪽에서 시작해서 손으로 가는 통증

(3) **스트레칭 및 간호 방법**

① 한 손으로 반대쪽 손을 아래로 굽혀 잡고 안쪽으로 당겨준다.
② 팔을 한쪽으로 회전하고 반대쪽 손으로 손을 감싸 잡고 당겨준다.
③ 보호대는 팔꿈치 2~3cm 아래에 착용한다.
④ 물건을 들 때는 손바닥을 위로 향한 상태로 물건을 들어 올린다.

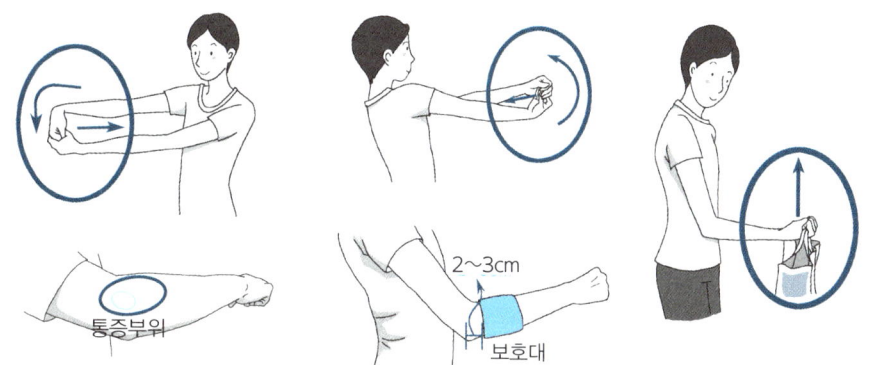

06 고관절 골절

(1) **정의** : 강한 외부 힘이 작용해서 고관절 뼈의 연결이 절단되는 것으로 노인의 골절은 주로 골다공증을 기반으로 한 낙상에 의해 주로 발생한다.

(2) **증상** : 서혜부와 대퇴부의 통증, 움직임 제한, 뼈가 부러지는 소리가 남

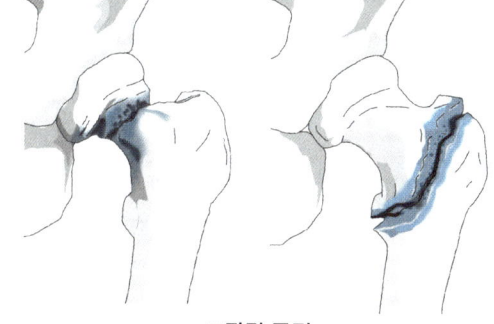

고관절 골절

(3) **치료 및 간호**

① 골다공증에 대한 검사와 진단을 받고 적절한 치료를 한다.
② 낙상을 예방한다.
- 집안의 조명을 밝게 하고 걸려서 넘어질 수 있는 물건은 치워둔다.
- 욕조와 샤워실에는 미끄럼방지용 매트를 깔고 필요한 곳에 손잡이를 설치한다.
- 바닥에 흘린 것은 즉시 닦는다.
- 발에 맞는 낮고 넓은 굽과 고무바닥으로 된 신발을 신는다.
- 평소 균형을 유지하고 근력을 강화할 수 있는 운동을 한다.

3 소화계 질환

- 소화계 질환의 특이적 증상 : 식욕감퇴, 소화불량, 구역과 구토, 변비 또는 설사, 위산과다로 인한 속쓰림

01 역류 식도염

(1) **정의** : 위의 내용물이나 위산이 식도로 역류하여 발생하는 식도의 염증

(2) **원인** : 잘못된 식습관, 식도 조임근의 압력이 낮아진 경우, 음식이 위에 계속 남아 있는 경우, 비만 등

(3) **증상** : 속쓰림, 소화불량, 기침 등

(4) 치료 및 간호

① 정상체중을 유지하고 비만인 경우 체중을 줄인다.
② 저지방, 저자극 음식을 소량씩 자주 섭취하고 지나치게 뜨겁거나 찬음식, 탄산음료, 카페인, 술, 담배 등을 피한다.
③ 식후 바로 눕지 않는다.
④ 취침 전에 음식물 섭취를 금하고 취침 시 상체를 약간 상승시킨다.
⑤ 복압이 상승되는 행동(예 조이는 옷을 입거나 허리를 굽히는 행동)을 하지 않는다.

02 위염

(1) **정의** : 위 점막에 염증이 생긴 상태

(2) **원인** : 자극적인 음식이나 약물의 섭취, 세균 및 바이러스 감염, 불규칙한 식습관 등

(3) **증상** : 상복부 불편감 및 통증, 트림, 구역과 구토, 설사, 소화불량 등

(4) **치료 및 간호** : 통증과 구역이 가라앉을 때까지는 금식, 이후 유동식과 부드러운 음식 제공, 진통제 및 제산제 투여, 자극적인 음식이나 술 또는 흡연을 피해야 함

03 소화 궤양

(1) **정의** : 위와 십이지장(샘창자) 점막뿐만 아니라 근육층까지 손상이 생긴 상태

(2) **원인** : 스트레스, 위나선균(위염균, 헬리코박터 파일로리) 감염, 자극적인 음식이나 카페인, 흡연, 약물로 인한 자극 등

(3) **증상**

① 십이지장 궤양 〉 위 궤양 〉 식도 궤양 순서로 발생한다.
② 위 궤양은 음식 섭취 후, 십이지장 궤양은 공복 시 쓰리고 아픈 통증, 오른쪽 어깨와 등쪽으로 방사되는 통증, 명치 통증, 구역과 구토, 변비와 혈변

(4) **치료 및 간호** : 스트레스 감소를 위한 노력, 휴식, 위산분비 억제제와 위 점막 보호제 등의 약물투여, 위나선균 감염치료, 아스피린 복용금지, 고단백·고비타민·소화되기 쉽고 위내 정체시간이 짧은 음식을 소량씩 규칙적으로 섭취, 우유나 크림은 위산분비를 자극하므로 금함, 자극적인 음식섭취 금지, 금주 및 금연

(5) **합병증** : 위궤양일 경우 위출혈, 위천공

※ 위천공 : 위벽에 구멍이 생기는 것으로 증상은 갑작스러운 극심한 상복부 통증 및 복부 강직이 나타나며 즉각적인 수술로 치료한다.

04 위암

(1) **정의** : 위에 생기는 악성종양

(2) **원인** : 원인불명, 짜거나 가공된 음식 섭취, 흡연, 가족력, 위나선균(위염균, 헬리코박터 파일로리) 감염 등

(3) **증상** : 무증상, 소화불량, 식욕부진, 체중감소, 허약감, 복부팽만감, 구역과 구토, 복부통증, 빈번한 트림, 설사, 혈변 등

(4) **치료 및 간호** : 저섬유질 식이, 화학요법, 방사선요법, 부분 위절제, 전체 위절제 등의 수술요법

　1) 위 절제수술 환자의 간호
　① 수술 직후 의식이 돌아오면 분비물이 잘 배출될 수 있도록 반좌위를 취해준 후 기침과 심호흡을 격려한다.
　② 위 수술 후 첫 12시간 동안은 약간의 혈액이 섞여 나올 수 있다.
　③ 수술을 위해 삽입한 위관은 장의 연동운동이 돌아온 후 제거한다.

(5) **빠른비움증후군(덤핑증후군)**

　1) **정의** : 위 절제 수술을 받은 사람에게 식후에 나타나는 증후군으로, 섭취한 음식물이 소장 내로 급속히 이동함으로 인해 발생한다.

　2) **증상** : 어지러움, 창백, 구토, 두근거림(심계항진), 발한, 복통, 설사, 실신 등

　3) 예방법
　① 옆으로 누워 식사하며 식후 30분가량 누워 있는다.
　② 음식을 소량 자주 섭취하며 식사 시와 식후에 수분섭취를 자제한다.
　③ 고단백, 고지방, 저탄수화물, 저수분 식사를 한다.
　④ 전체 위 절제 후 비타민 B_{12} 흡수가 되지 않아 악성빈혈이 생길 수 있으므로 정기적으로 비타민 B_{12}를 근육주사한다.

05 충수염

(1) **정의** : 충수에 발생하는 염증

(2) **증상** : 우하복부 맥버니 부위의 반동성 압통, 미열, 식욕부진, 구역, 구토, 백혈구 증가 등

(3) **치료 및 간호** : 금식, 즉시 수술이 어려울 경우 항생제 사용+하복부에 얼음주머니 적용(더운물 주머니나 관장 금지)

(4) **합병증** : 복막염

06 장염

(1) **정의** : 소장과 대장에 생기는 염증

(2) **증상** : 구역, 구토, 설사, 복통, 발열 등

(3) **치료 및 간호** : 구토나 설사 시 전해질 공급, 항생제 치료, 부드러운 저잔여 식이, 설사가 심하면 식사를 제한하고 끓인 보리차를 조금씩 마시도록 한다.

07 대장암

(1) **정의** : 흔히 구불결장과 직장에 발생하는 악성종양

(2) **원인** : 원인불명, 가족력, 저섬유질 식이, 지방 및 육류의 과다섭취

(3) **증상** : 변비와 설사가 교대로 나타남, 혈변, 하복부 통증 및 팽만, 식욕부진, 체중감소, 빈혈

(4) **치료 및 간호** : 수술, 화학요법, 방사선요법

(5) **인공항문(장루)수술 환자의 간호**
  ① 인공항문의 색깔이 적갈색, 보라색, 검은색일 경우 즉시 보고한다.
  ② 탄산음료, 양배추, 양파, 콩, 튀긴 음식 등은 가스를 유발하므로 자제한다.
  ③ 규칙적인 배변습관 형성을 위해 장세척을 실시한다.

08 치핵(치질)

(1) **정의** : 항문의 혈관조직이 지나치게 확장된 것

(2) **원인** : 유전, 설사나 변비의 반복, 비만, 임신, 장기간 앉거나 서 있는 경우

(3) **증상** : 출혈, 통증 등

(4) **치료 및 간호** : 변비 예방, 고섬유질식이+수분섭취 증가, 좌욕, 진통제 사용, 수술

4 간·담관 및 췌장(이자) 질환

01 간염

(1) 간염의 종류

구분	A형 간염	B형 간염	C형 간염
법정 감염병 종류	2급	3급	3급
예방접종	있음	있음	없음
동의어	전염간염	혈청간염	non-A non-B (NANB)형 간염

구분	A형 간염	B형 간염	C형 간염
원인	대소변에 오염된 물이나 음식물, 혈액 → 식기 구별, 음식 같이 먹지 않아야 함	수혈, 혈액제제, 정액, 오염된 주사기나 바늘, 직접접촉(성교), 수직감염	

※ B형 간염 검사 결과 HBsAg(항원)이 〔−〕, HBsAb(항체)가 〔−〕일 경우 항체 형성을 위해 B형 간염 예방접종을 해야 한다.

(2) **증상** : 식욕부진, 체중감소, 구역과 구토, 설사, 두통, 발열, 간 부위 통증, 황달, 가려움증, 피로감, 간수치 상승 등

(3) **치료 및 간호** : 안정, 수분섭취 증가, 고탄수화물·고단백·고비타민·저지방·저염 식이

02 간경화증

(1) **정의** : 만성적인 염증으로 인해 정상적인 간 조직이 섬유화되어 간의 기능이 저하되는 것

(2) **증상** : 간염증상, 비장 증대, 복수, 소변감소(핍뇨), 위장 및 식도 출혈, 저알부민혈증, 하지부종, 심하면 간성혼수

(3) **치료 및 간호**
  ① 식이 : 고단백(간성혼수 시에는 단백질 제한), 고탄수화물, 저지방, 저염, 복수나 부종 시 수분과 염분 제한, 다량의 비타민 B 복합체 투여, 음식은 소량씩 자주 섭취
  ② 매일 체중, 수분 섭취량과 배설량 측정
  ③ 가려움증 완화를 위한 피부간호, 금연과 금주, 침상안정, 출혈예방
  ④ 복수 시 복수천자
  ⑤ 항히스타민제, 이뇨제 등 처방된 약물 투여

03 담석증

(1) **정의** : 콜레스테롤, 빌리루빈, 칼슘 등으로 구성된 담석이 담낭내에서 생성되어 담관 또는 총담관을 막는 증상

(2) **증상** : 심한 통증, 발열, 황달, 소화불량 등

(3) **치료 및 간호** : 저지방 식이, 안정, 진통제 투여, 수술(내시경, 체외충격파쇄석, 개복수술)

04 췌장염

(1) **정의** : 만성 알코올 중독증, 담석증 등에 의해 췌장에 염증이 생긴 것

(2) **증상** : 상복부 통증, 등에 방사되는 통증, 구역과 구토, 변비, 발열 등

(3) **치료 및 간호** : 안정, 금식, 수액공급, 위액의 계속적 흡인

> **간 질환의 특이적 증상**
>
> **1. 황달**
> - 혈액 내에 담즙색소(예 빌리루빈) 농도가 비정상적으로 증가하여 피부나 점막 등이 노랗게 물드는 현상이다.
> - 피부에 담즙산염이 쌓여 가려움증이 발생한다.
> - 종류
>   - 폐쇄 황달 : 담도가 폐쇄되어 황달, 가려움증, 회백색의 대변 발생 예 췌장암, 담석증에 의한 황달
>   - 간세포(비폐쇄) 황달 : 간세포 손상으로 인해 담즙 생산이 저하되어 유발되는 황달 예 간염, 간경화증에 의한 황달
>   - 용혈 황달 : 적혈구가 파괴되어 발생하는 황달
>
> **2. 간성혼수**
> - 정의 : 간기능 장애가 있는 환자의 의식이 나빠지거나 행동에 변화가 생기는 것이다.
> - 특징 : 무서운 간질환의 합병증 중 하나로 예후가 나쁘다.
> - 원인 : 단백질이 분해될 때 발생하는 암모니아가 원인이다. 단백질을 과도하게 섭취하거나 변비가 있을 때 또는 위장관 출혈이 있을 때 발생한다.
> - 증상 : 호흡 시 단 냄새, 혈중 암모니아 증가, 불면증, 성격 변화, 떨림(진전), 지남력 상실, 착란, 혼수상태 등
> - 치료 : 반드시 저단백 식이섭취, 락툴로스(상품명 : 듀파락)를 복용하거나, 같은 용액을 사용하여 정체관장을 시행하여 암모니아를 배출시킨다.

5 호흡계 질환

> - 호흡계 질환의 특이적 증상 : 호흡곤란, 흉통, 객혈, 기침, 청색증
> - 객혈 시 간호 : 절대안정, 반좌위 자세, 큰 기침 삼가(잔 기침으로 함), 흉부에 얼음주머니, 금식, 의사표시를 위한 필기도구 준비

01 만성 기관지염

(1) **정의** : 기관지 염증으로 기관지가 붓고 좁아지며 섬유화가 나타나는 상태

(2) **증상** : 기침, 쌕쌕거림(천명), 점액성 가래, 호흡곤란 등

(3) **치료 및 간호** : 자극성 물질·냄새·먼지·추운 곳에 노출 방지, 충분한 영양분과 수분 섭취, 항생제·기관지 확장제·거담제 등의 약물 투여, 금연, 체위배액과 물리요법을 통한 가래 배출

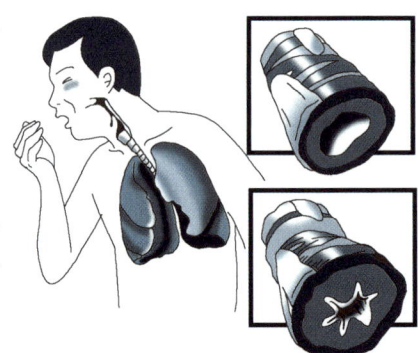

02 폐기종(폐공기증)

(1) **정의** : 비정상적으로 기도와 폐포가 확장된 상태

(2) **증상** : 만성적인 기침과 가래, 호흡곤란, 곤봉손가락, 술통모양의 가슴우리(흉곽)

(3) 치료 및 간호
① 만성 기관지염과 폐기종은 만성폐쇄폐질환의 한 종류이므로 이에 준해 간호
② 저농도의 산소투여, 항생제, 기관지 확장제, 거담제 등의 약물요법, 입을 모아 길게 숨쉬는 연습, 충분한 영양과 수분섭취 권장, 감염예방, 휴식 등

03 만성폐쇄폐질환(COPD)

(1) **정의** : 만성 기관지염이나 폐기종으로 인해 초래되는 환기장애

(2) **원인** : 흡연, 반복적인 폐 감염, 진폐증

(3) **증상** : 기침, 가래, 호흡곤란, 청색증

(4) **치료 및 간호**
① 코로 들숨(흡기)하고 입을 동그랗게 모아 길게 날숨(호기)
② 항생제·기관지 확장제·거담제 투여, 우심실 부전이 발생하게 되면 강심제·이뇨제 사용
③ 영양과 수분섭취 증진, 감염예방, 금연, 휴식
④ 고농도의 산소 공급은 호흡을 억제하여 혼수 또는 사망을 일으킬 수 있으므로 반드시 저농도의 산소 제공

04 폐렴

(1) **정의** : 폐포와 세기관지에 발생한 염증

(2) **원인** : 미생물(폐렴균 90%, 바이러스 10%), 유독가스와 같은 화학적 자극
  ※ **흡인성 폐렴** : 우유나 수분이 기도 내에 들어가서 생긴 폐질환

(3) **증상** : 빠르고 얕은 호흡, 빠른 맥박, 창백, 오한과 고열, 가래, 식욕감퇴 등

(4) **치료 및 간호** : 항생제 사용, 필요 시 산소 공급, 충분한 휴식과 수면, 충분한 수분 섭취, 호흡곤란 시 반좌위

05 결핵

(1) **정의** : 결핵균에 의한 비말감염

(2) **특징 및 증상** : 인체 여러 부위에 침범하나 폐에 발생빈도가 가장 높으며 2주 이상 기침, 객혈, 호흡곤란, 무력감과 피곤함, 미열, 오한, 식은땀, 식욕과 체중감소

(3) **치료 및 간호** : 항결핵제 복용, 고단백·고비타민 식이 제공, 금연과 금주

1) 투베르쿨린 검사(결핵감염 여부 판정 검사)
① PPD용액 0.1cc를 아래팔 내측에 피내주사하고 48~72시간 후 판독하여 경화(경결)의 직경이 10mm 이상이면 양성, 9mm 이하이면 음성으로 판정한다.

② 투베르쿨린 검사 결과 양성 : 결핵균에 노출된 경험이 있는 것으로 보고 X선 직접촬영 → 가래 검사 시행

③ 투베르쿨린 검사 결과 음성 : 결핵균에 노출된 경험이 없어 항체가 없는 것으로 보고 BCG예방접종 (0.1cc, 피내주사) 시행

06 기관지 천식

(1) **정의** : 먼지, 꽃가루, 약물, 스트레스, 음식 등에 의해 기관지가 좁아지는 알레르기성 질환

(2) **특징 및 증상** : 기침, 기관지 부종, 호흡곤란, 가래, 쌕쌕거림(천명) 등의 증상이 나타나며 밤에 특히 심함

(3) **치료 및 간호** : 충분한 영양분과 수분 공급, 적절한 습도 제공, 필요시 산소나 기관지 확장제(에피네프린, 벤토린 등) 투여

(4) **예방** : 알레르기 물질과 접촉 금지, 금연, 과로와 스트레스 주의, 갑자기 추운 환경에 노출되지 않도록 주의

07 기관지 확장증

(1) **정의** : 기관지가 만성적으로 확장되어 탄력성이 없어지는 질환

(2) **원인** : 원인 불명, 폐나 호흡기 감염, 수술 후 가래 배출이 안 되었을 때, 천식, 폐기종

(3) **증상** : 심한 기침, 객혈, 3층형 가래(맨 아래-진한 농성가래, 가운데-푸르고 탁한 가래, 맨 위-거품이 섞인 가래), 곤봉손가락

(4) **치료 및 간호** : 항생제 사용, 체위배액 및 물리요법을 통한 가래 배출, 충분한 영양 섭취, 금연, 수술
※ 고름가슴증(농흉) 환자는 '감염된 쪽'으로 누워 감염이 퍼지는 것을 막는다.

08 무기폐(폐확장부전)

(1) **정의** : 폐의 부분 또는 전체가 허탈된 상태로, 흉부 X선상 하얀 삼각형 모양을 볼 수 있음

(2) **원인 및 증상** : 수술 후 합병증, 부동이나 흡입 마취, 폐종양 등이 원인이며 고열, 오한, 흉통, 호흡곤란 등의 증상이 있음

(3) **치료 및 간호** : 항생제 투여, 기관지 및 폐 분비물 제거, 깊은 호흡 격려, 필요시 수술요법(폐엽절제)

09 폐암

(1) **정의** : 흡연, 대기오염 등의 만성적인 자극성 물질로 인해 폐에 발생한 악성종양

(2) **증상** : 기침, 호흡곤란, 혈액 혹은 화농성 가래, 흉부 중압감 및 흉통, 객혈, 빈혈, 청색증 등

(3) **치료 및 간호** : 수술요법, 방사선요법, 화학요법, 금연, 균형잡힌 식사 등

6 혈액 질환

01 빈혈

(1) **정의** : 적혈구, 혈색소(헤모글로빈), 적혈구용적률(헤마토크리트) 수치가 정상보다 낮아 혈액의 산소운반 능력이 부적당한 상태

※ 성인 남자의 혈색소 농도가 13g/dL 미만, 성인 여자의 경우 12g/dL 미만인 경우에 빈혈에 해당

(2) **빈혈의 원인, 증상, 치료**

	용혈 빈혈	철 결핍 빈혈	재생불량 빈혈	악성 빈혈
원인	적혈구 파괴	철분 부족, 출혈, 영양상태 불량	골수의 조혈기능 저하	비타민 B_{12} 흡수 부족
증상	황달, 담석증, 진한 소변, 비장과 간 비대	창백, 윤기없는 피부와 머리털, 숟가락모양 손톱	창백, 구강괴사, 월경 과다, 생식기 출혈, 혈뇨	소화기 장애, 식욕부진, 체중 감소, 구역과 구토, 복부 팽만, 미각과 후각 저하, 전신 쇠약, 창백, 호흡곤란
치료	용혈의 원인 제거, 수혈	철분제 투여, 철분이 많은 음식섭취와 철분의 흡수를 위한 비타민 C 보충	수혈, 골수이식	비타민 B_{12} 근육주사, 수혈, 위암이 잘 발생하므로 조기발견을 위한 대변검사나 위 내시경 시행

※ 철분제 복용 시 주의사항 : 액상 타입의 철분제는 치아 착색을 일으키므로 빨대를 사용하며, 대변색이 검어질 수 있음을 알려준다. 또한 오렌지주스나 비타민 C와 함께 복용하면 흡수가 촉진된다.

02 백혈병

(1) **정의** : 미성숙한 백혈구가 비정상적으로 증식하는 질환

(2) **증상** : 창백, 발열, 오한, 잇몸출혈, 백혈구 증가, 체중감소 등

(3) **치료 및 간호** : 화학요법, 방사선요법, 골수 이식, 감염방지, 필요시 보호격리(역격리), 수혈

03 혈우병

(1) **정의** : 남성에게만 나타나는 열성 유전질환으로 혈액 내 응고인자가 부족하여 발생하는 출혈성 질환

(2) **증상** : 출혈, 멍, 혈액 응고시간 지연, 관절통

(3) **치료 및 간호** : 혈우병 표시증을 항상 가지고 다니기, 단백질과 비타민 C 충분히 섭취, 항혈우인자 투여, 관절통이 심하면 진통제를 사용하고 관절부위 냉찜질, 출혈 시 지혈제 사용, 필요 시 수혈

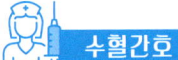
수혈간호

1. 수혈과 헌혈
- O형은 O형으로부터만 수혈을 받을 수 있고, 모든 혈액형에게 혈액을 줄 수 있다. (만능공혈자)
- A형은 O형과 A형으로부터 수혈을 받을 수 있고, A형과 AB형에게 혈액을 줄 수 있다.
- B형은 O형과 B형으로부터 수혈을 받을 수 있고, B형과 AB형에게 혈액을 줄 수 있다.
- AB형은 모든 혈액형으로부터 수혈을 받을 수 있고, AB형에게만 혈액을 줄 수 있다. (만능수혈자)
- ※ 수혈 전에는 반드시 혈액형 검사(ABO식, Rh식)와 혈장 교차 시험을 시행하여야 한다.

2. 수혈간호
- 수혈에 사용될 혈액은 2명의 간호사가 꼼꼼히 확인하고 수혈백과 수혈기록지에 서명한다.
- 수혈 전에 반드시 활력징후를 측정한다.
- 혈액 주입 전에 혈관에 정확히 주입되는지 확인하기 위해 50cc의 생리식염수로 주입을 시작한다.
- 오한을 방지하기 위해 혈액가온장치(Blood warmer)를 사용하여 혈액을 체온과 비슷한 온도로 데워서 주입한다.
- 적혈구 용혈을 방지하기 위하여 18G 전후(17~19G)의 굵은 바늘을 사용한다.
- 수혈 부작용을 관찰하기 위해 수혈 시작 후 15분간 환자상태를 잘 관찰한다.
- 혈액 주입 중인 수혈세트에 약물을 주입하지 않는다.
- 수혈 중 오한, 호흡곤란, 발열, 알레르기 반응 등의 이상반응이 있으면 수혈을 중지하고 즉시 보고한다.
- 연속해서 수혈할 경우 혈액 한 팩이 끝날 때마다 여과막이 있는 수혈세트를 새것으로 교환한 후 수혈을 지속한다.

7 순환계 질환

- 순환계 질환의 특이적 증상 : 사지의 냉감 및 창백, 두근거림(심계항진), 부종, 청색증, 심장잡음, 위장관의 변화, 실신, 안정통증, 간헐절뚝거림(간헐파행 : 걷거나 운동할 때 발생하는 심한 종아리 특징)

01 고혈압

(1) 정의 : 140/90mmHg 이상의 혈압이 지속되는 상태로 특별한 원인 질환 없이 발생하는 본태 고혈압과 다른 질환으로 인해 발생하는 이차 고혈압이 있다.

(2) 증상 : 무증상, 두통, 어지러움, 코피, 흐린 시야 등

(3) 치료 및 간호 : 저염·저칼로리·저지방·저콜레스테롤 식이, 포타슘·칼슘·마그네슘 섭취, 금주와 금연, 규칙적인 운동으로 체중관리, 약물요법(혈압강하제, 이뇨제) 등

02 협심증

(1) 정의 : 심근에 일시적으로 혈액공급이 부족해서 발생하는 관상동맥(심장동맥) 질환

(2) 증상 : 흉통(왼쪽팔로 방사통), 질식감, 조이는 느낌, 호흡곤란, 일반적으로 휴식시 통증이 완화됨

(3) **치료 및 간호** : 금연, 체중조절, 스트레스와 피로 예방, 갑작스럽게 찬 기운에 노출되는 것 방지, 카페인 섭취 금지, 나이트로글리세린 혀밑(설하) 투여(앉은자세에서 5분 간격으로 3회 투약, 20~30초만에 작용이 나타나 20~40분간 흉통 억제), 또는 나이트로글리세린 패치형을 흉부나 상완(위팔)의 안쪽에 붙임

03 심근경색증

(1) **정의** : 관상동맥(심장동맥)이 폐색되어 심근에 괴사를 일으키는 질환

(2) **증상** : 휴식을 취하거나 나이트로글리세린을 투여해도 심한 흉통이 지속, 호흡곤란, 실신, 심장마비 등

(3) **치료 및 간호** : 산소투여, 활력증상 및 심전도 모니터링, 절대안정, 대변 연화제 투여, 혈전약(항혈전제) 투여, 관상동맥우회술, 스텐트 삽입, 근육주사 금기, 흉통 감소를 위해 모르핀 정맥주사

04 울혈 심부전

(1) **정의** : 심장이 혈액을 받아들이는 충만 기능(이완 기능)이나 짜내는 펌프 기능(수축 기능)이 감소하여 신체조직에 필요한 혈액을 제대로 공급하지 못하는 질환

(2) **증상**
　① 좌심부전 : 호흡곤란, 기침, 폐부종 등
　② 우심부전 : 복수, 부종, 체중 증가, 간 비대 등

(3) **치료 및 간호** : 침상안정, 휴식, 산소투여, 강심제와 이뇨제 투여, 저염식이, 수분제한

05 동맥경화증과 죽(상)경화증(죽상동맥경화증)

(1) **정의**
　① 죽(상)경화증 : 동맥 내에 콜레스테롤 등이 축적되는 상태로 대동맥, 관상동맥 등 큰 동맥에 주로 생긴다.
　② 동맥경화증 : 동맥이 탄력성을 잃고 내강이 좁아지는 상태로 주로 말초동맥에 생긴다.

(2) **증상** : 간헐절뚝거림(간헐 파행), 통증, 감각변화 등 침범된 부위에 따라 증상이 다르다.

(3) **치료 및 간호** : 자주 걷도록 격려, 체중 조절 및 금연, 발관리, 혈관확장제나 항응고제 등의 약물 투여

　※ 관상동맥(심장동맥) 질환의 발생 위험이 높은 사람 : 폐경 여성, 경구 피임제를 장기복용한 여성, 고혈압 대상자, 장기간 흡연한 사람, LDL- 콜레스테롤이 높고 HDL- 콜레스테롤이 낮은 사람

8 비뇨·생식계 질환

01 사구체신염

(1) **정의** : 주로 상기도 감염이 원인이 되어 노폐물을 여과하는 기능을 하는 신장의 사구체에 염증이 생기는 질환

(2) **증상** : 혈뇨, 단백뇨, 진하고 거품이 나는 소변, 발열, 옆구리 통증, 구역과 구토, 식욕부진, 혈압상승, 부종 등

(3) **치료 및 간호**
　① 식이 : 부종이 심하면 수분제한, 저염·저단백·고탄수화물 식이
　② 약물투여 : 항생제, 혈압강하제, 스테로이드, 이뇨제
　③ 수분 섭취량과 배설량 측정, 체중 측정, 요비중 측정
　④ 편도염 등 상기도 감염 환자와의 접촉 금지

02 방광염

(1) **정의** : 세균감염(예 대장균)으로 인한 방광의 염증(여성 > 남성)

(2) **증상** : 배뇨 시 통증, 배뇨장애, 발열, 식욕부진, 빈뇨, 절박뇨, 단백뇨, 혈뇨, 야간뇨 등

(3) **치료 및 간호** : 수분섭취, 항생제 복용, 좌욕, 휴식과 안정, 소변 참지 않기, 성관계 후 소변보기

03 만성 신부전

(1) **정의** : 신장의 기능이 진행적, 불가역적으로 감소되거나 상실된 상태

(2) **증상** : 소변감소(핍뇨), 무뇨, 전해질 불균형, 고혈압, 구역과 구토, 식욕부진, 가려움증 등

(3) **치료 및 간호**
　① 식이 : 저단백, 수분과 염분 제한, 포타슘과 인의 섭취 제한, 철분제의 흡수율을 높이기 위해 정맥주사로 보충
　② 혈압조절, 복막 또는 혈액 투석, 신장이식

혈액투석을 위한 동정맥샛길(동정맥루)을 가진 환자의 간호

- 동정맥샛길 시술 1~2개월 후 투석을 시작할 수 있다.
- 동정맥샛길이 있는 팔에서 혈압측정, 채혈을 금한다.
- 동정맥샛길이 있는 팔로 정맥주사, 팔베게, 무거운 물건 들기를 금한다.
- 환자 침대에 보호 표지판을 달아둔다(예 왼팔 보호, 오른팔 보호).
- 혈액 투석 후 저혈압 증상을 확인하기 위해 혈압을 반드시 측정한다.
- 동정맥샛길에서 진동감이 느껴지지 않으면 즉시 보고한다.
- 적절한 단백질과 열량 섭취, 포타슘과 인·수분·염분을 제한하는 식이를 한다.

04 전립샘비대

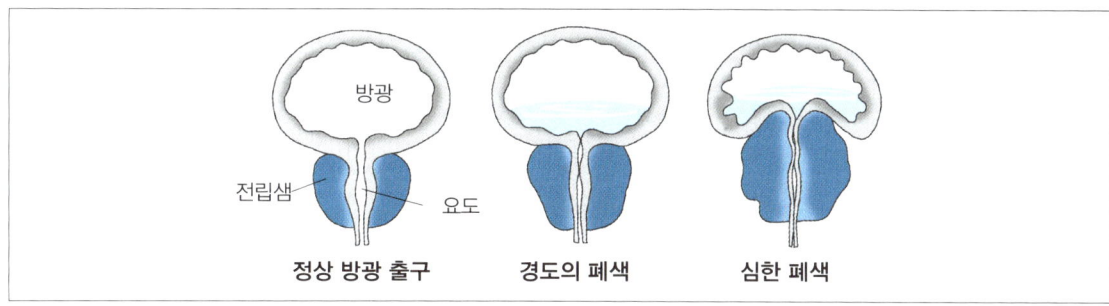

(1) **정의** : 방광 아래에서 요도를 감싸고 있는 전립샘이 비대해지는 상태로 직장 손가락 검사나 직장초음파 검사로 진단

(2) **증상**
① 소변이 나오기 시작할 때까지 오랜 시간이 걸리고 힘을 주어야 나온다.
② 갑자기 소변이 마렵고 참기 힘들며 자주 마렵다.
③ 소변줄기가 가늘고 힘이 없어지며 중간에 끊어지기도 한다.
④ 소변을 보고 나서도 시원하지 않은 느낌이 들며, 밤에 자다가 일어나서 소변을 자주 본다.

(3) **치료 및 간호** : 약물요법, 수술요법(전립샘 절제)

(4) **전립샘 절제 후 간호**
① 24시간 침상안정 후 조기이상, 수술 후 유치도뇨 시 도뇨관을 잠그지 않도록 주의
② 생리식염수로 수술 후 2~3일간 지속적인 방광세척을 하고 소변이 맑아지면 중단
③ 섭취량과 배설량을 측정하며, 유치도뇨관이 혈괴로 막히지 않았는지, 출혈은 없는지 수시로 확인
④ 혈뇨가 나오면 보고하고 혈액응고를 막기 위해 수분섭취 권장

 배뇨와 관련된 용어

종류	정의
무뇨	• 24시간 소변량이 100cc 이하
소변감소(핍뇨)	• 24시간 소변량이 500cc 이하, 시간당 30cc 이하
다뇨, 빈뇨	• 다뇨 : 24시간 배뇨량이 2,500cc 이상 • 빈뇨 : 1일 배뇨 횟수가 증가한 것
절박뇨	• 요의가 일어나면 참지 못하고 즉시 배뇨하고 싶은 것
요실금	• 본인의 의지와 관계없이 자신도 모르게 소변이 유출되어 속옷을 적시게 되는 현상
배뇨장애(배뇨곤란)	• 배뇨 시 통증이나 작열감 등의 불편함이 있는 것
단백뇨, 당뇨	• 단백뇨 : 소변에서 단백질이 검출되는 것 • 당뇨 : 소변에 비정상적으로 당이 포함된 것
혈뇨	• 소변에 비정상적으로 혈액이 섞여 있는 것
요정체(폐뇨)	• 소변이 배출되지 못하고 방광에 남아 있는 상태
잔뇨	• 소변을 본 후 방광에 남아 있는 소변의 양으로 소변을 본 직후 단순도뇨를 통해 측정하며 50cc 이하가 정상

9 신경계 질환

> - 뇌압상승 증상 : 의식변화, 두통, 구토, 시신경 유두부종, 사지 감각 및 운동장애
> - 간호 : 활력징후 측정, 동공반사(홍채수축반사, 대광반사) 확인, 의식 확인, 절대안정, 상체를 30° 정도 상승, 과환기 유도, 변비 예방, 발살바 금지, 2시간 마다 천천히 조심스럽게 체위변경, 마니톨이나 글리세롤 등의 고장액 투여

01 뇌출혈

(1) **원인** : 고혈압, 외상, 혈관기형, 뇌종양 등

(2) **증상** : 두통, 마비, 시야장애 등

(3) **치료 및 간호** : 절대안정 및 침상안정, 의식사정, 기도유지, 약물요법, 수술요법

02 뇌졸중

(1) **원인과 정의** : 고혈압, 가족력, 흡연, 과도한 음주, 비만, 스트레스 등으로 인해 발생하는 뇌출혈(출혈성 뇌졸중)과 뇌경색(허혈성 뇌졸중)

(2) **증상** : 반신마비, 전신마비, 어눌한 발음, 두통 및 구토, 어지러움, 시력장애, 삼킴곤란(연하곤란), 의식상실, 치매 등

(3) **치료 및 간호** : 발생 후 1~3일간 금식, 혈전약(항혈전제)이나 항응고제 등의 약물요법, 수술요법, 재활요법

03 파킨슨병

(1) **원인과 정의** : 신경전달물질인 도파민을 만들어내는 특별한 신경세포들이 파괴되는 것

(2) **증상** : 움직임이 느려짐(운동 완만, 서동), 무표정, 근육경직(뻣뻣해짐), 편한 자세로 쉬고 있을 때 떨림(진전)이 나타나고 목적이 있는 행동을 시작하면 떨림이 감소, 글씨가 점점 작아짐(작은 글씨증, 소서증), 굽은 자세 등

(3) **치료 및 간호** : 도파민제제 약물투여, 관절과 근육이 경직되지 않도록 스트레칭과 운동 격려

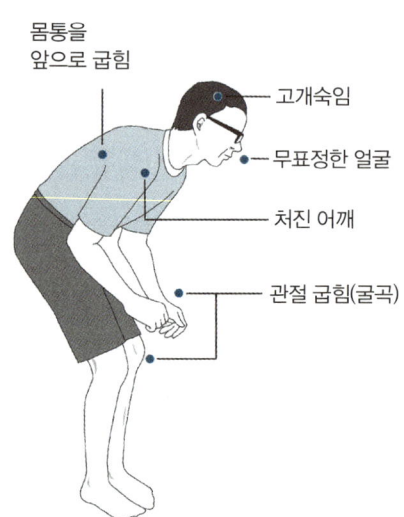

파킨슨병 환자의 일반적인 자세

10 내분비계 질환

01 갑상샘

구분	갑상샘 항진증 (바제도병, 그레이브스병)	갑상샘 저하증 (크레틴병, 점액부종)
정의	• 갑상샘 비대와 타이록신의 과잉분비로 신진대사가 증가되는 질환	• 타이록신의 분비가 저하되어 신진대사가 저하되는 질환
증상	• 체중감소, 발한, 안구돌출, 두근거림(심계항진), 빈맥, 설사, 신경과민, 손이나 눈꺼풀 등의 떨림, 월경불순 또는 중단, 정서적 불안정, 갑상샘 증대, 더위에 민감	• 어린이 : 크레틴병 – 지적 발달장애, 신체 성장 지연 • 성인 : 점액부종 – 빈혈, 부종, 체중증가, 거칠고 건조한 피부, 탈모, 서맥, 변비, 위산분비 감소, 식욕감소, 무월경 또는 월경과다증, 성욕감퇴, 불임, 추위에 민감
치료 및 간호	• 방문객을 제한하고 안정, 고열량식이, 다량의 수분·비타민·미네랄 섭취, 피부간호, 진정제 등의 약물투여, 시원한 환경 제공, 방사성 아이오딘 치료, 갑상샘 절제 시행	• 따뜻한 환경제공, 저열량·고단백 식이, 변비예방, 갑상샘 호르몬 투여

※ 갑상샘 절제수술 후 후두신경 손상여부를 확인하기 위해 환자에게 말을 시켜본다.

02 부갑상샘

구분	부갑상샘 항진증	부갑상샘 저하증
정의	부갑상샘 기능이 항진되어 혈액 내 칼슘이 증가하는 현상	부갑상샘 기능이 저하되어 혈액 내 칼슘이 감소하는 현상
증상	골연화증, 골절	테타니(tetany, 근육경련)
치료 및 간호	낙상 예방, 저칼슘 식이, 부갑상샘 절제	고칼슘·저인 식이, 칼슘제와 비타민 D 투여

※ 부갑상샘 호르몬 : 혈중 칼슘과 인의 대사를 조절

03 부신피질

구분	안드로젠	코티솔	알도스테론
기능	남성호르몬	스트레스 시 에너지 제공, 혈압과 혈당 상승	소듐과 포타슘의 균형 조절, 정상 혈압과 혈액량 유지
부신피질 항진증	〈부신성 남성화〉 다모증, 여성은 생식기 남성화와 유방위축, 남성은 조숙	〈쿠싱증후군〉 고혈압, 고혈당, 달덩이 얼굴, 부종, 골다공증	〈알도스테론증〉 고혈압, 부종, 염분축적, 저포타슘혈증

구분	안드로젠	코티솔	알도스테론
부신피질 저하증	여성의 겨드랑 및 음모 부족	〈애디슨병〉 저혈압, 저혈당, 스트레스에 민감	〈애디슨병〉 저혈압, 고포타슘혈증, 탈수

※ 부신피질 항진증 : 쿠싱증후군   ※ 부신피질 저하증 : 애디슨병

04 요붕증

(1) **정의** : 항이뇨호르몬의 결핍으로 인해 많은 양의 소변이 배출되는 질환

(2) **증상** : 다뇨(4~5L/일 이상), 다음증(다음다갈증), 탈수, 체중감소, 두통, 쇼크

(3) **치료 및 간호** : 탈수나 전해질 불균형 증상(갈증, 피부 탄력성 감소, 의식변화 등) 관찰, 섭취량과 배설량 측정, 충분한 수분섭취, 정맥으로 수액공급, 염분 제한

05 당뇨병

(1) **정의** : 인슐린의 결핍으로 혈당이 상승하는 질환

(2) **증상** : 3대 증상(다음, 다식, 다뇨), 소변에서 아세톤 냄새, 체중감소, 피로감, 공복감, 가려움증 등

(3) **치료 및 간호** : 식이요법(저탄수화물, 저지방, 고단백질, 고비타민, 고섬유질), 운동요법, 약물요법(인슐린, 경구혈당강하제), 발 간호

1) 고혈당의 응급처치(당뇨병케토산증) : 인슐린 투여

2) 저혈당의 응급처치(인슐린 쇼크)
① 저혈당 증상 : 두통, 식은땀, 두근거림(심계항진), 어지러움증, 빈맥, 혈압상승, 맥박증가, 떨림, 이상감각, 혼돈
② 의식이 있는 경우 : 오렌지주스 등의 과일주스, 꿀물, 설탕물, 사탕 등의 단당류 섭취
③ 의식이 없는 경우 : 포도당 정맥주사

3) 당뇨환자 발 간호
① 발을 매일 씻고 발가락 사이를 잘 건조시킨다.
② 발을 담그기 전에 물의 온도가 40℃가 넘지 않도록 점검한다.
③ 발에 로션을 바르되 발가락 사이에는 바르지 않는다.
④ 발톱은 일자로 다듬는다.
⑤ 꽉 끼는 의복이나 다리를 꼬는 자세를 피한다.
⑥ 티눈은 자르지 말고 병원에 방문한다.
⑦ 꽉 끼는 신발이나 샌들을 신거나 맨발로 다니지 않도록 한다.

(4) **진단검사** : 소변검사, 공복 시 혈당검사(FBS), 경구포도당내성 2시간 후 혈당검사,, 당화혈색소검사(HbA1c)

(5) 당뇨 수치

구분	혈당 정상수치(성인)	당뇨병 전단계	당뇨병 진단 수치(성인)
공복혈당	100mg/dl 미만	100~125mg/dl	126mg/dl 이상
경구포도당내성 2시간 후 혈당	140mg/dl 미만	140~199mg/dl	200mg/dl 이상
당화혈색소	4~5.6%	5.7~6.4%	6.5% 이상

(6) 당뇨병의 종류

종류	인슐린 분비	발생시기
1형 당뇨 (인슐린 의존 당뇨)	인슐린 분비가 거의 되지 않아 외부에서 인슐린을 공급해야 혈당이 조절되는 상태 → 인슐린으로 조절	주로 40세 이전에 나타나므로 소아당뇨라고도 한다.
2형 당뇨 (인슐린 비의존 당뇨)	분비되는 인슐린의 양이 적어 혈당 조절이 어려운 상태 → 운동, 식이요법 등으로 조절	비만, 스트레스 등이 원인으로 주로 40세 이후에 발생한다.

11 감각계 질환

01 피부

(1) 접촉 피부염과 아토피 피부염

구분	접촉 피부염	아토피 피부염
정의	알레르기를 유발하는 물질에 재접촉 후 발생하는 비감염성, 염증성 피부질환	심한 가려움증을 특징으로 하는 재발이 잦은 만성 피부 습진 질환
증상	발적, 가려움증, 수포, 부종 등	심한 가려움증, 피부건조증
치료 및 간호	원인물질과의 접촉방지, 실내온도를 서늘하게 유지, 느슨하고 청결한 의복 제공, 항히스타민제나 부신피질호르몬제 등의 약물요법	피부 보습, 피부자극 방지, 적당한 실내 온도와 습도 유지, 면으로 된 느슨한 옷 착용, 스트레스나 아토피를 일으키는 음식 주의

(2) 단순포진과 대상포진

구분	단순포진	대상포진
정의	단순포진 바이러스(Herpes simplex virus)에 의한 피부질환	수두대상포진 바이러스(Varicellazoster virus)에 의한 수포성 발진
증상	코, 볼, 입술, 귀, 회음부 등에 수포	신경절을 따라 통증, 발진, 가려움증, 수포
치료 및 간호	항바이러스제(아시클로버) 사용	항바이러스제, 진통제, 스테로이드제를 이용한 약물요법
특징	재발이 잘됨	• 소아에게는 수두를, 성인에게는 대상포진을 일으킴 • 2~3주에 걸쳐 계속되고 통증은 수개월간 지속되기도 하며 치료 후 흉터가 남기도 함

(3) 욕창

구분	내용
정의	피부의 지속적인 압박으로 인한 국소 순환장애로 조직이 손상되는 것
원인	부동, 실금, 압력, 마찰, 습기, 영양상태 등
예방	• 2시간마다 체위를 변경해준다. • 침구를 건조한 상태로 유지하고 편평하게 잡아당겨 주름이 생기지 않도록 한다. • 공기나 물 매트리스를 사용하여 압력을 제거하되 솜이나 스펀지는 사용하지 않는다.
치료	• 잦은 체위변경으로 압력을 감소시킨다. • 베타딘, 과산화수소수, 생리식염수, 붕산수, 증류수를 이용해 소독하되 알코올은 피부를 건조시키므로 사용하지 않는다. • 적외선 치료기 등을 사용하여 혈액순환을 돕고 건조시킨다. • 고탄수화물, 고단백, 고비타민 식이를 섭취하도록 한다. • 욕창이 발생했을 때는 기저귀보다는 유치도관을 삽입하여 배뇨한다. • 욕창부위는 마사지하지 않는다. • 죽은 조직을 제거하는 데브리망, 피부이식 등의 외과적 처치를 할 수도 있다.

02 눈

(1) 백내장과 녹내장

구분	백내장	녹내장
정의	수정체가 혼탁해지는 질환	안압의 상승으로 인해 시신경이 눌리거나 혈액공급에 장애가 생겨 시신경의 기능에 이상을 초래하는 질환(안압의 정상범위 10~21mmHg)
증상	시력감소, 동공에 흐린 백색 혼탁, 눈부심	시력 감소, 두통, 눈 통증, 구토, 충혈, 시야결손, 불빛 주위에 무지개가 보이는 증상
치료 및 간호	인공수정체 삽입	홍채 절제, 동공축소제(축동제) 사용
눈 수술 후 간호	* 수술 후 안대를 적용하여 안구운동을 최소화한다. * 눈에 자극을 주지 않기 위해 실내를 너무 밝지 않게 한다. * 안압 상승 증상을 관찰하되, 갑작스런 눈 통증, 구토, 무지개 잔상 등은 안압 상승의 징후이므로 병원을 방문하도록 교육한다. * 안압 상승을 예방하기 위해 기침 및 코풀기를 제한한다. * 안전을 위해 침대 난간을 설치하고 수술 후 일시적으로 시야에 제한이 있을 수 있으므로 환자를 혼자 두지 않도록 한다. * 통목욕 및 발살바법을 금하고 갑작스런 머리운동을 제한한다. * 수술하지 않은 쪽으로 눕거나 앙와위를 취하고 안정한다. * 달리기, 배변 시 긴장, 허리 구부리기, 무거운 물건 들기, 눈비비기는 수술 후 1~2개월 이상 제한한다.	

03 귀

(1) 장액 중이염

1) **정의** : 중이 내에 장액이 고이는 것

2) **증상** : 귀의 압박감, 청력장애 등

3) **치료 및 간호** : 삼출액 흡입, 수술요법(고막절개, 환기관 삽입)

(2) 메니에르병

1) **정의** : 내림프액의 양이 증가하여 발생하는 내이의 장애

2) **증상** : 구역과 구토가 있는 어지러움, 귀울림(이명), 난청, 균형장애, 청력감소 등

3) **치료 및 간호** : 항히스타민제, 진정제, 항콜린성 약물을 이용한 약물요법, 수술요법(안뜰신경 절제), 커피·흡연·알코올 제한, 스트레스 요인 제거

귀 수술 후 간호

- 24~48시간 침상안정
- 보행 시 보호자 동반
- 귀나 드레싱에 압박 금지
- 침대난간 설치
- 머리를 갑자기 움직이지 않기
- 두통이나 이명이 있으면 간호사에게 보고
- 재채기나 기침, 코풀기 금지
- 귀 자극을 줄이기 위해 식사는 미음으로 제공
- 귀에 물이 들어가지 않도록 조심
- 감기에 걸리지 않도록 하고 변비 예방

04 코

(1) 알레르기 비염

1) 정의 : 코 점막이 특정물질에 대하여 과민반응을 나타내는 것

2) 증상 : 재채기, 코막힘, 콧물, 가려움, 후각감소 등

3) 치료 및 간호

① 원인물질(집먼지, 동물의 털, 꽃가루 등)을 피함
② 갑작스럽게 찬 공기에 노출되는 것을 피함
③ 외출 시 마스크를 착용함
④ 항히스타민제, 교감신경자극제, 스테로이드 분무기 등 사용하여 치료
⑤ 코 수술 후 간호

- 수술 후 출혈, 부종, 호흡곤란을 관찰함
- 통증과 부종을 줄이기 위해 코 주변에 얼음찜질 함
- 가습기를 적용하여 분비물을 묽게 해줌
- 코의 분비물은 풀지 말고 가볍게 닦아냄

 피부계 질환의 특이적 증상

- 피부병변 : 피진, 구진, 결절, 두드러기, 수포, 농포, 플라크, 인설, 미란, 궤양, 흉터, 태선화, 위축, 과다각화증 등
- 피부건조증 : 수분 상실, 지방결핍, 잦은 목욕, 비누의 과잉 사용, 자외선 노출 등이 피부 건조의 원인이 된다.
- 가려움(소양감) : 긁고 싶은 피부의 불유쾌한 감각

※ **소양감 감소를 위한 간호**
- 덥지 않도록 방안의 온도를 조절하고 환자의 기분을 전환하는 활동을 하게 한다.
- 손톱과 발톱을 짧게 깎고 긁는 것을 막기 위해 장갑보호대를 착용한다.
- 긴장과 불안은 가려움증을 악화시키므로 스트레스를 피하도록 한다.
- 카페인, 술, 콜라 등은 가려움증을 악화시키므로 자제한다.
- 얇고 가벼운 옷과 침구를 사용한다.
- 녹말(전분), 중조(탄산수소소듐), 황산마그네슘(마그네슘황산염), 과망간산포타슘(과망간산칼륨) 등으로 목욕하고 칼라민 로션을 바른다.

Chapter 09 모성간호

1 여성 생식기의 구조와 기능

01 외부 생식기 : 불두덩(치구), 대음순, 소음순, 음핵(클리토리스), 전정(회음부 가장 안쪽에 움푹 파인 부분), 질입구주름(처녀막) 등

02 내부 생식기

(1) 질
① 질 내에 유산간균이 존재하며, pH 3.8~4.5 정도의 산성으로 유지된다.
② 기능 : 월경과 분비물 배출기관, 성교기관, 출산 시 산도

(2) 자궁
① 방광과 직장 사이에 위치하고 있다.
② 제일 윗부분의 둥근 부분인 자궁바닥, 자궁의 몸통 부분인 자궁체부, 하부에 있는 자궁경부로 구분한다.
③ 기능 : 수정란이 착상되는 장소, 태아의 발육장소, 호르몬의 영향으로 주기적으로 자궁내막에 변화를 일으켜 월경을 일으키는 장소

(3) 자궁관(난관)
① 난자를 자궁으로 운반하는 역할을 하며, 수정이 되는 장소이다.
② 자궁관은 간질부, 협부, 팽대부(수정이 이루어지는 위치)로 구분된다.

(4) 난소
① 남성의 고환에 해당하는 여성의 생식기로 좌우에 한 개씩 있다.
② 난자를 배출하고 에스트로젠과 프로게스테론을 분비하는 내분비 기능을 한다.

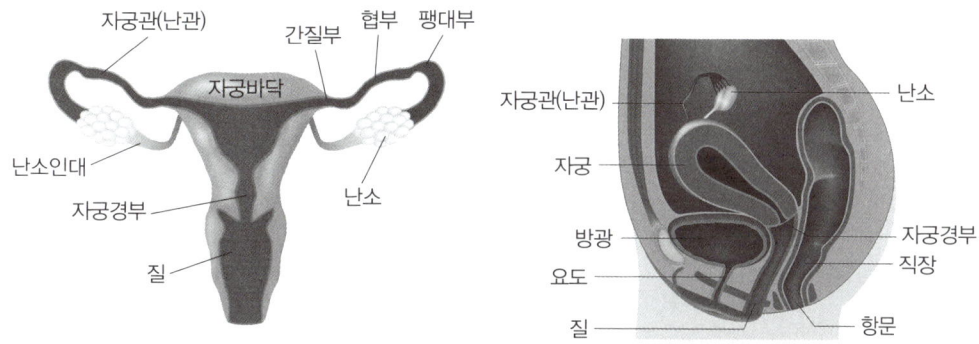

2 임신

01 임신의 요소

(1) 정자

① 남성의 고환에서 생성된 후 부고환에서 성숙된다.

② 생존시간 : 48~72시간

(2) 난자

① 여성의 난소에서 배출된다.

② 생존시간 : 12~24시간

(3) 배란

① 성숙된 난자가 좌우 난소에서 매월 교대로 복강 내로 배출되는 것을 의미한다.

② 배란은 월경 전 12~16일 사이에 일어난다.

③ 기초체온 측정 시 체온이 0.2~0.5℃ 상승했다는 것은 배란이 끝났음을 의미한다.

④ 배란기의 경관점액 : 점도가 묽고 잘 늘어지게 되며 양도 많아진다.

※ 임신가능기간 : 배란기에 정자 생존기간 3일을 합한 월경 전 12~19일

(4) 월경

호르몬의 평형이 깨지면서 임신을 대비해 두꺼워졌던 자궁내막이 탈락되어 출혈과 함께 질로 배출되는 것을 말한다.

(5) 수정

① 정자와 난자가 결합되는 것으로 자궁관의 팽대부에서 주로 일어난다.

② 수정란은 모두 23쌍(22쌍의 보통염색체와 1쌍의 성염색체), 즉 46개의 염색체(여자-23XX, 남자-23XY)를 가지는데 그중 정자의 성염색체에 의해 태아의 성별이 결정된다.

(6) 착상 : 수정된 후 약 7일 정도가 지나 수정란이 자궁내막에 자리잡는 것을 말한다.

02 태아

(1) 태아의 부속물

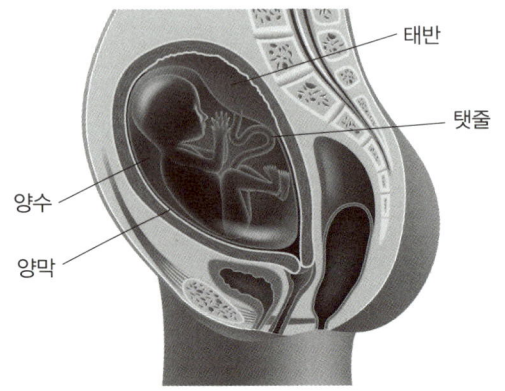

1) 태반

가) **특징** : 탈락막과 융모막이 합쳐져서 임신 3개월경에 완성되며 만삭 때 태반의 무게는 500g 정도로 태아 체중의 1/6 정도이다.

나) **기능** : 호르몬(융모생식샘자극호르몬, 사람태반젖샘자극호르몬, 에스트로젠, 프로제스테론 등) 분비, 영양공급, 노폐물 배설, 호흡 기능

2) 제대(탯줄)

가) **특징** : 태아와 태반을 연결하는 약 50cm가량의 줄로, 그 안에는 2개의 제대동맥과 1개의 제대정맥이 들어 있다.

나) **기능**

① 제대동맥 2개(정맥혈) : 태아의 노폐물과 이산화탄소를 모체 쪽으로 이동(태아 → 모체)

② 제대정맥 1개(동맥혈) : 모체로부터 태아에게 영양분과 산소 공급(모체 → 태아)

3) 양수

가) **특징** : 무색 또는 약간 노르스름한 액체로 임신 말기가 되면 800~1,200mL 정도가 된다.

나) **기능**

① 태아를 보호하고 체온을 일정하게 유지시킨다.

② 태아가 잘 자라고 운동할 수 있는 공간을 제공한다.

③ 태아와 난막의 유착(들러붙는 것)을 방지한다.

④ 분만 전에는 자궁경관의 개대를 촉진시켜주고 분만 시에는 산도(태아가 나오는 길)를 씻어주며 윤활제 역할을 한다.

4) 난막

가) **정의** : 자궁 안에서 태아와 부속물을 싸고 있는 막

나) **특징**

① 양막과 융모막으로 구성된다.

② 융모막은 탈락막과 결합하여 태반이 되며, 양막은 태아를 감싸는 가장 안쪽의 막으로 내부에 양수가 차 있어 태아를 보호하고 외부 충격을 흡수하는 역할을 한다.

(2) 태아의 건강사정

1) 자궁 초음파

가) **질 초음파** : 방광을 비우고 골반내진자세(하늘자전거자세)를 취한다.

나) **복부 초음파** : 방광을 채우고(소변을 참고) 앙와위를 취한다.

2) 태아 심장박동 감시

가) **비수축(무자극) 검사** : 태동을 할 때 태아의 심박동수가 증가하는지 확인하는 검사

나) **청각자극검사** : 무자극검사에서 반응이 없을 때 실시하는 검사로 청각자극을 주었을 때 태아의 심박동수가 증가하는지 확인하는 검사

다) **수축자극검사** : 자궁이 수축될 때 태아의 심박동수가 감소하는지 확인하는 검사로, 유두를 자극하여 옥시토신이 나오게 유도하거나 옥시토신 주사를 주입하여 자궁수축을 촉진시켜 검사

3) **양수천자(양막천자)** : 임신 16~17주 사이에 주로 하는 검사로, 부모가 유전적 결함을 가졌거나, 결함이 있는 아이를 출산한 경험이 있거나, 35세 이상의 산모에게 선택적으로 적용하는 검사

4) **융모막융모생검**
① 태아의 염색체 이상을 진단하기 위한 검사이다.
② 임신 10~13주 사이에 초음파 영상을 보면서 작은 튜브를 자궁경부 또는 복부를 통해 삽입하여 태반조직의 일부를 채취한 후 배양하여 염색체 이상을 확인하는 검사이다.

5) **혈액검사**
① 빈혈검사 등 기본적인 혈액검사
② 매독혈청검사(VDRL) : 임신 초기에 실시하는 매독검사
③ 풍진항체검사 : 풍진에 대한 항체 유무를 확인하는 검사

03 임신의 진단

(1) **추정적 징후** : 무월경, 빈뇨, 유방 통증, 복부 증가, 임신반응검사(HCG호르몬검사, 임신테스트기) 양성, 입덧 등

(2) **확정적 징후** : 태아심음 청취, 태동, 초음파에 의한 태아 확인

(3) **내글레법칙에 의한 분만예정일 계산법** ※ 마지막 월경 시작일이 중요

> 마지막 월경 달에 +9 또는 -3(-3을 한 경우 연도에 +1), 일에 +7
> 예 2023년 10월 1일~7일까지 생리를 한 경우
> 　　10월-3, 1일+7 → 2024년 7월 8일

04 임신부의 변화 및 임부간호

(1) **임신에 따른 변화**

1) **생식계**

구분	내용
질	• 채드윅 징후 : 임신이 되면 질의 혈관에 혈액공급이 증가하게 되어 질이 자줏빛(자색)으로 변하는 현상 • 질의 분비물과 감염이 증가한다. ※ 임산부에게 가장 흔한 질염 : 칸디다 질염(모닐리아 질염)

구분	내용
자궁	• 무게 50g이던 자궁이 약 15~20배 증가하게 된다. • 자궁바닥의 높이 　- 임신 24주 : 배꼽보다 약간 위 　- 임신 36주 : 검상돌기 바로 아래(자궁바닥이 가장 높이 올라오는 시기) 　- 임신 40주 : 임신 32주 위치와 비슷하게 검상돌기와 배꼽의 중간 정도로 다시 내려옴
자궁경부	• 굳델 징후 : 임신으로 인해 자궁경부가 점점 부드러워지는 현상 • 거상 및 자궁경부소실 : 분만이 가까워지면 태아와 양수가 밑으로 내려오는 현상으로 인해 자궁경부 부위가 점차 짧아지고 얇아져서 마치 종잇장처럼 되는 현상 • 이슬 : 자궁경관에 점액플러그를 형성하여 감염을 예방하고 임신을 유지하는 역할을 하고 있다가 분만이 개시되면 소량의 출혈과 함께 입구를 막고 있던 점액마개가 질 밖으로 배출되는 현상
난소	임신으로 인해 배란이 중지된다.
유방	• 정맥혈액이 울혈되어 유방이 커지고 민감성도 증가하게 된다. • 유두와 유륜의 색깔이 짙어지고 유륜에 있는 몽고메리결절(유두를 보호하기 위한 기름샘)이 비후된다.

2) 피부

구분	내용
임신선	복부나 유방에 주로 생기며 분만 후에는 희미해진다.
흑선	복부 중앙에 검은 선이 나타난다.
착색	얼굴에 기미가 생기고 유두, 유륜, 겨드랑, 바깥 생식기관(외부생식기)의 색깔이 검게 변한다.
땀샘과 기름샘	활동이 활발해진다.

3) 심혈관계

① 혈액량과 심박출량의 증가로 인해 심장의 크기가 커지고 심장의 부담이 커지게 된다.
② 혈액량이 약 30%(약 1,500cc) 정도 증가하는데 이때 혈장의 증가량이 혈색소의 증가량보다 상대적으로 많아 생리적 빈혈(거짓빈혈, 가성빈혈)이 발생한다.

4) 호흡계 : 커진 자궁이 가로막(횡격막)을 압박하여 짧고 얕은 복식호흡을 하게 된다.

5) 대사, 비뇨계, 근골격계, 소화계

구분	내용
대사	• 체중 : 총 11~12kg 정도 증가 [임신 3개월까지는 총 1.5kg 증가, 그 후 400~450g/주(1.5~2kg/월) 가량의 몸무게 증가] • 인슐린 작용이 저하되어 임신성 당뇨병이 오기 쉽다. • 소듐(나트륨)의 배설 감소로 수분이 정체되어 부종이 생길 수 있다.
비뇨계	• 자궁의 증대로 빈뇨가 생긴다. • 비뇨계 감염이 증가된다.
근골격계	자궁이 증대되어 척추가 뒤로 젖혀지는 자세를 하게 되고 이로 인해 요통을 자주 호소한다.
소화계	• 구역, 입덧, 구토 등이 발생한다. • 프로제스테론의 영향으로 평활근(민무늬근육)이 이완되어 날문조임근(식도하부조임근)이 약화되고, 이로 인해 위산이 역류하여 속쓰림(가슴앓이)을 호소하고, 변비나 치핵이 발생되기도 한다.

6) 내분비계, 기타

구분	내용
내분비계	• 융모생식샘자극호르몬(HCG) : 태반이 형성되는 기간에 증가하여 임신진단에 이용됨 • 에스트로젠 : 임신 시 자궁 내막을 증식시키고 유방을 발달시킴 • 프로제스테론 : 임신 시 배란을 억제시키고 평활근(민무늬근육)을 이완시켜 임신을 지속시켜줌 • 멜라닌세포 자극호르몬 : 임신 시 피부착색을 일으킴 • 사람태반젖샘자극호르몬 : 태아를 성장시키고 수유를 위해 유방을 준비시키는 데 도움을 주지만 인슐린의 기능을 억제함 • 갑상샘과 부갑상샘 : 갑상샘이 약간 커지고, 부갑상샘의 기능이 항진됨
기타	• 잇몸출혈이 쉽게 일어남 • 하지와 바깥 생식기관(외부생식기)에 정맥류가 나타나기도 함

(2) 임신부의 불편감 및 간호

1) 입덧
① 아침 공복에 비스킷 등 마른 탄수화물을 섭취한다.
② 기름진 음식, 향기나 양념이 강한 자극적인 음식, 카페인 섭취를 자제한다.

2) 속쓰림
① 음식은 소량씩 자주 섭취한다.
② 복부를 압박하지 않는 옷을 입는다.

3) 변비
① 수분을 충분히 섭취하고 고섬유질 식사를 하도록 한다.
② 완하제(변비약) 복용과 관장을 금한다.

4) 체위 저혈압과 요통 : 가벼운 운동을 하고 휴식 시 좌측위를 취한다.

5) 정맥류
① 하지와 바깥 생식기관(외부생식기)에 주로 발생한다.
② 휴식 시 다리를 상승시키는 트렌델렌부르크 자세를 취한다.
③ 압박스타킹을 착용한다.

6) 빈뇨 : 규칙적인 배뇨습관을 갖도록 하고 케겔운동을 실시한다.

(3) 임신부의 주의사항
① 충분한 수면을 취한다.
② 충분한 단백질 섭취 및 균형 잡힌 식사를 하고 적절한 운동을 한다.
③ 관장이나 완하제(변비약)의 사용을 금한다.
④ 임신 말기에는 낙상의 우려가 있으므로 통목욕을 금한다.
⑤ 유방관리(유방보호)
- 초임부는 임신 5개월부터, 경산부는 임신 후반기(7~8개월경)부터 실시한다.
- 중성비누와 물로 유방을 닦고 마른 수건으로 유두를 살살 문질러 단련시킨다.
- 유방에 로션 등을 바르고 마사지한다.
- 알맞은 브래지어로 지지해준다.
- 함몰유두인 경우 함몰유두 교정기로 교정한다.

⑥ 양치질은 임신 전과 같이 규칙적으로 하고 칼슘의 섭취를 증가시켜 치아와 잇몸 건강에 신경 쓴다.
⑦ 흡연은 태아의 유산, 저체중, 태아성장 지연, 태어난 후 언어와 지적 발달지체, 유아기 사망률을 높이는 원인이 되므로 금한다. 직접흡연뿐 아니라 간접흡연도 위험하다.
⑧ 음주는 태아에게는 저체중, 정신지체, 신경장애, 유산, 사산, 태아 알코올증후군 등을 일으키고 모체에게는 태반조기박리 등을 일으키므로 금한다.
⑨ 엽산은 적혈구 생성을 위해 필요하며, 결핍 시 태아의 신경계에 악영향을 미치고 성장을 지연시키므로 임신 초기에 충분히 섭취한다. 임신 16주 이후에는 보건소에서 철분제를 제공받아 복용한다.
⑩ 산전관리(분만전관리) : 임신이 의심되는 증상이 느껴지기 시작할 때부터 분만전관리를 시작하는 것이 원칙이지만, 최대한 빨리 분만전관리를 받도록 하여 임신 중에 발생할 수 있는 합병증을 예방하고 안전한 분만을 할 수 있도록 한다.
- 7개월까지 : 한 달에 한 번 병원방문
- 8~9개월 : 2주일에 한 번 병원방문
- 10개월 : 1주일에 한 번 병원방문

※ 분만 전 진찰 시 매번 시행해야 하는 검사 : 체중, 소변, 혈압, 복부청진 및 촉진

⑪ 임신 중 위험한 증상으로 즉시 병원에 방문해야 하는 상황 : 질 출혈, 오한, 발열, 손가락과 얼굴의 부종, 침침하고 몽롱한 시야, 지속적인 구토, 심하고 계속적인 두통 등
⑫ 임신 3개월 이내의 X선 촬영은 태아기형을 유발할 수 있으므로 금한다.
⑬ 임신 말기에 커진 자궁이 복부정맥(아래대정맥, 하대정맥)을 압박하지 않도록 좌측위를 취해준다.
⑭ 태아가 둔위로 위치한 경우 임신 7~8개월경 무릎가슴 자세를 취해 두정위로 교정한다.
⑮ 태동을 느끼는 시기는 개인차가 있지만 초임부는 보통 20주 전후, 경산모는 초임부보다 조금 빠른 임신 16~18주 사이에 첫 태동을 느끼는 경우가 많다.

파파니콜로검사(자궁경부질세포검사)

1. **목적** : 자궁경부암 진단
2. **준비**
   • 준비물 : 질경, 면봉, 장갑, 슬라이드 등
   • 검사 전 미리 소변을 보도록 하여 방광을 비운다.
   • 골반내진 자세(하늘자전거 자세)를 취하도록 돕는다.
   • 질경 삽입 시 이완하도록 도와준다.
3. **주의사항** : 검사 1~2일 전부터 질 세척이나 질 좌약 사용을 금한다.

3 고위험 임신

01 임신 오조증

(1) **정의** : 임부의 건강상태에 지장을 초래할 정도의 병적인 구역과 구토

(2) **간호**
① 고칼로리 및 고비타민 음식을 소량 자주 섭취하고 수분을 충분히 섭취한다.
② 항구토제, 진정제 등의 약물을 투여하거나 수액으로 영양을 공급하기도 한다.

02 임신 초반기 출혈성 합병증

(1) **유산**

1) **정의** : 임신 20주 미만, 태아 체중 500g 이하로 생존 가능성이 희박한 태아가 자궁 밖으로 나오는 것

2) **증상** : 질 출혈, 복통, 발열

3) **자연유산의 종류**

구분	내용
절박유산	임신 초기에 무통성 점적 질 출혈이 있으나 안정을 취하고 프로게스테론 투여로 임신을 지속시킬 수 있음
불가피유산	자궁경관이 개대되고 태아막(태막)이 파열되어 임신을 지속시킬 수 없는 상태

구분	내용
완전유산	자궁 안에 남아 있던 모든 조직이 나오는 것으로 소파수술이 필요 없음
불완전유산	태반이나 난막 등이 자궁 내에 남아 있어 소파수술이 다시 필요한 상황으로 패혈유산이 올 수 있음
습관유산	3회 이상 연속적으로 유산이 반복되는 경우로 경관개대가 특징
계류유산	태아가 사망한 채로 자궁 내에 몇 주 동안(4~8주 이상) 머무르는 경우로 코피가 나거나 잇몸 출혈 등의 출혈증상을 보임, 복부 통증과 질출혈은 없음

4) **치료 및 간호** : 침상안정, 충분한 수분섭취 및 보온, 무균적으로 환자간호, 정서적 지지

(2) 자궁 외 임신

1) **정의** : 수정란이 자궁 이외의 다른 부위에 착상되는 것으로 자궁관 임신이 가장 많다. 흔히 임균이 자궁 외 임신을 야기시킨다.

2) **증상** : 자궁 외 임신 부분이 파열하게 되면 심한 복부통증 및 팽만, 쇼크증상, 쿨렌징후(배꼽 부분이 출혈로 인해 푸르게 변하는 것)

3) **치료** : 자궁관 절제, 자궁관 문합술 및 개구술 등의 자궁관 보존술

(3) 포상기태

1) **정의** : 난막 중 융모막이 변성을 일으켜 포도송이 모양의 수많은 낭포를 형성하는 것

2) **증상** : 정상 임신보다 큰 자궁, 심한 입덧과 구토, 임신반응 검사 시 강양성, 자궁출혈 및 통증, 대부분 작은 낭포가 질을 통해 자연배출되지만 간혹 자궁천공을 일으키기도 함

3) **치료 및 간호** : 낭포 소파술, 주기적인 HCG호르몬검사, 융모생식샘자극호르몬이 정상이 된 후에도 1년간 피임해야 함, 융모막상피종암의 전이 여부를 확인하기 위해 주기적으로 흉부 X선 촬영, 검사 결과에 따라 화학요법을 하기도 함

(4) 무력자궁경부

1) **정의** : 선천적 또는 외상으로 인해 자궁경부가 약해져서 유산이 초래되는 것

2) **치료 및 간호** : 쉬로드카법, 맥도날드법 등의 방법으로 자궁경부 원형묶음, 침상안정

03 임신 후반기 출혈성 합병증

(1) 전치태반

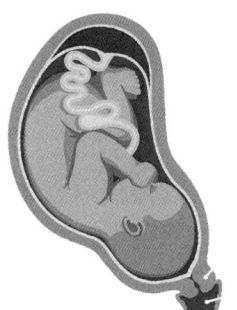
정상태반

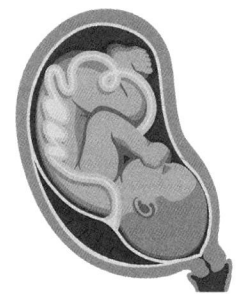
가장자리(변연) 전치태반

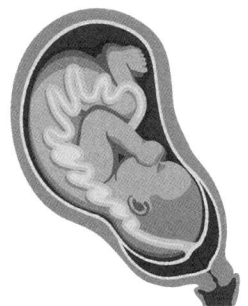
완전전치태반

1) **정의** : 태반이 자궁하부에 부착하여 자궁경부를 완전히 또는 부분적으로 덮고 있는 것

2) **증상** : 임신 7개월 이후 무통성 질 출혈

3) **치료 및 간호**
① 태아의 생존능력이 있을 때까지는 절대안정을 하며 분만을 연기한다.
② 임신 37주 이상이고 분만이 시작되거나 출혈이 계속되면 즉시 제왕절개를 실시한다.
③ 출혈이 적거나 가장자리 전치태반(태반이 자궁경부의 가장자리에 있는 상태, 즉 자궁경부를 덮고 있지 않을 경우)이면 질분만(질식분만)을 할 수도 있다.
④ 태반이 자궁경관에 위치하므로 내진을 금한다.

(2) 태반조기박리

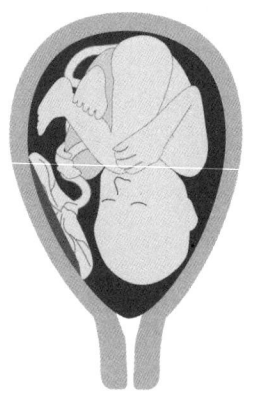
은닉출혈형

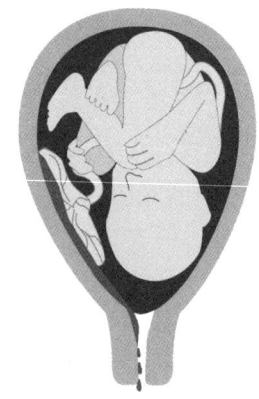
외출혈형

1) **정의** : 태아가 만출되기 전에 태반의 일부 또는 전체가 자궁에서 분리되는 것으로 모체의 고혈압이나 알코올, 코카인 등의 약물복용, 외상, 엽산 부족 등이 원인이다.

2) **증상** : 심한 복부 통증을 수반한 암적색의 질출혈, 내출혈 및 쇼크, 목판 같이 딱딱한 자궁, 파종혈관내응고

3) **치료 및 간호** : 응급 제왕절개술, 출혈 및 쇼크 간호, 수액 주입 및 수혈을 통한 혈액응고장애 교정

임신 초반기 출혈성 합병증	임신 후반기 출혈성 합병증
• 유산　　• 자궁 외 임신 • 포상기태　• 무력자궁경부	• 전치태반 • 태반조기박리

04 임신 중 고혈압성 장애

(1) 정의
① 일시적 고혈압은 단백뇨와 부종 없이 고혈압만 나타나는 것이다.
② 자간전증(전자간증, 임신중독증)은 고혈압 → 부종 → 단백뇨가 순서대로 나타난다.
③ 자간증은 고혈압, 병리적 부종, 단백뇨에 경련까지 동반한다.

(2) 치료 및 간호
① 임신중독증을 조기발견 하기 위해 병원 방문 시마다 혈압, 체중, 소변검사를 실시한다.
② 고단백, 고비타민, 적절한 탄수화물, 저지방, 저염식이, 부종이 심할 경우 수분 제한 식이를 섭취한다.
③ 조용하고 어두운 환경에서 절대안정하며 경련이 심하면 처방된 진정제를 투여한다.
④ 자간전증에서 자간증으로 진행될 수 있으므로 즉시 병원 방문이 필요한 증상에는 혈압 상승, 심한 두통, 계속적인 구토, 명치부위(심와부) 통증, 얼굴과 손가락의 부종, 흐린 시야, 소변량 감소 등이 있다.
⑤ 태반관류를 증진하기 위해 좌측위를 취한다.

05 심장질환
① 태반순환의 감소로 저체중아와 조산아 출산 위험이 증가한다.
② 휴식이나 분만 시에는 좌측위를 유지한다.

06 임신 당뇨

(1) 정의 : 임신 동안 발생하고 분만 후에는 정상으로 돌아가는 당뇨

(2) 원인 : 태반에서 분비되는 에스트로젠, 프로제스테론, 사람태반젖샘자극호르몬, 코티솔 등이 인슐린에 대항작용(길항작용)을 하게 되어 혈당이 높아진다.

(3) 당뇨가 임신에 미치는 영향

구분	내용
임부	비뇨생식기 감염 발생 증가, 임신 고혈압 발생 증가, 양수과다증 빈도 증가, 난산 가능성 증가, 산후 출혈 가능성 증가
태아 및 신생아	큰몸증(거구증), 저혈당증과 저칼슘혈증, 호흡곤란증, 선천성 기형 발생

(4) **치료 및 간호** : 임부에게 인슐린주사요법(경구용 혈당강하제 금기), 식이요법, 운동요법 시행

07 빈혈

(1) **정의** : 임신 중 가장 흔한 빈혈은 철 결핍 빈혈로 임신 전에 비해 혈액량이 증가함으로써 흔히 발생한다. 임신 말기에는 더 많은 철분이 요구된다.

(2) **임신 중 빈혈의 진단**

구분	내용
임신 초기	혈색소(헤모글로빈) 11g/dl, 적혈구용적률(헤마토크리트) 37% 미만
임신 중기	혈색소(헤모글로빈) 10.5g/dl, 적혈구용적률(헤마토크리트) 35% 미만
임신 말기	혈색소(헤모글로빈) 10g/dl, 적혈구용적률(헤마토크리트) 33% 미만

(3) **치료 및 간호** : 철 결핍 빈혈인 경우 철분이 풍부한 음식을 섭취하고, 경구용 철분제를 복용하게 한다.
   ※ 비임신 여성의 경우 혈색소(헤모글로빈)의 농도가 12g/dL 미만일 때 빈혈로 진단한다.

08 태아적혈모구증(Rh 동종면역)

(1) **발생과정** : Rh− 임부가 Rh+ 태아를 임신했을 경우 Rh+ 혈액의 일부가 모체 혈액으로 침투하여 모체에게 Rh+ 항체가 생성되는 것이다.

(2) **영향** : 첫 아이에게는 문제가 없으나 두 번째 아이부터 태아 적혈구 용혈현상(빈혈, 황달, 간비대, 호흡곤란 등)이 나타난다.

(3) **치료 및 간호** : 임부에게 로감(RhoGAM)이라는 면역글로불린을 투여하면 다음 임신에서 태아가 용혈성 질환의 영향을 받지 않게 된다.

09 임부의 감염

(1) **풍진**

구분	내용
감염경로	• 풍진바이러스가 원인이며 태아는 태반을 통해 감염된다.
영향	• 태아 및 신생아에게 미치는 영향으로는 선천 기형(심장병, 백내장, 청각 상실, 소두증 같은 뇌의 기형) 초래, 간과 비장의 비대, 황달, 지능발달 지연 등이 있다. ※ 특히 임신 3개월(90일) 이내에 감염 시 태아 및 신생아에게 치명적인 영향을 미친다.
예방 및 간호	• 임신 전 풍진 예방접종을 실시하고 풍진 예방접종 후 1개월간 임신 금지 • 임신 초기 감염 시 치료적인 유산 고려

(2) 매독

구분	내용
감염경로	• 트리포네마 팔리듐균이 원인이며 태아는 태반을 통해 감염된다.
영향	• 태아에게 미치는 영향으로는 허친슨 치아(톱니모양으로 뾰족한 치아), 안장코(코뼈가 없거나 주저앉은 코), 코카타르(스느플즈, 코에서 점액 고름 분비), 거짓마비(검사결과상 마비가 없는데도 마비된 것처럼 행동하는 것)를 가진 선천성 매독아 출산이 있다.
예방 및 간호	• 임신 초기에 혈청검사인 매독혈청검사(VDRL)를 실시한다. • 매독균은 16~20주 사이에 태반을 통해 이동하므로 진단 즉시 최대한 빨리 페니실린을 이용하여 치료를 시작하되 성파트너와 함께 치료한다.

(3) 임질

구분	내용
감염경로	• 임질균이 원인이며 태아는 산도를 통해 감염된다.
치료	• 모체는 페니실린으로 치료한다.
예방 및 간호	• 신생아는 임균눈염증을 예방하기 위해 눈에 1% 질산은 용액이나 에리트로마이신, 테트라사이클린 연고를 점안한다.

4 분만

01 분만의 3요소 : 태아, 산도, 만출력이 분만의 3요소이며 정상분만 시 태위는 머리가 산도 쪽으로 향하는 두정위(마루점태위)이다.

02 분만의 전구증상 : 태아 하강감, 이슬, 태동감소, 체중감소, 가진통, 자궁경부 소실, 양막파열(파수)

(1) 가진통과 진진통의 구별

구분	가진통	진진통
수축간격 /규칙성	변화없음 / 불규칙적	점점 짧아짐(자주 진통이 옴) / 규칙적
강도	강도 변화가 없고 걸으면 완화됨	강도가 점점 세지고 걸으면 통증이 더 심해짐
자궁경부의 개대와 소실	변화없음	진행됨
태아하강	없음	계속 태아가 하강됨
통증 부위	주로 복부에 국한	허리에서 시작하여 복부로 방사

※ 이슬 배출 : 자궁 입구를 막고 있던 소량의 피가 섞인 점액이 질로 배출되는 것으로, 이슬이 비친 후 24시간 이내에 분만이 시작된다.

03 분만과정

(1) 분만 제1기(개구기)

1) 정의 : 진진통 시작부터 자궁경부가 10~11cm로 완전히 개대될 때까지

2) 증상 및 간호

① 자궁 수축과 수축 사이에 산모는 휴식을 취하도록 하고 태아심음을 측정한다.
② 태반관류를 증진시키기 위해 좌측위를 취해준다.
③ 거상 및 자궁경부 소실 : 경부가 짧아지면서 얇아져서 종잇장처럼 얇아지는 현상이다.
④ 양막파열 : 태포가 파열되어 20~30cc 정도의 양수가 나오는데 그 후 태아 심음을 주의 깊게 관찰해야 한다.

※ Nitrazine test(나이트라진 검사) : 파막이 되면 나이트라진 검사지가 청색으로 변하는 양성반응을 보인다.

⑤ 내진 : 자궁경관의 개대 정도로 분만의 진행 정도를 알아보기 위해 실시한다(자궁경관이 5cm 열린 경우 50% 진행으로 봄).
⑥ 분만 1기 중에서도 초기 : 자궁수축을 촉진하고 산도의 오염을 방지하기 위해 관장을 실시하고 유동식을 섭취하도록 한다.
⑦ 회음부 준비 : 감염을 예방하기 위해 삭모한다.
⑧ 방광팽만 예방을 위해 규칙적으로 배뇨하도록 하고 분만을 촉진하기 위해 실내를 걷도록 한다.
⑨ 초산모는 완전개대(10~11cm), 경산부는 6~8cm 정도 개대되었을 때 분만실로 옮긴다.

(2) 분만 제2기(태아 만출기) : 분만 2기가 시작되면 자궁수축(진통) 간격은 더욱 짧아지고 60~90초간 자궁수축이 진행된다.

1) 정의 : 자궁경관의 완전개대부터 태아 만출이 끝날 때까지

2) 두정위(마루점태위)의 분만기전 : 진입 - 하강(내림) - 굴곡(굽힘) - 내회전(안쪽돌림) - 신전(폄) - 외회전(바깥돌림) - 압박만출

3) 증상

구분	내용
배림	• 자궁수축 시에는 태아의 머리가 대음순 사이로 보이다가 자궁이완 시에는 보이지 않는 증상으로, 배림 시 효과적으로 복압을 주어야 한다.
발로	• 자궁수축이 없을 때에도 태아의 머리가 대음순 사이에 지속적으로 보이는 현상이다. • 발로 때는 복압을 멈추고 이완하여야 하며 회음부 열상과 신생아 머리손상을 방지하기 위해 회음보호 및 회음절개술을 시행한다.

※ 분만 2기 태아의 위험증상 : 자궁수축의 회복기가 30~60초 이상 지연되고, 태아의 심음이 불규칙하며 양수에 태변이 섞여있다. 또한 태아의 심박동에 변이성과 다양성이 없다.

4) 간호
① 분만 도중 산모가 대변을 볼 경우 산도오염을 방지하기 위해 즉시 처리해야 한다.
② 태아머리(아두) 만출 즉시 태아의 목에 탯줄이 감겼는지 확인하고 기도를 유지한다.
③ 제대결찰 : 무균술을 이용하여 제대를 묶고 절단한다.
④ 신생아 간호 : 기도유지(흡인), 아프가점수 측정(심박동수, 호흡, 근육긴장도, 반사반응, 피부색), 눈 간호(질산은 점적), 보온

(3) 분만 제3기(태반 만출기)

1) 정의 : 태아 만출 후부터 태반이 만출될 때까지

2) 간호
① 태반결손 유무 확인 : 태반조직이 자궁 내에 남아 있으면 출혈과 감염의 원인이 되므로 태반이 만출되고 나면 반드시 태반을 검사하여야 한다.
② 활력징후, 출혈 정도, 자궁 수축상태 등을 확인한다.

(4) 분만 제4기(회복기)

1) 정의 : 분만 후 출혈이 중지되고 회복되는 기간

2) 간호
① 자궁 출혈과 자궁 수축상태 및 자궁바닥의 위치 확인 : 출혈 시 자궁마사지, 냉찜질 적용
② 방광팽만 사정, 활력징후 측정, 회음부 간호, 산후질분비물(오로)의 냄새·색깔·양 등 사정
③ 안정과 휴식을 취하고 오한 호소 시 담요를 덮어준다.

5 고위험 분만

01 난산 : 자궁기능부전(태아를 밀어낼 수 있는 힘이 부족), 태위 이상, 태아 발육 이상(큰몸증 등), 골반협착 등 여러가지 이유로 분만 진행에 어려움이 있는 경우

02 조기분만(조산)과 조기파수

구분	내용
조기분만	임신 20~37주 사이에 분만이 이루어지는 것
조기파막(조기판수)	분만이 시작되기 전에 양막이 파열되어 양수가 빠져나오는 것

※ 조기파수 임부의 이동 시 자세 : 반드시 운반차에 눕혀서 이동한다.

03 양수 이상증 : 양수과다증은 2,000cc 이상, 양수과소증은 500cc 이하를 말한다.
※ 정상 양수량 : 임신 말기 800~1,200cc

04 다태임신

(1) **정의** : 일란성 쌍태아는 하나의 난자에 하나의 정자가 들어가 수정된 후 분할 과정에서 두 개의 배아형태가 된 것이며, 이란성 쌍태아는 2개의 난자에 정자가 하나씩 들어가 수정된 것이다.

(2) **문제점**

　1) **모체** : 조기양막파열 및 조산의 가능성 증가, 심혈관계 부담, 감염 증가, 전치태반·태반조기박리·양수과다증·자간전증 빈도 증가, 심한 자궁출혈

　2) **태아** : 저체중, 조산 가능성

05 태아곤란증

(1) **증상**

　① 두정위이면서 태변 배출
　② 자궁 수축 지속시간이 90초 이상 지속 : 산소공급 감소
　③ 자궁 수축 간격이 2분 이하 : 혈액순환 저하
　④ 자궁내압이 75mmHg 이상
　⑤ 태아 심박동 120회/분 이하, 160회/분 이상
　⑥ 자궁수축이 끝난 후 태아의 서맥이 30초 이상 지속

(2) **간호** : 좌측위, 산소공급, 옥시토신 투여 중단, 태아 심음이 빨리 회복되지 않으면 응급 제왕절개 시도
　※ 유도분만 도중 태아 심박동수가 갑자기 급격하게 떨어지면 산모에게 좌측위를 취해준다.

06 산과적 수술

(1) **제왕절개**

　① 복벽과 자궁벽 절개를 통해 태아를 만출시키는 것이다.
　② 최근에는 자궁하부를 가로로 절개하는 방법을 많이 사용하고 있다. 이유는 출혈량과 반흔(상처)이 적고 봉합이 용이하며, 재임신 시 파열될 가능성이 줄어들기 때문이다.

구분	내용
수술 전 간호	• 수술 전 검사(혈액형과 간기능 검사 등 혈액 검사, 신장기능 등 소변검사, 흉부 X선, 심전도 검사 등), 검상돌기부터 치부까지 삭모, 8시간 이상 금식, 수술 당일 아침 유치도관 삽입 등
수술 후 간호	• 활력징후 측정, 심호흡과 기침 격려, 자궁수축 여부 관찰, 24시간 동안 침상안정, 유치도관은 24시간 후 제거하고, 제거 후 6시간 이내에 자연배뇨 하는지 확인

(2) **진공분만(흡인분만)**

　① 만출력에 문제가 있는 경우 흡인기를 이용하여 태아 만출을 돕는 방법이다.
　② 태아머리(아두)에 혈종, 뇌출혈, 산류(출산머리부종)의 위험이 있다.

(3) 집게분만

① 분만집게를 사용하여 태아 만출을 돕는 방법이다.

② 산모에게는 질과 자궁경부의 열상을, 태아에게는 머리뼈(두개골) 손상, 안면신경(얼굴신경)마비 등을 일으킬 위험이 있다.

6 산후기

01 산후기 : 임신과 분만으로 생긴 변화가 임신 전의 상태로 회복되는 기간으로 보통 6~8주간이다.

02 산후기의 신체적 변화

(1) 생식계의 변화

① 자궁은 점차 수축하여 분만 9~10일 후면 복부에서 자궁 촉진이 불가능하다.

② 경산부보다 초산부가, 비수유부보다 수유부가 자궁수축이 빠르다.

③ 자궁수축을 촉진하기 위해 처방된 자궁수축제를 투여하거나 자궁바닥을 마사지한다.

※ 잘 수축된 자궁바닥은 단단하다. 자궁바닥이 부드럽고 물렁할 때는 수축이 제대로 일어나지 않고 있다는 뜻이므로 출혈이 발생할 수 있다.

④ 후진통(산후통) : 자궁수축으로 인해 산후 1주일가량 아랫배가 아픈 것으로 초산부보다 경산부가, 비수유부보다 수유부가 더 심하다.

⑤ 산후질분비물(오로) : 분만 후 질로 배출되는 생리혈과 같은 독특한 냄새를 가진 알칼리성 분비물이다.

구분	내용
적색 산후질분비물	분만 후 3일까지 배출
갈색 산후질분비물(장액성오로)	분만 후 4~9일까지 배출
백색 산후질분비물	분만 후 10일부터 3주간 배출(길게는 8주까지도 배출)

※ 불쾌한 냄새가 나는 것은 자궁 내 감염을 의미한다.

(2) 내분비계 변화 : 호르몬의 변화로 인해 월경이 시작된다.

① 비수유부 : 산후 5~6주경　　　　　② 수유부 : 산후 5~6개월 후

(3) 유방의 변화

① 분만 2~3일 후부터 젖이 돌기 시작하여 유방울혈이 시작된다.

② 유두는 유분 제거를 방지하기 위해 비누 사용을 금하고 깨끗한 물로 씻는다.

③ 잘 맞는 브래지어로 지지해주며, 처음 분비되는 초유는 면역이 풍부하므로 신생아에게 먹일 수 있도록 교육한다.

(4) 기타

① 분만 첫날은 탈수증상으로 인해 약간의 미열이 있을 수 있다.

② 임신으로 인해 축적되었던 체액이 배출되기 시작하므로 산후 수일 동안 발한이 있을 수 있다.

03 산후기 간호돕기

(1) 불편감 해소

1) 회음절개 부위 간호

① 정상분만 후 회음부 간호 : 분만 직후에는 얼음주머니를 적용하고 24시간 후 부종이 감소하면 열요법과 좌욕을 시행한다.
② 가열등(heat lamp) : 30watt시 30cm 정도 거리를 두고 가열등을 위치시킨다. 1회 20분 정도 적용하되 5분마다 불편감이나 부작용 등을 관찰한다.

2) 좌욕의 목적 및 방법

가) 목적 : 상처치유, 염증감소, 통증제거 등

나) 방법
① 40~43℃ 정도의 물을 대야에 2/3 정도 채워서 사용한다.
② 배변 후나 수유 후에 하루 3~4회, 5~10분간 실시한다.
③ 쭈그리고 앉으면 혈액순환이 되지 않으므로 의자 위에 올려놓고 앉아 좌욕한다.
④ 프라이버시를 유지하되 산모를 혼자 두지 않는다.
⑤ 소독된 수건으로 앞에서 뒤로(요도에서 항문 방향으로) 닦아 청결을 유지한다.

3) 울유(유방종창)
① 분만 2~3일 후 젖이 돌기 시작하면서 통증과 함께 발생한다.
② 신생아에게 자주 물리고 수유 후 남은 젖은 유축기나 손으로 짜낸다.
③ 잘 맞는 브래지어를 착용하고 찬물 찜질 → 더운물 찜질을 적용한 후 젖샘관(유관)을 따라 손가락으로 마사지를 실시한다.

※ 수유부의 유방울혈은 자주 짜고, 신생에게 자주 물리고, 자주 마사지 한다(짜고, 물리고, 마사지!).
※ 비수유부의 경우, 젖을 짜거나 아이에게 물리지 말고 압박붕대로 유방을 감고 얼음주머니를 대준다.

4) 균열유두
① 유두가 갈라져 심한 통증이 유발된다.
② 3시간마다 규칙적으로 젖을 짜낸다.
③ 24~48시간 동안은 수유를 금한다.

(2) 출혈예방 : 자궁 수축이 잘 되는지 확인하고 출혈을 관찰한다.

(3) 배뇨유도 : 분만 후 6시간이 지나도 배뇨를 하지 못하면 의사에게 보고한 후 처방에 따라 인공도뇨를 실시한다.

(4) 안위유지

① 조기이상 : 혈전색전증 예방과 산후 회복을 촉진하기 위해 조기이상과 산후운동을 하도록 격려한다.

② 무릎가슴 자세로 자궁 위치를 바로잡도록 하고 케겔운동을 실시하여 질의 탄력회복을 도모한다.

(5) 기타

① 통목욕과 성관계는 분만 4~6주 후 병원에 방문한 후 결정한다(통목욕 4주 이후, 성관계 6주 이후).

② 고단백, 충분한 수분섭취, 비타민 C·철분·섬유소가 충분한 음식을 섭취한다.

③ 유즙 분비를 촉진하기 위해 하루 3,000cc의 물을 마신다.

7 고위험 산후기 : 임산부의 3대 사망요인은 분만후출혈, 산후감염(예 산후열), 임신중독증(자간전증)

01 분만후 출혈

(1) **정의** : 분만 후 첫 24시간 이내에 발생하는 500cc 이상의 출혈(정상분만 시 출혈은 200~300cc 정도)

(2) **의사나 간호사에게 보고해야 하는 경우** : 질분만(질식분만) 후 2시간이 지난 산모의 얼굴이 창백하고 자궁이 물렁거리며 과다한 질 출혈이 보일 경우 우선적으로 하지를 올리고 의사나 간호사에게 보고한다.

02 산후열

(1) **정의** : 분만 2~10일 사이에 38℃ 이상의 열이 지속되는 경우

(2) **주요원인균** : 사슬알균

※ 자궁내막염 : 가장 흔한 감염으로 태반이 부착되어 있던 자궁 내막 부위에 세균이 침입해 발생하는 것이다. 주요 증상으로는 산후 질 분비물의 양이 증가, 악취, 체온이 38℃ 이상의 발열, 전신 피로, 심한 후진통 등이 있다.

03 분만 후 우울기분(산후우울감)

(1) **정의** : 대개 분만 후 2~4일에 발생하여 2~3일간 지속되는 우울감

(2) **증상** : 눈물, 수면장애, 식욕감퇴, 무력감 등

04 분만 후 우울증(산후우울증)

(1) **정의** : 대개 산후 2~6주 후에 나타나는 심각한 우울증상

(2) **증상** : 현실감을 잃고 정서적으로 불안해 함, 전신 피로와 통증 호소, 심하게 슬픈 감정, 잦은 눈물, 집중력과 기억력 저하, 잦은 기분변화 등

Chapter 10 아동간호

1 성장과 발달

01 아동의 구분

구분	내용	구분	내용
영아	출생~12개월 (신생아 : 출생~4주)	학령기	6~12세
유아	1~3세	청소년기	12~18세
학령전기	3~6세	-	-

02 성장과 발달의 정의 및 특성

(1) 성장

① 신체의 일부 또는 전체의 크기가 증가하는 것(양적인 변화)으로 관찰 및 측정이 가능
   예 체중, 신장 등
② 성장은 대체로 영아기와 사춘기에 가장 빠름

(2) 발달

① 기술과 기능이 증가하는 것(질적인 변화)으로 환경의 영향을 크게 받음
② 단순 → 복합, 전체 → 부분, 일반 → 특수, 머리 → 발끝 방향, 중심 → 말초, 큰 근육 → 작은 근육, 신체 각 부분은 각기 다른 속도로 성장

(3) 성장·발달의 원리

성장·발달은 복합적, 연속적, 비가역적, 예측가능, 일정한 방향으로 발달하며 개인차가 있음

03 성장·발달 이론

(1) 프로이트의 심리·성적 발달

연령	성감대
구강기(0~1세)	입
항문기(1~3세)	항문
남근기(3~6세)	성기 (오이디푸스, 엘렉트라 콤플렉스 경험)
잠복기(6~12세)	성적 온화기
생식기(12세 이상)	성적 성숙기

(2) 에릭슨의 심리·사회적 발달

연령	주요사건	발달과제
영아기(0~1세)	수유	신뢰감 대 불신감
유아기(1~3세)	배변	자율성 대 수치감
학령전기(3~6세)	운동, 성역할 배움	자발성(주도성) 대 죄책감
학령기(6~12세)	학교	근면성 대 열등감
청소년기(12~18세)	이차성징, 정체감 형성	자아정체감 대 역할 혼돈
성인초기(18~40세)	부모로부터의 독립, 새로운 가정 형성	친밀감 대 고립감
중년기(40~65세)	자녀양육, 자아평가	생산성 대 침체성
노년기(65세 이상)	은퇴	자아통합감 대 절망감

2 신생아

01 신생아 특성

(1) 활력징후

① 겨드랑체온 : 36.5~37.0℃ 정도(체온 1℃ 상승 시 맥박 15~20회 증가), 체온조절기능 미숙
② 맥박 : 120~140회/분으로 불규칙하고 빠르다(수면 시 청진기를 이용하여 1분 동안 측정).
③ 호흡 : 30~60회/분 정도로 얕고 불규칙한 복식호흡을 한다.
④ 혈압 : 평균 70/40mmHg 전후로 다양하게 나타난다.

(2) 신생아 생리적 체중감소

1) 정의 : 생후 3~4일 동안 출생 시 체중의 5~10%가량 소실되는 것

2) 원인 : 모체로부터 공급받던 호르몬 중단, 수분공급 억제, 대소변 배출(배출량 > 섭취량)
※ 정상 신생아의 신장은 50cm, 체중은 3~3.5kg 정도이다.

(3) 신생아 황달(생리적 황달)

1) 원인 : 간 기능의 미숙으로 적혈구가 파괴되면서 나오는 빌리루빈을 적절히 처리하지 못해 황달이 발생한다.

2) 특징 : 신생아의 55~70%에서 발생하고 생후 2~3일경 나타나서 별다른 치료 없이 일주일이면 거의 사라진다.

※ 핵황달 : 신생아 황달과는 달리 흔히 출생 직후(24시간 이내)에 시작되고 높은 빌리루빈 수치가 일주일 이상 지속되어 신생아에게 뇌손상을 일으킨다(광선요법, 교환수혈로 치료).

(4) 소화계

구분	내용
위	하부식도조임근(들문조임근)이 미숙해서 잘 토하므로 수유 중간과 후에 꼭 트림을 시킨다.
태변	출생 후 8~24시간 이내에 처음 보는 변으로 약 3일 정도 지속되는 끈끈하고 냄새가 없는 암녹색 또는 암갈색의 변(태변 → 이행변 → 정상변)

(5) 신경계

구분	내용
빨기반사	입술에 닿으면 빠는 동작을 한다
먹이찾기반사(젖 찾기 반사, 포유 반사, 혜적이 반사)	뺨에 물체가 닿으면 그쪽으로 얼굴을 돌린다.
눈깜박 반사	눈에 빛을 비추면 눈을 깜빡거리는 반사로, 평생동안 지속된다.
잡기반사(파악반사)	손에 물건을 쥐어주면 꽉 잡는다.
모로 반사	조용한 상태에서 아기에게 자극을 주면 발바닥은 안쪽으로 양쪽 발가락이 닿고, 손바닥과 손가락은 활짝 펴며 팔은 무언가를 껴안는 듯한 자세를 취하는데, 빗장뼈(쇄골) 골절이나 뇌손상 시에는 나타나지 않는다.
바뱅스키반사	발바닥을 뒤꿈치에서 발가락 방향으로 자극하면 발가락을 부채꼴 모양으로 폈다가 다시 오므리는 반사반응으로, 가장 늦게(6~12개월 이후) 소실된다.
강직목반사	얼굴을 한쪽으로 돌렸을 때 돌린 쪽의 팔과 다리는 펴고 반대쪽 팔과 다리는 구부린다.

(6) 면역
출생 후 약 6개월간은 모체로부터 받은 면역(자연수동면역)을 갖고 있으나 이후 급격히 감소하므로 생후 정기적인 예방접종이 필요하다.

02 신생아 간호

(1) 아프가 점수
출생 후 1분과 5분 후에 5가지 항목을 평가하여 건강상태를 파악한다.

구분	0점	1점	2점
피부색깔 (Appearance)	창백하거나 푸른색	몸은 붉은색, 사지는 푸른색	몸 전체가 붉은색
맥박 (Pulse, 심박동수)	없음	분당 100회 미만	분당 100회 이상
반사반응(Grimace)	없음	약간 반응함	활발히 움직이고 반응
근긴장도(Activity)	축 늘어져 있음	사지가 약간 굴곡(굽힘)	잘 굴곡(굽힘)됨
호흡(Respiration)	없음	호흡이 느리고 약하게 움	힘차게 움

※ 0~3점 : 응급처치 필요 / 4~6점 : 중등도의 건강상태로 각종 검사나 처치 필요 / 7~10점 : 건강 양호

(2) 호흡유지 및 신생아 간호

1) 출생 직후 : 분비물로 인한 기도폐쇄를 방지하기 위하여 구강 내용물 흡인, 기형 유무 확인

2) 출생 후 24시간 이내의 간호 : 머리를 낮추고 고개를 옆으로 돌려 눕혀 분비물을 제거하는 체위배액, 제대 절단 부위 출혈 관찰, 태변배설 유무 관찰, 체온이 안정되고 체중이 2.5kg이 넘으면 40℃의 물로 통목욕 가능

(3) 체온유지
신생아실은 온도 22~26℃, 습도 50~60% 정도를 유지하고 체온유지를 위해 담요 등으로 충분히 보온한다.

(4) 감염예방

1) 손씻기 : 신생아 감염예방을 위해 가장 중요한 것은 손씻기이다.

2) 제대간호 : 2개의 클램프로 고정하고 멸균된 가위를 사용해 절단한다. 매일 75% 알코올로 제대를 소독하면 6~10일경 떨어진다.

3) 출혈예방 : 산모가 분만 전에 비타민 K를 주사 맞지 않은 경우에는 분만 후 신생아에게 1.0mg의 비타민 K를 근육주사한다.

4) 눈간호 : 임균눈염증을 예방하기 위해 1% 테트라사이클린, 0.5% 에리트로마이신, 1% 질산은 등의 안연고를 적용한다.

5) 목욕
① 물 온도는 팔꿈치로 측정(40℃ 전후)하고 목욕은 매일 같은 시간에, 수유 전에 실시하되 5~10분으로 제한한다.
② 태지는 제거하지 않는다.
③ 머리에서 다리방향으로 목욕하되 욕조에 넣을 때는 발부터 담근다.
④ 목욕 도중 피부색이 푸르게 변하면 즉시 중단하고 담요를 덮어 보온한다.

(5) 수유

1) 모유수유

가) 초유 : 분만 후 2~3일동안 분비되는 황색의 끈적끈적한 모유로, 약간의 염분이 함유되어 있어 태변배설을 촉진하고 성숙유에 비해 단백질, 항체, 비타민 A, 무기질이 풍부하므로 신생아에게 수유하는 것이 권장된다.

나) 성숙유 : 초유분비 후에 나오는 백색의 유즙

다) 모유의 장점
① 면역체를 함유하고 있어 감염을 예방할 수 있다.
② 모자 간의 애착이 증진된다.
③ 신선하고 위생적이어서 소독할 필요가 없고 경제적이다.

④ 온도가 일정하여 소화가 잘 되며 구토, 설사, 변비, 알레르기 가능성이 적다.
⑤ 옥시토신과 프로락틴이 분비되어 모체의 배란이 억제되고 산모의 회복을 빠르게 한다.
⑥ 우유에 비해 비타민 A와 당질이 풍부하다.

라) 모유수유 금기

구분	내용
산모	심한 세균성 유선염으로 배농술 후, 심한 당뇨, 심한 빈혈, 영양장애 등의 만성질환, 정신질환 등
신생아	조산아, 심하게 허약한 아이, 구개열(입천장갈림증)이나 구순열(입술갈림증), 모유에 알레르기가 있는 경우

마) 유즙분비를 촉진시키는 방법
① 3시간 간격으로 규칙적으로 수유해서 유방을 비운다.
② 비임신 시보다 열량섭취를 340kcal 가량 증가시키고 수분은 하루 3,000cc 이상 섭취한다.
③ 유방 마사지를 자주 하고 신체적, 정신적으로 안정을 취한다.

바) 수유방법
① 수유 전에 기저귀를 갈아준다.
② 상체를 높인 자세로 아기를 안고 먹이되 유륜까지 물린다는 느낌으로 아기의 입에 깊숙이 유두를 삽입한다.
③ 양쪽 유방을 교대로 10~20분간 충분히 먹인다.
④ 수유 중과 수유 후에 트림을 시킨다.
⑤ 수유 후 유방에 남은 젖은 모두 짜낸다.

2) 인공영양
① 순서 : 보리차 → 포도당(glucose) → 우유
② 물을 100℃ 이상 끓인 후 50~60℃ 정도로 식힌 상태에서 분유를 탄다.
③ 젖꼭지 구멍은 적당하게 뚫어 너무 많은 양이 한꺼번에 나오지 않도록 한다.
④ 우유의 온도는 손목 안쪽에 몇 방울 떨어뜨려 보아 확인하고 수유 시 젖꼭지를 잘 기울여 공기가 들어가지 않도록 한다.
⑤ 비타민이 부족할 수 있으므로 외부적으로 첨가해 주어야 한다.
⑥ 젖병은 10분 이상 자비소독한다.
⑦ 우유병과 젖꼭지는 매번 소독한 것으로 사용하고 남은 우유는 버린다.
⑧ 수유 중과 수유 후에 반드시 트림을 시킨다.

3) 초유, 모유, 우유의 비교

초유	모유	우유
면역체가 풍부하고, 성숙유에 비해 단백질, 항체, 비타민 A, 무기질이 풍부하다.	우유에 비해 비타민 A와 당질이 풍부하다.	모유에 비해 단백질이 풍부하다.

※ 수유 시 우유가 기도로 넘어가 청색증이 나타나거나 토하는 경우 가장 먼저 엎드린 자세로 아이의 머리를 낮추어 주거나 측위를 취해준 후 보고한다. 머리를 옆으로 돌려 분비물을 배출시키거나 아이를 거꾸로 들어 우유가 흘러나오게 할 수도 있다.

03 신생아 건강문제

(1) **선천성 기형** : 구순열(입술갈림증), 구개열(입천장갈림증), 무항문(항문직장기형), 왜소증(난쟁이), 작은머리증(소두증) 등

※ 구순열(입술갈림증)로 봉합수술을 받은 환아는 울리지 않도록 하고, 수술 후 바로 젖병이나 노리개 젖꼭지의 사용을 금한다.

(2) **출생(분만) 시 손상** : 두개 내 출혈, 두개혈종(머리혈종), 산류(출산머리부종), 빗장뼈(쇄골) 골절, 안면신경(얼굴신경) 마비 등

(3) **기타 건강문제** : 신생아에게 가장 감염되기 쉬운 부위는 제대절단 부위, 눈, 피부이다.

1) 파상풍

가) 원인 : 소독되지 않은 기구로 제대를 절단했을 때

나) 증상

구분	내용
입벌림장애(아관긴급)	턱 근육이 경련을 일으키며 마비되어 입이 벌어지지 않는 증상
활모양강직(후궁반장)	팔다리는 뻣뻣하게 뻗고 등은 활처럼 뒤로 젖혀지는 상태
연축미소(조소)	입꼬리가 한쪽만 움직이는 비웃는 듯한 웃음

다) 간호 : 불필요한 자극을 주지 않고 병실은 어둡고 조용하게 해준다.

2) 구강칸디다증(아구창)

가) 원인 : 칸디다 알비칸스 곰팡이(진균)

나) 감염경로 : 분만 시 산도를 통해 감염되거나 오염된 손이나 젖병, 젖꼭지 등에 의해 감염된다.

다) 증상 : 구강점막에 우유와 비슷한 백태가 낀다.

라) 간호 : 수유 후 구강 점막에 1% 겐티아나바이올렛을 도포하고 젖병은 철저히 자비소독 한 후 개별적으로 사용하여 감염을 방지한다.

3) **탈수열** : 분만 후 며칠간 배설량이 섭취량보다 많아 출생 2~4일에 다른 증상 없이 고열이 있는 것으로 다량의 수분을 공급하면 정상체온으로 돌아온다.

4) **선천 대사이상 질환**

가) 원인

① 효소를 만드는 유전자의 이상으로 효소의 결핍이 발생하여 여러 가지 대사이상 질환이 나타나는 것이다.

② 페닐케톤뇨증, 단풍시럽뇨증, 갈락토스혈증, 갑상샘저하증, 고페닐알라닌혈증, 호모시스틴뇨증 등이 있다.

나) 검사

① 모든 신생아에게 하는 검사이다.
② 수유 시작 후 24시간이 지난 후에 시행한다.
③ 검사는 생후 3~7일경 채혈하여 여과지에 묻혀서 말린 후 검사실로 보낸다.
④ 생후 48시간 이후, 분유나 모유를 충분히 먹이고 2시간이 지난 후 채혈한다.
⑤ 가능하면 수혈하기 전에 채혈한다.

3 고위험 신생아

01 분류

(1) **미숙아(조산아)** : 임신 37주 이전에 출생한 신생아

(2) **저체중 출생아** : 임신 기간과 상관없이 출생 시 체중이 2,500g 미만인 경우

(3) **미숙아와 과숙아의 신체적 특징**

미숙아	과숙아
• 작고 야윈 외모와 신체에 비해서 머리가 큼 • 솜털이 많고 피하지방은 적음 • 손바닥, 발바닥에 주름이 적거나 없고, 귀 연골 발달이 미약함 • 남아의 경우 고환하강이 되지 않아 음낭 발달이 미약함 • 여아의 경우 음핵이 돌출됨 • 대부분의 반사가 없거나 약함 • 체온 유지가 어렵고 빈번한 무호흡 발생	• 머리카락이 많고 솜털은 없음 • 태아기름막(태지)이 감소하거나 짙은 노랑 혹은 초록색 • 키가 크고 야윈 모습 • 손톱이 길고 피부색은 창백 • 피부가 갈라져 있거나 벗겨짐

02 고위험 신생아의 간호 : 미숙아 4대 간호는 호흡유지, 체온유지, 감염방지, 영양공급이다.

(1) **호흡유지**

① 입과 기도에 있는 점액을 제거하고 옆으로 눕혀준다.
② 보육기 내에서는 최소한의 산소(30% 미만)를 투여한다.

(2) 체온유지

① 신생아실의 온도 : 22~26℃, 습도 : 50~60%

② 보육기 내의 온도 : 30~32℃, 습도 : 50~60%

③ 신생아를 보육기에 눕힐 때 보육기를 먼저 보온한 후 눕힌다.

④ 체온을 유지하고 열량소모와 감염을 예방하기 위해 보육기 문은 최소한으로 열고 미숙아를 만지는 횟수를 적게 한다.

⑤ 체온유지와 감염방지를 위해 미숙아의 체중을 잴 때는 보육기 안에 넣은 채 측정한다.

(3) 감염방지

① 손씻기를 철저하게 하고 외부인의 출입을 제한한다.

② 보육기는 소독수를 사용하여 매일 청소하고 적어도 2시간에 한 번씩 온도와 습도 등을 점검한다.

(4) 영양공급

① 삼킴반사(연하반사) 미숙으로 흡인 폐렴의 위험이 높으므로 생후 24~72시간은 금식한다.

② 그 후 가능한 한 위관영양을 실시하되 미숙아의 상태에 따라 우유를 희석해서 먹이다가 소화상태에 따라 우유 농도를 증가시킨다.

03 고위험 신생아의 건강문제

(1) 고빌리루빈혈증 : 혈액질환

1) 원인 및 증상 : 혈액에 빌리루빈이 지나치게 축적되어 황달이 나타난다.

2) 치료 및 간호

구분	내용
광선요법	• 신생아의 피부를 강력한 형광빛에 노출시켜 빌리루빈을 배출시킨다. • 광선요법 시 간호 　- 안대를 착용시키고 생식기를 가려준다. 　- 고체온증이 생기지 않는지 확인하기 위해 수시로 체온을 측정한다. 　- 오일 등을 몸에 바르지 않는다. 　- 수분을 충분히 공급하고 수시로 체위를 변경한다. 　- 수유 시 광선요법을 중단한다.
교환수혈	• 광선요법이 효과가 없고 빌리루빈 수치가 지나치게 높을 때 신생아 제대 정맥을 통해 교환수혈을 한다.

(2) 태아적혈모구증(Rh 부적합증) : 혈액질환

1) 원인 및 증상 : Rh(−) 혈액형을 가진 어머니로부터 Rh(+) 혈액형을 가진 태아가 태어났을 때 첫 아이에게는 영향을 미치지 않으나 둘째 아이부터 산모와 태아 간에 항원-항체반응을 일으켜 태아에게 저산소증, 호흡장애, 심부전, 전신 부종, 사산 등을 일으킨다.

2) **예방** : 다음 임신에서 태아가 용혈성 질환의 영향을 받지 않게 하려면 매 분만 후 임부에게 로감(RhoGAM)이라는 면역글로불린을 투여한다.

3) **치료** : 제대정맥을 통한 교환수혈

(3) **특발 호흡곤란증후군(초자양막증)** : 폐질환

1) **원인 및 증상** : 폐의 미성숙으로 인해 폐포를 팽창시키는 폐표면활성물질이 부족해서 신생아에게 호흡곤란을 일으킨다.

2) **치료** : 산소공급, 폐표면활성물질 투여

(4) **수정체 뒤 섬유증식(미숙아 망막증)** : 눈질환

1) **원인 및 증상** : 인큐베이터에서 고농도의 산소를 장기간 흡인한 신생아에게 흔하며 시력장애나 실명을 일으킨다.

2) **예방법** : 산소농도를 30% 이하로 유지한다.

(5) **괴사소장결장염(괴사소장대장염)**
① 금식하고 수액으로 수분과 전해질 균형을 유지시킨다.
② 구강 수유를 다시 시작하게 될 때 멸균수를 먼저 수유하고 희석한 모유나 우유를 제공한다.

4 영유아

01 신체적 변화

(1) **체중과 신장** : 생후 12개월이 되면 체중은 출생 시의 3배, 신장은 1.5배가량 증가한다.

(2) **천문**

1) **앞숫구멍(대천문)** : 12~18개월경(유아기) 폐쇄된다. 뇌압이 상승되거나 아기가 울 때 앞숫구멍이 부풀어 오르고, 심한 탈수가 있을 경우 앞숫구멍이 함몰된다.

2) **뒤숫구멍(소천문)** : 6~8주경(영아기) 폐쇄된다.

(3) **치아**
① 생후 6개월경 하악중심앞니 2개가 맹출된다.
② 30개월쯤 되면 20개의 젖니(유치)가 모두 나오게 되어 젖니치열이 완성된다.
③ 충치를 예방하기 위해 생후 6개월부터 12세까지 불소(플루오린)를 제공하고 영아 때부터 양치질을 할 수 있도록 한다.
④ 구강검진은 18~29개월에 시작한다.

(4) 영아기 대근육 발달(위에서 아래로 발달, 두미법칙)

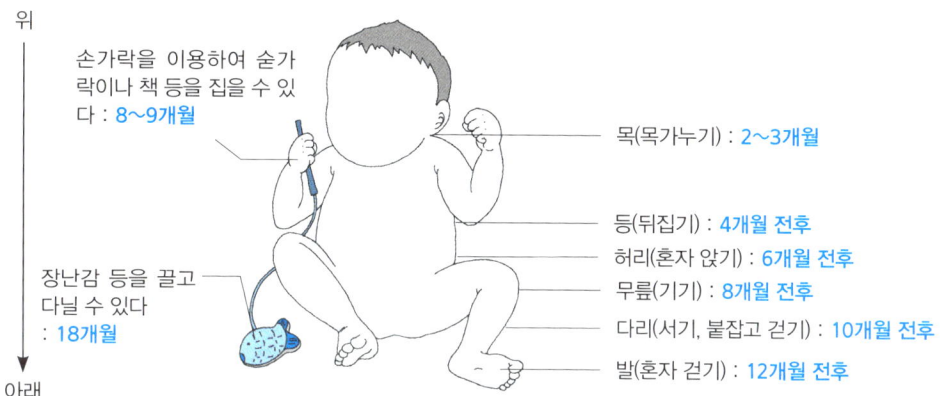

(5) 영아기 언어발달

① 2~3개월 : '구', '쿠' 등의 소리를 냄
② 4~5개월 : 옹알이
③ 9~10개월 : 모방적 표현
④ 12개월 : 2~3단어 구사

(6) 대소변 훈련(유아기)

① 유아가 신체적, 정서적으로 준비된 시기, 즉 아동이 소변을 참고 양육자의 말에 협조할 수 있는 시기에 시작한다.
② 평소에 유아용 변기에 앉아보게 하여 화장실과 변기를 친근하게 느낄 수 있도록 한다.
③ 5분 이상 변기에 앉아있게 하지 말고 다음에 다시 시도한다.
④ 배변을 시도하는 노력을 칭찬하고, 실수를 하더라도 혼내지 말고 격려해준다.
⑤ 또래 아이와 비교하지 않는다.
⑥ 대변 가리기 : 12~18개월경 완성
⑦ 소변 가리기 : 16~24개월경 완성되나 밤에 소변 가리기는 3~4세가 되어야 가능하다.
⑧ 영유아 둔부발진 예방 및 간호
 - 기저귀를 자주 확인하고 갈아주어 젖어있지 않도록 하고 공기유통이 잘 되도록 한다.
 - 발진 전에는 비누로 둔부를 깨끗이 닦아 주고, 발진 후에는 비누사용을 금한다.
 - 피부가 접히는 부분을 깨끗이 하고 건조하게 해준다.

02 이유식

(1) 적절한 이유식 시기 : 치아가 나기 시작하고 머리에 균형을 잡을 수 있는 6~12개월(영아기) 사이

(2) 목적

① 6~24개월경 철 결핍 빈혈이 잘 오는 시기이므로 이유식을 통해 빈혈을 예방한다.
② 씹는 동작으로 골격과 근육발달을 촉진시킨다.
③ 균형 잡힌 영양공급으로 면역력을 증진시킨다.

(3) 이유식의 원칙

① 이유식을 먼저 주고 부족한 부분을 우유로 보충한다.
② 싫어하는 음식을 억지로 먹이지 않는다.
③ 한꺼번에 두 가지 이상의 음식을 주지 않아야 하고 새로운 음식을 추가할 때는 4~7일 간격을 둔다(알레르기를 확인하기 위해).
④ 자극성이 있는 조미료를 금한다.
⑤ 곡물 → 고기 → 채소 → 과일 순으로 먹인다.

03 일광욕

오전 11시 이전과 오후 3시 이후에 시행하는 것이 좋고, 점차적으로 시간을 연장하여 5분 정도씩 일광욕을 해서 구루병을 예방한다.

04 유아의 특성

① 거절증, 떼쓰는 것(분노발작), 늘 사용하던 물건만 고집, 분리불안(주 양육자와 잠시도 떨어지지 않으려는 상태), 퇴행, 의식적인 행동, 양가감정, 야뇨증 등이 발생한다.
② 친구들 옆에서 놀고 있지만 따로 장난감을 가지고 혼자 노는 병행놀이를 한다.
③ 유아기 사망의 주된 원인은 낙상과 사고이다.
④ 유아기 아동은 모든 사물이 살아있다고 생각하는 물활론적 사고를 한다.

05 예방접종

(1) **목적** : 생후 6개월이면 모체로부터 받은 면역이 소실되므로 면역력을 증가시키기 위해 미리 예방접종을 실시해야 한다.

(2) **주의사항**

1) 접종 전 주의사항
① 집에서 체온을 측정해보고 아이의 건강상태를 잘 알고 있는 보호자가 데리고 병원을 방문한다.
② 전날 목욕하고 접종 당일에는 목욕하지 않는다.
③ 오전에 접종하는 것이 바람직하다.

2) 접종 후 주의사항
① 접종 후 30분간은 접종기관에 머물며 아이의 상태를 관찰한다.
② 귀가 후 3시간 동안은 주의 깊게 관찰한다.
③ 고열이나 경련이 있을 경우 즉시 접종기관을 방문한다.

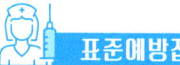 **표준예방접종**

1. 대상 감염병

대상 감염병 (17종)	백신 종류	횟수	접종시기
결핵	BCG(피내용)	1	• 1개월 이내
B형간염	HepB	3	• 0, 1, 6개월
그룹 A형 로타바이러스 감염증	RV1	2	• 2, 4개월
	RV5	3	• 2, 4, 6개월
디프테리아, 파상풍, 백일해	DTaP	5	• 2, 4, 6, 15~18개월, 만 4~6세
	Tdap(권장)/Td	1	• 만 11~12세 • 이후 10년마다 Td 재접종
폴리오(소아마비)	IPV	4	• 2, 4, 6~18개월, 만 4~6세
b형 헤모필루스 인플루엔자 (뇌수막염)	Hib	4	• 2, 4, 6개월, 12~15개월
폐렴알균	PCV	4	• 2, 4, 6개월, 12~15개월
홍역, 볼거리, 풍진	MMR	2	• 12~15개월, 만 4~6세
수두	VAR	1	• 12~15개월
A형간염	HepA	2	• 1, 2차 : 12~35개월 ※1차 접종은 생후 12~23개월에, 2차는 1차 접종으로부터 6개월 이상 경과한 후
일본뇌염	IJEV (불활성화 백신)	5	• 1, 2차 : 12~23개월 • 3차 : 24~35개월 • 4차 : 만 6세 • 5차 : 만 12세 ※1차 접종 1개월 후 2차 접종, 2차 접종 11개월 후 3차 접종
	LJEV (약독화 생백신)	2	• 1차 : 12~23개월 • 2차 : 24~35개월 ※1차 접종 12개월 후 2차 접종
사람유두종바이러스 감염증	HPV	2	• 1, 2차 : 만 11~12세 ※6~12개월 간격으로 2회 접종
인플루엔자	IIV	매년접종	• 6개월 이후 ~ 만 12세

2. **예방접종 순서** : B형간염 → BCG → 그룹 A형 로타바이러스 감염증, b형 헤모필루스 인플루엔자, 폐렴알균, DTaP, 주사용 소아마비 → 수두, MMR → A형간염, 일본뇌염 → 사람유두종바이러스 감염증

12개월(돌) 이전(9개)		12개월(돌) 이후(7개)

• B형간염 (0, 1, 6개월)
• BCG (1개월 이내)
• 그룹 A형 로타바이러스 감염증 (2, 4개월 또는 2, 4, 6개월)
• b형 헤모필루스 인플루엔자 (2, 4, 6개월, 12~15개월)
• 폐렴알균 (2, 4, 6개월, 12~15개월)
• DTaP (2, 4, 6, 15~18개월, 만4~6세)
• 주사용 소아마비 (2, 4, 6~18개월, 만4~6세)
	인플루엔자 (6개월 ~ 만 12세까지 매년 접종)	• 수두 (12~15개월)
		• MMR (12~15, 만4~6세)
		• A형간염 (1, 2차 : 12~35개월)
		• 일본뇌염 (생백신)
		  1차 : 12~23개월
		  2차 : 24~35개월
		• 사람유두종바이러스 감염증
		  (1, 2차 : 만11~12세)

5 아동의 건강문제 간호

01 증상 및 질병에 따른 간호

(1) 고열
① 실내기온을 낮추고 옷을 벗긴다.
② 38℃ 이상의 고열 시 머리에는 얼음베개를 해주고 손과 발은 따뜻하게 해준다.
③ 체온보다 2℃ 낮은 미온수로 말초에서 중심 방향으로 닦되 복부는 제외하고 닦는다.
④ 30~50% 알코올 용액을 사용해서 알코올 마사지를 하기도 한다.
⑤ 어린이가 어른에 비해 체표면적이 넓어 탈수가 잘 오므로 주의 깊게 관찰하고 수분섭취를 증가시킨다.
⑥ 처방된 해열제를 투여하고 환기를 시킨다.
⑦ 체온을 떨어뜨리기 위한 행위를 실시하고 30분 후 다시 체온을 측정한다.

(2) 탈수
① 증상 : 앞숫구멍(대천문) 함몰, 근육의 탄력성 저하, 소변량 감소, 요비중 증가, 피부와 점막 건조, 빠르고 약한 호흡과 맥박, 체온 상승 등
② 치료 : 경구 또는 비경구적으로 수분을 충분히 공급한다.

(3) 구토
① 누운 상태에서 구토 시 고개를 옆으로 돌리거나 옆으로 눕힌다.
② 구토 후에는 바로 음식물을 주지 말고 약 5~10분 정도 경과 후 물이나 엷은 우유를 먹인다.

(4) 경련
① 경련 중에는 환자 입안에 아무것도 넣지 않는다.
② 구강 분비물이 기도로 흡인되는 것을 막기 위해 고개를 옆으로 돌리거나 측위를 취한다.
③ 허리띠나 단추 등을 신속히 풀어준다.
④ 주위에 위험한 물건을 치운다.
⑤ 신체보호대를 사용하거나 마사지하지 않도록 하며 환아를 관찰한다.
⑥ 방을 어둡고 조용하게 유지한다.
⑦ 의자에 앉은 채 경련을 하면 다치지 않게 환자를 바닥에 내려 눕힌다.

(5) 설사
① 심한 설사 환아에게 가장 중요한 것은 경구 또는 비경구적으로 수분과 전해질을 공급하는 것이다.
② 환아의 대변 배설물을 따로 격리하여 처리한다.
③ 섭취량과 배설량, 체중을 측정한다.

(6) 주의력결핍 과다활동장애(ADHD) 환아 간호
① 무조건적인 칭찬보다는 행동에 대한 지침을 주고 지침을 잘 따랐을 경우 긍정적인 말로 아동을 칭찬하도록 가족을 교육시킨다.
② 정서적인 긴장을 감소시켜주어야 한다.

(7) 중이염
① 상기도 감염의 합병증으로 초래되는 중이의 감염으로 6~24개월 아동에게 호발된다.
② 아동의 이관(귀관)은 짧고 곧고 넓기 때문에 중이염에 걸리기 쉽다.
③ 아프지 않은 귀쪽으로 눕혀주어 통증을 줄여준다.

(8) 아토피 피부염
① 가족력이 있으며 호전과 악화를 반복한다.
② 유전적 원인 및 각종 알레르기 자극(예 꽃가루, 음식물, 집먼지진드기 등)이 원인이다.
③ 목욕 후 파우더 사용을 금하고 털이 있는 인형은 피부를 자극시키므로 피한다.
④ 피부 자극을 피하기 위해 면옷을 입히고 초콜릿, 달걀, 땅콩, 우유, 생선 등을 자제한다.
⑤ 목욕 시 습윤성 비누를 사용하고 보습제와 가습기를 사용한다.
⑥ 손톱을 짧게 유지하고 소양감이 심할 경우 신체보호대를 적용할 수도 있다.

(9) 급성 사구체 신염
① 인두염이나 편도염 후 잘 발생하므로 상기도 감염 환자와의 접촉을 금한다.
② 2~4시간마다 섭취량과 배설량, 요비중을 측정한다.
③ 부종 확인을 위해 매일 체중을 측정하고 주기적으로 혈압을 측정한다.
④ 고탄수화물, 저염, 저단백, 부종이 심한 경우 수분 제한(하루 1,000cc 이하) 식이를 제공한다.

(10) 천식발작
① 안정시키고 반좌위를 취해준다.
② 안정을 위해 병실에 부모가 함께 있을 수 있도록 한다.
③ 적절한 습도를 유지한다.
④ 먼지 발생을 줄이기 위해 빗자루로 병실 바닥을 쓸지 않는다.
⑤ 갑자기 찬 공기에 노출되지 않도록 주의한다.

영유아의 투약법

- 영유아는 되도록 점적기로 투약한다.
- 반드시 상체를 상승시키고 먹인다.
- 쓴약을 달다고 속이지 않는다.
- 쓴약은 과즙이나 꿀물에 섞어 먹인다.
- 약 먹은 직후 토했을 경우 : 10분 정도 지난 후 다시 약을 준다.
- 약 먹고 20~30분 후에 토했을 경우 : 다시 주지 않는다.

02 전염성 질환의 간호

(1) 홍역

구분	내용
원인	• 홍역 바이러스(Measles virus)
전파경로	• 주로 비말감염
증상	• 전구기(카타르기) : 전염력이 강한 시기로 발열, 기침, 결막염, 구강점막에 코플릭 반점 • 발진기 : 홍반성 발진이 목뒤, 귀 아래에서 시작하여 얼굴, 몸통, 팔, 다리로 퍼짐, 발진후 고열, 심한 기침 • 회복기 : 기관지염, 폐렴, 중이염 등 발생 가능
예방	• MMR백신 접종(12~15개월, 4~6세), 홍역 유행 시에는 6~11개월에 MMR접종
치료	• 발진 후 최소 4일간 격리, 대증치료, 구강간호, 중조(탄산수소소듐)를 탄 물로 씻겨주고 칼라민 로션을 발라 소양감을 감소시켜준다. ※ 해열 1~2일 후 합병증이 없다면 등교가 가능하다.

(2) 볼거리(유행귀밑샘염)

구분	내용
원인	• 볼거리 바이러스(Mumps virus)
전파경로	• 비말, 직접접촉
증상	• 발열, 두통, 근육통, 식욕부진, 귀밑샘의 종창 및 통증
합병증	• 고환염, 난소염, 췌장염, 뇌수막염 등이 발생하기도 한다.
예방	• MMR백신 접종(12~15개월, 4~6세)
진단	• 레몬 테스트(Lemon test)
치료 및 간호	• 통증이 심할 경우 진통제 제공, 저작장애 시 유동식 제공, 급성기에는 얼음물 찜질, 종창부위 피부 당김을 완화시켜 주기 위해 오일을 발라준다.

(3) 풍진

구분	내용
원인	• 풍진 바이러스(Rubella virus)
전파경로	• 주로 비말, 모자 간 수직감염, 직접접촉
증상	• 전구기에 약간의 미열, 얼굴에서 시작하여 아래로 퍼지는 발진
특징	• 임신 90일 이내에 임부가 감염 시 신생아에게 선천 기형(심장병, 백내장, 청각 상실, 소두증 같은 뇌의 기형) 초래, 간과 비장 비대, 황달, 지능발달 지연 등의 증상이 나타난다. • 풍진 예방접종 후 1개월간 임신을 금한다.
예방	• MMR백신 접종(12~15개월, 4~6세)
치료 및 간호	• 안정과 대증요법

(4) 수두

구분	내용
원인	• Varicellazoster virus(수두대상포진 바이러스)
전파경로	• 직접접촉, 공기
증상	• 가려움증, 발진성 수포가 생기며 일주일 이내에 가피(딱지)로 변하고 감염력도 없어진다.
치료 및 간호	• 수포가 사라지고 딱지가 생길 때까지 격리한다. • 가려움증이 있으면 녹말(전분), 중조목욕을 하거나 칼라민로션을 도포한다. • 팔꿈치 보호대를 적용하거나 손에 장갑을 끼워준다. • 손톱을 짧고 깨끗하게 유지하고, 헐렁한 옷을 입힌다.

(5) 디프테리아

구분	내용
원인	• 디프테리아균
전파경로	• 비말, 호흡기 분비물과의 접촉
진단	• 시크 테스트(Schick test)
증상	• 초기에는 피로, 인두통(목앓이), 식욕부진, 미열 등의 증상이 나타난다. • 인후두 부위를 뒤덮는 막이 형성되어 기도 폐색이 발생할 수 있으므로 아동의 병실에 응급 시 사용할 기관절개세트를 준비해 둔다.
예방	• DTaP주사(생후 2, 4, 6개월, 15~18개월, 4~6세)
치료 및 간호	• 항독소와 항생제를 투여하고 격리, 가습, 기도유지, 절대안정

(6) 폐렴

구분	내용
원인	• 뉴모코커스(폐렴알균) ※ 흡인성 폐렴은 우유나 수분이 기도에 들어가서 발생한다.
증상	• 고열, 오한, 호흡곤란, 청색증, 백혈구 증가 등
치료 및 간호	• 산소공급, 소화되기 쉬운 음식 제공, 항생제 투여

(7) 성홍열

구분	내용
원인	• 베타 용혈사슬알균
진단	• 딕 테스트
증상	• 딸기 모양의 혀, 고열, 구토, 인두통, 얼굴을 제외한 전신발진
치료 및 간호	• 격리, 안정, 항생제 투여, 유동식 제공, 인두통 시 따뜻한 생리식염수로 함수

Chapter 11 노인간호

1 노인질환의 특성 및 현실

01 우리나라 노인의 정의 : 65세 이상

02 노인질환의 특성
① 노화와 병리적 상태의 구별이 어렵다.
② 특정질병에 수반되는 증상이 없거나 비전형적인 경우가 많다.
③ 동시에 여러 가지 질병을 가지고 있는 경우가 많다.
④ 질병으로 인해 의식장애나 정신장애를 일으키기도 한다.
⑤ 특정질병과 위험인자 사이에 연관성이 없다.
⑥ 질병의 경과가 길고 재발률이 높다.
⑦ 질병의 원인이 명확하지 않아 치료가 어렵고 만성질환이 대부분이어서 지속적인 관리가 필요하다.
⑧ 의료비 부담능력이 없어 가족의 부담이 증가한다.

03 우리나라 노인인구의 현실

(1) **인구 고령화** : 의학 및 과학기술의 발달, 출생률 및 사망률의 저하, 생활수준 향상 등으로 인해 65세 이상의 고령자 비율이 증가하는 현상

(2) **노령화지수**

$$\text{노령화 지수} = \frac{\text{65세 이상 인구}}{\text{0~14세 인구}} \times 100$$

2 노인의 건강변화

01 신경계(수면)

(1) 노인 수면의 특징
① 렘(REM, 꿈꾸는 단계)은 일정하게 유지되거나 감소하며, 비렘(NREM, 꿈꾸지 않는 단계)은 짧아져 숙면을 취하기가 어렵다.
② 전체 수면시간이 감소한다.
③ 불면증

(2) 숙면을 위한 간호
① 취침시간과 기상시간을 규칙적으로 한다.

② 밤잠을 설치게 되므로 낮잠을 자제한다.
③ 낮 동안 가벼운 운동을 하되 잠자기 전에는 격렬한 운동을 피한다.
④ 배가 고파 잠이 안 올 경우 소화가 잘되는 간단한 먹거리(예 우유, 카스텔라)를 제공한다.
⑤ 카페인, 알코올, 담배, 수면제의 과다한 사용을 자제하고 밤에 수분섭취를 제한한다.
⑥ 침실조도를 낮추고 환경자극을 최소화하여 소음을 방지한다.
⑦ 취침 전에 등마사지를 해준다.

02 호흡계

① 폐포의 탄력성, 기관지 섬모운동, 기침반사 및 기침의 효율성(기도청소율) 감소
② 날숨예비용적(편안하게 숨을 내쉰 후 최대로 더 내쉴 수 있는 공기의 양)과 잔기량(최대로 숨을 내쉰 후 폐 속에 남아 있는 공기의 양)이 증가하여 폐기종을 일으키기도 함
③ 폐활량 감소

03 소화계

① 침(타액) 분비 감소로 구강 건조증과 치주질환 증가
② 장운동 감소로 변비 증가
③ 위산 분비 감소로 소화장애, 갈증에 대한 반응 느림

04 심혈관계

① 혈관의 탄력성 감소로 정맥류 증가
② 맥박은 젊었을 때와 비슷하거나 약간 감소
③ 혈관저항의 증가로 혈압 상승, 심박출량 감소
④ 심장판막의 비후와 경화
⑤ 협심증·심근경색증·뇌졸중 발생빈도 증가

05 근골격계

① 추간판의 위축으로 신장 감소와 허리굽음
② 골격량과 근육량 감소
③ 지구력과 민첩성 감소
④ 뼈의 광물질 소실과 질량 감소로 골다공증 발생빈도 증가 : 골밀도가 낮아져 골절의 원인이 됨, 여성 노인에게서 발병률이 높음
⑤ 걸음걸이가 느리고, 보폭은 작고, 끌면서 걷고, 발을 드는 높이가 낮음

06 비뇨·생식계

① 방광벽이 두꺼워져서 방광의 용적이 감소되어 소변 저장량이 줄어듦(최대 250~300cc)
② 요실금·빈뇨·잔뇨 증가

③ 남성의 경우 전립샘 비대로 인한 배뇨장애
④ 여성의 경우 폐경으로 인한 난소 위축, 유방조직 위축, 노인성 질염 발생 증가(폐경 이후 에스트로젠 분비 저하 때문)

 요실금과 간호

1. **요실금** : 본인의 의지와 관계없이 자신도 모르게 소변이 유출되어 속옷을 적시게 되는 현상

구분	내용
복압성 요실금	기침, 웃음, 재채기, 달리기, 줄넘기 등과 같이 복압이 증가할 때 근육이 방광과 요도를 충분히 지지해주지 못하거나 소변이 새지 않게 막아주는 요도조임근이 약해져서 발생하는 것으로, 비만은 복부 내 압력을 증가시키기 때문에 체중 조절을 해야 한다.
절박요실금	방광의 비정상적인 불수의적 수축으로 인해 소변을 보고 싶은 강력한 욕구를 느낌과 동시에 의지와 상관없이 소변을 배설하는 현상이다.

2. **간호** : 일정한 간격으로 변기 제공 + 케겔운동 → 기저귀 → 유치도뇨
 - 가장 먼저 일정한 간격으로 변기를 대어 주고 심리적으로 안정될 수 있도록 돕는다.
 - 케겔운동법을 알려주고 실시하도록 한다.
 - 와상환자에게는 기저귀를 사용할 수도 있다.
 - 욕창이 발생한 요실금 노인환자에게는 정체도뇨를 실시한다.
 - 수분을 충분히 섭취하도록 한다.
 - 깨끗하게 피부간호를 해주며 합병증에 유의한다.

07 감각계

구분	내용
시각	눈물 감소, 안구 건조, 시력장애, 안질환과 야맹 및 눈부심 증가, 동공 축소, 시야 좁아짐, 수정체 탄력성 감소, 수정체 황화현상으로 남색계통 구분을 잘 못함, 백내장과 녹내장 증가
청각	노년난청(노인성난청)으로 고음감지에 장애가 생김
미각	맛봉오리의 감소로 단맛과 짠맛에 둔감해지고(음식이 달고 짜짐), 쓴맛과 신맛에 민감(쓴맛과 신맛이 나는 음식을 싫어하게 됨)
후각	후각 감소
촉각	온도·통증 감각이 둔화되므로 화상이나 동상 주의

08 피부

① 피부 탄력성과 피하지방 감소로 주름 증가, 모든 피부층이 얇아짐, 땀샘과 기름샘(피지샘) 분비 기능 저하로 피부 건조 → 가습기 사용 권장
② 손발톱이 두꺼워지고 잘 부서짐
③ 노인성 반점과 은발(흰머리) 증가

09 심리적 변화

우울증 경향, 내향성, 수동성, 조심성, 경직성, 의존성, 생에 대한 회고, 친근한 사물에 대한 애착심이 증가한다.

 경직성의 증가

- 자신에게 익숙한 습관적인 태도나 방법을 고집한다.
- 융통성이 없고 새로운 변화를 싫어한다.
- 새로운 기구의 사용이나 새로운 방식으로 일을 처리하는 것을 거부한다.

3 노인간호

01 노인간호의 접근방법 : 노인에 대한 이해, 개별적 접근, 예방적 접근, 팀 접근

02 노인의 일반적 간호

(1) 침상 환경

① 온도 : 실내온도는 낮 22℃, 밤 18℃
② 습도 : 40~60%
③ 환기 : 환자 피부에 공기가 직접 닿지 않도록 간접 환기를 한다.
④ 채광 : 스크린이나 커튼으로 밝기를 조절한다.
⑤ 조명 : 조명은 밝게 유지하고 밤에는 개인등과 간접조명을 사용한다.
⑥ 소음 : 소음은 불안, 수면장애, 흥분을 유발시키므로 줄일 수 있는 소음은 줄일 수 있도록 한다.
⑦ 실내 구조 : 현관이나 화장실의 문턱을 없애고 계단이나 화장실, 복도에는 미끄럼방지 테이프를 붙이고 손잡이를 설치하여 낙상을 예방한다.

(2) 목욕

① 일주일에 한 번 정도가 적당하며 미지근한 물과 유분이 많은 비누 또는 중성비누를 사용한다.
② 목욕 후 손톱과 발톱이 부드러워졌을 때 손톱은 둥글게, 발톱은 일자로 잘라주고 몸에는 로션이나 보습제, 자외선 차단제를 잘 바르도록 한다.

(3) 음식

① 삼킴곤란(연하곤란)이 있는 노인 환자에게는 연식(예 연두부 정도의 점도가 있는 음식)이 적당하다.
② 반신마비(편마비) 환자는 건강한 쪽을 밑으로 하여 약간 옆으로 누운 자세를 취한다.
③ 가능한 한 앉은 자세를 취하고, 상체를 약간 앞으로 숙이고 턱을 당기는 자세가 좋다.
④ 식사 시 의자는 등받이와 팔받침이 있는 것을 선택한다.
⑤ 앉을 수 없는 환자는 상체를 높게 올려주고 턱을 당긴 자세를 취해준다.
⑥ 변비가 있는 노인에게는 섬유질이 많은 음식을 제공하고 수분 섭취를 권장한다.

⑦ 음식 섭취 전에 국이나 물, 차 등으로 먼저 목을 축인다.
⑧ 환자가 충분히 삼킬 수 있는 양만큼만 입에 넣어준다.
⑨ 완전히 삼켰는지 확인한 다음에 음식을 입에 넣어준다.
⑩ 신맛이 강한 음식은 침을 많이 나오게 하여 사레가 들릴 수 있으니 주의한다.
⑪ 음식을 먹고 있는 도중에는 환자에게 질문을 하지 않는다.
⑫ 틀니가 잘 맞지 않으면 치과를 방문하여 교정을 의뢰한다.
⑬ 기초대사량이 감소하므로 열량섭취도 감소되어야 한다.
⑭ 단당류, 포화지방, 카페인 섭취를 자제한다.
⑮ 칼슘, 비타민, 무기질, 식이섬유, 수분을 충분히 섭취한다.

(4) 운동
① 노인의 건강을 사정한 후 실시하되, 주 3일 이상, 1회 20~60분 정도의 운동이 적합하다.
② 빠르게 방향을 바꾸는 운동이나 동작을 금한다.
③ 걷기, 조깅, 체중부하운동 등을 통해 골다공증을 예방한다.
④ 관절염이 있는 노인의 근육강화 운동으로는 수영이 적합하다.
⑤ 수시로 스트레칭을 해서 관절을 부드럽게 하고 근육을 이완시킨다.

(5) 낙상 : 감각계와 근골격계의 약화로 낙상 시 골절의 위험이 커지므로 미리 예방하는 것이 좋다.

장소	낙상 예방법
계단	• 손잡이와 미끄럼방지 장치를 설치한다.
욕실	• 손잡이를 설치한다. • 바닥은 미끄럼방지 매트나 테이프를 붙인다. • 변기는 팔받침이 있는 것을 사용한다.
거실, 복도	• 가능하면 문턱을 없앤다. • 바닥에 물기가 있으면 바로 닦고 전선을 정리한다. • 미끄럼방지 매트를 사용한다.
조명	• 필요시 야간등을 켜둔다. • 직사광선을 막기 위해 커튼과 스크린을 적절히 이용한다.
침대	• 침대 난간을 올린다. • 바퀴에 잠금장치를 확인한다. • 침대높이를 낮춘다. • 호출기를 손이 닿기 쉬운 곳에 둔다.
화장실	• 화장실에 손잡이를 만든다. • 화장실 바닥에 물기를 없앤다. • 이동식 좌변기는 미끄러지지 않도록 고정하고 손잡이를 만든다.

장소	낙상 예방법
기타	• 갑자기 자세를 바꾸거나 움직이지 말고 천천히 움직인다. • 굽이 낮고 폭이 넓으며 발에 꼭 맞는 신발, 바닥에 미끄럼방지 처리가 된 신발을 신게 한다. • 가급적 계단보다는 엘리베이터를 이용한다. • 하지 근력 강화를 위해 꾸준히 운동한다. • 카펫 가장자리는 테이프로 바닥에 붙여 고정한다. • 무거운 물건을 무리해서 들지 않는다. • 급하게 이동하다가 낙상이 발생할 수 있으므로 배뇨시간을 정해놓고 화장실에 간다. • 이동 시 지팡이나 보행기를 사용한다. • 등받이와 팔걸이가 있는 의자를 사용한다.

낙상 경험이 있는 환자가 낙상을 재경험하는 경우가 많은 이유

- 낙상 경험이 있는 환자는 낙상에 대한 심리적인 불안감이 생기게 된다.
- 낙상에 대한 두려움으로 활동이 줄어들게 되므로 근골격계가 약화되어 낙상 위험이 커진다.
- 낙상 후 누워서 지내다가 일어날 때 체위 저혈압이 발생하기도 한다.
- 낙상으로 인해 발생한 질환과 증상의 호전을 위해 복용하는 약물이 또다시 낙상을 유발하기도 한다.

(6) 노인 대상 예방접종

① 대상포진 : 60세 이상
② 폐렴알균 : 65세 이상 노인
③ 인플루엔자 : 65세 이상 노인에게 매년 1회
④ 파상풍, 디프테리아 : 10년마다 추가접종

(7) 치매노인 간호

1) 치매의 증상 및 특징

① 기억장애, 언어장애, 판단 및 인지능력 장애, 일상생활 수행장애, 행동장애, 정신장애를 포함한다.
② 과거 능숙했던 활동, 식사, 배변 등 단순동작이나 일상생활의 수행이 어렵다.
③ 배회·욕설을 하며 폭력적이고 망상, 섬망 등으로 인해 소란을 피우기도 한다.

2) 치매의 원인 및 종류

① 알츠하이머 치매(50~60%) : 아밀로이드 베타 단백질이 뇌에 쌓이면서 뇌세포가 손상되어 발생
② 혈관성 치매(20~30%) : 뇌혈관이 터지거나 막혀 뇌세포가 손상되어 발생

3) 치매 환자의 문제행동 대처

구분	내용
반복적인 질문이나 행동	• 반복되는 행동을 강압적으로 혼내거나 고치려고 하지 않는다. • 환자에게 해가 되는 것이 아니라면 그냥 둔다. • 손뼉, 큰소리, 음악, 좋아하는 음식, 고향 이야기 등을 통해 관심을 다른 곳으로 돌린다. • 콩 고르기, 종이접기, 나물 다듬기, 빨래개기 등 단순하게 할 수 있는 일거리를 제공한다. • 환자가 좋아하는 음식을 제공하거나 노래를 함께 부른다.
음식섭취 관련 문제행동	• 화를 내거나 대립하지 않는다. 예) 치매 환자가 방금 식사를 마쳤음에도 불구하고 계속해서 밥을 달라고 하는 경우 "지금 준비하고 있으니까 조금만 기다리세요."라고 말한다. • 손으로 집어먹을 수 있는 식사를 만들어준다. • 그릇의 크기를 조절하여 식사량을 조정한다. • 금방 식사한 것을 알 수 있도록 먹고 난 식기를 그대로 두거나, 매 식사 후 달력에 스스로 표시하도록 한다. • 위험한 물건이나 음식을 빼앗지 않으려고 할 때는 좋아하는 다른 간식과 교환한다. • 밥에 독약을 넣었다고 우기면 먼저 밥을 한 숟가락 먹어 보인다.
수면장애	• 소음을 최대한 없애고 적정 실내온도를 유지한다. • 수면상태를 관찰하고 환자에게 알맞은 하루 일정을 만들어 규칙적인 생활을 하게 한다. • 낮에 꾸벅꾸벅 조는 경우 말을 걸어 자극을 주거나 산책과 같은 야외활동을 통해 신선한 공기를 접하면서 운동하도록 한다. • 오후에는 커피, 술과 같은 음료를 주지 않는다.
배회	• 배회는 기억력 상실이나 시간·방향감각의 저하, 정서적인 불안, 배고픔 등이 원인이 되어 나타날 수 있다. • 초조한 표정으로 집 안을 배회하는 것은 나가려는 의도일 수 있으므로, 현관에 음악이나 소리가 나는 센서를 달아둔다. • 현실감을 유지할 수 있도록 규칙적으로 시간과 장소를 알려준다. • 관련 기관(치매센터, 지구대 등)에 미리 협조를 구한다. • 배고픔, 용변, 통증 등의 신체적 욕구를 우선적으로 해결해준다. • 낮 시간에 단순한 일거리를 주어 배회 증상을 줄인다. • 집 안에 배회 코스를 만든다. • 치매 환자가 신분증을 소지하도록 하고 옷에 연락처를 꿰매어둔다. • TV나 라디오를 크게 틀어놓지 않으며, 집 안을 어둡게 하지 않는다. • 낙상의 위험이 있어 주의 깊은 관찰과 관리가 필요하다. • 고향이나 가족에 대한 대화를 나누거나 환자가 좋아하는 노래를 함께 불러 정서적인 불안에 의한 배회의 관심을 다른 곳으로 돌린다.

구분	내용
의심·망상·환각	• 잃어버린 물건에 대한 의심을 부정하거나 설득하지 말고 함께 찾아보도록 한다. 　예 "옆집 사람이 내 우산을 훔쳐갔어!" 　　- 맞는 답변 : "우산이 없어졌군요. 우리 같이 찾아봐요." 　　- 틀린 답변 : "또 다른 사람을 의심하시네요. 그러지 마시라고 했잖아요." • 동일한 물건을 잃어버렸다고 자주 의심할 때는 미리 같은 물건을 준비했다가 잃어버렸다고 주장할 때 내놓고 치매환자가 물건을 찾도록 도와준다. • 도둑 망상으로 인해 치매 환자가 방을 지킨다고 방 안에 있기를 고집하면 위험하지 않은 한 방 안에 있도록 허용한다. • 치매 환자 앞에서 귓속말을 하지 않도록 주의한다. • 치매 환자가 좋아하는 노래를 함께 부르거나 좋아하는 음악을 틀어 관심을 다른 곳으로 유도한다.
난폭한 행동 (파괴적 행동)	• 파괴적 행동을 보이면 자극을 주지 말고 조용한 장소에서 쉬도록 한다. • 환자가 흥분되어 있음을 이해한다는 표현을 한다. • 천천히 안정된 태도로 온화한 표현을 유지한다. • 치매 환자가 끊임없이 난폭한 발작을 하지 않는 한 신체적 구속은 사용하지 않는 것이 좋다. • 자해 위험이 있는 경우 주변에 있는 위험한 물건을 치운다. • 파괴적 행동은 울고, 분통을 터뜨리고, 욕설하고, 안절부절 못하고, 때리거나 침을 뱉고, 주먹으로 치고, 꼬집는 등의 행동으로 치매 환자의 난폭한 행동은 주로 치매 초기에 나타나서 수개월 내에 사라진다.
일몰반응 (석양증후군)	• 낮에는 유순하지만 해질녘(저녁 8~9시)만 되면 갑자기 뛰쳐나오거나, 옷을 벗고 방을 배회하거나, 문을 덜커덕거리거나, 바닥을 뒹굴거나, 침대 위로 뛰어오르는 이상 행동을 일몰증후군(석양증후군)이라고 한다. • 해질녘에는 간호조무사가 치매 환자와 함께 있도록 한다. • 저녁시간에 환자가 좋아하는 소일거리를 준다. • 낮 시간 동안 움직이거나 산책을 한다. • 신체적인 제한은 환자를 더욱 자극하므로 제한을 가하지 않는다. • 따뜻한 음료수를 제공하거나 등 마사지를 해주면 잠이 드는 데 도움이 된다. • TV를 켜놓거나 밝은 조명이 도움이 되기도 한다. • 치매 노인이 자꾸 집 밖으로 나가려고 하면 함께 나갔다가 자연스럽게 다시 들어온다.
부적절한 성적 행동	• 성적인 행동이 나타나는 경우, 먼저 옷이 너무 꼭 끼거나 불편한 곳이 있는지 확인한다. • 환자가 옷을 벗거나 성기를 노출한다면 당황하지 말고 옷을 입혀준다. • 심한 경우 의료인에게 알리고 상의한다.

구분	내용
기타	• 한 번에 여러 가지 정보를 주지 말고 짧고 간결하게 이야기하되, 중요한 부분은 반복 설명한다. • 어린아이 대하듯이 하지 않고 인격적으로 대한다. • 주위환경을 자주 바꾸면 혼란이 악화되므로 갑자기 변화를 주지 않는다. • 손을 잡거나 미소를 짓는 등 비언어적인 의사소통 방법을 함께 사용한다. • 인지능력이 없는 노인환자에게 약을 줄 때는 반드시 가족에게도 투여방법을 함께 설명해 주도록 한다.

4) 치매 환자의 옷 입기

① 앞뒤를 바꿔입어도 무방한 옷을 입는다(단추 많은 옷 ✕).
② 몸에 꼭 끼지 않고 빨래하기 쉬운 옷을 제공한다.
③ 입기 쉽도록 입는 순서대로 옷을 배치해둔다.
④ 앉아서 입도록 하고 안전을 위해 치매 환자 옆에서 지켜본다.
⑤ 시간이 걸려도 가능한 한 스스로 입도록 격려한다.

5) 치매안심센터의 업무

① 치매 상담 및 조기검진
② 치매 환자 등록 및 관리
③ 치매 예방, 교육, 홍보
④ 치매 환자 가족 지원사업
⑤ 치매등록통계사업 지원
⑥ 치매 환자 단기쉼터 운영

4 노인과의 의사소통

01 시각장애 노인과의 의사소통

① 치매노인의 정면에서 이야기한다.
② 이쪽, 저쪽, 여기 등 지시대명사를 사용하지 않도록 하고, 사물의 위치를 시계 방향으로 설명한다.
③ 치매노인 기준에서 왼쪽, 오른쪽으로 나누어 설명하는 것도 좋다.
④ 이미지가 잘 떠오르지 않는 형태나 사물 등은 촉각으로 이해시킨다.
⑤ 치매노인과 보행 시에는 간호조무사가 반 보 앞으로 나와 치매노인의 팔을 끄는 듯한 자세가 좋다.
⑥ 치매노인의 뒤에서 다가가면 놀랄 수 있으므로 앞에서 다가가고 치매노인과 신체접촉을 하기 전에 먼저 말을 건네어 알게 한다.

02 청각장애 노인과의 의사소통

① 정면에서 눈을 보면서 또박또박 천천히 말한다.
② 자음을 분명하게 발음하고 조금 낮은 음조로 말한다.
③ 소음이 없는 곳에서 대화하도록 한다.
④ 보청기 사용 시 입력(외부에서 들어오는 소리)은 크게, 출력(환자 본인 소리)은 낮게 설정한다.
⑤ 적절한 몸짓을 사용한다.

5 노인학대

01 노인학대의 개념

노인에게 신체적, 정신적, 성적 폭력 및 경제적 착취 또는 가혹행위를 하거나 유기·방임하는 것을 의미한다.

02 노인학대의 유형

(1) **신체적 학대** : 물리적인 힘이나 도구를 이용하여 노인에게 신체적 손상, 고통, 장애 등을 유발시키는 행위이다.
  ① 노인을 폭행한다.
  ② 노인을 제한된 공간에 강제로 가두거나 거주지 출입을 통제한다.
  ③ 노인의 신체를 강제로 억압한다.
  ④ 신체적 해를 가져올 위험성이 큰 행동으로 노인을 협박하거나 위협한다.
  ⑤ 노인의 생존을 위협할 수 있는 행위를 한다.
  ⑥ 약물을 사용하여 노인의 신체를 통제하거나 저해한다.
  ⑦ 노인이 원하지 않거나 수행하기 어려운 노동을 하게 한다.

(2) **정서적(심리적) 학대** : 비난, 모욕, 위협, 협박 등의 언어 및 비언어적 행위를 통하여 정서적으로 고통을 주는 행위이며, 신체적 학대에 비해 학대라는 인식은 덜하지만, 당사자가 받는 충격은 신체적 학대보다 덜하지 않다.
  ① 노인과의 접촉을 기피한다.
  ② 노인의 사회관계 유지를 방해한다.
  ③ 노인을 위협·협박하는 언어적 표현이나 감정을 상하게 하는 행동을 한다.
  ④ 노인과 관련된 결정사항의 의사결정 과정에서 노인을 배제시킨다.

(3) **성적 학대** : 성적 수치심을 유발하거나 성희롱, 성추행 등 노인의 의사에 반하여 강제적으로 행하는 모든 성적 행위를 말한다.
  ① 노인에게 성폭력을 행한다.
  ② 노인에게 성적 수치심을 주는 표현이나 행동을 한다.

(4) **경제적(재정적) 학대** : 노인의 자산을 당사자의 동의 없이 사용하거나 부당하게 착취하여 이용하는 행위 및 노동에 대해 합당한 보상을 하지 않는 행위를 말한다.
  ① 노인의 소득 및 재산, 임금을 가로채거나 임의로 사용한다.
  ② 노인의 재산에 관한 법률적 권리를 침해하는 행위를 한다.
  ③ 노인의 재산 사용 또는 관리에 대한 결정을 통제한다.

(5) **방임** : 부양의무자로서 책임이나 의무를 의도적 혹은 비의도적으로 거부, 불이행 혹은 포기하여 노인에게 의식주 및 의료를 적절하게 제공하지 않는 행위를 말한다.
  ① 거동이 불편한 노인의 의식주 등 일상생활 관련 보호를 제공하지 않는다.
  ② 경제적 능력이 없는 노인의 생존을 위한 경제적인 보호를 제공하지 않는다.
  ③ 의료관련 요구가 있는 노인에게 의료적 보호를 제공하지 않는다.

(6) **자기방임** : 노인 스스로 의식주 제공 및 의료 처치 등의 최소한의 자기보호 관련 행위를 의도적으로 포기 또는 비의도적으로 관리하지 않아 심신이 위험한 상황이나 사망에 이르게 되는 경우를 말한다.
  ① 노인 스스로 의료처치, 약복용 등 의사의 지시에 따른 치료행위를 거부한다.
  ② 노인 스스로 생존을 위해 필수적인 의식주 관련 행위를 거부함으로써 생명이 위협받는다.
  ③ 건강에 치명적임에도 불구하고 노인이 약물이나 알코올 남용을 지속한다.
  ④ 노인이 자살을 시도한다.

(7) **유기** : 스스로 독립할 수 없는 노인을 격리하거나 방치하는 행위를 말한다.
  ① 연락을 두절하거나 왕래를 하지 않는다.
  ② 시설이나 병원에 입소시키고 연락과 왕래를 두절한다.
  ③ 낯선 장소에 버린다.

03 노인학대 예방을 위한 법적·제도적 장치

학대받는 노인을 보면 노인보호 전문기관이나 수사기관에 신고해야 한다. 신고하지 않으면 500만 원 이하의 과태료가 부과된다.

Chapter 12 응급간호

1 응급처치 정의와 응급의료서비스체계

01 응급처치의 정의 : 생명을 구조하고 합병증을 최소화하기 위한 즉각적이고도 임시적인 처치

02 응급의료서비스체계 : 응급의료를 신속하고 효과적으로 구현하기 위한 체계로, 응급환자 발생 시 응급처치·통신(119)·이송·병원진료의 유기적인 연결체계를 통해 이루어진다.

2 응급처치의 일반적 원칙

01 응급처치 구명 4단계 : 기도유지 → 지혈 → 쇼크예방 → 상처보호

(1) 기도유지(호흡)
① 이물질로 인한 질식을 방지하기 위한 것
② 머리를 옆으로 돌려준다.
③ 기도 내의 이물질을 제거하여 호흡을 자유롭게 해준다.
④ 호흡이 곤란한 경우 상체를 45° 올려준다.

1) 기도개방 방법
① 머리 기울이고 턱 들기(Head tilt Chin lift)
② 턱 밀어올리기(Jaw thrust) : 목 부상이 의심되는 경우

(2) 지혈(출혈) : 체중의 1/13이 정상 혈액의 양이며 이 중 1/2이 출혈되면 사망을 초래하게 된다.

1) 직접압박 : 심한 출혈이 있을 때 가장 먼저 시행

2) 거상법 : 출혈 부위를 심장보다 높게 들어올리는 방법

3) 지압법(동맥차단) : 출혈 부위에 가까운 동맥 부위를 손바닥 또는 손가락으로 압박하는 방법

4) 지혈대 사용(동·정맥 모두 차단) : 사지 출혈 시 가장 마지막에 사용하는 방법(괴사로 인한 절단의 가능성 있음)
① 동맥까지 완전히 차단되도록 꽉 묶되, 상처 가까운 곳에 심장 방향으로 묶는다.
② 매 20분마다 풀어주고 2~3분 후에 다시 묶는다.
③ 지혈대 적용 부위를 심장보다 높여준다.

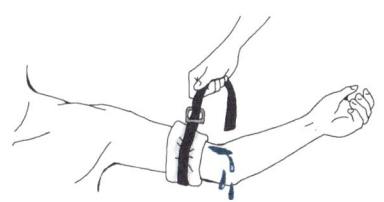

※ 직접압박 및 거상 → 지압법 → 지혈대 사용

(3) 쇼크예방(순환)

1) 쇼크 : 대출혈이나 화상 등 조직의 관류가 인체 대사요구에 미치지 못하는 비정상적인 순환상태

2) 증상 : 창백함, 차고 축축한 피부, 저혈압, 약하고 빠른 맥박, 불안, 식은땀, 소변감소(핍뇨) 등

3) 처치

① 변형된 트렌델렌부르크 자세(상체를 편평하게 하고 하체를 들어올린 자세)를 취하되, 두부와 흉부 손상 시에는 상체도 약간 올려준다.

② 담요를 이용하여 체온을 유지시켜준다.

③ 금기가 아니라면 물이나 음료수를 제공하되 출혈이 심하고 의식이 없는 경우 수액으로 수분을 공급한다.

(4) 상처보호(감염예방)

① 상처에 이물질이 있으면 수돗물이나 생리식염수로 씻어준다.

② 씻은 부위를 청결한 천이나 거즈로 대준다.

③ 심하게 오염된 상처, 심한 동상이나 화상, 치료하지 않은 채 오래된 상처 등은 필요시 파상풍 예방접종을 한다.

02 응급처치 기본 원칙

① 응급처치에서 가장 먼저 해야 할 일은 의식확인 및 기도유지이다.

② 동시에 많은 환자가 발생했을 때는 우선순위(응급처치 구명 4단계)에 따라 처치한다.

③ 머리손상이 있는 경우 의식상태 변화, 동공반사(홍채수축반사, 대광반사) 등을 주의 깊게 확인한다.

④ 환자를 안전한 곳으로 옮긴다.

⑤ 골절 환자는 먼저 상처보호를 하고 부목을 댄 후 이송한다.

⑥ 목이나 흉부에 개방성 상처가 있으면 즉시 막아 공기색전증을 예방한다.

⑦ 척추손상이 의심되면 앙와위 자세로 고정하여 이송한다.

⑧ 안구에 심한 타박상을 입었을 경우 절대안정을 취한다.

⑨ 내장이나 안구가 밖으로 빠져 나왔을 때는 다시 넣지 말고 생리식염수에 적신 멸균방포로 덮고 속히 병원으로 이송한다(복부로 장기가 빠져 나왔을 경우 배횡와위 자세로 이송).

환자에 따른 수분공급

- **물을 주어서는 안 되는 응급환자** : 병원에 곧 도착할 환자, 수술을 해야 할 환자, 의식이 없는 환자
- **환자상태에 따라 수분공급이 가능한 환자** : 구토 및 대출혈·내출혈환자, 두부손상, 복부손상 환자 등의 경우 의식이 있으면 물을 주고, 의식이 없으면 물을 주어서는 안 된다.

3 상황별 응급처치

01 상처 : 외부의 힘에 의해 피부가 손상된 것으로 출혈에 따른 쇼크와 감염예방에 신경을 써야 한다.

(1) 상처회복을 지연시키는 요소

단백질이나 비타민 C 등의 영양결핍, 부적절한 혈액공급, 빈혈, 부신피질호르몬 사용 시, 노화, 비만, 당뇨 등

(2) 상처의 종류

분류		정의	처치
폐쇄상처	좌상	피하출혈이 생겨 부종, 통증, 멍이 나타남	• 얼음주머니 적용, 붕대로 압박하고 심장보다 높이기, 심한 내출혈 시 쇼크증상 관찰
개방상처	찰과상	피부가 벗겨진 것	• 세척, 드레싱
	열상	불규칙하게 찢어진 상처	• 세척, 지혈, 드레싱
	벤상처 (절상)	날카로운 것에 베인 것	• 세척, 지혈, 드레싱
	자상	뾰족한 것에 찔린 것	• 깨끗한 경우 : 세척, 드레싱 • 더러운 경우 : 세척, 드레싱, 파상풍 예방접종 실시 • 생선가시 등 작은 이물질은 빼도 되지만 이물질이 깊이 박힌 경우에는 제거하지 않음 ※ 파상풍 가능성이 가장 큰 상처
	박리 (결출)	피부 단면의 일부 또는 전체가 탈락된 상처	• 조직이 붙어 있을 때는 떼지 말고 원위치로 돌려 멸균 드레싱 후 붕대로 압박
	절단	사지의 일부분이나 전체가 잘려나간 경우	• 절단 부위를 청결한 거즈에 싼 후 비닐봉지에 담아 얼음을 채운 용기에 넣은 후 병원으로 가지고 가야 함 • 손상 부위 직접압박 및 거상

02 교상 : 사람이나 동물, 곤충 등에 물려서 생긴 상처를 말한다.

분류	처치
사람	• 다량의 비눗물 등으로 상처를 세척하고 속히 병원으로 간다. • 말초 신경과 혈관상태를 관찰하고 얼굴 부위는 봉합하되 다른 부위는 봉합하지 않는다. • 병소(환부)의 세균 배양검사를 실시하고 적합한 항생제를 투여한다. • 필요시 파상풍 예방접종을 한다.

분류	처치
개	• 물린 즉시 비눗물로 씻고 흐르는 물로 세척한다. • 개 : 7~10일 정도 가둬 놓고 관찰한다. • 사람 : 그 사이 개가 공수병 증상을 보이거나 죽으면, 의료기관을 방문하여 공수병 예방을 위한 백신과 면역글로불린을 투여받는다.
뱀	• 움직임을 최소화하고 물린 부위를 심장보다 낮게 유지하여 독이 빨리 퍼지지 않도록 한다. • 물린 곳 위를 손가락 1개가 들어갈 정도로 묶어 정맥을 차단하고 병소를 부목으로 고정한다. • 물린 부위를 칼로 절개하거나 독을 입으로 빨아내지 않는다. • 물과 술을 금한다. ※ 독사의 독이 퍼져 호흡곤란으로 주로 사망하므로 쇼크예방(순환) → 기도유지(호흡)에 신경 써야 한다.
벌	• 신용카드나 칼 등으로 피부를 밀어 벌침을 제거한 후 얼음주머니를 적용한다. • 알레르기 증상(급성중증과민증)이 있는지 적어도 30분간 관찰한다.

03 열손상

분류	원인	증상	대책
열경련	• 심한 발한으로 다량의 염분 소실	• 근육경련 • 피부는 차고 축축	• 소금물(0.9~1.0%)이나 이온음료를 먹이거나, 0.9% 식염수를 정맥주사 • 근육경련 부위는 마사지
열피로 (열탈진)	• 염분과 수분 부족으로 인한 탈수, 쇼크	• 혈관 확장으로 혈압이 낮아지고 맥박은 약하고 빨라짐 • 땀을 많이 흘림 • 피부는 차고 창백	• 쇼크 증상에 대한 대처 • 포도당, 생리식염수, 수분 공급 • 강심제를 사용하기도 함 • 머리를 낮추어줌
일사병	• 직사광선으로 인해 수분과 전해질 소실	• 두통, 현기증(어지럼), 몽롱함 • 얼굴이 창백하고 피부는 차고 축축	• 시원한 장소로 이동하고, 꼭 끼는 의복은 느슨하게 • 수분과 전해질 투여
열사병	• 고온다습의 영향으로 체온조절중추인 시상하부의 기능에 장애가 옴	• 심부체온이 40℃ 이상 • 땀 분비가 없음 • 피부는 뜨겁고 건조하며 홍조를 띰 • 혼수상태 • 열손상 중 사망률이 가장 높음	• 체온하강이 급선무 • 즉시 119에 신고 • 환자 몸을 시원하거나 미지근한 물로 적시고 선풍기를 틀어줌 • 냉수 욕조에 눕혀 마사지 • 머리는 약간 높여줌

04 화상 : 열, 전기, 화학물질 등에 의한 피부손상으로 쇼크와 감염예방에 신경 써야 한다.

(1) 화상의 분류

1) 깊이에 따른 분류

구분	화상범위	증상	악성 빈혈
1도 화상 (홍반)	표피	부종, 발적, 통증	• 화상부위 장신구 제거 • 흐르는 수돗물에 식히기
2도 화상 (물집)	진피	물집(수포), 심한 통증	• 화상부위 장신구 제거 • 흐르는 수돗물에 식히기 • 물집 터뜨리지 않기 • 멸균드레싱
3도 화상 (괴사)	피하조직	괴사	• 화상부위 장신구 제거 • 쇼크와 감염예방, 보온에 신경 쓰기
4도 화상 (심한 괴사)	근육, 신경, 뼈 조직까지 손상	심한 괴사	• 화상환자에게 가장 긴요한 액체인 혈장 수혈 필요 • 멸균드레싱

2) 면적에 따른 분류 : 화상은 도수보다는 면적에 따라 위험도가 결정된다.

가) 9의 법칙

① 성인 : 머리(9), 팔 각각(9), 가슴과 배(18), 등(18), 다리 각각 (18), 생식기(1) = 총 100%

② 소아 : 머리(18), 팔 각각(9), 가슴과 배(18), 등(18), 다리 각각(13.5), 생식기(1) = 총 100%

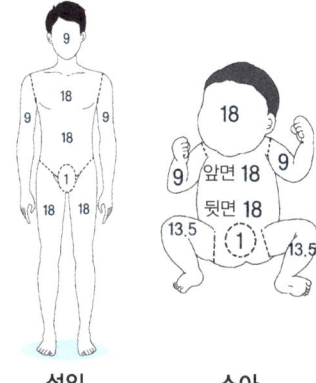

성인   소아

(2) 화상 환자의 간호

① 얼굴화상, 눈썹이 탄 증상, 쉰 목소리, 호흡곤란 등의 증상을 보이면 호흡계 화상일 가능성이 높으므로 기도유지(호흡)에 신경 써야 한다.

② 심각한 화염화상인 경우 환자를 눕혀서 깨끗한 담요나 융단으로 덮어 보온한다.

③ 연고는 열의 방출을 막기 때문에 화상 초기에는 화상부위에 연고를 바르지 않아야 한다.

(3) 화학물질에 의한 화상

① 피부에 침투하기 전에 최대한 빨리 신속히 흐르는 물에 세척하여 물질을 제거한다.

② 석회는 가루를 먼저 털어내고 물로 세척하며, 기름종류는 알코올로 닦은 후 물로 세척한다.

③ 눈에 화학약품이 들어가면 20분간 낮은 수압으로 씻어준다.

④ 절대 중화제를 사용하지 않는다.

(4) 전기에 의한 화상 : 즉시 전원을 차단하고 전기공사나 119에 신고한다.

05 동상 : 심한 추위에 노출된 후 피부조직이 얼어버려서 국소적으로 혈액공급이 없어진 상태

(1) 동상의 증상 : 발적 또는 차갑고 창백한 손상부위, 부종, 수포, 감각 저하, 저린 감각, 통증, 괴사

(2) 동상 간호

① 환자를 따뜻한 곳으로 옮긴다.
② 동상 부위를 즉시 따뜻한 물(38~42℃)에 20~40분간 담근다(난로사용 금지).
③ 손은 환자의 겨드랑이, 발은 타인의 겨드랑이에 넣어 녹인다.
④ 마사지는 2차적 세포손상을 야기하므로 금하고 조이는 옷은 풀어준다.
⑤ 하지 동상 시 걷지 못하게 하고 들것으로 옮긴다.
⑥ 동상 부위를 올려주어 부종과 통증을 감소시킨다.
⑦ 궤양이 생겼다면 파상풍 예방접종을 하는 것이 좋다.

(3) 동상 예방법

① 평소에 충분한 영양을 섭취한다.
② 손가락과 발가락을 자주 움직여준다.
③ 추운 곳에서 술과 담배를 금한다.
④ 젖은 옷은 빨리 갈아 입는다.

06 골절

(1) 골절의 분류

1) 단순골절(폐쇄 골절) : 뼈 자체만 부러진 경우

2) 복합골절(개방 골절) : 뼈뿐만 아니라 근육, 혈관, 신경 등의 주위 조직손상을 동반한 경우

(2) 증상 : 통증, 기능장애, 부종, 신경과 혈관 손상, 감각손상, 근육경련, 마비, 모양변형, 골절부위 길이가 짧아짐 등

(3) 응급처치 : 부목 전(지혈, 드레싱, 감각과 순환 점검) → 부목적용 → 부목 후(거상, 냉찜질)

① 복합골절을 예방하기 위해 부목을 대어준다.
② 생명을 위협하는 위험한 상황(예 건물붕괴, 지진, 화재, 폭발)이 아니라면 환자 이동 전에 부목을 먼저 댄다.
③ 부목을 대기 전후에 손상 부위 말단 부분의 맥박, 감각상태 등을 사정하고 기록한다.
④ 손상된 부위의 위아래 관절을 함께 고정한다.
⑤ 개방된 상처는 소독하고 거즈로 덮은 후 부목을 적용한다.
⑥ 옷은 잡아당겨서 벗기지 말고 잘라낸다.
⑦ 개방성 골절이 있을 때 튀어나온 뼈끝을 억지로 피부 속으로 밀어 넣으려고 해서는 안 된다.

(4) 골절의 종류와 처치

구분	내용
빗장뼈(쇄골)	삼각건 적용
갈비뼈(늑골)	삼각건 적용, 객혈 유무 관찰
척추	전신부목 적용, 앙와위 상태로 이송, 판자침상 준비
골반	전신부목 적용, 앙와위 상태로 이송
넓적다리뼈(대퇴골)	동맥출혈로 쇼크유발 가능성, 긴 부목으로 고정
머리뼈(두개골)	금식을 하고 의식상태·뇌압상승 증상·활력징후를 자주 사정, 상체를 약간 세운 자세로 이송
코뼈	부종과 통증 및 코피 관찰, 상처이 있으면 멸균거즈로 덮어 이송
아래턱뼈(하악골)	머리 자체를 부목으로 이용하여 붕대로 고정한 후 이송

(5) **탈구** : 뼈가 관절에서 빠진 상태

1) **증상** : 통증, 기능장애, 부종, 모양변형, 탈골부위가 길어짐

2) **처치** : 부목을 대고 의료기관으로 이송

(6) **염좌** : 뼈를 지지하는 인대나 기타 조직이 늘어난 상태

1) **증상** : 통증, 부종, 피부에는 멍이 보임

2) **처치** : 안정, 압박붕대 적용, 손상 부위 상승, 마사지 금지, 얼음찜질 적용 24시간 후 출혈과 부종이 없다면 열요법

07 각종 중독

(1) **구토 유도법 및 구토 금기증**

1) **구토 유도법** : 구역질 반사를 자극하거나 구토제 토근(Ipecac) 시럽을 사용한다.

2) **구토 금기 대상자** : 무의식 환자(질식 우려), 임산부, 심장질환자, 경련, 석유제품, 강산이나 강알칼리 등의 부식성 물질을 복용한 사람

(2) **각종 중독 시 응급처치**

분류	처치
바비튜르산염 (진정, 수면제)	• 다량의 물과 우유를 마시게 하여 중독물질을 희석한다. • 의식이 있으면 구토 유도, 의식이 없으면 위세척을 한다. • 약병을 가지고 간다.

분류	처치
쥐약	• 항응고 성분이 들어 있어 장기에 출혈(혈뇨, 혈변 등)을 유발하므로 병원으로 이송하여 혈액응고시간을 측정하고 필요시 비타민 K를 주사하고 수혈한다. • 구토를 금한다. • 병원에 갈 때 반드시 쥐약병이나 겉포장을 가지고 간다.
석유제품, 강산, 강알칼리	• (석유제품, 약산이나 약알칼리성 물질인 경우) 물을 마셔 희석시켜주고, 하제를 이용해 중독물질을 몸 밖으로 배출시킨다. • 신속히 병원으로 이송해야 하고, 구토와 위세척을 금한다.
농약	• 농약 종류에 따라 아트로핀을 투여하기도 한다. • 기도유지에 신경 쓴다.
일산화탄소 (예 연탄가스 중독)	• 체내 혈색소(헤모글로빈)와의 결합력이 산소보다 200배 이상 높아 산소공급능력을 저하시킨다. • 발견 즉시 외부의 신선한 공기를 마시게 한다. • 신속히 병원으로 이송하여 100% 산소를 제공한다(고압 산소요법으로 치료).

※ 중독 : 음식이나 약물의 독성에 의해 부작용 및 기능장애를 일으키는 것

08 기타

(1) 익수

① 이물질 제거 후 기도유지 → 인공호흡 → 가슴압박 순서로 익수자를 구조한다.

② 젖은 옷은 체온을 빼앗고 몸에 붙어서 가슴의 움직임을 방해하므로 처치를 계속하면서 마른 옷으로 갈아입히거나 이불로 보온한다.

(2) 코피(비출혈)

① 코피의 양상을 사정한다.

② 콧등을 엄지와 집게손가락으로 단단히 잡고 4~5분 정도 누른다.

③ 머리를 앞으로 숙인 상태로 콧등과 뒷목에 얼음찜질을 해준다.

④ 입으로 넘어온 피는 삼키지 말고 뱉도록 한다.

⑤ 코를 풀지 못하게 하고 코안에 응고된 피딱지를 파내지 않도록 한다.

(3) 내출혈

1) **증상** : 빠르고 약한 맥박과 호흡, 저혈압, 갈증, 피부 창백, 청색증, 식은땀, 소변감소(핍뇨) 등

2) **처치**

① 반듯하게 눕히고 금식을 유지한다.

② 토혈 또는 객혈 시 머리를 옆으로 돌려준다.

③ 호흡곤란이 있을 경우 상체를 약간 올려준다.

④ 출혈의 원인을 정확히 알기 전까지 더운물 주머니를 함부로 적용하지 않는다.

⑤ 의식이 없는 경우 옆으로 눕혀 분비물이 배출될 수 있도록 한다.

3) 토혈과 객혈의 차이

토혈	객혈
• 소화계 출혈 • 구토물에 위 내용물이 섞여 있고 양이 많음 • 위산으로 인해 산성　　• 암적색	• 호흡계 출혈　　• 양이 적음 • 알칼리성　　• 기침 동반 • 거품이 있는 선홍색

(4) 뇌손상

1) **증상** : 의식변화, 뇌압상승, 양쪽 동공의 크기 변화, 구역과 구토, 귀나 코에서 혈액이나 뇌척수액이 누출되기도 한다.

2) **처치**

① 기도를 유지하고 움직이지 않도록 한다.

② 환자의 의식수준과 활력징후, 동공반사(홍채수축반사, 대광반사)를 자주 확인한다.

③ 머리를 올려주어 뇌압이 상승되는 것을 막고 뇌압 상승 증상이 있는지 관찰한다.

(5) 이물(이물질)

1) 귀에 이물질이 들어간 경우

① 콩 : 알코올을 떨어뜨려 콩을 수축시킨 후 꺼낸다.

② 물 : 물이 들어간 쪽을 아래로 하여 한 발로 뛰어보거나 환측귀를 밑으로 하고 잔다.

③ 곤충 : 손전등을 비추어 나오게 하거나 알코올이나 기름을 넣어 죽인 후 조심스럽게 꺼낸다.

2) 이물질로 인해 기도가 폐쇄되었을 경우

① 의식이 있을 때

- 가장 먼저 환자 스스로 기침하도록 한다.
- 효과적으로 기침을 하지 못할 경우 환자의 어깨뼈(견갑골) 사이를 5회 연속 두드려준다.
- 등 두드리기도 효과가 없다면 5회의 복부 밀어내기(하임리히법)를 시행한다.
- 기도폐쇄 징후가 해소되거나, 환자가 의식을 잃기 전까지 계속 등 두드리기와 복부 밀어내기를 5회씩 반복한다.

② 의식이 없을 때 : 즉시 심폐소생술을 시행한다.

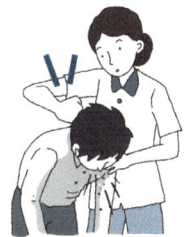 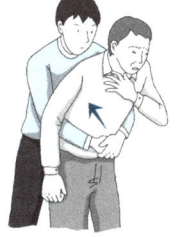 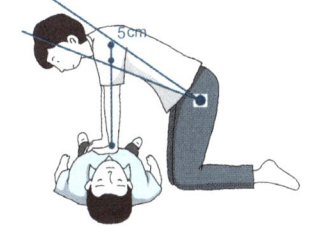

의식이 있는 경우　　　　　　　　　　　의식이 없는 경우

(6) 쇼크

　1) 쇼크의 종류

　　가) 저혈량 쇼크(혈액량 부족) : 출혈, 화상, 탈수 등으로 혈액이나 체액의 과도한 손실로 인해 초래되는 쇼크

　　나) 심장성 쇼크(심장 수축력 저하) : 심장 수축력이 저하되어 발생되는 쇼크

　　다) 분배성 쇼크(혈관성 쇼크) : 혈관 확장

구분	내용
신경성 쇼크	• 척추손상이나 척추마취 후에 일시적으로 혈관 수축능력이 상실되어 발생하는 쇼크
패혈 쇼크	• 혈액 내 세균 감염으로 혈관 확장
급성중증과민반응쇼크	• 정의 : 급성 알레르기 반응(항원-항체 반응)으로 과도한 전신성혈관이완이 나타나며 매우 위급한 상황을 초래하기도 하므로 즉각 치료해야 하는 쇼크 • 원인물질 : 혈청, 벌침, 땅콩, 페니실린 등 • 대표증상 : 후두부종으로 호흡곤란, 의식상실 등

　2) 저혈량 쇼크 증상 : 저혈압, 빈맥, 체온 하강, 청색증, 호흡수 증가, 두근거림(심계항진), 중심정맥압 하강, 호흡곤란, 소변감소(핍뇨), 의식불명 등

　3) 응급처치

　　① 갑자기 환자가 쇼크에 빠지면 상체를 편평하게 하고 다리를 올려주는 트렌델렌부르크 자세를 취해준다.

　　② 보온하고 5분마다 혈압, 맥박, 호흡 등을 측정한다.

4 심폐소생술과 자동심장충격기

01 심폐소생술(CPR) : 심장의 기능이 정지하거나 호흡이 멈추었을 때 인위적인 호흡과 혈액순환을 시키는 방법이다.

(1) 심폐소생술의 목적

　① 폐와 심장의 활동이 멈췄을 때 인공적으로 호흡과 혈액순환을 유지함으로써 심장과 뇌, 주요 장기에 산소를 공급하여 환자의 생명을 구하는 데 목적이 있다.

　② 4~6분 이상 혈액순환이 되지 않으면 뇌 손상이 온다.

(2) 응급의료 종사자에 의한 심폐소생술의 단계

　1) 반응 확인

　　① 환자를 반듯이 눕히고 의식이나 반응을 확인한다.

　　② 어깨를 가볍게 두드리면서 "괜찮으세요?"라고 질문한다.

③ 척추 손상 가능성을 항상 염두에 두고 환자의 몸을 흔들어 깨우려고 해서는 안 된다.

※ 영아의 경우 발바닥을 자극하여 의식을 확인한다.

2) **119에 신고** : 119에 신고해줄 사람이 있다면 부탁하고, 도와줄 사람이 없으면 본인이 직접 신고한다.

3) **호흡과 맥박 확인** : 호흡과 맥박을 10초 이내에 확인한다[맥박 측정 시 영아는 위팔동맥(상완동맥), 소아와 성인은 목동맥(경동맥)과 넓적다리동맥(대퇴동맥)에서 측정].

4) **가슴 압박**
① 호흡이 없거나 비정상적이면 심장과 뇌로 혈액을 공급하기 위해 가슴 압박을 시작해야 한다.
② 환자 복장뼈(흉골)의 아래쪽 절반 부위에 두 손을 깍지 끼고 올려놓는다.
③ 양팔을 90° 각도로 쭉 편 상태에서 체중을 실어 가슴을 5cm 깊이로 압박한다.
④ 30회의 가슴 압박이 끝나면 2회의 인공호흡을 실시한다.

※ 2명의 의료인이 영아나 소아에게 심폐소생술 시행 시 흉부압박 : 인공호흡의 비율은 15:2이다.

⑤ 가슴 압박은 분당 100~120회 속도로 하고 중단하는 시간은 10초가 넘지 않도록 한다.

5) **기도 유지**
① 머리 기울이고 턱 들기 : 한 손은 환자의 이마에 얹고 손바닥으로 눌러 머리를 뒤로 젖히고, 다른 한 손은 턱을 들어올리고 지지하여 머리가 기울어지게 한다.
② 턱 밀어올리기 : 목 부상이 의심되는 경우 하악각을 잡고 양손으로 들어올린다.

6) **인공호흡**
① 환자의 코를 막고 자신의 숨을 들이쉰 상태에서 환자의 입에 자신의 입을 대고 1초 동안 숨을 불어넣으면서 가슴이 올라오는지 확인한다.
② 호흡을 불어넣은 후에는 입을 떼고 코도 놓아주어 공기가 배출되게 한다.
③ 영아의 경우 '머리 기울이고 턱들기'를 이용하여 기도를 개방한 후 코와 입을 모두 덮어 호흡을 불어넣는다(기도개방 시 과신전 금지).

7) **상태 확인** : 가슴 압박과 인공호흡(30:2)을 5회(약 2분) 반복 시행한 후에 환자의 상태를 다시 평가한다.

8) **회복 자세**
① 환자가 반응은 없으나 정상적인 호흡과 효과적인 순환을 보이고 있는 경우 권장된다.
② 혀 또는 구토물로 인해 기도가 막히는 것을 예방하고 흡인의 위험성을 줄이기 위한 방법이다.

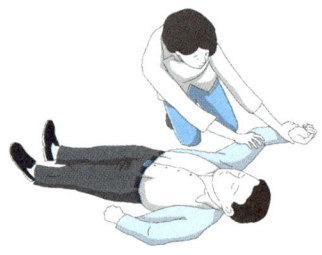

1. 부상자의 다리를 똑바로 펴고, 구조자에게 가까운 팔을 편안하게 위를 향해 올리고 손바닥이 위로 가게 한다.

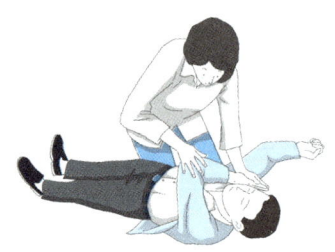

2. 반대편 팔을 가슴을 가로질러 잡아당겨 손등이 구조자에게 가까운 쪽의 볼에 닿도록 한다.

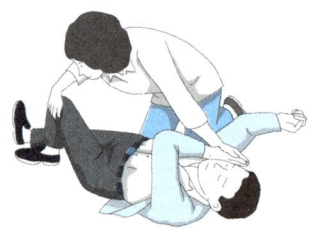

3. 다른 손으로 무릎을 세우고 발바닥은 땅에 닿도록 한 후 구조자 쪽으로 무릎을 당겨 올린다(볼에 있는 손이 떨어지지 않도록 한다).

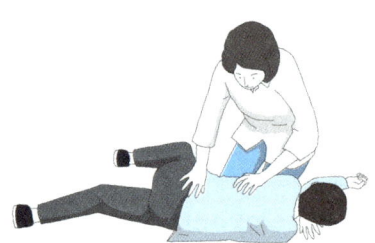

4. 잡아당긴 다리의 무릎과 엉덩이가 직각이 되게 한다(기도개방상태가 유지되도록 한다).

 심폐소생술 순서

1. **일반인이 성인환자에게 심폐소생술 시행 시** ※ **가슴압박 → 자동심장충격기 사용**

   반응 없는 환자 발견 → 119에 신고 후 응급의료상담원의 안내에 따라 호흡 유무 및 비정상여부를 판별해야 하며, 호흡이 없거나 비정상이라고 판단되면 즉시 가슴압박 시작 → 자동심장충격기 도착 시 사용(기계 음성지시에 따라 작동)

2. **응급의료 종사자에 의한 심폐소생술** ※ **가슴압박 → 기도유지 → 인공호흡 → 자동심장충격기 사용**

   반응 확인 → 119 신고 → 10초 이내에 호흡과 맥박 확인 → 심폐소생술 시작(가슴압박 → 기도 유지 → 인공호흡) → 자동심장충격기 사용

구분		성인	소아	영아
반응 확인 (심장정지 확인)		• 무반응 • 무호흡 혹은 심정지 호흡 • 10초 이내 확인된 무맥박(의료종사자만 해당)		
심폐소생술의 순서		가슴압박 → 기도유지 → 인공호흡		
가슴압박 속도		분당 100~120회		
가슴압박 깊이		약 5cm	가슴 두께의 최소 1/3 이상(4~5cm)	가슴 두께의 최소 1/3 이상(4cm)
가슴 이완		가슴압박 사이에는 완전한 가슴 이완		
가슴압박 중단		가슴압박의 중단은 최소화(불가피한 중단은 10초 이내)		
기도유지		머리기울임-턱들어올리기(head tilt-chin lift)		
가슴압박 대 인공호흡 비율	전문기도 확보 이전	30 : 2	• 30 : 2 (1인 구조자) • 15 : 2 (2인 구조자, 의료종사자만 해당)	
	전문기도 확보 이후	가슴압박과 상관없이 6초마다 인공호흡		
일반인 구조자		가슴압박 소생술	심폐소생술	

02 자동심장충격기

(1) 자동심장충격기 사용 방법

1) 전원 켜기

① 반응과 정상적인 호흡이 없는 심정지 환자에게만 사용한다.
② 심폐소생술 시행 중 자동심장충격기가 도착하면 지체 없이 적용한다.

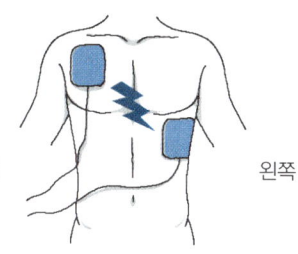

2) 전극패드 부착

① 패드 1은 오른쪽 빗장뼈(쇄골) 바로 아래에 부착한다.
② 패드 2는 왼쪽 젖꼭지 아래 중간 겨드랑선에 부착한다.
③ 패드 부착 부위에 땀이나 이물질, 약물 패치 등이 있으면 닦거나 제거한다.

3) 심장리듬 분석

① 심장리듬을 분석할 때 "모두 물러나세요"라고 외친다.
② 분석 중이라는 음성지시가 나오면 심폐소생술을 멈추고 환자에게서 손을 뗀다.
③ 세동제거가 필요하면 "세동제거가 필요합니다."라는 음성지시와 함께 자동심장충격기 스스로 설정된 에너지로 충전을 시작한다.
④ 자동심장충격기의 충전은 수 초 이상 소요되므로 이 기간에도 가슴압박을 계속한다.
⑤ 세동제거가 필요 없는 경우에는 "환자의 상태를 확인하고 심폐소생술을 계속하십시오."라는 음성지시가 나온다. 이 경우에는 즉시 심폐소생술을 다시 시작한다.

4) 세동제거(잔떨림 제거, 제세동) 시행

① 세동제거가 필요한 경우에만 세동제거 버튼이 깜박인다.
② 세동제거 버튼을 누르기 전에는 반드시 다른 사람이 환자에게서 떨어져 있는지 확인한다.
③ 본인도 환자 곁에서 물러선 후 깜박이는 세동제거 버튼을 눌러 세동제거를 시행한다.

5) 즉시 심폐소생술 재실시

① 세동제거 실시 후 즉시 가슴 압박 30회당 인공호흡 2회 비율로 심폐소생술을 다시 시작한다.
② 자동심장충격기는 2분마다 심장리듬 분석을 반복해서 실시한다.
③ 자동심장충격기의 사용 및 심폐소생술의 시행은 119 구급대가 현장에 도착할 때까지 지속한다.

※ 자동심장충격기 사용 중 심폐소생술을 멈추는 시기 : 심장리듬 분석 시, 세동제거를 시행할 때

Part 2

보건간호학 개요

- ☑ Chapter 01 보건교육
- ☐ Chapter 02 보건행정
- ☐ Chapter 03 환경보건
- ☐ Chapter 04 산업보건

Chapter 01 보건교육

1 보건교육의 이해

01 정의 : 건강증진을 위한 태도와 습관을 변화시키기 위해 필요한 지식을 전달하는 과정

02 목적 : 개인, 가족, 지역사회가 스스로 건강문제를 인식하고 관리할 수 있는 능력을 갖도록 돕는 것

03 보건교육의 원칙 및 특성
① 보건교육의 대상 : 지역사회 주민 전체
② 보건교육 시 가장 중요한 것 : 대상자(학습자, 피교육자)와 함께 계획하는 것
③ 보건교육의 필요성이 대두되는 이유 : 자기건강관리 능력에 대한 요구도 증가, 만성질환 유병률 증가, 질병 예방에 대한 필요성 증가 등
④ 보건에 대한 지식 → 태도 → 행동의 변화를 가져오게 한다.
⑤ 보건교육에 영향을 미치는 환경요인 : 조명, 소음, 의자의 배열, 교육장의 크기, 대상자들의 수업 태도 등
⑥ 보건교육 방법 선정 시 고려해야 할 요소 : 대상자의 수, 학습목표의 난이도, 대상자들의 교육 정도, 교육실시 장소 및 시설 등
⑦ 보건교육 내용 선정 시 고려해야 할 요소 : 대상자의 흥미 및 관심, 요구, 교육 수준, 사전 경험이나 지식 등
⑧ 보건교육 보조자료 선정 시 고려해야 할 사항 : 교육 목적에 맞는 자료 선택, 쉽게 구할 수 있고 경제성이 있을 것, 자료 활용에 소요되는 시간과 교육시간 등
⑨ 보건교육 준비 시 반드시 고려해야 할 사항 : 대상자의 이해가 가장 중요, 장소 및 대상 결정, 방법 선택, 시행 후의 평가 등
⑩ 학교보건은 장기적인 행동변화를 유도하므로 효과적이고 능률적이다.
※ 비만인 초등학교 저학년 학생에게 영양교육을 실시할 때 학부모를 참여시켜 교육효과를 높인다.
※ 보건교육을 실시할 때 파급효과가 가장 크고 태도변화가 잘 나타날 수 있는 대상자는 초등학생이다.

04 보건교육 시 대상자와 교사의 요인

(1) 보건교육 시 대상자가 갖추어야 할 요인 : 대상자 준비(신체적·정서적 준비, 경험과 지식 정도 파악), 지적 능력, 학습전략, 학습동기, 자신에 대한 지각, 심리적 개인차 등

(2) 보건교육 시 교사가 갖추어야 할 요인 : 수업능력, 지식 및 언어능력, 학생 이해능력, 자신에 대한 지각, 직업 만족도, 심리적 특성 등

05 보건교육 시 간호조무사의 역할

① 시범교육 시 간호사를 도와 함께 실시한다.
② 대상자들의 태도나 문제점을 파악한다.
③ 교육에 필요한 설비, 기구, 재료를 준비한다.

2 보건교육 계획 및 평가

01 보건교육의 진행 방향

① 구체적인 것 → 추상적인 것
② 과거의 내용 → 최신의 내용
③ 단순한 것 → 복잡한 것
④ 쉬운 것 → 어려운 것
⑤ 직접적인 것 → 간접적인 것
⑥ 익숙한 것 → 낯선 것

02 보건교육 계획 시 고려사항

① 보건교육 계획은 전체 보건사업의 일부분으로 수행되어야 한다.
② 보건교육 계획 시 가장 먼저 주민의 요구를 파악한다.
③ 주민의 문화적 배경에 대한 이해가 필요하다.
④ 주민과 함께 계획하고 실정에 맞는 보건교육을 실시한다.
⑤ 필요한 경비는 우선순위에 따라 배정하도록 한다.
⑥ 학습목표 설정 시 고려해야 할 사항 : 학습의 결과를 목표로 서술, 실천 가능한 목표를 구체적으로 설정, 학습자 중심의 학습목표 설정, 구체적이고 명료한 행동 용어로 진술, 한 개의 목표 속에 하나의 학습결과만 도출 등
⑦ 보건교육 후에는 반드시 사업에 대한 평가를 실시하고 그 평가를 토대로 재계획을 수립한다.

03 보건교육 실시절차

구분	내용
도입(10~15%)	대상자들과 관계형성, 주의집중으로 학습동기를 높여주는 단계
전개(70~80%)	본격적인 교육활동이 이루어지는 단계
종결(10~15%)	내용을 요약·정리해주고 대상자들이 이해했는지를 점검하는 단계

※ 학습이 이루어지는 과정 : 주의집중(자극) → 흥미유발 → 욕구유발 → 신념유발 → 실천 → 만족감 → 계속하고자 하는 자극

04 보건교육 평가

계획단계에서 설정해둔 목표가 어느 정도 달성되었는지 측정 및 분석해보는 것을 말한다.

(1) 평가 기준에 따른 분류

구분	내용
절대평가 (목표 지향 평가)	• 교육실시 후 목표에 도달하였는지를 평가하는 방법 예 학생들에게 심폐소생술을 교육한 후 평가기준점수인 70점 이상의 학생에게 모두 수료증을 발급한 경우
상대평가 (기준 지향 평가)	• 미리 만들어 놓은 기준에 비추어 보아 그것이 기준보다 높다/낮다를 평가하는 방법, 즉 단체 내에서 상대적인 위치로 평가하는 방법 예 고등학교 내신, 대학교 학점 등

(2) 평가 기능에 따른 분류

① 진단평가 : 교육 전 평가   ② 형성평가 : 교육 중 평가   ③ 총괄평가 : 교육 후 평가

(3) 평가 시기에 따른 분류

구분	내용
구조평가 (투입평가)	• 교육에 투입되는 자원의 적절성을 살피는 것 • 장소, 물품, 인력, 예산 등
과정평가	• 교육이 계획한대로 시행되고 있는지 확인하는 것 • 지도자의 훈련 수준, 난이도, 교육시간, 장소, 대상자의 참여율 등
성과평가 (결과평가)	• 교육의 효과 및 시행 결과로써 이를 통해 개선점을 확인할 수 있음 • 보건교육을 통해 나타난 건강상의 변화, 대상자의 만족도 등

(4) 평가 방법 : 구두 질문법, 평정법, 실기시험, 지필검사, 질문지법, 관찰법

※ 임산부들에게 신생아 목욕법 교육 실시 후 평가, 당뇨병 환자를 대상으로 인슐린 자가주사 교육 시행 후 평가는「관찰법」이 적합하다.

(5) 평가도구

1) **신뢰도** : 교육내용을 일관성 있게 평가했는지를 보는 것으로, 동일한 대상을 동일한 방법으로 반복 측정했을 때 일관성 있는 결과를 도출했을 경우 신뢰도가 높다고 본다.

2) **타당도** : 검사도구가 측정하려는 내용을 얼마나 충실하게 측정하고 있는가의 정도, 즉 교육내용에 적합한 문제를 가지고 평가를 했는지 보는 것이다.

※ 신뢰도는 타당도의 중요한 선행요건으로서 타당도가 높기 위해서는 신뢰도가 높아야 한다. 그러나 신뢰도가 높다고 해서 반드시 타당도가 높은 것은 아니다.

3 보건교육 방법

01 교육자 중심의 보건교육

(1) 일방적 교육방법

　1) **종류** : 강의, 영화상영, 포스터, 광고, 라디오, TV, 녹음기 등

　2) **장단점**

　　① 장점 : 일시에 많은 사람에게 교육내용을 전달할 수 있어 시간과 경비가 절약된다.

　　② 단점 : 대상자(피교육자)의 교육정도를 일일이 파악하기가 어렵고, 대상자가 교육에 수동적으로 임할 수 있다.

(2) 왕래식 교육방법

　1) **종류** : 집단토의, 면접, 시범교육, 분단토의, 교수강습회 등

　2) **장단점**

　　① 장점 : 일방적 방법에 비해 효과적이다.

　　② 단점 : 시간과 경비가 많이 소요된다.

02 대상 중심의 보건교육

(1) 개별교육

　1) **종류** : 면접(면담, 상담), 가정방문 등

　2) **장단점**

　　① 장점 : 가장 효과적인 교육방법이다.

　　② 단점 : 인원과 시간이 많이 소요된다.

　3) **면접(면담, 상담) 시 주의사항**

　① 면접에서 가장 중요한 것은 피면접자와의 신뢰감 형성이다.

　② 면접자에게 가장 중요한 자세는 피면접자의 이야기를 잘 청취하는 태도이다.

　③ 부드럽고 조용한 면접 분위기를 조성한다.

　④ 피면접자가 스스로 말할 때까지 대답을 강요하지 않는다.

　⑤ 피면접자의 부정적인 감정표시도 잘 수용한다.

　⑥ 피면접자가 대화 도중에 잠깐씩 중지하는 부분에 관심을 기울인다.

　⑦ 지시, 명령, 설득, 훈계, 충고는 피한다.

　⑧ 현재의 문제에 초점을 맞추도록 하고 주제가 이탈하지 않도록 한다.

　⑨ 주로 듣는 위치에 있도록 하고 직접적이거나 자극적인 질문은 피한다.

　⑩ 비밀을 보장해주어야 한다.

　⑪ 효과적인 면접기술인 경청, 수용, 공감, 반복, 요약, 침묵, 질문, 청취, 관찰 등을 적절하게 사용한다.

　⑫ 에이즈 환자에게 보건교육을 실시할 때, 노인환자의 결석률이 잦을 때 적합한 방법은 면접이다.

(2) 집단교육

1) 강의

구분	내용
장점	• 많은 인원에게 짧은 시간동안 방대한 양의 지식전달이 가능하므로 비용과 시간이 절약된다. • 대상자가 기본지식이 없을 경우에도 가능하다. • 대상자의 교육 준비 시간이 짧고 교육에 대한 긴장감이 적다.
단점	• 대상자는 교육내용을 기억하기 어렵고 쉽게 잊어버린다. • 대상자들의 학습 진행정도를 파악하기 어렵고 개인차를 고려할 수 없어 대상자 모두를 만족시키지는 못한다.

2) **집단토의(그룹토의)** : 10~20명의 참가자들이 자유롭게 의견을 교환하고 결론을 내리는 방법이다.

구분	내용
장점	대상자들이 능동적으로 참가하므로 민주적인 회의능력을 기를 수 있다.
단점	• 인원이 제한적이다. • 참가자 수가 많을수록 토의에 참여하는 인원이 적어진다.

3) **심포지엄** : 특정 주제에 대해 2~5명의 전문가가 10~15분간 의견을 발표한 후 사회자가 청중을 공개토론 형식으로 참여시키는 방법으로 보통 발표자, 사회자, 청중 모두가 전문가이다.

4) **패널토의(배심토의)** : 한 주제에 대해 상반된 의견을 가진 4~7명의 전문가가 사회자의 안내에 따라 주제에 대해 자유롭게 의견을 나누고 청중의 질문에 답하는 방법이다.

5) **분단토의(버즈세션, 와글와글토의)** : 참여자의 수가 많을 경우 6~8명 정도로 구성된 분단으로 나누어 토의 후 다시 전체 회의에서 의견을 종합하는 방법이다.

6) **브레인스토밍** : 일정한 주제에 관하여 구성원들이 자유롭게 의견을 제시하는 방법으로 창의적인 아이디어를 도출하고자 할 때 적합하다.

7) **시범교육** : 말이나 토의로 불가능한 기술의 습득인 경우 실제 물건이나 자료를 가지고 시범하는 방법이다.

구분	내용
장점	동기유발과 학습목표 도달이 용이하며 실생활에 바로 적용이 가능한 교육방법이다.
단점	많은 인원은 참가할 수 없고, 준비시간이 많이 소요된다.

※ 시범 교육 시 주의점 : 가장 최신의 내용과 기구 및 장비를 준비하고 교육 전에 반드시 연습하며, 청중들이 모두 잘 볼 수 있는 위치에 단상을 준비한다.
※ 중요한 부분은 반복한다.

8) **세미나** : 문제를 과학적으로 분석하기 위하여 이용되는 집회로 새로운 발견에 중점을 두는 토의이다.

9) **역할극** : 다른 사람의 역할을 연기해봄으로써 실제 그 상황에 놓인 사람들의 입장이나 처지를 이해할 수 있도록 돕는 방법이다.

10) **견학** : 실제 현장을 방문하여 직접 관찰하고 경험하는 방법이다.

11) **전시** : 알리고자 하는 내용을 일정한 장소에 전시한 후 이를 통한 의사소통을 하게 하여 변화를 유도하는 방법이다.

12) **현장학습** : 지역사회에 있는 보건시설이나 기관 또는 건강에 유해하거나 문제가 있는 장소를 방문하여 조사함으로써 지역사회의 요구와 보건교육방법을 연결하는 방법이다.

03 매체를 중심으로 한 보건교육

(1) 종류

① 모형 : 실제와 가까운 묘사로 인해 개념습득과 기술습득에 효과적이다.
② 게시판 : 보건활동 홍보를 위한 게시판(벽보판)은 주민들의 왕래가 빈번한 곳에 설치한다.
③ 실물 : 구체적이고 직접적으로 관찰할 수 있어 대상자의 흥미를 유발할 수 있다.
④ 라디오, 신문, 텔레비전 : 짧은 시간에 대규모 국민들에게 내용 전달이 가능하다.
⑤ OHP(투시환등기) : 필름을 이용하여 컬러나 흑백으로 교육이 가능하며 학생은 화면을 보지만 교사는 학생을 바라보며 교육할 수 있어 상호작용 및 주의집중에 도움이 된다.
⑥ 파워포인트 : 사진과 동영상 삽입이 가능하고 쉽게 수정과 보완이 가능하며 한번 제작하면 반복해서 사용이 가능하다.
⑦ 시뮬레이션 : 실제와 유사한 상황(가상환경, 가상 현실)을 인위적으로 만들어 제공함으로써 실제에 있을 수 있는 위험부담 없이 학습자를 학습 활동에 참여하게 하는 교육방법이다.
⑧ 인쇄자료(팸플릿) : 휴대가 가능하고 다수의 대상자에게 제공할 수 있어 경제적이다.
⑨ 그외에도 반복학습이 가능한 비디오테이프, 대상자의 높은 집중력을 끌어낼 수 있는 영화, 소리의 재생과 녹음이 용이한 녹음기 또는 MP3, 상세한 설명이 가능한 플립차트와 칠판, 읽고 쓸 줄 모르는 사람에게 효과적인 그래픽 그림과 영상 등이 있다.

※ **매체의 분류로는 시각매체**(신문, 잡지, 벽보판, 전시회, 간행물, 포스터, 전단, 사진, 모형 등), **청각 매체**(전화, 녹음기, 방송, 라디오 등), **시청각 매체**(TV, 비디오, 영화 등)

(2) 대중매체의 장단점

구분	내용
장점	짧은 시간에 많은 사람에게 정보를 전달할 수 있고 이해하기 쉽다. **예** 감염병 유행 시 대중에게 가장 신속히 알릴 수 있는 효과적인 방법 : 대중매체
단점	값이 비싸고 일방적인 전달이므로 개인의 상황이 고려될 수 없다.

Chapter 02 보건행정

1 보건행정의 이해

01 정의 : 정부와 공공단체가 국민 또는 지역사회 주민의 건강을 유지·증진시키기 위하여 수행하는 행정

02 보건행정의 관리요소

구분	내용
기획(planning)	목표를 설정한 후 그 목표에 도달하기 위하여 필요한 단계를 구성하고 설정하는 관리과정
조직(organizing)	각 직위의 직무내용을 확정하고 구조화하는 행위
인사(staffing)	인력을 채용하고 훈련하며 관리하는 행위
지시(directing, 지휘)	관리자가 의사결정을 하고 그에 따라 각종 명령을 발하는 행위
조정(coordinating)	조직이나 기관의 공동목표 달성을 위하여 조직원 또는 부서 간의 협의나 토의를 통해 행동의 통일을 가져오도록 하는 집단적인 노력
보고(reporting)	관리자와 그의 부하가 신속하고 정확한 내용을 접수하게 하는 행위
예산(budgeting)	예산을 편성하고 통제하는 등의 행위

03 보건의료체계의 구성요소

(1) 보건의료 자원의 개발(보건의료 자원)

① 보건의료서비스를 제공하고 지원하는 기능을 수행하는 데 필요한 인적·물적 자원을 개발하는 것
② 보건의료 인력, 시설, 장비 및 물자, 지식 및 기술

(2) 자원의 조직화(보건의료 자원의 조직)

① 다양한 자원들이 적절히 기능하기 위해서는 일정 형태의 조직이 필요
② 중앙정부, 의료보험조직, 기타 정부기관, 자발적 민간단체, 민간부문

(3) 경제적 지원(보건의료 재정) : 공공재원 조달, 고용주, 조직화된 민간기구, 지역사회의 기여, 외국의 원조, 가계 등

(4) 보건의료서비스의 제공 : 건강증진, 질병예방, 치료, 재활서비스 등의 포괄적인 보건의료서비스가 이루어져야 함

(5) 보건의료 정책과 관리 : 지도력, 의사결정(기획, 실행 및 달성, 감시 및 평가, 정보지원), 규제에 중점을 두어야 함

2 보건지표

01 세계보건기구에서 제시한 건강상태 지표 : 영아사망률, 유아사망률, 평균수명, 모성사망비, 발생률, 유병률 등

02 출산지표

(1) 조출생률

$$조출생률 = \frac{같은 해의 총 출생아 수}{특정연도의 연앙인구} \times 1,000$$

(2) 일반출산율

$$일반출산율 = \frac{같은 기간 내의 총 출생아 수}{특정기간의 가임연령 여성의 연앙인구} \times 1,000$$

(3) 모아비율

$$모아비율 = \frac{0\sim4세 인구}{가임여성인구인구} \times 100$$

03 사망지표

(1) 조사망률

$$조사망률 = \frac{같은 해의 총 사망자 수}{특정연도의 연앙인구} \times 1,000$$

(2) 영아사망률

$$영아사망률 = \frac{같은 해의 1세 미만의 사망아 수}{특정연도의 총 출생아 수} \times 1,000$$

(3) 신생아 사망률

$$신생아 사망률 = \frac{같은 해의 생후 28일 미만의 사망아 수}{특정연도의 총 출생아 수} \times 1,000$$

(4) 주산기사망률(출산전후기사망률)

$$주산기사망률 = \frac{같은 해의 임신 28주 이후의 태아 사망 수 + 생후 1주 미만의 신생아 사망 수}{특정연도의 총 출생아 수} \times 1,000$$

(5) 모성사망률(임산부사망률)과 모성사망비

- $모성사망률(임산부사망률) = \dfrac{같은 해의 임신 \cdot 출산 \cdot 산욕으로 인한 모성 사망자 수}{15 \sim 49세 가임여성 수} \times 100,000$

- $모성사망비 = \dfrac{같은 해의 임신 \cdot 출산 \cdot 산욕으로 인한 모성 사망자 수}{연간 총 출생아 수} \times 100,000$

영아사망률이 한 국가의 건강수준 및 보건상태를 나타내는 지표로 대표적인 이유

- 일정연령군이므로 통계적 유의성이 높다.
- 모자보건 수준이나 환경위생 수준이 높아지면 영아사망률이 낮아지기 때문이다.
- 경제상태, 교육정도, 환경위생상태 등이 영아사망률에 영향을 미친다.
- 영아사망률 변동범위가 조사망률 변동범위보다 크다.

04 질병관련지표

(1) 발생률

$$발생률 = \frac{일정기간에 새로이 특정 건강문제가 발생한 사람의 수}{건강한 전체인구 수} \times 1,000$$

(2) 유병률

$$유병률 = \frac{현재 특정 건강문제를 갖고 있는 사람의 수}{전체인구 수} \times 1,000$$

(3) 질병관련지표의 특징

① 급성 감염병은 발생률↑유병률↓, 만성질환은 발생률↓유병률↑
② 발생률이 큰 질병일수록, 이환기간이 긴 질병일수록 유병률이 증가한다.
③ 유병률이 낮은 질병은 발생률이 낮고 치명률이 높은 질환이거나, 빨리 치유되는 질병이라고 생각할 수 있다.

3 보건행정조직

01 중앙보건조직 : 보건복지부

① 국민의 건강과 보건, 복지, 사회보장 등 삶의 질 제고를 위한 정책 및 사무를 관장하며 방역과 위생 등을 실시하는 중앙행정기관

② 생활보호·자활지원·사회보장·아동·노인·장애인·보건위생·의정 및 약정에 관한 사무를 관장하는 정부조직

※ 의료인력정책과 : 의료인의 보수교육, 면허 신고 및 지도·감독에 관한 사항, 보건의료인 국가시험의 관리에 관한 사항

※ 간호정책과 : 간호조무사의 보수교육, 자격 신고 및 지도·감독에 관한 사항

02 지방보건조직 : 우리나라 보건사업 업무를 최말단에서 담당하는 보건행정기관에는 보건소, 보건지소, 보건진료소가 있으며 치료보다는 예방 및 건강증진에 치중한다.

(1) 보건소

① 시·군·구에 설치되어 있으며 최일선에서 보건행정을 담당하는 조직으로 지역주민을 위한 지역보건사업을 수행한다.

② 보건소의 인사권은 시장·군수·구청장이 담당한다.

③ 보건소 사업의 대상은 지역사회 주민 전체이며 주민의 건강에 초점을 맞추고 그들이 스스로 건강을 관리할 수 있는 능력을 갖도록 도와주고 건강문제 발생 시 의료기관에 의뢰해 건강을 유지·증진할 수 있도록 돕는 것을 목적으로 한다.

④ 우리나라 보건소의 조직체계는 중앙정부조직인 보건복지부에서 보건에 관한 기술 행정과 보건의료사업 기능을 지도·감독받고, 행정안전부에서 일반 행정 등의 인력·예산을 지원받는 이원화된 지도·감독 체제이므로 보건행정 활동에 어려움이 있다.

⑤ 보건소 세부사업 : 건강증진사업, 방문건강관리사업, 구강보건사업, 모자보건사업, 정신건강증진사업, 국가암관리사업, 금연사업, 법정감염병 예방접종사업, HIV/AIDS 관련사업, 결핵환자 관리사업

⑥ 보건소 간호조무사의 업무 : 보건간호사의 지시와 감독하에 일일·주간·월간 계획 작성, 보건통계 작성에 협조, 보건소의 환경 정리 실시

(2) 보건지소 : 읍·면에 설치되어 있으며, 보건소장의 지휘와 감독을 받아 보건지소의 업무를 관장한다.

(3) 보건진료소

① 1980년 「농어촌 등 보건의료를 위한 특별조치법」에 의해 1981년 처음으로 설치되었다.

② 벽지나 오지에 설치되어 있으며 이곳의 보건의료 인력을 '보건진료 전담공무원(간호사, 조산사)'이라 부른다.

③ 보건진료 전담공무원의 업무 : 진찰 및 검사, 환자의 이송, 외상 등 흔히 볼 수 있는 환자의 치료 및 응급처치, 상병의 악화방지를 위한 처치, 만성병 환자의 요양지도 및 관리, 정상 분만 시의 분만개조, 예방접종, 위의 의료행위에 따르는 의약품 투여, 환경위생 및 영양개선, 질병예방, 모자보건, 주민의 건강에 관한 업무를 담당하는 사람에 대한 교육 및 지도, 그밖에 주민의 건강증진에 관한 업무

4 국제보건기구

01 세계보건기구(WHO)

(1) **목적** : 전 인류의 가능한 최고 건강수준 향상

(2) **본부** : 스위스 제네바

(3) **6개의 지역사무소 중 우리나라가 속하는 지역사무소** : 6개의 지역사무소 중 우리나라가 속하는 지역사무소는 서태평양 지역으로 필리핀의 마닐라에 있다.

(4) **주요 임무** : 국제 보건사업의 지휘 및 조정, 국제연합의 요청 시 보건사업 강화를 위한 지원, 감염병·풍토병·기타 질병 퇴치를 위한 노력, 국제 보건문제에 대한 협의 등

02 기타 국제기구

① 국제연합아동기금(유엔아동기금, UNICEF) : 전쟁피해 아동의 구호와 저개발국 아동의 복지향상을 위해 설치된 국제연합 특별기구
② 국제연합식량농업기구(유엔식량농업기구, FAO) : 인류의 영양기준 및 생활향상을 목적으로 설치된 기구

5 의료전달체계

01 개념

① 의료를 필요로 하는 사람들에게 질적·양적으로 적정한 의료를 효과적이고 효율적으로 제공하는 것과 관련된 체계 또는 제도
② 제한된 의료자원을 필요로 하는 모든 사람에게 체계적으로 접근하여 최소한의 투자로 최대한의 효과를 창출하는 것
③ 보건의료 수요자에게 적정한 의료를 효과적으로 제공하는 것
④ 쉽게 말해, 질병의 심각성에 따라 경미한 질환은 1·2차 의료기관을, 위급하거나 중증질환은 3차 의료기관을 이용하게 하여 의료서비스 이용의 효율성을 높이고자 하는 것이다.

02 의료전달체계의 대두 요인

① 의료인력의 전문화 및 고급화
② 의료기술의 향상
③ 제한된 의료자원의 효율적 이용
④ 의료비 급증
⑤ 의료시설과 인력의 불균형적 분포

03 우리나라 의료전달체계

(1) **특징**

① 우리나라 의료전달체계는 자유방임형으로 국민 대다수가 각자 개인의 책임 아래 보건의료를 공급받고 있다.

② 개인의 능력과 자유를 최대한 존중한다.
③ 정부의 통제나 간섭은 극소화한 제도이다.

(2) 구성

구분	내용
일차 진료단계(1차 의료기관)	간단한 처치, 외래진료 위주(보건소, 보건지소, 보건진료소, 의원, 조산원)
이차 진료단계(2차 의료기관)	병원급 의료기관으로 해당과 전문의가 진료
삼차 진료단계(3차 의료기관)	세분화된 전문의 서비스를 제공받는 곳으로 500병상 이상의 대학병원 또는 종합병원 중 보건복지부가 지정
특수진료병원	감염병, 정신병, 산업재해, 특수방사선 치료 등 특수질환에 대한 전문 치료기관

※ 3차 의료기관 이용 시 1·2차 의료기관 진료의뢰서가 필요하며 진료의뢰서는 발행일로부터 7일간 유효

6 일차보건의료

01 일차보건의료 대두 배경

인간의 기본권 보장, 종합병원 중심의 의료, 치료중심의 의료, 의료자원의 불균형적 분포, 의료인력의 불균형적 분포 및 전문화, 비전염성 질환의 증가 등

※ 일차보건의료 : 지역 주민들이 쉽게 이용하여 건강수준을 향상시킬 수 있도록 만들어진 보건소, 보건지소, 보건진료소, 개인의원 등

 알마아타 선언

1978년 카자흐스탄 알마아타에서 열린 일차보건의료에 대한 국제회의(알마아타 회의)에서 채택된 선언문이다. "2000년까지 모든 사람에게 건강을"이라는 표제 아래 일차보건의료를 이용한 인간의 건강증진을 목표로 하였다.

02 기본개념

① 건강은 인간의 기본권이라는 개념을 기초로 하고 있다.
② 지역사회 주민의 적극적인 참여가 가장 중요하다.
③ 주민들이 누구나 쉽게 이용할 수 있는 근접성이 있어야 한다.
④ 주민들의 지불능력에 맞는 의료수가가 제공되어야 한다.
⑤ 주민들의 기본적인 건강요구(보편적이며 포괄적인 건강문제)에 기본을 두어야 한다.
⑥ 지역사회개발사업의 일환으로 이루어져야 한다.
⑦ 의사, 간호사만이 아닌 보건의료팀을 통한 접근이 바람직하다.
⑧ 간호사와 주민과의 교량역할은 주민을 위해 봉사하고자 하는 활동적인 사람이 적합하다.

⑨ 지역사회에서 가장 흔한 질병 관리부터 우선하며 질병 예방이 중요하다.
⑩ 높은 차원의 진료가 필요한 경우를 위해 후송의뢰체계가 잘 이루어져야 한다.
※ 일차보건의료 접근의 필수요소 : 접근성, 수용 가능성, 주민의 참여, 지불부담능력

7 사회보장

01 사회보장(사회보험, 공공부조, 사회서비스) : 출산, 양육, 실업, 노령, 장애, 질병, 빈곤, 사망 등의 사회적 위험으로부터 국민을 보호하고 국민생활의 질을 향상시키기 위하여 제공되는 서비스로서 최저생활보장 기능, 경제적 기능, 소득재분배 기능, 사회통합 기능을 한다.

(1) 사회보험

1) 정의 : 국민에게 발생하는 사회적 위험을 보험방식으로 보장하는 제도로, 평소 경제활동을 통해 소득이 있을 때 그 소득의 일부를 강제로 갹출하여 사전에 대비하는 제도이므로 노동력이 있는 사람을 대상으로 함

2) 종류(5종)

가) 국민건강보험

구분	내용
건강보험심사평가원	• 요양급여심사 및 적정성을 평가하는 기관 - 요양급여 : 의료보험과 산업재해보상보험에서 지급하는 보험 급여 중 가장 기본적인 급여(서비스)로 ❶ 진찰·검사, ❷ 약제 또는 치료재료의 지급, ❸ 처치·수술 및 그 밖의 치료, ❹ 예방·재활, ❺ 입원, ❻ 간호, ❼ 이송 등이 포함된다.
특징	• 법률에 의한 강제가입, 보험료납부의 의무성, 보험료의 차등부과(보험료를 형평성 있게 부과), 보험급여의 균등한 혜택, 단기 보험적 성격, 소득재분배기능 수행, 보험료의 분담(직장가입자의 경우 사업자와 근로자가 50%씩 부담)
본인일부부담제	• 의료기관 이용 시 본인에게도 보험료의 일부를 부담하게 함으로써 불필요한 의료서비스를 이용하지 않게 하려는 제도
우리나라 보험급여 형태	• 현물급여 : 요양기관(병·의원 등)으로부터 본인이 직접 제공받는 의료서비스 예 요양급여, 건강검진 • 현금급여 : 공단에서 현금으로 지급하는 것 예 요양비, 장애인 보조기기 구입비, 본인부담액상한제, 임신·출산 진료비 등

※ 보험급여 : 피보험자나 그 가족이 질병, 부상, 분만, 사망과 같은 보험사고가 발생하였을 경우 보험자가 지급하는 급여를 말하는데, 우리나라는 보험 적용자의 질병, 부상, 출산과 관련하여 의료서비스를 제공하는 요양급여를 주급여로 하고 있다.

※ 쉬운 설명으로 하면 보험급여=의료서비스이다.

나) 산업재해보상보험

사업장에 고용되어 근무하던 근로자가 산업재해로 부상·질병·신체장애·사망 시, 재해근로자와 가족이 신속하고 공정하게 보상을 받을 수 있도록 사업주에게 연대책임을 지게 하는 것으로 보상은 근로복지공단에서 제공

다) 고용보험

근로자가 실업한 경우 생활에 필요한 급여를 실시하여 근로자의 생활안정과 구직활동을 촉진함으로써 실업 예방, 고용 촉진 및 근로자 직업능력의 개발과 향상을 목적으로 함

라) 국민연금

소득활동을 할 때 납부한 보험료를 기반으로 장애, 노령, 퇴직 및 부양자의 사망 등으로 인해 소득이 상실되는 경우 제공되는 현금급여

마) 노인장기요양보험

고령이나 노인성 질병 등의 사유로 일상생활을 혼자서 수행하기 어려운 노인 등에게 제공하는 신체활동 또는 가사활동 지원 등의 장기요양급여에 관한 사항을 규정하여 노후의 건강증진 및 생활안정을 도모하고 그 가족의 부담을 덜어줌으로써 국민의 삶의 질을 향상하도록 함을 목적으로 함

노인장기요양보험제도

1. **목적**
   고령이나 노인성 질병 등의 사유로 일상생활을 혼자서 수행하기 어렵다고 인정된 노인 등에게 신체활동 또는 가사활동 지원 등의 장기요양급여에 관한 사항을 규정하여 노후의 건강 증진 및 생활안정을 도모하고 그 가족의 부담을 덜어줌으로써 국민의 삶의 질을 향상하기 위함이다.

2. **보험자 및 가입자**
   - 보험자 : 국민건강보험공단
   - 가입자(국민건강보험가입자와 동일) : 국내에 거주하는 국민건강보험 가입자 또는 피부양자, 국내에 체류하는 재외국민 또는 외국인
   - 장기요양보험료와 국민건강보험료는 독립회계로 관리되고 있다.

3. **장기요양급여 수급자**
   - '65세 이상인 자' 또는 '65세 미만이지만 노인성 질병을 가진 자'로 거동이 불편하거나 치매 등으로 인지가 저하되어 6개월 이상의 기간 동안 혼자서 일상생활을 수행하기 어렵다고 인정된 사람
   - 노인성질병으로는 뇌졸중, 치매, 파킨슨병, 중풍후유증, 떨림(진전) 등이 있다.
     > **예** 결핵으로 신체활동이 어려운 70세 남자(○), 혈관성 치매로 신체활동이 어려운 40세 남자(○), 혼자서 일상생활이 불가능한 50세 감기환자(×)

4. **장기요양인정 신청 및 등급 판정 절차** : 인정신청 → 방문조사 → 등급판정
   국민건강보험공단에 장기요양 인정 신청서 제출 → 공단 소속 직원(사회복지사, 간호사 등)이 방문조사 → 공단이 조사결과서, 의사 소견서 등을 등급판정위원회에 제출 → 등급판정위원회가 최종 등급판정 → 판정 결과 통보(장기요양인정 유효기간은 최소 2년 이상)

5. **판정결과**

등급	상태	장기요양인정점수
장기요양 1등급 (최중증)	심신의 기능상태 장애로 일상생활에서 전적으로 다른 사람의 도움이 필요한 자	95점 이상
장기요양 2등급 (중증)	심신의 기능상태 장애로 일상생활에서 상당부분 다른 사람의 도움이 필요한 자	75점 이상 95점 미만
장기요양 3등급 (중등증)	심신의 기능상태 장애로 일상생활에서 부분적으로 다른 사람의 도움이 필요한 자	60점 이상 75점 미만
장기요양 4등급 (경증)	심신의 기능상태 장애로 일상생활에서 일정부분 다른 사람의 도움이 필요한 자	51점 이상 60점 미만
장기요양 5등급	치매환자	45점 이상 51점 미만
인지지원등급	치매환자	45점 미만

※ 등급 외 A, B, C로 분류된 경우 노인보건복지사업의 대상자로 다양한 서비스를 지원받을 수 있다.

6. **노인장기요양보험 재원조달**
   ① 장기요양보험료 ② 국가 및 지방자치단체의 부담금 ③ 본인부담금

7. **장기요양 급여의 내용**(재가급여, 시설급여, 특별현금급여)
   (1) **재가급여** : 가정에서 생활하며 장기요양기관이 운영하는 각종 서비스를 제공받는다.
       ※ **본인 부담금 15%, 국민기초생활보장법에 따른 의료급여 수급자는 면제**

노인장기요양보험제도

[재가급여 종류]

재가급여 종류	내용
방문요양	장기요양요원이 수급자의 가정 등을 방문하여 신체활동 및 가사활동을 지원
방문목욕	장기요양요원이 목욕설비를 갖춘 장비를 이용하여 수급자의 가정 등을 방문하여 목욕을 제공
방문간호	장기요양요원인 간호사 등이 의사, 한의사 또는 치과의사의 방문간호지시서에 따라 수급자의 가정 등을 방문하여 간호, 진료보조, 요양에 관한 상담 또는 구강위생 등을 제공
주·야간보호	수급자를 하루 중 일정시간 동안 장기요양기관에 보호하여 신체활동 지원 및 심신기능의 유지·향상을 위한 교육과 훈련 등을 제공
단기보호	수급자를 보건복지부령으로 정하는 범위 내에서 일정기간 동안(월 9일 이내) 장기요양기관에 보호하여 신체활동지원 및 심신기능의 유지·향상을 위한 교육과 훈련 등을 제공
기타 재가급여 (복지용구)	수급자의 일상생활 또는 신체활동 지원에 필요한 제품(예 수동휠체어, 욕창예방 매트리스, 성인용 보행기 등)을 제공하거나 대여하는 것

[재가급여 장점 및 단점]

구분	내용
재가급여 장점	• 평소에 생활하는 친숙한 환경에서 지낼 수 있다. • 사생활이 존중되고 개인 중심 생활을 할 수 있다.
재가급여 단점	• 의료, 간호, 요양서비스가 단편적으로 진행되기 쉽다. • 긴급한 상황에 신속하게 대응하기가 어렵다.

방문간호가 가능한 장기요양요원의 자격
- 간호사로서 2년 이상의 간호업무 경력이 있는 자
- 간호조무사로서 3년 이상의 간호보조업무 경력이 있고, 보건복지부 장관이 지정한 교육기관에서 소정의 교육을 이수한 자
- 치과위생사

(2) **시설급여** : 가정에서 생활하지 않고 시설에 입소하여 신체활동 지원 및 심신기능의 유지, 향상을 위한 서비스를 제공받는다. ※ **본인 부담금 20%, 의료급여수급자는 면제**

[노인의료복지시설 종류]

구분	내용
노인요양시설 (요양원)	• 치매·중풍 등 노인성 질환 등으로 심신에 상당한 장애가 발생하여 도움이 필요한 노인을 입소시켜 급식·요양과 그 밖에 일상생활에 필요한 편의를 제공하는 시설(입소자 10인 이상 시설)
노인요양공동생활 가정 (그룹홈)	• 치매·중풍 등 노인성 질환 등으로 심신에 상당한 장애가 발생하여 도움이 필요한 노인에게 가정과 같은 주거여건과 급식·요양, 그밖에 일상생활에 필요한 편의를 제공하는 시설(입소자 9인 이내의 시설)

노인장기요양보험제도

[시설급여 장점 및 단점]

구분	내용
시설급여 장점	• 의료, 간호, 요양서비스를 종합적으로 제공 받을 수 있다.
시설급여 단점	• 지역사회(가족, 이웃, 형제)와 떨어져 지내며 소외되기 쉽다. • 개인중심의 생활이 어렵다.

(3) **특별현금급여** : 재가급여와 시설급여를 받을 수 없을 때 지급하는 것이다.

구분	내용
가족요양비	도서·벽지 등 장기요양기관이 현저히 부족한 지역, 천재지변, 수급자의 신체·정신 또는 성격상의 사유 등으로 인해 가족 등으로부터 방문요양에 상당한 장기요양급여를 받은 경우 지급되는 현금급여
특례요양비	수급자가 장기요양기관이 아닌 노인요양시설 등의 기관 또는 시설에서 재가급여 또는 시설급여에 상당한 장기요양급여를 받은 경우 수급자에게 지급되는 현금급여(현재 시행 안 함)
요양병원간병비	수급자가 요양병원에 입원했을 때 지급되는 현금급여(현재 시행 안 함)

8. 노인장기요양보험 표준서비스

분류	표준서비스 내용
신체활동지원서비스	세면 도움, 구강 청결 도움, 머리 감기 도움, 몸 단장, 옷 갈아입기 도움, 몸씻기 도움, 식사 도움, 체위 변경, 이동 도움, 신체 기능의 유지·증진, 화장실 이용하기
가사 및 일상생활 지원서비스	식사준비, 세탁, 청소 및 주변 정돈, 개인활동지원(외출 시 동행, 장보기, 산책, 은행·관공서·병원 등 방문 시 부축 또는 동행하고 책임 귀가)
인지활동지원서비스	인지자극활동, 일상생활 함께하기
인지관리지원서비스	인지행동변화 관리 등
정서지원서비스	말벗, 격려, 위로, 의사소통 도움
방문목욕서비스	방문목욕
기능회복훈련서비스	신체 기능 훈련, 기본동작 훈련, 일상생활동작 훈련, 물리치료, 신체·인지기능 향상 프로그램, 작업치료, 인지 및 정신기능 향상 훈련, 인지활동형 프로그램
치매관리지원서비스	행동변화 대처
응급서비스	응급상황 대처
시설환경관리서비스	침구·린넨 교환 및 정리, 환경관리, 물품관리, 세탁물 관리
건강 및 간호관리	관찰 및 측정, 기초건강관리, 인지훈련, 욕창관리, 투약관리, 호흡기간호, 영양관리, 통증관리, 배설관리, 당뇨발관리, 투석간호, 구강간호

※ 노인장기요양보험 표준서비스는 최소한의 서비스 범위를 설정하여 서비스의 질적 수준을 보장하고 서비스를 제공받는 급여 대상자의 기본권을 보장하기 위한 것이다.

(2) 공공부조

1) **정의** : "국가와 지방자치단체의 책임 하에 생활유지능력이 없거나 생활이 어려운 국민의 최저생활을 보장하고 자립을 지원하는 제도" 즉, 국가 책임 하에 도움을 필요로 하는 사람들에게 무기여 급부를 제공함으로써 자력으로 생계를 영위할 수 없는 사람들의 생활을 그들이 자력으로 생활할 수 있을 때까지 국가의 예산으로 보호해주는 일종의 구빈제도이다.

2) **종류**

구분	내용	
기초생활보장	• 가족이나 스스로가 생계를 유지할 능력이 없는 저소득층에게 생계, 교육, 의료, 주거 등의 기본적인 생활을 보장하고 자활을 조성하기 위한 제도	
의료급여	• 정의 : 생활유지 능력이 없거나 생활이 어려운 국민에게 질병·부상·출산 등에 대한 의료를 보장하는 제도 • 의료급여 절차 : 의료급여 수급자는 1차의료급여기관에 우선 의료급여를 신청하여야 하며, 2차의료급여기관, 3차의료급여기관 순서로 이용할 수 있다. • 구분	
	1종 수급권자	• '근로능력 없음' 판정을 받은 기초생활 수급권자 • 저소득층 중에서 주로 생계급여를 받는 대상자에게 제공 • 의료비의 전액이 지원되며, 본인부담금 없음 • 국민기초생활보장수급자 : 근로무능력가구, 희귀난치성·중증질환 등록 자, 시설수급자, 행려환자 • 타법적용자 : 이재민, 의상자 및 의사자의 유족, 입양아동(18세 미만), 국가유공자, 국가무형문화재보유자, 북한 이탈주민, 5·18 민주화운동 관련자, 노숙인
	2종 수급권자	• '근로능력 있음' 판정을 받은 기초생활수급권자 • 저소득층 중에서 일정 기준 이하의 소득을 가진 대상자에게 제공 • 의료비의 일부가 지원 되며, 본인부담금 발생(입원 시 10%) • 국민기초생활보장수급자로서 1종 수급권자에 해당되지 않는 자
긴급복지지원	• 갑작스러운 위기상황 발생으로 생계유지 등이 곤란한 저소득층에게 정부가 생계·의료·주거 지원 등의 필요한 복지 서비스를 신속하게 지원하여 위기 상황에서 벗어날 수 있도록 돕는 제도	

(3) 사회서비스

1) **정의** : 국가·지방자치단체·민간부분의 도움을 필요로 하는 모든 국민에게 복지, 보건의료, 교육, 고용, 주거, 문화, 환경 등의 분야에서 인간다운 생활을 보장하고 상담, 돌봄, 재활, 정보 제공, 관련시설의 이용, 역량 개발, 사회참여 지원 등을 통하여 국민의 삶의 질이 향상되도록 지원하는 제도

2) **종류** : 노인복지, 아동복지, 장애인복지, 가정복지 등
   예 장애인 활동지원서비스, 산모/신생아 건강관리 지원사업 등

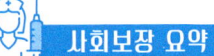 **사회보장 요약**

구분	대상자	종류	재원
사회보험	국민	• 소득보장 : 국민연금보험, 고용보험, 산업재해보상보험 • 의료보장 : 국민건강보험, 산업재해보상보험, 노인장기요양보험	기여금(보험료)
공공부조	저소득층(빈곤층)	• 소득보장 : 기초생활보장 • 의료보장 : 의료급여	조세
사회서비스	장애인, 노인, 아동·청소년, 가족, 여성, 저소득층, 정신질환자 등 특정인	• 노인복지, 아동복지, 장애인복지, 가정복지	조세, 일부 본인 부담

02 사회보장 중 의료보장

(1) 국민건강보험

　1) **직장가입자와 피부양자** : 직장근로자 및 그 가족

　2) **지역가입자** : 직장가입자와 그 피부양자를 제외한 비임금소득자 예 농·어업민, 자영업자 등

(2) 의료급여 : 경제적으로 생활이 곤란하여 의료비용을 지불하기 어려운 국민을 대상으로 국가가 대신하여 의료비용을 지불하는 제도(1종/2종)

(3) 산업재해보상보험(산재보험) : 사업장에 고용되어 근무하던 근로자가 산업재해로 부상·질병·신체장애·사망 시, 재해근로자와 가족이 신속하고 공정하게 보상을 받을 수 있도록 사업주에게 연대책임을 지게 하는 것으로, 근로복지공단에서 보상

(4) 노인장기요양보험 : '65세 이상인 자' 또는 '65세 미만이지만 노인성 질병을 가진 자'로 거동이 불편하거나 치매 등으로 인지가 저하되어 6개월 이상의 기간 동안 혼자서 일상생활을 수행하기 어려운 자에게 서비스를 제공하기 위한 제도로 2008년부터 시행

03 진료비 지불제도

　1) **우리나라의 진료비 지불제도** : 우리나라는 행위별 수가제를 채택하고 있으며 7개 질병군[백내장 수술(수정체 수술), 항문 수술(치핵 등), 편도 수술 및 아데노이드 수술, 탈장 수술(서혜 및 대퇴부), 맹장수술(충수절제), 자궁 및 자궁부속기(난소, 난관)수술, 제왕절개 분만]에는 포괄수가제를 적용하고 있다. 또한 우리나라는 국민건강보험의 유형 중 제3자 지불제형을 채택하여 시행하고 있다.

　※ **제3자 지불제형(직접서비스형)** : 피보험자가 의료기관을 이용할 때 진료비를 부담하지 않거나 일부만 부담하고 의료기관이 나머지 진료비를 보험자에게 청구하면 보험자가 이를 지불하는 유형

2) 진료비 지불제도의 유형

종류	개념	장점	단점
행위별 수가제 (사후보상)	• 진찰료, 처치비 등 서비스의 내용에 따라 진료비 지급	• 의료서비스의 질 향상 • 의료기술 연구개발 촉진	• 국민 총 의료비 상승 • 치료중심 서비스에 치중 • 과잉진료
봉급제	• 일정 기간에 따라 보상받는 방식으로, 병원급 의료기관 근무의에게 경력과 직책에 따라 지급	• 과잉진료를 예방하여 의료비 억제	• 의료의 질 저하
인두제	• 등록환자수에 따라 보상받는 방식	• 질병 예방에 효과적	• 의료의 질 저하 • 의료기술 발달지연
포괄수가제	• 환자요양일수별 또는 진단명에 따라 의료비 결정	• 진료비 청구·심사업무 간소화 • 과잉진료 억제 • 입원일수 단축	• 의료의 질 저하 • 진료코드를 조작할 우려
총액예산제 (총액계약제)	• 지불자측과 진료자측이 진료보수 총액을 사전에 계약하는 방식	• 과잉진료를 예방하여 의료비 억제	• 의료기술 발달 지연

04 국민의료비

(1) **개념** : 약값, 진찰료, 정부의 보건프로그램 관리비, 국가가 의료급여 환자를 위해 지불한 진료비 등

(2) **국민의료비 상승 원인** : 인구의 노령화, 만성질환 증가, 이동수단의 발달로 의료기관 이용이 쉬워짐, 전국민 의료보험 시행으로 본인부담 비용이 감소, 사소한 질병에도 병원을 찾는 빈도 증가, 의료서비스의 고급화, 의료급여 확대, 국민의 소득수준 향상, 병원의 대형화 등

Chapter 03 환경보건

1 환경보건의 이해

01 환경위생의 정의
인간의 건강에 유해한 영향을 미치거나 미칠 가능성이 있는 환경을 통제하는 것

02 쾌적한 환경의 요소

(1) **쾌적한 환경의 요소** : 온도, 습도, 소음방지, 문화시설, 환기 등이 있으며, 이 중 환기가 가장 중요한 요소이다.

(2) **실내 자연환기의 원동력** : 확산, 실내외의 온도차, 기압차

(3) **냉방병**
① 여름철 실내와 실외의 온도차가 심해져서 발생하는 것으로 두통, 감기증세, 근육통, 소화불량, 요통, 소변배설량 증가 등의 증상이 있다.
② 밀폐건물증후군과 레지오넬라증에 의해 발생하기도 한다.
③ 냉방병을 예방하기 위해 실내외의 온도차는 5~6℃가 적합하다.

03 환경오염의 원인 : 인구증가, 산업화, 인구의 도시집중, 지역개발, 환경보전에 대한 인식부족 등

04 국제환경협약
① 람사르 협약 : 습지의 보호와 현명한 이용에 관한 협약
② 교토 의정서 : 지구온난화를 일으키는 온실가스 배출 감축
③ 파리 협정 : 온실가스를 감축하여 기온상승 폭을 줄이려는 기후변화 협정
④ 바젤 협약 : 유해 폐기물 수출입과 처리 규제
⑤ 몬트리올 의정서 : 오존층 파괴 물질 규제

2 기후와 건강

01 기후의 3대 요소 : 기온, 기습, 기류

02 온열조건

(1) **기온(온도)**

1) **기온** : 지상 1.5m 높이에서 주위의 복사온도를 배제하여 백엽상 안에서 측정한 온도

2) **인간이 활동하기에 가장 적합한 온도** : 18±2℃(16~20℃)

① 유효온도(감각온도) : 기온, 기습, 기류의 요소를 종합한 체감온도로 온도 17~18℃, 습도 60~65%일 때 가장 쾌감을 느낀다.

② 최적온도 : 체온 조절에 있어 가장 적절한 온도로 여름에는 20~22℃, 겨울에는 순화현상으로 인해 18~21℃ 정도이다.

3) **일교차** : 맑은 날일수록, 내륙일수록, 사막일수록 커진다.

4) **기온역전**

① 상층부로 올라갈수록 온도가 높아져서 대기오염이 증가하게 된다.

② 바람없이 맑게 갠 날, 겨울철, 눈이나 얼음이 땅에 덮여있을 때 주로 발생한다.

(2) **기습**

① 상대습도(비교습도) : 공기 $1m^3$가 포화상태에서 함유할 수 있는 수증기량(포화습도)과 현재 공기 $1m^3$ 속에 함유되어 있는 수증기량(절대습도)의 백분율(%)

② 인간이 활동하기에 가장 적합한 습도 : 40~60%

③ 습도의 역할 : 낮에 태양열을 흡수하여 대지의 과열을 방지한다.

(3) **기류**

1) **불감기류** : 우리가 감지하지 못하는 기류로 0.5m/sec 이하

① 피부가 느끼지 못하는 기류이다.

② 실내나 의복에 끊임없이 존재한다.

③ 냉·한(추위)에 대한 저항력을 강화시킨다.

④ 생식샘의 발육을 촉진시킨다.

2) **실내 기류 측정기구** : 카타온도계 등

(4) **복사열** : 주로 적외선에 의한 열로 복사열에 의한 온감은 거리의 제곱에 반비례한다.

03 온열지수

(1) **유효온도(감각온도)** : 기온, 기습, 기류의 요소를 종합한 체감온도, 포화습도와 정지공기 상태에서 느끼는 온감과 같은 동일한 온감을 주는 기온

(2) **최적온도(지적온도)** : 체온 조절에 있어 가장 적절한 온도로 여름에는 20~22℃, 겨울에는 순화현상으로 인해 18~21℃ 정도

(3) **카타 냉각력**

① 공기의 냉각력을 측정하여 쾌적도를 평가

② 기류측정 시에도 사용

③ 단위시간에 인체의 단위 면적에서 손실되는 열량을 의미

(4) **불쾌지수** : 기온과 기습의 영향으로 사람이 느끼는 불쾌감의 정도를 수치로 나타낸 것으로, 불쾌지수는 기류와 복사열이 고려되지 않아 실내에서만 적용

구분	내용
불쾌지수 70 이상	10%의 사람이 불쾌감 호소
불쾌지수 75 이상	50%의 사람이 불쾌감 호소
불쾌지수 80 이상	거의 모든 사람이 불쾌감 호소
불쾌지수 86 이상	견딜 수 없는 상태

04 기후 특성에 따른 질병

(1) **풍토병** : 어느 지역의 기후 등에 수반하여 그 지역에만 주로 발생하는 질병

　예 우리나라의 간흡충증, 열대지방의 말라리아·이질·콜레라 등

(2) **계절병** : 계절의 변화에 따라 주로 발생하는 질병

　예 봄-홍역·볼거리 등, 여름-이질·장티푸스 등, 겨울-인플루엔자, 천식, 뇌출혈 등

(3) **기상병** : 기후 상태에 따라 질병이 발생하거나 기존 질병이 악화되는 것

　예 천식, 협심증, 심근경색증 등

05 주거환경과 건강

(1) **주택의 최적 요건**

　① 공해 발생이 없고 교통이 편리한곳에 위치한 남향 또는 동남향 집이 좋다.
　② 배설물이나 쓰레기 매립지가 아닌 곳(매립지인 경우 매립 후 최소 10년은 경과된 곳)이어야 한다.
　③ 일조량은 하루 최소 4시간 이상이어야 한다.
　④ 채광을 위한 창문은 거실바닥 면적의 1/10 이상이 적합하다.
　⑤ 환기를 위한 창문은 거실바닥 면적의 1/20 이상이 적합하다.

(2) **태양광선과 건강**

구분	내용
자외선	• 인체에 유익한 2,900~3,100Å의 도르노선(건강선)이 있다. • 장점 : 살균작용, 성장과 신진대사, 비타민 D 형성, 적혈구 생성 촉진 • 단점 : 피부암, 결막염, 백내장, 피부 홍반, 멜라닌(흑색소)에 의한 색소침착
적외선(열선)	• 화상, 열손상(중추신경장애), 근육이완, 혈관확장, 백내장, 피부 홍반, 피부 변화에 의한 색소침착
가시광선	• 명암과 색채를 구별하게 하는 광선으로 조도가 낮으면 시력 저하, 눈피로(안정피로), 안진(눈떨림), 거짓근시(가성근시), 작업능률 저하, 재해발생 등을 일으킨다.

06 주택과 위생동물의 관리

(1) 쥐와 해충에 의한 감염병

① 쥐 : 페스트, 발진열, 쓰쓰가무시병, 신증후군 출혈열 등

② 모기 : 말라리아, 일본뇌염, 사상충, 황열, 뎅기열 등

③ 파리 : 콜레라, 장티푸스, 이질, 식중독균 등

(2) 해충 구제방법

1) 해충 구제방법 종류

① 파리채 등을 이용한 물리적 방법(기계적 방법), 천적을 이용한 생물학적 방법, 살충제를 사용한 화학적 방법, 환경 개선 등으로 해충을 처리한다.

2) 살충제의 조건

① 사람에게는 독성이 없어야 한다.

② 대상 해충에는 살충효과가 커야 한다.

③ 환경오염을 시키지 않아야 한다.

④ 살충의 범위가 좁아야 한다.

3 공기와 건강

01 공기

(1) 공기의 자정작용(스스로 정화하는 능력)

① 공기 자체의 희석력

② 강우나 강설에 의한 공기 중의 용해성 가스나 부유먼지의 세정작용

③ 산소, 오존 및 과산화수소에 의한 산화작용

④ 자외선에 의한 살균작용

⑤ 식물의 탄소동화작용에 의한 산소와 이산화탄소의 교환작용

⑥ 중력에 의한 침강작용

(2) 공기의 조성

구분	내용
질소(78%)	• 정상기압에서는 인체에 아무런 영향도 주지 않는다.
산소(21%)	• 인간의 생존과 가장 밀접한 관계가 있다.
이산화탄소(0.04%)	• 위생학적 허용기준은 0.1%이다. • 무색, 무취의 약산성 가스로 실내공기의 오탁도 판정기준으로 사용된다. • 이산화탄소 증가 시 실내에서는 군집중독이, 실외에서는 온실효과가 발생한다.

※ 군집중독 : 다수의 사람이 밀폐된 공간(예 극장, 만원버스 등)에 있을 때 공기 중에 이산화탄소가 증가하여 두통, 불쾌감, 권태, 현기증(어지럼), 구토 등의 증상을 일으키는 것으로 환기가 가장 중요한 예방책이 된다.

02 대기오염

(1) 대기오염의 원인

① 오염물질, 기온역전, 무풍상태 등
② 대기오염지표 : 일산화탄소(CO), 미세먼지, 초미세먼지, 아황산가스(이산화황, SO_2), 오존(O_3), 이산화질소(NO_2), 납, 벤젠 등

(2) 대기오염물질 : 링겔만 농도표는 굴뚝에서 나오는 연기의 농도를 측정할 때 사용하는 농도 기준표이다.

1) 일산화탄소(CO)

① 무색·무취의 공기보다 가벼운 기체로 주로 물체의 불완전 연소 시 발생한다.
② 자동차 배기가스와 용광로의 가스가 주 오염원이다.
③ 일산화탄소가 혈색소와의 결합력이 산소보다 200배 이상 강하여 일산화탄소혈색소(HbCO)를 형성한다.
④ 중독 시 혈액의 산소운반능력이 상실되어 두통, 현기증(어지럼), 호흡곤란, 보행장애, 의식상실, 중추신경장애 등이 나타난다.

2) 아황산가스(SO_2, 이산화황)

① 황이나 황화합물을 태울 때(각종 연료, 특히 석탄 연소 시) 발생하는 무색의 기체로 공기보다 무겁다.
② 산성비를 내리게 하는 주요 원인이 되고 있다.

3) 오존(O_3)

① 공기보다 조금 무거운 자극성 기체로 저농도일지라도 흡입하게 되면 눈이나 호흡계에 증상(가슴통증, 기침, 메스꺼움, 호흡곤란, 두통, 눈의 충혈 등)을 일으킨다.
② 도시에서는 자동차 배기가스의 영향으로 여름에 고농도의 오존이 발생하고 있다.

4) 미세먼지

① 미세먼지는 여러 가지 복합한 성분을 가진 대기 중 부유고형물이다. 대부분 자동차의 배기가스, 도로 주행과정에서 발생하는 먼지에서 발생한다.
② 지름이 10마이크로미터보다 작고, 2.5마이크로미터보다 큰 입자를 미세먼지라고 부르고, 지름이 2.5마이크로미터 이하의 입자는 초미세먼지라고 한다.

[미세먼지 예보 등급 및 행동요령]

구분	좋음	보통	나쁨	매우나쁨
민감군 행동요령	-	실외 활동 시 특별히 행동에 제약을 받을 필요는 없지만 몸상태에 따라 유의하여 활동	• 장시간 또는 무리한 실외활동 제한 • 특히 천식을 앓고 있는 사람이 실외에 있는 경우 흡입기를 더 자주 사용할 필요가 있음	• 가급적 실내 활동 • 실외활동 시 의사와 상의
일반인 행동요령	-	-	• 장시간 또는 무리한 실외활동 제한 • 특히 눈이 아픈 증상이 있거나 기침이나 목의 통증으로 불편한 사람은 실외활동을 피해야 함	• 장시간 또는 무리한 실외활동 제한 • 목의 통증과 기침 등의 증상이 있는 사람은 실외활동을 피해야 함

※ 민감군 : 어린이, 노인, 천식 같은 폐질환 및 심장질환을 앓고 있는 성인

(3) 대기오염의 영향

1) 오존층 파괴
① 오존층은 고도 20~30km의 대기층에 있으며 태양광선 중 생물체에 해로운 자외선을 흡수하여 지구의 인간과 동식물을 보호하는 역할을 한다.
② 자동차 배기가스, 프레온가스 등에 의해 오존층이 파괴되면 지표면에 도달하는 자외선의 양이 증가하여 지구의 기온을 상승시키게 된다.
③ 인간에게 피부염 및 피부암, 백내장, 면역기능 약화 등의 증상을 일으킨다.
④ 생태계 및 농어업에도 좋지 않은 영향을 미치게 된다.

2) 지구온난화
① 대기 중에 온실효과를 일으키는 온실가스(이산화탄소 등)가 너무 많이 방출되어 지표면의 열기가 빠져나가지 못해 지구의 기온이 높아지는 현상이다.
② 빙하 감소, 해수면 상승, 생태계 변화, 홍수 또는 가뭄 등의 현상이 야기된다.

3) 열섬현상
① 배기가스와 미세먼지, 고층건물의 밀집, 인구 과밀 등의 영향으로 도시 공기가 오염되어 도심의 온도가 변두리보다 약 5℃ 정도 높아지는 현상이다.
② 여름보다 겨울에 더 뚜렷하다.

4) 산성비
① 자동차 배기가스나 화석연료(석탄, 석유 등)의 연소 시 발생하는 아황산가스(SO_2, 이산화황)로 인해 pH 5.6 이하의 비가 내리는 것을 산성비라고 한다.

② 문화재 등의 건축물 부식, 산림이나 농작물에 피해, 수질 생태계 교란, 가시거리 좁아짐, 호흡기 질환을 유발한다.

5) 엘니뇨와 라니냐 현상

구분	내용
엘니뇨	• 약한 무역풍의 영향으로 동태평양 바닷물의 온도가 평년보다 0.5℃ 이상 상승하여 수개월간 지속되는 상태로 동태평양 일대에는 폭우나 홍수가 발생하고 서태평양 부근은 가뭄이 발생한다.
라니냐	• 강한 무역풍의 영향으로 동태평양 바닷물의 온도가 평년보다 0.5℃ 이상 낮은 상태가 수개월간 지속되는 상태로 동태평양 일대에는 한파와 가뭄이, 서태평양 부근은 태풍과 폭우가 발생한다.

6) 황사
① 중국이나 몽골 등 아시아 대륙의 중심부에 있는 사막과 황토지대의 작은 모래나 황토 또는 미세먼지가 하늘에 떠다니다가 바람을 타고 멀리까지 날아가 떨어지는 현상을 황사라고 한다.
② 태양광선 차단으로 시정 악화, 항공기 운항에 영향을 미침, 식물의 광합성 방해, 반도체 등 정밀기계 손상, 빨래나 음식물에 침강, 호흡기 질환, 눈 질환, 알레르기 질환 등을 일으킨다.

(4) 대기오염의 관리대책
① 오염물질 배출시설의 대체 또는 폐쇄
② 배출원의 설치 지역 규제
③ 오염물질의 배출을 줄일 수 있는 방향으로 공정 개선(고유황유를 저유황유로, 액체연료를 기체연료로 대체)
④ 오염물질 방지시설의 설치
⑤ 공공기관의 책임 : 대기오염의 실태조사와 대책 수립, 법적 규제 및 집행, 주민에 대한 교육과 계몽 등

03 환경과 관련된 제도 및 부담금

(1) 환경영향평가 제도 : 대상 사업의 시행이 환경에 미치는 영향을 미리 조사, 예측, 평가하여 환경에 피해를 덜 줄 수 있는 방안을 강구하기 위해 수행되는 평가절차

(2) 환경오염 관련 부담금

1) **탄소세** : 이산화탄소 저감 대책의 하나로 이산화탄소를 배출하는 각종 화석 연료(석유·석탄 등)를 사용하는 경우 연료에 함유되어 있는 탄소 함유량에 비례하여 부과하는 세금(우리나라 실시 ×)

2) **환경개선부담금** : 경유 자동차 소유자에게 부과하는 비용

3) **안전관리예치금** : 부도 등으로 공사현장이 방치될 경우 미관이 훼손되고 안전사고가 발생할 수 있어 연면적 1,000m² 이상 건축물에 대해 공사비의 1% 범위에서 착공 시 예치하도록 하는 제도

4) **공해배출부과금** : 허용기준치가 넘는 대기·수질 오염물질·산업폐수를 내보내는 사업장에 부과되는 벌금

그린피스, 님비(NIMBY) 현상과 핌피(PIMFY) 현상

구분	내용
그린피스	• 지구 환경을 보존하고 세계평화를 증진시키는 활동을 벌이는 대표적인 국제 비정부기구(NGO)
님비(NIMBY)현상	• 'Not In My Back Yard'의 머리글자로 자기중심적 공공성 결핍 증상을 말한다. • 자기 주거지역에 범죄자·마약중독자 수용시설, 장애인 아파트, 쓰레기나 폐기물 수용·처리시설 등의 시설물이 들어서는 데 강력히 반대하는 현상을 일컫는 단어이다.
핌피(PIMFY) 현상	• 핌피(Please In My Front Yard) 현상은 님비현상과 반대되는 용어로, 자기 구역 내에 오락시설을 비롯하여 여러 측면에서 유익한 시설의 설치를 바라는 현상을 일컫는 단어이다.

4 물과 건강

01 수질

(1) 음용수의 수질기준

① 일반세균 : 물 1mL 중 100CFU 이하(주 1회 이상 검사)
② 대장균 : 물 100mL 중 검출되지 않아야 하며, 대장균은 분변 오염의 지표로서 저항성이 병원균과 비슷하거나 강해서 다른 미생물의 오염을 추정할 수 있다(주 1회 이상 검사).
③ 염소 맛과 냄새 이외의 다른 맛과 냄새가 있어서는 안 된다.
④ pH 5.8~8.5가 정상이다.

(2) 수질오염의 지표

1) 용존산소량(DO)

① 수중에 용해되어 있는 산소의 양
② 용존산소량이 높은 물은 깨끗한 물이다.
③ 일반적으로 온도가 낮으면 용존산소는 증가한다.
④ 염분이 높을수록 용존산소는 감소한다.
⑤ DO가 높으면 BOD, COD가 낮아진다.

2) 생물학적 산소요구량(BOD)

① 호기성 미생물이 일정 기간 동안 물속에 있는 유기물을 분해할 때 사용하는 산소량
② 생화학적 산소요구량이 높은 물은 오염된 물이다.
③ 하천수나 가정오수의 오염지표로 사용한다.
④ BOD가 높으면 COD는 높아지고 DO는 낮아진다.

3) 화학적 산소요구량(COD)

① 수중의 유기물을 산화제를 이용하여 산화시킬 때 요구되는 산소량
② 화학적 산소요구량이 높은 물은 오염된 물이다.
③ 공장폐수, 호수나 연못 및 해양오염의 지표로 사용한다.
④ COD가 높으면 BOD는 높아지고 DO는 낮아진다.

4) 이외
이외에도 수소이온농도(pH), 부유고형물, 대장균, 특수 유해물질 등을 평가하여 수질오염을 측정한다.

[수질오염도]

구분	깨끗한 물(오염도↓)	오염된 물(오염도↑)
DO	↑	↓
BOD	↓	↑
COD	↓	↑
온도	↓	↑
염분	↓	↑
부유고형물	↓	↑
대장균	↓	↑

02 물의 정화

(1) **물의 자정작용** : 침전, 분해, 희석, 일광소독 등을 거치며 물이 스스로 정화되는 것

(2) **인공적인 정화법** : 물이 자정작용 능력을 벗어날 정도로 오염되어 있는 경우 인공적으로 물을 정화시키는 방법이다.

1) 상수 정화 방법

> 침사지(모래제거) → 침전지(유기물과 부유고형물 제거) → 여과지 → 소독(염소) → 급수

① 부활현상 : 염소처리 후 세균이 평상시보다 일시적으로 증가하는 현상
② 급수 전 유리 잔류염소는 0.1ppm 이상 남아 있어야 함
③ 밀스-라인케 현상 : 상수를 여과하여 공급한 후 장티푸스, 이질, 장염 등으로 인한 사망자가 감소한 현상

2) 하수 처리 방법

> 스크린을 이용한 선별검사(screening) → 침사지 → 침전지 → 생물학적 처리(호기성균을 이용한 활성오니법)

03 수질오염

(1) 수인성 감염병의 특징

① 환자가 집단적, 폭발적으로 동시에 발생한다.
② 성별, 연령별, 직업별 차이가 없다.
③ 계절에 관계없이 발생하지만 대체로 여름에 많다.
④ 수인성 감염병 발생지역과 음료수 사용지역이 일치한다.
⑤ 치사율과 2차 감염률은 낮다.
⑥ 종류 : 콜레라, 장티푸스, 세균성 이질 등

(2) 수질오염의 영향

1) **과잉영양화(부영양화) 현상** : 인산염과 유기물질의 영향으로 수역에 점차 영양분이 증가해 물의 가치가 상실되는 것

2) **적조 현상** : 오염된 바다에 플랑크톤이 무수히 발생해 해수가 적색을 띠는 수질오염 상태

3) **녹조 현상**
① 오염된 호수나 하천에 녹조류가 대량으로 번식하여 물이 녹색으로 변하는 수질오염 상태
② 대책
  • 생활하수를 충분히 정화한 후 배출한다.
  • 갯벌을 보존해야 하며 물가에 뿌리를 내리고 사는 풀이나 나무를 강가에 심어 뿌리를 통해 물 속의 영양염류를 흡수하게 한다.

4) **미나마타병**
① 메틸수은에 오염된 어패류를 먹은 사람에게 발병
② 증상 : 사지마비, 정신이상, 언어장애 등

5) **이타이이타이병**
① 카드뮴에 오염된 쌀을 먹은 사람에게 발병
② 증상 : 신장기능 장애로 칼슘을 재흡수하지 못해 골연화증·골다공증·골절 발생, 전신통증, 보행장애 등

5 폐기물

01 생활폐기물 처리방법

(1) **매립법** : 인가와 떨어져 있는 장소나 저지대, 산골짜기의 지표면 아래에 쓰레기를 묻고 흙이나 화학

작용을 일으키지 않는 물질로 덮는 폐기물 처리방법으로, 처리비용이 저렴하고 방법이 간단하여 우리나라 쓰레기의 대부분을 처리한다.

(2) **소각법** : 가장 위생적이지만 공기오염의 우려가 있는 방법으로, 특히 전선이나 PVC를 태울 때 발생하는 다이옥신은 인체에 매우 유해하다.

(3) **퇴비법** : 분쇄된 쓰레기에 분뇨를 혼합하여 발효되는 과정 중에 60~70℃의 고온으로 미생물이나 기생충을 사멸하여 수일 내에 퇴비를 만들어내는 방법이다.

02 폐기물 관련 부담금제도

(1) 폐기물 부담금제도
① 유해물질을 함유하고 있거나 재활용이 어렵고 폐기물 관리상 문제를 일으킬 수 있는 제품·재료·용기의 제조업자나 수입업자에게 그 폐기물의 처리에 드는 비용을 부담하도록 하는 제도
② 대상물품 : 유리병이나 플라스틱 용기를 사용하는 살충제나 유독물 제품, 껌, 1회용 기저귀, 담배 등

(2) 폐기물처분 부담금제도
① 폐기물을 소각 또는 매립의 방법으로 처분하는 경우 부담금을 부과·징수하는 제도
② 폐기물을 재활용, 파쇄 등으로 처리할 경우 부과되지 않음

03 의료폐기물 종류 및 처리

종류		내용	전용용기	도형색상	보관기간
격리의료폐기물		격리된 사람에게 의료행위 중 발생한 일체의 폐기물	상자형(합성수지)	붉은색	7일
위해의료폐기물	조직물류	인체 또는 동물의 장기, 조직, 기관, 신체의 일부, 혈액, 고름 등	상자형(합성수지) ※치아 제외	노란색	15일 ※치아:60일
	재활용하는 태반	태반(4℃ 이하의 전용냉장시설)	상자형(합성수지)	녹색	15일
	병리계	시험, 검사 등에 사용된 배양액, 배양용기, 슬라이드 등	봉투형	검정색	15일
			상자형(골판지)	노란색	
	손상성	주삿바늘, 수술용 칼날, 한방 침, 파손된 유리재질의 시험기구	상자형(합성수지)	노란색	30일
	생물·화학	폐백신, 폐항암제, 폐화학치료제	봉투형	검정색	15일
			상자형(골판지)	노란색	
	혈액오염	사용한 혈액백, 혈액투석 폐기물, 그밖에 혈액이 유출될 정도로 포함되어 있는 폐기물	봉투형	검정색	15일
			상자형(골판지)	노란색	

종류	내용	전용용기	도형색상	보관기간
일반의료폐기물	혈액, 체액, 분비물, 배설물이 함유되어 있는 탈지면, 붕대, 거즈, 기저귀, 생리대, 일회용 주사기, 수액세트	봉투형	검정색	15일
		상자형 (골판지)	노란색	

6 식품과 건강

01 식중독

(1) **정의** : 식품 섭취와 연관되어 인체에 유해한 미생물 또는 유독물질에 의해 발생하는 질환

(2) **증상** : 구역, 구토, 설사, 복통 등

(3) **특징**
　① 단시간 내에 집단적으로 발생한다.
　② 환자에 의한 2차 감염은 드물다.

(4) **식중독 발생원인**
　① 단체급식과 외식비율 증가
　② 식품무역 증가
　③ 환경변화에 따른 미생물 증식
　④ 소비자들의 식습관 변화

(5) **식중독 예방 3대 요령** : 손 씻기, 익혀먹기, 물 끓여 마시기

(6) **식중독 단계** : 청색-관심, 녹색-주의, 황색-경고, 적색-위험

(7) **종류**

　1) 세균성 식중독

종류		원인 및 특징	관리
감염형 식중독	살모넬라	달걀, 돼지고기 등	• 가열 후 섭취 • 조리기구 세척 • 손씻기(특히 달걀 만진 후)
	장염 비브리오균	오염된 생선회, 어패류	• 85℃에서 1분 이상 가열 후 섭취 • 손과 조리기구 깨끗이 씻기
	장알균	사람이나 동물의 분변, 치즈, 소시지, 햄, 쇠고기 등	• 분변 접촉 방지 • 손씻기

종류		원인 및 특징	관리
독소형 식중독	포도알균	• 잠복기가 가장 짧고 우리나라에 가장 많은 식중독이다. • 100℃에서 30분간 끓여도 파괴되지 않는다. • 당분이 함유된 곡류 및 가공식품(예 케이크, 떡)에 침입하여 번식할 때 장독소(엔테로톡신)를 분비하여 식품을 유독하게 만든다.	• 편도염, 화농 질환을 가진 사람의 식품취급 금지
	보툴리누스 중독	• 사망률이 가장 높은 식중독이다. • 통조림, 소시지 등에 의해 발생한다. • 신경계 중독증상(안면마비 등)과 호흡곤란 등을 일으킨다.	• 유효기간이나 밀봉상태 확인

2) 자연독에 의한 식중독

종류		원인독소
동물성 식중독	복어	테트로도톡신
	모시조개, 굴	베네루핀
	홍합 등의 조개	미틸로톡신
식물성 식중독	버섯	머스카린
	감자	솔라닌
	맥각(보리)	어고톡신
	청매(덜 익은 매실)	아미그달린
	쌀, 견과류, 옥수수 등 곡류	아플라톡신

※ 테트로도톡신 : 독은 복어의 내장에 가장 많고 알, 난소, 고환, 간, 피부 등에 존재하며 끓여도 없어지지 않는다. 증상은 30분~5시간 사이에 발생하며, 호흡중추 마비로 사망할 수도 있다.

02 식품과 기생충 질병

① 무구조충(민조충) : 소고기
② 유구조충(갈고리조충) : 돼지고기
③ 폐흡충증 : (제1 중간숙주) 다슬기 → (제2 중간숙주) 게, 가재
④ 간흡충증 : (제1 중간숙주) 쇠우렁이 → (제2 중간숙주) 민물고기
⑤ 고래회충유충증(아니사키스증) : 바다생선

03 식품의 변질과 보존

(1) 식품의 변질
① 미생물의 번식과 관련되는 요소 : 기온, 기습, 미생물, 기간 등
② 단백질-부패, 지질 및 당질-변패
※ 부패 : 단백질이 미생물의 작용으로 분해되는 것, 분해 과정에서 암모니아 등이 생성되어 악취를 내고 인체에 유해한 물질 생성

(2) 식품의 보존방법

1) 물리적 보존법(첨가물 없이 보존)

구분	내용
건조법	• 식품 내의 수분을 15% 이하로 제거하고 건조시켜 세균의 발육을 억제하는 방법
냉동·냉장법	• 냉동은 0℃ 이하, 냉장은 0~4℃가 적당 • 세균번식 억제, 미생물의 발육억제, 식품 보존기간 연장, 식품의 부패속도 억제
가열법	• 끓이거나 삶는 방법 예) 우유 : 저온살균법으로 63℃에서 30분간 가열하여 우유영양 손실을 최소화
밀봉법	• 바깥 공기와의 접촉을 차단하는 방법
통조림법	• 캔 속의 가스제거 → 밀봉 → 가열처리를 통해 세균발육을 억제하는 방법

2) 화학적 보존법(첨가물에 의한 보존)

구분	내용
절임법	• 염장법 : 소금으로 식품 내의 수분을 제거하여 부패를 억제하는 방법 • 당장법 : 설탕 등으로 식품에 당의 농도를 50% 이상 유지하여 세균의 발육을 억제하는 방법 • 산저장법 : 초산과 같은 약산을 넣어 미생물의 발육을 억제하는 방법
훈연법	• 연기를 이용하여 식품의 건조와 살균작용을 유도하는 방법
훈증법	• 훈증가스를 곡류 등에 적용하여 곤충, 기생충 알, 미생물을 사멸시키는 방법
가스저장법	• 이산화탄소나 질소가스를 이용하여 세균번식을 억제하는 방법
방부제	• 세균의 생활환경을 불리하게 만들어 미생물의 성장과 번식을 억제하는 방법

 방부제의 조건

- 독성이 없을 것
- 무미·무취일 것
- 가격이 저렴하고 사용하기 쉬울 것
- 미량으로도 효과가 있을 것
- 식품에는 어떠한 변화도 주지 않을 것

7 환경호르몬

01 특징
① 생명체의 정상적인 호르몬 기능에 영향을 주는 체외 화학물질로 극소량으로도 영향을 미친다.
② 쉽게 분해되지 않아 생체 내에 수년간 잔류한다.
③ 환경 호르몬에 의해 기억장애, 학습장애, 주의력결핍 과다활동장애, 발육부진, 지적장애, 기형아 출산, 유산 등이 나타날 수 있다.

02 종류 : 다이옥신, 디디티(DDT), 비스페놀, 프탈레이트, 트라이뷰틸주석 등이 있다.

(1) 다이옥신
① 생활 쓰레기 중 전선이나 비닐을 태울 때 또는 PVC(폴리염화비닐)나 PCB(폴리염화바이페닐) 등이 연소 분해될 때 생성된다.
② 몸속으로 들어가면 지방조직에 축적된다.
③ 신체에 축적되면 기형아 출산, 피부질환, 면역 감소 등이 유발된다.
④ 자연환경에서 합성되지 않고 연소 및 화학합성에 의해 인공적으로 생성된다.
⑤ 상온에서 색이 없는 결정으로 존재한다.

03 환경호르몬 줄이는 방법
① 유기 농산물 먹기
② 생활 쓰레기 줄이기
③ 손 깨끗이 씻기
④ 플라스틱 제품 사용 시 열과 기름 피하기

Chapter 04 산업보건

1 산업보건의 이해

01 산업보건의 대상과 목표

(1) 대상 : 근로자와 작업환경

(2) 목표 : 근로자의 건강 및 안전 유지·증진, 산업재해 예방, 직업병 예방, 작업능률 향상으로 생산성 증가

02 근로자 건강진단

(1) 목적

① 작업장에 부적합한 근로자를 색출하고 신체적·심리적으로 알맞은 작업에 배치시키기 위해
② 직업병 유무를 색출하고 건강상태를 관찰하기 위해
③ 집단의 건강수준을 파악하기 위해
④ 산업재해 보상의 근거와 질병자를 관리하기 위해

(2) 건강진단의 종류

구분	내용
일반건강진단	근로자의 건강관리를 위하여 사업주가 주기적으로(사무직은 2년에 1회 이상, 기타 근로자는 1년에 1회 이상) 실시하는 건강진단
특수건강진단	유해인자에 노출되는 업무에 종사하는 근로자 또는 건강진단 결과 직업병 유소견자로 판정된 후 판정의 원인이 된 유해인자에 대한 건강진단이 필요하다는 의사의 소견이 있는 근로자의 건강관리를 위해 실시하는 것으로, 이를 통해 직업병을 가려낼 수 있음
배치 전 건강진단	배치예정업무에 대한 적합성을 평가하기 위하여 실시하는 건강진단
수시건강진단	작업환경으로 인한 건강장애를 의심하게 하는 증상을 보이거나 의학적 소견이 있는 근로자에 대하여 실시하는 건강진단
임시건강진단	근로자 또는 동료 근로자들의 건강보호조치를 긴급히 강구하기 위한 목적으로 지방노동관서 장의 명령에 따라 실시하는 건강진단

(3) 건강진단 후 건강관리 구분

① A : 건강한 근로자
② C : C_1(직업병 요관찰자), C_2(일반 질병 요관찰자)
③ D : D_1(직업병 유소견자), D_2(일반 질병 유소견자)
④ R : 제2차 건강진단 대상자　　　　⑤ U : 미정

2 산업피로 및 산업재해

01 산업피로

(1) **정의** : 노동으로 인해 생기는 정신적, 육체적 피로

(2) **증상** : 권태감, 졸음, 근육통, 두통, 두근거림(심계항진), 호흡곤란, 수면장애, 식욕부진, 소화기장애, 체중감소 등

(3) **산업피로의 결과** : 생산성 저하, 재해 발생 증가

(4) **예방 대책**
① 노동시간과 작업량을 적절하게 조정한다.
② 작업 중 적절한 휴식을 취한다.
③ 작업환경 유해인자를 개선한다.
④ 충분한 수면과 영양을 섭취한다.

02 산업재해

(1) **정의** : 업무 도중 원하지도, 계획하지도 않은 사건으로 상해 또는 인명손상이 일어나는 것

(2) **재해 통계 지수**
① 도수율 : 연 근로시간 중 발생되는 재해건수를 나타낸 비율
② 강도율 : 재해로 인한 실질적 손해를 나타낸 비율

(3) **예방 대책**

1) **고용주**
① 재해가 발생될 수 있는 조건을 정확히 관찰하여 대책을 세우고 환경조건과 노동조건을 개선한다.
② 적성에 따라 근로자를 배치하고 안전에 관한 교육과 훈련을 시킨다.

2) **근로자** : 올바른 자세로 일하고 충분한 휴식을 취하는 등 재해가 발생하지 않도록 스스로 노력한다.

03 작업환경관리

(1) **목적** : 산업피로 억제, 직업병과 산업재해 예방, 근로자의 건강 보호

(2) **작업환경의 유해 요인**
① 물리적 요인 : 이상 기온, 이상 기압, 소음, 진동, 광선, 조명 등
② 화학적 요인 : 유기용제, 분진, 가스, 중금속 등
③ 생물학적 요인 : 세균, 곰팡이 등
④ 사회적 요인 : 정신피로 등

(3) 유해인자 관리 방법

① 대체(대치) : 덜 유해하거나 덜 위험한 물질로 바꾸는 것
   예 벤젠 대신 톨루엔 사용, 수동 대신 자동, 페인트 작업 시 분무식 대신 전기흡착식, 가연성 물질을 유리병 대신 철제통에 저장
② 밀폐와 격리 : 차단벽(방호벽), 밀폐, 원격조정 등의 방법으로 작업자와 유해인자 사이에 장벽을 놓는 것
③ 환기 : 깨끗한 공기로 희석하는 것
④ 개인보호구 사용 : 방진마스크(먼지 방지), 방독마스크(유해가스), 보호의복, 귀마개나 귀덮개 등의 방음 보호구, 안전화 등

(4) 안전보건관리 책임자

① 안전관리자 : 산업장의 안전관리 책임자   ② 보건관리자 : 산업장의 보건관리 책임자

3 직업병

01 정의 : 특정직업에 종사하는 근로자에게 발생되는 특정질병

02 특징

① 일반 질병과 구분하기 어렵다.
② 노출 시작과 첫 증상이 나타나기까지 긴 시간적 차이가 있다.(만성의 경과를 거친다)
③ 그 직업에 종사하는 사람이면 누구든지 이환될 수 있다.
④ 조기발견이 어려우나 대부분 예방이 가능하다.
⑤ 특수건강검진으로 판정되며, 직업병은 시대에 따라 변한다.
⑥ 인체에 대한 영향이 확인되지 않은 신물질이 많아 직업병 판정이 어렵다.

03 예방대책 : 작업환경 개선, 정기적인 건강검진, 근로자의 적성에 맞는 작업부서 배치, 개인보호구 착용 등

04 종류

(1) 이상 기압에 의한 직업병

1) 고기압에 의한 직업병 - 잠함병(감압병, 해녀병, 잠수병)

구분	내용
원인	• 고기압 상태에서 급속히 감압이 이루어질 때(**예** 물속에서 너무 빨리 수면 위로 올라올 경우) 체내에 녹아 있던 질소가 혈액으로 섞이게 되어 공기색전증을 일으키게 되는 것
증상	• 관절통, 근육통, 실신, 현기증(어지럼), 시력장애, 전신 또는 반신불수, 흉통, 뇌에 발생하면 생명의 위험 등 혈전이 막히는 부위에 따라 증상이 다르게 나타남

구분	내용
예방법	• 천천히 감압 • 작업 후 산소공급을 위해 간단한 운동을 하거나 산소를 공급 • 비만자, 폐나 심장질환이 있는 자는 해당 업무를 하지 않도록 함 • 지방이 많은 음식이나 술을 금함

2) 저기압에 의한 직업병 – 고산병(항공병)

구분	내용
원인	높은 산에 오를 때, 비행기 급상승 시에 발생할 수 있어 등반가나 비행기 조종사 등에게 많이 발생
증상	근육통, 관절통, 흉통, 신경장애, 공기색전증, 치통, 중이염, 부비동염(부비강염) 등

(2) 레이노 증후군

1) 원인 : 진동, 추위, 스트레스

2) 증상 : 손가락 감각 이상, 통증, 창백, 청색증 등

3) 대상 직업 : 추위에 노출된 작업자, 타이피스트, 건반악기 연주자, 대형 드릴 작업자, 천공기(착암기) 사용 근로자 등

4) 예방법
① 손과 발을 따뜻하게 하고 자주 움직인다.
② 따뜻한 물에 손과 발을 담근다.
③ 오랫동안 추위에 노출되지 않도록 한다.
④ 작업 시 방진 장갑이나 양말을 착용한다.
⑤ 술, 담배, 카페인을 피하고 스트레스를 줄이도록 한다.

(3) 분진에 의한 진폐증 : 진폐증은 폐에 분진이 침착하여 폐 세포에 염증과 섬유화가 일어난 상태이다.

1) 원인
① 규폐증(규소폐증) : 규산을 포함한 먼지 흡입에 의한 질병으로 폐결핵을 유발하기도 한다.
② 석면증(석면폐증) : 석면의 흡입에 의한 질병으로 폐암을 유발하기도 한다.

2) 증상 : 호흡곤란, 기침, 흉통 등

3) 예방법
① 환기장치 설치 등 설비 개선　　　② 방진마스크 착용
③ 적절한 작업시간 배정　　　　　　④ 정기적인 특수건강진단

※ 분진량 감소를 위한 대책 : 밀폐와 국소 배기, 환기에 의한 공기 희석, 습식작업 등

(4) 소음에 의한 직업 난청

1) 정의 : 반복적인 소음 노출로 인한 청신경(속귀신경)의 퇴행성 변화로 청력이 저하되는 것

2) 증상 : 귀울림(이명), 귀통증, 두통, 현기증(어지럼), 초조, 불면, 청력저하 등

3) 예방법
① 소음에 노출되는 시간을 단축시킨다.
② 소리가 덜 나는 기계로 대체(대치)한다.
③ 귀마개나 귀덮개를 사용한다.

(5) 고온에 의한 열손상

1) 원인 : 고온에 의해 체온조절에 장애가 온 것으로 열사병, 일사병, 열피로, 열경련이 있다.

2) 증상 : 체온과 맥박 상승, 혈압저하, 두통, 현기증(어지럼), 의식저하 등

3) 예방법
① 더운 곳에 오래 있지 않도록 하고 환기를 자주 한다.
② 심혈관 질환이 있는 근로자는 고온작업에서 제외한다.

(6) 저온에 의한 동상

1) 정의 : 심한 추위에 노출된 후 피부조직이 얼어버려서 국소적으로 혈액공급이 없어진 상태

2) 증상 : 홍반, 통증, 수포, 부종, 피부색 변화 등

3) 예방법
① 손가락과 발가락을 자주 움직이고, 젖은 양말은 즉시 갈아신는다.
② 추운 곳에서 장시간 작업을 하거나 담배를 피우지 않는다.

(7) 낮은 조도로 인한 증상

1) 증상 : 시력 저하, 눈피로(안정피로), 거짓근시(가성근시), 안진(눈떨림), 작업능률 저하

2) 예방법 : 적절한 조명, 작업환경 개선, 충분한 휴식

(8) 중금속에 의한 직업병(화학적 원인)

1) 납

구분	내용
증상	• 잇몸에 암자색의 착색, 조혈계 장애(빈혈 등), 중추 및 말초신경계 장애, 신장계 장애(신장염), 소화계 장애(복통, 변비 등), 생식계 장애(정자 감소, 유산 증가 등)
대상직업	• 인쇄공, 납용접공, 페인트공, 전선 피복제나 축전지를 다루는 직업
흡수	• 호흡계와 피부를 통해 흡수 • 쉽게 배출되지 않고 뼈와 뇌까지 침투하며 태반을 통과하므로 학습장애 등의 선천성 질환을 유발하기도 함

2) 수은(미나마타병)

구분	내용
증상	신경계에 고농도의 축적을 보임, 구내염, 떨림(진전), 불면증이나 신경질 등의 정신적 변화, 단백뇨, 보행실조, 발음장애 등
대상직업	제약회사 근무자, 건전지나 형광등을 다루는 직업, 수은체온계나 혈압계 제조업자, 농약 제조업자, 아말감을 다루는 치과의사나 치위생사 등
흡입	호흡계, 피부 접촉, 어패류 섭취 등으로 흡입

3) 카드뮴(이타이이타이병)

구분	내용
증상	요통, 근육통, 골연화증, 보행장애, 골절, 단백뇨 등
대상직업	카드뮴 전지 제조, 도금 작업자, 비료 제조자 등
흡입	호흡기를 통해 주로 흡입

(9) VDT증후군(Visual Display Terminal syndrome)

1) **정의 및 증상** : 컴퓨터 작업으로 인해 발생되는 목이나 어깨의 결림, 경견완증후군(목위팔증후군), 근골격계 증상, 눈의 피로와 이물감, 피부증상, 정신신경계 증상 등

2) **예방법**
① 화면과 눈의 거리를 30cm 이상 유지
② 1시간 작업 후 10분 휴식
③ 쉬는 동안 멀리 있는 나무나 산 등을 바라보기
④ 작업 책상에 홍보 스티커를 붙여놓고 수시로 스트레칭
⑤ 의사의 처방을 받아 VDT 작업용 안경 착용

(10) 경견완증후군(목위팔증후군)

1) **정의 및 증상**

장시간 일정한 자세로 상지를 반복하여 과도하게 사용하는 노동으로 발생하는 직업성 건강 장애로 후두부·어깨·팔·손·손가락 등의 부위에 통증·저림·결림·냉기·지각이상 등과 눈의 피로·두통·수면장애·정서불안정 등의 건강장애 발생

2) **대상 직업** : 마트 계산원, 타이피스트 등

Part 3
공중보건학 개론

- ✓ Chapter 01 질병관리사업
- ☐ Chapter 02 인구와 출산
- ☐ Chapter 03 모자보건
- ☐ Chapter 04 지역사회보건
- ☐ Chapter 05 의료관계법규

Chapter 01 질병관리사업

1 질병과 인체의 반응

01 비특이적 방어(출생 시부터 가지고 있거나 인체가 성숙함에 따라 발생하는 방어기전)

① 백혈구 : 포식작용
② 백혈구를 생성하는 림프절과 비장, 골수 등은 감염을 예방한다.
③ 그물내피세포는 이물질을 제거하고 항체를 형성한다.
④ 염증 : 인체가 손상을 입었을 때 체내에서 발생하는 방어기전이다.
- 국소증상 : 발적, 열감, 부종, 통증(4대 증상)
- 전신증상 : 발열, 백혈구 증가, 권태, 식욕부진, 통증 등
- 염증 시 간호 : 손상 부위를 고정하고 휴식, 항생제 투여, 수분섭취 증가 등

02 특이적 방어(침입한 병원체를 없앰으로써 신체를 보호하는 방어기전)

(1) **선천면역** : 자연적으로 갖게 되는 저항력이다.

(2) **후천면역** : 후천적으로 형성된 면역으로, 질병을 앓은 후 얻은 자연면역과 백신을 통해 얻은 인공면역으로 나누어진다.

1) 후천면역의 종류

가) 능동면역
① 스스로 면역이 형성된다.
② 즉시 효력이 없다.
③ 효력의 지속 시간이 길다.
④ 능동면역의 종류
- 자연능동면역 : 질병에 감염된 후 형성된 면역
- 인공능동면역 : 항원(균)이 인공적으로 체내에 투입되어 형성된 면역(예방접종)

나) 수동면역
① 이미 형성된 면역을 받아서 갖게 되는 면역이다.
② 즉시 효력이 있다.
③ 효력의 지속 시간이 짧다.
④ 수동면역의 종류
- 자연수동면역 : 태아가 모체의 태반을 통해 전달받은 면역, 4~6개월간 지속됨
- 인공수동면역 : 면역 제제를 주입받아 얻은 면역
※ 주사는 인공, 항원(균)이 들어오면 능동, 항체(면역)가 들어오면 수동

구분	능동면역 (즉시 효력 ×, 효력의 지속 시간이 김)	수동면역 (즉시 효력 ○, 효력의 지속 시간이 짧음)
자연면역	• 감염 후	• 태반, 모유
인공면역	• 예방목적 • 예방접종, 톡소이드	• 치료목적 • 면역글로불린, 항독소

2 건강과 질병

01 건강과 질병의 이해

(1) **건강의 정의(WHO)** : 단순히 질병이 없는 것을 말하는 것이 아니라 신체적, 정신적, 사회적으로 안녕한 상태

(2) **건강증진**

　1) **정의** : 사람들의 건강을 개선시키고 스스로 건강관리를 할 수 있도록 이끌어가는 과정이자 건강을 더욱더 증진시키려는 노력을 말하는 것으로, 건강증진은 보건교육을 포함한다.

　2) **목표** : 삶의 질 향상과 건강수명 연장
　① 평균수명 : 연간 사망자의 평균연령
　② 건강수명 : 평균수명에서 질병으로 인해 활동을 못한 기간을 뺀 기간, 즉 건강하게 사는 기간을 말한다.

　3) **매슬로의 인간의 기본욕구**
　① 생리적 욕구 → 안전의 욕구 → 소속의 욕구 → 자아존중의 욕구 → 자아실현의 욕구
　② 하위 단계의 욕구가 충족되어야만 상위 단계를 충족하고자 하는 동기를 가지게 된다.

(3) **변화단계이론(범이론)에 따른 금연·절주 프로그램**

구분	내용
계획 이전단계	• 금연·절주에 대한 생각이 전혀 없는 단계 • 흡연·음주의 유해성에 대한 정보를 제공하고 금연·절주에 대한 동기부여
계획단계	• 술과 담배를 부정적으로 생각은 하지만 당장 금연·절주를 실시하는 것은 아닌 단계 • 자신의 흡연·음주행위를 관찰하고 인식하여 금연·절주에 대한 준비를 할 수 있도록 보조
준비단계	• 금연·절주 예정일을 한 달 이내로 생각하며 날짜를 검토하는 단계 • 구체적인 도움을 제공하고 다양한 금연·절주 전략에 대한 정보를 제공

구분	내용
행동단계	• 금연·절주를 시작한지 6개월 이내의 단계 • 흡연·음주 욕구와 금단증상에 대처할 수 있는 전략 제공
유지단계	• 6개월 이상 금연·절주를 유지하고 있는 단계 • 흡연·음주 유혹에 대한 대처법 교육

02 질병의 이해

(1) 질병예방

구분	내용
1차 예방	질병이 발생하기 전에 건강수준과 저항력을 높이는 것 예 예방접종, 환경위생 개선, 질병예방, 건강증진, 보건교육, 산전관리(분만전관리) 등
2차 예방	질병을 조기발견·조기치료 하는 것 예 건강검진
3차 예방	잔존기능을 최대화하려는 노력 예 재활, 물리치료, 사회복귀를 위한 훈련

(2) 질병 발생인자 : 병원체, 환경, 숙주

(3) 질병의 자연사 단계

구분	내용		
1단계(비병원성기)	질병에 걸리지 않고 건강이 유지되는 시기	건강증진, 위생 개선	1차 예방
2단계(초기 병원성기)	질병에 걸리는 초기의 시기	예방접종, 영양 관리	
3단계(불현성 감염기)	감염은 되었으나 증상이 나타나지 않은 시기	조기진단 및 검진, 조기치료	2차 예방
4단계(발현성 감염기)	질병의 증상이 발현된 시기	악화방지를 위한 치료	3차 예방
5단계(회복기)	질병으로부터 회복되거나 불구 또는 사망에 이르게 되는 시기	재활, 사회복귀	

3 감염병

01 감염병 발생 양상

① 유행적(epidemic, 전국적) : 감염병이 짧은 시일 내에 발생하여 넓은 범위로 퍼지는 것
② 풍토적(endemic, 지방유행적, 토착적) : 지역적 특성에 의해 특정지방에 발생하는 것 예 풍토병
③ 범유행적(pandemic, 세계적) : 한 지역에서 전국, 나아가 전 세계로 전파되는 것 예 코로나 바이러스 감염증-19

④ 산발적 발생 : 전파경로가 확실하지 않고 여기저기에서 발생하는 것
⑤ 주기적 발생 : 주기적으로 감염병이 발생하는 것

 감염 관련 용어

- 병원체 : 숙주를 침범하는 미생물로 숙주에게 손상을 주는 질병 발생인자
- 감염력 : 병원체가 숙주에 침입하여 알맞은 기관에 자리잡고 증식하는 능력
- 병원성(병원력) : 병원체가 감염된 숙주에게 현성질병을 일으키는 능력으로, 감염자 중에서 증상(현성)감염자가 차지하는 비율
- 독력 : 병원체가 숙주에 대해 심각한 임상증상과 장애를 일으키는 능력
- 면역력 : 병원체가 침입했을 때 숙주의 감수성이나 저항력에 영향을 주는 요인

02 감염병 분류

(1) 시간에 따른 분류

1) 급성감염병 : 빠른 시간 내에 증상을 나타내는 감염병(콜레라, 페스트, 장티푸스, 홍역 등)

2) 만성감염병 : 서서히 발생하여 3개월 이상 오래 지속되는 감염병(결핵, 매독, 에이즈 등)

(2) 병원체의 종류에 따른 분류

구분	내용
세균으로 인한 감염병	장티푸스, 세균성 이질, 결핵, 폐렴, 백일해, 콜레라 등
바이러스로 인한 감염병	일본뇌염, 소아마비, 홍역, 공수병, 볼거리(유행귀밑샘염), A·B·C형 간염 등
리케차로 인한 감염병	쓰쓰가무시병, 발진티푸스 등

(3) 전파경로에 따른 분류

1) 공기전파

① 5㎛ 이하의 작은 입자들이 공기 중에 떠다니다가 감수성이 있는 숙주에게로 전파되는 것(홍역, 결핵, 수두 등)
② 관리 : 음압병실 사용, N95 마스크 착용, 환자 이동 및 방문객 제한

2) 비말전파

① 5㎛ 이상의 비교적 큰 입자들이 기침이나 재채기 시 다른 사람의 결막, 비강, 구강 등으로 전파되는 것(사스, 메르스, 인플루엔자, 디프테리아, 백일해, 풍진 등)
② 관리 : 독방 사용 또는 코호트 격리, 음압병실 사용, N95 마스크 또는 일회용 마스크 착용, 환자 이동 및 방문객 제한

3) 경구전파 : 병원체가 새로운 숙주의 구강으로 전파되는 것(장티푸스, 콜레라, A형 간염 등)

4) 접촉전파

① 병소(병터, 환부)에 직접 접촉하여 전파되는 것(성병, 피부병 등)

② 관리 : 독방사용 또는 코호트 격리, 병실출입 전 장갑 착용, 퇴실 전에 장갑을 벗은 후 즉시 손씻기, 환자 또는 환경과 접촉 예상 시 가운 착용, 물품은 일회용 사용, 의료기구는 환자전용(별도) 사용, 접촉 후 손 위생 강화, 기구 사용 후 철저한 소독, 환자 이동 및 방문객 제한

5) **곤충 매개 전파** : 모기, 파리, 진드기 등의 매개체로 인해 전파되는 것(일본뇌염, 발진열 등)

6) **무생물 매개 전파** : 흙, 장난감, 침구 등 매개체에 의해 간접적으로 전파되는 것

03 감염병 발생 과정(감염 회로) : 병원체 → 병원소 → 병원체 탈출(탈출구) → 병원체 전파 → 새로운 숙주로 침입(침입구) → 숙주의 감수성과 면역에 따라 감염 여부가 결정된다.

(1) **병원체** : 세균, 리케차, 바이러스, 기생충, 곰팡이 등

(2) **병원소(저장소)** : 병원체가 인체 및 외부환경에서 생존할 수 있는 곳

   1) **인간병원소**
   ① 환자 : 병원체에 감염되어 증상이 있는 사람
   ② 무증상 감염자 : 증상이 없는 사람
   ③ 보균자 : 증상이 없어 외견상 건강하면서 병원체를 보유하고 이것을 배출함으로써 감염을 일으킬 위험이 있는 사람

구분	내용
건강 보균자	감염이 되고도 처음부터 전혀 증상을 나타내지 않는 사람으로 감염병 관리상 가장 관리가 어려움
회복기 보균자	질병의 임상증상이 없어지고 난 이후에도 여전히 병원체를 배출하는 사람
잠복기 보균자	잠복기간 중에 타인에게 병원체를 전파시키는 사람

   2) **동물병원소** : 쥐, 소, 개, 말, 돼지, 고양이, 가금류 등

   3) **토양** : 탄저, 파상풍 등

(3) **병원소로부터의 병원체 탈출(탈출구)** : 호흡계(기침, 재채기 등으로 가장 흔하며 위험함), 소화계(분변, 구토물), 비뇨계(소변, 분비물), 개방병소로 탈출(상처), 기계적 탈출(주삿바늘) 등

(4) **병원체의 전파** : 직접전파(비말, 직접접촉 전파), 간접전파(중간 매개체를 통한 전파)

(5) **새로운 숙주로 침입(침입구)** : 호흡계, 소화계, 비뇨계 등으로 침입

(6) 숙주의 감수성과 면역에 따라 감염 여부 결정

구분	내용
감수성	외부의 자극을 받아들이고 느끼는 성질로 감수성이 높을수록 질병에 걸릴 확률이 높음
면역	인체의 방어시스템으로 면역력이 높을수록 질병에 걸릴 확률이 낮음

04 감염병 관리원칙

① 감염병 발생 전 : 환경관리, 보건교육, 개인위생 관리 등을 통해 감염병 예방을 위해 힘쓴다.
② 감염병 발생 즉시 : 전파방지를 위해 환자를 격리시키고 전파과정을 차단한다.
③ 감염병 발생 후 : 감염자 및 보균자 색출에 힘쓴다.

05 감염병의 종류와 관리

(1) 바이러스성 감염병

1) A형 간염(전염 간염, 유행 간염)

① 원인 : A형 간염 바이러스
② 전파경로 : A형 간염 바이러스에 오염된 물과 음식물, 환자의 대변, 주사기나 혈액제제
③ 증상 : 발열, 구역 및 구토, 암갈색 소변, 복부 불편감, 식욕 부진, 황달
④ 예방 및 치료 : 손 씻기, 예방접종, 식기 구별, 사용한 식기는 끓인 후 세척, 환자의 대·소변은 소독 후 버리기

2) B형 간염(혈청 간염)

① 원인 : B형 간염 바이러스
② 전파경로 : 감염된 혈액이나 체액, 정액이나 질분비물, 성적 접촉, B형 간염 환자에게 사용한 주삿바늘에 찔린 경우, 모자간 수직감염
③ 증상 : 황달, 구역, 심한 피로, 식욕부진, 우상복부 통증 등
④ 예방 : 감염 전에 B형 간염 백신(0, 1, 6개월)을 투여하고 투여 후 항체 형성 여부 확인, 1회용 주사기를 사용하고 사용한 주사기의 주삿바늘은 뚜껑을 닫지 않고 손상성 폐기물용기에 폐기, 성교 시 콘돔 사용
⑤ 치료 및 간호 : 충분한 휴식, 고탄수화물·고단백·고비타민 식이, 염분 제한, 알코올 섭취 금지, 신선한 채소와 과일 섭취, 인터페론 주사와 경구용 항바이러스제를 사용할 수 있다.

3) C형 간염

① 원인 : C형 간염 바이러스
② 전파경로 : 오염된 주사기, 수혈, 혈액투석, 성 접촉, 모자간 수직감염, 비위생적인 날카로운 기구에 의한 시술(문신기구, 피어싱 등)
③ 증상 : 전신 권태감, 구역과 구토, 식욕부진, 우상복부 불쾌감, 만성 피로감

④ 예방
- C형 간염의 경우 만성화 경향이 B형 간염보다 커서 만성간염, 간경화증, 간암으로 더 잘 이행되는데다 B형 간염과 달리 백신이 개발되어 있지 않고 면역글로불린도 없으므로 예방이 가장 중요
- 1회용 주사기 사용, 성관계시 콘돔 사용, 문신과 피어싱을 할 때에도 반드시 소독된 기구 사용, 면도기·칫솔·손톱깎기 등으로도 감염될 수 있음을 인식하고 주의

⑤ 치료 : 페그인터페론 주사와 경구용 항바이러스제인 라이버바이린으로 치료

4) 홍역
① 원인 : 홍역 바이러스(Measles virus)
② 전파경로 : 공기, 비말
③ 증상

구분	내용
전구기(카타르기)	전염력이 강한 시기로 발열, 기침, 재채기, 결막염, 구강점막에 코플릭 반점
발진기	홍반성 발진이 목뒤, 귀 아래에서 시작하여 얼굴 → 몸통 → 팔 → 다리 순서로 퍼짐, 발진 후 고열, 심한 기침
회복기	기관지염, 폐렴, 중이염 등이 발생할 수 있음

④ 예방 : MMR백신 접종(12~15개월, 4~6세), 홍역 유행 시에는 6~11개월에 MMR 접종
⑤ 치료 : 격리, 대증치료, 붕산수를 이용한 구강간호, 중조(탄산수소소듐)나 황산마그네슘(마그네슘황산염)을 물에 타서 씻겨주어 소양감을 감소시켜 준다.

※ 열이 떨어지고 나서 합병증이 없다면, 1~2일 후 등교가 가능하다.

5) 볼거리(유행귀밑샘염)
① 원인 : 볼거리 바이러스(Mumps virus)
② 전파경로 : 비말, 직접접촉
③ 증상 : 발열, 두통, 근육통, 식욕부진, 귀밑샘의 종창 및 통증
④ 합병증 : 고환염, 난소염, 췌장염, 뇌수막염 등이 발생하기도 한다.
⑤ 예방 : MMR백신 접종(12~15개월, 4~6세)
⑥ 진단 : 레몬테스트(Lemon test)로 진단
⑦ 치료 및 간호 : 통증이 심할 경우 진통제 제공, 저작장애 시 유동식 제공, 급성기에는 얼음물 찜질, 종창부위 피부 당김을 완화시켜 주기 위해 오일을 바르거나 더운물 찜질

6) 풍진
① 원인 : 풍진 바이러스(Rubella virus)
② 전파경로 : 비말, 직접접촉, 모자간 수직감염
③ 증상 : 얼굴에서 시작하여 아래로 퍼지는 홍반성 구진, 발열, 피로감

※ 선천 풍진 증후군의 증상 : 심장병, 백내장, 청각 상실, 소두증 같은 뇌의 기형, 지능발달 지연 등

④ 예방 : MMR백신 접종(12~15개월, 4~6세)

⑤ 치료 및 간호 : 안정과 대증요법

7) 폴리오(소아마비)

① 원인 : 폴리오바이러스 (Poliovirus)

② 전파경로 : 분변-경구감염, 호흡기

③ 증상 : 발열, 권태감, 드물게 뇌수막염, 마비

④ 예방 : IPV(2, 4, 6~18개월, 만 4~6세) 혹은 DTaP-IPV 혼합백신 예방접종

⑤ 치료 및 간호 : 안정, 마비에 대한 재활치료

8) 일본뇌염

① 원인 : 일본뇌염 바이러스

② 전파경로 : 모기(작은빨간집모기)

③ 증상 : 고열, 두통, 구토, 복통, 의식장애, 경련, 혼수

④ 예방 : 12개월 이후 일본뇌염 예방접종, 모기 박멸, 방충망 설치

⑤ 후유증 : 지능장애, 언어장애, 운동마비

9) 수두

① 원인 : 수두 바이러스(Varicella virus)

② 전파경로 : 공기, 비말, 직접 접촉

③ 증상

구분	내용
전구기(카타르기)	미열, 권태감
발진기	두피, 얼굴, 몸통에 발진과 소양감이 있고 24시간 이내에 반점이 나타나며 그 후 구진 → 수포 → 농포 → 가피 순서로 빠르게 진행
회복기	모든 병변에 가피 형성

④ 예방 : 생후 12~15개월에 수두 예방접종

⑤ 치료 및 간호

- 소양감 감소를 위해 녹말(전분), 중조 등을 이용하여 목욕하고 칼라민 로션을 도포하거나 항히스타민제를 투여한다.
- 손톱을 짧게 깎고 옷을 헐렁하게 입힌다.

10) 공수병

① 원인 : 공수병 바이러스

② 전파경로 : 공수병 바이러스에 감염된 동물에게 물려 감염

③ 증상 : 물린 부위의 감각이상, 두통, 발열, 흥분, 불면증, 침 과다 분비, 부분적 마비증상, 섬망,

경련, 혼수, 호흡근 마비
④ 치료 및 간호
- 물린 상처를 즉시 비눗물이나 소독약으로 닦고 수일간 꿰매지 않는다.
- 상처주위에 면역혈청을 주사한다.
- 개를 묶어놓고 7~10일간 관찰한다.

11) 신증후출혈열(유행출혈열)
① 원인 : 한탄 바이러스, 서울 바이러스
② 전파경로 : 감염된 설치류의 소·대변, 침 등을 통해 분비되는 바이러스를 흡입하여 감염
③ 증상 : 3대 증상(발열, 출혈, 신부전), 5단계의 특징적인 임상양상(발열기 → 저혈압기 → 핍뇨기 → 이뇨기 → 회복기), 오한, 두통, 근육통, 의식저하, 경련
④ 예방 : 들쥐·진드기와의 접촉을 피하고, 잔디 위에 그냥 눕거나 침구 또는 옷을 말리지 않을 것
⑤ 치료 및 간호 : 대증요법

12) 인플루엔자(독감)
① 원인 : 인플루엔자 바이러스 A, B, C
② 전파경로 : 주로 비말
③ 증상 : 발열, 두통, 근육통, 피로감, 기침, 가래, 목앓이
④ 예방 : 유행 시 사람이 많이 모인 곳을 피하고, 기침 에티켓을 지킨다.
⑤ 치료 및 간호 : 안정, 대증요법, 진통제·해열제·항바이러스제(타미플루, 리렌자 흡입제, 아만타딘, 리만타딘) 사용, 구강간호 제공, 수분섭취 증가, 유동식 제공, 가운·마스크·장갑을 착용 후 간호하고, 습도를 높여준다.

13) 후천면역결핍증후군(AIDS)
① 원인 : 사람 면역결핍 바이러스(HIV)
② 전파경로 : 성 접촉, 혈액(수혈), 정액과 질 분비물, 모유, 수직감염, 감염된 주사기 사용
③ 진단 : 효소결합면역흡착측정(ELISA), 웨스턴 블롯(Western blot)
④ 증상 : 체중감소, 식욕부진, 기침, 피부염 등 다양하며 주로 쥐폐포자충 폐렴과 카포시 육종으로 사망한다.
⑤ 예방 : 가능한 에이즈 환자와 성적 접촉을 피하되 성행위 시 콘돔 사용, 면도기와 칫솔 등 공동사용 금지, 주사기나 침은 1회용을 사용한다.
⑥ 치료 : 결정적인 치료제는 없다.

14) 황열
① 원인 : 황열 바이러스
② 전파경로 : 모기
③ 증상 : 발열, 두통, 구역, 구토, 복통, 근육통
④ 예방 : 황열 백신 예방접종

⑤ 치료 및 간호 : 대증요법

15) 뎅기열
① 원인 : 뎅기 바이러스
② 전파경로 : 모기, 수직감염, 수혈 및 장기이식 시 혈액을 통해 전파
③ 증상 : 심한 두통, 눈 통증, 관절통 및 근육통, 발진, 반점출혈
④ 예방 : 유행지역에서 모기에 물리지 않도록 주의
⑤ 치료 및 간호 : 대증요법

16) 바이러스성 출혈열
가) 마르부르크병
① 원인 : 마르부르크 바이러스
② 전파경로 : 감염된 사람이나 원숭이의 혈액 또는 체액, 분비물과의 직접 접촉
③ 증상 : 고열, 근육통, 두통, 목앓이, 구역, 구토, 설사, 발진, 출혈경향
④ 치료 및 간호 : 격리, 대증요법

나) 에볼라바이러스병
① 원인 : 에볼라 바이러스
② 전파경로 : 감염된 환자의 혈액, 분비물, 정액 등과 직접 접촉하거나, 감염된 동물과 직접접촉
③ 증상, 치료, 간호 : 마르부르크병과 동일

17) 두창(마마, 천연두)
① 원인 : 두창 바이러스
② 전파경로 : 공기, 비말, 직접접촉
③ 증상 : 발진이 구강·인두·안면 → 팔 → 몸통 → 다리로 퍼져 나가며 1~2일 이내에 수포로 바뀐 후 농포로 바뀜(발진 → 수포 → 농포), 고열, 오한, 두통, 심한 복통, 섬망
④ 치료 및 간호 : 대증 요법

18) 동물인플루엔자 인체감염증
① 원인 : 조류인플루엔자 바이러스(AI)
② 전파경로 : 조류인플루엔자 바이러스에 감염된 가금류(예 닭, 오리, 칠면조)와의 접촉, 감염된 조류의 배설 및 분비물에 오염된 사물과의 접촉
③ 증상 : 결막염, 발열, 기침, 목앓이, 근육통, 폐렴, 급성호흡부전
④ 예방 : 감염된 조류나 조류의 분변에 노출되지 않도록 주의
⑤ 치료 및 간호 : 격리, 의심환자 발생 시 항바이러스제 조기 투여

19) 신종 인플루엔자
① 원인 : 인플루엔자 A 바이러스
② 전파경로 : 비말

③ 증상 : 고열, 근육통, 두통, 오한, 기침, 목앓이, 구토, 설사
④ 예방 : 철저한 개인위생, 기침 에티켓 지키기, 대중요법
⑤ 치료 및 간호 : 항바이러스제인 오셀타미비르(타미플루) 사용

20) 중동호흡증후군(MERS)
① 원인 : 메르스-코로나바이러스
② 전파경로 : 박쥐에서 낙타를 매개로 사람에게 전파되는 것으로 추정
③ 증상 : 발열, 기침, 호흡곤란, 급성신부전
④ 예방 : 유행 시 사람이 많은 장소 방문 자제, 호흡기 증상이 있는 경우 N95마스크 착용
⑤ 치료 및 간호 : 환자·의심환자·추정환자 모두 격리, 대중요법

21) 중증급성호흡증후군(SARS)
① 원인 : 사스-코로나바이러스
② 전파경로 : 비말, 오염된 매개물에 직접·간접 접촉
③ 증상 : 발열, 기침, 호흡곤란
④ 예방 및 치료 : 근본적인 치료방법은 없으며, 보존적인 지지요법(필요시 산소공급, 기관삽관 등)으로 치료

22) 지카바이러스병
① 원인 : 지카바이러스
② 전파경로 : 수혈, 성 접촉
③ 매개체 : 이집트숲모기, 흰줄숲모기
④ 증상 : 발진, 결막염·결막충혈, 관절통, 근육통
⑤ 예방 : 모기에 물리지 않도록 주의
⑥ 치료 및 간호 : 휴식, 충분한 수분 섭취, 유행국가 방문자는 귀국 후 한 달간 헌혈 금지, 최소 6개월 동안 임신 연기(태아 소두증 유발), 성관계를 피하거나 콘돔 사용

23) 수족구병
① 원인 : 장내 바이러스인 콕사키바이러스
② 전파경로 : 호흡기 분비물(침, 가래, 콧물), 대변
③ 증상 : 입·손·발 등에 발진 및 수포, 고열, 설사, 구토, 식욕부진 등
④ 예방 : 손 씻기, 사람이 많은 장소 방문 자제, 수건 등의 물품 따로 사용하기
⑤ 치료 및 간호 : 일정기간이 지나면 스스로 항체를 형성해 저절로 낫지만 열이 있으면 해열제 사용, 자극이 없는 음료를 차게 식혀 제공, 휴식

24) 그룹 A형 로타바이러스 감염증
① 원인 : 로타바이러스
② 전파경로 : 분변-구강 경로 감염, 오염된 손이나 장난감에 의한 접촉감염

③ 증상 : 수양성 설사(물처럼 나오는 설사), 복통, 구토, 발열

④ 예방 : 로타바이러스 백신 접종, 철저한 개인위생

⑤ 치료 : 대증치료(경구 또는 정맥으로 수분 공급)

25) 노로바이러스 감염증

① 원인 : 노로바이러스

② 전파경로 : 분변-구강 경로 감염

③ 증상 : 설사, 구토, 발열

④ 예방 : 손 씻기, 음식 익혀먹기, 물 끓여 마시기

⑤ 치료 및 간호 : 대증치료(경구 또는 정맥으로 수분 공급)

(2) 세균성 감염병

1) 콜레라

① 원인 : 콜레라균

② 전파경로 : 물과 음식물, 병원체 보유자의 대변이나 구토물과 직접 접촉

③ 매개체 : 파리

④ 증상 : 쌀뜨물 같은 심한 설사

⑤ 예방 : 음식물과 사람 분변의 위생적 처리, 파리 구제, 예방백신 복용

⑥ 치료 및 간호 : 경구 또는 정맥으로 수분과 전해질 공급

2) 장티푸스

① 원인 : 장티푸스균(살모넬라 타이피균)

② 전파경로 : 환자의 대·소변에 오염된 물이나 음식물

③ 매개체 : 파리

④ 진단 : 비달 테스트(Widal test, 혈청진단법)

⑤ 증상 : 고열, 오한, 두통, 복통, 설사나 변비, 서맥, 장미진(장미모양의 발진)

⑥ 예방 : 음식물과 사람 분변의 위생적 처리, 파리 구제, 예방주사

⑦ 치료 및 간호 : 클로람페니콜로 치료, 균이 배출되지 않을 때까지 격리하며 안정, 환자의 토물이나 배설물은 3% 크레졸에 2시간 이상 담가두었다가 처리

3) 파라티푸스

① 원인 : 파라티푸스균

② 전파경로 : 환자의 대소변에 오염된 물과 음식물, 오염된 손에 의한 직접 전파

③ 증상 : 지속적인 고열, 두통, 발진, 설사 등 장티푸스 증상과 비슷하나 다소 경미

④ 예방 : 장티푸스 관리와 동일

⑤ 환자 관리 : 균이 배출되지 않을 때까지 격리

4) 세균성 이질
① 원인 : 이질균
② 전파경로 : 오염된 물과 음식물, 환자나 병원체 보유자와 직·간접적 접촉
③ 증상 : 증상이 없거나 경미하기도 함, 구토, 경련성 복통, 설사, 혈액이나 고름이 섞인 대변, 중추신경계 증상
④ 예방 : 물과 음식물의 위생적인 관리, 손 씻기, 사용한 식기는 자비소독, 변소·하수도의 소독 및 정비
⑤ 치료 및 간호 : 수분과 전해질 공급, 유동식 제공, 클로람페니콜·암피실린·테트라사이클린 등으로 치료

5) 장출혈성 대장균 감염증
① 원인 : 장출혈성 대장균(O157)
② 전파경로 : 오염된 물과 음식물, 덜 익힌 소고기(햄버거)로 집단발생
③ 증상 : 복통, 구역, 구토, 수양성 설사에서 혈성 설사로 이행
④ 예방 : 철저한 개인위생 및 환경위생, 손 씻기, 소고기는 충분히 조리 후 섭취, 우유나 유제품은 멸균, 균 양성자는 조리업무에 종사하지 않아야 함

6) 디프테리아
① 원인 : 디프테리아균
② 전파경로 : 비말, 호흡기 분비물과의 접촉
③ 진단 : 시크 테스트(Schick test)
④ 증상
- 코, 인두, 편도, 후두 및 주변조직에 염증과 거짓막을 형성하여 호흡곤란 유발
- 인두와 편도 디프테리아 : 피로, 미열, 목앓이, 식욕부진
- 비강 디프테리아 : 콧물의 점도 증가, 코피, 미열
- 후두 디프테리아 : 인두에서 후두로 퍼지며 고열, 쉰 목소리, 기침이 있을 수 있으며 호흡곤란으로 인한 응급상황에 대처하기 위해 병실에 기관절개세트를 두어야 함

⑤ 예방 : DTaP주사(생후 2·4·6개월, 15~18개월, 4~6세)
⑥ 치료 및 간호 : 항독소와 항생제를 투여하고 격리, 호흡기 관리, 기도 유지, 절대안정

7) 백일해
① 원인 : 백일해균
② 전파경로 : 비말
③ 증상 : 기침, 구토
④ 합병증 : 기관지 폐렴, 무기폐, 중이염, 탈장, 기흉
⑤ 예방 : DTaP주사(생후 2·4·6개월, 15~18개월, 4~6세)
⑥ 치료 및 간호 : 항생제 치료, 습도유지, 기도확보

8) 파상풍

① 원인 : 파상풍균(혐기성균, 포자형성균, 신경조직 친화성균)
② 전파경로 : 동물의 대변, 흙, 녹슨 못 등에 포함된 파상풍의 포자(아포)가 피부 상처를 통해 감염
③ 증상 : 3대 증상[입벌림장애(아관긴급), 활모양강직, 연축미소(조소)], 경부 경직, 삼킴곤란(연하곤란)
④ 예방 : DTaP주사(생후 2·4·6개월, 15~18개월, 4~6세)
⑤ 치료 및 간호 : 조용하고 어두우며 외부자극을 피할 수 있는 환경에서 간호, 파상풍 면역글로불린 및 항생제를 사용하여 치료, 예방차원에서 톡소이드 투여

9) 결핵

① 원인 : 결핵균
② 전파경로 : 공기, 결핵에 걸린 소의 우유를 통한 감염
③ 진단 : 투베르쿨린 검사 – PPD용액 0.1cc를 아래팔의 내측에 피내주사(진피내주사)하고 48~72시간 후 판독하여 경화(경결)의 직경이 10mm 이상이면 양성, 9mm 이하이면 음성으로 판정한다.

구분	내용
투베르쿨린 검사 결과 양성	결핵균에 노출된 경험이 있는 것으로 보고 X선 직접촬영 → 가래 검사 시행
투베르쿨린 검사 결과 음성	결핵균에 노출된 경험이 없어 항체가 없는 것으로 보고 BCG예방접종[0.1cc, 피내주사(진피내주사)] 시행

④ 증상 : 기침, 객혈, 흉통, 미열, 발한, 호흡곤란
⑤ 예방 : 생후 4주 이내에 BCG 예방접종(가족 중 결핵환자가 있을 경우 출생 직후에 접종)
⑥ 치료 및 간호 : 활동성 결핵환자의 경우 음압병실에 격리하고 병실에 출입할 때는 반드시 N95마스크 착용, 항결핵제 사용, 고단백·고비타민·고지방·고탄수화물 식이, 가래는 소각, 침구나 의류는 일광소독, 객혈 시 절대안정

10) 폐렴알균(폐렴구균감염증)

① 원인 : 폐렴알균
② 전파경로 : 주로 비말
③ 증상 : 성인에서는 폐렴이, 소아에서는 중이염·부비동염·폐렴이 흔히 나타남
④ 예방 : 폐렴알균 예방접종(생후 2·4·6개월, 12~15개월)
⑤ 치료 : 항생제 치료

11) 한센병

① 원인 : 한센균
② 전파경로 : 직접 접촉(피부) 또는 호흡기를 통해 침입
③ 증상 : 피부와 말초신경에 병변을 일으키고 뼈, 근육, 고환, 안구 등을 침범

④ 예방 : 상처가 있는 경우 감염된 환자와 접촉 금지, 오염된 주사기, 면도날 등 주의
⑤ 치료 : 답손, 리팜핀, 클로파지민 등으로 치료

12) 매독
① 원인 : 매독균(트레포네마팔리듐)
② 전파경로 : 성 접촉, 수직감염(임신 4개월 이후 태반을 통해), 수혈
③ 진단 : 바서만 테스트, 매독혈청검사(VDRL)
④ 증상 : 궤양, 림프절 종대, 열, 두통, 권태감 등 다양
⑤ 예방 : 매독 환자와 성적 접촉을 피하는 것이 가장 바람직, 성관계 시 콘돔 사용
⑥ 치료 및 간호 : 페니실린, 에리트로마이신, 테트라사이클린 등으로 치료

13) 성홍열
① 원인: A군 베타 용혈성 사슬알균
② 전파경로 : 비말, 환자 및 보균자의 분비물과 직접 접촉
③ 진단 : 딕 검사(Dick test)
④ 증상 : 인두통 후 발열(39~40℃), 두통, 구토, 복통, 딸기모양의 혀, 발진이 목-흉부-복부-사지에 나타남
⑤ 예방 : 화농성 분비물과 접촉한 물건 소독
⑥ 치료 및 간호 : 아목시실린이나 주사용 페니실린 등 항생제로 치료, 격리, 병실은 따뜻하고 적당한 습도 유지, 탄산수소소듐(중조)이나 황산마그네슘(마그네슘황산염)을 물에 섞어 씻어주어 가려움증 감소, 열이 있을 때는 유동식 제공

14) 수막알균감염증(수막구균수막염)
① 원인 : 수막알균
② 전파경로 : 비말, 호흡기 분비물과 직접 접촉
③ 증상 : 초기에 인두염, 발열, 근육통, 전신 쇠약, 수막염 증상(두통, 구토, 고열, 의식저하), 패혈증 및 패혈성 쇼크
④ 치료 및 간호 : 페니실린, 3세대 세팔로스포린계 항생제, 항생제 치료 시작 후 24시간 격리

15) 레지오넬라증
① 원인 : 레지오넬라균
② 전파경로 : 냉각탑 수, 에어컨, 샤워기, 중증 호흡치료기기, 수도꼭지, 분무기 등의 오염된 물속의 균이 비말형태로 인체에 흡입되어 전파
③ 증상 : 폰티악열(근육통, 발열, 오한, 기침, 콧물, 인두통, 구역, 어지러움, 설사), 레지오넬라 폐렴
④ 예방 : 에어컨, 저수탑 등의 철저한 관리
⑤ 치료 : 의사의 진단에 따라 입원 또는 통원 치료

16) 탄저
① 원인 : 탄저균
② 전파경로 : 감염된 동물과 직접 접촉(피부 탄저), 오염된 육류 섭취로 인한 경구감염(위장관 탄저), 호흡기 감염(흡입 탄저)
③ 증상 : 발진, 소양감, 구역과 구토, 복통, 발열, 오한, 발한, 호흡곤란, 심한 피로감 등 감염 경로에 따라 다양한 증상
④ 예방 : 가축 예방접종, 감염된 동물은 격리치료하거나 도살처분
⑤ 치료 및 간호 : 페니실린 등의 항생제로 치료

17) 페스트
① 원인 : 페스트균
② 전파경로 : 감염된 벼룩에 물리거나 감염된 조직과의 접촉, 비말
③ 증상 : 발열, 오한, 두통, 폐렴 증세
④ 예방 : 페스트 유행지역에서 페스트 의심환자와의 접촉을 금하고 마스크 착용, 구서작업, 벼룩에 물리지 않도록 주의
⑤ 치료 및 간호 : 스트렙토마이신, 테트라사이클린, 클로람페니콜로 치료

18) 임질
① 원인 : 나이세리아 임균
② 전파경로 : 성 접촉으로 전파되며 성병 중 발생 빈도가 가장 높음
③ 진단 : 직접 도말
④ 증상 : 남성은 요도염 증상(예 배뇨 시 통증, 화농성 분비물, 요도 발적 등), 여성은 자궁경부염 또는 요도염 증상(예 작열감, 빈뇨, 배뇨 시 통증, 질 분비물 증가 등)
⑤ 치료 및 간호 : 페니실린이나 암피실린으로 치료하며 모든 접촉자나 성 파트너가 함께 치료 받아야 함

19) 클라미디아 감염증
① 원인 : 클라미디아 트라코마티스균
② 전파경로 : 성 접촉, 분만 시 산도를 통해 신생아에게 감염
③ 증상 : 무증상 감염, 남녀 모두에서 요도염, 직장염, 결막염 등이 나타남, 성병성 림프육아종(성기 부위의 수포와 서혜부 림프절의 화농 및 궤양)
④ 예방 : 성 접촉 시 콘돔 사용, 조기 진단과 치료가 중요, 배우자와 함께 치료

20) 메치실린내성황색포도알균(MRSA)감염증
① 원인 : 메치실린내성황색포도알균
② 전파경로 : 직·간접 접촉 및 오염된 의료기구, 환경 등을 통해 전파
③ 증상 : 부위에 따라 감염 증상이 다양하게 나타남

④ 예방 : 항생제의 신중한 사용, 철저한 손 위생, 의료기구의 철저한 소독과 멸균, 침습적인 시술 시 무균술 시행, 환경 표면의 청소와 소독, 지속적인 감시
⑤ 관리 : 격리하는 것이 바람직하지만 격리가 불가능한 경우라면 접촉주의 지침 준수
⑥ 치료 : 반코마이신이나 테이코플라닌으로 치료

21) 반코마이신내성장알균(VRE)감염증
① 원인 : 반코마이신내성장알균
② 전파경로 : 직·간접 접촉 및 오염된 의료기구, 환경 등을 통해 전파
③ 증상 : 부위에 따라 감염증상이 다양하게 나타남
④ 예방 : 항생제의 신중한 사용, 철저한 손 위생, 의료기구의 철저한 소독과 멸균, 침습적인 시술 시 무균술 시행, 환경 표면의 청소와 소독, 지속적인 감시
⑤ 특성 및 문제점 : VRE는 환경에 대한 적응력이 강해서 주 서식 장소를 벗어나도 수일 내지 수 주간 살 수 있는 것이 특징이며, VRE감염은 현재 개발된 항균제 중에 선택할 수 있는 치료약이 없음
⑥ 격리 및 격리 해제 : 1인실에 격리하는 것이 원칙이지만 VRE 환자가 많은 경우에는 VRE가 분리되는 환자끼리 같은 병실에 두고 (코호트) 격리하는 것도 가능, 격리는 대개 1주 간격으로 실시한 직장 도말(Rectal swab) 검사에서 3회 연속 음성이 나오면 격리 해제가 가능

22) b형 헤모필루스 인플루엔자
① 원인 : b형 헤모필루스 인플루엔자균
② 전파경로 : 비말
③ 증상 : 소아에게 수막염, 후두개염, 폐렴
④ 예방 : 뇌수막염(Hib) 예방접종(생후 2·4·6개월, 12~15개월)
⑤ 치료 : 항생제 치료

(3) 리케차성 감염병

1) 발진티푸스
① 원인 : 리케차 프로바제키
② 전파경로 : 이를 매개로 한 사람 간 전파, 이의 대변으로 배설된 균이 사람의 구강 점막이나 결막 또는 피부상처를 통해 감염, 비말감염
③ 증상 : 심한 두통, 발열, 오한, 발한, 기침, 근육통, 피부발진
④ 예방 : 환경 개선(이의 박멸), 외출 후 샤워, 주기적으로 의류나 침구 세탁
⑤ 치료 : 테트라사이클린, 클로람페니콜, 독시사이클린 등의 항생제로 치료

2) 발진열
① 원인 : 리케차 티피
② 전파경로 : 쥐벼룩을 매개로 주로 전파, 쥐벼룩의 대변으로 배설된 균이 사람의 구강 점막이나 결막 또는 피부상처를 통해 감염, 비말감염

③ 증상 : 두통, 발열, 오한, 근육통, 피부 발진
④ 예방 : 쥐벼룩, 쥐의 구제에 힘쓰고 환자 및 가족을 격리한다.
⑤ 치료 : 테트라사이클린, 클로람페니콜, 독시사이클린 등의 항생제를 해열 후 2~3일까지 투여

3) 쓰쓰가무시병
① 원인 : 리케차의 일종인 쓰쓰가무시
② 전파경로 : 감염된 진드기 유충이 사람을 물어 전파
③ 증상 : 발열, 오한, 두통, 근육통, 기침, 구토, 복통, 발진과 가피
④ 예방 : 야외 작업 시 작업복 착용, 거주지 주변 풀숲 제거, 야외 활동 시 풀밭에 눕지 말 것, 야외 활동 후 목욕을 하고 옷은 세탁
⑤ 치료 : 독시사이클린, 클로람페니콜 등으로 치료

(4) 기생충 관련 감염병 ❶ 흡충류

1) 간흡충증(간디스토마) – 우리나라 낙동강 지역에서 많이 발생하는 풍토병
① 원인 : 간흡충
② 전파경로 : 대변에서 충란이 강이나 연못에 도달 → 쇠우렁이(제1 중간숙주)에게 먹힘 → 민물고기(제2 중간숙주)와 접촉 시 그 살 속에 들어감 → 감염된 민물고기를 먹었을 때 감염
③ 증상 : 발열, 오한, 복통, 식욕부진, 체중감소, 황달, 간비대, 간경화증
④ 예방 : 민물고기(담수어) 생식을 피하고 물은 끓여 먹기, 조리기구의 위생적 관리
⑤ 치료 : 프라지콴텔 등의 구충제 복용

2) 폐흡충증(폐디스토마)
① 원인 : 폐흡충
② 전파경로 : 충란이 가래와 대변으로 탈출하여 담수에 도달 → 다슬기(제1 중간숙주) 속에 들어가 유충이 자람 → 자란 유충이 게와 가재(제2 중간숙주)의 아가미, 간, 근육 내에 침입 → 감염된 게나 가재를 먹었을 때 감염
③ 증상 : 기침, 객혈
④ 예방 : 게나 가재의 생식을 금하고 물은 끓여 먹기, 가래와 분뇨의 위생적인 처리
⑤ 치료 : 프라지콴텔 등의 구충제 복용

3) 장흡충증
① 원인 : 장흡충
② 전파경로 : 자연산 민물고기를 통해 감염, 오염된 칼, 도마 등을 통한 경구감염
③ 증상 : 복통, 설사, 소화불량, 식욕부진, 체중 감소
④ 치료 : 프라지콴텔 등의 구충제 복용

(5) 기생충 관련 감염병 ❷ 선충류

1) 회충증
① 원인 : 회충(채소를 씻지 않고 섭취하는 경우, 인분비료, 파리 등)
② 전파경로 : 분변으로 탈출한 충란이 채소, 파리, 손에 의해 경구적으로 침입 → 소장 중부에 정착하여 성충이 되어 산란
③ 증상 : 무증상, 복통, 식욕부진
④ 예방 : 변소의 개량 및 분변관리, 채소는 흐르는 물에 5회 이상 세척 후 먹는 등 위생적 관리, 파리구제, 정기적인 구충제 복용
⑤ 치료 : 알벤다졸로 치료

2) 편충증
① 원인 : 편충
② 전파경로 : 분변으로 탈출한 충란의 경구적 섭취 → 맹장에 이르면 3개월 이내에 성충이 되어 산란
③ 증상 : 무증상, 위장증상, 복통, 설사, 체중감소, 심한 경우 빈혈
④ 예방 : 회충증에 준함
⑤ 치료 : 알벤다졸로 치료

3) 요충증
① 원인 : 요충
② 전파경로 : 성숙 충란의 경구적 침입 → 직장 내에서 기생하다가 항문 주위에서 산란
③ 진단 : 기상 직후, 아침 배변 전에 항문주위도말법으로 진단
④ 증상 : 항문주위 소양감, 음경발기, 정액흘림(정액루), 백대하, 어린이들의 경우 신경과민, 불면증, 악몽, 야뇨증
⑤ 예방 : 회충증에 준함, 내의는 삶고 침구는 일광소독, 손을 깨끗이 씻고 손톱은 짧게 자름, 어린이의 경우 꼭 끼는 팬티를 입히고 가려움이 있을 경우 옷 위에서 긁도록 함
⑥ 치료 : 알벤다졸로 치료

4) 구충증
① 원인 : 십이지장충과 아메리카구충
② 전파경로 : 오염된 흙 위를 맨발로 다닐 경우 피부로 침입하거나 채소 등을 통해 성숙 충란이 경구적으로 침입 → 소장 중 십이지장(샘창자)에서 주로 기생
③ 증상 : 성충의 흡혈에 의한 빈혈, 어린이의 경우 신체와 지능발달 지연 및 체력 저하
④ 예방 : 회충증에 준함, 피부로 침입하는 것을 예방하기 위해 인분을 사용한 작업장에서 피부노출 삼가, 채소밭 등에 맨발로 출입하는 것 금함
⑤ 치료 : 알코파로 치료

(6) 기생충 관련 감염병 ❸ 조충류

1) 유구조충증(갈고리조충증)
① 원인 : 유구조충
② 전파경로 : 충란 → 돼지 사료나 풀에 오염 → 오염된 사료나 풀을 먹은 돼지에게 감염 → 불충분하게 조리된 돼지고기를 섭취함으로써 사람이 감염
③ 증상 : 식욕부진, 소화불량, 상복부 통증, 변비
④ 예방 : 돼지고기 충분히 익혀 먹기

2) 무구조충증(민조충증)
① 원인 : 무구조충
② 전파경로 : 무구조충란에 오염된 풀을 중간숙주인 소나 양 등의 초식동물이 먹음 → 불충분하게 조리된 소고기를 섭취함으로써 사람이 감염
③ 증상 : 상복부 통증, 식욕부진, 소화불량, 구토, 배변 시 항문주위 불쾌감
④ 예방 : 소고기 충분히 익혀 먹기

(7) 기생충 관련 감염병 ❹ 원충류

1) 아메바 이질
① 원인 : 이질아메바
② 증상 : 혈액과 점액이 섞인 설사, 복통, 복부 팽만감
③ 예방 : 환자 격리, 환자의 의류나 식기는 열소독, 식수는 끓여 마시고 분변은 위생적으로 관리, 파리 등의 곤충 박멸

2) 질편모충증(질트리코모나스증)
① 원인 : 질트리코모나스
② 전파경로 : 성 접촉으로 전파, 여성의 질과 남성의 전립샘이나 요도 등에 기생
③ 증상 : 질의 충혈과 소양감, 백대하
④ 예방 : 변기는 석탄산수나 크레졸로 소독, 내의는 삶거나 일광소독
⑤ 치료 및 간호 : 보균자는 조기치료하고 부부가 함께 치료

3) 말라리아
① 원인 : 말라리아 원충
② 전파경로 : 말라리아 원충에 감염된 모기가 사람을 물어 감염, 수혈
③ 증상 : 권태감, 발열, 발한과 해열이 반복, 두통, 구역, 설사
④ 예방 : 가능한 모기에 물리지 않도록 하는 것이 중요, 필요한 경우 의사와 상담하여 말라리아 예방약 복용

4 생활습관병(만성 퇴행성 질환, 성인병)

01 정의와 종류

(1) 정의
① 만성질환 : 질병 시작부터 끝나는 시기까지의 유병기간이 3개월 이상으로 긴 질병
② 생활습관병 : 생활습관(식습관, 운동, 흡연, 음주, 스트레스 등)이 질병의 발생과 진행에 관여하는 질병

(2) **종류** : 고혈압, 허혈심장병, 뇌졸중, 당뇨병, 골관절염, 만성폐쇄폐질환, 대사증후군, 암, 고지혈증, 동맥경화증, 알코올 간 질환, 비만 등

02 만성질환의 특징
① 원인이 다양하고 발생시점이 불분명하다.
② 여러가지 질병이 동시에 존재한다.
③ 호전과 악화를 반복하며 계속 나빠지는 방향으로 진행된다.
④ 유병률이 발생률보다 높다.
⑤ 장기간 치료와 관리가 필요하다.
⑥ 연령이 높아질수록 유병률이 높아진다.
⑦ 만성질환은 생활습관과 관련이 깊으므로 예방이 중요하다.

03 관리 목표 : 질병 유병률 감소, 기능장애 지연, 중증도 완화, 건강수명 연장

Chapter 02 인구와 출산

1 인구의 이해

01 인구의 정의 : 특정시간에 일정지역에 거주하는 사람의 집단

02 인구정태와 인구동태
① 인구정태 : 특정 시점에서의 인구상태 예 연령별, 성별, 직업별 인구 등
② 인구동태 : 일정 기간 동안의 인구변동 예 출생률, 사망률, 혼인율, 이혼율 등

03 인구 성비(성별 인구구성)

(1) 성비의 정의 : 여자 100명에 대한 남자의 비율

(2) 성비

$$성비 = \frac{남자\ 수}{여자\ 수} \times 100$$

(3) 1차·2차·3차 성비
① 1차 성비 : 태아의 성비
② 2차 성비 : 출생 시 성비(장래 인구 추정에 좋은 자료)
  예 2차 성비 105 = 출생 시 여자 : 남자의 비율이 100 : 105라는 의미
③ 3차 성비 : 현재 성비

(3) 특징
① 출생 시에는 여자보다 남자의 수가 많으므로 2차 성비가 높다.
② 노년기에는 남자보다 여자의 수가 많으므로 3차 성비가 낮다.

04 부양비 : 생산연령인구(경제활동 인구, 15~64세)에 대한 비생산연령인구(비경제활동 인구, 0~14세와 65세 이상)의 비율을 말한다.

(1) 총부양비

$$총부양비 = \frac{0\sim14세\ 인구 + 65세\ 이상\ 인구}{15\sim64세\ 인구} \times 100$$

(2) 유소년부양비

$$유소년부양비 = \frac{0\sim14세\ 인구}{15\sim64세\ 인구} \times 100$$

(3) 노년부양비

$$노년부양비 = \frac{65세\ 이상\ 인구}{15 \sim 64세\ 인구} \times 100$$

(4) 노령화지수

$$노령화지수 = \frac{65세\ 이상\ 인구}{0 \sim 14세\ 인구} \times 100$$

※ 노령화지수가 높다는 것은 노인인구가 증가하여 노년부양비가 증가됨을 의미한다.
※ 현재 한국은 65세 이상 노인인구가 전체 인구의 14%가 넘는 '고령사회'로 진입하였다.

05 인구 피라미드

(1) 피라미드형(인구증가형, 저개발국가형)
① 다산다사 : 출생률과 사망률이 모두 높지만, 사망률보다는 출생률이 더 높아 인구가 증가한다.
② 0~14세 인구가 65세 이상 인구의 2배 이상

(2) 종형(인구정지형, 선진국형)
① 소산소사 : 출생률과 사망률이 모두 낮아 인구가 정체되는 이상적인 인구구조이다.
② 0~14세 인구가 65세 이상 인구의 2배와 같다.
③ 인구의 노령화로 노인문제가 발생한다.

(3) 항아리형(인구감소형)
① 출생률 감소 : 출생률과 사망률이 모두 낮지만, 출생률이 사망률보다 낮아 인구가 감소한다(일부 선진국 : 프랑스, 한국, 일본 등).
② 0~14세 인구가 65세 이상 인구의 2배 이하

(4) 별형(도시형, 전입형) : 생산연령인구가 도시로 유입되어 15~64세 인구가 전체 인구의 50% 초과

(5) 호로형(농촌형, 전출형) : 생산연령인구가 도시로 빠져나가 15~64세 인구가 전체 인구의 50% 미만

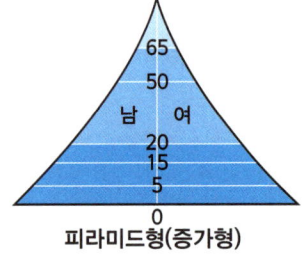
피라미드형(증가형)

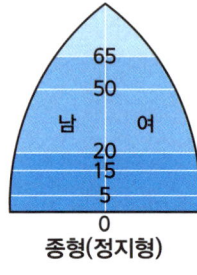
종형(정지형)

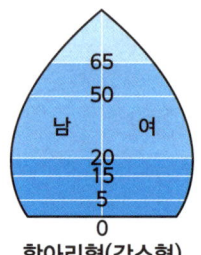
항아리형(감소형)

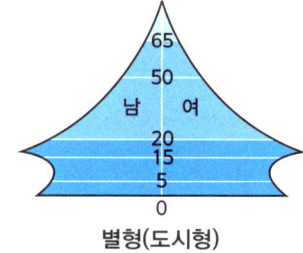
별형(도시형)

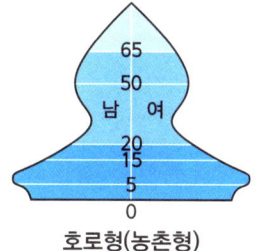
호로형(농촌형)

06 우리나라의 가족 구조 변화

① 평균수명 증가로 인한 노인인구 증가(여성＞남성), 노년부양비 증가, 생산가능인구 감소, 평균 근로 연령 상승
② 1인 가구 증가
③ 출산률 감소

 저출산 대책

구분	내용
인식의 변화	• 결혼을 하면 일과 가정 중 하나는 포기해야 한다는 관념을 제도와 의식개선을 통해 바꾸어 나가야 한다.
주거지원	• 정부 주도로 도시지역에 저렴한 임대주택을 늘린다.
노동시간 단축	• 저녁이 있는 삶이 가능해진다면 출산기피 풍조뿐만 아니라 가사 및 육아의 남녀 불평등 문제까지 개선될 수 있을 것이다.
육아 부담 및 비용 축소	• 보육업무를 가정에만 부담시킬 것이 아니라 사회 전체적으로 해결하는 시스템을 갖추어야 할 것이다.
육아휴직제도와 출산 휴가	• 육아휴직제도와 출산 휴가를 정착시키고 활성화 한다.

2 가족계획

01 가족계획의 정의

자녀의 수나 출산간격을 계획적으로 조절하는 것을 말한다.

※ 멜서스 : 결혼 적령기를 연기해서 인구증가를 억제하자고 만혼주의를 주장한 학자

02 피임의 조건

① 피임효과가 확실할 것
② 사용이 쉽고 안전할 것
③ 저렴하고 인체에 무해할 것
④ 성생활에 지장을 주지 않을 것
⑤ 피임에 실패해도 태아에게 악영향을 주지 않을 것
⑥ 임신을 원할 때 언제든 임신이 가능할 것

03 피임방법 및 효과

(1) 영구적 피임법

1) **정관수술(정관절제)** : 음낭에 국소마취를 한 후 작은 절개 부위를 만들고 이 부위를 통해 정관을 절단하여 정자의 통로를 폐쇄시키는 방법이다.

① 자전거 타기 등의 격렬한 운동은 2~3일간 피한다.

② 샤워나 목욕, 성관계는 수술 7일 후 봉합사를 제거하고 난 후에 하도록 한다.

③ 수술 후 6주 정도는 다른 피임법을 병행하고 6주 후 정액검사를 실시하여 정자가 나오지 않는 것을 확인해야 한다.

2) **자궁관수술(난관절제, 난관결찰)** : 여성의 양쪽 자궁관을 절단하거나 결찰(묶는 것)하여 난자와 정자가 수정되지 못하도록 하는 방법으로 수술 후 바로 피임효과가 있다.

(2) 일시적 피임법

1) **경구피임제** : 배란을 억제하는 원리

가) 장점

① 일시적 피임방법 중 가장 효과가 좋다.

② 간편하다.

③ 월경주기가 일정해진다.

나) 단점(부작용) : 유방통, 구역과 구토, 체중변화, 여드름, 기분장애, 출혈

다) 주의점 : 불규칙하게 복용 시 피임효과가 불확실해지므로 매일 일정한 시간에 복용한다.

① 피임약 복용을 잊은 지 12시간 이내 : 생각난 즉시 1정을 복용하고 정해진 원래 시간에 1알을 복용한다.

② 피임약 복용을 잊은 지 12시간 이후 : 생각난 즉시 1정을 복용하고 정해진 원래 시간에 1정을 복용한다. 1주일가량 다른 피임법을 병행한다.

③ 피임약 복용을 잊은 지 24시간 이후 : 즉시 2정을 한꺼번에 복용하고 1주일가량 다른 피임법을 병행한다.

※ 피임약을 매일 복용하는 습관을 들이기 위해 28정짜리 피임약에는 7정의 영양제가 포함되어 있다(21정의 피임약의 경우 7일간 약 복용을 중단한다).

라) 금기 : 임신·수유 중, 흡연자, 간 질환, 혈전증 등의 혈관질환, 유방암, 조절되지 않는 고혈압 등

2) **자궁 내 장치(루프)** : 루프를 삽입하여 수정란의 자궁 내 착상을 방해하는 방법이다.

가) 삽입시기 : 월경이 끝날 무렵

나) 장점

① 1회 삽입으로 장기간(3~5년간) 피임이 가능하고, 장치만 제거하면 곧바로 임신이 가능하다.

② 모유수유 중에도 사용할 수 있으므로 첫 아이를 낳은 부인에게 터울 조절을 위해 권장한다.

나) 부작용 : 월경량 증가, 골반염, 부정출혈 등

3) **콘돔** : 피임이나 성병예방의 목적으로 성교 시 남자의 음경에 씌워 사용하는 고무제품

4) **다이어프램(페서리)** : 여성의 질 속에 넣어 정자가 자궁 내로 진입하는 것을 막는 여성형 콘돔

5) **살정자제** : 성교 5분 전에 질 속에 질정을 넣어 정자를 죽이는 방법

6) **점액관찰법** : 배란일이 다가올수록 점액은 점점 맑고 투명해지며 잘 늘어지게 되므로 이때부터는 성교를 주의해야 한다.

7) **날짜 피임법** : 지난 6개월간의 월경주기 중 가장 짧은 주기에서 18일을 뺀 날짜로부터 가장 긴 주기에서 11을 뺀 날짜까지가 임신 가능성이 높은 기간이다.

8) **월경주기법**

구분	내용
오기노법	• 임신가능기간 동안 성생활을 피하거나 피임하는 방법이다. ※ 임신가능기간 : 다음 생리 예정일의 12일~19일(정자 생존기간 3일 포함) 전, 총 8일
기초체온법	• 매일 같은 시간에 체온을 측정하여 배란시기를 추측하는 방법이다. • 체온이 평소보다 떨어지면 배란이 시작되었음을 의미한다. • 체온이 0.3~0.5℃가량 상승하여 3~4일 정도 계속 유지되고 있으면 배란이 끝났음을 의미한다.

[월경주기법]

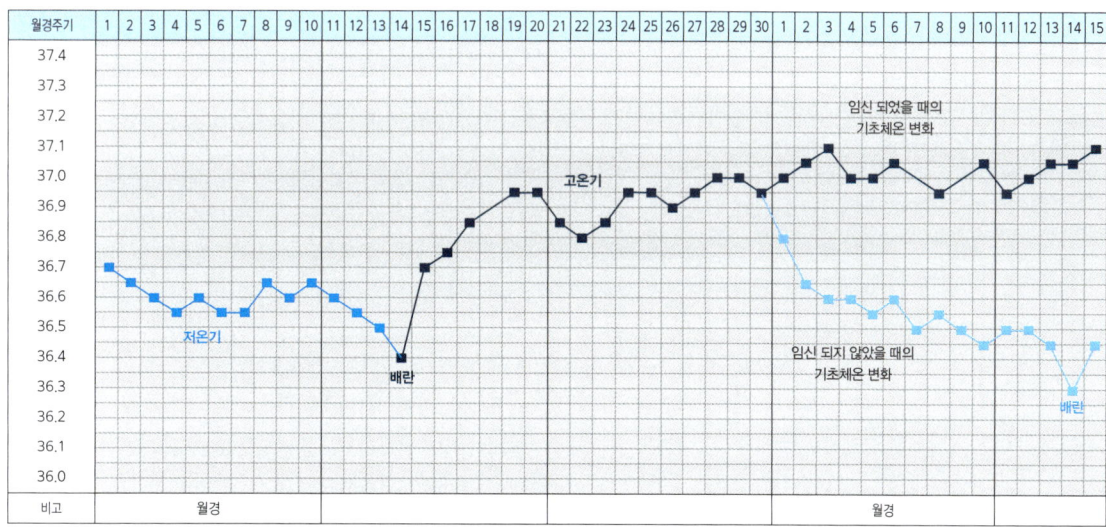

[생리주기에 따른 호르몬, 난소, 자궁의 변화]

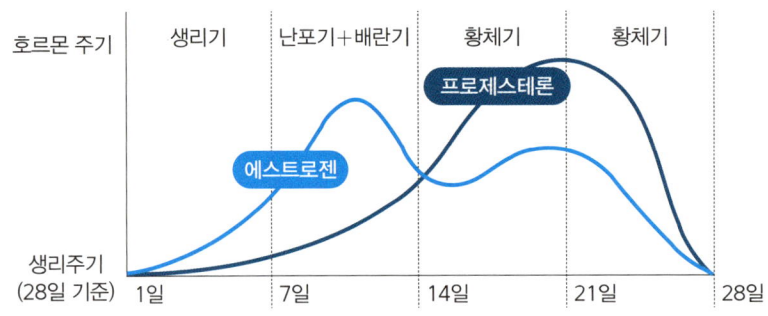

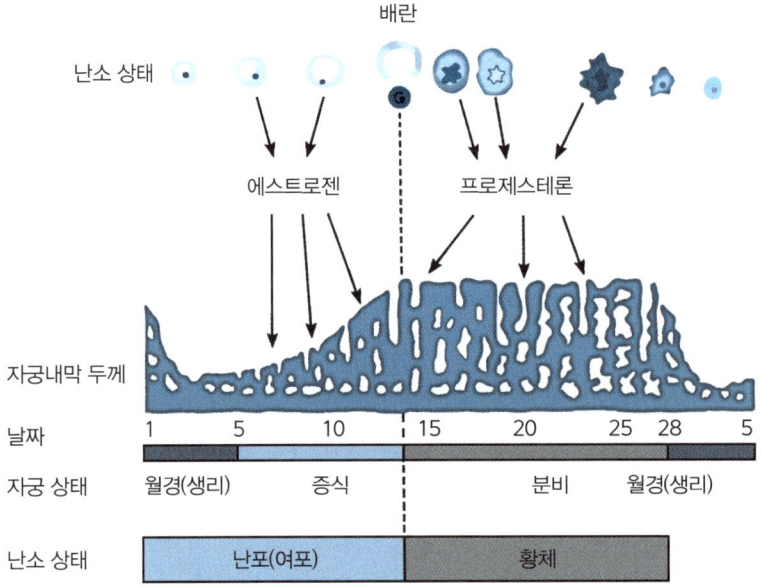

Chapter 03 모자보건

1 모자보건

01 모자보건의 이해

(1) 모자보건 사업의 대상

신생아(출생 후 28일 이내), 미숙아(재태기간 37주 미만 출생아), 영유아(출생 후 6년 미만), 선천성 이상아(선천성 기형·변형 및 염색체 이상을 지닌 영유아), 임산부(임신 중이거나 분만 후 6개월 미만인 여성), 모성(임산부와 가임기 여성)

(2) 모자보건 사업의 중요성

① 모자보건 사업 대상이 전체 인구의 약 50~70%를 차지한다.
② 질병에 취약한 집단으로 질병에 이환되기 쉽지만 예방이 가능하다.
③ 사업의 효과는 다음 세대의 인구자질에 영향을 준다.
④ 질병을 방치하면 사망률이 높고 후유증이 있을 수 있다.

(3) 산전관리(분만전관리)의 중요성

① 임신 중 발생 가능한 합병증을 최소화할 수 있다.
② 모성사망률을 저하시키는 데 큰 역할을 한다.
③ 조산, 사산, 신생아 사망률을 저하시킨다.

(4) 모자보건수첩의 기재내용

임산부와 영유아의 인적사항, 산전·산후 관리사항, 임신 중 주의사항, 임산부와 영유아의 정기검진과 종합검진, 영유아의 성장발육과 건강관리 시 주의사항, 예방접종에 관한 사항

(5) 모자보건법상 인공중절수술이 가능한 경우

① 본인 또는 배우자의 유전학적 정신장애나 신체질환
② 본인 또는 배우자의 감염성 질환
③ 강간에 의한 임신
④ 법률상 혼인할 수 없는 혈족 또는 인척간에 임신된 경우
⑤ 임신을 지속하는 것이 모체의 생명에 치명적인 영향을 미치는 경우

(6) 정기 건강진단 : 모성클리닉을 처음 방문한 임부에게 반드시 측정해야 할 검사로는 체중, 혈압측정, 혈액검사, 소변검사가 있다.

1) 임산부 산전관리(분만전관리) 횟수

① 임신 초기부터 7개월까지 : 월 1회   ② 임신 8~9개월 : 월 2회   ③ 임신 10개월 : 월 4회

2) 영유아 건강검진

[국민건강보험공단에서 권장하는 건강검진]

횟수	건강검진	구강검진
1차	4~6개월	-
2차	9~12개월	-
3차	18~24개월	18~29개월
4차	30~36개월	-
5차	42~48개월	42~53개월
6차	54~60개월	54~65개월
7차	66~71개월	-

※ 모자보건법에 근거한 건강진단 : 신생아 - 수시, 출생 후 1년 이내 - 1개월마다 1회, 출생 후 1~5년 - 6개월마다 1회

02 예방접종

(1) 예방접종 주의사항

1) 예방접종 전
① 접종 전날 목욕시킨다.
② 집에서 체온을 측정해보고 열이 나면 접종을 미룬다.
③ 아이의 건강상태를 잘 아는 보호자가 데리고 간다.
④ 건강상태가 좋은 날 오전에 접종한다.
⑤ 모자보건수첩을 가지고 방문한다.
⑥ 예방접종을 하지 않을 어린이는 함께 데려가지 않는다.

2) 예방접종 후
① 접종 후 30분가량 접종기관에 머물며 아이의 상태를 관찰한다.
② 귀가 후 적어도 3시간가량 주의 깊게 관찰한다.
③ 접종 당일은 목욕시키지 않는다.
④ 심하게 보채거나 구토, 고열, 두드러기 등의 증상이 나타나면 즉시 의사의 진찰을 받는다.

(2) 영유아 클리닉 설치 시 고려사항

① 조용한 곳으로 선정한다.
② 실내 놀이터를 만들고 장난감이나 책 등을 갖추어 둔다.
③ 클리닉 내에 음료수를 제공하거나 수유를 할 수 있도록 준비한다.
④ 화장실이나 수도시설은 가까운 곳에 배치시킨다.

(3) **영유아 클리닉에서 간호조무사의 역할** : 환자 접수 및 안내, 체중·신장·가슴 둘레·머리 둘레·체온 측정, 물품준비, 기록, 이상상태 보고 등

2 학교보건

01 학교보건의 목적 : 학생과 교직원의 건강을 확보하고 건강관리 능력을 키우며 교육의 효율성을 높이는 데 있다.

02 학교보건이 중요한 이유
① 학생 인구가 전체 인구의 약 1/4을 차지한다.
② 적은 비용으로 큰 효과를 얻을 수 있다.
③ 감염성 질환 이환 시 가정과 지역사회로 전파 가능성이 있다.
④ 정해진 장소에 밀집되어 있어 사업 실시가 용이하다.
⑤ 학생을 통해 가족이나 지역사회에 간접적인 보건사업의 효과를 꾀할 수 있다.
⑥ 건강습관을 형성하는 시기이므로 보건교육의 효과가 높다.
⑦ 보건교육을 통해 학생들의 건강이 향상되어 학교교육의 효율성 또한 높일 수 있다.

03 학교보건사업

(1) 건강검사 : 신체의 발달 상황, 신체의 능력, 건강 조사 및 정신건강상태 검사는 학교의 장이 실시하고, 건강검진은 검진기관에서 실시한다.
① 신체의 발달 상황 : 키와 몸무게
② 건강 조사 : 병력, 식생활 및 건강 생활 행태 등
③ 정신건강상태 검사 : 설문조사 실시
④ 건강검진 : 척추, 눈, 귀, 콧병, 목병, 피부병, 구강, 병리검사(X선검사, 혈액검사, 소변검사)
⑤ 초등학생 : 1학년, 4학년 때 시행
⑥ 중·고등학생 : 1학년 때 시행
⑦ 구강검진은 매년 실시

(2) 학교정신건강사업
① 전교생을 대상으로 정신건강교육을 실시하여 일차예방을 실현한다.
② 학교에서 주로 발견되는 정신건강문제 : 우울증, 자살, 약물 오남용, 폭력, 성문제, 가출, 등교거부, 주의력결핍과다활동장애 등

(3) 학생 건강문제 예방 : 구강보건·예방접종·사고예방(초등학생), 약물남용 및 흡연 예방(중·고등학생) 등

(4) 학교보건 교육방법 : 개인지도, 집단지도, 매체활용, 가정통신문, 가정방문 등

(5) 학교보건 인력 : 학교보건의 1차 담당자는 담임, 학교보건의 전문인력은 보건교사, 학교보건의 행정책임자는 교장, 그 외에도 학교의사(치과의사 및 한의사 포함), 학교약사 등의 촉탁인력이 있다.

※ 학교에서 감염병 발생 시 조치 : 보고 – 보건교사는 학교장에게 보고하고, 학교장은 관할 교육감을 경유하여 교육부 장관에게 보고한다. 신고 – 학교장은 관할보건소장에게 즉시 신고한다.

Chapter 04 지역사회보건

1 지역사회 간호의 개요 및 이해

01 지역사회의 정의 : 공통된 관심과 결속력을 가지고 상호작용을 맺고 있는 집단
① 일정 지역에 모여 사는 사람들
② 관심이 비슷한 사람들
③ 학교와 사업체 같은 조직이나 단체
④ 비슷한 건강문제를 가진 사람들 집단

02 지역사회 간호의 정의 : 지역사회(개인, 가족, 지역사회)를 대상으로 간호제공 및 보건교육을 실시하여 그들 스스로가 건강 문제를 적정 기능 수준으로 향상시키는 것을 목표로 하는 과학적인 실천

03 지역사회 간호대상 : 개인, 가족, 지역사회

04 지역사회 간호목표 : 대상자들이 스스로 그들의 건강을 적정 기능 수준으로 향상하도록 하는 것, 궁극적인 목적은 삶의 질 향상

05 지역사회 간호활동 : 간호제공, 보건교육, 관리

06 지역사회 간호사업의 범위 : 감염병 관리, 환경위생, 산업간호, 학교간호, 모자보건, 정신건강, 보건영양, 보건교육, 만성병 관리 등

07 지역사회 간호사업의 기본 원리
① 지역사회 간호사업은 개인보다는 가족이 사업의 기본단위가 된다.
② 지역사회 주민의 적극적인 참여가 있어야 한다. 주민의 참여를 위해서는 전문가들이 주민의 입장에서 생각하는 자세가 무엇보다 우선되어야 한다.
③ 지역사회 간호사업을 실시하는 쪽과 지역주민과는 서로 수평적인 관계를 유지해야 한다.
④ 지역사회간호사업을 할 때 가장 먼저 실시해야 하며 사업을 성공시키기 위해 가장 중요한 것은 지역사회 진단에 의한 정확한 보건실태파악으로 건강문제를 확인하는 것이다.
⑤ 지역사회 보건요원은 지역사회가 가진 문제점을 파악하기 위해 자신이 담당한 지역의 통계적 특성, 사회적 환경, 지리 등을 잘 알아야 한다.
⑥ 지역사회 간호 요구 중 가장 우선순위에 두어야 하는 것은 '지역 주민 다수에게 영향을 주는 것'이다.

08 지역보건의료계획

① 지역의 실정에 맞는 지역보건의료계획을 수립하여야 하므로 의료기관이나 주민은 필수적인 요소가 된다.
② 지역보건법에 근거를 둔다.
③ 지역보건의료계획은 4년마다 수립한다.
④ 계획수립의 주체는 시·도 및 시·군·구이다.
⑤ 하의상달식 체계이다.
⑥ 지역 실정에 맞는 보건의료를 계획한다.

09 지역사회간호 사업에서 가족의 특징

① '형성-확대-축소-해체'되어 가는 과정을 거친다.
② 지역사회간호 사업의 기본 단위로서 2세대 핵가족을 중심으로 분류한다.
③ 기초적이고 일차적인 집단이다.
④ 공동체로서 고유의 생활방식을 가지고 있다.
⑤ 각 주기별로 가족이 해결해야 할 과업이 있다.
⑥ 서로 상호작용하면서 의사소통한다.
⑦ 동거하지 않더라도 한 가족으로 간주한다.

10 임상간호와 지역사회 간호의 차이

기준	임상간호	지역사회 간호
사업의 종류	의료사업	건강관리사업
사업대상	개인	지역사회 주민 전체
대상의 종류	주로 급성환자	건강한 삶을 추구하는 주민 전체
사업목적	건강회복 및 안위증진	주민의 적정기능 수준향상 (자기 건강관리 능력 향상)
사업주체	민간, 비영리기관	정부, 기관 및 지역사회 주민
사업장소	병·의원	지역사회
사업비용	환자	세금과 지역사회 재원
주체적 인물	제공자가 주인	대상자가 주인
사업진행	의사처방에 따라	지역사회 주민의 건강요구에 따라
사업전달	하향식	수평적
이용되는 시설	병원 시설	가정 및 보건소, 기타 지역사회 시설
사업성과	결과가 쉽게 나타남	오랜 세월을 요함

2 지역사회 정신건강

01 정신장애의 정의 : 정신적 문제를 중심으로 장애가 발생하여 일정기간 이상 원만한 사회생활을 영위할 수 없는 정신적 이상상태

02 정신건강 문제

(1) 외상 후 스트레스 장애(PTSD)

1) **정의** : 충격적이거나 두려운 사건을 당하거나 목격한 후 발생하는 심리적 반응
   예 학대, 교통사고, 자연재해, 성폭행을 당한 후 신경이 날카로워지거나 공포감을 느끼는 것

2) **간호**
① 시간이 지나면서 과거의 영향에서 벗어날 수 있다는 것을 알려준다.
② 주관적인 지각을 객관적으로 바라볼 수 있도록 돕는다.
③ 환자의 신체적·심리적 증상을 이해하도록 노력하고 가족과 친구들의 지지를 받을 수 있도록 한다.
④ 환자의 비논리적 사고를 교정해준다.

(2) 범불안장애

1) **정의** : 6개월 이상 지속적이고 만성적이며 지나치게 비현실적인 걱정과 불안을 호소하는 것

2) **증상** : 피로, 두통, 호흡곤란, 설사, 불면증 등

(3) 우울증

1) **정의** : 의욕 저하와 우울감을 주요 증상으로 하여 다양한 인지 및 정신·신체적 증상을 일으켜 일상 기능의 저하를 가져오는 질환

2) **증상** : 지속적인 우울감, 집중력 저하, 의욕과 흥미 저하, 불면증, 부정적 사고, 식욕 변화, 자살에 대한 반복적인 생각, 자살 시도 등

3) **치료 및 간호** : 약물 치료, 일기쓰기 등의 인지 행동 치료, 온화한 태도로 관계 형성 및 경청, 신체활동 및 사회적 상황에 참여 하도록 격려, 자존감 향상을 위한 간호

(4) 양극성 장애(조울증)

1) **정의** : 조증과 우울증 증상이 교대로 나타나는 것

2) **특징** : 기분과 에너지, 생각과 행동의 극단적인 변화

(5) 조현병

1) **정의** : 사고의 장애, 망상·환각, 현실과의 괴리감, 기이한 행동 등의 증상을 보이는 정신질환

2) **원인** : 유전, 도파민과 세로토닌이라는 신경전달 물질의 불균형, 출생 전후 그리고 성장과정에서 환자가 겪는 심리적·환경적 요인

3) **증상** : 환각, 망상, 사고과정의 장애 등

4) **치료** : 항정신병 약물이나 항우울제 사용, 인지행동요법, 자조모임, 재활 등

03 정신재활 프로그램

(1) **낮병원 프로그램**

① 입원치료와 외래치료의 중간단계로 낮시간 동안만 정신재활프로그램에 출퇴근형식으로 참여하는 병원
② 정신병원에 입원할 정도는 아니지만 지속적인 관찰과 치료가 필요한 정신질환을 가진 자들의 사회복귀를 위한 프로그램

(2) **자조집단 프로그램** : 퇴원 후 환자들이 모여 경험을 공유하며 협동하기 위한 모임

예 알코올중독자 자조모임 등

04 의사소통과 방어기제

(1) **치료적 의사소통**

구분	내용
인도	• 개방적인 대화를 할 수 있도록 대화의 시작 부분에 사용 • "잘 지내셨어요? 요즘 기분이 좀 어떠세요?"
개방적 질문	• 대상자의 생각과 반응을 이끌어 낼 수 있는 질문 • "무슨 생각을 하고 계신가요?"
경청	• 의식적이고 의도적으로 타인에게 주의를 기울이는 기술 • 눈을 맞추고 고개를 끄덕임, 상냥한 얼굴, 즉각적인 반응
공감	• 다른 사람의 감정을 있는 그대로 인정하고 이해하는 것 • "그런 생각이 들 정도로 힘이 드시는군요."
명료화	• 대상자의 표현이 모호할 때 내용을 명확하게 해주는 것 • "예를 들어 말씀해주시겠어요?"
반영	• 대상자가 표현한 생각, 경험, 감정을 정리하여 다른 용어로 대상자에게 다시 표현하는 것 • "내가 잘못한 게 계속 생각나고 왜 그랬을까 후회가 돼요." → "죄책감을 느끼시는군요."
재진술	• 대상자의 표현을 그대로 반복하는 것 • "퇴원하고 싶어요." → "퇴원하고 싶다고요?"
직면	• 의문을 제기함으로써 말과 행동이 불일치하거나 모순되는 점을 인식시키는 것으로, 무비판적이어야 한다. • "남편이 병문안을 오지 않아서 섭섭하다고 하셨는데 당신이 남편에게 피곤할 테니 오지 말라는 문자를 보냈다는 말을 들어서 좀 혼란스러워요."

구분	내용
정보제공	• 대상자에게 필요한 지식 및 정보를 제공하는 것 • "이 약은 불안을 진정시키기 위한 항불안제입니다."
침묵	• 짧은 침묵은 대상자나 간호조무사 모두에게 생각을 정리할 수 있는 기회를 준다.
현실제시	• 망상이나 환각을 가진 대상자에게 현실에 대해 사실대로 이야기 하는 것 • "저 사람이 매일 나를 잡으러 와요." → "저 분은 환자분의 주치의입니다."
탐색	• 대화내용 중 주목할 만한 내용을 세밀하게 탐색하는 것 • "그것에 대해 더 자세히 설명해 주시겠습니까?"
초점 맞추기	• 한 가지 주제로 대화에 집중하도록 하는 것 • "많은 것들을 언급했는데 먼저 말씀하셨던 학교 자퇴문제에 대해 다시 이야기해 봅시다."
요약	• 면접(면담)을 마무리 할 때 주로 사용 • "우리는 지금까지 금주에 대한 여러 가지 방법에 대해 이야기해 봤어요."

(2) 비치료적 의사소통

구분	내용
일시적 안심	• 사실에 근거하지 않고 대상자를 안심시키려 하는 것 • "걱정 마세요, 다 잘될 거예요."
즉각적인 찬성과 동의	• 대상자의 행동과 태도에 평가를 한 것이 되어 대상자는 다음에 그 이야기의 내용을 바꾸고 싶어도 자유로이 바꾸지 못함 • "잘하셨어요.", "환자분 결정에 100퍼센트 동의합니다."
거절	• 대상자의 생각이나 행동을 받아들이지 않는 태도 • "그 부분은 더 이상 듣고 싶지 않네요."
비난	• 대상자의 행동과 생각을 비판하는 것 • "왜 그런 이상한 생각을 하세요?"
주제변경	• 관계없는 주제를 내놓는 것 • "죽고 싶어요." → "알코올중독 자조모임에 다녀오셨어요?"
불일치	• 대상자의 생각과 간호조무사의 생각이 다름을 표현하는 것 • "그렇지 않아요. 나는 절대 (~와/과) 동의하지 않아요."
충고	• 대상자가 취해야 할 행동에 관하여 조언하고 해결책을 제안하는 것 • "나는 당신이 ~해야 한다고 생각해요.", "내가 당신이라면~"
탐지	• 대상자에게 꼬치꼬치 심문하듯이 묻는 것 • "왜 그렇게 된 건가요? 이야기해주면 안되나요? 그래서요?"
도전	• 대상자의 생각을 증명하도록 답변을 요구하는 것 • "당신이 죽었다면 왜 아직까지 심장이 뛰고 있는거죠?"

구분	내용
방어	• 구두 공격으로부터 어떤 것을 보호하려는 시도 • "이 병원은 평판이 좋고 OOO의사는 이 분야 최고의 권위자입니다."
해명요구	• 대상자의 생각, 느낌, 행동에 대한 이유를 말하도록 하는 것 • "왜 그렇게 생각하세요?"

(3) 방어기제

구분	내용
승화	• 본능적 욕구나 참기 어려운 충동적 에너지를 사회적으로 용납되는 형태로 표출하는 성숙하고 긍정적인 방어기제 예 공격성을 가진 사람이 유능한 권투선수가 되는 것
부정	• 현실을 거부함으로써 현실과 관련된 정신적 고통을 피해보려는 것(외적인 근원을 가진 위협을 억누름, 아무 일도 없는 척) 예 시한부 판정을 받은 후 진단결과를 믿지 않고 5년 후 계획을 세우는 것 예 아들이 전쟁에서 사망했다는 사실을 믿지 않고 늘 밥상을 차릴 때 아들의 밥까지 올려놓는 등 아들이 살아있는 것처럼 행동하는 것
억압	• 의식에서 용납하기 어려운 생각, 욕망, 충동을 무의식속으로 눌러 놓는 것(기억상실, 망각, 완전히 잊어버림) 예 어린 시절 성추행이나 학대 당한 기억을 잊는 것
억제	• 마음에 고통을 주는 기억을 의식적으로 잊으려고 노력하는 것 예 헤어진 연인에 대한 생각을 하면 괴롭고 힘들어서 생각하지 않으려고 노력하는 것 예 친구가 내 뒷담화를 하는 것을 알고 화가 났지만 '그럴 수도 있겠구나' 하며 참는 것
저항	• 괴롭고 불안한 기억이 의식으로 떠올라 오는 것을 막는 것 예 "몰라요, 기억이 안나요. 그건 별로 중요하지 않잖아요?"
투사	• 자신의 결점이나 받아들일 수 없는 행동에 대한 책임을 남이나 환경 탓으로 돌리는 것 속담 실력 없는 목수가 연장 탓 한다, 잘되면 내 탓 못되면 조상 탓
퇴행	• 심한 좌절을 경험할 때 현재의 위치나 성숙의 수준이 과거 수준으로 후퇴하는 것 예 대소변을 잘 가리던 아이가 동생이 태어난 후 밤에 오줌을 싸는 것
반동형성	• 겉으로 보이는 태도나 언행이 마음속 생각과 정반대로 행동하는 경우 예 싫어하는 사람에게 더 잘해주는 것, 좋아하는 여학생을 괴롭히는 것 속담 미운 자식 떡 하나 더 준다.
대치	• 목적하는 것을 갖지 못하는 데서 오는 불안을 최소화하기 위해 원래와 비슷한 것을 갖는 것으로 원래목표와 대용목표가 아주 유사할 때 유용 예 아버지를 사랑하는 딸이 아버지를 닮은 사람과 결혼 속담 꿩 대신 닭

구분	내용
전치	• 어떤 대상에 대한 부정적인 감정을 덜 위험하거나 편안한 대상자에게 표출하는 것 예 부모에게 야단맞고 만만한 동생을 때리는 행동 (속담) 종로에서 뺨 맞고 한강 가서 눈 흘긴다.
동일시	• 자신에게 중요한 사람과 동일한 수준으로 생각하며 자신의 가치를 높이고자 하는 것 예 자신이 좋아하는 연예인의 옷차림을 따라하는 경우, 자녀의 직장·승진·성취 등을 늘 자랑하고 다니는 부모님
합리화	• 용납하기 어려운 충동이나 욕구를 그럴듯한 이유로 설명하는 것 예 "손이 닿지 않는 저 포도는 분명 시큼하고 맛이 없을 거야.", "시험 문제가 이상해서 내 점수가 낮은거야." (속담) 핑계 없는 무덤이 없다.
보상	• 자신의 성격, 외모, 지능 등의 결함을 다른 것으로 대리만족 하기 위해 다른 능력이나 특성을 강조하는 것 예 가난에 대한 콤플렉스가 있어 과하게 치장을 하는 것 • 어떤 분야에서 특별히 뛰어나다는 인정을 받음으로써 다른 분야에서의 실패나 약점을 보충하고자 하는 경우 예 외모 콤플렉스가 있는 사람이 열심히 공부해서 판사가 되는 것 (속담) 작은 고추가 더 맵다.
해리	• 마음을 편치 않게 하는 성격의 일부가 그 사람의 지배를 벗어나 하나의 독립된 성격인 것처럼 행동하는 것 예 이중인격, 지킬박사와 하이드
신체화	• 현실적인 불만이나 심리적인 갈등이 신체를 통해 병이나 불편함으로 나타나는 것 예 운동을 싫어하는 학생이 체육시간만 되면 배가 아픈 것
취소	• 용납할 수 없거나 스스로 죄책감을 일으키는 사고, 감정, 행동에 대하여 상징적인 방법을 통해 무효화하는 것 예 미워하는 동생을 때린 뒤 뽀뽀하는 것, 폭언을 한 후 아내에게 고가의 선물을 하는 것

3 지역사회 간호요원

01 지역사회 간호사의 역할

구분	내용
조정자	대상자들의 상태와 요구에 따라 다른 요원들과 의사소통하며 조정을 꾀하는 역할
간호제공자	지역사회에서 일어나는 간호문제에 대해 직접간호나 간접간호를 제공하여 지역사회의 건강문제를 해결
대변자(옹호자)	지역사회의 입장에서 의견을 제시함으로써 보건의료기관이나 조직으로부터 건강소비자로서의 권리를 찾을 수 있도록 도와주는 역할

구분	내용
팀요원	지역사회 간호사는 보건의료팀과 함께 단체조직에 속하여 활동하는 것이므로 상호협조·협력하는 관계를 맺어야 함
상담자	전문적인 지식과 기술을 기반으로 주민의 건강문제 등에 대한 상담을 해주고 문제를 스스로 해결할 수 있도록 도와주는 역할
변화촉진자	보건의료시설 및 전문가를 적절히 이용할 수 있도록 동기를 부여하고 촉진하는 역할
교육자	지역사회 대상자에게 보건교육을 실시하는 역할
평가자	필요한 간호활동을 한 후 간호활동이 지역주민에게 어떠한 효과가 나타났는지를 평가하는 역할
정보 수집자 및 보존자	자료수집, 간호진단, 연구 등을 위해 필요한 정보의 수집과 보존의 책임을 가짐
알선자(의뢰자)	지역주민들의 다양한 요구를 여러 분야와 접촉하여 의뢰하는 역할
관찰자	지역사회 안에서 환경 위험요인, 질병발생요인 등을 발견하는 역할

02 지역사회 간호조무사

(1) 역할

① 가장 먼저 지역 주민들의 건강요구를 알아낸다.
② 환자 상태를 정확히 파악해야 한다.
③ 환자의 조기발견과 보건계몽에 힘쓴다.
④ 보건교육의 장소 및 도구를 준비한다.
⑤ 간호사의 지도, 감독하에 임산부에 대한 보건교육을 실시한다.
⑥ 결핵사업에 참여하고 보건 통계 작성에 협조한다.
⑦ 응급처치 및 시범교육 시 조력한다.
⑧ 간호사의 지시, 감독하에 업무를 수행하고 보조한다.
⑨ 진찰실의 정돈 및 환경관리, 진료 시 보조한다.
⑩ 가정방문 후 방문기록 및 환자상태를 보고한다.
⑪ 주민이 불만을 호소할 때 인내심을 갖고 끝까지 청취(경청)한다.
⑫ 주민 스스로 건강에 대한 올바른 개념을 갖도록 해준다.

(2) 사고를 예방하는 방법

① 의문사항이 있을 때는 감독자와 상의하도록 한다.
② 자신의 직무 한계를 정확히 인식해야 한다.
③ 업무상 이상 상태를 발견했을 때는 즉시 보고한다.

4 지역사회 간호활동

01 가정방문(방문건강관리사업)

(1) 특징 : 지역사회 간호사업의 가장 큰 비중을 차지하며, 취약계층을 중점대상으로 서비스를 제공한다.

(2) 목적 : 가족을 단위로 한 건강관리 및 가정의 실정에 맞는 서비스 제공

(3) 장점
① 거동 불능자가 건강관리를 받기 쉽고 대상자의 시간과 경비가 절약된다.
② 가족의 건강문제를 직접 관찰할 수 있어 문제파악이 용이하다.
③ 가정에 있는 물품을 이용하여 가족의 실정에 맞는 교육이 가능하다.

(4) 단점
① 같은 경험을 가진 사람들과 의견을 공유할 기회가 없다.
② 간호제공자의 시간과 경비가 많이 소요된다.
③ 가정에서 여러 가지 방해요소로 교육적인 분위기를 조성하기 어려울 수 있다.
④ 타인의 가정방문을 대상자가 부담스러워 할 수 있고, 건강관리실의 물품이나 기구들을 활용하지 못한다.

(5) 간호조무사의 방문건강관리
① 방문간호조무사(노인장기요양보험제도에서 방문간호가 가능한 장기요양요원) : 3년 이상의 간호보조 업무 경력이 있고, 보건복지부장관이 정하는 교육(700시간)을 이수한 자
② 가정방문 전에 방문대상에 대한 기록을 찾아 읽어보고 방문계획을 짠다.
③ 가정방문 시 간호조무사는 보건간호사의 지시와 감독을 받는다.

(6) 가정방문 시기 : 보건간호사의 결정에 의해 간격과 횟수가 정해지며 미리 약속한 시간에 방문한다.

(7) 가정방문 우선순위
① 미숙아와 신생아 → 임산부 → 학령 전 아동 → 학령기 아동 → 성병환자 → 결핵환자
② 개인보다 집단을, 만성질환보다 급성질환을, 전염성 환자보다 비전염성 환자를, 구환자(기존환자)보다 신환자(새로운 환자)를, 산재되어 있는 곳보다 집합되어 있는 곳을, 건강한 대상보다는 문제가 있는 대상을 먼저 방문한다.
③ 감수성이 높은 환자를 먼저 방문한다.
④ 경제력이나 교육수준이 낮은 환자를 먼저 방문한다.

(8) 가정방문 가방
① 방문가방은 가정방문 시 필요한 간호와 처치를 하는 데 필요한 기구와 재료를 보관하고 외부로부터 물품이 오염되는 것을 방지하기 위해 사용하며, 방문대상 및 간호순서를 고려하여 내용물을 미리 정리해둔다.

② 방문가방에는 간호조무사의 개인 물건을 넣을 수 없다.

③ 사용 절차
- 방문가방의 바깥주머니에서 종이를 꺼내 방바닥에 깔고 환자로부터 먼 곳에 가방을 놓는다.
- 간호나 처치에 필요한 약품이나 물품은 가방 옆 환자 가까운 곳 종이 위에 정돈한다.
- 감염병 환자에게 사용한 기구는 따로 싸가지고 온다.
- 가방 밑에 깔았던 종이는 가방을 놓았던 면을 겉으로 가게 접어서 수거하여 버린다.

(9) 기록
환자 및 가족에게 계속적인 간호를 제공하기 위해 간호내용을 정확히 기록하고 서명을 한다.

가정간호, 방문건강관리사업, 장기요양보험제도의 방문간호 비교

	가정간호	방문건강관리사업	방문간호
법적 근거	의료법	지역보건법	노인장기요양보험법
운영주체	의료기관(종합병원)	보건소	장기요양기관
대상자	가정간호가 필요한 개인환자	노인, 장애인 등 취약계층 우선+그 외에 신청 가능	장기요양등급을 받은 자
이용절차	진료의사가 환자와 협의 후 가정간호 의뢰	관할 보건소에 대상자 등록 후 관리	등급판정 후 요양기관과 서비스 계약
인력	가정간호사	간호사나 사회복지사 등 방문건강관리사업팀	• 2년이상 임상경력 간호사 • 3년 이상 경력+700시간 교육을 이수한 간호조무사 • 치과위생사

02 건강관리실(클리닉)

(1) 종류

구분	내용
영유아 클리닉	조용한 장소, 장난감이나 교육자료 구비, 실내 놀이터(놀이장소) 마련, 처치실과 대기실 분리, 기저귀 교환장소와 수유공간 확보, 음용수 구비, 화장실에서 가까운 곳, 감염 가능성이 있으므로 결핵클리닉과는 먼 곳
결핵클리닉	상담할 수 있는 조용하고 분리된 공간, 채광이 잘되는 곳
성병클리닉	사람의 왕래가 드문 곳, 상담할 수 있는 조용하고 분리된 공간 필요
뇌전증(간질)클리닉	바닥은 너무 딱딱하지 않고 약간의 탄력성이 있는 재질로 설치, 편안하고 부드러운 분위기의 환경 조성

(2) 설치장소
　① 대상자가 쉽게 찾을 수 있는 교통이 편리한 곳
　② 종교 및 정치와 관련이 없는 지역이나 건물
　※ 클리닉은 같은 문제를 가진 대상자들끼리 정보를 교환할 수 있는 장점이 있다.
　※ 보건소, 보건진료소, 학교 보건실, 산업장 보건실 등이 있다.

5 지역사회 간호과정

01 사정
① 자료수집, 지역사회간호 사업의 기준과 지침확인, 지역주민의 요구사정
② 지역사회 보건의료지원

구분	내용
인적자원	의사, 간호사 등
물적자원	병·의원, 보건소, 약국 등의 보건의료시설, 보건의료장비, 예산
지적자원	의료기술 및 관리기술, 지식

02 진단 : 자료 분석, 건강문제확인, 간호진단

03 계획
① 사업의 우선순위 설정 : 많은 수의 주민에게 영향을 미치는 문제, 취약계층, 해결 가능성이 높은 문제일수록 우선순위
② 목표설정 시 목표는 구체적이고 측정 가능한 것이어야 한다.
③ 수행계획 및 평가계획을 수립한다.
④ 지역사회 현황파악이 첫 단계이며 지역주민과 함께 계획하는 것이 가장 중요하다.
⑤ 지역사회 간호사업은 국가보건사업의 전체적인 계획 내에서 운영되어야 한다.

04 수행
지역사회에서 이용할 수 있는 자원(인력, 생정통계 등의 정부기관 기록, 관련 정부기관, 양로원이나 탁아소 등의 사회자원, 보건통계, 보건의료시설, 문화시설 등)을 적절히 활용하여 수행한다.

05 평가 : 평가 및 재계획을 실시하는 데 평가자료 및 도구는 신뢰성과 타당성을 갖추어야 한다.

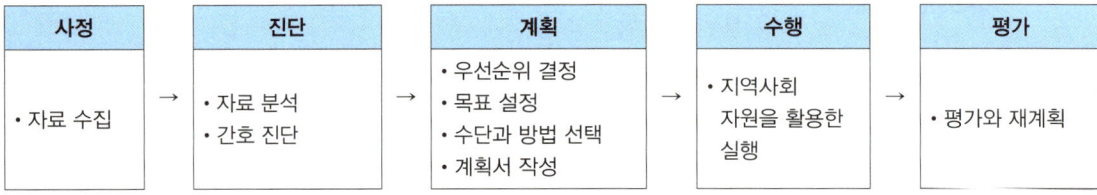

Chapter 05 의료관계법규

1 의료법

01 목적 : 모든 국민이 수준 높은 의료혜택을 받을 수 있도록 국민의료에 필요한 사항을 규정함으로써 국민의 건강을 보호하고 증진시키는 데 목적이 있다.

02 의료인(5종) : 의료인의 국가시험은 매년 보건복지부장관이 시행하며 합격 시 면허증을 받게 된다(간호조무사는 자격증).

(1) 의료인의 종류와 임무

1) **의사** : 의료와 보건지도

2) **치과의사** : 치과의료와 구강보건지도

3) **한의사** : 한방의료와 한방보건지도

4) **조산사** : 조산과 임산부 및 신생아에 대한 보건과 양호지도

5) **간호사**
① 환자의 간호요구에 대한 관찰, 자료수집, 간호판단 및 요양을 위한 간호
② 의사, 치과의사, 한의사의 지도하에 시행하는 진료의 보조
③ 간호 요구자에 대한 교육·상담 및 건강증진을 위한 활동의 기획과 수행, 그 밖의 대통령령으로 정하는 보건활동
④ 간호조무사가 수행하는 업무보호에 대한 지도

한지의료인

종전의 규정에 의해 면허를 받은 한지의사·한지치과의사·한지한의사는 그 허가받은 지역 안에서 의료업무에 종사할 때는 이를 의료인으로 보고, 허가받은 지역 밖에서 의료행위를 한 때에는 그 면허를 취소할 수 있다.

(2) 의료인의 결격사유

① 정신질환자(전문의가 의료인으로서 적합하다고 인정하는 사람은 그러하지 아니하다)
② 마약, 대마 또는 향정신성 의약품 중독자
③ 피성년후견인, 피한정후견인(금치산자, 한정치산자)
④ 금고 이상의 실형을 선고받고 그 집행이 끝나거나 그 집행을 받지 아니하기로 확정된 후 5년이 지나지 아니한 자
⑤ 금고 이상의 형의 집행유예를 선고받고 그 유예기간이 지난 후 2년이 지나지 아니한 자

⑥ 금고 이상의 형의 선고유예를 받고 그 유예기간 중에 있는 자

(3) 국가시험 응시자격의 제한
① 부정한 방법으로 국가시험에 응시한 자는 그 수험을 정지시키거나 합격을 무효로 한다.
② 다음에 치러지는 국가시험의 응시를 3회 범위에서 제한할 수 있다.
※ 간호조무사 : 부정행위 당시 시험은 무효 + 다음에 치러지는 국가시험 두 번 응시자격 정지

(4) 의료인의 조건부 면허
① 면허를 내줄 때 3년 이내의 기간을 정하여 특정지역이나 특정업무에 종사할 것을 면허의 조건으로 붙일 수 있다.
② 이를 이행하지 않는 경우 면허를 취소할 수 있다.

(5) 진료의 거부 금지
① 의료인 또는 의료기관 개설자는 진료나 조산의 요청을 받으면 정당한 사유 없이 이를 거부하지 못한다.
② '응급의료에 관한 법률'에서 정하는 바에 따라 의료인은 응급환자에게 최선의 처치를 해야 한다.

(6) 세탁물 처리 : 의료기관에서 나오는 세탁물은 의료인, 의료기관 또는 특별자치시장·특별자치도지사·시장·군수·구청장에게 신고한 자가 아니면 이를 처리할 수 없다.

(7) 진단서
① 직접 진찰하거나 검안한 의사, 치과의사, 한의사가 아니면 진단서, 검안서, 증명서를 교부하지 못한다.
② 진료 중이던 환자가 최종진료 시부터 48시간 이내에 사망한 경우에는 다시 진료하지 않고도 진단서나 증명서를 내줄 수 있다.
③ 직접 조산한 의사, 한의사, 조산사가 아니면 출생, 사망, 사산 증명서를 내주지 못한다.

(8) 정보누설 및 태아 성감별 행위 금지

구분	내용
정보누설의 금지	• 의료인이나 의료기관 종사자는 의료, 조산, 간호하면서 알게 된 다른 사람의 정보를 누설하거나 발표하지 못한다. • 3년 이하의 징역 또는 3천만 원 이하의 벌금
태아 성감별 행위 금지	• 의료인은 태아 성감별을 목적으로 임부를 진찰하거나 검사하여서는 안 되며, 같은 목적을 위한 다른 사람의 행위를 도와서도 안 된다. • 자격정지, 2년 이하의 징역 또는 2천만 원 이하의 벌금

(9) 기록열람
① 의료인, 의료기관의 장 및 의료기관 종사자는 환자가 아닌 다른 사람에게 환자에 관한 기록을 열

람하게 하거나 그 사본을 내주는 등 내용을 확인할 수 있게 해서는 안 된다.

② 환자가 지정하는 가족이나 대리인이 환자 본인의 동의서와 각종 증명서류를 첨부하여 제출한 경우 기록열람이 가능하다(환자의 직계 존속·비속, 환자의 배우자, 배우자의 직계존속, 이 중 아무도 없을 경우 환자의 형제·자매).

(10) 진료기록부 등의 기재 및 보존

1) 간호기록부 : 간호를 받는 사람의 성명, 활력징후, 투약, 섭취 및 배설물, 처치와 간호, 간호일시에 관한 사항

2) 기록의 보존

보존 연한	기록물
2년	처방전
3년	진단서 등 부본, 감염병 환자의 명부, 혈액제제 운송 및 수령확인서
5년	간호기록부, 조산기록부, 환자 명부, 검사내용 및 소견기록, 방사선 사진 및 소견서
10년	수술기록부, 진료기록부, 혈액 관리업무에 관한 기록, 예방접종 후 이상반응자 명부

(11) 각종 신고

1) 변사체의 신고 : 의사, 치과의사, 한의사, 조산사는 사체를 검안하여 변사한 것으로 의심되는 때에는 그 소재지를 관할하는 경찰서장에게 신고하여야 한다.

2) 실태와 취업상황 신고 : 의료인은 대통령령이 정하는 바에 따라 최초로 면허를 받은 후부터 3년마다 그 실태와 취업상황 등을 보건복지부장관에게 신고하여야 한다.

(12) 의료행위에 관한 설명

1) 의사, 치과의사, 한의사 : 의사, 치과의사, 한의사는 사람의 생명 또는 신체에 중대한 위해를 발생하게 할 우려가 있는 수술, 수혈, 전신마취를 하는 경우 환자에게 설명하고 서면동의를 받아야 한다. 다만 설명 및 동의 절차로 인해 수술 등이 지체되면 환자의 생명이 위험해지거나 심신상의 중대한 장애를 가져오는 경우에는 그러하지 아니하다.

2) 환자에게 설명하고 동의를 받아야 하는 사항

① 환자에게 발생했거나 발생 가능한 증상 및 진단명

② 수술 등의 필요성, 방법, 내용

③ 환자에게 설명을 하거나 수술 등에 참여하는 주된 의사, 치과, 한의사의 성명(수술 등에 참여한 주된 의사, 치과의사 또는 한의사가 변경된 경우 변경 사유와 내용을 환자에게 서면으로 알려야 한다)

④ 수술 등에 따라 발생이 예상되는 후유증 또는 부작용

⑤ 수술 등 전후 환자가 준수하여야 할 사항

(13) 무면허 의료행위 금지

① 의료인이 아니면 누구든지 의료행위를 할 수 없으며 의료인도 면허된 것 이외의 의료행위를 할 수 없다.

② 의료인이 아니면 의사, 치과의사, 한의사, 조산사, 간호사의 명칭이나 이와 비슷한 명칭을 사용하지 못한다.

(14) 보수교육 : 의료인과 간호조무사는 보수교육을 연간 8시간 이상 이수해야 한다.

(15) 의료인의 품위손상행위, 면허자격정지, 면허취소

구분	내용
품위손상행위	• 학문적으로 인정되지 아니하는 진료행위(조산업무와 간호업무 포함) • 비도덕적 진료행위 • 거짓 또는 과대 광고행위 • 불필요한 검사·투약·수술 등 지나친 진료행위를 하거나 부당하게 많은 진료비를 요구하는 행위 • 전공의의 선발 등 직무와 관련하여 부당하게 금품을 수수하는 행위 • 다른 의료기관을 이용하려는 환자를 영리를 목적으로 자신이 종사하거나 개설한 의료기관으로 유인하거나 유인하게 하는 행위 • 자신이 처방전을 발급하여 준 환자를 영리를 목적으로 특정 약국에 유치하기 위하여 약국개설자나 약국에 종사하는 자와 담합하는 행위
면허 자격정지	보건복지부장관은 의료인이 다음 중 어느 하나에 해당하면 1년의 범위에서 면허자격을 정지시킬 수 있다. • 의료인의 품위를 심하게 손상시키는 행위를 한 때 • 의료기관 개설자가 될 수 없는 자에게 고용되어 의료행위를 한 때 • 일회용 의료기기 재사용 금지를 위반한 때 • 진단서·검안서 또는 증명서를 거짓으로 작성하여 내주거나 진료기록부 등을 거짓으로 작성하거나 고의로 사실과 다르게 추가기재·수정한 때 • 태아 성 감별 행위 등 금지를 위반한 경우 • 의료기사가 아닌 자에게 의료기사의 업무를 하게 하거나 의료기사에게 그 업무 범위를 벗어나게 한 때 • 관련 서류를 위조·변조하거나 속임수 등 부정한 방법으로 진료비를 거짓 청구한 때 • 부당한 경제적 이익 등의 취득 금지를 위반하여 경제적 이익 등을 제공받은 때

구분	내용
면허 취소	• 의료인 결격사유에 해당하게 된 경우 → 무조건 면허취소! • 자격정지 처분기간 중에 의료행위를 하거나 3회 이상 자격정지 처분을 받은 경우 • 면허를 재교부 받은 사람이 자격정지 사유 중 어느 하나에 해당하는 경우 • 조건부 면허에 따른 면허조건을 이행하지 아니한 경우 • 면허를 대여한 경우 • 일회용 의료기기 재사용 금지를 위반하여 사람의 생명 또는 신체에 중대한 위해를 발생하게 한 경우 • 사람의 생명 또는 신체에 중대한 위해를 발생하게 할 우려가 있는 수술, 수혈, 전신마취를 의료인이 아닌 자에게 하게 하거나 의료인에게 면허사항 외로 하게 한 경우 • 거짓이나 그 밖의 부정한 방법으로 의료인 면허 발급 요건을 취득하거나 국가시험에 합격한 경우

03 의료기관(10종)

(1) 의료기관의 종류

1) **의원급** : 주로 외래환자를 대상으로 의료행위를 하는 의료기관으로 의원, 치과의원, 한의원이 있다.

2) **조산원** : 조산사가 조산과 임산부 및 신생아를 대상으로 보건활동과 교육 및 상담을 하는 의료기관이다.

3) **병원급** : 주로 입원환자를 대상으로 의료행위를 하는 의료기관으로 병원, 치과병원, 한방병원, 요양병원, 종합병원, 정신병원이 있다.

구분	내용
병원	30개 이상의 병상
종합병원	100개 이상의 병상
상급종합병원	중증질환에 대하여 난이도가 높은 의료행위를 전문적으로 하는 종합병원을 상급종합병원으로 지정, 보건복지부가 3년마다 재평가
전문병원	특정 진료과목이나 특정질환 등에 대하여 난이도가 높은 의료행위를 하는 병원을 전문병원으로 지정, 보건복지부가 3년마다 재평가
요양병원	요양병상을 갖춘 곳으로 노인성질환자, 만성질환자, 외과적 수술 후 또는 상해 후 회복기간에 있는 장기입원 대상자의 요양과 치료를 위한 병원

※ 간호·간병 통합서비스 : 입원환자를 대상으로 보호자 등이 상주하지 아니하고 간호·간병통합서비스 제공인력(간호사, 간호조무사, 간병지원인력)에 의하여 포괄적으로 제공되는 입원서비스

(2) 의료기관의 개설 : 의료인은 의료기관을 개설하지 아니하고는 의료업을 할 수 없다.

   1) 의료기관 개설이 가능한 자 : 의사, 치과의사, 한의사, 조산사, 국가나 지방자치단체, 의료업을 목적으로 설립된 법인, 비영리법인, 준 정부기관, 지방의료원, 한국보훈복지의료공단

   2) 개설 가능한 의료기관
   ① 의사 : 의원, 병원, 요양병원, 종합병원, 정신병원
   ② 치과의사 : 치과의원, 치과병원
   ③ 한의사 : 한의원, 한방병원, 요양병원
   ④ 조산사 : 조산원(조산원을 개설하려는 자는 반드시 지도의사를 정하여야 한다.)
   ⑤ 간호사 : 해당 없음

   3) 의료기관 개설 시 신고 또는 허가
   ① 의원급(의원, 치과의원, 한의원, 조산원) 개설 : 시장·군수·구청장에게 신고
   ② 병원급(병원, 치과병원, 한방병원, 종합병원, 요양병원, 정신병원) 개설 : 시·도 의료기관개설위원회의 심의를 거쳐 시·도지사의 허가

(3) 의료기관이 갖추어야 할 안전관리 시설

화재나 기타 긴급상황에 대처하기 위해 필요한 시설, 방사선 위해방지에 관한 시설, 채광·환기에 관한 시설, 전기·가스 등의 위해방지에 관한 시설, 방충·쥐 막기·세균오염 방지에 관한 시설, 그 밖에 진료과목별로 안전관리상 필수적으로 갖추어야 할 시설

(4) 당직의료인 및 의료인 배치 : 각종 병원에는 당직의료인을 두어야 한다.

(5) 신체보호대의 사용

   1) 정의 : 신체보호대란 전신 혹은 신체 일부분의 움직임을 제한할 때 사용되는 물리적 장치 및 기구를 말한다.

   2) 사용 사유 및 절차
   ① 신체보호대를 대신할 다른 방법이 없는 경우에 한하여 최소한의 시간 동안 사용한다.
   ② 의사의 처방이 있어야 하며 환자의 동의를 얻어야 한다. 다만, 환자의 동의를 얻을 수 없는 경우에는 보호자의 동의를 얻을 수 있다.
   ③ 응급상황에서 쉽게 풀 수 있거나 즉시 자를 수 있어야 한다.
   ④ 환자상태를 주기적으로 관찰하고 기록하여 부작용 발생을 예방하며 환자의 기본 욕구를 확인하고 충족시켜야 한다.
   ⑤ 신체보호대 사용을 줄이기 위하여 연 1회 이상 의료인을 포함한 병원 종사자에게 신체보호대 사용에 관한 교육을 하여야 한다.

3) 신체보호대 사용을 중단하여야 하는 경우

① 신체보호대의 사용 사유가 없어진 경우
② 신체보호대를 대신하여 사용할 수 있는 다른 효과적인 방법이 있는 경우
③ 신체보호대 사용으로 인하여 환자에게 부작용이 발생한 경우

(6) 급식관리

① 환자의 식사는 일반식과 치료식으로 구분하여 제공한다.
② 환자 급식을 위한 식단은 영양사가 작성한다.
③ 환자 음식은 뚜껑이 있는 식기나 밀폐된 배식차에 넣어 적당한 온도를 유지한 상태에서 공급하여야 한다.
④ 영양사는 완성된 식사를 평가하기 위하여 매끼 검식을 실시하고 기록하여야 한다.
⑤ 영양사는 의사가 영양지도를 의뢰한 환자에 대하여 영양상태를 평가하고 상담 및 지도를 실시한다.
⑥ 식기와 급식용구는 매 식사 후 깨끗이 세척·소독해야 하며 전염성 환자의 식기는 일반 환자 식기와 구분하여 취급하고, 매 식사 후 멸균소독하여야 한다.
⑦ 수인성 감염병 환자의 잔식은 소독 후 폐기하고, 식기는 끓인 후 씻는다.
⑧ 병원장은 급식 관련 종사자에게 위생교육을 실시해야 하며, 연 1회 이상 정기 건강진단을 실시한다.

(7) 의료기관 명칭표시판

① 의료기관 명칭, 전화번호, 의료인의 면허종류 및 성명, 상급종합병원으로 지정받은 사실, 전문병원으로 지정받은 사실, 개설자가 전문의인 경우 해당 전문의 자격 및 전문과목, 의료기관 인증을 받은 사실만을 표시할 수 있다.
② 의료기관 명칭표시판에 진료과목을 함께 표시하는 경우에는 진료과목을 표시하는 글자의 크기를 의료기관의 명칭을 표시하는 글자 크기의 2분의 1 이내로 하여야 한다.

(8) 수술실 내 폐쇄회로 텔레비전의 설치·운영

① 의료기관의 장은 다음 각 호의 어느 하나에 해당하는 경우를 제외하고는 폐쇄회로 텔레비전으로 촬영한 수술실 영상정보를 열람하게 하거나 제공하여서는 아니 된다.
  - 범죄의 수사와 공소의 제기 및 유지, 법원의 재판업무 수행을 위하여 관계 기관이 요청하는 경우
  - 한국의료분쟁조정중재원이 의료분쟁의 조정 또는 중재 절차 개시 이후 환자 또는 환자 보호자의 동의를 받아 해당 업무의 수행을 위하여 요청하는 경우
  - 환자 및 해당 수술에 참여한 의료인 등 정보주체 모두의 동의를 받은 경우
② 환자 또는 환자의 보호자의 요청에 따라 수술을 하는 장면을 촬영하는 경우 녹음기능은 사용할 수 없다.
③ 촬영한 영상정보의 열람 등에 소요되는 비용을 열람 등을 요청한 자에게 청구할 수 있다.
④ 의료기관의 장은 촬영한 영상정보를 30일 이상 보관하여야 한다.

04 의료광고·감독

(1) 의료광고
① 의료기관 개설자, 의료기관의 장, 의료인은 기관 또는 단체의 심의를 받은 후 의료광고를 할 수 있다.
② 거짓이나 과장된 내용의 의료광고를 하지 못한다.

(2) 의료기관 인증
① 보건복지부장관은 의료의 질과 환자 안전의 수준을 높이기 위하여 병원급 의료기관 및 대통령령으로 정하는 의료기관에 대한 인증을 할 수 있다.
② 보건복지부장관은 의료기관 인증에 관한 업무를 의료기관평가인증원에 위탁할 수 있다.
③ 보건복지부장관은 의료기관 인증 또는 조건부 인증을 취소하거나 인증마크의 사용정지 또는 시정을 명할 수 있다.

(3) 업무개시 명령
보건복지부장관, 시·도지사, 시장·군수·구청장은 의료인이 정당한 사유 없이 진료를 중단하거나 의료기관 개설자가 집단으로 휴업 또는 폐업하여 환자진료에 막대한 지장을 초래하거나 초래할 우려가 있다고 인정되면 그 의료인이나 의료기관 개설자에게 업무개시를 명령할 수 있다.

(4) 개설허가 취소
의료인, 의료기관 개설자 및 종사자가 무자격자에게 의료행위를 하게 하거나 의료인에게 면허사항 외의 의료행위를 시켰을 때 보건복지부장관 또는 시장·군수·구청장은 그 의료업을 1년의 범위에서 정지시키거나 개설허가의 취소 또는 의료기관 폐쇄를 명할 수 있다.

05 기타

(1) 간호조무사
① 간호조무사가 되려면 고등학교 졸업학력 인정자로서 보건복지부장관의 지정을 받은 간호조무사 훈련기관에서 실시하는 740시간 이상의 이론교육과정 + 간호조무사 교육훈련기관의 장이 실습교육을 위탁한 의료기관 또는 보건소에서 실시하는 780시간 이상의 실습교육 과정(병원이나 종합병원에서의 실습교육 과정이 400시간 이상이어야 함)을 모두 이수하고 국가시험에 합격을 해야 한다.
② 간호조무사는 보건복지부장관의 자격인정을 받아야 하고, 간호조무사의 자격인정과 자격신고 및 보수교육 등에 관하여 필요한 사항은 보건복지부령으로 정한다.

(2) 의료 유사업자 : 접골사, 침사, 구사

(3) 안마사 : 장애인복지법에 따른 시각장애인으로서 시·도지사의 자격인정을 받아야 한다.

2 감염병 예방 및 관리에 관한 법률

01 목적 : 국민건강에 위해가 되는 감염병의 발생과 유행을 방지하고 그 예방 및 관리를 위해 필요한 사항을 규정함으로써 국민건강의 증진 및 유지에 이바지함을 목적으로 한다.

02 감염병의 종류

	제1급	제2급	제3급	제4급
특성	생물테러감염병 또는 치명률이 높거나 집단 발생의 우려가 커서 발생 또는 유행 즉시 신고하여야 하고, 음압격리와 같은 높은 수준의 격리가 필요한 감염병을 말한다(다만, 갑작스러운 국내 유입 또는 유행이 예견되어 긴급한 예방·관리가 필요하여 질병관리청장이 보건복지부장관과 협의하여 지정하는 감염병을 포함한다).	전파 가능성을 고려하여 발생 또는 유행 시 24시간 이내에 신고하여야 하고, 격리가 필요한 감염병을 말한다(다만, 갑작스러운 국내 유입 또는 유행이 예견되어 긴급한 예방·관리가 필요하여 질병관리청장이 보건복지부장관과 협의하여 지정하는 감염병을 포함한다).	그 발생을 계속 감시할 필요가 있어 발생 또는 유행 시 24시간 이내에 신고하여야 하는 감염병을 말한다(다만, 갑작스러운 국내 유입 또는 유행이 예견되어 긴급한 예방·관리가 필요하여 질병관리청장이 보건복지부장관과 협의하여 지정하는 감염병을 포함한다).	제1급 감염병부터 제3급 감염병까지의 감염병 외에 유행여부를 조사하기 위하여 표본감시 활동이 필요한 감염병을 말한다.
질환	에볼라바이러스병, 마버그열, 라싸열, 크리미안콩고출혈열, 남아메리카출혈열, 리프트밸리열, 두창, 페스트, 탄저, 보툴리눔독소증, 야토병, 신종감염병증후군, 중증급성호흡기증후군(SARS), 중동호흡기증후군(MERS), 동물인플루엔자 인체감염증, 신종인플루엔자, 디프테리아	결핵, 수두, 홍역, 콜레라, 장티푸스, 파라티푸스, 세균성이질, 장출혈성대장균감염증, A형간염, 백일해, 유행귀밑샘염, 풍진, 폴리오, 수막구균 감염증, b형헤모필루스인플루엔자, 폐렴알균 감염증, 한센병, 성홍열, 반코마이신내성황색포도알균(VRSA) 감염증, 카바페넴내성장내세균목(CRE) 감염증, E형간염	파상풍, B형간염, 일본뇌염, C형간염, 말라리아, 레지오넬라증, 비브리오패혈증, 발진티푸스, 발진열, 쯔쯔가무시증, 렙토스피라증, 브루셀라증, 공수병, 신증후군출혈열, 후천성면역결핍증(AIDS), 크로이츠펠트-야콥병(CJD) 및 변종크로이츠펠트-야콥병(vCJD), 황열, 뎅기열, 큐열, 웨스트나일열, 라임병, 진드기매개뇌염, 유비저, 치쿤구니야열, 중증열성혈소판감소증후군(SFTS), 지카바이러스 감염증, 매독	인플루엔자, 회충증, 편충증, 요충증, 간흡충증, 폐흡충증, 장흡충증, 수족구병, 임질, 클라미디아감염증, 연성하감, 성기단순포진, 첨규콘딜롬, 반코마이신내성장알균(VRE) 감염증, 메티실린내성황색포도알균(MRSA) 감염증, 다제내성녹농균(MRPA) 감염증, 다제내성아시네토박터바우마니균(MRAB) 감염증, 장관감염증, 급성호흡기감염증, 해외유입기생충감염증, 엔테로바이러스감염증, 사람유두종바이러스 감염증
신고주기	즉시	24시간 이내	24시간 이내	7일 이내

03 감염병과 관련된 용어

용어	정의
기생충 감염병	기생충에 감염되어 발생하는 감염병
세계보건기구 감시대상 감염병	세계보건기구가 국제공중보건의 비상사태에 대비하기 위하여 감시대상으로 정한 감염병
생물테러 감염병	고의 또는 테러를 목적으로 이용된 병원체에 의하여 발생된 감염병(탄저, 페스트, 에볼라열, 두창 등)
인수공통 감염병	동물과 사람 간에 서로 전파되는 병원체에 의하여 발생되는 감염병으로 즉시 질병관리청장에게 통보(탄저, 중증급성호흡증후군, 동물인플루엔자인체감염증, 결핵, 장출혈성대장균감염증, 일본뇌염, 브루셀라증, 공수병, 변종 크로이츠펠트-야콥병, 큐열, 중증열성혈소관감소증후군)
의료관련 감염병	환자나 임산부 등이 의료행위를 적용받는 과정에서 발생한 감염병(VRSA, VRE, MRSA, MRPA, MRAB, CRE 등)
감염병 환자	감염병의 병원체가 인체에 침입하여 증상을 나타내는 사람
감염병 의사환자	감염병의 병원체가 인체에 침입한 것으로 의심되나 감염병 환자로 확인되기 전 단계에 있는 사람
병원체 보유자	임상적 증상은 없으나 감염병 병원체를 보유하고 있는 사람
고위험 병원체	• 생물테러의 목적으로 이용되거나 외부에 유출될 경우 국민건강에 심각한 위험을 초래할 수 있는 병원체 • 고위험 병원체의 반입 : 질병관리청장의 허가 • 고위험 병원체의 분리 후, 분양, 이동 전 : 질병관리청장에게 신고
역학조사	• 감염병 발생 원인을 규명하기 위한 활동 • 질병관리청장, 시·도지사, 시장·군수·구청장은 감염병이 발생하여 유행할 우려가 있거나 감염병 여부가 불분명하거나 발병원인을 조사할 필요가 있다고 인정하면 지체 없이 역학조사를 실시하여야 함
성매개 감염병	성 접촉을 통하여 전파되는 감염병 중 질병관리청장이 고시하는 감염병(매독, 임질, 클라미디아, 무른궤양(연성궤양, 연성하감), 성기단순포진, 첨규콘딜롬, 사람유두종바이러스 감염증)
예방접종 후 이상반응	예방접종 후 그 접종으로 인해 발생할 수 있는 모든 증상 또는 질병으로서 해당 예방접종과 시간적 관련성이 있는 것
관리대상 해외 신종감염병	기존 감염병의 변이 및 변종 또는 기존에 알려지지 아니한 새로운 병원체에 의해 발생하여 국제적으로 보건문제를 야기하고 국내 유입에 대비하여야 하는 감염병으로 질병관리청장이 보건복지부장관과 협의하여 지정하는 것

04 감염병의 신고

① 의료기관에 소속된 의사, 치과의사, 한의사는 소속 의료기관의 장에게 보고한다.
② 의료기관에 소속되지 아니한 의사, 치과의사, 한의사는 관할 보건소장에게 신고한다.
③ 신고 받은 보건소장 → 시장·군수·구청장 → 질병관리청장 및 시·도지사에게 보고한다.

05 예방접종

① 필수 예방접종(17종) : 디프테리아, 백일해, 파상풍, 홍역, 유행귀밑샘염, 풍진, 일본뇌염, 폴리오, 사람유두종바이러스 감염증, 결핵, 폐렴알균, 인플루엔자, A형간염, 그룹 A형 로타바이러스 감염증, B형간염, b형헤모필루스인플루엔자, 수두, 그 밖에 질병관리청장이 지정하는 감염병(장티푸스, 신증후군출혈열)
② 임시 예방접종의 공고 : 특별자치도지사, 시장·군수·구청장은 임시 예방접종을 할 경우 예방접종 일시 및 장소, 예방접종의 종류, 받을 사람의 범위를 정하여 미리 공고해야 한다.
③ 예방접종 증명서 : 질병관리청장, 특별자치도지사, 시장·군수·구청장은 필수 예방접종 또는 임시 예방접종을 받은 사람에게 예방접종 증명서를 발급하여야 한다.
④ 특별자치도지사, 시장·군수·구청장은 초중등학교, 유치원과 어린이집의 장에게 확인하여 예방접종을 끝내지 못한 영유아, 학생이 있으면 예방접종을 하도록 하여야 한다.
⑤ 질병관리청장은 예방접종의 효과 및 예방접종 후 이상반응에 관한 역학조사를, 시·도지사, 시장·군수·구청장은 예방접종 후 이상반응에 관한 역학조사를 실시해야 한다.

06 감염병 관리 및 조치

(1) 감염병 관리

① 질병관리청장은 보건복지부장관과 협의하여 감염병 예방 및 관리에 관한 기본계획을 5년마다 수립·시행하여야 한다.
② 감염병 위기 시 정보공개 : 질병관리청장은 감염병 확산으로 인해 「주의」 이상의 위기경보가 발령되면 감염병 환자의 이동경로, 이동수단, 진료의료기관 및 접촉자 현황 등 국민들이 감염병 예방을 위해 알아야하는 정보를 신속히 공개하여야 한다.
③ 재난 시 의료인에 대한 거짓 진술 등의 금지 : 「주의」 이상의 예보 또는 경보가 발령된 후에는 의료인에 대하여 의료기관 내원이력 및 진료이력 등 감염여부 확인에 필요한 사실에 대해 거짓 진술, 거짓 자료를 제출하거나 고의적으로 사실을 누락하거나 은폐해서는 아니 된다.
④ 질병관리청장, 시·도지사, 시장·군수·구청장은 감염병 환자가 대량으로 발생하거나 지정된 감염병 관리기관만으로 감염병 환자 등을 모두 수용하기 어려운 경우 다음의 조치를 취할 수 있다.
- 특정 의료기관을 일정기간 동안 감염병 관리기관으로 지정
- 격리소·요양소·진료소의 설치 및 운영

⑤ 감염병 관리기관은 정당한 사유 없이 감염병 환자의 입소를 거부할 수 없다.
⑥ 질병관리청장, 시·도지사, 시장·군수·구청장은 다음의 어느 하나에 해당하는 사람에게 건강진단을 받거나 예방접종을 받게 하는 등의 조치를 취할 수 있다.

- 감염병 환자 등의 가족 또는 동거인
- 감염병 발생지역에 거주하는 사람 또는 그 지역에 출입하는 사람으로서 감염병에 감염되었을 것으로 의심되는 사람
- 감염병 환자 등과 접촉하여 감염병에 감염되었을 것으로 의심되는 사람

⑦ 감염병환자 등의 관리
- 감염병 중 특히 전파 위험이 높은 감염병으로서 제1급감염병 및 질병관리청장이 고시한 감염병에 걸린 감염병환자 등은 감염병관리기관, 중앙 감염병전문병원, 권역별 감염병전문병원 및 감염병관리시설을 갖춘 의료기관(감염병관리기관 등)에서 입원치료를 받아야 한다.
- 보건복지부장관, 질병관리청장, 시·도지사 또는 시장·군수·구청장은 치료 중인 사람을 다른 감염병관리기관 등이나 감염병관리기관 등이 아닌 의료기관으로 전원하거나, 자가 또는 시설로 이송(전원)하여 치료받게 할 수 있다.

(2) 감염병 조치

1) 감염병 유행에 대한 방역조치
① 감염병 환자 등이 있는 장소나 감염병 병원체에 오염되었다고 인정되는 장소에 대한 일시적 폐쇄, 일반 공중의 출입금지, 해당장소 내 이동제한, 그 밖에 통행차단을 위해 필요한 조치
② 의료기관에 대한 업무정지
③ 감염병 의심자를 적당한 장소에 일정기간 입원 또는 격리
④ 오염된 장소 소독
⑤ 일정한 장소에서 세탁하는 것을 막거나 오물을 일정한 장소에만 처리하도록 명하는 것

2) 감염병의 예방조치
① 관할 지역에 대한 교통의 전부 또는 일부를 차단한다.
② 여러 사람의 집합을 제한하거나 금지한다.
③ 쥐, 위생해충 또는 그 밖의 감염병 매개동물의 구제 또는 구제시설의 설치를 명령한다.
④ 감염병 유행기간 중 의료업자나 그 밖에 필요한 의료관계요원을 동원한다.
⑤ 감염병 전파의 위험이 있는 음식물의 판매를 금지하거나 그 음식물의 폐기를 명령한다.
⑥ 감염병 매개의 중간숙주가 되는 동물류의 포획 또는 생식을 금한다.
⑦ 상수도, 하수도, 우물, 쓰레기장, 화장실 등의 신설·개조·변경·폐지·사용을 금지한다.
⑧ 일정한 장소에서의 어로(고기 잡는 것), 수영을 제한하거나 금지한다.
⑨ 감염병 병원체에 오염된 건물에 대한 소독이나 그 밖에 필요한 조치를 명령한다.
⑩ 감염병 병원체에 감염되었다고 의심되는 자를 적당한 장소에 일정기간 입원 또는 격리시킨다.
⑪ 건강진단, 시체 검안 또는 해부를 실시한다.
⑫ 감염병 전파의 매개가 되는 물건의 소지나 이동을 제한 또는 금지하고 그 물건에 대해 폐기나 소각 처분 등을 명한다.
⑬ 선박·항공기·열차 등 운송수단, 사업장 또는 그 밖에 여러 사람이 모이는 장소에 의사를 배치하거나 감염병 예방에 필요한 시설의 설치를 명한다.

⑭ 시·도지사, 시장·군수·구청장은 감염병을 예방하기 위해 식수를 사용하지 못하게 할 경우 그 사용 금지 기간 동안 별도로 식수를 공급하여야 한다.

※ 교육부장관 또는 교육감은 감염병 발생 등을 이유로 휴교·휴원·휴업을 명령할 경우 질병관리청장과 협의하여야 한다.

3) 소독의무
① 특별자치도지사 또는 시장·군수·구청장은 감염병 예방을 위해 청소나 소독을 실시하거나 쥐, 위생해충 등의 구제조치를 하여야 한다.
② 소독을 업으로 하려는 자는 특별자치도지사 또는 시장·군수·구청장에게 신고하여야 한다.

4) 명부 작성 및 관리
① 보건소장은 감염병환자의 명부를 작성하고 이를 3년간 보관해야 한다.
② 보건소장은 예방접종 후 이상반응자의 명부를 작성하고 이를 10년간 보관해야 한다.

3 정신건강증진 및 정신질환자 복지서비스 지원에 관한 법률

01 목적
정신질환의 예방과 치료, 정신질환자의 재활·복지·권리보장과 정신건강친화적인 환경조성에 필요한 사항을 규정함으로써 국민의 정신건강증진 및 정신질환자의 인간다운 삶을 영위하는 데 이바지함을 목적으로 한다.

※ 정신질환자 : 망상, 환각, 사고나 기분장애 등으로 인하여 독립적으로 일상생활을 영위하는 데 중대한 제약이 있는 사람

02 기본 이념
① 모든 국민은 정신질환으로부터 보호받을 권리를 가진다.
② 모든 정신질환자는 인간으로서의 존엄과 가치를 보장받고 최적의 의료를 받을 권리를 가진다.
③ 모든 정신질환자는 정신질환이 있다는 이유로 부당한 차별대우를 받지 아니한다.
④ 미성년자인 정신질환자는 특별히 치료, 보호 및 교육을 받을 권리를 가진다.
⑤ 정신질환자의 입원 또는 입소가 최소화되도록 지역사회 중심의 예방과 치료가 우선적으로 고려되어야 한다.
⑥ 정신건강증진시설에 자신의 의지에 따른 입원 또는 입소가 권장되어야 한다.
⑦ 정신건강증진시설에 입원 등을 하고 있는 모든 사람은 가능한 자유로운 환경을 누릴 권리와 다른 사람들과 자유로이 의견교환을 할 수 있는 권리를 가진다.
⑧ 정신질환자는 자신의 신체와 재산에 관한 사항에 대하여 스스로 판단하고 결정할 권리를 가진다.
⑨ 정신질환자는 자신에게 법률적·사실적 영향을 미치는 사안에 대하여 스스로 이해하여 자신의 자유로운 의사를 표현할 수 있도록 필요한 도움을 받을 권리를 가진다.

⑩ 정신질환자는 자신과 관련된 정책의 결정과정에 참여할 권리를 가진다.

03 정신건강 증진정책

(1) 기본계획의 수립 : 보건복지부장관은 정신건강증진 및 정신질환자 복지서비스 지원에 관한 기본계획을 5년마다 수립한다.

(2) 실태조사 : 보건복지부장관은 5년마다 정신질환자에 관한 실태조사를 실시한다.

(3) 정신건강의 날 : 정신건강의 중요성을 환기하고 정신질환에 대한 편견을 해소하기 위하여 매년 10월 10일을 정신건강의 날로 정한다.

(4) 정신건강전문요원

　1) 종류 : 정신건강 임상심리사, 정신건강 간호사, 정신건강 사회복지사, 정신건강 작업치료사

　2) 결격사유

　① 피성년후견인

　② 법을 위반하여 금고 이상의 형을 선고받고 그 집행이 끝나지 아니하거나 집행을 받지 아니하기로 확정되지 아니한 사람

　③ 성폭력범죄 또는 아동·청소년대상 성범죄를 저질러 금고 이상의 형 또는 치료감호를 선고받고 그 집행이 끝나지 아니하거나 집행을 받지 아니하기로 확정되지 아니한 사람

　3) 보수교육 : 매년 12시간 이상

04 정신건강 증진시설

(1) 정신의료기관 : 정신질환자를 치료할 목적으로 설치된 의료기관(정신병원, 정신과 의원 등)

(2) 정신요양시설 : 정신질환자를 입소시켜 요양서비스를 제공하는 시설로 특별자치시장·특별자치도지사, 시장·군수·구청장의 허가를 받아야 한다.

(3) 정신재활시설 : 사회적응을 위한 각종 훈련과 생활지도를 하는 시설로 특별자치시장, 특별자치도지사, 시장·군수·구청장에게 신고하여야 한다.

　① 생활시설 : 정신질환자들이 생활할 수 있도록 의식주 서비스를 제공하는 시설

　② 재활훈련시설 : 정신질환자 등이 지역사회에서 직업활동과 사회생활을 할 수 있도록 주로 상담, 교육, 취업, 여가, 문화, 사회참여 등 각종 재활활동을 지원하는 시설

기록보존, 인권교육, 시설평가

1. **기록보존**
   정신건강 증진시설의 장은 입원 등 당시의 대면 진단내용, 퇴원 등의 의사 확인, 퇴원신청 일시 및 퇴원 거부 사유, 입원기간 연장에 대한 심사청구 및 결과, 치료내용을 적은 진료기록, 특수치료에 대한 협의체의 회의 내용, 통신과 면회의 자유제한 사유 및 내용, 격리나 신체보호대 등의 신체적 제한의 사유 및 내용, 작업요법의 내용 및 결과 등에 대한 기록을 진료기록부 등에 작성하고 보관해야 한다.
2. **인권교육**
   정신건강증진시설의 장과 종사자는 연간 4시간 이상 정신질환자의 인권에 관한 교육을 받아야 한다.
3. **시설평가**
   보건복지부장관은 정신건강증진시설에 대한 평가를 3년마다(정기적으로) 하여야 한다.

05 보호 및 치료

(1) **보호의무자** : 부양의무자, 후견인

   1) **보호의무자가 될 수 없는 사람** : 피성년후견인, 피한정후견인, 파산선고를 받고 복권되지 아니한 자, 해당 정신질환자를 상대로 한 소송이 계속 중인 사람, 소송한 사실이 있었던 사람과 그 배우자, 미성년자, 행방불명자 등

(2) **보호의무자의 의무**

   ① 정신질환자가 적절한 치료 및 요양과 사회적응 훈련을 받을 수 있도록 노력하여야 한다.
   ② 퇴원이 가능하다고 진단될 경우 퇴원 등에 적극적으로 협조하여야 한다.
   ③ 정신질환자가 자신이나 다른 사람을 해치치 않도록 유의해야 한다.
   ④ 정신질환자의 권리보호를 위해 노력해야 한다.
   ⑤ 정신질환자를 유기해서는 안 된다.

(3) **정신질환자의 입원**

   1) **자의입원**
   ① 정신의료기관 등의 장은 자의입원 등을 한 사람이 퇴원 등을 신청한 경우에는 지체 없이 퇴원 등을 시켜야 한다.
   ② 정신의료기관 등의 장은 자의입원 등을 한 사람에 대하여 입원 등을 한 날로부터 2개월마다 퇴원 의사가 있는지 확인하여야 한다.

   2) **동의입원** : 정신질환자는 보호의무자의 동의를 받아 정신의료기관 등에 입원 등을 할 수 있는데 이 경우 2개월마다 퇴원 의사를 확인하여야 한다.

   3) **보호의무자에 의한 입원** : 정신질환자는 2명 이상의 보호의무자의 동의하에 정신건강의학과전문의가 입원 등이 필요하다고 진단한 경우 정신의료기관 등에 3개월간 입원할 수 있다.

4) **특별자치시장, 특별자치도지사, 시장·군수·구청장에 의한 입원** : 정신질환자가 자신의 건강 또는 안전이나 다른 사람에게 해를 끼칠 위험이 있는 경우
① 경찰관 → 정신건강의학과전문의 또는 정신건강전문요원에게 진단과 보호 신청
② 정신건강의학과전문의 또는 정신건강전문요원 → 특별자치시장, 특별자치도지사, 시장·군수·구청장에게 진단과 보호 신청
③ 정신건강의학과전문의의 정확한 진단이 필요하다고 인정되는 경우 특별자치시장, 특별자치도지사, 시장·군수·구청장은 보건복지부장관이나 지방자치단체의 장이 지정한 정신의료기관에 2주의 범위에서 기간을 정하여 입원하게 할 수 있다.

5) **응급입원** : 자신이나 타인의 건강이나 안전에 해를 끼칠 위험이 큰 사람을 발견했으나 그 상황이 매우 급박하여 보호의무자에 의한 입원 등을 시킬 시간적인 여유가 없을 때에는 의사와 경찰관의 동의를 받아 정신의료기관에 3일 이내의 기간 동안 응급입원을 시킬 수 있다.
※ 정신건강의학과전문의의 대면 진단에 의해 발급받은 진단의 유효기간은 진단서 발급일로부터 30일까지로 한다.

(4) **임시퇴원** : 2명 이상의 정신건강의학과 전문의가 진단한 결과 일시적으로 퇴원 등을 시켜 그 회복결과를 관찰하는 것이 필요하다고 인정되는 경우에는 3개월의 범위에 한해 임시퇴원을 시킬 수 있다.

(5) **외래치료 지원** : 정신의료기관의 장은 입원한 정신질환자 중 입원을 하기 전에 자신 또는 다른 사람에게 해를 끼치는 행동을 한 사람에 대해 특별자치시장, 특별자치도지사, 시장·군수·구청장에게 외래치료 지원을 청구할 수 있다.

06 권익보호 등

(1) **입원 등의 금지** : 응급입원의 경우를 제외하고는 정신건강의학과 전문의의 대면진단에 의하지 않고 정신질환자를 정신의료기관 등에 입원시키거나 입원기간을 연장할 수 없다.

(2) **권익보호**
① 누구든지 정신질환자이거나 정신질환자였다는 이유로 교육, 고용, 시설이용의 기회를 박탈하거나 그 밖의 불공평한 대우를 해서는 안 된다.
② 누구든지 정신질환자, 그 보호의무자 또는 보호를 하고 있는 사람의 동의를 받지 않고 정신질환자에 대하여 녹음, 녹화, 촬영을 해서는 안 된다.
③ 정신건강의학과 전문의의 지시에 따른 치료 또는 재활의 목적이 아닌 노동을 강요해서는 안 된다(3년 이하의 징역 또는 3천만 원 이하의 벌금).
④ 정신질환자와 관련된 직무수행 중 알게 된 다른 사람의 비밀을 누설하거나 공표해서는 안 된다(3년 이하의 징역 또는 3천만 원 이하의 벌금).

(3) 수용 및 가혹행위 등의 금지
① 정신질환자를 보호할 수 있는 시설 외의 장소에 정신질환자를 수용해서는 안 된다.
② 입원을 하거나 시설을 이용하는 사람에게 폭행을 하거나 가혹행위를 해서는 안 된다.
※ 정신질환자를 유기한 자, 정신건강 증진시설을 이용하거나 입원한 자에게 폭행을 하거나 가혹행위를 한 사람에게는 5년 이하의 징역 또는 5천만 원 이하의 벌금에 처한다.

(4) **특수치료** : 본인 또는 보호의무자에게 특수치료에 관하여 필요한 정보를 제공하고 동의를 받은 후 전기충격요법, 인슐린혼수요법, 마취하최면요법, 정신외과요법, 신체일부절제술, 혐오자극법 등을 시행할 수 있다.

(5) **통신과 면회의 자유 제한 금지** : 치료 목적이 아니라면 통신과 면회의 자유를 제한할 수 없다.

(6) **격리 등 신체적 제한 금지** : 치료 또는 보호의 목적으로 정신건강의학과 전문의의 지시에 따라 행하는 경우가 아니면 격리시키거나 묶는 등의 신체적 제한을 할 수 없다.

(7) **작업요법** : 정신의료기관의 장은 입원을 한 사람의 치료, 재활 및 사회적응에 도움이 된다고 인정되는 경우 보건복지부령으로 정하는 작업을 시킬 수 있다. 작업은 입원을 한 사람 본인이 신청하거나 동의한 경우에만 정신건강의학과전문의가 지시하는 방법에 따라 시켜야 한다.

4 결핵 예방법

01 목적
결핵을 예방하고 결핵환자에 대한 적절한 의료를 시행함으로써 결핵으로 생기는 개인적, 사회적 피해를 방지하여 국민건강증진에 이바지함을 목적으로 한다.

02 용어의 정의

구분	내용
결핵	결핵균으로 인하여 발생하는 질환
결핵환자	결핵균이 인체 내에 침입하여 임상적 특징이 나타나는 자로서 핵균 검사에서 양성으로 확인된 자
전염성 결핵환자	결핵환자 중 가래의 결핵균 검사에서 양성으로 확인되어 타인에게 전염시킬 수 있는 환자
결핵의사환자	임상적, 방사선학적, 조직학적 소견상 결핵에 해당하지만 결핵균 검사에서 양성으로 확인되지 아니한 자
잠복결핵 감염자	결핵에 감염되어 결핵감염검사에서 양성으로 확인되었으나 결핵에 해당하는 임상적, 방사선학적, 조직학적 소견이 없으며 결핵균 검사에서 음성으로 확인된 자

03 결핵예방을 위한 관리

구분	내용
결핵예방의 날	결핵예방 및 관리의 중요성을 널리 알리고 결핵에 대한 경각심을 고취하기 위하여 매년 3월 24일을 결핵 예방의 날로 한다.
결핵관리종합계획	질병관리청장은 결핵종합관리계획을 5년마다 수립하고 시행하여야 한다.
결핵통계사업	질병관리청장은 결핵의 발생과 관리실태에 대한 자료를 지속적이고 체계적으로 수집하고 분석하여 통계를 산출하는 결핵통계사업을 실시해야 한다.
결핵관리사업	질병관리청장은 결핵의 예방 및 퇴치를 위한 결핵관리사업을 실시해야 한다.

04 신고의무

(1) 의료기관 등의 신고의무

① 의사 및 의료기관 종사자는 결핵환자 등을 진단 및 치료한 경우, 결핵환자 등이 사망하였거나 그 사체를 검안한 경우 지체없이 소속된 의료기관의 장에게 보고하고 의료기관의 장은 24시간 이내에 관할 보건소장에게 신고해야 한다.

② 의료기관에 소속되지 아니한 의사는 그 사실을 관할 보건소장에게 신고하여야 한다.

(2) 결핵환자 발생 시 조치 : 보건소장은 신고된 결핵환자 등에 대하여 결핵예방 및 의료상 필요하다고 인정되는 경우 해당 의료기관에 간호사 등을 배치하거나 방문하게 하여 환자관리 및 보건교육 등 의료에 관한 적절한 지도를 하게 하여야 한다.

05 결핵환자에 대한 관리

(1) 업무종사의 일시제한

① 특별자치시장, 특별자치도지사, 시장·군수·구청장은 전염성 결핵환자에게 전염성 소실 판정을 받을 때까지 접객업이나 그 밖에 사람들과 접촉이 많은 업무에 종사하는 것을 정지하거나 금지하도록 명하여야 한다(의료기관에서 근무하는 의료인 업무 또는 그 보조업무, 유치원 및 학교에서 근무하는 교직원 업무 및 그 보조업무, 선박의 승무업무 및 항공법에 따른 객실 승무원의 1회 8시간 이상 비행 업무, 여러 사람이 모이는 장소에서 공중과 접촉횟수가 잦거나, 결핵발병 고위험군과 대면빈도가 높은 사람).

② 사업주 또는 고용주는 비전염성 결핵환자에게 결핵환자라는 이유만으로 취업을 거부할 수 없다.

(2) 전염성 소실과 재취업

① 전염성 소실 판정 : 전염성 소실 여부는 가래 검사결과에 따라 의사가 판정한다.

② 특별자치시장, 특별자치도지사, 시장·군수·구청장은 취업이 정지 또는 금지된 자가 전염성 소실 판정을 받은 경우 그 정지 또는 금지 명령을 취소하여야 한다.

③ 사업주 또는 고용주는 정지 또는 금지 명령이 취소된 자를 종전의 업무에 복직시켜야 한다.

(3) 입원 명령/격리치료 명령

① 시·도지사, 시장·군수·구청장은 결핵환자가 동거자 또는 제3자에게 결핵을 전염시킬 우려가 있다고 인정될 때에는 결핵 예방을 위하여 결핵환자에게 일정기간 보건복지부령으로 정하는 의료기관에 입원할 것을 명령할 수 있다.

② 의료기관의 장은 입원 명령을 받은 자가 입원신청을 할 경우 정당한 사유 없이 이를 거부하지 못한다.

③ 시·도지사 또는 시장·군수·구청장은 결핵환자가 다음 각 호의 어느 하나에 해당하는 경우 질병관리청장이 지정하는 의료기관에 격리치료를 명하여야 한다.
  - 입원명령을 거부한 경우
  - 입원치료 중 임의로 퇴원하거나 치료 중단 또는 무단 외출 등으로 공중(公衆)에 결핵을 전파시킬 우려가 있는 경우

(4) 면회제한

① 격리치료를 하는 의료기관의 장은 격리치료 명령을 받은 결핵환자에게 치료상 필요하다고 인정하는 경우에 한정하여 면회를 제한할 수 있다.

② 면회를 제한하는 경우에는 최소한의 범위에서 행하여야 하며 그 이유를 진료기록부에 기재하여야 한다.

06 대한결핵협회

(1) 개념

① 결핵에 관한 조사·연구와 예방·퇴치사업을 수행하기 위해 대한결핵협회를 둔다.
② 결핵협회가 아닌 자는 이와 유사한 명칭을 사용하지 못한다.
③ 협회는 법인으로 하며 민법 중 사단법인에 관한 규정을 준용하며, 정관기재사항과 업무에 관하여 필요한 사항은 대통령령으로 정한다.

(2) 모금

① 협회가 크리스마스 씰 모금 및 그 밖의 모금을 하려면 모금계획을 수립하여 질병관리청장의 허가를 받아야 한다.
② 모금계획서 : 모금목적, 사용계획, 모금지역, 모금방법, 모금기간, 모금예정총액 기재

5 구강보건법

01 목적

국민의 구강보건에 관하여 필요한 사항을 규정하여 구강보건사업을 효율적으로 추진함으로써 국민의 구강질환을 예방하고 구강건강을 증진함을 목적으로 한다.

02 구강보건사업 기본계획 및 구강건강 실태조사

(1) 구강보건사업 기본계획 : 보건복지부장관은 구강보건사업의 효율적인 추진을 위하여 5년마다 구강보건사업에 관한 기본계획을 수립한다.

(2) 구강보건사업 기본계획의 통보

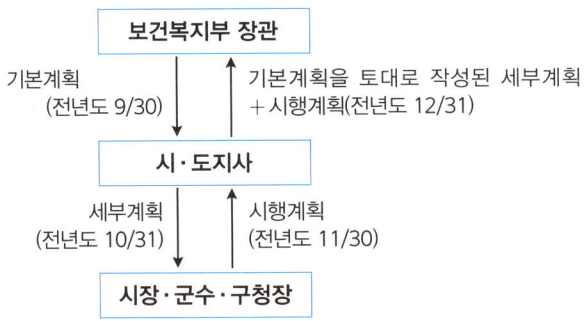

(3) 구강건강 실태조사 : 질병관리청장은 보건복지부장관과 협의하여 국민의 구강건강 실태조사를 3년마다 실시한다.

구분	내용
구강건강 상태조사	치아 건강상태, 치주조직 건강상태, 틀니 보철상태, 그 밖에 치아 반점도 등 구강건강 상태에 관한 사항
구강건강 의식조사	구강보건에 대한 지식, 태도, 행동, 그 밖에 구강보건 의식에 관한 사항

03 수돗물 불소농도조정사업

(1) 계획 및 시행 : 시·도지사, 시장·군수·구청장 또는 한국수자원공사사장은 사업계획을 수립하고 시행해야 한다.

(2) 수돗물 불소농도 : 0.8ppm으로 하되 그 허용범위는 최소 0.6, 최대 1.0ppm으로 한다.

(3) 상수도 사업소장의 업무 : 불소화합물 첨가, 불소농도 유지, 불소농도 측정 및 기록, 불소화합물 첨가시설의 운영 및 관리, 불소화합물 첨가 담당자의 안전관리, 불소제제의 보관 및 관리 등

(4) 보건소장의 업무 : 불소농도 측정 및 기록, 불소화합물 첨가시설 점검, 수돗물 불소농도조정사업에 대한 교육 및 홍보

04 구강보건사업

① **학교 구강보건사업** : 학교의 장이 실시해야 하는 사업 – 구강보건교육, 구강검진, 양치질과 치실 사용 등 구강위생관리 지도 및 실천, 불소용액 양치, 지속적인 구강건강관리, 치과의사 또는 치과위생사의 불소도포 등

※ 불소용액 양치 시 불소의 농도 : 매일 하는 경우 양치액의 0.05%, 주 1회 하는 경우 양치액의 0.2%

② 사업장 구강보건사업
③ 노인·장애인 구강보건사업
④ 모자·영유아 구강보건사업
- 특별자치시장, 특별자치도지사, 시장·군수·구청장은 임산부 및 영유아에 대하여 구강보건교육계획을 수립하여 구강보건교육을 매년 실시해야 한다.
- 모자보건수첩의 기재사항 : 임산부의 산전 및 산후 구강건강관리에 관한 사항, 임산부 또는 영유아의 정기 구강검진에 관한 사항, 영유아의 구강발육과 구강관리상의 주의사항, 구강질환 예방진료에 관한 사항 등
- 영유아 구강검진 : 치아 및 구강발육 상태, 치아우식증 상태, 그 밖의 구강질환 상태
- 임산부 구강검진 : 치아우식증 상태, 치주질환 상태, 치아마모증 상태, 그 밖의 구강질환 상태

05 대한구강보건협회
구강보건교육 및 홍보 등의 업무를 하기 위하여 대한구강보건협회(법인)를 둔다.

6 혈액관리법

01 목적
혈액관리 업무에 관하여 필요한 사항을 규정함으로써 수혈자와 헌혈자를 보호하고 혈액관리를 적절하게 하여 국민보건 향상에 이바지함을 목적으로 한다.

02 용어의 정의

(1) **혈액** : 인체에서 채혈한 혈구 및 혈장

(2) **혈액 관리업무** : 수혈이나 혈액제제의 제조에 필요한 혈액을 채혈, 검사, 제조, 보존, 공급, 품질관리하는 업무

(3) **혈액원** : 혈액관리 업무를 수행하기 위해 개설허가를 받은 기관

(4) **헌혈자** : 자신의 혈액을 혈액원에 무상으로 제공하는 사람

(5) **부적격 혈액**

   1) **정의** : 채혈 시 또는 채혈 후에 이상이 발견된 혈액 또는 혈액제제
   ① B형 간염 양성, C형 간염 양성, 후천성면역결핍증 양성, 매독 양성, 사람티(T)세포림프친화바이러스 양성, 간기능검사 101(IU/L) 이상
   ② 채혈과정에서 응고 또는 오염되었거나, 혼탁하거나 변색 또는 용혈된 혈액
   ③ 혈액용기의 밀봉 또는 표지가 파손된 혈액, 보존기간이 경과한 혈액 및 혈액제제
   ④ 채혈금지 대상자로부터 채혈된 혈액 및 혈액제제

2) 폐기처분 전까지의 관리방법

① 부적격 혈액이 발견된 즉시 식별이 용이하도록 혈액용기의 겉면에 그 사실 및 사유를 기재할 것

② 부적격 혈액은 적격 혈액과 분리하여 잠금장치가 설치된 별도의 격리공간에 보관할 것

3) 부적격 혈액: 부적격 혈액은 절차에 따라 폐기처분하고 보건복지부장관에게 보고한다. 다만, 부적격혈액을 예방접종약의 원료로 사용하는 등 대통령령으로 정하는 경우 그러하지 아니 한다.

※ 부적격 혈액을 폐기처분하지 아니하거나 폐기처분 결과를 보건복지부 장관에게 보고하지 않을 경우 2년 이하의 징역 또는 2,000만 원 이하의 벌금에 처한다.

(6) 채혈금지 대상자: 감염병 환자, 약물복용 환자 등 건강기준에 미달하는 사람으로서 헌혈을 하기에 부적합하다고 보건복지부령으로 정하는 사람

① 남자 50kg, 여자 45kg 미만

② 체온이 37.5℃를 초과하는 자

③ 수축기압이 90 미만, 180 이상인 자

④ 확장기압이 100 이상인 자

⑤ 맥박이 1분에 50회 미만 또는 100회 초과인 자

⑥ 보건복지부장관이 지정하는 혈액매개 감염병 환자

⑦ 말라리아 치료 종료 후 3년이 경과하지 아니한 자

⑧ 매독 치료 종료 후 1년이 경과하지 아니한 자

⑨ B형 간염 완치 후 6개월이 경과하지 아니한 자

⑩ 암환자, 당뇨병환자, 심장병환자, 간경변, 임신 중인 자, 분만 또는 유산 후 6개월 이내인 자, 수혈 후 1년이 경과하지 아니한 자 등

⑪ 영구적 헌혈금지약물(복용한 경우 영구적으로 헌혈이 금지되는 약물): 에트레티네이트(Etretinate, 중증건선치료제) 성분의 약물, 뇌하수체 유래 성장호르몬, 소에서 유래한 인슐린, 변종크로이츠펠트-야콥병(vCJD) 위험지역에서 채혈된 혈액의 혈청으로 제조된 진단시약 등

(7) 특정수혈 부작용

① 수혈한 혈액제제로 인하여 발생한 부작용(사망, 장애, 입원치료를 요하는 부작용, 바이러스 등에 의하여 감염되는 질병 등)

② 의료기관의 장은 특정수혈 부작용 발생 사실을 확인한 날로부터 15일 이내에 보건소장을 거쳐 시·도지사에게 신고한다. 신고받은 시·도지사는 보고서를 작성하여 보건복지부 장관에게 제출한다. 다만 사망의 경우에는 지체 없이 신고한다.

③ 시·도지사로부터 통보받은 보건복지부장관은 그 발생원인의 파악 등을 위한 실태조사를 실시하여야 한다.

(8) 혈액제제: 혈액을 원료로 하여 제조한 의약품으로 전혈, 농축적혈구, 농축혈소판, 신선동결혈장 등이 있다.

(9) **채혈** : 수혈 등에 사용되는 혈액제제를 제조하기 위하여 헌혈자로부터 혈액을 채취하는 행위

(10) **채혈부작용** : 채혈한 후에 헌혈자에게 나타날 수 있는 혈관미주 신경반응, 피하출혈 등 미리 예상하지 못한 부작용을 말한다.

(11) **헌혈환급 예치금** : 의료기관에 수혈비용을 보상하거나 헌혈사업에 사용할 목적으로 혈액원이 보건복지부장관에게 예치하는 금액

(12) **헌혈환급 적립금**
① 보건복지부장관이 헌혈환급 예치금으로 조성하고 관리하는 금액
② 헌혈환급 적립금의 용도 : 수혈비용 보상, 헌혈 장려, 혈액관리와 관련된 연구, 특정수혈 부작용에 대한 실태조사 및 연구, 혈액원 혈액관리업무의 전산화에 대한 지원 등

03 혈액 매매행위 금지와 헌혈

(1) **혈액 매매행위 금지**
① 누구든지 금전·재산상의 이익 또는 그 밖의 대가적 급부를 받거나 받기로 하고 자신의 혈액을 제공하거나 이를 약속해서는 안 된다.
② 누구든지 금전·재산상의 이익 또는 그 밖의 대가적 급부를 주거나 주기로 하고 다른 사람의 혈액을 제공받거나 제공받을 것을 약속해서는 안 된다.
③ 누구든지 혈액 매매행위 금지규정에 위반되는 행위를 교사·방조·알선해서는 안 된다.
④ 누구든지 혈액 매매행위 금지규정에 위반되는 행위가 있음을 알았을 때는 그 행위와 관련되는 혈액을 채혈하거나 수혈해서는 안 된다.
※ 혈액 매매행위 등의 금지사항을 위반할 경우 5년 이하의 징역 또는 5천만 원 이하의 벌금에 처한다.

(2) **헌혈 권장**
① 보건복지부장관은 혈액의 적정한 수급조절을 기하기 위해 매년 헌혈 권장에 관한 계획을 수립·시행해야 한다.
② 보건복지부장관은 국민의 헌혈을 고취하고 헌혈 권장을 위해서 헌혈의 날 또는 헌혈사상 고취 기간을 설정할 수 있다.
③ 보건복지부장관은 헌혈에 관하여 특히 공로가 있는 자에게 훈장 또는 표창을 수여할 수 있다.

(3) **헌혈자의 보호와 의무**
① 헌혈자는 숭고한 박애정신의 실천자로서 헌혈을 하는 현장에서 존중받아야 한다.
② 헌혈자는 안전한 혈액의 채혈 및 공급을 위하여 신상 및 병력에 관한 정보를 사실대로 성실하게 제공하여야 한다.
③ 혈액원은 헌혈자가 자유의사로 헌혈할 수 있도록 헌혈에 관한 유의사항을 설명하여야 하며 헌혈자로부터 채혈에 대한 동의를 받아야 한다.

④ 헌혈 적격 여부를 판정하기 위한 문진 내용의 기록과 면접(면담)은 헌혈자의 개인비밀이 보호될 수 있는 환경에서 행해져야 한다.
⑤ 혈액원은 채혈 부작용의 발생여부를 세심히 관찰하여야 하며 채혈 부작용을 예방하기 위하여 필요한 조치를 하여야 한다.
⑥ 헌혈자에게 채혈 부작용이 나타나는 경우 혈액원은 지체 없이 적절한 조치를 하여야 한다.

04 혈액관리 업무와 혈액원의 업무

(1) **혈액관리 업무를 할 수 있는 자** : 의료기관, 대한적십자사, 혈액제제 제조업자

(2) **혈액원의 업무** : 헌혈자의 신원확인 및 건강진단, 채혈금지 대상자의 관리, 혈액의 안전성 확보, 혈액사고 발생 시 조치, 혈액관리 업무, 특정수혈 부작용에 대한 조치, 특정수혈 부작용 및 채혈 부작용에 대한 보상, 혈액관리 업무에 관한 기록, 혈액검사, 헌혈증서 발급 및 교부 등

1) **채혈 전 건강진단** : 문진·시진·촉진, 활력징후 측정, 체중측정, 빈혈검사, 혈소판 계수검사, 과거 헌혈경력 및 혈액검사 결과와 채혈금지 대상자 여부 조회

2) **혈액관리 업무**

구분	내용
1인 1회 채혈량	• 전혈채혈 400mL, 성분채혈 500mL, 다종성분채혈 600mL ※ 희귀혈액을 채혈하는 경우가 아니라면 한도의 110퍼센트를 초과하여서는 아니 된다.
혈액관리 온도	• 전혈 : 섭씨 1℃ 이상 10℃ 이하 • 혈소판 : 섭씨 20℃ 이상 24℃ 이하 • 혈장 : 섭씨 6℃ 이하 ※ 보존 온도를 유지하는 장치와 그 온도를 기록하는 장치를 갖추어야 한다.

3) **헌혈증서의 발급 및 교부**

구분	내용
헌혈증서의 발급	• 혈액원이 헌혈자로부터 헌혈을 받았을 때에는 헌혈증서를 그 헌혈자에게 발급하여야 한다.
헌혈증서에 의한 무상수혈	• 헌혈자 또는 헌혈자의 헌혈증서를 양도받은 사람은 의료기관에 그 헌혈증서를 제출한 후 무상으로 혈액제제를 수혈받을 수 있다. • 무상으로 수혈받을 수 있는 혈액제제량은 헌혈 1회당 혈액제제 1단위로 한다. • 헌혈증서에 의한 무상수혈을 요구받은 의료기관은 정당한 이유 없이 이를 거부하지 못한다.

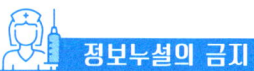
정보누설의 금지

관련법	내용	벌칙
의료법	의료인이나 의료기관 종사자는 의료, 조산, 간호업무를 하면서 알게 된 다른 사람의 정보를 누설하거나 발표하지 못한다.	3년 이하의 징역 또는 3천만 원 이하의 벌금
감염병의 예방 및 관리에 관한 법률	건강진단, 입원치료, 진단 등 감염병 관련 업무에 종사하는 자 또는 종사하였던 자는 업무상 알게 된 환자의 비밀을 정당한 사유 없이 누설하여서는 아니 된다.	3년 이하의 징역 또는 3천만 원 이하의 벌금
결핵예방법	결핵관리업무에 종사하는 자 또는 종사하였던 자는 업무상 알게 된 환자의 비밀을 정당한 사유 없이 누설하여서는 아니 된다.	3년 이하의 징역 또는 3천만 원 이하의 벌금
정신건강증진 및 정신질환자 복지서비스 지원에 관한 법률	정신질환자 또는 정신건강증진시설과 관련된 직무를 수행하고 있거나 수행하였던 사람은 그 직무의 수행과 관련하여 알게 된 다른 사람의 비밀을 누설하거나 공표하여서는 아니 된다.	3년 이하의 징역 또는 3천만 원 이하의 벌금
혈액관리법	혈액관리 업무에 종사하는 자는 건강진단·채혈·검사 등 업무상 알게 된 다른 사람의 비밀을 누설하거나 발표하여서는 아니 된다.	2년 이하의 징역 또는 2천만 원 이하의 벌금

메모

메모

QPASS
간호조무사 핵심 총정리 문제집

지은이 백지운
펴낸이 정규도
펴낸곳 (주)다락원

초판 1쇄 발행 2018년 4월 20일
개정 7판 1쇄 발행 2025년 6월 30일

기획 권혁주, 김태광
편집 이후춘, 윤성미, 박소영
디자인 최예원, 황미연

다락원 경기도 파주시 문발로 211
내용문의: (02)736-2031 내선 291~296
구입문의: (02)736-2031 내선 250~252
Fax: (02)732-2037
출판등록 1977년 9월 16일 제406-2008-000007호

Copyright© 2025, 백지운

저자 및 출판사의 허락 없이 이 책의 일부 또는 전부를 무단 복제·전재·발췌할 수 없습니다. 구입 후 철회는 회사 내규에 부합하는 경우에 가능하므로 구입문의처에 문의하시기 바랍니다. 분실·파손 등에 따른 소비자 피해에 대해서는 공정거래위원회에서 고시한 소비자 분쟁 해결 기준에 따라 보상 가능합니다. 잘못된 책은 바꿔 드립니다.

ISBN 978-89-277-7426-6 13510

● 원큐패스 카페(http://cafe.naver.com/1qpass)를 방문하시면 각종 시험에 관한 최신 정보와 자료를 얻을 수 있습니다.

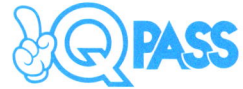

간호
조무사

핵심 총정리
문제집

백지운 저

적중문제

다락원

목차

PART 1 기초간호학 개요

- Chapter 01 간호관리 … 06
- Chapter 02 기초해부생리 … 16
- Chapter 03 기초약리 … 29
- Chapter 04 기초영양 … 38
- Chapter 05 기초치과 … 45
- Chapter 06 기초한방 … 53
- Chapter 07 기본간호 … 59
- Chapter 08 성인간호 … 61
- Chapter 09 모성간호 … 80
- Chapter 10 아동간호 … 94
- Chapter 11 노인간호 … 109
- Chapter 12 응급간호 … 118

PART 2 보건간호학 개요

- Chapter 01 보건교육 … 132
- Chapter 02 보건행정 … 140
- Chapter 03 환경보건 … 153
- Chapter 04 산업보건 … 163

PART 3　공중보건학 개론

Chapter 01	질병관리사업	170
Chapter 02	인구와 출산	186
Chapter 03	모자보건	190
Chapter 04	지역사회보건	195
Chapter 05	의료관계법규	207

PART 4　실기 관련 문제

Chapter 01	활력징후	238
Chapter 02	감염관리	247
Chapter 03	호흡유지	257
Chapter 04	영양과 배설	262
Chapter 05	상처와 골절	269
Chapter 06	개인위생	274
Chapter 07	활동관리	281
Chapter 08	체온유지	304
Chapter 09	진단검사와 수술	307
Chapter 10	투약간호	318
Chapter 11	환자관리와 의사소통	323
Chapter 12	임종간호	329

PART 5　정답　　　　331

Part 1

기초간호학 개요

- ☑ Chapter 01 간호관리
- ☐ Chapter 02 기초해부생리
- ☐ Chapter 03 기초약리
- ☐ Chapter 04 기초영양
- ☐ Chapter 05 기초치과
- ☐ Chapter 06 기초한방
- ☐ Chapter 07 기본간호
- ☐ Chapter 08 성인간호
- ☐ Chapter 09 모성간호
- ☐ Chapter 10 아동간호
- ☐ Chapter 11 노인간호
- ☐ Chapter 12 응급간호

간호관리

※ 각 문제에 대한 해설은 **핵심이론 10~13페이지**를 참고해 주세요.

001 선교사인 알렌이 우리나라에 와서 부상자를 치료해주는 과정 중에 병원 설립의 필요성을 느껴 1885년 설립된 최초의 서양식 의료 기관은?
① 보구여관
② 광혜원
③ 태화여자관
④ 대한적십자사
⑤ 경성의학교

002 우리나라 최초의 간호사 교육기관의 이름은?
① 대한의원
② 광혜원
③ 보구여관
④ 제중원
⑤ 세브란스 양성소

003 나이팅게일의 간호이념으로 옳은 것은?
① 간호는 질병을 치료하는 것이다.
② 간호는 사명이 아닌 직업이다.
③ 간호사는 의사의 업무까지 모두 할 줄 알아야 한다.
④ 모든 간호행위는 간호사의 마음으로 행하여야 한다.
⑤ 환자의 육체, 정신, 감정 모두에 관심을 가져야 한다.

004 나이팅게일 서약문의 내용으로 옳은 것은?
① 평생 봉사만 하며 산다.
② 인간의 생명에 해로운 일은 의료진과 상의 후 결정한다.
③ 간호하면서 알게 된 개인이나 가족의 비밀은 상황에 따라 공유한다.
④ 전문간호직에 최선을 다하고 간호를 받는 사람들의 안녕을 위해 헌신한다.
⑤ 간호지식을 쌓기 위해 끊임없이 공부한다.

005 나이팅게일 기장에 관한 설명으로 옳은 것은?
① 서태평양지역사무소에서 수여한다.
② 우리나라에는 아직 기장을 받은 사람이 없다.
③ 평화 시나 전쟁 시에 간호에 특별히 기여한 간호사에게 수여한다.
④ 매 5년마다 수여한다.
⑤ 나이팅게일 사망 10주년이 되던 1920년부터 수여하기 시작하였다.

006 현대간호의 특징으로 옳은 것은?
① 자기 간호
② 가족 간호
③ 종교적 간호
④ 치료 중심 간호
⑤ 환자 중심 간호

007 전인간호의 개념으로 옳은 것은?
① 육체, 정신, 감정 일체를 간호하는 것
② 질병 치료에 초점을 맞추는 것
③ 질병 예방에 초점을 맞추는 것
④ 고통을 경감시켜주는 것
⑤ 건강문제를 해결하기 위해 전적으로 도와주는 것

008 전인간호의 시행을 위해 가장 먼저 지켜져야 할 것은?
① 질병에 대한 지식이 풍부해야 한다.
② 환자 개개인을 깊이 이해해야 한다.
③ 환자를 동정하는 마음을 가져야 한다.
④ 간호 기술이 뛰어나야 한다.
⑤ 환자와의 의사소통 기술을 연마해야 한다.

009 간호조무사 윤리강령 중 자기계발에 관한 설명으로 옳은 것은?
① 3년에 한 번 보수교육을 이수한다.
② 법적인 책임한계를 식별하는 데 도움을 준다.
③ 과거의 지식과 기술 연구 및 습득을 위해 노력한다.
④ 자기계발은 개인의 성장만을 위한 것이므로 자제한다.
⑤ 실무능력 향상을 위한 교육과 훈련에 적극적으로 참가한다.

010 '간호 대상자의 국적, 인종, 종교, 사상, 연령, 성별, 정치적·사회적·경제적 지위, 성적 지향, 질병과 장애의 종류와 정도, 문화적 차이를 불문하고 차별 없는 간호를 제공한다.'에 해당하는 윤리강령은 무엇인가?
① 평등한 간호 제공
② 사생활 보호 및 비밀유지
③ 교육과 연구
④ 알 권리 및 자기결정권 존중
⑤ 취약한 대상자 보호

011 간호조무사의 직업적 업무수행 행동으로 옳은 것은?
① 쉬운 업무는 임의로 생략해도 된다.
② 의사의 구두지시는 7일 이내에 서면으로 남긴다.
③ 의문이 생기면 감독자와 상의한다.
④ 가족이 환자 질병의 예후에 대해 궁금해하면 아는 범위 내에서 친절히 알려준다.
⑤ 부도덕하고 비윤리적인 행위라 하더라도 의사의 지시라면 즉시 행해야 한다.

012 간호조무사가 근무 중 사고나 과실을 방지하기 위한 방법으로 가장 옳은 것은?
① 자신의 직무한계를 정확히 알고 업무에 임한다.
② 간호사가 지시하는 것만 수행한다.
③ 쉬운 일이라면 순서와 절차를 생략한다.
④ 양심에 따라 행동한다.
⑤ 환자가 원하는 것을 모두 들어준다.

013 간호조무사의 기본적인 직업태도로 옳은 것은?
① 상냥하고 품위 있는 태도를 보인다.
② 진단이나 치료에 관한 문의는 배운 한도 내에서 성의껏 답변한다.
③ 환자나 보호자의 요구는 무조건 들어 준다.
④ 환자의 자립심을 위해 엄격한 태도를 보인다.
⑤ 노인 환자들에게는 친근감을 위해 할머니, 할아버지로 부른다.

014 환자가 자신의 진단명과 치료에 대해 질문할 때 간호조무사의 태도는?
① 몰래 알려준다.
② 환자 차트를 본인에게 보여준다.
③ 의무기록을 복사해서 보는 방법을 알려준다.
④ 아는 범위 내에서 자세히 이야기해준다.
⑤ 담당 간호사에게 보고한다.

015 간암을 진단받은 환자가 자신의 진단명을 물어볼 때 간호조무사가 할 수 있는 적절한 대답은?
① "암인 것 같긴 한데 자세한 내용은 의사 선생님께 여쭤보세요."
② "간암인데 치료하면 나을 거예요."
③ "전 모르겠어요."
④ "병명은 의사 선생님께서 알려주실 거예요."
⑤ "걱정 말고 치료에 전념하세요."

016 간호조무사가 환자나 보호자에게 이야기해 줄 수 있는 내용은?
① 질병 치료과정
② 병원의 규칙과 회진시간
③ 진단명
④ 예후
⑤ 수술 방법과 위험성

017 간호조무사가 부득이한 사정으로 근무시간을 변경하고자 할 때 바람직한 방법은?
① 간호조무사는 어떠한 상황에서도 근무 시간을 변경할 수 없다.
② 적어도 한 달 전 사유를 써서 직속상관에게 제출한다.
③ 가능한 한 일찍 직속상관에게 사유를 설명한다.
④ 동료 간호조무사와 근무를 바꾼다.
⑤ 대신 일할 수 있는 사람을 스스로 구한다.

018 간호조무사가 직장을 그만둘 때 지켜야 할 태도로 옳은 것은?
① 미리 통보하고 언제든 그만둔다.
② 새로 일할 곳이 정해지면 그만둔다.
③ 후임자가 정해진 다음 인수인계를 하고 그만둔다.
④ 메모를 남기고 그만둔다.
⑤ 당일 아침에 병원에 전화해서 사직의사를 밝힌다.

019 간호조무사의 대인관계에 관한 설명으로 옳은 것은?
① 자신의 직무한계 외의 일이라 하더라도 동료를 도와준다.
② 동료와 의견충돌이 생기면 1:1 대화는 피하도록 한다.
③ 언론기관에서 인터뷰 요청 시 알고 있는 대로 성실히 대답한다.
④ 환자 상태에 이상을 발견했을 때는 신속히 치료해준다.
⑤ 환자와는 직업적인 관계를 유지한다.

020 간호조무사의 직업적 관계에 관한 설명으로 옳은 것은?

① 환자나 보호자의 모든 요구를 들어준다.
② 소아 환자는 보호자를 곁에 두어 안도감을 주고 간호에 도움이 되게 한다.
③ 노인 환자에게 친근감을 느끼게 하기 위해 할머니, 할아버지로 호칭한다.
④ 환자가 지시를 잘 따르도록 하기 위해 일정한 거리감을 두고 대한다.
⑤ 동료들 사이에 의견 충돌이 생기면 1:1 대화를 금한다.

021 환자에게 투약하던 도중 약이 잘못 투여된 것을 알게 되었을 때 간호조무사가 취해야 할 행동은?

① 다음 투약 시간에 두 배의 용량을 투여한다.
② 환자에게 즉시 알리고 비밀로 해줄 것을 부탁한다.
③ 환자에게 이상이 없으면 모른 척 지나간다.
④ 즉시 간호사에게 보고하여 조치를 취할 수 있도록 한다.
⑤ 원래 주었어야 했던 약을 갖다 주어 즉시 복용하게 한다.

022 언론기관에서 자살시도를 한 환자에 관한 문의를 했을 때 간호조무사의 적절한 태도는?

① 간호사나 주치의에게 묻도록 한다.
② 정중하게 모른다고 대답한다.
③ 사실대로 대답해준다.
④ 그런 환자는 없다고 말한다.
⑤ 못 들은 척하고 대답하지 않는다.

023 보호자가 "우리 아기가 열이 나서 계속 보채기만 하는 것 같아요."라고 할 때 간호조무사가 취해야 할 행동은?

① 체온을 정확히 잰 후 간호사에게 보고한다.
② 미온수 목욕을 시킨다.
③ 방문을 열어 방을 시원하게 해준다.
④ 가지고 있는 해열제를 복용하게 한다.
⑤ 얼음베개를 적용하고 손과 발은 따뜻하게 해준다.

024 폐암 환자가 병실에서 담배를 피우는 것을 발견하였을 때 간호조무사의 태도로 옳은 것은?

① 다음부터는 피우지 않도록 교육한다.
② 병원은 금연장소임을 알리고 간호사에게 보고한다.
③ 질병과 흡연의 관계를 자세히 설명한다.
④ 개인의 자유이므로 제한할 수 없다.
⑤ 못 본 척한다.

025 환자의 활력징후를 측정하던 중 혈압계가 떨어져 파손되었을 때 대처 방법으로 옳은 것은?

① 속히 원래 장소에 가져다 놓는다.
② 새 혈압계를 구입해온다.
③ 같이 근무한 직원들이 돈을 모아 새 혈압계를 구입한다.
④ 즉시 간호사에게 사실대로 보고한다.
⑤ 아무도 모르게 수리하는 곳에 맡긴다.

026 환자가 병원 약이 아닌 다른 약을 복용하는 것을 보았을 때 간호조무사의 행동으로 바람직한 것은?
① 병원약 복용시간과 다른 시간에 복용하도록 한다.
② 그냥 복용하도록 한다.
③ 즉시 약물복용을 중지시키고 담당간호사에게 보고한다.
④ 병원 약과 중복되는 약을 빼고 먹도록 한다.
⑤ 약국에 성분분석을 보낸 후 결과를 보고 판단한다.

027 동료의 업무상 실수를 발견했을 때 직업윤리에 따른 행동으로 옳은 것은?
① 다른 직원과 상의한다.
② 환자에게 위해가 있는지 확인한다.
③ 환자가 모르고 있다면 그냥 넘어간다.
④ 동료를 보호하기 위해 모르는 척한다.
⑤ 자신의 직무와 관련이 없으면 신경 쓰지 않는다.

028 환자가 퇴원을 하면서 자신을 정성껏 돌봐 준 것에 감사하다며 돈을 주려고 한다. 이때 간호조무사의 태도로 옳은 것은?
① 당연한 일을 돈으로 보상하지 말라고 단호하게 표현한다.
② 감사를 표하고 받는다.
③ 정색을 하고 거절한다.
④ 간호사실에 가져다주면 함께 잘 쓰겠다고 말한다.
⑤ 병원 규칙을 설명하며 정중히 거절한다.

029 간호조무사의 복장에 관한 설명으로 옳은 것은?
① 오염이 보이지 않도록 어두운 색을 선택한다.
② 화려하고 복잡한 디자인을 선택한다.
③ 활동하기 편해야 한다.
④ 간호사의 복장과 동일하게 입는다.
⑤ 잠시 병원 밖으로 나갈 때는 그대로 착용할 수 있다.

030 간호조무사가 침상난간을 올리지 않은 채로 이동차를 이용하여 환자를 운반하다가 환자가 낙상하였을 때 이 간호조무사가 위반한 의무는 무엇인가?
① 주의의무
② 설명 및 동의의무
③ 확인의무
④ 비밀유지의무
⑤ 집중의무

031 30분 전 체온 38.5℃로 확인된 3세 환아의 체온을 보고하기 위해 간호사실로 가던 중 침상을 교환해달라는 다른 환자의 요구로 침상을 교환해주다가 체온 보고를 깜빡 잊었다. 잠시 후 고열의 환아가 열로 인한 경련을 하게 되었을 때 간호조무사의 법적 책임요인은?
① 비밀유지 의무 위반행위
② 무면허의료행위
③ 불법의료행위
④ 주의의무태만
⑤ 범죄행위

032 병실 바닥에 고여 있는 물로 인해 미끄러져 환자의 골반 뼈가 부러지게 되었다. 간호조무사의 책임은?

① 간호조무사가 물을 뿌린 것이 아니므로 책임이 없다.
② 낙상예방은 간호업무에 속하므로 간호조무사로서 책임이 있다.
③ 보호자의 부재로 인해 발생했으므로 보호자 책임이다.
④ 바닥에 물을 뿌린 사람의 책임이다.
⑤ 병원환경의 문제이므로 병원의 책임이다.

033 수술이나 침습적인 행위를 할 때 또는 좋지 않은 결과가 발생할 위험성이 있는 의료행위를 하기 전에 환자나 보호자에게 설명을 해야 하는 의무를 무엇이라고 하는가?

① 비밀 누설 금지 의무
② 주의 의무
③ 설명 및 동의 의무
④ 확인 의무
⑤ 최선의 처치를 다할 의무

034 직업윤리를 준수해야 하는 이유로 옳은 것은?

① 문제해결 시 지혜롭고 양심적인 판단을 할 수 있으므로
② 지식과 기술을 습득할 수 있으므로
③ 지키지 않으면 즉시 처벌을 받게 되므로
④ 임금 협상 시 유리하므로
⑤ 환자와 동료들에게 인정받기 위해

035 의사나 간호사로부터 비윤리적인 지시를 받았을 때 간호조무사의 태도로 옳은 것은?

① 상황에 따라 행동한다.
② 관계유지를 위해 시키는 대로 행한다.
③ 법적으로 문제가 없는지 확인 후 행한다.
④ 비윤리적 지시에 대해 거절할 권리가 있다.
⑤ 직속상관과 상의 후 결정한다.

036 환자 상태에 이상이 발견되었을 경우 간호조무사가 취해야 할 행동은?

① 즉시 보호자에게 알린다.
② 간호사에게 보고한다.
③ 응급처치를 한다.
④ 기록한다.
⑤ 계속 관찰한다.

037 간호조무사의 업무로 옳은 것은?

① 상처 드레싱
② 환자에게 검사결과 설명
③ 간호사의 지시, 감독하에 간단한 투약
④ 검사물 채취
⑤ 독자적인 업무 수행과 환자 진료

038 간호조무사의 업무로 옳은 것은?

① 환자의 입·퇴원을 결정한다.
② 환자를 진찰한다.
③ 채혈 등의 검사를 실시한다.
④ 질병을 진단하고 진단서를 발급해준다.
⑤ 거동이 불편한 환자와 함께 검사실에 동행한다.

039 의사가 부재중인데 응급환자가 병원에 왔을 때 간호조무사의 태도는?
① 간호조무사는 응급처치를 할 수 없음을 명심한다.
② 의사가 올 때까지 지켜본다.
③ 다른 병원으로 데리고 간다.
④ 응급처치를 하면서 속히 간호사와 의사를 부른다.
⑤ 환자와 보호자를 안심시키며 의사와 간호사를 기다린다.

040 병원에서 업무를 수행할 때 간호조무사는 누구의 지시와 감독을 받는가?
① 환자
② 보호자
③ 의료기사
④ 행정직원
⑤ 간호사

041 병실 환경관리에 관한 설명으로 옳은 것은?
① 환기가 가장 중요한 요소이다.
② 병실의 온도는 16~18℃가 적합하다.
③ 병실의 습도는 60~80%가 적합하다.
④ 호흡기질환을 가진 환자에게는 병실 습도를 낮춰준다.
⑤ 조명을 최대한 밝게 유지한다.

042 병실 관리 방법으로 옳은 것은?
① 바닥에 물이 있으면 낙상이 생길 수 있으므로 즉시 닦는다.
② 바닥은 자주 비질을 해서 청결을 유지한다.
③ 고장 나거나 파손된 물품은 즉시 버리고 간호사에게 보고한다.
④ 선풍기나 에어컨 바람은 환자에게 직접 닿을 수 있도록 조절한다.
⑤ 물걸레로 바닥을 닦은 후 그대로 마르게 둔다.

043 병실의 환경 관리 방법으로 옳은 것은?
① 사용한 침구는 털어서 보관한다.
② 병실 소음은 80dB 정도를 유지한다.
③ 병실 바닥 청소 시 비질을 하지 않는다.
④ 창문은 아래에서 위 방향으로 청소한다.
⑤ 격리실 밖에 격리 의료폐기물 박스를 둔다.

044 병실 환경에 관한 관리 방법으로 옳은 것은?
① 오염이 적은 영역에서 많은 영역으로 청소한다.
② 감염병 환자가 사용한 이불은 털어서 세탁통에 넣는다.
③ 바닥을 먼저 청소한 후 창가를 청소한다.
④ 온도가 높을 때는 습도를 함께 높여준다.
⑤ 직사광선이 비치도록 커튼을 열어둔다.

045 주기적으로 병원 물품재고조사를 하는 이유는?
① 물품 낭비 예방
② 물품 정리정돈
③ 물품의 이름을 외우기 위해
④ 물품의 위치를 확인하기 위해
⑤ 물품의 가격을 확인하기 위해

046 병원의 물품관리에 관한 설명으로 옳은 것은?
① 소변기와 대변기는 3일에 한 번 세척한다.
② 고무재질의 더운물 주머니는 공기를 빼서 눕혀둔다.
③ 고무제품은 습한 상태로 보관한다.
④ 피나 점액이 묻은 베갯잇은 먼저 뜨거운 물로 세척한다.
⑤ 응혈로 달라붙은 주사기는 과산화수소 용액에 담가두었다가 세척한다.

047 병원의 물품 관리방법으로 옳은 것은?
① 고막체온계는 탐침 커버를 씌우지 않고 사용한다.
② 손상성 폐기물 용기는 30일 이내에 처리한다.
③ 혈액이 묻은 거즈는 붉은색 도형이 그려진 의료폐기물통에 넣는다.
④ 일회용 주삿바늘은 반드시 뚜껑을 씌워서 버린다.
⑤ 감염병 환자가 사용한 침대 매트리스는 폐기처분한다.

048 병원 물품관리 방법으로 옳은 것은?
① 피가 묻어 있는 기구는 뜨거운 물에 먼저 헹구고 찬물로 씻는다.
② 더운물 주머니는 공기를 넣어 보관한다.
③ 변기나 소변기는 월 1회 물로 닦는다.
④ 알코올은 응고된 혈액을 제거하는 데 효과적이다.
⑤ 고무관은 겉면만 깨끗이 씻어 건열멸균한다.

049 혈액과 점액이 묻어 있는 기구의 관리방법으로 옳은 것은?
① 소독약이 섞인 뜨거운 물에 담가두었다가 세척한다.
② 찬물로 씻은 다음 비눗물로 씻고 미지근한 물로 헹군다.
③ 햇빛이 강한 오전 11시~오후 3시 사이에 일광소독한다.
④ 공기 중에 건조시킨 후 이물질을 제거하고 미지근한 물로 씻는다.
⑤ 끓는 물에 기구를 넣어 자비소독한다.

050 입원 환자의 감염을 예방하기 위한 활동으로 옳은 것은?
① 기침을 할 때 입과 코를 휴지로 가린다.
② 앰플 약 사용 후 잔여량을 한 용기에 모아둔다.
③ 손씻기 후 사용하는 공용 수건은 하루에 한 번 교체한다.
④ 알코올젤을 손에 비빈 후 물로 5초간 손을 씻는다.
⑤ 환자의 소변 주머니에서 소변을 비운 후 장갑을 벗고 바로 환자의 식사를 돕는다.

051 감염병 환자가 입원했을 때 이 환자의 물품은 어떻게 관리해야 하는가?
① 환자에게 보관하게 한다.
② 보호자에게 돌려준다.
③ 병원 세탁물 수거함에 함께 넣어 세탁한다.
④ 가압증기멸균법으로 소독한 후 봉투에 넣어 보관한다.
⑤ 소각한다.

052 화재 경보가 울리고 있는데 환자가 보이지 않을 경우 간호조무사의 대처방법은?
① 방송으로 화재 경보가 일어났음을 알린다.
② 본인부터 대피한다.
③ 자신의 직무 밖의 일이므로 관여하지 않는다.
④ 간호사에게 보고하고 병원 규칙에 따라 행동한다.
⑤ 관할 보건소장에게 신고한다.

053 병원 화재 발생 시 대피시켜야 할 순서로 옳은 것은?
① 직원 → 중증환자 → 경증환자 → 거동가능환자 → 내원객
② 중증환자 → 경증환자 → 거동가능환자 → 내원객 → 직원
③ 내원객 → 거동가능환자 → 경증환자 → 중증환자 → 직원
④ 거동가능환자 → 내원객 → 경증환자 → 중증환자 → 직원
⑤ 내원객 → 중증환자 → 경증환자 → 직원 → 거동가능환자

054 화재 시 대피방법으로 옳은 것은?
① 지하로 이동한다.
② 자세를 낮추고 이동한다.
③ 마른 수건으로 입을 가린다.
④ 몸이 불편한 환자는 엘리베이터를 이용한다.
⑤ 바람을 마주보고 서서 소화기를 작동시킨다.

055 기록의 방법으로 옳은 것은?
① 간호기록지에는 과거와 미래시제만 사용한다.
② 약어는 공식적인 것만 사용한다.
③ 서명은 사인으로 대체한다.
④ 잘못된 기록은 어떠한 상황에서도 교정할 수 없다.
⑤ 기록 시마다 환자라는 주어를 반드시 사용하여 기록한다.

056 기록의 지침으로 옳은 것은?
① 환자의 상태를 주관적으로 기록한다.
② 반복되는 문제는 기록하지 않는다.
③ 명확한 구분을 위해 한 줄씩 띄우고 기록한다.
④ 기록은 처치 전에 미리 기록하여 누락되는 것을 방지한다.
⑤ 같은 시간에 일어난 일은 끝에 한 번만 서명한다.

057 간호기록 작성 지침으로 옳은 것은?
① 기록지마다 환자의 이름을 기입할 필요는 없다.
② 의사가 전화로 처방을 한 경우 24시간 안에 기록처방을 받도록 한다.
③ 수기기록은 항상 연필을 사용한다.
④ 응급상황일지라도 처치보다는 기록의 완결성을 중시한다.
⑤ 한 페이지 전체의 기록이 잘못되었을 때는 그 페이지를 빼버린 후 다음 장에 다시 기록한다.

058 간호기록의 원칙 중 무엇에 관한 설명인가?

> • 간호기록은 사전에 하지 않고 간호행위가 이루어진 직후에 시행한다.
> • 과거시제와 현재시제로 기록한다.

① 적시성
② 정확성
③ 형식성
④ 사실성
⑤ 간결성

059 '물을 조금 먹었음'에서 '물을 50cc 섭취함'으로 수정해서 기록했을 때 준수한 의무기록의 원칙은?
① 간결성
② 보안성
③ 적시성
④ 형식성
⑤ 정확성

기초해부생리

※ 각 문제에 대한 해설은 **핵심이론 14~33페이지**를 참고해 주세요.

001 해부학적 자세에 관한 설명으로 옳은 것은?
① 양팔을 90° 각도로 옆으로 벌린다.
② 눈은 정면을 향한다.
③ 한쪽 발을 15cm가량 앞으로 뺀다.
④ 양쪽 엄지발가락 끝을 붙이고 뒤꿈치는 붙지 않도록 한다.
⑤ 손등이 앞을 향하게 한다.

002 관절운동에 관한 설명으로 옳은 것은?
① 신전(폄) : 관절 각도가 작아지는 운동
② 굴곡(굽힘) : 관절 각도가 커지는 운동
③ 회선(휘돌림) : 장축을 축으로 해서 도는 운동
④ 회전(돌림) : 굴곡(굽힘), 신전(폄), 내전(모음), 외전(벌림)의 연속된 운동
⑤ 회내(엎침) : 손등이 앞을 향하는 운동

003 공장에서 일하는 근로자가 오른쪽 손목을 오른쪽으로 돌리는 작업을 할 때마다 손목에 통증을 느꼈다. 이때 사용한 관절의 움직임은 무엇인가?
① 회외(뒤침)
② 회내(엎침)
③ 신전(폄)
④ 외전(벌림)
⑤ 굴곡(굽힘)

004 골격계의 구조와 기능의 연결 중 옳은 것은?
① 십자인대 : 팔꿈치에 있는 인대이다.
② 경골(정강뼈) : 혈구를 생성하는 조혈 작용이 이루어진다.
③ 골수(뼈속질) : 골절 시 뼈를 재생시킨다.
④ 흉곽(가슴우리) : 폐와 심장 등 주요장기를 보호한다.
⑤ 골막(뼈막) : 종아리 안쪽에 있는 뼈로 체중을 지탱해준다.

005 뼈의 성장과 관련이 있는 것으로 옳은 것은?
① 칼슘, 칼시토닌, 인, 호르몬, 비타민
② 글루카곤, 인슐린, 담즙
③ 칼슘, 플루오린, 섬유소
④ 비타민, 단백질, 트랜스지방
⑤ 칼시토닌, 담즙, 췌장액

006 연골에 관한 설명으로 옳은 것은?
① 지방이 많아 탄력성이 있다.
② 칼슘침착이 있다.
③ 물렁뼈라고도 한다.
④ 혈관과 신경이 분포한다.
⑤ 손상 시 복구가 빠르다.

007 뼈의 기능으로 옳은 것은?
① 호르몬을 생성한다.
② 소화효소를 분비하여 소화를 돕는다.
③ 체온을 유지한다.
④ 열을 생산한다.
⑤ 칼슘, 인산염 등을 축적하였다가 필요에 따라 혈류를 통해 공급한다.

008 골절 시 뼈를 재생시키는 중요한 역할을 하는 부위는?
① 골수(뼈속질)
② 골막(뼈막)
③ 골단(뼈끝)
④ 치밀골(치밀뼈)
⑤ 해면골(해면뼈)

009 척추에 관한 설명으로 옳은 것은?
① 성인의 경우 경추(목뼈) 5개, 흉추(등뼈) 12개, 요추(허리뼈) 7개, 천추(엉치뼈) 1개, 미추(꼬리뼈) 1개로 구성되어 있다.
② 척추뼈 사이 구멍을 통해 말초신경이 지나간다.
③ 척추뼈 사이의 추간원판이 탈출한 경우를 압박골절이라고 한다.
④ 흉추(등뼈)와 천추(엉치뼈)는 앞으로 휘어진 만곡을 보인다.
⑤ 경추(목뼈)와 요추(허리뼈)는 뒤로 휘어진 만곡을 보인다.

010 흉곽의 앞쪽 정중앙에 있는 1개의 장방형 편평골은?
① 경추(목뼈)
② 늑골(갈비뼈)
③ 쇄골(빗장뼈)
④ 흉골(복장뼈)
⑤ 견갑골(어깨뼈)

011 하퇴의 내측에 있고 대퇴골(넓적다리뼈)과 더불어 체중을 지탱하는 역할을 하는 뼈의 이름은?
① 척골(자뼈)
② 코뼈
③ 경골(정강뼈)
④ 슬개골(무릎뼈)
⑤ 좌골(궁둥뼈)

012 호흡 시 흉부와 복부를 나누는 근육으로 옳은 것은?
① 배곧은근(복직근)
② 큰가슴근(대흉근)
③ 가로막(횡격막)
④ 갈비사이근(늑간근)
⑤ 목빗근(흉쇄유돌근)

013 정상적인 호흡에 관여하는 근육으로 옳은 것은?
① 목빗근, 가로막
② 가로막, 갈비사이근
③ 갈비사이근, 큰가슴근
④ 작은가슴근(소흉근), 가로막
⑤ 가로막, 등세모근(승모근)

014 근육에 관한 설명으로 옳은 것은?
① 평활근(민무늬근)은 의지대로 움직일 수 있는 수의근(맘대로근육)이다.
② 심장은 평활근(민무늬근)이며 불수의근(제대로근육)이다.
③ 횡문근은 내장의 벽들을 구성한다.
④ 운동 시 주로 사용되는 근육은 횡문근이다.
⑤ 모든 횡문근은 자율신경에 의해 지배되는 불수의근이다.

015 근육주사 부위로 흔히 사용되는 근육으로 옳은 것은?

① 중간볼기근(중둔근), 어깨세모근(삼각근), 가쪽넓은근(외측광근)
② 등세모근(승모근), 어깨세모근(삼각근), 중간볼기근(중둔근)
③ 중간볼기근, 넓적다리곧은근(대퇴직근), 하복부
④ 넓적다리곧은근, 가쪽넓은근, 넓적다리두갈래근(대퇴이두근)
⑤ 목빗근(흉쇄유돌근), 어깨세모근, 위팔 세갈래근(상완삼두근)

016 소화계 경로가 빠짐없이 순서대로 연결된 것으로 옳은 것은?

① 구강 → 위 → 식도 → 십이지장
② 식도 → 위 → 십이지장 → 맹장
③ 맹장 → 상행결장 → 직장 → 항문
④ 십이지장 → 공장 → 회장 → 맹장
⑤ 상행결장 → 횡행결장 → 하행결장 → 직장

017 신체 부분과 분비되는 소화효소의 연결이 옳은 것은?

① 비장 – 담즙
② 위 – 펩신
③ 췌장 – 말타아제, 젖당분해효소, 에렙신
④ 침(타액) – 녹말분해효소(아밀라아제), 지방분해효소(리파아제), 단백질분해효소(트립신)
⑤ 췌장 – 침녹말분해효소(타이알린)

018 소화계에 관한 설명으로 옳은 것은?

① 음식물과 공기의 공동 통로는 편도이다.
② 위와 십이지장(샘창자)의 경계 부분에 들문조임근이 있다.
③ 침샘 중 가장 큰 것은 턱밑샘(악하샘)이다.
④ 담즙과 췌장액은 십이지장으로 들어가 음식물에 섞여 소화를 돕는다.
⑤ 대장은 소화된 음식물에서 각종 영양분을 흡수한다.

019 지방의 소화를 돕는 작용을 하는 것으로 옳은 것은?

① 담즙, 지방분해효소
② 펩신, 염산
③ 녹말분해효소, 트립신
④ 펩신, 트립신
⑤ 지방분해효소, 침녹말분해효소

020 소장의 기능으로 옳은 것은?

① 음식물을 임시로 저장하는 역할을 한다.
② 음식물을 위로 이동시킨다.
③ 수분을 흡수한다.
④ 당분과 알코올만을 선택적으로 흡수한다.
⑤ 장융모가 있어 소화된 영양분을 흡수하는 역할을 한다.

021 맹장 아래로 늘어진 가늘고 긴 돌기에 생긴 염증을 무엇이라고 하는가?

① 위염
② 구불결장염
③ 췌장염
④ 대장염
⑤ 충수염

022 구불결장에 이어지는 부분으로 대변이 축적되면 변의를 느끼는 부위로 옳은 것은?
① 공장(빈창자) ② 회장(돌창자)
③ 맹장(막창자) ④ 충수
⑤ 직장

023 간의 기능으로 옳은 것은?
① 성인의 조혈 기능
② 소화효소와 호르몬 분비 기능
③ 담즙생산과 해독기능
④ 장 내용물의 수분을 흡수하는 기능
⑤ 영양분을 분해·흡수하는 기능

024 간에 관한 설명으로 옳은 것은?
① 좌상복부에 있다.
② 인체에서 가장 작은 기관이다.
③ 간에서 여러 가지 호르몬을 분비한다.
④ 담낭은 간의 하면에 위치하며 담즙을 저장·농축한다.
⑤ 췌장(이자)에서 형성된 담즙이 간으로 보내진다.

025 췌장(이자)에 관한 설명으로 옳은 것은?
① 외분비샘의 기능과 내분비샘의 기능을 모두 하는 복합샘이다.
② 위의 앞쪽에 위치한다.
③ 소화효소인 인슐린과 글루카곤을 분비한다.
④ 랑게르한스섬에서 호르몬인 아밀라아제, 리파아제, 트립신을 분비한다.
⑤ 췌장의 머리 부분은 비장 쪽에, 꼬리 부분은 십이지장 쪽에 위치한다.

026 호흡에 관한 설명으로 옳은 것은?
① 호흡조절중추는 소뇌에 위치한다.
② 혈중 이산화탄소 농도가 높아지면 호흡수가 감소한다.
③ 폐포와 모세혈관 사이의 가스교환을 외호흡(폐호흡)이라고 한다.
④ 날숨(호기)에 의해 산소를 받아들이고, 들숨(흡기)에 의해 이산화탄소를 배출시킨다.
⑤ 호흡 시 사용되는 주요 근육으로 흉부와 복부를 나누는 근육은 목빗근(흉쇄유돌근)이다.

027 호흡에 관한 설명으로 옳은 것은?
① 내호흡(조직호흡)은 폐포와 모세혈관 사이의 가스교환을 말한다.
② 외호흡(폐호흡)은 혈액 속의 산소와 조직 속의 이산화탄소의 교환을 말한다.
③ 뇌의 시상하부에 의해 자율적으로 호흡이 이루어진다.
④ 폐포와 모세혈관 사이의 가스교환은 삼투에 의해 이루어진다.
⑤ 혈액 속에 이산화탄소가 증가하면 호흡수가 증가한다.

028 폐호흡에서 산소와 이산화탄소의 교환이 이루어지는 곳은?
① 기관지 ② 인두
③ 후두   ④ 기관
⑤ 폐포

029 숨을 쉴 때는 열려 있다가 음식물을 삼킬 때는 기도를 덮어 주어 음식물이 기도로 넘어 가는 것을 방지하는 역할을 하는 기관으로 옳은 것은?
① 인두
② 후두(덮)개
③ 목젖
④ 갑상연골
⑤ 기관

030 의식이 없을 때 혀가 뒤로 말려들어가 기도 폐색을 일으킬 수 있는 부위는 어디인가?
① 인두
② 후두
③ 편도
④ 기관
⑤ 기관지

031 후두에 관한 설명으로 옳은 것은?
① 기관 아래로 이어지는 부분이다.
② 발성을 담당하는 성대를 포함하고 있다.
③ 5개의 연골로 구성되어 있다.
④ 음식을 삼킬 때 후두(덮)개가 닫히지 않으면 하품이 유발된다.
⑤ 윤상연골(반지연골)은 아담의 사과(Adam's apple)로 알려져 있다.

032 호흡계의 순서로 옳은 것은?
① 코 - 후두 - 인두 - 식도 - 기관 - 폐포
② 코 - 후두 - 인두 - 기관 - 기관지 - 폐포
③ 코 - 기관 - 기관지 - 후두 - 인두 - 폐포
④ 코 - 인두 - 후두 - 기관 - 기관지 - 폐포
⑤ 코 - 인두 - 후두 - 기관지 - 기관 - 폐포

033 호흡계에 관한 설명으로 옳은 것은?
① 기관절개술은 흔히 후두를 절개한다.
② 기관 내에는 섬모가 있어 분비물을 밖으로 밀어낸다.
③ 기관은 연골로 구성되어 있고 항상 내강이 닫혀 있다.
④ 왼쪽 기관지가 더 굵고 짧고 수직에 가까워서 이물질이 들어가기 쉽다.
⑤ 왼쪽 폐는 3개, 오른쪽 폐는 2개의 엽으로 구성되어 있다.

034 체액(body fluid)에 관한 설명으로 옳은 것은?
① 체액은 체중의 약 10% 정도를 차지한다.
② 총체액량 비율은 유아보다 성인이 더 높다.
③ 비만인 사람들이 마른 사람에 비해 총체액량 비율이 높다.
④ 총체액량의 2/3가 세포내액이다.
⑤ 세포내액의 주성분은 혈장과 간질액으로 구성된다.

035 적혈구에 관한 설명으로 옳은 것은?
① 포식작용과 면역작용을 한다.
② 핵이 있으며 수명은 120일 정도이다.
③ 혈색소(헤모글로빈)로 인해 혈액이 붉게 보인다.
④ 혈장에서 섬유소원(피브리노젠)을 제외한 나머지 성분을 적혈구라고 한다.
⑤ 혈액응고 작용을 하므로 부족 시 멍이 잘 들고 출혈이 나타난다.

036 90% 이상의 물, 알부민, 글로불린, 섬유소원 등으로 구성되어 있는 혈액의 액체 성분을 무엇이라고 하는가?
① 혈청
② 혈장
③ 적혈구
④ 백혈구
⑤ 혈소판

037 혈액에 관한 설명으로 옳은 것은?
① 적혈구는 포식작용, 백혈구는 혈액응고, 혈소판은 산소운반 역할을 한다.
② 백혈구 중 과립구(과립백혈구)에는 림프구와 단핵구가 있다.
③ 혈장의 92%는 단백질로 구성되어 있다.
④ 혈액은 혈장 45%, 혈구 55%로 구성되어 있다.
⑤ 노쇠한 적혈구는 간, 비장, 골수(뼈속질)에서 파괴된다.

038 혈액응고에 도움을 주는 혈액인자로만 구성된 것으로 옳은 것은?
① 적혈구, 백혈구, 혈소판
② 비타민 K, 알부민, 섬유소원(피브리노젠)
③ 칼슘, 마그네슘, 혈소판
④ 칼슘, 비타민 K, 혈소판, 섬유소원(피브리노젠)
⑤ 섬유소원(피브리노젠), 비타민 C, 철분

039 심박출량에 관한 설명으로 옳은 것은?
① 매 초마다 좌심실에서 뿜어내는 혈액의 양
② 심장이 완전히 이완되었을 때 심장이 보유하고 있는 혈액의 양
③ 매 분마다 좌심실과 우심실에서 뿜어내는 혈액의 양
④ 심장이 완전히 수축되었을 때 혈관에 존재하는 혈액의 양
⑤ 심장이 수축될 때 역류하는 혈액의 양

040 좌심실이 수축하여 전신으로 혈액이 나갈 때 대동맥이 받는 압력을 (A)(이)라 하고 심장박동을 피부 가까운 동맥에서 느끼는 것을 (B)(이)라고 한다. 괄호 안에 들어갈 말로 옳은 것은?
① (A) : 확장기압, (B) : 맥박
② (A) : 수축기압, (B) : 맥박
③ (A) : 확장기압, (B) : 맥압
④ (A) : 수축기압, (B) : 차질맥
⑤ (A) : 혈압, (B) : 두근거림

041 심장에 관한 내용으로 옳은 것은?
① 좌심방과 좌심실 사이에 삼첨판이, 우심방과 우심실 사이에 승모판(이첨판)이 있다.
② 심장벽을 순환하며 심장에 산소와 영양을 공급하는 혈관은 대동맥이다.
③ 복강과 하지에 있는 혈액을 모아 우심방으로 들어오는 혈관은 상대정맥(위대정맥)이다.
④ 심장벽은 심내막, 심근(심장근육), 심외막으로 구성되어 있다.
⑤ 머리, 얼굴, 팔 등의 상체에 있는 혈액을 모아 우심방으로 들어오는 혈관을 관상동맥(심장동맥)이라고 한다.

042 심장 판막의 기능으로 옳은 것은?
① 심근 수축 억제 ② 혈관 저항 증가
③ 심박출량 감소 ④ 혈관 울혈 촉진
⑤ 혈액 역류 방지

043 심장에 관한 설명으로 옳은 것은?
① 우심방의 상대정맥 쪽에 위치하며 심장의 규칙적인 박동을 조절하는 곳은 방실결절이다.
② 피를 전신으로 보내기 위해 우심실 벽이 좌심실 벽보다 크고 두꺼우며 우심실의 압력이 가장 높다.
③ 심장을 싸고 있는 주머니인 심장막(심낭) 안에는 심장막액(심낭액)이 고여 있어 심장박동 시 마찰을 방지한다.
④ 1분 동안 좌심실과 우심실에서 나오는 혈액량을 수축기압이라고 한다.
⑤ 심장에 있는 4개의 판막은 전기적 자극을 전달하는 역할을 한다.

044 심장순환의 순서로 옳은 것은?
① 우심실 → 폐동맥 → 폐 → 폐정맥 → 좌심방 → 좌심실 → 대동맥 → 전신 → 대정맥 → 우심방
② 좌심실 → 폐동맥 → 폐 → 폐정맥 → 우심방 → 우심실 → 대동맥 → 전신 → 대정맥 → 좌심방
③ 폐 → 폐동맥 → 좌심방 → 좌심실 → 대정맥 → 전신 → 대동맥 → 우심방 → 우심실 → 폐정맥
④ 전신 → 폐정맥 → 우심방 → 우심실 → 폐 → 대동맥 → 대정맥 → 좌심방 → 좌심실 → 폐동맥
⑤ 좌심방 → 좌심실 → 우심방 → 우심실 → 폐동맥 → 폐정맥 → 대동맥 → 대정맥 → 전신 → 폐

045 위나 장에서 흡수된 영양물질이 풍부한 혈액을 간으로 운반하는 혈관으로 옳은 것은?
① 간정맥 ② 콩팥정맥
③ 폐정맥 ④ 간문맥
⑤ 대정맥

046 혈관에 관한 설명으로 옳은 것은?
① 동맥에는 판막이 있어 혈액이 한쪽 방향으로 흐른다.
② 심장에서 말초로 나가는 혈관은 정맥이다.
③ 정맥은 동맥에 비해 압력이 높고 피부 깊은 곳에 위치한다.
④ 동맥과 정맥을 연결하여 실질적인 물질교환이 이루어지는 혈관은 모세혈관이다.
⑤ 정맥은 벽이 두껍고 탄력섬유가 발달되어 있으며 압력이 높다.

047 전신에서 심장으로 돌아온 정맥혈액을 우심실을 통해 폐로 전달하는 혈관을 무엇이라고 하는가?
① 대정맥
② 폐동맥
③ 노동맥(요골동맥)
④ 관상동맥(심장동맥)
⑤ 콩팥정맥

048 복강과 하지에 있는 정맥의 피를 모아 우심방으로 들어오는 혈관은 무엇인가?
① 폐동맥
② 폐정맥
③ 간동맥
④ 상대정맥(위대정맥)
⑤ 하대정맥(아래대정맥)

049 심장을 순환하고 있는 혈관 중 동맥혈을 보유하는 혈관은?
① 대동맥, 대정맥
② 폐동맥, 폐정맥
③ 폐동맥, 대정맥
④ 폐정맥, 대동맥
⑤ 관상동맥, 관상정맥

050 림프계에 관한 설명으로 옳은 것은?
① 림프는 포식작용, 면역작용, 부종예방 기능을 한다.
② 조직에서 나온 액체성분을 폐정맥을 통해 심장으로 돌려보내는 기능을 한다.
③ 림프관은 겨드랑과 서혜부 등에 집중되어 있으며, 림프 속의 이물질을 걸러내는 역할을 한다.
④ 림프기관으로는 비장(지라), 흉선(가슴샘), 췌장(이자) 등이 있다.
⑤ 림프관에는 판막이 없으며 상대정맥으로 합류한다.

051 비뇨계의 구조가 순서대로 배열된 것은?
① 방광 – 신장 – 요도 – 요관
② 신장 – 요관 – 방광 – 요도
③ 신장 – 방광 – 요관 – 요도
④ 요관 – 방광 – 신장 – 요도
⑤ 방광 – 요관 – 신장 – 요도

052 후복벽에 좌우 한 개씩 위치하는 강낭콩 모양의 장기는?
① 간
② 비장
③ 췌장
④ 방광
⑤ 신장

053 신장에서 분비되며 혈압을 조절하는 물질은?
① 레닌
② 아세틸콜린
③ 에피네프린
④ 항이뇨호르몬
⑤ 적혈구형성호르몬(erythropoietin)

054 신장에 관한 설명으로 옳은 것은?
① 신세관(콩팥세관) → 콩팥소체(신소체) → 집합관 → 신우를 거쳐 소변이 형성된다.
② 신장의 신세관에서 노폐물이 여과된다.
③ 신장의 사구체(토리)에서 수분의 재흡수와 농축이 일어난다.
④ 신장의 구조적·기능적 기본단위는 미뢰이다.
⑤ 재흡수가 끝난 후 농축된 노폐물(소변)이 집합관에 모여 신우와 연결된다.

055 신장의 기능으로 옳은 것은?
① 소변형성 및 저장
② 소변을 방광까지 전달해주는 기능
③ 소변을 몸 밖으로 배출시키는 통로
④ 포식작용, 면역작용, 사이질액을 혈류로 재유입시켜 부종 예방
⑤ 노폐물 배설 및 혈압조절

056 신우에서 방광까지 소변을 운반하는 관으로 옳은 것은?

① 요관(수뇨관)
② 요도
③ 신세관(콩팥세관)
④ 사구체(토리)
⑤ 콩팥소체(신소체)

057 정상 소변에서 검출되어서는 안 되는 것은?

① 요소
② 요산
③ 크레아티닌
④ 무기염류
⑤ 단백질

058 남성 생식기에 관한 설명으로 옳은 것은?

① 전립샘 : 정자와 소변이 배출되는 통로
② 정낭 : 정자가 완전히 성숙되는 곳
③ 부고환 : 정자가 지나가는 통로
④ 정관 : 정관의 끝부분에서 정액을 첨가시키는 곳
⑤ 고환 : 정자 형성 및 남성호르몬 분비

059 여성 생식기에 관한 설명으로 옳은 것은?

① 난소 : 배란과 호르몬 분비
② 자궁관(난관) : 태아가 발육하는 장소
③ 자궁 : 월경의 통로 및 출산 시 산도
④ 음핵 : 소변의 배출구
⑤ 질 : 난자를 자궁으로 운반하는 기능

060 뇌의 구조와 기능의 연결이 옳은 것은?

① 대뇌 : 시각, 청각 중추만이 존재
② 시상하부 : 심장, 혈관운동, 연하, 구토, 호흡에 관여
③ 지주막하강(거미막밑공간) : 뇌척수액이 흐르는 곳
④ 숨뇌(연수) : 눈의 움직임과 청각에 관여
⑤ 소뇌 : 체온조절

061 대뇌에 관한 설명으로 옳은 것은?

① 전체 뇌 무게의 절반을 차지한다.
② 인체의 행동과 감정을 조절한다.
③ 호흡중추가 있는 곳이다.
④ 평형유지와 운동조절을 담당한다.
⑤ 다리뇌(교뇌)와 척수 사이에 위치한다.

062 뇌의 구조물과 내용물이 순서대로 배열된 것은?

① 두피 – 머리뼈 – 경막 – 거미막 – 연막 – 뇌척수액 – 뇌
② 머리뼈 – 두피 – 경막 – 거미막 – 뇌척수액 – 연막 – 뇌
③ 머리뼈 – 경막 – 뇌척수액 – 거미막 – 연막 – 두피 – 뇌
④ 두피 – 머리뼈 – 경막 – 연막 – 뇌척수액 – 거미막 – 뇌
⑤ 두피 – 머리뼈 – 경막 – 거미막 – 뇌척수액 – 연막 – 뇌

063 생명유지와 직결되는 뇌의 부위로 호흡, 맥박, 혈압 등을 조절하는 생명 중추를 무엇이라고 하는가?

① 시상
② 시상하부
③ 중간뇌(중뇌)
④ 다리뇌(교뇌)
⑤ 숨뇌(연수)

064 다리뇌와 척수 사이에 위치하며 생명에 직접 관여하는 중추[심장박동중추, 삼킴중추(연하중추), 구토중추, 호흡중추]가 있는 뇌의 부분은 어디인가?

① 대뇌　　② 소뇌
③ 시상　　④ 시상하부
⑤ 숨뇌(연수)

065 체온을 조절하는 중추가 위치한 부위는?

① 숨뇌(연수)　　② 소뇌
③ 시상하부　　④ 중뇌
⑤ 대뇌

066 주로 항상성 유지에 관여하며, 항이뇨호르몬과 옥시토신을 생산하는 기능을 하는 뇌의 부위는 어디인가?

① 시상하부　　② 중뇌
③ 소뇌　　④ 숨뇌(연수)
⑤ 대뇌

067 대뇌를 도와서 평형유지와 운동조절을 담당하는 기관으로, 손상 시 몸의 균형을 잡지 못하고 술에 취한 듯 비틀거리거나 넘어질 수 있는 뇌의 부위로 옳은 것은?

① 시상　　② 시상하부
③ 대뇌　　④ 소뇌
⑤ 숨뇌(연수)

068 중추신경계에 속하는 기관끼리 묶인 것은?

① 교감신경, 부교감신경
② 뇌, 척수
③ 뇌, 뇌신경
④ 척수, 척수신경
⑤ 뇌신경, 척수신경

069 뇌와 척수에서 나가는 신경을 무엇이라고 하는가?

① 말초신경
② 자율신경
③ 중추신경
④ 청신경(속귀신경)
⑤ 교감신경

070 척수신경들 중 특히 내장기관에 분포되어 있는 신경을 무엇이라고 하는가?

① 중추신경
② 뇌신경
③ 자율신경
④ 교감신경
⑤ 부교감신경

071 눈에 관여하는 신경으로 옳은 것은?
① 안면신경(얼굴신경)
② 청신경(속귀신경)
③ 미주신경
④ 활차신경(도르래신경)
⑤ 부신경(더부신경)

072 뇌신경 중 가장 긴 것으로 흉곽이나 복강 등의 장기에 분포되어 있는 신경으로 옳은 것은?
① 제3 뇌신경, 동안신경(눈돌림신경)
② 제4 뇌신경, 활차신경(도르래신경)
③ 제5 뇌신경, 삼차신경
④ 제10 뇌신경, 미주신경
⑤ 제11 뇌신경, 부신경(더부신경)

073 자동차 운전 중 앞차와 부딪히기 직전에 깜짝 놀랐을 때 나타날 수 있는 자율신경계 반응으로 옳은 것은?
① 혈관 확장
② 동공 축소
③ 기관지 확장
④ 혈압 하강
⑤ 심장박동 저하

074 교감신경이 자극되었을 때 나타나는 생리현상으로 옳은 것은?
① 동공 확장
② 배뇨 촉진
③ 소화관 연동운동 촉진
④ 땀샘 분비 억제
⑤ 침샘 분비 촉진

075 내분비샘과 분비호르몬의 연결이 옳은 것은?
① 뇌하수체 후엽 – 부신피질자극호르몬
② 뇌하수체 전엽 – 옥시토신
③ 갑상샘 – 칼시토닌
④ 난소 – 항이뇨호르몬
⑤ 부신피질 – 에피네프린

076 뇌하수체 후엽에서 분비되는 호르몬으로 분비저하 시 요붕증이 발생하는 호르몬으로 옳은 것은?
① 갑상샘호르몬
② 항이뇨호르몬
③ 옥시토신
④ 부신피질호르몬
⑤ 글루카곤

077 결핍 시 태아에게는 크레틴병을, 성인에게는 점액부종을 유발시키고 과잉분비 시 그레이브스병을 유발하는 호르몬은?
① 갑상샘호르몬
② 부갑상샘호르몬
③ 부신피질호르몬
④ 난포자극호르몬
⑤ 항이뇨호르몬

078 혈액 중의 칼슘과 인의 농도를 증가시켜주는 작용을 하는 호르몬은?
① 비타민 D
② 성장호르몬
③ 황체형성호르몬
④ 부갑상샘호르몬
⑤ 난포자극호르몬

079 뼈의 성장이 끝난 성인에게 뇌하수체 전엽 호르몬인 성장호르몬이 과잉분비 되었을 때 나타나는 증상은?

① 쿠싱증후군
② 요붕증
③ 요독증
④ 말단비대증
⑤ 거인증

080 혈당을 증가시키는 호르몬으로 묶인 것은?

① 인슐린, 글루카곤, 코티솔, 성장호르몬
② 글루카곤, 코티솔, 성장호르몬, 에피네프린
③ 부신피질호르몬, 글루카곤, 성장호르몬, 인슐린
④ 안드로젠, 에피네프린, 코티솔, 항이뇨 호르몬
⑤ 에스트로젠, 인슐린, 글루카곤, 난포자극호르몬

081 혈당량이 높아지면 이 호르몬이 분비되어 혈당을 감소시키고, 부족 시 당뇨병을 유발시키는 호르몬은?

① 에스트로젠
② 프로제스테론
③ 인슐린
④ 글루카곤
⑤ 코티솔

082 췌장의 랑게르한스섬의 알파 세포에서 분비되어 혈당을 높이는 호르몬은?

① 인슐린
② 글루카곤
③ 성장호르몬
④ 코티솔
⑤ 에피네프린

083 부신피질에서 분비되어 소듐과 포타슘의 균형을 조절하고 혈압과 혈액량을 유지하는 호르몬으로 옳은 것은?

① 알도스테론
② 안드로젠
③ 코티솔
④ 항이뇨호르몬
⑤ 부갑상샘호르몬

084 남성의 2차 성징 발현과 생식기 발달에 관여하는 호르몬으로, 남성 호르몬의 총칭인 안드로젠 중 하나인 호르몬은?

① 타이록신
② 테스토스테론
③ 황체호르몬
④ 알도스테론
⑤ 글루카곤

085 피부조직에 관한 설명으로 옳은 것은?

① 표피 두께는 진피보다 두껍다.
② 표피는 진피와 피하조직(피부밑조직) 아래에 있다.
③ 진피의 각질층은 죽은세포로 구성된다.
④ 피하조직(피부밑조직)은 유두층과 그물층으로 구성된다.
⑤ 진피에는 혈관과 신경이 분포한다.

086 눈에 관한 설명으로 옳은 것은?
① 빛을 굴절하고 망막에 상을 맺는 작용을 하는 것은 수정체이다.
② 안구내압을 유지하고 안구에 영양을 공급하며 눈의 형태를 둥글게 유지시켜주는 역할을 하는 것은 홍채(조리개)이다.
③ 빛의 양에 따라 동공의 크기를 조절하는 것은 망막이다.
④ 각막을 제외한 안구 전체를 덮는 막은 섬모체이다.
⑤ 눈의 안압은 20~30mmHg가 정상이다.

087 망막에 관한 설명으로 옳은 것은?
① 안구방수를 생산한다.
② 동공의 크기를 조절한다.
③ 수정체의 두께를 조절한다.
④ 눈의 외층으로, 눈을 외부로부터 보호한다.
⑤ 시각적 상을 받아 시신경을 통해 뇌로 전달한다.

088 코르티기관이 있으며 청각을 담당하는 귀의 구조로 옳은 것은?
① 귀관
② 외이도
③ 귓속뼈
④ 달팽이관
⑤ 반고리관

089 귀의 구조로 옳은 것은?
① 이관(귀관)은 중이와 후두를 연결한다.
② 귓바퀴(이개)는 외부로부터 들어온 공기(소리)를 진동시키는 곳으로 외이와 중이의 경계를 이룬다.
③ 외이도(바깥귀길)는 공기(소리)를 모으는 역할을 한다.
④ 고막은 음을 전달하는 통로이다.
⑤ 달팽이관은 소리를 감지하는 청각기관이고, 반고리관과 전정기관은 머리의 회전과 기울기를 감지하는 평형기관이다.

090 평소에는 닫혀 있다가 하품이나 연하 시 열리는 곳으로 고실(중이)의 기압 평형을 유지하는 곳은?
① 이관(귀관)
② 달팽이관
③ 전정(안뜰)
④ 반고리관
⑤ 이소골(귓속뼈)

Chapter 03 기초약리

※ 각 문제에 대한 해설은 **핵심이론 34~42페이지**를 참고해 주세요.

001 피부나 점막에 적용할 수 있는 반고형의 외용제를 무엇이라고 하는가?
① 연고　② 좌약
③ 정제　④ 시럽
⑤ 캡슐

002 젤라틴과 같은 반고형 상태로 만들어 항문, 요도, 질 등에 삽입하여 체온으로 용해, 흡수되도록 만든 약제를 무엇이라고 하는가?
① 좌약　② 캡슐
③ 연고　④ 알약(정제)
⑤ 함당정제

003 반드시 냉장 보관이 필요한 약제로 묶인 것은?
① 생리식염수, 좌약, 포도당
② 혈청, 헤파린, 인슐린
③ 인슐린, 예방접종약, 과산화수소수
④ 예방접종약, 헤파린, 좌약
⑤ 알부민, 알코올, 혈청

004 약품의 보관방법으로 옳은 것은?
① 기름종류의 약물은 30℃ 이하의 실온에서 보관한다.
② 일반적인 약은 10℃ 전후로 보관한다.
③ 통풍이 잘되고 서늘한 곳에 직사광선을 피해 보관한다.
④ 인슐린, 헤파린, 예방접종약 등은 실온 보관한다.
⑤ 냉장고 온도점검은 2시간마다 한 번씩 체크한다.

005 좌약의 보관방법으로 옳은 것은?
① 낮은 온도에서는 약의 효과가 떨어지므로 실온 보관한다.
② 좌약 삽입 시 통증을 줄이기 위해 냉동 보관한다.
③ 모양이 쉽게 변하므로 냉장 보관한다.
④ 햇빛이 잘 드는 곳에 보관한다.
⑤ 체내에서 녹여 사용하는 것이므로 어디에 보관하든 상관없다.

006 약물의 조건으로 옳은 것은?
① 치료효과는 서서히 나타나는 것이 좋다.
② 강도가 약해야 한다.
③ 선택성이 없어야 한다.
④ 발암현상이 없어야 한다.
⑤ 가격이 비싸더라도 효과만 좋으면 된다.

007 마약, 아편제제 등은 별도의 약장에 (A)을(를) 이용해 보관하고 마약장 열쇠는 (B)이(가) 보관하고 책임진다. 괄호 안에 들어갈 말로 옳은 것은?
① (A) : 열쇠, (B) : 의사
② (A) : 밀폐용기, (B) : 간호사
③ (A) : 차광용기, (B) : 약사
④ (A) : 두 개의 마약장, (B) : 간호조무사
⑤ (A) : 이중 잠금장치, (B) : 책임 간호사

008 마약 3캡슐을 처방받아 2캡슐은 환자에게 투여하였고 하나가 남아있는 상태에서 D/C처방이 났을 때 처리방법은?

① 이중 장금장치에 보관한다.
② 환자가 보는 데서 폐기한다.
③ 비상약으로 보관한다.
④ 마약반납(취소)처방전을 발급받아 잔량과 함께 약국에 반납한다.
⑤ 환자에게 주고 필요시 복용하도록 한다.

009 미생물 침입을 막기 위한 것으로 앰플, 바이알, 주사약 등을 보관하는 용기는?

① 기밀용기   ② 밀봉용기
③ 차광용기   ④ 밀폐용기
⑤ 수납용기

010 다음 중 차광용기를 사용하거나, 차광 상태를 유지하여 보관해야 하는 것은?

① 아스피린   ② 리도케인
③ 생리식염수   ④ 과산화수소
⑤ 이부프로펜 정제

011 다음 중 금식을 뜻하는 약어는 무엇인가?

① q.i.d   ② a.c.
③ stat   ④ p.r.n.
⑤ NPO

012 처방전에 사용되는 약어가 옳게 해석된 것은?

① po – 필요시마다
② IV – ~을 제외하고
③ p.c. – 취침 시
④ t.i.d. – 4시간마다
⑤ OS – 왼쪽 눈

013 수술 전 MN NPO가 처방되었다. 해석으로 옳은 것은?

① 식사와 함께
② 낮 12시부터 경구로
③ 밤 12시부터 금식
④ 필요시마다
⑤ 경구약 모두 중단

014 투약 처방의 해석으로 옳은 것은?

Tylenol 2T po tid

① 타이레놀 2스푼을 구강으로 하루 세 번
② 타이레놀 2캡슐을 근육주사로 하루 두 번
③ 타이레놀 2정씩 피하로 취침 전
④ 타이레놀 2정씩 경구로 하루 세 번
⑤ 타이레놀 2개씩 좌약으로 하루 세 번

015 투약 처방의 해석으로 옳은 것은?

Tylenol 6T # 3 po

① 타이레놀 6정씩 하루 3회 경구로
② 타이레놀 6정을 하루 3회로 나누어 경구로
③ 타이레놀 3정씩 하루 6회 경구로
④ 타이레놀 3알을 6시간마다 경구로
⑤ 타이레놀 6정을 하루 세 번 필요시마다

016 의사의 처방이 있고 난 후 간호사의 판단하에 환자에게 필요하다고 생각되는 경우 약물을 제공하게 되는 처방의 종류는?

① 즉시처방
② 구두처방
③ 정규처방
④ 필요시 처방
⑤ 일회처방

017 약 작용에 관한 설명으로 옳은 것은?

① 흡수 : 약물이 혈류 내로 도달하는 과정
② 분산 : 배설이 용이하도록 약물이 생체 내에서 전환되는 과정
③ 대사 : 비활성화된 대사산물이 체외로 배출되는 것
④ 배설 : 약물이 작용 부위까지 이동하는 것
⑤ 해독 : 주로 신장에서 이루어짐

018 약물의 효과가 빠른 순서에서 느린 순서로 배열된 것은?

① 정맥 → 근육 → 경구 → 피하
② 근육 → 경구 → 피하 → 정맥
③ 정맥 → 경구 → 피하 → 근육
④ 정맥 → 근육 → 피하 → 경구
⑤ 경구 → 피하 → 정맥 → 근육

019 어떠한 방법으로 투여하더라도 그 약물이 특정 장기에서 약리작용을 일으키는 것을 무엇이라고 하는가?

① 선택작용
② 국소작용
③ 전신작용
④ 직접작용
⑤ 간접작용

020 약물오용과 남용에 관한 설명으로 옳은 것은?

① 약물남용이 되기 쉬운 약물로는 비타민, 기침약, 제산제 등이 있다.
② 약물남용 시 금단증상이 발생할 수 있다.
③ 약물오용이 되기 쉬운 약물로는 알코올, 카페인, 진정제 등이 있다.
④ 약물오용은 행동변화, 기분변화, 쾌락 추구 등을 위해 지속적 또는 간헐적으로 약물을 부적절하게 사용하는 것이다.
⑤ 약물남용은 흔히 사용되는 약물을 부적절하게 사용하여 급·만성 독성을 초래하는 것이다.

021 약물을 오랫동안 사용하다가 중지했을 때 그 약물에 대한 갈망과 함께 심한 신체적, 정신적 의존증상이 나타나는 것을 무엇이라고 하는가?

① 내성
② 부작용
③ 금단증상
④ 약물 알레르기
⑤ 축적작용

022 약리작용에 관한 설명으로 옳은 것은?

① 상가작용 : 두 가지 이상의 약물병용의 효과가 각 약물작용의 합보다 큰 것
② 대항작용(길항작용) : 두 가지 이상의 약물병용의 효과가 각 약물작용의 합과 같은 것
③ 상승작용 : 두 가지 종류의 약물을 동시에 투여했을 때 효과가 감소하는 것
④ 중독 : 약물 투여 직후에 쌕쌕거림(천명), 빈맥, 호흡곤란 등의 증상이 나타나는 것
⑤ 내성 : 약물을 계속 사용할 경우 같은 치료 효과를 얻기 위해 사용량을 늘려야 하는 것

023 두 가지 이상의 약물을 병용했을 때 각 약물의 효과가 감소하거나 상쇄되는 작용은?
① 내성
② 부작용
③ 축적작용
④ 대항작용
⑤ 협동작용

024 치료적인 목적으로 사용했지만 원하지 않은 작용이 나타나는 것을 무엇이라고 하는가?
① 내성
② 부작용
③ 국소작용
④ 대항작용
⑤ 전신작용

025 항생제 투여 5분 후 갑작스런 가쁜 호흡, 천명, 혈압저하, 빈맥 증상이 나타났을 때 예상할 수 있는 것은?
① 두근거림(심계항진)
② 메니에르병
③ 급성중증과민반응
④ 열사병
⑤ 약물의 대항(길항)작용

026 호흡곤란을 호소하는 급성중증과민증(아나필락시스) 환자에게 투여해야 하는 약물은?
① 와파린
② 모르핀
③ 젠타마이신
④ 에피네프린
⑤ 나이트로글리세린

027 두통이 있어 진통제를 복용한 지 30분 후 두통이 없어졌다. 이때 진통제의 효과는?
① 부작용
② 반감기
③ 금단증상
④ 치료적 효과
⑤ 간접효과

028 투약에 관한 설명으로 옳은 것은?
① 약물은 주로 간을 통해 배설된다.
② 좌약은 항문으로 삽입 후 1분 정도 참았다가 배변한다.
③ 생물학적 전환과정인 해독 작용은 주로 신장에서 일어난다.
④ 연령, 체중, 용량, 투여 경로 및 투여 시기는 약물 작용에 영향을 주는 요소이다.
⑤ 신체에서 배설이 늦게 되는 약을 사용할 때는 내성에 주의한다.

029 투약의 일반적인 주의사항으로 옳은 것은?
① 한 병에서 다른 병으로 약을 옮겨 담지 않도록 한다.
② 약을 준비하는 사람과 투여하는 사람이 꼭 같을 필요는 없다.
③ 투약 시 "○○○님이시죠?"라고 질문한 후 투약한다.
④ 침전물이 있거나 색깔이 변한 약은 흔들어 사용한다.
⑤ 약을 너무 많이 따랐을 경우 약병에 다시 부어둔다.

030 처방된 용량보다 많은 양의 물약을 약컵에 따랐을 때 적절한 행동은?
① 따른 용량을 그대로 투여한다.
② 초과된 용량은 버리고 처방된 용량만큼만 투여한다.
③ 처방 용량만 투여하고 남은 약은 약컵에 그대로 보관한다.
④ 남은 약은 주사기로 재어 두었다가 다음 투약 시간에 투여한다.
⑤ 초과된 물약을 원래 약병에 다시 붓는다.

031 경구투약이 가능한 환자는?
① 금식 환자
② 삼킴곤란(연하곤란)이 있는 환자
③ 유동식을 섭취하는 환자
④ 전신마취 수술 직후 환자
⑤ 무의식 환자

032 쓴 약을 복용할 때 맛을 덜 느끼기 위한 가장 효과적인 방법은?
① 설탕물에 섞어 복용한다.
② 미지근한 물로 복용한다.
③ 좋아하는 음식에 섞어서 복용하게 한다.
④ 약 복용 전 얼음을 물고 있게 한다.
⑤ 쓴 약을 복용한 후 사탕을 먹게 한다.

033 간호조무사가 환자에게 약을 잘못 주었을 경우 취해야 할 행동은?
① 즉시 보호자에게 알린다.
② 간호사에게 보고한다.
③ 환자상태를 지켜본 후 결정한다.
④ 활력징후를 측정한 후 보고한다.
⑤ 약을 희석시키기 위해 수분섭취를 권장한다.

034 위약(Placebo)에 관한 설명으로 옳은 것은?
① 실제 제공하는 약물의 효과를 설명해야 한다.
② 의사의 처방 없이도 사용이 가능하다.
③ 심리적 효과를 이용하여 증상을 완화시키기 위해 투여한다.
④ 현재 가지고 있는 질병을 치료하기 위해 투여하는 약물이다.
⑤ 특별한 목적으로 반복 사용하는 경우 위약의 크기, 형태, 색 등을 매번 다른 것으로 투여한다.

035 환자에게 액상 철분제를 투약할 때 치아의 변색을 예방하기 위한 간호로 옳은 것은?
① 빨대를 이용해 복용하도록 한다.
② 오렌지주스와 함께 복용하게 한다.
③ 복용 전 얼음을 물고 있는다.
④ 비타민 C와 함께 복용한다.
⑤ 식전에 복용한다.

036 식간에 복용해야 하는 약물로만 묶인 것은?
① 해열제, 강심제
② 강심제, 이뇨제
③ 항생제, 소화제
④ 고미제, 완하제
⑤ 식욕촉진제, 소화제

037 위장 자극이 심한 약물을 복용하기에 적당한 시간은?
① 식사 30분 후
② 식간
③ 식사 직후
④ 식전 30분
⑤ 취침 전

038 골격근(뼈대근육)을 이완시켜주는 작용을 하고 항불안제로 가장 많이 사용되는 진정 수면제는?
① 헤파린
② 데메롤
③ 발륨
④ 클로르페니라민 말레산염
⑤ 디곡신

039 심근의 수축력을 높이기 위한 약물을 무엇이라고 하는가?
① 강심제
② 마약진통제
③ 항암제
④ 항응고제
⑤ 근육이완제

040 심근 수축력과 심박출량을 증가시키고 맥박을 느리게 하는 효과가 있어 심부전 치료에 주로 사용하는 약물은?
① 헤파린
② 데메롤
③ 디곡신
④ 리팜핀
⑤ 아세트아미노펜

041 디곡신을 사용할 수 없는 경우는?
① 맥박이 1분에 60회 이하인 경우
② 감기증상이 있을 때
③ 울혈 심부전
④ 고혈압
⑤ 빈맥

042 국소마취제의 대표적인 약물로 옳은 것은?
① 헤파린
② 리도케인
③ 페노바비탈
④ 아스피린
⑤ 모르핀

043 임신 초기 구토증이 심한 환자가 배를 타고 장시간 이동해야 할 경우, 의사와 상담 후 복용할 수 있는 약은?
① 클로르페니라민 말레산염
② 오메프라졸
③ 발륨
④ 디멘하이드리네이트(드라마민)
⑤ 딜란틴

044 항알레르기제라고도 불리는 항히스타민제의 주된 부작용으로 옳은 것은?
① 무호흡
② 두드러기
③ 라이증후군
④ 졸림
⑤ 가려움

045 반드시 이중잠금장치에 보관해야 하는 약물은?
① 모르핀
② 에피네프린
③ 아세트아미노펜
④ 나이트로글리세린
⑤ 암피실린

046 모르핀 투여 전후에 관찰해야 할 사항으로 옳은 것은?
① 체온
② 맥박수
③ 호흡수
④ 혈압
⑤ 혈당

047 아스피린의 부작용으로 옳은 것은?
① 고열
② 고혈압
③ 근육통
④ 위장 출혈
⑤ 치아 착색

048 아스피린에 관한 설명으로 옳은 것은?
① 소화관 진경제로도 사용된다.
② 혀밑(설하)투여 한다.
③ 어린아이에게는 빠른비움증후군(덤핑 증후군)이 유발되기도 하므로 투여를 금한다.
④ 마약진통제이다.
⑤ 출혈성 질환이 있거나 위궤양 환자에게는 금기이다.

049 발열과 통증을 완화하기 위해 처방되는 약물로, 아스피린에 과민한 환자에게 사용할 수 있는 진통제는?
① 노발긴
② 프라지콴텔
③ 디곡신
④ 아세트아미노펜
⑤ 에페드린

050 다음 중 항고혈압제로 옳은 것은?
① 헤파린
② 에탐부톨
③ 인슐린
④ 데메롤
⑤ 캡토프릴

051 나이트로글리세린에 관한 설명으로 옳은 것은?
① 작용시간이 느리다.
② 3정을 한꺼번에 물과 함께 삼킨다.
③ 차광보관한다.
④ 혈관 평활근과 관상(심장)동맥을 수축시킨다.
⑤ 저혈압이나 쇼크환자에게 흔히 사용한다.

052 나이트로글리세린의 투여 방법으로 옳은 것은?
① 정맥주사
② 피내주사
③ 피하주사
④ 설하 투여
⑤ 직장 투여

053 설하투여 방법으로 옳은 것은?
① 볼 안쪽 점막에 약을 붙인다.
② 물과 함께 약을 삼킨다.
③ 입술과 잇몸 사이에 약을 넣는다.
④ 혀 아래에 약을 넣는다.
⑤ 사탕처럼 이리저리 돌려가며 녹여먹는다.

054 수분이 정체되어 부종이 심한 환자에게 처방될 수 있는 이뇨제는?
① 황산마그네슘(마그네슘황산염)
② 아이소나이아지드
③ 퓨로세마이드
④ 옥시토신
⑤ 프라지콴텔

055 간경화로 입원 치료 중인 환자에게 라식스를 투여한 후 주의 깊게 관찰해야 할 부분으로 옳은 것은?
① 의식상태
② 머리둘레
③ 수분과 전해질 불균형
④ 체온
⑤ 혈당수치

056 호흡곤란이 있는 환자에게 사용할 수 있는 기관지 확장제에 속하는 것은?
① 살부타몰(벤토린)
② 암로디핀(노바스크)
③ 하이드랄라진
④ 프라조신
⑤ 프로프라놀롤(인데랄)

057 혈당을 낮추기 위해 사용하는 약물은?
① 헤파린
② 코데인
③ 인슐린
④ 옥시토신
⑤ 아트로핀

058 제산제에 관한 설명으로 옳은 것은?
① 위산분비를 촉진하여 위궤양을 치료하는 약이다.
② 이미 분비된 위산을 중화시키는 약이다.
③ 변비환자에게는 알루미늄이 많이 함유된 제산제가 적합하다.
④ 위장운동을 촉진하여 소화불량을 개선하는 약이다.
⑤ 위산이 분비되지 않도록 억제하는 약이다.

059 경구투여 또는 관장을 통해 암모니아를 배출시켜 간성혼수를 예방하기 위해 사용하는 약물은?
① 둘코락스
② 피마자유
③ 유산균
④ 로페린
⑤ 락툴로즈(듀파락시럽)

060 항생제, 항고혈압제 등의 약을 일정한 시간에, 일정한 간격으로 복용하는 이유는?
① 약의 빠른 흡수를 위해서
② 약물의 혈중 농도를 일정하게 유지하기 위해
③ 소화기 자극을 줄이기 위해
④ 체내 독소 배출을 위해
⑤ 쓴맛을 감추기 위해

061 페니실린 등 항생제를 주사하기 전에 반드시 시행해야 하는 것은?
① 소변검사
② 피부반응검사
③ 대변검사
④ 혈액검사
⑤ 가슴 X선 검사

062 부작용으로 쇼크를 일으킬 수 있는 약으로, 매독 치료에 주로 사용하는 항생제는?
① 테트라사이클린류
② 클로람페니콜류
③ 세팔로스포린류
④ 페니실린류
⑤ 카나마이신

063 항결핵제 복용 시 공복에 두 가지 이상의 약제를 병용해서 사용하는 이유는 무엇인가?
① 혈중 약물 농도를 일정하게 유지하기 위해
② 내성을 지연시키고 치료효과를 증진시키기 위해
③ 심리적 효과를 이용하여 증상을 완화시키기 위해
④ 잊지 않고 약을 복용하기 위해
⑤ 흡수가 빨리 되게 하기 위해

064 항결핵제 중 말초신경염의 부작용이 있어 Vit B$_6$(피리독신)과 함께 복용해야 하는 약물은?
① 리팜피신
② 스트렙토마이신
③ 카나마이신
④ 아이소나이아지드
⑤ 피라진아마이드

065 자궁을 수축시키는 약물은?
① 쿠마딘
② 모르핀
③ 옥시토신
④ 페니실린
⑤ 리토드린

066 수술 전 기도분비물을 감소시키기 위해 사용하는 부교감신경억제제는?
① 에피네프린
② 아미노필린
③ 아트로핀
④ 리도케인
⑤ 클로르헥시딘

067 약물 투여 전 확인해야 할 사항으로 옳은 것은?
① 모르핀 투여 전 맥박수를 측정한다.
② 헤파린 투여 전 혈액 응고 시간(aPTT)을 확인한다.
③ 이뇨제 투여 전 혈중 마그네슘 농도를 확인한다.
④ 디곡신 투여 전 호흡수를 측정한다.
⑤ 아스피린 투여 전 청력 검사 결과를 확인한다.

Chapter 04 기초영양

※ 각 문제에 대한 해설은 **핵심이론 43~48페이지**를 참고해 주세요.

001 탄수화물에 관한 설명으로 옳은 것은?
① 탄수화물의 최종 분해산물은 포도당이다.
② 섭취한 탄수화물은 간과 근육에 갈락토스 형태로 저장된다.
③ 탄수화물을 과잉섭취하면 단백질로 변하여 저장된다.
④ 근육운동 시 가장 마지막에 에너지원으로 사용된다.
⑤ 1g당 9Kcal의 에너지를 내며 뇌세포는 포도당만을 영양원으로 사용한다.

002 체내의 단백질을 절약할 수 있게 해주는 영양소는?
① 탄수화물   ② 지방
③ 단백질   ④ 무기질
⑤ 비타민

003 단백질에 관한 설명으로 옳은 것은?
① 포만감을 느끼게 하고 체온을 유지시켜준다.
② 신경과 혈관 및 내부 장기를 보호한다.
③ 상처치유를 촉진한다.
④ 단백질은 산소를 함유하기 때문에 다른 영양소가 단백질을 대신할 수 없다.
⑤ 뼈와 치아의 구성성분이다.

004 생체를 구성하는 주성분으로, 감염과 질병에 저항하도록 돕고 파괴된 조직을 수선하고 새로운 조직 형성을 돕는 영양소는?
① 지방   ② 단백질
③ 비타민   ④ 무기질
⑤ 탄수화물

005 단백질에 관한 설명으로 옳은 것은?
① 소변을 통해 배출되는 단백질 대사산물로는 요소, 요산, 크레아티닌이 있다.
② 단백질 부족 시 펠라그라가 나타난다.
③ 단백질을 아미노산으로 전환시키는 소화효소는 녹말분해효소이다.
④ 위액에 내인자(당단백질)가 많으면 악성빈혈이 유발된다.
⑤ 아미노산으로 분해된 후 간에서 흡수된다.

006 단백질열량부족증(콰시오커)의 증상으로 옳은 것은?
① 과체중
② 발육촉진
③ 피부 탄력성 증가
④ 혈장 단백질 증가
⑤ 빈혈

007 지방(지질)에 관한 설명으로 옳은 것은?
① 노령자는 소화율이 약하므로 지질의 제한이 필요하다.
② 빠른비움증후군(덤핑증후군) 환자에게 금기인 영양소이다.
③ 소비되고 남은 영양소는 모두 근육으로 변한다.
④ 수용성 비타민의 장내 흡수를 돕는다.
⑤ 지질의 소화는 인슐린과 글루카곤을 이용하여 대장에서 이루어진다.

008 콜레스테롤에 관한 설명으로 옳은 것은?
① 비타민 K 합성 전 단계 물질이다.
② 우리 몸에 전혀 필요하지 않은 성분이다.
③ 콜레스테롤 과잉 시 동맥경화, 고혈압 등이 유발되기도 한다.
④ 체내에 쌓이면 호르몬 이상이 발생한다.
⑤ 주로 식물성 지방에 많이 함유되어 있다.

009 비타민 결핍으로 인해 발생되는 것으로 옳은 것은?
① 야맹
② 난청
③ 비만
④ 변비
⑤ 천식

010 상피세포를 보호하고 성장을 촉진하는 지용성 비타민으로 과잉섭취 시 독작용을, 부족 시 야맹을 야기하는 비타민은?
① 비타민 A
② 비타민 D
③ 비타민 E
④ 비타민 K
⑤ 비타민 C(아스코브산)

011 자외선 부족으로 인해 겨울철 아기에게 부족하기 쉬운 비타민 D의 결핍증은?
① 빈혈
② 각기병
③ 구각염
④ 야맹
⑤ 구루병

012 칼슘이 우리 몸에 잘 흡수되기 위해 꼭 필요한 비타민은?
① 비타민 A
② 비타민 D
③ 비타민 E
④ 비타민 K
⑤ 싸이아민(비타민 B_1)

013 프로트롬빈 형성에 관여하여, 결핍 시 혈액응고 시간을 지연시키는 비타민은?
① 비타민 A
② 비타민 C
③ 비타민 D
④ 비타민 E
⑤ 비타민 K

014 철분이 잘 흡수되게 하기 위해 함께 복용하면 좋은 비타민은?
① 비타민 A
② 비타민 C
③ 비타민 D
④ 비타민 E
⑤ 비타민 K

015 다음 중 결핍 시 괴혈병을 일으킬 수 있는 영양소는?
① 싸이아민(티아민, 비타민 B_1)
② 리보플라빈(비타민 B_2)
③ 피리독신(비타민 B_6)
④ 코발라민(비타민 B_{12})
⑤ 비타민 C(아스코브산)

016 큰 수술 후 상처치유를 촉진시키기 위해 필요한 영양소는?

① 탄수화물, 비타민 A
② 비타민 C, 지방
③ 철분, 비타민 D
④ 비타민 C, 단백질
⑤ 지방, 비타민 K

017 나이아신(비타민 B_3) 결핍으로 발생하는 펠라그라의 증상으로 옳은 것은?

① 설사, 치매, 피부염
② 피부암, 변비, 뇌종양
③ 설사, 변비, 혈변
④ 피부암, 설사, 뇌출혈
⑤ 피부염, 구각염, 빈혈

018 항결핵제인 아이소나이아지드를 장기간 복용할 경우 결핍될 수 있으며, 결핍 시 빈혈이나 신경장애를 유발할 수 있는 영양소는?

① 싸이아민(비타민 B_1)
② 피리독신(비타민 B_6)
③ 코발라민(비타민 B_{12})
④ 리보플라빈(비타민 B_2)
⑤ 비타민 C(아스코브산)

019 임신 초기 임부에게 꼭 필요한 영양소로, 부족할 경우 태아의 신경계 발달에 영향을 줄 수 있는 영양소는?

① 철분
② 비타민 E
③ 엽산(비타민 B_9)
④ 비타민 D
⑤ 칼슘

020 비타민과 결핍증이 옳게 연결된 것은?

① 비타민 A – 빈혈
② 싸이아민(비타민 B_1) – 구각염
③ 리보플라빈(비타민 B_2) – 각기병
④ 피리독신(비타민 B_6) – 구루병
⑤ 코발라민(비타민 B_{12}) – 악성빈혈

021 뼈와 치아의 구성성분으로 부족 시 골다공증이 유발되는 무기질은?

① 포타슘
② 마그네슘
③ 염소
④ 칼슘
⑤ 철분

022 결핍 시 혈액응고가 지연되는 무기질은?

① 마그네슘
② 칼슘
③ 아이오딘(요오드)
④ 포타슘(칼륨)
⑤ 소듐(나트륨)

023 체내의 삼투압을 유지하고 근육의 수축과 이완에 관여하는 무기질로 결핍 시 심근, 내장근, 골격근을 약화시키는 무기질은?

① 포타슘(칼륨)
② 인
③ 소듐(나트륨)
④ 철
⑤ 아이오딘(요오드)

024 갑상샘호르몬을 구성하는 무기질은?
① 철　　② 칼슘
③ 포타슘　　④ 아이오딘
⑤ 마그네슘

025 결핍 시 소아에게는 크레틴증, 성인에게는 점액부종을 일으키는 무기질은?
① 플루오린　　② 칼슘
③ 아이오딘　　④ 수분
⑤ 소듐

026 무기질과 기능의 연결이 옳은 것은?
① 포타슘 – 헤모글로빈(혈색소)의 구성성분
② 플루오린 – 타이록신 형성
③ 소듐 – 체내 수분함량 조절
④ 아이오딘 – 뼈와 치아의 구성성분
⑤ 철분 – 충치예방

027 수분의 역할로 옳은 것은?
① 에너지를 생산한다.
② 미량으로도 강력한 힘을 발휘하므로 부족하면 특별한 결핍증을 일으킨다.
③ 영양소와 노폐물을 운반한다.
④ 조직을 형성하고 파괴된 조직을 수선한다.
⑤ 피부밑 지방세포에 무제한 저장된다.

028 영양소 대사에 관한 설명으로 옳은 것은?
① 지질은 당원(글리코젠)으로 전환되어 간과 근육에 저장된다.
② 근육을 구성하는 주요 성분은 탄수화물이다.
③ 비타민은 체내에서 충분한 양이 합성된다.
④ 뇌신경 조직은 포도당만을 에너지원으로 이용한다.
⑤ 에너지로 사용되지 않은 지방산은 소변이나 땀 등으로 배출된다.

029 기초대사량에 관한 설명으로 옳은 것은?
① 월경 중에 최고가 된다.
② 노년기에는 기초대사량이 감소한다.
③ 열이 있으면 기초대사량이 감소한다.
④ 겨울에 비해 여름에 기초대사량이 높다.
⑤ 갑상샘 호르몬이 많이 분비될수록 기초대사량이 감소한다.

030 기초대사량 측정에 관한 설명으로 옳은 것은?
① 금식은 필요하지 않다.
② 동의서를 받아야 한다.
③ 취침 전 누운 상태로 측정한다.
④ 갑상샘 질환이 있는 환자에게 주로 시행한다.
⑤ 검사 당일 아침 식사 후에 검사한다.

031 영양상태를 판정하기 위한 체위조사 방법으로 옳은 것은?
① 비만도 100이면 비만으로 판정한다.
② 지름자를 이용하여 대둔근(큰볼기근) 부위의 피부 주름두께를 측정한다.
③ 표준체중 = [신장(cm) - 100] × 0.9이다.
④ 체질량 지수는 키와 몸무게를 이용하여 근육의 양을 추정하는 비만측정법이다.
⑤ 체질량지수(BMI) 25 이상을 고도비만으로 분류한다.

032 체중을 신장 제곱으로 나눈 값인 체질량 지수가 22.2Kg/m²인 사람의 분류로 옳은 것은?
① 저체중
② 정상
③ 과체중
④ 2단계 비만
⑤ 3단계 비만

033 수술 후 식이변화의 단계로 옳은 것은?
① 유동식 → 물 → 경식 → 일반식
② 경식 → 일반식 → 유동식 → 물
③ 연식 → 유동식 → 경식 → 일반식
④ 물 → 유동식 → 연식 → 일반식
⑤ 물 → 연식 → 유동식 → 경식

034 소화되기 쉽고 부드럽게 조리한 식사로, 수술 후 회복기 환자나 소화기능이 좋지 못한 환자에게 제공하는 음식은?
① 유동식
② 연식
③ 이유식
④ 경식
⑤ 일반식

035 흰죽, 달걀찜, 두부, 삶아서 으깬 감자, 곱게 간 고기에 해당하는 식이는?
① 연식
② 경식
③ 유동식
④ 일반식
⑤ 치료식

036 소화기능은 정상인 환자에게 씹고 삼키기 편하도록 반찬을 다져서 제공하는 식사는?
① 경식
② 연식
③ 관급식
④ 유동식
⑤ 일반식

037 특별한 영양소나 음식의 질감 등에 제한이 없어 음식 섭취에 별다른 문제가 없는 환자에게 제공할 수 있는 식이로 옳은 것은?
① 유동식
② 연식
③ 경식
④ 일반식
⑤ 치료식

038 무의식 환자에게 영양을 공급하는 방법은?
① 관급식
② 이양식
③ 일반식
④ 치료식
⑤ 저염식

039 심한 설사 환자에게 우선 공급해야 하는 것은?
① 고탄수화물 식이
② 고단백 식이
③ 저지방 식이
④ 수분과 전해질
⑤ 고섬유질 식이

040 만성 설사 환자의 식이요법 시 제한하지 않아도 되는 음식으로 옳은 것은?
① 냉음료
② 해조류
③ 생선
④ 발효식품
⑤ 섬유소가 많은 채소

041 변비 환자의 식이요법으로 옳은 것은?
① 식사량 감량
② 수분제한
③ 저섬유질 식품 섭취
④ 규칙적인 식사
⑤ 지방의 엄격한 제한

042 편도 수술 후 통증완화, 부종억제를 위해 제공할 수 있는 음식은?
① 뜨거운 물
② 찬 유동식
③ 일반식
④ 저염식
⑤ 경식

043 부종이 심한 환자에게 제한해야 하는 것은?
① 단백질, 칼슘
② 소듐(나트륨), 지방
③ 지방, 탄수화물
④ 수분, 소듐(나트륨)
⑤ 수분, 포타슘(칼륨)

044 고혈압 환자의 식이로 옳은 것은?
① 고칼로리, 저수분
② 저섬유질, 저단백
③ 저지방, 저염
④ 고단백, 고지방
⑤ 저염, 저포타슘

045 당뇨환자의 치료방법 중 가장 중요한 것은?
① 운동
② 식이요법
③ 혈당강하제 사용
④ 인슐린 사용
⑤ 영양제 복용

046 당뇨환자 또는 대장암을 치료 중인 환자에게 제공할 수 있는 음식으로 옳은 것은?
① 튀김
② 과일
③ 초콜릿
④ 탄산음료
⑤ 현미밥

047 간염환자의 식이로 옳은 것은?
① 고탄수화물, 고단백, 고비타민, 저지방
② 저탄수화물, 고단백, 고비타민, 저지방
③ 고탄수화물, 고단백, 저비타민, 저지방
④ 저탄수화물, 고단백, 저비타민, 고지방
⑤ 고탄수화물, 저단백, 고비타민, 고지방

048 요독증이 있는 신부전 환자에게 권장되는 식이는?
① 고인산 식이
② 저칼슘 식이
③ 고칼륨 식이
④ 저단백 식이
⑤ 저열량 식이

049 만성신부전 환자에게 특별히 제한하지 않아도 되는 것은?
① 단백질
② 수분
③ 포타슘
④ 탄수화물
⑤ 염분

050 비만증 환자의 식이요법으로 옳은 것은?
① 수분섭취 제한
② 고단백 식품 섭취
③ 고칼로리 식품 섭취
④ 고탄수화물 식품 섭취
⑤ 섬유질이 적은 식품 섭취

051 결핵환자 식이로 옳은 것은?
① 분량은 늘리고 종류와 횟수는 줄인다.
② 저열량 식이를 제공한다.
③ 저비타민 식이를 제공한다.
④ 저단백 식이를 제공한다.
⑤ 칼슘 섭취를 권장한다.

052 결핵환자, 수술 후 회복기 환자, 수유부에게 제공해야 하는 식이는?
① 저염 식이
② 저칼로리 식이
③ 고단백 식이
④ 저지방 식이
⑤ 저탄수화물 식이

053 각종 질환과 그 치료 식이가 옳게 연결된 것은?
① 만성 신부전 - 저염 식이
② 간성혼수 - 고단백 식이
③ 당뇨병 - 고단순당 식이
④ 고혈압 - 고지방 식이
⑤ 통풍 - 고퓨린 식이

054 질병과 치료 식이가 옳게 연결된 것은?
① 변비 - 고섬유질 식이
② 골다공증 - 저칼슘식이
③ 고혈압 - 고지방 식이
④ 고지혈증 - 고콜레스테롤 식이
⑤ 당뇨 - 혈당지수(GI)가 높은 식이

Chapter 05 기초치과

※ 각 문제에 대한 해설은 **핵심이론 49~57페이지**를 참고해 주세요.

001 치아의 가장 바깥층에 위치하며 불소(플루오린) 도포 시 침착되는 치아조직으로, 인체 조직 중 제일 단단한 조직은?

① 사기질(법랑질)
② 상아질
③ 시멘트질(백악질)
④ 이뿌리(치근)
⑤ 치수

002 치근의 겉면을 싸고 있으며 치아를 악골(턱뼈)에 고정시켜 주는 역할을 하는 치아조직은?

① 사기질(법랑질)
② 상아질
③ 시멘트질(백악질)
④ 이머리(치관)
⑤ 치수

003 치수에 관한 설명으로 옳은 것은?

① 이머리에 속한다.
② 충격을 흡수하는 역할을 한다.
③ 충치(치아우식증)를 예방해야 하는 부위이다.
④ 신경과 혈관이 있어 치아에 혈액과 영양을 공급한다.
⑤ 경도가 약하므로 일단 충치가 진행되면 쉽게 썩는다.

004 치아조직에 관한 설명으로 옳은 것은?

① 사기질(법랑질) : 치아에서 가장 많이 차지하는 치아조직
② 상아질 : 이머리와 이뿌리의 경계
③ 시멘트질(백악질) : 치아에서 가장 단단하고 플루오린 도포 시 침착되는 부위
④ 치주인대 : 치아가 부딪칠 때의 느낌을 신경에 전달하는 역할
⑤ 치수 : 뼈의 치밀골(치밀뼈)과 유사한 조직으로, 치아를 악골에 고정시키는 역할

005 치식에 관한 설명으로 옳은 것은?

① 인터내셔널 시스템 치식은 젖니를 10번대에서 40번대로 표시한다.
② 치아에 고유 이름과 번호를 부여하는 것을 치식이라고 한다.
③ 팔머 시스템 치식에서 간니(영구치)는 알파벳으로, 젖니(유치)는 숫자로 표시한다.
④ 남자와 여자의 치식은 다르다.
⑤ 진료차트에는 치식 표시를 자제해야 한다.

006 아래 유치 그림에서 인터내셔널 시스템의 치식으로 옳은 것은?

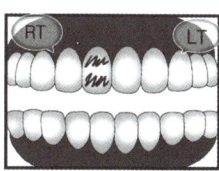

① #10 ② #11
③ #21 ④ #51
⑤ #61

007 성인 여성이 하악 우측 중심앞니(중절치) 치료를 위해 병원을 방문하였다. 이 치아의 인터내셔널 시스템 치식으로 옳은 것은?

① #11 ② #31
③ #41 ④ #71
⑤ #81

008 젖니와 간니의 치배(싹)가 형성되는 시기는?

	젖니	간니
①	태생 7~8주	태생 20주
②	태생 7~8주	태생 7~8개월
③	태생 20주	생후 7~8주
④	생후 6개월	생후 6세
⑤	생후 7~8주	생후 20주

009 맹출에 관한 설명으로 옳은 것은?

① 젖니와 간니가 섞여 있는 시기를 맹출이라고 한다.
② 맹출 시기에 잇몸 종창, 발적, 통증, 설사, 식욕부진 등은 정상적인 반응이다.
③ 삼차신경 손상 증상이다.
④ 40℃ 이상의 생치열로 인해 열성경련을 유발하기도 한다.
⑤ 허약한 아이들에게 맹출곤란이 발생되기도 한다.

010 젖니에 관한 설명으로 옳은 것은?

① 총 28개이다.
② 중심앞니(중절치), 측절치, 송곳니(견치), 작은 어금니(소구치), 큰 어금니(대구치)가 있다.
③ 12세부터 빠지기 시작한다.
④ 어린이의 건강뿐 아니라 성장 및 성격형성에도 영향을 미친다.
⑤ 젖니 배열이 완성되는 시기는 6세경이다.

011 젖니 중 가장 먼저 맹출되는 치아는?

① 상악 송곳니(견치)
② 하악 제1 작은 어금니(제1 소구치)
③ 하악 제2 작은 어금니(제2 소구치)
④ 상악중심앞니
⑤ 하악중심앞니

012 맹출 시기가 빨라 젖니와 혼동될 수 있고, 평생 사용해야 하므로 충치 예방이 특히 중요한 치아는 무엇인가?

① 중심앞니
② 측절치
③ 송곳니(견치)
④ 제1 큰 어금니(제1 대구치)
⑤ 사랑니

013 간니(영구치)가 나오는 시기로 옳은 것은?

① 4~5세 : 아래턱 중심 앞니(하악중절치)
② 6~7세 : 아래턱 제1 큰 어금니(하악제1대구치)
③ 8~9세 : 위턱 송곳니
④ 10~11세 : 위턱 제2 큰 어금니(상악제2대구치)
⑤ 12세 : 사랑니까지 모두 나와 간니치열(영구치열)이 완성된다.

014 지치, 사랑니라고도 하며 간니(영구치) 중 가장 마지막에 나오는 치아는?

① 제1 큰어금니(제1 대구치)
② 제2 큰어금니(제2 대구치)
③ 제3 큰어금니(제3 대구치)
④ 송곳니(견치)
⑤ 측절치

015 치아와 관련된 설명으로 옳은 것은?

① 젖니는 생후 6주부터 나오기 시작하여 6개월 정도에 젖니 치열이 완성된다.
② 젖니는 총 20개, 간니는 총 23개이다.
③ 젖니와 간니가 섞여 있는 시기를 혼합 치열기라고 한다.
④ 간니는 생후 15~16년경 사랑니를 포함한 모든 치아의 석회화가 종료된다.
⑤ 젖니 중 간니로 교환되는 시기가 가장 빠른 것은 상악중심앞니이다.

016 송곳니(견치)의 특징에 관한 설명으로 옳은 것은?

① 교합면이 넓다.
② 가장 안쪽에 있는 치아이다.
③ 총 4개이다.
④ 가장 빨리 나온다.
⑤ 음식을 물어서 자르는 역할을 한다.

017 치아의 기능으로 옳은 것은?

① 구치는 음식을 자르는 기능을 한다.
② 대화 시 모음을 정확히 발음할 수 있게 해준다.
③ 저작, 발음, 심미적 기능, 음식물의 소화를 돕는다.
④ 앞니(절치)는 음식물을 찢는 기능을 한다.
⑤ 견치(송곳니)는 음식물을 분쇄하는 기능을 한다.

018 상악과 하악에 분포되어 있는 5번 뇌신경으로, 특히 사랑니 발치 시 주의해야 할 신경은?

① 동안신경(눈돌림신경)
② 활차신경(도르래신경)
③ 삼차신경
④ 부신경(더부신경)
⑤ 청신경(속귀신경)

019 부정교합에 관한 설명으로 옳은 것은?

① 충치로 인해 젖니를 너무 일찍 뺀 경우에도 부정교합이 발생할 수 있다.
② 잘못된 양치질로 인해 발생한다.
③ 2급, 3급 부정교합은 턱뼈 성장이 끝난 후 치료를 시작한다.
④ 상악 치아가 돌출된 부정교합은 3급이다.
⑤ 하악 치아가 돌출된 부정교합은 1급이다.

020 충치의 깊이나 치아의 동요도를 검사할 때 사용하는 표준기구는?
① 핀셋
② 탐침
③ 끌
④ 손잡이기구(핸드피스)
⑤ 캐비트론

021 어둡고 보이지 않는 부분을 밝게 해서 치료를 도와주는 치과기구는?
① 이거울(치경)
② 무영등(라이트)
③ 올림기(엘리베이터)
④ 라이트 큐어링 건
⑤ 리머

022 치과 진료기구 중 천공기(excavator)의 주된 용도로 옳은 것은?
① 상아질의 충치부분을 제거할 때 사용
② 충치의 깊이나 치아의 흔들리는 정도를 검사할 때 사용
③ 구강의 어둡고 보이지 않는 부분을 관찰할 때 사용
④ 구강 내의 이물질을 빼거나, 치료에 필요한 재료를 구강 내로 넣을 때 사용
⑤ 발치 전에 치아를 잇몸 밖으로 밀어 올리는 기구

023 치과 기구 중 와동을 평평하게 할 때 사용하는 기구는?
① 끌
② 리머
③ 천공기
④ 이거울(치경)
⑤ 올림기(엘리베이터)

024 진료 시 구강 내를 비추어줌으로써 진료자의 시야를 밝혀주는 치과장비는?
① 타구
② 이거울
③ 무영등
④ 브래킷 테이블
⑤ 진공흡인장치

025 구강 내에서 치질(齒質)을 삭제할 때 사용하는 기구로, 마찰열을 줄이기 위해 물이 분사되는 기구는?
① 타구
② 진공흡입기
③ 브래킷 테이블
④ 쓰리웨이 시린지
⑤ 고속 손잡이 기구(하이 스피드 핸드피스)

026 아래 그림의 치과 진료용 의자(유닛 체어)에서 진료 중인 의사를 보조할 때 간호조무사의 위치는?

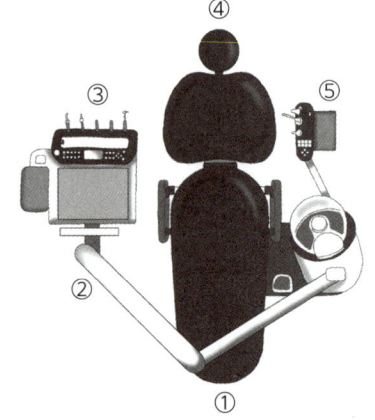

① 6시 방향
② 8시 방향
③ 10시 방향
④ 12시 방향
⑤ 2시 방향

027 진료 시 간호조무사의 의자높이와 진료보조위치는?

① 진료자의 의자보다 조금 높게, 환자 머리를 기준으로 2~5시 방향
② 진료자의 의자보다 조금 높게, 환자 머리를 기준으로 7~12시 방향
③ 진료자의 의자와 같게, 환자 머리를 기준으로 12~6시 방향
④ 진료자의 의자보다 조금 낮게, 환자 머리를 기준으로 5~7시 방향
⑤ 진료자의 의자보다 조금 낮게, 환자 머리를 기준으로 2~5시 방향

028 치과 기구나 장비에 관한 설명으로 옳은 것은?

① 손잡이기구(핸드피스) : 구강 내의 이물질을 제거하거나 치료에 필요한 재료를 넣을 때 사용한다.
② 탐침 : 치아를 삭제할 때 사용하는 기구로 고속용과 저속용으로 구분되고 고속용에서는 물이 함께 분사된다.
③ 필요한 기구는 타구에 우측에서 좌측으로 배열시킨다.
④ 진료 도중 환자가 구강을 헹구었을 경우 세면대로 가서 뱉도록 한다.
⑤ 무영등은 환자의 눈에 직접 비추지 않도록 주의한다.

029 치과 기구 및 장비에 관한 설명으로 옳은 것은?

① 세면대는 환자가 잘 볼 수 있는 곳이 좋다.
② 치과 진료 시 가장 많이 이용하는 충전 방법은 아말감 충전이며 은의 함유율은 95%이다.
③ 진공흡인장치의 흡인팁은 소독하여 재사용한다.
④ 치과 진료 시 환자는 바로선자세(수직자세)로 진료 의자에 앉거나 내려온다.
⑤ 환자의 입안에 고인 액체를 흡인하는 기구는 끌(chisel)이다.

030 구내용 표준 필름을 이용하여 치아 및 주위조직을 촬영하는 방법은?

① 파노라마 영상 촬영
② 머리측정 영상 촬영
③ 표준 X선 촬영
④ 콘빔 CT 촬영
⑤ 턱관절 촬영

031 방습법에 관한 설명으로 옳은 것은?

① 간이 방습법은 솜이나 거즈를 혀 위, 치열과 협벽 사이에 넣는 것이다.
② 치아 치료 시 계속되는 침(타액)을 방지하고 배제시키는 방법이다.
③ 고무댐 방습법은 호흡이 곤란한 환자에게 사용하기 적합하다.
④ 고무댐 방습법은 고무포의 색깔로 인해 눈에 피로가 있을 수 있다.
⑤ 치료 시 시야를 방해하여 진료시간이 길어진다는 단점이 있다.

032 진공흡인장치 사용에 관한 설명으로 옳은 것은?
① 진공흡입기로 시술 부위의 혀와 뺨을 견인할 수 없다.
② 치과에서 근무하는 간호조무사가 하는 일 중 가장 기본적인 업무이다.
③ 의사가 오른손으로 기구를 사용하고 있을 때 간호조무사는 왼손으로 진공 흡인장치를 잡고 조정하여 진료에 방해가 되지 않도록 한다.
④ 진공흡인장치의 팁이 직접 치아에 닿게 한다.
⑤ 진공흡입기 내로 연조직이 빨려 들어가면 흡인 압력을 높여준다.

033 치과에 근무하는 간호조무사의 업무로 옳은 것은?
① 스케일링
② 마취 시행
③ 발치
④ 진공흡인장치 사용
⑤ 진료실 기구 구입 및 관리

034 간호조무사의 업무 내용으로 옳은 것은?
① 기구전달 시 기구의 손잡이가 구강 내를 향하도록 한다.
② 가압증기멸균법으로 소독한 물품은 사용 전까지 자외선 살균기에 보관한다.
③ 진공흡입기 팁은 1일 1회 교체한다.
④ 이동형 캐비닛은 진료에 방해가 되지 않도록 손이 닿지 않는 거리에 둔다.
⑤ 치료 중에는 진공흡입기 사용을 중단한다.

035 의사가 오른손잡이인 경우 진료기구 교환은 환자의 머리를 기준으로 몇 시 방향에서 이루어져야 하는가?
① 1시 방향
② 3시 방향
③ 6시 방향
④ 8시 방향
⑤ 10시 방향

036 치과 치료 시 사용되는 이거울, 교정기구, 유리제품에 가장 많이 이용되는 소독 방법은?
① 가압증기멸균
② 건열멸균
③ EO가스멸균
④ 자외선소독
⑤ 자비소독

037 금속이나 유리 도자기로 된 진료기구를 100℃의 물에 넣고 끓여서 병원균을 없애는 방법으로 옳은 것은?
① 화학약품소독
② 건열멸균
③ 자비소독
④ 자외선소독
⑤ 가압증기멸균법

038 치과에서 근무하는 간호조무사가 감염방지를 위해 해야 할 행동으로 옳은 것은?

① A형 간염 예방접종을 한다.
② 기구세척 시 얇은 고무장갑과 앞치마를 착용한다.
③ 직접 손을 대지 않고 기계를 작동하는 방법을 익힌다.
④ 혈액이 묻은 기구는 뜨거운 물에 담가두었다가 소독한다.
⑤ 감염성 질환을 가진 환자에게 사용한 기구는 세척 후 사용한다.

039 발치 후 주의사항으로 옳은 것은?

① 입에 물고 있는 솜은 10~20분 후에 제거한다.
② 더운물 찜질을 한다.
③ 입에 고이는 침과 피는 수시로 뱉는다.
④ 발치 후 가는 빨대를 사용하여 수분을 섭취한다.
⑤ 발치 당일에는 목욕을 금한다.

040 이틀뼈(치조골) 또는 악골(턱뼈) 내에 인체 친화적인 매개체를 넣어서 자연치아와 같은 기능을 수행하도록 하는 시술을 무엇이라고 하는가?

① 브릿지
② 이 임플란트
③ 치석제거(스케일링)
④ 의치
⑤ 크라운

041 임플란트(인공치아 이식) 시술 후 주의사항으로 옳은 것은?

① 임플란트 고정체가 이틀뼈(치조골)에 자리 잡기까지 3주 정도 걸린다.
② 운동이나 목욕은 3개월 정도 금한다.
③ 수술 후 거즈는 5분간 물고 있도록 한다.
④ 취침 시 낮은 베개를 사용한다.
⑤ 수술부위의 통증을 줄이고 부종을 감소시키기 위해 냉찜질을 한다.

042 임플란트 시술을 한 환자에게 알려주어야 할 내용으로 옳은 것은?

① 임플란트 치아는 틀니보다 씹는 기능이 약하다.
② 임플란트 시술 당일부터 일반식이 가능하다.
③ 임플란트에도 치석과 치면세균막이 생긴다.
④ 임플란트 시술 다음날 사우나와 운동이 가능하다.
⑤ 빨대를 이용하여 음료를 마셔야 시술 부위 자극이 적다.

043 한두 개의 치아가 상실되었을 때 양옆에 남아있는 치아를 지지대 삼아 인공치아를 고정시키는 보철치료는?

① 크라운
② 브릿지
③ 치석제거
④ 임플란트
⑤ 틀니(의치)

044 치석 제거(스케일링) 후 주의사항으로 옳은 것은?
① 통증이 있으면 양치질을 금한다.
② 손가락으로 잇몸을 자주 마사지한다.
③ 음식에는 제한이 없다.
④ 일시적으로 시린 증상이 나타날 수 있음을 알려준다.
⑤ 흡연과 음주는 다음날부터 가능하다.

045 치아 교합면의 좁고 깊은 열구와 소와 사이에 발생하는 충치를 예방하는 방법으로 옳은 것은?
① 음료수 플루오린화법(상수도 불소화법)
② 플루오린 용액 양치
③ 치아홈메우기(치면열구전색)
④ 플루오린 도포
⑤ 부정교합교정

046 성인의 구강건강관리(구강검진) 주기로 옳은 것은?
① 1개월　　② 6개월
③ 1년　　　④ 2년
⑤ 3년

047 충치(치아우식증)의 특징에 관한 설명으로 옳은 것은?
① 매끄러운 표면에서 호발한다.
② 치아표면에 무기질이 침착되는 과정이다.
③ 치은(잇몸) 퇴축이 심해지면 충치 발생률이 감소한다.
④ 충치로 치아조직이 손상되어도 재생될 수 있다.
⑤ 사기질(법랑질)보다 상아질에서 더 빠른 속도로 확산된다.

048 충치를 증가시키는 요인으로 옳은 것은?
① 침의 당질 감소
② 침의 점성 증가
③ 저작운동 증가
④ 침 분비 증가
⑤ 플루오린 농도 증가

049 충치를 예방하기 위한 방법으로 옳은 것은?
① 고탄수화물 식이
② 치실과 치간 칫솔 사용 금지
③ 플루오린 성분이 없는 치약 사용
④ 올바른 양치질
⑤ 끈적하고 딱딱한 음식 섭취

050 올바른 구강관리에 관한 설명으로 옳은 것은?
① 양치질로는 치면세균막을 제거할 수 없다.
② 1차 예방으로는 충치 충전, 잇몸염(치은염) 치료 등이 있다.
③ 6개월~12세까지 저농도의 플루오린을 주어 건강한 치아형성을 돕는다.
④ 치석 제거(스케일링) 후 입안에 고인 피나 침은 뱉는다.
⑤ 치주질환을 예방하기 위해 정기적으로 치면열구전색을 한다.

051 구강질환의 삼차예방에 해당하는 것은?
① 치면세마
② 치아 발거
③ 잇몸염(치은염) 치료
④ 치면열구전색
⑤ 전문가 플루오린 도포

Chapter 06 기초한방

※ 각 문제에 대한 해설은 **핵심이론 58~64페이지**를 참고해 주세요.

001 동양의학의 특징으로 옳은 것은?
① 인체는 여러 개의 독립된 기관의 조밀한 조직으로 이루어진 협력체이다.
② 인체를 상호연관과 유기적인 기능을 가진 통일체로 본다.
③ 정신적인 면보다 육체적인 면에 치중한다.
④ 인간을 대우주에서 파생된 하나의 소자연으로 간주한다.
⑤ 인체에 나타나는 현상이 대자연의 운행과정에서 생겼다는 것을 부정한다.

002 한방간호에서 가장 중요하게 여기는 것은?
① 탕약의 복용
② 휴식, 음식
③ 실내온도, 습도
④ 수면, 운동
⑤ 정신, 마음가짐

003 한방간호에 관한 기록 중 가장 오래된 문헌은?
① 소문의 장기법시론
② 동의보감
③ 한약집성방
④ 음양응상대론
⑤ 오운행대론

004 한방간호에 관한 내용으로 옳은 것은?
① 환자의 음식은 기호에 따라 선택한다.
② 병실은 항상 건조하고 따뜻하게 유지한다.
③ 모든 환자는 운동하는 것이 바람직하다.
④ 환자의 7가지 감정(희·노·우·사·비·공·경)을 잘 관리해야 한다.
⑤ 개인의 체질에 상관없이 일률적인 간호를 제공한다.

005 질병을 예방하고 장수하기 위해 여러 가지 생활규칙을 지키고 몸을 다스리는 방법인 양생의 방법으로 옳은 것은?
① 약물치료
② 불규칙적인 생활
③ 과식
④ 자연의 이용 및 개발
⑤ 심신안정

006 오장과 육부의 표리관계가 옳게 연결된 것은?
① 간 - 소장
② 심장 - 대장
③ 비장 - 담낭
④ 폐 - 위
⑤ 신장 - 방광

007 기가 출입하는 통로이므로 침, 뜸, 부항치료의 자극점이 되는 곳을 무엇이라고 하는가?
① 경락　　② 경혈
③ 삼초　　④ 십이정경
⑤ 기경팔맥

008 어혈에 관한 설명으로 옳은 것은?
① 외상어혈은 황색혈종을 보인다.
② 어혈이 생긴 부위와 상관없이 증상은 동일하다.
③ 차갑거나 뜨거운 것은 어혈 형성과 관련이 없다.
④ 어혈이 경맥을 막아 통하지 못하면 통증이 생긴다.
⑤ 어혈은 기혈의 운행에 영향을 주지 않는다.

009 한의학적 관점에서 오장 중 피의 순환을 총괄하며 음식물에서 영양분을 받아들여 전신에 보내는 장기는?
① 간　　② 심
③ 비　　④ 폐
⑤ 신

010 각 장기의 질병에 따른 음식의 금기가 바르게 연결된 것은?
① 마음의 병은 고(쓴맛)를 금한다.
② 간의 병은 감(단맛)을 금한다.
③ 폐의 병은 함(짠맛)을 금한다.
④ 신의 병은 신(매운맛)을 금한다.
⑤ 비장의 병은 산(신맛)을 금한다.

011 감정에 영향을 받는 장기의 연결로 옳은 것은?
① 희(기쁨) – 간
② 노(성냄) – 비장
③ 비(슬픔) – 폐
④ 사(생각) – 신장
⑤ 공(공포) – 심장

012 형태나 색깔, 모양 등을 관찰하는 한방의 진단법은?
① 망진(望診)　　② 문진(聞診)
③ 문진(問診)　　④ 절진(切診)
⑤ 맥진(脈診)

013 전승의학의 진단법 중 가장 우위를 차지하는 방법으로, 요골동맥 위에서 손가락 끝을 이용하여 경락의 허실을 파악하는 방법은?
① 문진　　② 망진
③ 맥진　　④ 타진
⑤ 촉진

014 침요법의 금기환자로 옳은 것은?
① 변비 환자
② 근육통 환자
③ 안면신경마비 환자
④ 출혈이 있는 환자
⑤ 관절염 환자

015 침의 적응증으로 옳은 것은?
① 심한 갈증 시
② 몹시 피곤할 때
③ 심한 편두통 시
④ 심하게 배가 고플 때
⑤ 배가 지나치게 부를 때

016 침요법에 관한 설명으로 옳은 것은?
① 아프거나 저릴 때 흔히 사용하는 침은 피내침이다.
② 일반적으로 30분~1시간 동안 유침한다.
③ 일회용으로 사용한 침은 일반의료폐기물 용기에 버린다.
④ 발침 부위를 알코올 솜으로 눌러준다.
⑤ 침 치료 시 체위를 자주 변경시킨다.

017 자침 시 간호보조활동으로 옳은 것은?
① 유침 시간은 1분 이내로 한다.
② 훈침 시 발침하지 않고 상체를 높여준다.
③ 발침 시 침을 빠르고 강하게 뽑는다.
④ 발침 후 잔여 침이 남아있는지 확인한다.
⑤ 발침한 침은 알코올로 닦은 후 재사용한다.

018 체침(滯針) 시 간호보조활동으로 옳은 것은?
① 자침 부위의 관절을 움직이게 한다.
② 침을 더 밀어 넣는다.
③ 자침 부위 주변에 얼음찜질을 적용한다.
④ 잠시 기다렸다가 침을 돌리면서 발침한다.
⑤ 수술해서 빼내야 한다.

019 침요법 도중 환자가 현기증, 가슴 두근거림, 구역을 호소할 때 예상할 수 있는 부작용은?
① 체침   ② 훈침
③ 절침   ④ 혈종
⑤ 만침

020 침을 맞고 있는 환자가 갑자기 가슴이 답답하고 어지럽다고 호소할 경우 가장 우선적으로 해야 할 간호로 옳은 것은?
① 침을 뺀다.
② 상체를 일으켜 세운다.
③ 즉시 한의사에게 보고한다.
④ 따뜻한 물을 제공한다.
⑤ 인중을 눌러준다.

021 뜸의 작용으로 옳은 것은?
① 배출작용
② 지혈작용
③ 면역작용
④ 신진대사 억제
⑤ 축혈작용

022 뜸(구법)에 관한 설명으로 옳은 것은?
① 허증 질환에 사용한다.
② 고열 환자에게 적용한다.
③ 임신부는 복부에 뜸을 뜬다.
④ 뜸의 효과를 위해 연기가 나더라도 환기를 시키지 않는다.
⑤ 사지에 먼저 뜸을 뜨고 난 후 얼굴에 뜬다.

023 뜸(구법) 적용 시 간호보조활동으로 옳은 것은?
① 마비 환자는 감각 소실로 화상의 우려가 있으므로 주의해야 한다.
② 대혈관 부위에 직접구법으로 뜸을 뜬다.
③ 뜸과 재를 그대로 비닐봉지에 담아서 버린다.
④ 큰 수포는 터트리지 않고 그대로 둔다.
⑤ 복부에서 등 쪽의 순서로 뜸을 놓는다.

024 화력을 간접적으로 이용한 것으로, 음압 펌프질을 통해 관 속의 공기를 빼내어 울혈을 만들어 치료하는 것을 무엇이라고 하는가?
① 구법
② 부항요법
③ 한증요법
④ 수치료법
⑤ 자침

025 습식부항 시 필요한 준비물로 옳은 것은?
① 맥진계
② 추나침대
③ 소독솜, 쑥뜸
④ 찜질팩, 호침
⑤ 부항컵, 세모날

026 부항요법에 관한 설명으로 옳은 것은?
① 식사나 운동 직후에 적용하는 것이 효과적이다.
② 습식부항 시 1회 30mL 이상 방혈한다.
③ 근육이 많거나 비만 환자에게는 작은 화관을 적용한다.
④ 부항은 1회 30분 이상 적용한다.
⑤ 부항 후 명현반응이 심하면 휴식을 취하도록 한다.

027 부항요법 시 주의사항으로 옳은 것은?
① 치료 후 피로감이 심하면 10일 정도 휴식이 필요하다.
② 처음 압력은 60~70cmHg로 시작한다.
③ 정맥류 환자나 출혈증상이 심한 사람에게는 금기이다.
④ 육식과 고칼로리의 산성식품을 섭취하여 체력을 보강한다.
⑤ 중풍환자, 불임증 여성에게는 금기이다.

028 추나요법에 관한 설명으로 옳은 것은?
① 관절 주위조직을 수축시키는 효과가 있다.
② 출혈 또는 염증성 질환이나 골절 시 효과적이다.
③ 추나요법실 온도는 30℃를 유지한다.
④ 신진대사 증가, 근 경련 상태 개선, 관절 운동 범위를 개선시키는 자연요법이다.
⑤ 강한 자극부터 시작해서 약한 자극으로 시행한다.

029 수치료법에 관한 설명으로 옳은 것은?
① 비누를 자주 사용한다.
② 냉탕부터 입욕해서 냉탕으로 끝낸다.
③ 고령자, 병약자, 순환기 질환 환자의 경우 냉탕과 온탕의 온도 차이를 20℃ 내외로 한다.
④ 자극과 진정, 해독, 혈액순환 촉진, 지혈작용을 한다.
⑤ 비만, 만성 소화기 질환, 류마티스 질환 환자에게는 금기이다.

030 냉온요법 시 냉탕과 온탕의 온도 차이와 금기 환자가 옳게 연결된 것은?

① 냉탕 16℃ 전후, 온탕 42℃ 전후 – 중증심장질환자
② 냉탕 16℃ 전후, 온탕 42℃ 전후 – 순환기질환자
③ 냉탕 16℃ 전후, 온탕 42℃ 전후 – 당뇨환자
④ 냉탕 16℃ 전후, 온탕 26℃ 전후 – 중증심장질환자
⑤ 냉탕 30℃ 전후, 온탕 40℃ 전후 – 순환기질환자

031 약물을 끓여 찌꺼기를 제거시킨 용액에 백당이나 감미제를 넣어 만든 제제는?

① 탕제　　　② 엑기스제
③ 고제　　　④ 시럽제
⑤ 주제

032 약제를 달여서 찌꺼기를 제거한 후 반유동 상태로 만든 제형은?

① 고제　　　② 산제
③ 정제　　　④ 주제
⑤ 시럽제

033 마른 약재를 균등하게 세말(細末)하여 체로 쳐서 고르게 혼합한 제형은?

① 고제　　　② 탕제
③ 산제　　　④ 훈제
⑤ 좌제

034 유효성분을 삼출한 액체를 농축시켜 일정량의 가용성 성분이 일정하게 함유되도록 담은 제제는?

① 훈제　　　② 환제
③ 산제　　　④ 엑기스제
⑤ 고제

035 약제에 물을 붓고 가열하여 추출한 액체로, 흡수가 빨라 주로 급성질환에 많이 사용하는 한방 제형의 종류로 옳은 것은?

① 탕제　　　② 환제
③ 산제　　　④ 고제
⑤ 주제

036 급성질환에는 주로 (A)를, 만성질환에는 흔히 (B)를 사용한다. 괄호 안에 들어갈 말로 옳은 것은?

① (A) : 산제, (B) : 고제
② (A) : 훈제, (B) : 좌제
③ (A) : 탕제, (B) : 환제
④ (A) : 주제, (B) : 정제
⑤ (A) : 주사제, (B) : 시럽제

037 탕제의 복용방법으로 옳은 것은?

① 일반적으로 1일 1회 복용한다.
② 위장에 자극을 주는 약은 식사 직전에 복용한다.
③ 구토를 할 때는 조금씩 여러 번 나누어 복용시킨다.
④ 독성이 있는 약을 복용할 경우 처음에는 많은 양을 복용하고 서서히 줄인다.
⑤ 냉동실에 보관하였다가 녹여서 복용한다.

038 한약을 복용한 후 일시적으로 증상이 악화되거나 예상치 못한 거부반응이 나타나는 것을 무엇이라고 하는가?

① 현훈 ② 훈침
③ 체침 ④ 명현
⑤ 이명

039 한약 제형에 따른 복용방법이 옳게 연결된 것은?

① 주제 – 벌꿀과 같이 물에 약을 타거나 캡슐에 넣어 삼킨다.
② 고제 – 숟가락으로 떠서 입에 넣고 그대로 삼킨다.
③ 탕제 – 우유에 타서 데운 후 복용한다.
④ 환제 – 따뜻한 물로 삼킨다.
⑤ 산제 – 한꺼번에 입안에 털어 넣고 삼킨다.

040 손과 발에 열이 많고 피부는 땀이 적게 나며 하체가 약한 사상체질에 관한 설명으로 옳은 것은?

① 호흡계, 순환계가 약하다.
② 비뇨생식계, 내분비계 기능이 약하다.
③ 히스테리, 불면증이 생긴다.
④ 피부에 습진, 두드러기가 나타난다.
⑤ 소화계와 정신계 질환이 나타난다.

041 사상의학에서 사람의 체질과 장기의 특성이 옳게 연결된 것은?

① 태양인 – 폐대간소
② 태음인 – 비대신소
③ 소양인 – 신대비소
④ 소음인 – 간대폐소
⑤ 태음인 – 신대폐소

Chapter 07 기본간호

※ 각 문제에 대한 해설은 **핵심이론 65~126페이지**를 참고해 주세요
※ Chapter 7 기본간호는 **Part 4 실기** 관련 문제와 동일한 범위이므로 Part 4를 참고해 주세요.

001 다음 중 손가락의 신전에 해당하는 그림은?

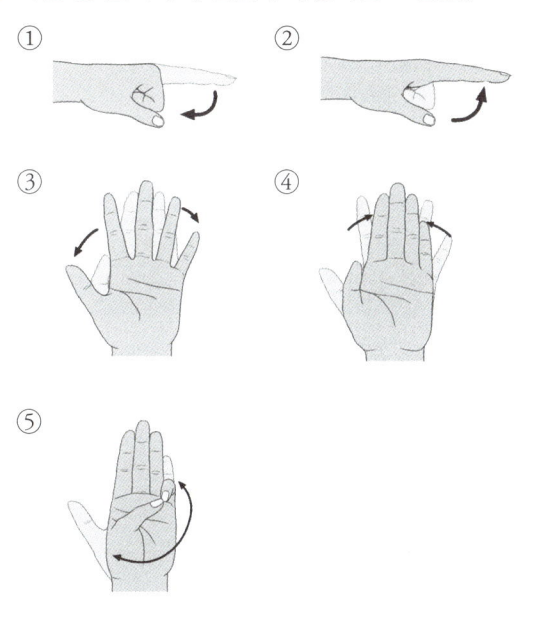

002 다음에 해당하는 고관절 수동 관절 범위 운동은 무엇인가?

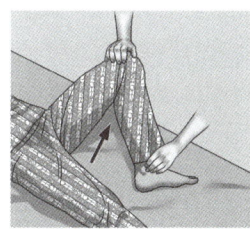

① 회선
② 내전
③ 외전
④ 내회전
⑤ 외회전

003 오른쪽 반신마비(편마비) 환자가 지팡이를 사용할 때 지팡이의 위치로 옳은 것은?

①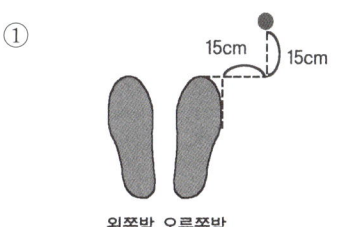

②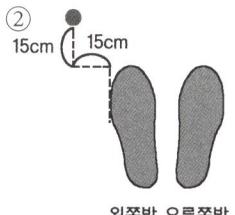

③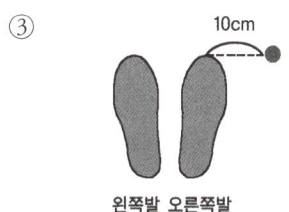

④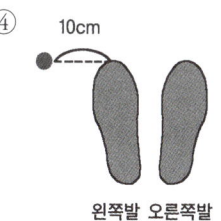

⑤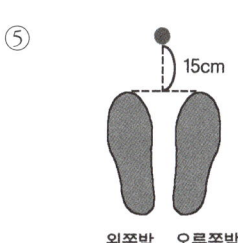

004 오른쪽 다리가 불편한 환자가 목발을 이용하여 3점 보행으로 첫발을 내딛을 때의 그림으로 옳은 것은? (●는 목발 끝부분이 닿는 위치)

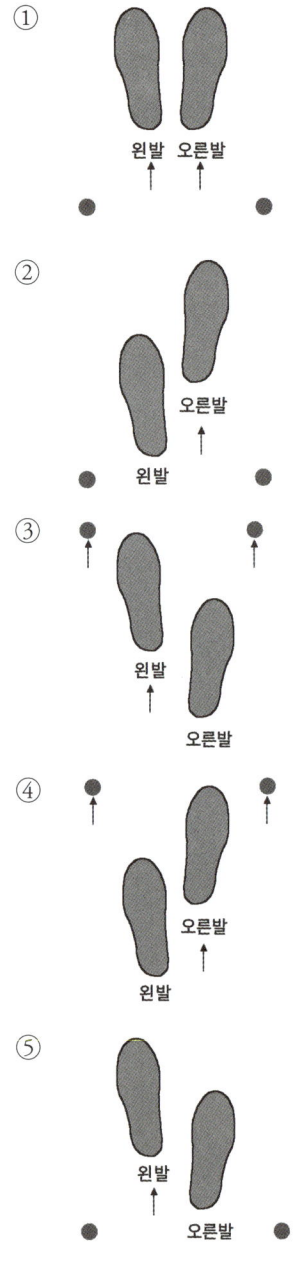

005 왼쪽 반신마비(편마비) 환자에게 단추가 없는 상의를 입힐 때 가장 먼저 해야 할 순서는?

①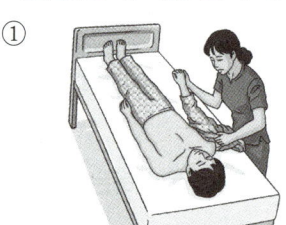

②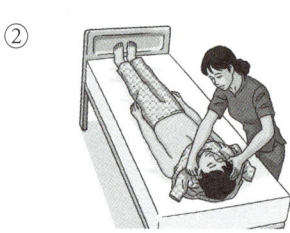

③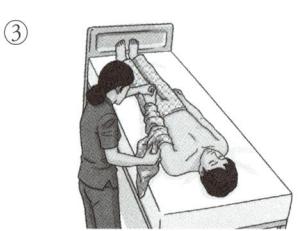

④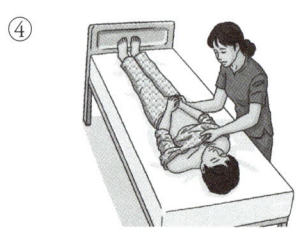

⑤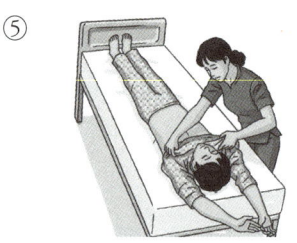

Chapter 08 성인간호

※ 각 문제에 대한 해설은 **핵심이론 127~152페이지**를 참고해 주세요.

001 갑작스런 통증이 있을 때의 증상으로 옳은 것은?
① 맥박 상승, 호흡수 증가
② 동공 축소, 발한
③ 창백, 집중력 상승
④ 혈압 상승, 맥박 하강
⑤ 호흡수 감소, 불안정

002 추간판 탈출로 인한 허리통증을 가진 환자가 며칠 전부터 대퇴와 종아리까지 뻗치는 통증을 호소하고 있다. 이 환자가 호소하는 통증의 종류는?
① 표재 통증   ② 심부 통증
③ 방사통   ④ 작열통
⑤ 삼차 신경통

003 교통사고로 왼쪽 무릎 아래를 절단한 환자가 "왼쪽 엄지발가락이 저리고 아파요."라고 호소한다. 이 환자가 호소하는 통증의 종류는?
① 거짓통증   ② 시상통증
③ 암통증   ④ 심부 통증
⑤ 환상지통

004 통증에 관한 내용으로 옳은 것은?
① 불안과 공포는 통증에 대한 반응을 감소시킨다.
② 진통제를 많이 사용할수록 통증을 많이 느낀다.
③ 성격은 통증에 영향을 미치지 않는다.
④ 피곤하면 통증에 대한 감수성이 높아진다.
⑤ 주의를 다른 곳으로 돌렸을 때 통증이 더 심하다.

005 절대안정(ABR)에 관한 설명으로 옳은 것은?
① 환자는 침대에서 안정하고 있고 모든 일을 의료요원들이 해준다.
② 방문객의 면회는 제한하지 않는다.
③ 화장실 출입은 허용된다.
④ 다인실을 사용해서는 안 된다.
⑤ 식사는 환자 스스로 하도록 한다.

006 악성종양의 특징으로 옳은 것은?
① 성장속도가 느리다.
② 주위 조직을 침범하지는 않는다.
③ 혈액이나 림프를 통해 주로 전이된다.
④ 수술로 제거하면 거의 재발되지 않는다.
⑤ 잘 분화되어 있어 정상 세포와의 구분이 쉬운 편이다.

007 항암제를 투여 중인 암환자를 위한 간호보조활동으로 옳은 것은?
① 항암제 투여 시 약물이 혈관 밖으로 새어 나오면 괴사를 일으킬 수 있으므로 주의 깊게 관찰한다.
② 항암치료로 구역이 심하면 뜨거운 음료를 제공한다.
③ 체온유지에 가장 신경을 써야 한다.
④ 구토가 심하면 항암제 투여를 중단한다.
⑤ 진통제는 항암제 효과를 저하시키므로 사용하지 않는다.

008 경련 중인 환자를 위한 간호보조활동으로 옳은 것은?

① 부상을 입지 않도록 신체보호대로 움직임을 제한한다.
② 전신을 마사지하여 이완을 돕는다.
③ 기도폐쇄를 막기 위해 혀 위에 설압자를 물려준다.
④ 찬물로 마사지해준다.
⑤ 병실을 어둡게 해주고 주변에 위험한 물건을 치운다.

009 골관절염(퇴행 관절염)에 관한 설명으로 옳은 것은?

① 관절통이 양쪽에 대칭적으로 발생한다.
② 관절을 사용하면 통증이 심해진다.
③ 자가면역 질환이다.
④ 아침에 강직증상이 심하고 몇 시간 동안 지속된다.
⑤ 30~50대 여성에게 주로 발생된다.

010 무릎에 골관절염(퇴행 관절염)이 있는 환자의 간호보조활동으로 옳은 것은?

① 심폐기능과 근력 강화를 위해 권장되는 운동은 수중운동이다.
② 앉았다 일어나는 운동을 수시로 한다.
③ 자세를 자주 변경하지 않는다.
④ 되도록 걷지 않고 침상안정하는 것이 바람직하다.
⑤ 무릎을 꿇거나 쭈그려 앉는다.

011 류마티스 관절염 환자를 위한 간호보조활동으로 옳은 것은?

① 칼슘 섭취를 제한한다.
② 수중운동을 금한다.
③ 운동하기 전 강직 부위에 온열요법을 적용한다.
④ 아침 강직을 완화하기 위해 기상 후 찬물로 샤워한다.
⑤ 관절에 강한 힘이 들어가는 운동을 하도록 한다.

012 골다공증 환자의 근육과 뼈에 힘을 주는 체중 부하 운동으로 가장 적합한 것은?

① 줄넘기
② 달리기
③ 걷기
④ 암벽등반
⑤ 승마

013 서혜부와 넓적다리(대퇴) 부위에 통증이 있고 움직임이 제한되는 고관절 골절을 일으키는 가장 흔한 원인은?

① 압박골절
② 퇴행 관절염
③ 추간판 탈출증
④ 골다공증 환자의 낙상
⑤ 류마티스 관절염

014 테니스팔꿈치증(팔꿈치 외측상과염)에 관한 설명으로 옳은 것은?

① 골프선수들에게 많이 발생해서 골프엘보라고도 한다.
② 손목을 굽히는 일을 과도하게 하는 사람에게 흔히 발생한다.
③ 주로 팔꿈치 안쪽에서 시작해서 손으로 가는 통증이 있다.
④ 팔꿈치를 펴고 손목을 굽힌 다음 한 손으로 반대쪽 손등을 잡고 안쪽으로 당기는 운동을 한다.
⑤ 물건을 들어 올릴 때는 손등을 뒤로 굽혀 들어올린다.

015 수근관(손목굴)증후군에 관한 설명으로 옳은 것은?

① 손바닥을 맞대고 1분 이상 있을 때 손바닥과 손가락의 저린 증상이 심해지는지 확인한다.
② 손을 털게 되면 저림과 통증이 더 심해진다.
③ 수근관(손목굴)이 좁아지거나 내부 압력이 증가하여 신경이 자극되는 증상이다.
④ 낮에 통증이 심하고 밤이 되면 완화된다.
⑤ 수술 후 4~6주 동안 손가락 운동을 금한다.

016 토혈과 객혈에 관한 내용으로 옳은 것은?

① 구토물에 음식찌꺼기 같은 위 내용물이 포함되어 있는 것은 객혈이다.
② 토혈은 거품이 있다.
③ 토혈은 알칼리성이다.
④ 토혈은 객혈에 비해 양이 많은 편이고 소화계 출혈이다.
⑤ 객혈은 토혈에 비해 양이 적은 편이고 위장관 출혈이다.

017 환자가 "방금 짜장면 색깔 대변을 봤어요."라고 할 때 추측할 수 있는 소화계 증상은 무엇인가?

① 태변　　② 치핵
③ 토혈　　④ 객혈
⑤ 상부 위장관 출혈

018 역류 식도염 환자의 간호보조활동으로 옳은 것은?

① 취침 전 부드러운 음식을 섭취한다.
② 수면 시 침상 머리를 되도록 높이지 않는다.
③ 자극적인 음식을 섭취한다.
④ 식후 몸을 앞으로 구부리거나, 무거운 물건을 들지 않는다.
⑤ 허리가 조이는 옷을 입는다.

019 식사 후 명치부위(심와부)가 무겁고 부푼 듯한 느낌과 상복부 통증을 호소하는 환자의 건강문제로 예상할 수 있는 것은?

① 위염　　② 간경화증
③ 대장암　④ 장염
⑤ 탈장

020 소화궤양 환자의 간호보조활동으로 옳은 것은?

① 통증이 있으면 아스피린을 복용한다.
② 고섬유질 식이, 고잔여 식이를 섭취한다.
③ 취침 전에 우유나 크림을 섭취한다.
④ 장기의 휴식을 위해 음식은 하루 한 번, 한꺼번에 많이 섭취한다.
⑤ 헬리코박터 파일로리(위나선균) 감염을 치료한다.

021 위궤양으로 치료를 받는 환자의 상복부에 갑작스럽고 날카로운 통증이 있고 복부가 판자처럼 단단해져 있다. 혈압이 떨어지고 맥박이 빨라졌으며 호흡곤란 증세가 나타나는 환자에게 추측할 수 있는 것은?

① 위천공
② 위암
③ 괴사소장대장염
④ 역류 식도염
⑤ 위염

022 위 절제를 한 환자에 관한 설명으로 옳은 것은?

① 식사 전 어지러움, 발한, 구역, 구토 등의 증상이 발생될 수 있다.
② 위 절제 후 병실로 돌아오자마자 위관을 제거한다.
③ 수술 후 2주 동안은 위액에 다량의 혈액이 섞여 나올 수 있다.
④ 베개 등으로 수술부위를 지지하고 기침과 심호흡을 하도록 격려한다.
⑤ 비타민 K의 흡수가 되지 않아 악성빈혈이 생길 수 있으므로 비타민 K를 근육주사 한다.

023 위 절제 후 빠른비움증후군(덤핑증후군)을 예방하기 위한 간호보조활동으로 옳은 것은?

① 앉은 자세로 식사하게 한다.
② 빠르게 식사하도록 권장한다.
③ 식사 직후 10분 이상 걷게 한다.
④ 조금씩 자주 단백질을 제공한다.
⑤ 저지방, 고탄수화물 식이를 제공한다.

024 빠른비움증후군(덤핑증후군)을 예방하기 위한 간호보조활동으로 옳은 것은?

① 옆으로 누운 상태로 식사한다.
② 식사 후 30분 정도 앉아 있는다.
③ 저단백, 고탄수화물, 저지방, 고섬유질 식이를 제공한다.
④ 코위관 영양으로 식사를 제공한다.
⑤ 식사 중 물을 수시로 마시고 식후 소화제를 복용한다.

025 우하복부의 반동성 압통과 발열, 구역과 구토를 일으키는 질병으로 옳은 것은?

① 위궤양
② 위염
③ 복막염
④ 충수염
⑤ 간염

026 충수염을 진단받고 수술을 기다리는 환자를 위한 간호보조활동으로 옳은 것은?

① 따뜻한 보리차를 제공한다.
② 복부에 따뜻한 물주머니를 대어 준다.
③ 금식시키고 처방된 수액을 주입한다.
④ 수술을 위해 관장을 시행한다.
⑤ 맥버니점을 자주 눌러준다.

027 충수염 수술 후 합병증을 예방하기 위한 방법으로 옳은 것은?

① 2주간 금식시킨다.
② 수술부위에 따뜻한 물주머니를 대어 준다.
③ 매일 관장을 실시한다.
④ 조기이상을 격려한다.
⑤ 수술부위를 자주 마사지한다.

028 충수염 치료가 지연되었을 때 발생할 수 있는 합병증은?

① 위염
② 간염
③ 담낭염
④ 췌장염
⑤ 복막염

029 충수염 수술 후 금식이 해제되고 나서 가장 먼저 제공할 수 있는 음식은?

① 채소죽
② 순두부
③ 토스트
④ 맑은 국물
⑤ 비빔밥

030 직장과 구불결장에 주로 발생하며 혈변, 변비와 설사의 교대, 허약감, 체중감소 등의 증상이 나타나는 질환은 무엇인가?

① 충수염
② 장염
③ 간경화증
④ 대장암
⑤ 복막염

031 대장암 수술 후 영구적 인공항문(장루)을 갖고 있는 환자에게 제공할 수 있는 간호보조활동으로 옳은 것은?

① 마늘, 양파, 생선, 콩, 달걀 등의 음식 섭취를 권장한다.
② 피나 점액질이 섞인 대변이 보이면 간호사에게 보고한다.
③ 수분과 섬유소를 철저히 제한한다.
④ 빨대로 음료를 섭취하거나 껌을 자주 씹도록 한다.
⑤ 인공항문주머니 교환은 혼자서 할 수 없으므로 환자 가족에게 교환방법을 설명한다.

032 인공항문(장루)환자 간호 시 간호사에게 보고해야 할 상황은?

① 인공항문이 복벽 밖으로 보일 때
② 인공항문에 대변이 묻어 있는 경우
③ 인공항문이 습한 경우
④ 인공항문 색깔이 보라색, 검은색으로 변한 경우
⑤ 인공항문주머니에 가스가 차 있는 경우

033 결장루 세척에 관한 설명으로 옳은 것은?

① 24~48시간마다 수술 전 배변하던 시간대에 실시한다.
② 외과적 무균술을 적용한다.
③ 매번 병원을 방문하여 의료진의 도움을 받도록 한다.
④ 1,000mL의 세척액을 5분 이내에 빠르게 주입한다.
⑤ 세척통은 60cm 이상 높게 올린다.

034 결장루를 세척하는 이유로 옳은 것은?

① 냄새를 제거하기 위해
② 인공항문 감염을 예방하기 위해
③ 일정한 시간에 규칙적으로 배변하는 습관을 들이기 위해
④ 인공항문 유착을 예방하기 위해
⑤ 대변량을 확인하기 위해

035 대장암으로 대장절제 후 수술실에서 회복실을 거쳐 병실로 돌아온 환자에게 가장 먼저 제공해야 할 간호보조활동으로 옳은 것은?
① 관장을 실시한다.
② 출혈여부를 확인한다.
③ 갈증 호소 시 미지근한 물을 제공한다.
④ 조기이상 하도록 한다.
⑤ 신장기능을 확인하기 위해 화장실에서 소변을 보도록 한다.

036 급성 장염 환자의 간호보조활동으로 옳은 것은?
① 음식물을 자주 공급한다.
② 대변 취급 시 유의한다.
③ 고지방 식이를 제공한다.
④ 적극적으로 활동하도록 격려한다.
⑤ 수분을 철저히 제한한다.

037 장염으로 심한 설사를 하는 환자를 위한 식이요법으로 옳은 것은?
① 차가운 음식을 제공한다.
② 싱싱한 과일과 채소 위주의 식단을 제공한다.
③ 식사를 제한하고 끓인 보리차를 조금씩 자주 마시도록 한다.
④ 신맛이 강한 음식을 제공한다.
⑤ 섬유질이 많은 식사를 제공한다.

038 황달에 관한 내용으로 옳은 것은?
① 혈액 내 빌리루빈 수치가 감소하여 피부가 황색으로 변한다.
② 용혈 황달은 담즙생산이 저하되어 발생한다.
③ 피부에 담즙산염이 쌓여 소양감이 발생하기도 한다.
④ 용혈 황달은 담도가 폐쇄되어 황달이 유발되고 회색의 기름기가 흐르는 대변을 보기도 한다.
⑤ 간세포(비폐쇄) 황달은 적혈구가 파괴되어 발생한다.

039 피부만 노랗게 될 뿐이며 소양감도 없고 담즙색소도 소변으로 배출되지 않는 질환은?
① 용혈 황달
② 폐쇄 황달
③ 간경화증
④ 간성혼수
⑤ 간세포(비폐쇄) 황달

040 간경화로 인한 황달로 소양감을 호소하는 환자를 위한 간호보조활동으로 옳은 것은?
① 방 안의 온도를 서늘하게 유지한다.
② 뜨거운 물로 목욕하게 한다.
③ 손톱으로 피부를 긁게 한다.
④ 맵고 자극적인 음식을 섭취하게 한다.
⑤ 조이는 옷을 입게 한다.

041 간성혼수에 관한 설명으로 옳은 것은?
① 고단백 식이를 제공한다.
② 갑자기 발생하지만 예후는 좋은 편이다.
③ 혈중 암모니아 수치 감소가 원인이다.
④ 변비나 위장관 출혈과는 무관하다.
⑤ 불면증, 성격 변화, 떨림(진전), 지남력 상실, 착란, 혼수 등의 증상이 나타난다.

042 혈액검사 결과 HBs Ag(-), HBs Ab(-)일 경우 취해야 할 조치는?
① B형 간염 예방접종을 실시한다.
② 활동성 B형 간염이므로 치료가 필요하다.
③ 아무런 조치가 필요하지 않다.
④ 간생검이 필요하다.
⑤ B형 간염 보균자이므로 주의사항을 설명한다.

043 간염에 관한 내용으로 옳은 것은?
① A형, B형 간염은 주로 수혈로 감염된다.
② A형 간염은 만성간염으로 진행될 가능성이 크다.
③ B형 간염은 대소변에 오염된 물이나 음식물에 의해 감염된다.
④ C형 간염은 일회용 주사기를 재사용하거나 수혈로 인해 감염된다.
⑤ 고단백, 고탄수화물, 고비타민, 고지방 식이를 제공한다.

044 간염환자 간호 시 주의사항으로 옳은 것은?
① 혈청 간염 환자에게 사용한 주사기는 반드시 뚜껑을 닫아서 손상성폐기물 용기에 넣는다.
② A형 간염 환자의 식기는 구별해서 사용하고 음식을 같이 먹지 않는다.
③ C형 간염은 대소변에 오염된 음식물이나 물, 혈액 등에 의해 전염된다.
④ B형 간염 환자에게 사용한 주삿바늘에 찔린 경우 세척을 금하고 즉시 찔린 부위를 압박하여 출혈되지 않도록 한다.
⑤ 전염 간염은 예방접종이 없다.

045 B형 간염 예방법으로 옳은 것은?
① 감염을 예방하기 위해 마스크를 착용한다.
② 사용한 주삿바늘은 뚜껑을 닫지 않고 이중 포장하여 일반의료폐기물 용기에 넣는다.
③ 식기는 끓인 후에 씻는다.
④ 환자의 대소변은 반드시 소독 후 버린다.
⑤ 면역을 위해 미리 예방접종을 실시한다.

046 담석증으로 황달이 있는 환자가 섭취를 제한해야 하는 영양소는?
① 탄수화물 ② 단백질
③ 비타민   ④ 지방
⑤ 무기질

047 산소가 부족할 때 나타날 수 있는 증상으로 옳은 것은?
① 고혈압, 호흡수 감소
② 기침, 부종
③ 고열, 객혈
④ 청색증, 맥박수 증가
⑤ 불안, 고열

048 객혈에 관한 내용으로 옳은 것은?
① 객혈 시 절대안정을 취한다.
② 암적색이며 거품이 섞여 있다.
③ 출혈 부위에 온찜질을 적용한다.
④ 흔히 음식물이 섞여 나온다.
⑤ 토혈에 비해 양이 많으며 산성이다.

049 객혈 시 간호보조활동으로 옳은 것은?
① 크게 기침을 하도록 한다.
② 상체를 낮추어준다.
③ 피는 삼키도록 한다.
④ 기도폐쇄로 인한 질식 증상을 관찰한다.
⑤ 통증 시 모르핀을 사용한다.

050 기관지 천식에 관한 설명으로 옳은 것은?
① 기관지 벽이 부풀어 오르고 부종이 생겨 기관지가 넓어진다.
② 꽃가루, 동물의 털, 먼지(분진), 스트레스 등을 피한다.
③ 호흡곤란 시 바로누운자세(앙와위)를 취해주고 안정시킨다.
④ 증상이 있으면 휴대하고 있는 나이트로글리세린을 혀 밑(설하)으로 투여한다.
⑤ 치료 후 재발하는 경우는 드물다.

051 기관지 확장증의 특징적인 가래 양상은?
① 선홍색이며 거품이 섞여 있다.
② 소량이며 짙은 고름덩어리이다.
③ 화농성이며 3개의 층을 형성한다.
④ 녹색이며 악취가 난다.
⑤ 보통의 가래처럼 묽고 맑다.

052 폐기종(폐공기증)에 관한 설명으로 옳은 것은?
① 폐에 공기가 없거나 줄어든 것을 말한다.
② 수분섭취를 제한한다.
③ 호흡곤란, 곤봉증, 술통 모양의 흉곽이 나타난다.
④ 항바이러스제, 항응고제 등으로 치료한다.
⑤ 체위배액과 흉부 물리요법을 금한다.

053 만성 폐쇄 폐질환에 관한 설명으로 옳은 것은?
① 수분이나 음식물이 기도 내로 들어가서 생긴 폐질환이다.
② 고온다습한 환경에 노출될 경우 주로 발생한다.
③ 폐렴이나 무기폐로 인해 초래되는 환기장애이다.
④ 고농도의 산소는 호흡을 억제할 수 있으므로 비강으로 저농도의 산소를 제공한다.
⑤ 입으로 천천히 들이마시고, 코로 빨리 내쉬는 호흡을 연습한다.

054 COPD 환자의 간호보조활동으로 옳은 것은?
① 실내를 서늘하고 건조하게 유지한다.
② 가래 배출을 위해 엎드린자세(복와위)를 취해준다.
③ 산소마스크를 사용하여 고농도의 산소를 제공한다.
④ 입술 오므리기 호흡법을 교육한다.
⑤ 수분섭취를 제한한다.

055 고름가슴증(농흉)환자의 통증을 완화시키고 감염되지 않은 부위로 감염이 퍼지는 것을 예방하기 위해 취해주어야 할 자세는?
① 반좌위 자세를 취해준다.
② 감염된 부위 쪽으로 눕는다.
③ 감염이 없는 부위 쪽으로 눕는다.
④ 트렌델렌부르크 자세를 취해준다.
⑤ 골반내진자세(하늘자전거자세)를 취해준다.

056 투베르쿨린검사 후 반응 확인 시간으로 옳은 것은?
① 1~5분
② 15~20분
③ 60~120분
④ 12~24시간
⑤ 48~72시간

057 결핵환자가 사용한 침구나 의류의 소독방법으로 옳은 것은?
① 일광 소독
② 염소 소독
③ 고온 유소독
④ 알코올 소독
⑤ 여과 소독

058 결핵환자가 기침을 할 때 지켜야 할 주의사항으로 옳은 것은?
① 누워 있는 상태에서 기침 시 머리를 옆으로 돌린다.
② 양손으로 입을 가리고 기침한다.
③ 곡반에 대고 기침한다.
④ 가래는 침상 옆에 걸어 둔 비닐봉지에 뱉도록 한다.
⑤ 휴지로 코와 입을 가리고 기침한다.

059 경구로 음식이나 수분을 제공할 때 분비물이 기관지를 통해 폐로 들어가 발생할 수 있는 질환은?
① 천식
② 흡인 폐렴
③ 무기폐
④ 폐기종
⑤ 기관지 확장증

060 폐렴의 증상 및 치료에 관한 설명으로 옳은 것은?
① 세균성 폐렴은 적절한 항생제를 사용하여 치료한다.
② 항결핵제로 치료한다.
③ 가슴막천자(흉강천자)를 통해 약물을 주입하여 치료한다.
④ 느리고 깊은 호흡이 나타난다.
⑤ 수분섭취를 제한한다.

061 폐암으로 왼쪽 폐 절제수술 후 왼쪽 팔의 재활운동을 시작하는 시기로 옳은 것은?
① 되도록 빠른 시일 내에
② 2주일 후
③ 수술 부위 봉합사를 제거한 후
④ 수술 부위가 완전히 치유되고 난 후
⑤ 1개월 후

062 빈혈의 원인이 옳게 연결된 것은?
① 용혈 빈혈 : 적혈구가 비정상적으로 파괴되어서
② 철 결핍 빈혈 : 골수(뼈속질)의 조혈기능 저하
③ 악성빈혈 : 비타민 C와 철분 부족
④ 재생 불량 빈혈 : 출혈
⑤ 생리적 빈혈 : 엽산 부족

063 악성빈혈에 관한 설명으로 옳은 것은?
① 싸이아민(비타민 B_1)을 투여하여 치료한다.
② 망막 이식을 받은 환자에게 발생할 수 있다.
③ 위의 내인자 분비가 저하되어 발생한다.
④ 철분제를 투여하고 균형 잡힌 식사를 제공한다.
⑤ 대장암이 잘 발생하므로 수시로 대변잠혈검사를 실시하여 대장암을 조기 발견하도록 한다.

064 빈혈 환자에게 철분제제를 투여하는 이유로 옳은 것은?
① 식욕 촉진
② 적혈구 생성 촉진
③ 통증 감소
④ 감염 예방
⑤ 생명 연장

065 빈혈환자의 철분제제 복용에 관한 설명으로 옳은 것은?
① 철분제제 복용 후 대변색이 붉어질 수 있다고 미리 설명한다.
② 액체로 된 철분제제는 빨대를 사용하도록 한다.
③ 철분 흡수를 돕기 위해 비타민 A와 함께 제공한다.
④ 철분제제 복용으로 충치 발생의 우려가 있음을 알린다.
⑤ 공복에 복용하면 흡수율이 저하되지만 소화를 촉진시킨다.

066 이틀 전부터 철분제를 복용하기 시작한 빈혈 환자가 "방금 검은색 변을 봤어요."라고 말하며 걱정할 때 간호조무사의 대답으로 옳은 것은?
① "철분제의 심각한 부작용인 혈변 증상입니다."
② "철분제와 비타민 C를 함께 복용했기 때문입니다."
③ "철분제 복용 시 물 섭취량이 부족했기 때문입니다."
④ "식전 철분제 복용으로 위장이 자극되어 나타나는 증상입니다."
⑤ "몸에 흡수되고 남은 철분이 대변을 통해 배출되는 과정에서 나타나는 자연스러운 현상입니다."

067 수혈로 인한 급성 용혈현상을 예방하기 위해 가장 중요한 사항은?
① 22G 이상의 바늘을 사용한다.
② 수혈 전 환자의 활력징후를 측정한다.
③ 수혈 전 혈액을 체온만큼 데운 후 투여한다.
④ 공혈자와 수혈자의 혈액형 검사와 혈장 교차 시험 결과를 확인한다.
⑤ 수혈을 시작할 때 수액세트 내에 포도당을 채워 주입한다.

068 수혈 시작 10분 후 오한, 두통, 가슴 답답함을 호소하는 환자에게 가장 우선적으로 취해야 할 조치는?
① 혈액형 검사를 다시 해본다.
② 생리식염수를 빠른 속도로 정맥주입한다.
③ 즉시 수혈을 중지한다.
④ 고농도의 산소를 공급한다.
⑤ 활력징후를 측정한다.

069 백혈병에 관한 설명으로 옳은 것은?
① 비타민 B_{12}를 투여하여 치료한다.
② 미성숙 백혈구가 비정상적으로 감소하는 혈액의 악성종양이다.
③ 혈액 내에 응고제가 부족했을 경우 발생한다.
④ 다른 사람에게 전파시키는 것을 막기 위해 격리시킨다.
⑤ 의료인이나 방문객은 환자와 접촉하기 전에 반드시 손을 씻는다.

070 혈압이 150/90mmHg인 성인 환자의 고혈압 분류 단계는?

① 정상혈압
② 주의혈압
③ 고혈압 전 단계
④ 고혈압 1기
⑤ 고혈압 2기

071 고혈압에 관한 내용으로 옳은 것은?

① 포타슘이 많은 바나나, 토마토, 감자 등의 섭취를 제한한다.
② 약을 복용하는 중에 혈압이 정상이 되면 복용을 중지한다.
③ 절대안정, 체중조절, 스트레스 관리에 신경 쓴다.
④ 저지방, 저염 식이를 섭취한다.
⑤ 고혈압 증상이 발생하면 똑바로 누워 다리를 들어 올리는 자세를 취한다.

072 동맥경화증의 주요 위험인자로 옳은 것은?

① 낙상   ② 통목욕
③ 흡연   ④ 관절염
⑤ 저지방 식이

073 협심증에 관한 내용으로 옳은 것은?

① 카페인을 섭취하면 호전된다.
② 갑작스럽게 찬 기온에 노출되는 것과 스트레스를 피한다.
③ 관상동맥의 폐색으로 심근에 괴사를 일으키는 질환이다.
④ 대부분 휴식을 취해도 호전되지 않는다.
⑤ 흉통이 30분 이상 지속된다.

074 협심증 환자를 위한 간호보조활동으로 옳은 것은?

① 겨울에 새벽 산책을 금한다.
② 흡연은 하루에 10개비 이하로 제한한다.
③ 한 번에 다량의 음식을 섭취하도록 한다.
④ 단순당 섭취를 제한하고, 혈당지수(GI)가 낮은 식품을 섭취한다.
⑤ 흉통 발생 시 나이트로글리세린을 많은 양의 물과 함께 삼키도록 한다.

075 협심증 환자를 위한 간호보조활동으로 옳은 것은?

① 고강도 운동으로 순환을 촉진한다.
② 증상 발생 시 앉은 자세에서 나이트로글리세린을 혀 밑으로 투약한다.
③ 녹차를 물처럼 자주 마시도록 권한다.
④ 더운 곳보다는 추운 환경에서 생활하도록 한다.
⑤ 혈관확장제 투여 후 고혈압 증상을 관찰한다.

076 심근경색증에 관한 내용으로 옳은 것은?

① 심전도(EKG) 모니터링을 실시하고 대변 연화제를 투여한다.
② 대부분 휴식 시 흉통과 호흡곤란이 완화된다.
③ 나이트로글리세린을 5분 간격으로 3회 혀 밑으로 투여하면 호전이 있다.
④ 흉통을 감소시키기 위해 모르핀을 근육주사한다.
⑤ 흉통은 15분 이상 지속되지 않는다.

077 심근경색증 환자의 간호보조활동으로 옳은 것은?

① 격리실로 옮긴다.
② 트렌델렌부르크 자세를 취해 심장으로 혈액을 모아준다.
③ 산소를 투여하며 절대안정을 취한다.
④ 급성기에는 가벼운 활동을 권장한다.
⑤ 심근 수축력을 강화하기 위해 강심제를 투여한다.

078 여성의 요로감염을 예방하기 위한 교육내용으로 옳은 것은?

① 질 세척 권장
② 수분섭취 제한
③ 소변 오래 참기
④ 배변 후 뒤에서 앞으로 닦기
⑤ 성교 후 소변보기

079 비뇨계 질환의 특이적 증상에 관한 설명으로 옳은 것은?

① 무뇨 : 시간당 30cc 이하, 1일 500cc 이하로 소변을 보는 것
② 요실금 : 하루 소변량이 100cc 이하인 경우
③ 소변감소(핍뇨) : 요의를 참지 못하고 배뇨하는 현상
④ 빈뇨 : 방광에는 소변이 축적되어 있지만 배설이 안 되는 현상
⑤ 다뇨 : 1일 소변량이 2,500cc 이상으로 많은 것

080 잔뇨에 관한 설명으로 옳은 것은?

① 정상적으로 소변을 보았을 때의 1회 소변량을 잔뇨라고 한다.
② 환자가 소변을 본 직후 유치도뇨를 시행하여 측정한다.
③ 소변을 본 후 아랫배에 힘을 주거나 압박하여 배출되는 소변을 잔뇨라 한다.
④ 50cc 이하를 정상으로 본다.
⑤ 잔뇨가 많을수록 방광기능이 좋은 것으로 본다.

081 급성 사구체신염을 진단받고 입원하여 치료 중인 환자를 위한 간호보조활동으로 옳은 것은?

① 섭취량과 배설량 및 체중을 매일 측정한다.
② 수분섭취를 증가시킨다.
③ 적극적인 활동을 권장한다.
④ 장염환자와 접촉을 금한다.
⑤ 신장기능 확인을 위해 LFT 검사 결과를 확인한다.

082 사구체신염 환자의 식이로 옳은 것은?

① 고지방 식이
② 고단백 식이
③ 저염 식이
④ 저탄수화물 식이
⑤ 3,000cc 이상의 수분섭취

083 만성신부전 환자의 간호보조활동으로 옳은 것은?

① 식후 철분제 섭취
② 포타슘과 인의 섭취 권장
③ 고단백 식사
④ 충분한 염분 제공
⑤ 수분 제한

084 동정맥루(동정맥샛길)를 가진 환자를 위한 간호보조활동으로 옳은 것은?

① 동정맥루 시술 후 바로 투석이 가능하다.
② 동정맥루가 있는 팔은 평소에도 움직이지 않도록 한다.
③ 투석 시 저혈압 증상을 주의 깊게 관찰한다.
④ 동정맥루에 진동감이 강하면 병원을 방문하여 의사의 진료를 받는다.
⑤ 동정맥루가 있는 팔에 혈압측정, 정맥주사나 채혈을 시행한다.

085 방광염에 관한 설명으로 옳은 것은?

① 여성보다 남성에게 흔하다.
② 소변을 희석하고 혈류량을 증가시키기 위해 수분섭취를 권장한다.
③ 바이러스가 주된 원인이다.
④ 배뇨 시 작열감, 빈뇨, 절박뇨, 혈뇨, 의식저하, 경련이 나타난다.
⑤ 재발은 거의 일어나지 않는다.

086 기침이나 재채기를 할 때마다 요실금이 있는 환자에게 제공할 수 있는 간호보조활동으로 옳은 것은?

① 줄넘기를 하도록 한다.
② 케겔운동을 권장한다.
③ 수분 섭취량을 제한한다.
④ 소변을 참았다가 보는 연습을 하게 한다.
⑤ 활동을 제한하고 움직이지 못하게 한다.

087 남성에게만 발생하는 질병으로 배뇨 후 잔뇨감, 소변 볼 때 힘을 주어야 나오는 증상, 배뇨 시작의 지연, 야간뇨, 소변줄기가 약해짐, 배뇨장애(배뇨곤란) 등이 유발되는 질환은?

① 양성 전립샘 비대
② 요실금
③ 방광염
④ 요로결석
⑤ 신우신염

088 양성 전립샘 비대가 의심되는 환자에게 가장 우선 시행될 것으로 예상되는 것은?

① 잔뇨 측정
② 요속 측정 검사
③ 직장 수지 검사
④ 대장 내시경
⑤ 전립샘 절제

089 양성 전립샘 비대를 진단받고 전립샘 절제를 시행한 환자를 위한 간호보조활동으로 옳은 것은?

① 수술 직후 조기이상을 격려한다.
② 방광세척을 위해 멸균 생리식염수를 준비한다.
③ 유치도관을 제거할 때까지 수분 섭취를 제한한다.
④ 수술 직후 유치도관을 잠가 방광 훈련을 시작한다.
⑤ 수술 후 방광 세척은 3개월 이상 꾸준히 시행한다.

090 유방 자가검진 방법으로 옳은 것은?
① 월경 예정일 3일 전에 실시한다.
② 월경이 끝나고 2~7일 후에 실시한다.
③ 6개월마다 한 번씩 검진한다.
④ 유두 외에 다른 곳은 만지지 않는다.
⑤ 폐경 여성은 하지 않아도 된다.

091 유방 절제를 받은 환자의 환측 팔에 부종이 잘 발생하는 이유는?
① 혈전   ② 압박드레싱
③ 림프샘 종창   ④ 종양 재발
⑤ 염증

092 유방 절제 후 재활운동으로 옳은 것은?
① 무거운 물건 들기
② 달리기
③ 팔굽혀펴기
④ 머리 빗기
⑤ 자전거타기

093 유방 절제를 한 환자를 위한 간호보조활동으로 옳은 것은?
① 수술한 팔을 심장보다 높게 한다.
② 주먹을 쥐었다가 펴는 손 운동이나 어깨 운동은 삼간다.
③ 제모가 필요한 경우 일회용 면도기를 사용한다.
④ 수술한 팔은 절대 움직이지 않는다.
⑤ 수술한 쪽 팔에서 혈압을 측정한다.

094 펜라이트(penlight)를 이용한 동공반사(홍채수축반사, 대광반사)에 관한 내용으로 옳은 것은?
① 빛을 비추면 동공이 수축한다.
② 빛을 비추면 동공이 빠르게 확장한다.
③ 양쪽 동공의 크기가 달라야 한다.
④ 빛을 비추지 않은 반대쪽 눈에는 변화가 없어야 한다.
⑤ 빛을 비추면 동공이 천천히 커져야 정상이다.

095 어떠한 자극에도 반응하지 않고 수의적 운동이 전혀 없는 상태인 환자의 의식수준은?
① 혼수   ② 반혼수
③ 혼미   ④ 기면
⑤ 명료

096 뇌척수액 흐름의 장애로, 뇌실 내 또는 두개강 내에 뇌척수액이 과잉 축적되어 뇌압이 올라간 상태를 무엇이라고 하는가?
① 뇌졸중
② 일과성 허혈 발작
③ 뇌전증
④ 수두증
⑤ 파킨슨병

097 두개내압 상승 증상으로 옳은 것은?
① 복통   ② 구토
③ 소양감   ④ 고열
⑤ 전신부종

098 수두증으로 수술을 받은 환자의 두개내압 상승을 예방하기 위한 간호보조 활동으로 옳은 것은?
① 5분마다 흡인을 실시한다.
② 체위변경 시 빠르게 시행한다.
③ 엎드린자세(복와위)를 취해준다.
④ 과다호흡을 장려하고, 산소를 제공한다.
⑤ 배변 시 짧은 시간 동안 강하게 배에 힘을 주도록 한다.

099 뇌출혈로 머리뼈절개술(개두술)을 받은 환자를 위한 간호보조활동으로 옳은 것은?
① 상체를 30° 정도 높여주어 두개내압 상승을 예방한다.
② 가벼운 산책을 권장한다.
③ 과다호흡이 되지 않도록 주의한다.
④ 마니톨이나 글리세롤 등의 고장액 투여를 금한다.
⑤ 뇌의 자극을 줄이기 위해 동공반사(홍채수축반사, 대광반사) 확인을 금한다.

100 혈전이나 색전이 뇌혈관을 막는 질병을 무엇이라고 하는가?
① 수두증　　② 뇌동맥류
③ 파킨슨병　④ 모야모야병
⑤ 허혈 뇌졸중

101 뇌의 혈관이 막히거나 터져서 삼킴곤란(연하곤란), 언어곤란, 반신마비 등의 증상을 일으키는 질병은?
① 뇌종양　　② 고혈압
③ 뇌염　　　④ 파킨슨병
⑤ 뇌졸중

102 손을 위로 올려보게 하거나 웃어보게 하여 사정할 수 있는 질병으로 옳은 것은?
① 뇌졸중　　② 치매
③ 파킨슨병　④ 뇌동맥류
⑤ 당뇨병

103 좌측 뇌의 뇌혈관에 경색이 발생했을 때 관찰할 수 있는 신체 증상으로 옳은 것은?
① 좌측 팔의 저린 감각
② 좌측 안면 하부 마비
③ 우측 팔다리의 감각저하
④ 양쪽 하지마비
⑤ 사지 힘빠짐

104 출혈 뇌졸중 환자를 위한 간호보조활동으로 옳은 것은?
① 엎드린자세(복와위)를 취해준다.
② 수시로 복압을 주게 한다.
③ 아스피린으로 치료한다.
④ 1~3일 동안 금식시킨다.
⑤ 활동을 권장한다.

105 파킨슨병에 관한 설명으로 옳은 것은?
① 행동이 빨라진다.
② 도파민을 만들어내는 신경세포들이 파괴되는 질환이다.
③ 목적이 있는 수의적 운동을 하면 떨림(진전)이 심해진다.
④ 글씨를 작게 쓰지 못한다.
⑤ 휴식 시 떨림이 완화된다.

106 성장호르몬에 관한 설명으로 옳은 것은?
① 뇌하수체 후엽에서 분비되는 호르몬이다.
② 성장기 어린이에게 과다하게 분비되는 경우 말단비대증이 나타난다.
③ 성장호르몬이 부족하면 거인증이 될 수 있다.
④ 성장호르몬이 과잉 분비되면 왜소증(난쟁이)이 될 수 있다.
⑤ 성장과 뼈의 형성을 촉진한다.

107 갑상샘항진증에 관한 설명으로 옳은 것은?
① 어린아이의 경우 크레틴병이 나타난다.
② 타이록신의 분비부족으로 인해 발생한다.
③ 체중이 증가한다.
④ 안구돌출, 발한, 습한 피부, 두근거림, 설사 등이 나타난다.
⑤ 하시모토 갑상샘염이 주된 원인이며 수술로 갑상샘을 제거했을 경우에 발생하기도 한다.

108 갑상샘항진증 환자의 간호보조활동으로 옳은 것은?
① 따뜻한 환경을 제공한다.
② 저단백, 저열량, 무기질이 풍부한 식사를 제공한다.
③ 진정제 사용을 절대 금한다.
④ 방문객은 제한하지 않는다.
⑤ 피부 간호를 해준다.

109 갑상샘저하증에 관한 설명으로 옳은 것은?
① 체중이 감소하고 모발이 거칠어진다.
② 갑상샘을 수술로 제거하게 되면 더 이상 갑상샘저하증이 나타나지 않는다.
③ 신경이 예민해지고 날카로워진다.
④ 고열량식을 제공한다.
⑤ 갑상샘호르몬을 투여한다.

110 갑상샘 절제 후 병실로 올라온 환자에게 말을 시켜 목소리를 내보게 함으로써 확인할 수 있는 합병증은?
① 쇼크   ② 출혈
③ 염증   ④ 삼킴곤란
⑤ 후두신경 손상

111 부갑상샘 절제 후 혈액검사를 통해 주기적으로 확인해야 하는 것은?
① 칼슘   ② 마그네슘
③ 아이오딘   ④ 포타슘
⑤ 철분

112 요붕증 치료 시 가장 주의 깊게 관찰해야 하는 것은?
① 피부 탄력성
② 전해질 불균형 및 탈수증상
③ 체중감소
④ 갈증 및 두통
⑤ 시력장애

113 쿠싱증후군에 관한 설명으로 옳은 것은?
① 달덩이 얼굴, 복부비만, 가느다란 팔과 다리가 특징이다.
② 저혈당이 나타난다.
③ 부신피질 저하로 나타나는 증상이다.
④ 스트레스호르몬인 코티솔의 분비 부족으로 인해 발생한다.
⑤ 저혈압, 고포타슘혈증 등이 나타난다.

114 췌장(이자)의 랑게르한스섬에서 분비되어 혈당량을 감소시키는 작용을 하는 호르몬은?
① 에스트로젠
② 글루카곤
③ 인슐린
④ 프로락틴(젖분비호르몬)
⑤ 타이록신

115 당뇨병에 관한 설명으로 옳은 것은?
① 모든 당뇨환자에게는 인슐린 치료가 필수적이다.
② 흔히 식이요법, 운동요법, 약물요법을 병행하는데 그중 식이요법이 가장 중요하다.
③ 저혈당 증상으로는 다음, 다식, 다뇨 등이 있다.
④ 인슐린이 과잉 분비되어 발생하는 질병이다.
⑤ 당뇨병의 3대 증상은 빈맥, 발한, 혼돈이다.

116 2형 당뇨병에 관한 설명으로 옳은 것은?
① 소아에게 흔히 발생한다.
② 인슐린으로 치료한다.
③ 유전과 관련이 없다.
④ 좋지 않은 식습관, 운동부족, 스트레스, 비만 등이 원인이 될 수 있다.
⑤ 인슐린이 전혀 분비되지 않는다.

117 인슐린 사용에 관한 설명으로 옳은 것은?
① 빠른 효과를 위해 정맥으로 투여한다.
② 복부는 흡수율이 빠르므로 투여를 금한다.
③ 인슐린 주사부위는 복부, 위팔(상완), 둔부, 전박의 내측이 적합하다.
④ 거품이 발생할 때까지 위아래로 강하게 흔든 후 사용한다.
⑤ 지방조직의 위축이나 비후를 방지하기 위해 주사부위를 바꿔가며 투여한다.

118 저혈당에 관한 설명으로 옳은 것은?
① 어지럼, 식은땀, 오한, 고열 등이 발생한다.
② 뇌손상을 일으킬 수 있으므로 의식이 있다면 속히 사탕, 설탕물 등을 먹인다.
③ 환자가 가지고 있는 혈당강하제를 복용하게 한다.
④ 포도당주사 주입은 금기이다.
⑤ 속히 인슐린을 투여한다.

119 당뇨 환자의 발 관리 간호보조활동으로 옳은 것은?
① 발톱은 둥글게 다듬는다.
② 발을 뜨거운 물에 오랫동안 담근다.
③ 티눈은 자르지 말고 병원에 방문하여 제거한다.
④ 여름에는 통풍이 잘되는 샌들을 맨발로 신는다.
⑤ 발을 씻은 후 습기가 남아 있는 상태에서 양말을 신는다.

120 당뇨 환자 발 관리에 관한 설명으로 옳은 것은?
① 발에 상처가 생기지 않도록 주의한다.
② 혈액순환을 위해 발에 핫팩이나 전기패드를 대어 준다.
③ 두꺼운 발톱은 바짝 말린 후 자른다.
④ 발가락 사이에 보습제를 듬뿍 발라준다.
⑤ 조이는 양말과 꼭 끼는 신발을 신는다.

121 호르몬 분비 이상 시 발생하는 증상 및 질병이 옳게 연결된 것은?
① 갑상샘호르몬 증가 - 점액부종
② 갑상샘호르몬 감소 - 그레이브스병
③ 부신피질 항진 - 쿠싱증후군
④ 인슐린 분비 감소 - 저혈당 쇼크
⑤ 항이뇨호르몬 증가 - 요붕증

122 대상포진에 관한 설명으로 옳은 것은?
① 원인은 단순 포진 바이러스이다.
② 신경을 따라 수포성 발진과 통증이 나타난다.
③ 항히스타민제와 항생제로 치료한다.
④ 소아에게는 대상포진을, 성인에게는 수두를 유발하는 바이러스에 의해 발생한다.
⑤ 대부분 2~3일이면 완치된다.

123 백내장 수술 후 주의사항으로 옳은 것은?
① 환측을 아래로 하거나 엎드려 눕도록 한다.
② 통목욕과 발살바법을 권장한다.
③ 수술한 눈꺼풀 위에 거즈안대를 적용하여 안구운동을 최소화한다.
④ 심호흡, 기침, 코풀기 등을 하도록 한다.
⑤ 머리감기, 무거운 짐들기, 머리를 갑자기 숙이는 행위 등은 수술 다음날부터 가능함을 설명한다.

124 녹내장의 증상으로 옳은 것은?
① 두통
② 안압 하강
③ 안구 소양감
④ 수정체 혼탁
⑤ 눈썹이 나오는 부위에 작은 농포

125 녹내장에 관한 설명으로 옳은 것은?
① 안압 상승으로 시신경이 손상되어 시야가 좁아지고 시력이 감소한다.
② 해를 쳐다보았을 때 무지개 잔상이 보이면 안압이 정상이 되었다는 것을 의미한다.
③ 망막이 맥락막에서 떨어진 상태를 말한다.
④ 속눈썹 모낭(털집)의 기름샘(피지샘)에 발생하는 급성 화농성 염증이다.
⑤ 수정체가 혼탁해지는 것이다.

126 귀수술 환자의 일반적인 간호보조활동으로 옳은 것은?
① 수술 직후 기침과 코풀기를 권장한다.
② 수술 후 식사는 일반식을 제공한다.
③ 침대 난간을 올려주고 1~2일 정도는 침상 안정을 취하도록 한다.
④ 두통, 귀울림(이명), 현기증은 정상적인 반응이다.
⑤ 머리를 숙이면 안 되므로 한 달 동안 머리를 감아서는 안 된다.

127 고막 수술 후 환자에게 교육해야 할 내용으로 옳은 것은?

① 심호흡과 기침을 자주 하도록 한다.
② 출혈 시 압력을 가해 멈추도록 한다.
③ 수술 부위를 아래로 향하도록 한다.
④ 귀에 물이 들어가지 않도록 주의한다.
⑤ 콧물이 나오면 한쪽 코를 막고 세게 푼다.

128 알레르기 비염 환자를 위한 간호보조활동으로 옳은 것은?

① 면역을 강화하기 위해 사람이 많은 곳에서 활동하도록 한다.
② 수분섭취를 제한한다.
③ 베개·침구는 모직으로 된 제품을 선택한다.
④ 차가운 음료나 얼음을 섭취하고, 휴지를 사용하여 수시로 코를 풀도록 한다.
⑤ 갑자기 더운 곳이나 찬 곳에 노출되지 않도록 단계적으로 접하게 한다.

129 부비동염 환자를 위한 간호보조활동으로 옳은 것은?

① 수분섭취를 권장한다.
② 가습기 사용을 자제한다.
③ 냉습포를 적용한다.
④ 부비동염으로 인한 두통, 얼굴통증, 치통은 서 있는 자세에서 심해지므로 상체를 구부린 자세를 취해준다.
⑤ 포비돈 아이오딘을 이용하여 비강을 세척한다.

Chapter 09 모성간호

※ 각 문제에 대한 해설은 **핵심이론 153~171페이지**를 참고해 주세요.

001 임신 가능기간에 관한 설명으로 옳은 것은?
① 월경 시
② 월경 12~16일 전
③ 월경 7일 후
④ 배란기
⑤ 배란기에 정자 생존기간 3일을 합한 월경 전 12~19일

002 수정과 착상에 관한 설명으로 옳은 것은?
① 태아의 성별은 난자에 의해 결정된다.
② 수정란은 자궁에 착상한 후 분열을 시작한다.
③ 주로 자궁관의 팽대부에서 수정이 이루어진다.
④ 수정란이 자궁에 착상하기까지 7주 정도 걸린다.
⑤ 수정란은 23쌍의 보통염색체와 1쌍의 성염색체로 구성된다.

003 임신으로 인한 생리적 변화에 관한 설명으로 옳은 것은?
① 유륜의 사이즈가 작아진다.
② 자궁경부가 부드러워지는 채드윅징후가 나타난다.
③ 에스트로젠의 영향으로 배란이 억제된다.
④ 자궁의 증대로 인해 신체 중심이 변하여 요통이 발생한다.
⑤ 혈장보다 혈색소의 양이 더 많이 증가하여 생리적 빈혈이 나타난다.

004 임신으로 인한 신체변화로 옳은 것은?
① 자궁이 증대되어 길고 깊은 호흡을 하게 된다.
② 혈액량이 약 30% 증가하게 되어 재생 불량 빈혈이 초래된다.
③ 다뇨가 나타나고 질 분비물이 감소한다.
④ 인슐린 작용이 증가하여 저혈당이 발생한다.
⑤ 잇몸 출혈이 쉽게 나타난다.

005 임부의 신체변화로 옳은 것은?
① 태반호르몬이 인슐린 작용을 촉진하여 저혈당이 쉽게 발생한다.
② 질에는 채드윅징후가 보이고 산도의 변화로 인해 감염 위험성이 높아진다.
③ 유두와 유륜의 색깔이 연해지고 유두를 짜면 초유가 분비되기 시작한다.
④ 복부와 넓적다리(대퇴)에 흑선이 나타나고 복부 중앙에는 임신선이 나타난다.
⑤ 임신 20주 이후 혈압이 상승하면 임신 당뇨를 의심해 볼 수 있다.

006 임신과 관련된 설명으로 옳은 것은?
① 임신 초기와 말기에 소변감소(핍뇨)가 발생한다.
② 산전관리(분만전관리)는 임신 말기부터 시작한다.
③ 속쓰림(가슴앓이)을 완화하기 위해 음식섭취량을 늘리고 꽉 끼는 의복을 입는다.
④ 임신 중 혈액량이 1,500cc 정도 증가하는데 혈장보다 혈색소의 증가폭이 더 커서 생리적 빈혈이 나타난다.
⑤ 태아의 성장과 발육을 위해 임신 기간 동안 단백질을 충분히 섭취한다.

007 입덧을 완화하기 위한 방법으로 옳은 것은?
① 아침식사 전에 수분이 적은 비스킷을 먹는다.
② 공복에 차가운 우유를 한 컵 마신다.
③ 탄산음료를 마신다.
④ 음식섭취 후 곧바로 움직인다.
⑤ 수분을 제한한다.

008 속쓰림(가슴앓이)을 호소하는 임신 9개월 임부에게 교육해야 할 내용은?
① 음식을 소량씩 자주 섭취한다.
② 복부를 압박하는 옷을 입는다.
③ 홍차를 수시로 마신다.
④ 식사 직후 누워서 휴식한다.
⑤ 고개를 숙여 머리를 감는다.

009 임신 시 자궁내막을 유지하고, 자궁수축력을 감소시켜 조산을 예방하는 호르몬은?
① 옥시토신
② 에스트로젠
③ 프로락틴(젖분비 호르몬)
④ 프로제스테론
⑤ 융모생식샘자극호르몬(hCG)

010 임신 말기 이상적인 체중 증가로 옳은 것은?
① 1.5~2kg
② 4~5kg
③ 11~12kg
④ 15kg
⑤ 30kg

011 임신 32주 임부의 체중이 한 달 동안 6kg이 늘었을 때 간호조무사가 해줄 수 있는 말은?
① "아기가 우선이니 체중에 신경 쓰지 마세요."
② "아기 체중이 늘어난 것이니 걱정하지 않아도 됩니다."
③ "지금부터 육류를 섭취하지 마세요."
④ "하루 30분 이상 걸으세요."
⑤ "수시로 무릎가슴 자세를 취하세요."

012 초임부가 태동을 느끼기 시작하는 시기로 옳은 것은?
① 4주 전후
② 12주 전후
③ 20주 전후
④ 28주 전후
⑤ 36주 이후

013 임신 초기 소변에서 검출되어 임신을 진단하는 데 활용되는 호르몬은?

① 에스트로겐
② 프로제스테론
③ 인슐린
④ 융모생식샘자극호르몬
⑤ 옥시토신

014 임신의 확정적 징후로 옳은 것은?

① 복부 증대, 입덧
② 유방 변화, 구토
③ 태아심음 청취, 초음파로 태아형상 확인
④ 월경 중지, 태동
⑤ 임신 반응 검사 양성, 흑선

015 최종월경이 2025년 11월 13일~20일까지로 확인된 임신부의 분만 예정일은?

① 2026년 8월 20일
② 2026년 9월 13일
③ 2026년 8월 27일
④ 2026년 9월 20일
⑤ 2026년 7월 20일

016 임부의 복부 자궁 초음파를 위한 준비로 옳은 것은?

① 검사 전 내진을 먼저 시행한다.
② 소변을 볼 수 있도록 돕는다.
③ 금식을 했는지 확인한다.
④ 골반내진 자세를 취해준다.
⑤ 초음파 젤은 따뜻하게 준비한다.

017 임부의 산전관리(분만전관리)에 관한 설명으로 옳은 것은?

① 늦어도 5주 이내에 산전관리를 받는다.
② 임신 7개월까지는 월 4회 병원을 방문한다.
③ 임신 8~9개월까지는 월 1회 산전관리를 받는다.
④ 임신 10개월에는 병원에 입원한다.
⑤ 체중과 혈압 측정은 임신중독증이나 임신 고혈압을 파악하기 위함이다.

018 산부인과에 처음 온 초임부에게 반드시 실시해야 할 검사로 옳은 것은?

① 소변, 대변, 질, 혈압
② 혈액형, 골반측정, 체중
③ 혈압, 체중, 소변, 혈액
④ 신장, 체중, 배 둘레, 골반측정
⑤ 가슴 X선, 에이즈, 풍진

019 태아 감염 예방을 위해 임신 초기 임부가 반드시 받아야 할 검사는?

① 뇌척수액검사
② 매독검사
③ X선
④ 간기능검사
⑤ 내진

020 초임부의 유방관리(유방보호)에 관한 내용으로 옳은 것은?

① 임신 7~8개월부터 시작한다.
② 부드러운 수건으로 유두를 살살 문지른다.
③ 브래지어는 착용하지 않는다.
④ 유방 전체를 알코올로 가볍게 닦는다.
⑤ 임신 말기까지 절대 만지지 않는다.

021 태아가 둔위로 위치한 것으로 확인되었을 때 두정위로 교정하기에 적합한 시기와 취해줄 수 있는 자세는?

① 임신 2개월 이내 – 엎드린 자세(복와위)
② 임신 7~8개월 – 무릎가슴 자세
③ 임신 5개월 – 골반내진 자세(하늘자전거자세)
④ 임신 10개월 – 트렌델렌부르크 자세
⑤ 태아위치 확인 후부터 – 반엎드린자세(심즈 자세)

022 파파니콜로검사(자궁경부질세포검사)에 관한 설명으로 옳은 것은?

① 질염을 확인하기 위한 검사이다.
② 무릎가슴 자세를 취할 수 있도록 돕는다.
③ 검사를 위해 소변을 참도록 한다.
④ 검사 1~2일 전부터 질 세척이나 질 좌약 사용을 금한다.
⑤ 내진 후 시행한다.

023 임신 말기에 발생할 수 있는 정맥류에 관한 설명으로 옳은 것은?

① 엽산이 부족해서 생기는 증상이다.
② 압박스타킹이나 탄력붕대는 순환을 방해하므로 금한다.
③ 휴식 시나 취침 시 다리를 올려준다.
④ 육류섭취를 통해 정맥류를 예방한다.
⑤ 몸을 조이는 옷을 입는다.

024 임신 32주 임부가 똑바로 누워서 잠을 자려고 하면 숨이 차고 어지럽다고 호소할 때 간호조무사의 행동으로 옳은 것은?

① 아기가 움직이지 않아서 그런 것이므로 복부를 자극한다.
② 고혈압 증상이므로 혈압을 측정한다.
③ 빈혈이므로 철분제를 복용하도록 한다.
④ 자궁이 하대정맥(아래대정맥)을 압박해서 생긴 증상이므로 좌측위를 취하도록 한다.
⑤ 긴장으로 인한 증상이므로 이완하도록 한다.

025 변비가 심한 임부를 위한 간호보조활동으로 옳은 것은?

① 음식량을 줄인다.
② 미네랄 오일이나 변 완하제를 복용한다.
③ 충분한 수분을 섭취하고 규칙적으로 식사한다.
④ 섬유소가 적은 음식을 섭취한다.
⑤ 관장을 실시한다.

026 양수천자 후 주의 깊게 관찰해야 할 사항으로 옳은 것은?

① 전신부종
② 태동양상의 변화
③ 두통
④ 빈뇨
⑤ 구역과 구토

027 탯줄(제대)에 관한 설명으로 옳은 것은?
① 길이 약 50cm이며 와튼젤리로 둘러싸여 있어 혈관 압박을 방지한다.
② 2개의 정맥과 1개의 동맥이 있다.
③ 모체 측 태반과 태아의 심장에 연결되어 있다.
④ 제대동맥을 통해 교환수혈(대체수혈)을 한다.
⑤ 태아를 순환하고 나온 혈액은 제대정맥을 통해 태반으로 들어간다.

028 임신 22주된 임부가 오랫동안 태동도 느껴지지 않고 복부 통증과 질 출혈도 없었으나 최근 갑자기 코피가 났을 경우 예상할 수 있는 유산으로 옳은 것은?
① 계류유산　② 절박유산
③ 완전유산　④ 불완전유산
⑤ 습관유산

029 3회 이상 연속해서 유산되며 경관개대가 특징인 유산은?
① 계류유산　② 절박유산
③ 완전유산　④ 습관유산
⑤ 불가피유산

030 임신 7주 임부가 속옷에 피가 묻어 있는 것을 확인하고 병원에 방문한 결과 절박유산을 진단받았다. 이 임부를 위한 간호보조활동으로 옳은 것은?
① 정상이므로 평소처럼 일상생활을 유지한다.
② 즉시 입원하여 옥시토신을 주입받는다.
③ 안정을 취한다.
④ 소파술을 실시한다.
⑤ 하지를 올려준다.

031 치료적 유산이 이루어져야 할 경우로 옳은 것은?
① 매독환자의 임신
② 미혼모의 임신
③ Rh(−) 혈액형인 여성의 임신
④ 강간으로 인한 임신
⑤ 원하지 않은 임신

032 자궁관(난관)의 손상을 일으켜 자궁외임신의 위험을 증가시킬 수 있는 원인균으로 옳은 것은?
① 사슬알균
② 임균
③ 포도알균
④ 보툴리누스균
⑤ 매독균(트레포네마팔리둠)

033 갑작스런 하복부 통증과 질출혈로 병원을 방문한 결과 자궁외임신을 진단받은 임부에게 주의 깊게 관찰해야 하는 증상은?
① 내출혈 및 쇼크
② 혈압상승
③ 부종
④ 체온상승
⑤ 빈혈

034 무력자궁경부로 인한 유산이나 조산을 방지하기 위해 취할 수 있는 방법은?
① 활력징후를 자주 측정한다.
② 임신 초기부터 병원에 입원한다.
③ 맥도날드법, 쉬로드카법으로 자궁경부를 묶어준다.
④ 절대안정을 취하며 임신을 유지한다.
⑤ 수시로 케겔운동을 한다.

035 포상기태에 관한 설명으로 옳은 것은?
① 융모생식샘자극호르몬(hCG) 수치가 정상보다 낮다.
② 구역과 구토는 없다.
③ 포상기태 수술 후 바로 임신을 시도해야 임신 확률이 높아진다.
④ 융모막암종의 전이여부를 확인하기 위해 주기적으로 흉부 X선 촬영을 해야 한다.
⑤ 정상 임부에 비해 자궁바닥이 낮다.

036 무통성 질출혈이 있는 전치태반에 관한 설명으로 옳은 것은?
① 임신 초반기 출혈성 합병증에 해당한다.
② 내진하지 않는다.
③ 초임부에게 흔하다.
④ 임신주수와 상관없이 무조건 제왕절개로 분만을 유도한다.
⑤ 태반이 자궁바닥에 위치한 것이다.

037 태반조기박리에 관한 설명으로 옳은 것은?
① 임신 초반기 출혈성 합병증에 속한다.
② 임부는 심한 복부 통증을 동반한 질출혈, 목판 같이 단단해지는 자궁, 파종혈관 내 응고, 쇼크 등을 경험하게 된다.
③ 태반이 자궁경부의 일부 또는 전체를 덮고 있는 것을 말한다.
④ 주요 원인은 저혈압이다.
⑤ 태아에게는 아무런 영향을 미치지 않는다.

038 임신 고혈압을 진단받은 37주 임부의 태반관류를 증진시키기 위한 체위는?
① 바로 누운 자세(앙와위)
② 골반내진 자세(하늘자전거 자세)
③ 왼쪽 옆 누운 자세(좌측와위)
④ 배횡와위
⑤ 트렌델렌부르크 자세

039 임신중독증 임부가 병원을 방문할 때마다 매번 실시해야 하는 검사는?
① 복부 초음파, 가슴 X선, 소변검사
② 소변검사, 혈압측정, 빈혈검사
③ 소변검사, 대변검사, 혈압측정
④ 소변검사, 혈압측정, 체중측정
⑤ 매독검사, 소변검사, 체중측정

040 자간전증의 3대 증상으로 옳은 것은?
① 부종, 고혈압, 혈뇨
② 저혈압, 단백뇨, 체중증가
③ 고혈압, 부종, 단백뇨
④ 부종, 체중증가, 질출혈
⑤ 혈뇨, 단백뇨, 당뇨

041 자간전증에서 자간증으로 진행될 수 있는 증상으로 옳은 것은?
① 변비, 다뇨, 위경련
② 토혈, 태동중지, 현기증(어지럼)
③ 시야 흐려짐, 소변감소(핍뇨), 가려움증
④ 명치부위(심와부) 통증, 혈뇨, 소변량증가
⑤ 심한 두통, 시야 흐려짐, 소변감소(핍뇨)

042 자간증 임부에 관한 내용으로 옳은 것은?
① 경련이 시작되면 즉시 신체보호대를 적용한다.
② 경련 시 항경련제나 진정제 사용을 금한다.
③ 자간전증 증상에 경련이 더해지면 자간증으로 진단한다.
④ 실내를 밝고 조용하게 하고 가벼운 활동을 권장한다.
⑤ 저단백, 저지방, 저염 식이를 제공한다.

043 자간전증을 진단받은 임부가 경련을 하고 있을 때 간호보조활동으로 옳은 것은?
① 허리띠나 단추 등을 잠가준다.
② 손상을 방지하기 위해 신체보호대를 적용한다.
③ 부딪히지 않게 침대난간을 내린다.
④ 흡인을 방지하기 위해 머리를 옆으로 돌려준다.
⑤ 의자에 앉은 채 경련 시 그 상태로 팔과 다리를 붙잡아준다.

044 당뇨병 임부에게서 태어난 신생아에게 발생할 수 있는 위험으로 옳은 것은?
① 저체중아
② 선천성 기형발생 증가
③ 고혈당증
④ 고칼슘혈증
⑤ 선천 매독

045 당뇨병을 가진 임부의 산전관리(분만전관리)로 옳은 것은?
① 하루 3,000kcal 이상 골고루 섭취한다.
② 경구 혈당강하제를 복용한다.
③ 절대안정을 취한다.
④ 임신 초기부터 병원에 입원하여 혈당 검사를 하루 4회 시행한다.
⑤ 의사와 상의 후 인슐린을 투여한다.

046 임부의 빈혈에 관한 설명으로 옳은 것은?
① 재생 불량 빈혈이 가장 흔하다.
② 경구용 철분제 복용은 금기이다.
③ 임부의 혈액량 감소로 인해 발생한다.
④ 엽산이 많은 음식과 비타민 C 섭취를 자제한다.
⑤ 임신 말기 혈색소(헤모글로빈) 10g/dl 미만, 적혈구 용적률(헤마토크리트) 33% 미만일 경우 빈혈로 진단한다.

047 임부의 풍진 감염에 관한 설명으로 옳은 것은?
① 풍진균에 의한 세균성 질환이다.
② 주로 소화계를 통해 태아에게 감염된다.
③ 임신 90일 이내에 감염 시 태아에게 심장병, 백내장, 청각 상실, 소두증 등의 선천 기형이 발생한다.
④ 16주 이전에 페니실린을 이용하여 치료하는 것이 바람직하다.
⑤ 풍진 예방접종 후 1년간 임신을 금한다.

048 임신 초반기 혈액검사에서 [VDRL : 양성]이라는 결과를 받은 임부를 위한 간호보조활동으로 옳은 것은?
① 즉시 치료하도록 권한다.
② 치료적 유산을 고려한다.
③ 항바이러스제로 치료한다.
④ 기다렸다가 16~20주 사이에 치료한다.
⑤ 태아에게는 피해를 주지 않으므로 출산 후에 치료한다.

049 임부에게 가장 흔한 질염으로, 흰 치즈 조각 형태의 질 분비물이 배출되고 외음부 소양감, 성교통 등의 증상이 나타나는 질염은?
① 위축성 질염
② 편모충 질염(트리코모나스 질염)
③ 임균성 질염
④ 칸디다 질염(모닐리아 질염)
⑤ 염증성 질염

050 정상분만에서 가장 흔히 볼 수 있는 태위는?
① 두정위(마루점태위)
② 둔위(볼기태위)
③ 견갑위(어깨태위)
④ 횡위
⑤ 안면위

051 다음 중 질분만이 가능한 경우는?
① 탯줄탈출
② 태아곤란
③ 태반조기박리
④ 머리골반불균형
⑤ 완전 굴곡된 두정위

052 유도분만 중 태아 심박동수가 분당 55회로 확인되었을 때 산모에게 취해주어야 할 적절한 체위는?
① 무릎과 가슴을 바닥에 붙이고 둔부를 높이 올린 자세
② 반듯하게 누운 자세
③ 상체를 45° 정도 올린 자세
④ 왼쪽 옆으로 누운 자세
⑤ 측와위와 복와위의 중간 자세

053 자궁경부를 막고 있던 점액마개가 혈액과 섞여서 분만 전에 배출되는 물질은?
① 태반
② 오로
③ 이슬
④ 양수
⑤ 혈뇨

054 분만의 전구증상으로 옳은 것은?
① 배림, 발로, 양막파열, 태동감소
② 태아 하강감, 가진통, 이슬, 양막파열
③ 자궁경부 개대, 이슬, 요통, 배림
④ 진진통, 태아 하강감, 자궁경부 거상, 복통
⑤ 자궁출혈, 발로, 태동감소, 빈뇨

055 두정위의 분만기전으로 옳은 것은?
① 진입 - 외회전(바깥돌림) - 신전(폄) - 내회전(안쪽돌림) - 굴곡(굽힘) - 하강(내림) - 만출
② 진입 - 하강(내림) - 굴곡(굽힘) - 내회전(안쪽돌림) - 신전(폄) - 외회전(바깥돌림) - 만출
③ 진입 - 하강(내림) - 굴곡(굽힘) - 외회전(바깥돌림) - 신전(폄) - 내회전(안쪽돌림) - 만출
④ 진입 - 굴곡(굽힘) - 신전(폄) - 하강(내림) - 내회전(안쪽돌림) - 외회전(바깥돌림) - 만출
⑤ 진입 - 하강(내림) - 굴곡(굽힘) - 신전(폄) - 내회전(안쪽돌림) - 외회전(바깥돌림) - 만출

056 진진통과 가진통의 차이점에 관한 설명으로 옳은 것은?
① 진진통은 복부와 흉부에 통증이 심하다.
② 가진통은 이슬이 보인다.
③ 진진통은 보행 시 통증이 완화된다.
④ 가진통은 자궁경부 소실이 있다.
⑤ 진진통은 진통강도가 점점 강해지고 자궁수축간격이 점점 짧아진다.

057 분만실로 옮겨야 할 시기로 옳은 것은?
① 초산부는 자궁경부가 10~11cm 개대되었을 때 분만실로 옮긴다.
② 경산부는 자궁경부가 4~5cm 개대되었을 때 분만실로 옮긴다.
③ 초산부와 경산부 모두 자궁경부가 완전히 개대되면 분만실로 옮긴다.
④ 초산부는 양수가 터지면 분만실로 옮긴다.
⑤ 경산부는 태아머리(아두)가 만출되기 시작하면 분만실로 옮긴다.

058 분만을 위해 입원한 초임부를 위한 분만 1기 간호보조활동으로 옳은 것은?
① 침대에서 절대안정을 취하도록 한다.
② 분만을 위해 소변을 참는다.
③ 감염 가능성이 있으므로 회음부 삭모를 금한다.
④ 분만 1기 초기에는 유동식을 제공할 수 있다.
⑤ 산모의 심장박동을 청취하고 진통이 시작되면 복압을 주도록 격려한다.

059 태아심음을 청취하는 시기로 가장 옳은 것은?
① 산모의 진통이 가장 심할 때
② 자궁수축이 최고조일 때
③ 자궁수축이 시작될 때
④ 자궁수축과 수축 사이
⑤ 언제든 상관없다.

060 산모에게 유동식 제공, 관장 등의 간호보조활동이 이루어지는 시기는?
① 산모 내원 즉시
② 분만 4기 초기
③ 분만 2기 말기
④ 분만 1기 초기
⑤ 분만 3기 말기

061 자궁 경관의 완전개대, 회음 절개, 태아 만출에 해당하는 분만의 단계로 옳은 것은?
① 분만 1기 ② 분만 2기
③ 분만 3기 ④ 분만 4기
⑤ 산욕기

062 분만 2기 과정 중 태아머리(아두) 만출 즉시 관찰해야 할 것으로 옳은 것은?
① 아프가 점수를 측정한다.
② 목에 탯줄이 감겨 있는지 확인한다.
③ 산모의 활력징후를 측정한다.
④ 태아 성별과 기형 유무를 살핀다.
⑤ 탯줄을 결찰한다.

063 분만 2기에 해당하는 간호보조활동으로 옳은 것은?
① 자궁저부의 단단한 정도와 위치 확인
② 관장
③ 신생아 간호
④ 산후질분비물(오로) 관찰
⑤ 태반결손 유무 확인

064 분만 2기에 관한 설명으로 옳은 것은?
① 자궁경부소실이 나타난다.
② 태아가 만출되는 시기이다.
③ 자궁수축의 지속시간이 점점 짧아진다.
④ 태반결손유무를 확인해야 한다.
⑤ 산후질분비물(오로)이 배출되기 시작한다.

065 배림과 발로에 관한 설명으로 옳은 것은?
① 분만 3기 때 나타나는 현상이다.
② 발로란 진통 시 태아머리(아두)의 일부가 음문 밖으로 보이다가 진통소실 시 보이지 않는 현상을 말한다.
③ 배림이란 자궁수축 시 밀려나온 태아머리(아두)가 수축이 없을 때에도 음문 안으로 들어가지 않고 계속 보이는 현상을 말한다.
④ 태아머리(아두) 발로 시 산모는 복압을 멈추고 이완해야 한다.
⑤ 배림 시 회음절개를 실시하게 된다.

066 분만 2기에 관한 설명으로 옳은 것은?
① 자궁경관이 개대되는 시기이다.
② 태아 만출 직후 거즈나 카테터로 신생아 구강 내 이물질을 제거한다.
③ 자궁수축 시 힘을 빼고, 수축과 수축 사이에는 힘을 주게 한다.
④ 회음열상을 일으킬 수 있으므로 회음절개술을 금한다.
⑤ 분만 2기가 지연되면 구강으로 수분을 충분히 공급한다.

067 분만 2기 태아머리(아두)나 탯줄의 압박으로 인한 태아 위험증상으로 옳은 것은?
① 자궁수축 지속시간이 90초 이내이다.
② 양수의 색깔이 무색이다.
③ 자궁수축의 회복기가 30~60초 이상 지연된다.
④ 태아심음이 분당 150회이다.
⑤ 태아 심박동에 다양성이 있다.

068 태반이 만출되는 시기는?
① 분만 제1기 ② 분만 제2기
③ 분만 제3기 ④ 분만 제4기
⑤ 산후기

069 분만 3기에 관한 설명으로 옳은 것은?
① 태반 잔여물이 자궁 내에 남아 있는지 알아보기 위해 태반의 결손여부를 확인한다.
② 태반이 박리될 때 산모는 통증을 느끼지 못한다.
③ 태아만출 직후 태반이 배출된다.
④ 탯줄을 자른 후 속히 결찰한다.
⑤ 태반만출 직후 좌욕을 실시한다.

070 분만 3기에 산모에게 확인해야 할 내용이 아닌 것은?

① 출혈 유무
② 자궁수축 상태
③ 산도의 열상
④ 방광 팽창 여부
⑤ 자궁경부의 개대 정도

071 정상분만 직후 산모의 회음부 부종과 통증을 감소시키기 위한 간호보조활동으로 옳은 것은?

① 좌욕을 실시한다.
② 복부마사지를 시행한다.
③ 조기이상을 격려한다.
④ 회음 절개 부위에 냉찜질을 적용한다.
⑤ 앉을 때 도넛 모양 쿠션을 사용하게 한다.

072 질분만(질식 분만) 직후 병실로 돌아온 산모를 위한 간호보조활동으로 옳은 것은?

① 복압을 주어 산후질분비물(오로) 배출을 촉진한다.
② 오한이 있을 경우 담요를 덮어 보온해준다.
③ 회음절개 부위에 적외선램프를 적용한다.
④ 자궁바닥 마사지를 금한다.
⑤ 수면제를 제공하여 숙면을 취할 수 있도록 돕는다.

073 산후 자궁수축의 정도를 확인하기 위해 점검해야 할 사항으로 옳은 것은?

① 활력징후
② 산후질분비물(오로)의 양과 색깔
③ 산후통(후진통)의 정도
④ 자궁바닥의 단단한 정도와 위치
⑤ 회음부 상태

074 분만 후 산모가 몇 시간 이내에 자연배뇨를 못하면 보고해야 하는가?

① 2시간   ② 4시간
③ 6시간   ④ 8시간
⑤ 10시간

075 조기양막파열된 임부를 병원으로 이송 시 올바른 방법은?

① 부축해서 빠른 걸음으로 걷는다.
② 천천히 걷도록 한다.
③ 휠체어로 이동한다.
④ 운반차에 눕혀서 이동한다.
⑤ 임부를 업어서 이동한다.

076 양막파수된 양수의 색깔이 암녹색을 보였을 때 추측할 수 있는 것은?

① 산모가 녹색 채소를 섭취하였다.
② 태아의 빌리루빈이 양수에 배출되었다.
③ 태아가 산소결핍으로 태변을 배출하였다.
④ 양수에 염증이 발생된 것이다.
⑤ 양수 순환에 문제가 생긴 것이다.

077 양막파수 후 가장 먼저 확인해야 할 사항으로 옳은 것은?

① 좌골극 간 경선 측정
② 태아심음
③ 산모의 활력징후
④ 자궁경부 개대 정도
⑤ 자궁 수축 간격

078 제왕절개 환자의 피부 삭모 범위로 옳은 것은?
① 검상돌기(칼돌기)부터 치부까지
② 빗장뼈(쇄골)부터 치부까지
③ 절개 예정 부위만
④ 배꼽 주변 20cm 넓이
⑤ 가슴 아래부터 배꼽까지

079 제왕절개 후 간호보조활동으로 옳은 것은?
① 상처치유를 촉진시키기 위해 수술 직후 수술부위에 따뜻한 물주머니를 올려준다.
② 수술부위 자극을 피하기 위해 심호흡과 기침을 자제한다.
③ 유치도관은 퇴원 전날까지 유지한다.
④ 제왕절개 분만 후 산모의 상태가 안정되면 24시간 이내에 조기이상을 격려한다.
⑤ 유치도관 제거 후 12시간 이내에 자연배뇨를 하는지 확인한다.

080 제왕절개로 분만한 산모가 빈혈이 심해 침상에만 누워있을 때 발생할 수 있는 산후 합병증으로 옳은 것은?
① 혈전 정맥염   ② 구각염
③ 유방염   ④ 자궁내막염
⑤ 자간증

081 자연분만 과정에서 흡인만출술을 적용할 수 있는 태아의 태위로 옳은 것은?
① 횡위   ② 둔위
③ 두정위   ④ 견갑위
⑤ 복와위

082 집게분만 시 신생아에게 나타날 수 있는 가장 흔한 합병증은?
① 산류(출산머리부종)
② 뇌출혈
③ 안면신경(얼굴신경) 마비
④ 구개파열(입천장갈림증)
⑤ 뇌경색

083 산후기(산욕기)에 관한 설명으로 옳은 것은?
① 산후기란 분만 후 6~8일을 말한다.
② 산후 1개월은 후진통(산후통)이 있을 수 있다.
③ 성관계는 2주 후부터 가능하다.
④ 산후질분비물(오로) 배출을 촉진하기 위해 분만 12시간 후부터 통목욕을 권장한다.
⑤ 임신·분만에 의해 생긴 변화가 임신 전 상태로 복귀되는 기간이다.

084 산후기 임부의 신체변화에 관한 설명으로 옳은 것은?
① 수유부가 비수유부에 비해 산후기가 길다.
② 후진통은 초산부보다 경산부가 더 심하다.
③ 자궁은 초산부보다 경산부가 더 빨리 회복된다.
④ 초산부가 경산부보다 산후질분비물이 더 많이 나온다.
⑤ 초산부와 경산부 모두 산후 3주 동안 갈색 산후질분비물(장액성오로)이 배출된다.

085 산후질분비물(오로)에 관한 설명으로 옳은 것은?
① 분만 후 3일까지 백색 산후질분비물이 나온다.
② 산후질분비물에서 심한 악취가 나는 것이 정상이다.
③ 적색 산후질분비물은 산후기 내내 분비된다.
④ 생리혈과 비슷한 냄새가 나는 알칼리성 분비물이다.
⑤ 분만 후 요도로 분비되는 분비물을 산후질분비물이라고 한다.

086 산후 자궁후굴을 예방하기 위해 취해주는 자세로 옳은 것은?
① 골반내진 자세(하늘자전거 자세)
② 반좌위 자세
③ 바로 누운 자세(앙와위)
④ 엎드린 자세(복와위)
⑤ 무릎가슴 자세

087 분만 후 유방 울혈이 시작되는 시기와 발생 가능한 증상이 옳게 연결된 것은?
① 분만 직후, 유두 출혈
② 분만 2~3일, 약간의 체온 상승
③ 분만 2~3일, 유두 함몰
④ 분만 10일 이후, 유방 냉감
⑤ 분만 10일 이후, 양쪽 유방의 소양감

088 비수유부의 유방 울혈을 완화하기 위한 간호보조활동으로 옳은 것은?
① 주기적으로 젖을 짜낸다.
② 온찜질을 한다.
③ 유방마사지를 한다.
④ 유방을 압박붕대로 감아준다.
⑤ 수분섭취를 늘리고 아이에게 젖을 물린다.

089 수유부의 유방 울혈을 완화하기 위한 방법으로 옳은 것은?
① 찬물찜질 후 수유한다.
② 유방 통증이 심하면 마사지를 금한다.
③ 유방 울혈이 심하면 모유수유를 중단한다.
④ 24~48시간 동안 수유를 금한다.
⑤ 아이에게 자주 젖을 물려 빨게 한다.

090 모유수유 중인 산모가 유두를 비누로 씻지 않아야 하는 이유는?
① 젖샘염(유선염) 예방
② 유분 제거 방지
③ 유즙 생성 촉진
④ 유방 울혈 예방
⑤ 산후기 단축

091 회음절개부위 간호를 위한 좌욕방법으로 옳은 것은?
① 46~52℃의 물을 사용한다.
② 프라이버시를 위해 좌욕하는 동안 산모 혼자 있게 한다.
③ 욕조에 하반신을 담그는 방법으로 실시한다.
④ 3~4분간, 하루 5~10회 실시한다.
⑤ 산모에게 나타나는 피로감이나 현기증(어지럼) 등의 증상을 주의 깊게 관찰한다.

092 좌욕에 관한 설명으로 옳은 것은?
① 소독된 대야에 물을 가득 채워 대야째로 끓인다.
② 수유 후나 배변 후에 실시한다.
③ 바닥에 대야를 놓고 쭈그리고 앉는다.
④ 좌욕 중에는 수분섭취를 금한다.
⑤ 좌욕 후 휴지로 물기를 꼼꼼하게 닦는다.

093 분만 후 1시간이 경과한 산모의 얼굴이 창백하고 자궁이 물렁거리며 과다한 질출혈을 보일 때 가장 우선적인 간호는?

① 활력징후를 측정한다.
② 하지를 올리고 보고한다.
③ 수액을 빠르게 주입한다.
④ 자궁수축제를 준비한다.
⑤ 자궁바닥을 마사지한다.

094 자연분만 3일째 산모의 산후질분비물(오로)에서 악취가 나고 하루에 38.5℃ 이상의 고열이 2일째 지속되는 산모에게 유추할 수 있는 증상 또는 질병은?

① 탈수열
② 회음절개부위 염증
③ 혈전 정맥염
④ 자궁내막염
⑤ 쇼크

095 분만후우울증(산후우울증)에 관한 설명으로 옳은 것은?

① 산후에 흔히 발생하는 증상이므로 걱정할 필요가 없고 병원방문 또한 불필요하다.
② 호르몬 변화와는 관련이 없다.
③ 대개 산후 2~6개월 후에 발생한다.
④ 현실감을 잃고 정서적으로 불안해하며 심한 슬픔, 안절부절 못함, 잦은 눈물과 기분 변화 등의 증상을 보인다.
⑤ 산모의 문제이므로 가족들의 정서적인 지지는 큰 도움이 되지 못한다.

아동간호

※ 각 문제에 대한 해설은 **핵심이론 172~187페이지**를 참고해 주세요.

001 성장과 발달의 특징에 관한 설명으로 옳은 것은?
① 관찰과 측정이 가능한 신장 및 체중의 증가는 발달에 해당된다.
② 성장은 기술이나 기능이 향상되는 질적인 변화를 의미한다.
③ 특수한 면에서 일반적인 면으로 발달한다.
④ 신체의 각 부분은 각기 다른 속도로 성장한다.
⑤ 몸의 말초에서 중심으로 발달한다.

002 에릭슨의 「심리사회 발달이론」에서 출생 후 신체성장이 가장 빠른 시기에 달성해야 하는 발달과제는?
① 신뢰감　　② 자율성
③ 자발성(주도성)　④ 근면성
⑤ 자아통합감

003 에릭슨의 「심리사회 발달이론」 중 자율성이 형성되는 시기는?
① 영아기　　② 유아기
③ 학령전기　④ 학령기
⑤ 청소년기

004 에릭슨의 「심리사회 발달이론」 중 청소년기의 주요 발달과업과 갈등은?
① 근면성 대 열등감
② 자발성 대 죄책감
③ 친밀감 대 고립감
④ 생산성 대 침체성
⑤ 자아정체감 대 역할 혼돈

005 에릭슨의 「심리사회 발달이론」에서 성인초기에 달성해야 하는 발달 과제는?
① 자발성(주도성)　② 생산성
③ 친밀감　　④ 자율성
⑤ 자아통합감

006 에릭슨의 「심리사회 발달이론」에서 노년기의 과업으로 옳은 것은?
① 신뢰감　　② 자율성
③ 자발성(주도성)　④ 자아정체감
⑤ 자아통합감

007 신생아가 성인에 비해 탈수가 잘 발생하는 이유로 옳은 것은?
① 소변을 충분히 농축할 수 없다.
② 체중당 차지하는 총 수분량이 적다.
③ 세포 외액의 비율이 낮다.
④ 수분 교환율이 낮다.
⑤ 성인에 비해 체표면적이 좁다.

008 신생아 생리적 체중감소의 원인으로 옳은 것은?
① 간 기능의 미숙으로
② 제대 감염으로 인해
③ 들문조임근이 약하므로
④ 수면시간 부족으로
⑤ 대소변 배출로 인해

009 출생 후 3~4일 동안 출생 시 체중의 5~10%가량이 감소했을 경우 간호 방법으로 옳은 것은?

① 감염증상이므로 격리한다.
② 생리적 체중감소이므로 관찰한다.
③ 영양부족이므로 코위관 영양을 실시한다.
④ 선천 대사이상이므로 특수분유로 인공수유한다.
⑤ 탈수이므로 즉시 의사에게 보고한다.

010 신생아 황달(생리적 황달)에 관한 설명으로 옳은 것은?

① 신장기능의 미숙으로 인해 발생한다.
② 주로 광선요법이나 교환수혈로 교정한다.
③ 생후 2~3일경 나타났다가 7일 이후에는 거의 사라진다.
④ 20% 정도의 신생아에게만 발생한다.
⑤ 핵황달이라고도 한다.

011 신생아가 출생 후 처음으로 보는 암녹색의 끈적끈적하고 냄새가 없는 변을 무엇이라고 하는가?

① 태변
② 지방변
③ 점액변
④ 이행변
⑤ 혈변

012 생후 24시간이 지났는데도 태변을 보지 않는 신생아에게 의심할 수 있는 것은?

① 서혜부 탈장
② 항문 직장 기형
③ 선천성 심장병
④ 철 결핍 빈혈
⑤ 태아적혈모구증

013 아기를 반듯이 눕히고 머리를 한쪽으로 돌리면, 돌리는 쪽의 팔과 다리는 펴고 반대쪽 팔과 다리는 구부리는 신생아 반사반응은?

① 모로 반사
② 빨기 반사
③ 움켜잡기 반사
④ 바뱅스키 반사
⑤ 긴장 목반사

014 신생아 반사 중 발바닥을 발뒤꿈치에서 발가락 쪽으로 자극하면 엄지발가락은 발등 쪽으로 구부리고 나머지 발가락들은 펴지는 반사로, 가장 늦게 소실되는 신생아 반사반응은?

① 긴장성 반사
② 모로 반사
③ 잡기 반사
④ 바뱅스키 반사
⑤ 빨기 반사

015 출생 시 빗장뼈(쇄골)골절이나 뇌손상이 있을 경우 미약하거나 소실되는 반사반응은 무엇인가?

① 빨기 반사
② 먹이 찾기 반사
③ 바뱅스키 반사
④ 모로 반사
⑤ 눈깜박 반사

016 생후 1분에 맥박 120회/분, 코에 카테터를 넣었을 때 기침과 재채기를 하고, 팔과 다리가 굴곡(굽힘)되어 있다. 몸 전체가 분홍색이며, 강하게 우는 신생아의 아프가 점수는?

① 10점
② 9점
③ 8점
④ 7점
⑤ 6점

017 아프가 점수 항목으로 옳은 것은?
① 앞숫구멍(대천문) 위치, 심박동수, 체온, 피부색, 근긴장도
② 반사반응, 근긴장도, 심박동수, 기형유무, 피부색
③ 피부색, 맥박, 반사반응, 근긴장도, 호흡
④ 근긴장도, 호흡, 피부색, 반사반응, 혈압
⑤ 혈액형, 체온, 맥박, 호흡, 혈압

018 생후 10일된 아기의 맥박이 140회/분, 호흡이 60회/분일 때 간호보조활동으로 옳은 것은?
① 즉시 의사에게 보고한다.
② 산소를 투여한다.
③ 상체를 하체보다 낮추어 이물질을 배출시킨다.
④ 울고 난 이후의 상태가 아닌지 확인한 후 계속 관찰한다.
⑤ 입에 고여 있는 분비물을 흡인한다.

019 신생아 활력징후에 관한 설명으로 옳은 것은?
① 혈압은 평균 70/40mmHg 전후이며, 개별 상태에 따라 다양하게 나타난다.
② 겨드랑 체온은 37~38℃ 정도를 유지한다.
③ 호흡은 분당 20~40회 정도이며 규칙적이다.
④ 맥박은 분당 60~100회 정도이며 불규칙적이다.
⑤ 흉식호흡을 하므로 가슴의 움직임을 보고 호흡을 측정한다.

020 신생아 출생 직후 가장 먼저 해야 할 간호보조활동으로 옳은 것은?
① 산소를 공급한다.
② 이물질을 제거하고 기도를 유지한다.
③ 목욕을 시킨다.
④ 기형을 확인한다.
⑤ 담요로 보온한다.

021 출생 24시간 이내의 신생아에게 제공해야 할 간호보조활동으로 옳은 것은?
① 천문(숫구멍)이 닫혀 있는지 확인한다.
② 기도 내에 고여 있는 분비물을 제거하기 위해 신생아의 머리를 낮추고 고개를 옆으로 돌려 눕힌다.
③ 속히 광선요법을 시행한다.
④ 탯줄(제대)이 떨어지는지 확인한다.
⑤ 이유식을 제공한다.

022 신생아 간호보조활동으로 옳은 것은?
① 신생아는 들문조임근이 약해서 잘 토하므로 수유 후 엎드려 눕힌다.
② 신생아는 스스로 체온을 유지할 수 있으므로 특별한 보온 조치는 필요하지 않다.
③ 간호조무사는 반응이 없고 사지가 축 늘어진 신생아를 발견하면 즉시 산소를 공급하고 심폐소생술을 시행한다.
④ 감염예방을 위해 가장 중요하고 기본적인 것은 예방접종이다.
⑤ 잘못된 방법으로 수유를 하게 되면 흡인 폐렴이 유발되기도 한다.

023 신생아 간호보조활동으로 옳은 것은?
① 탯줄은 30~50% 알코올로 닦아준다.
② 태지는 거즈에 오일을 묻혀 가볍게 제거한다.
③ 신생아실의 온도는 22~26℃, 습도는 50~60%가 적합하다.
④ 산모가 분만 전에 비타민 K 주사를 맞지 않았을 경우 분만 후 산모에게 비타민 K를 근육주사한다.
⑤ 독감에 걸린 경우 마스크를 착용하고 근무한다.

024 얼굴이 창백하고 우유를 토하는 신생아를 발견하였을 때 간호조무사가 즉시 취해야 할 행동으로 옳은 것은?
① 아기를 안고 간호사에게 달려간다.
② 산소를 공급하며 간호사를 부른다.
③ 흡인을 하며 산소를 공급한다.
④ 아기를 우측위나 복와위로 눕히고 등을 두드리며 간호사를 부른다.
⑤ 아기의 입에 손가락을 넣어 구토를 유발시킨다.

025 신생아에게 감염이 발생되기 쉬운 부위로 옳은 것은?
① 눈, 피부, 탯줄절단 부위
② 탯줄절단 부위, 항문, 피부
③ 피부, 귀, 입
④ 입, 탯줄절단 부위, 눈
⑤ 눈, 코, 입, 귀

026 신생아 감염예방을 위해 가장 기본적이고 중요한 것은?
① 적어도 2시간마다 한 번씩 체위변경을 해준다.
② 비타민 D 합성을 위해 매일 일정시간 일광욕을 한다.
③ 가습기의 물을 매일 1회 이상 교환한다.
④ 신생아를 만지기 전후에 반드시 손을 씻는다.
⑤ 신생아와 접촉하는 모든 기구와 물품은 소독하여 사용한다.

027 신생아 임균눈염증을 예방하기 위한 방법으로 옳은 것은?
① 출생 직후 안대를 해준다.
② 2% 붕산수로 회음부를 소독해준다.
③ 3% 과산화수소수로 눈 주위를 닦아준다.
④ 겐티아나바이올렛을 하부결막낭에 넣어준다.
⑤ 질산은, 테트라사이클린, 에리트로마이신 중 하나를 눈에 넣어준다.

028 태어난 지 1주일된 신생아의 제대를 관리하는 방법으로 옳은 것은?
① 과산화수소수로 매일 소독한다.
② 파우더를 뿌려준다.
③ 75% 알코올로 매일 닦는다.
④ 베타딘으로 소독 후 거즈를 덮어둔다.
⑤ 공기 중에 노출되지 않도록 투명 드레싱을 적용한다.

029 신생아 목욕 방법으로 옳은 것은?
① 다리부터 상체, 얼굴 순서로 닦는다.
② 목욕 중 피부색이 푸르게 변하면 목욕물에 몸을 담가준다.
③ 태지는 제거하지 않는다.
④ 알칼리성 비누를 사용한다.
⑤ 목욕 후 제대와 목 주변에 파우더를 뿌린 후 건조시킨다.

030 신생아 목욕에 관한 내용으로 옳은 것은?
① 목욕시간은 30분 정도가 적당하다.
② 다리에서 머리 방향으로 씻긴다.
③ 수유 후에 목욕한다.
④ 목욕물 온도는 팔꿈치를 담가 측정한다.
⑤ 태지는 거즈에 오일을 묻혀 부드럽게 벗겨낸다.

031 초유에 관한 설명으로 옳은 것은?
① 묽고 백색을 띤다.
② 성숙유보다 지방 함량이 많다.
③ 성숙유보다 단백질 함량이 적다.
④ 태변 배출을 촉진한다.
⑤ 분만 직후 분비가 시작된다.

032 모유수유의 장점에 관한 설명으로 옳은 것은?
① 비타민 C, D와 철분 풍부
② 배란 촉진
③ 자궁 수축 억제
④ 수유량 확인 용이
⑤ 산후 산모 비만 억제

033 모유수유를 하는 산모의 유즙분비를 촉진시키는 방법으로 옳은 것은?
① 수유 시 유방을 완전히 비우지 않도록 한다.
② 고지방 식이를 섭취한다.
③ 하루 3,000cc 이상의 물을 마시도록 한다.
④ 수유횟수를 줄인다.
⑤ 유방마사지를 금하고 붕대로 압박한다.

034 모유수유를 하는 초산모에게 교육해야 할 내용으로 옳은 것은?
① 수유 시간을 일정하게 정해놓고 수유한다.
② 유방이 울혈 될 때까지 기다렸다가 수유한다.
③ 청결을 위해 유두를 비누나 알코올로 세척한다.
④ 수유 시 유두만 살짝 물린다.
⑤ 남은 젖은 모두 짜내 유방을 비워 준다.

035 인공수유에 관한 설명으로 옳은 것은?
① 침대에 눕힌 채 수유한다.
② 남은 우유는 냉장고에 넣어두었다가 데워서 다시 준다.
③ 수유 중간과 후에 트림을 시킨다.
④ 수유 후에 기저귀를 교환한다.
⑤ 온도를 측정하기 위해 손으로 우유병을 만져본다.

036 우유병을 이용해 신생아에게 수유하는 방법으로 옳은 것은?
① 젖꼭지 구멍은 크게 뚫는다.
② 끓는 물에 분유를 탄다.
③ 상체를 상승시킨 자세로 수유한다.
④ 전자레인지를 사용하여 데운다.
⑤ 소독한 우유병과 젖꼭지를 1일 1회 교체한다.

037 모유와 우유에 관한 설명으로 옳은 것은?
① 모유와 우유 중 우유에 비타민이 더 많다.
② 모유와 우유 중 모유에 단백질이 더 많다.
③ 함몰유두를 가진 경우 모유수유를 할 수 없다.
④ 젖병은 100℃에서 1시간 동안 자비소독 한다.
⑤ 모유수유나 인공수유 시 비타민 C를 첨가해야 한다.

038 미숙아의 특징으로 옳은 것은?
① 신체에 비해 머리가 크고 야윈 모습이다.
② 태지가 감소되어 있고 짙은 노랑 혹은 초록색이다.
③ 손바닥과 발바닥에 주름이 많다.
④ 체온유지가 어렵고 솜털이 적다.
⑤ 피하지방이 많다.

039 미숙아 간호보조활동으로 옳은 것은?
① 매일 통목욕을 실시한다.
② 미숙아는 기도유지가 필수적이다.
③ 고농도의 조제유를 먹인다.
④ 수유 후에는 왼쪽으로 눕힌다.
⑤ 바로누운 자세(앙와위)를 취한 경우 체온감지기를 등에 부착한다.

040 보육기(인큐베이터)의 온도와 습도로 옳은 것은?
① 22~24℃, 30~40%
② 24~26℃, 40~45%
③ 26~28℃, 45~50%
④ 28~30℃, 50~55%
⑤ 30~32℃, 50~60%

041 보육기 사용 시 주의사항에 관한 내용으로 옳은 것은?
① 보육기는 12시간마다 점검한다.
② 주기적으로 보육기의 문을 열어 환기시킨다.
③ 보육기를 사용하기 전에 미리 보온해 둔다.
④ 보육기는 일주일에 한 번 소독수를 이용하여 청소한다.
⑤ 체중측정 시에는 신생아를 보육기에서 꺼내어 측정한다.

042 미숙아가 위관을 통해 영양공급을 받아야 하는 이유로 옳은 것은?
① 삼킴반사(연하반사) 미숙으로 흡인 폐렴의 위험이 높으므로
② 소화능력이 저하되어 있으므로
③ 고칼로리 유동식을 제공하기 위해
④ 감염 위험을 낮추기 위해
⑤ 보육기 밖으로 나올 수 없으므로

043 신생아에게 나타난 증상 중 의사에게 즉시 보고해야 할 증상으로 옳은 것은?
① 하품
② 재채기
③ 손바닥에 무언가를 쥐어주면 꽉 잡는 경우
④ 출생 12시간 후 황달이 발생한 경우
⑤ 하루 20시간 정도 잠을 자는 경우

044 오전 10시에 태어난 신생아에게 같은 날 오후 4시부터 얼굴 부위에 황달이 나타나기 시작했을 때 의심할 수 있는 증상은?
① 신생아 황달
② 임균눈염증
③ 특발 호흡곤란증후군
④ 흡인 폐렴
⑤ 핵황달

045 핵황달로 광선요법을 받고 있는 신생아에게 제공해야 할 간호보조활동으로 옳은 것은?
① 눈을 보호하기 위해 안대를 해준다.
② 광선요법 중인 침대에 누운 상태로 수유한다.
③ 저체온을 확인하기 위해 체온을 자주 측정한다.
④ 치료를 위해 코위관 영양을 시행한다.
⑤ 피부를 보호하기 위해 옷을 입히고 시행한다.

046 고빌리루빈혈증으로 광선요법을 받고 있는 신생아를 위한 간호보조활동으로 옳은 것은?
① 체위변경을 금한다.
② 체온을 자주 측정한다.
③ 치료가 끝날 때까지 수분공급을 제한한다.
④ 얼굴을 제외한 전신에 담요를 덮어준다.
⑤ 빌리루빈 수치가 정상이 될 때까지 신생아를 보육기 밖으로 꺼내서는 안 된다.

047 태아적혈모구증을 일으키는 경우는?
① 부RH(-), 모RH(-)
② 부RH(-), 모RH(+)
③ 부RH(-), 태아RH(+)
④ 모RH(-), 태아RH(+)
⑤ 모RH(+), 태아RH(-)

048 태아적혈모구증으로 태어난 RH(+) 신생아에게 교환수혈(대체수혈) 시 사용되는 혈관으로 옳은 것은?
① 제대정맥
② 상완동맥(위팔동맥)
③ 경정맥(목정맥)
④ 제대동맥
⑤ 요골정맥(노정맥)

049 주로 미숙아에게 발생하는 특발 호흡곤란증후군은 신체부위 중 어디에서 나타나는가?
① 눈
② 신장
③ 폐
④ 대장
⑤ 간

050 보육기에서 오랫동안 고농도의 산소를 공급 받은 미숙아에게 발생할 수 있는 합병증으로 옳은 것은?
① 특발 호흡곤란증후군(초자양막증)
② 수정체 뒤 섬유증식(미숙아 망막증)
③ 고빌리루빈혈증
④ 괴사 장염
⑤ 패혈증

051 괴사소장결장염(괴사소장대장염) 신생아를 위한 간호보조활동으로 옳은 것은?
① 복부마사지를 해준다.
② 구강으로 수분섭취를 증가시킨다.
③ 코위관으로 영양을 공급한다.
④ 보호격리를 실시한다.
⑤ 구강수유가 가능해지면 멸균수나 전해질 용액을 먼저 먹인다.

052 낯선 사람에게 두려움을 나타내기 시작하는 시기로 옳은 것은?
① 생후 1~3개월
② 생후 3~4개월
③ 생후 6~8개월
④ 생후 12개월 이후
⑤ 만 6세 이후

053 영아가 목을 가눌 수 있는 시기로 옳은 것은?
① 1개월
② 3개월
③ 5개월
④ 7개월
⑤ 12개월

054 영아의 성장발달에 관한 설명으로 옳은 것은?
① 신뢰감이 발달하지 못하면 열등감이 형성된다.
② 생후 6개월경에는 잡아주면 앉기 시작한다.
③ 생후 1년이 되면 출생 시 체중의 3배가 된다.
④ 영아기 동안 시각, 청각, 미각의 발달이 완성된다.
⑤ 일광욕은 오전 11시 이후와 오후 3시 이전이 좋다.

055 영아의 성장발달에 관한 설명으로 옳은 것은?
① 배변훈련은 영아기 때 시작한다.
② 생후 1년이 되면 출생 시 신장의 3배가 증가한다.
③ 생후 6개월부터 다른 사람의 발음에 대한 모방적 표현을 한다.
④ 생후 3개월 전에는 하루 12시간 정도 수면한다.
⑤ 생후 8~9개월에는 엄지와 집게손가락을 이용하여 물건을 집을 수 있다.

056 철 결핍 빈혈이 잘 발생하는 시기는?
① 3~6개월
② 6~24개월
③ 2~3세
④ 3~6세
⑤ 8세 이후

057 이유식에 관한 설명으로 옳은 것은?
① 새로운 음식은 일정한 시간 간격을 두고 추가한다.
② 과일 → 채소 → 고기 → 곡물 순으로 먹인다.
③ 생후 3개월부터 이유식을 시작한다.
④ 우유를 먹이고 난 후 이유식으로 보충한다.
⑤ 젖꼭지 구멍이 큰 젖병에 담아서 스스로 먹게 한다.

058 이유식에 관한 설명으로 옳은 것은?
① 생후 1개월부터 시작한다.
② 수유 직후 이유식을 먹인다.
③ 처음 먹이는 이유식은 두 가지 이상의 재료를 섞어서 제공한다.
④ 싫어하는 것을 억지로 먹이지 않는다.
⑤ 알레르기 예방을 위해 달걀, 우유, 치즈 등을 가장 먼저 시작한다.

059 기저귀 발진이 있는 영아를 위한 간호보조활동으로 옳은 것은?
① 꼭 끼는 바지를 입힌다.
② 기저귀를 단단히 채워 공기가 통하지 않도록 한다.
③ 젖은 기저귀는 즉시 교환한다.
④ 발진 부위를 알코올로 소독한 후 파우더를 뿌린다.
⑤ 피부가 접히는 부분을 습하게 유지한다.

060 다음 중 가장 먼저 실시하는 예방접종은?
① 디프테리아
② 폴리오
③ 인플루엔자
④ 결핵
⑤ 수두

061 영아의 BCG 접종 전에 이미 접종이 완료되어야 할 예방접종 항목은?

① B형 간염
② 로타바이러스 감염증
③ 홍역
④ 일본뇌염
⑤ 풍진

062 생후 6개월 아이에게 이미 접종되었을 예방 접종끼리 묶인 것은?

① 인플루엔자, 폴리오, A형 간염
② 폴리오, B형 간염, 결핵
③ MMR, 일본뇌염, 폐렴알균
④ DTaP, A형 간염, 수두
⑤ b형 헤모필루스 인플루엔자, 사람 유두종 바이러스 감염증

063 생후 12개월 이후에 시작하는 예방접종은?

① 수두
② 결핵
③ 폴리오
④ B형 간염
⑤ 디프테리아·파상풍·백일해

064 영유아의 뒤숫구멍(소천문)과 앞숫구멍(대천문)이 닫히는 시기로 옳은 것은?

	뒤숫구멍	앞숫구멍
①	12~15개월	4~6세
②	6~8주	12~18개월
③	6개월	30개월
④	6~8주	12~18주
⑤	12~18개월	18~24개월

065 영유아의 부모가 받아야 할 교육내용으로 가장 옳은 것은?

① 성에 대한 지식
② 영유아의 특성 개발
③ 낙상과 사고방지
④ 감염성 질환
⑤ 선천 기형

066 영유아의 구강관리로 옳은 것은?

① 간니(영구치)가 맹출하는 6~7세부터 플루오린(불소)이 함유된 치약을 사용한다.
② 충치 예방을 위해 과일과 단백질 섭취를 제한한다.
③ 젖니(유치)가 나기 시작하면 젖은 수건이나 부드러운 칫솔로 치아와 잇몸을 닦아준다.
④ 첫 치과검진은 젖니(유치)가 맹출하는 6~7개월이 적당하다.
⑤ 혼자 칫솔을 사용하는 시기는 학령기가 적당하다.

067 생명이 없는 사물을 생명체로 여기거나 의인화하는 인지 발달 특성이 나타나는 시기는?

① 신생아기   ② 영아기
③ 유아기   ④ 학령기
⑤ 청소년기

068 친구들 옆에서 놀고는 있지만 따로 장난감을 가지고 혼자 노는 시기는?

① 영아기   ② 유아기
③ 학령전기   ④ 학령기
⑤ 청소년기

069 주 양육자와 잠시도 떨어지지 않으려는 유아의 정서상태는?
① 고집
② 퇴행
③ 거절증
④ 분리불안
⑤ 분노발작

070 1~3세의 정상 유아에게 나타날 수 있는 행동특성으로 옳은 것은?
① 늘 새로운 물건을 고집한다.
② 친구와 함께 있는 것을 좋아한다.
③ 분리불안은 더 이상 보이지 않는다.
④ 거절증과 분노발작이 나타난다.
⑤ 같은 양의 물을 모양이 다른 그릇에 부어도 같은 용량이라는 것을 인지한다.

071 문구점에서 장난감을 사달라고 분노발작을 일으키는 3세 아동의 부모가 취해야 할 태도로 옳은 것은?
① 진정될 때까지 무시하고 안전한지 살핀다.
② 달래고 안아주어 진정시킨다.
③ 원하는 장난감 대신 사탕을 사준다.
④ 자존심을 살려주기 위해 사준다.
⑤ 구석으로 데리고 가 체벌한다.

072 유아의 대소변 가리기 훈련 방법으로 옳은 것은?
① 대변훈련보다 소변훈련을 먼저 시킨다.
② 배변할 때까지 계속 변기에 앉아 있을 수 있도록 오랜 시간 기다려준다.
③ 배변 실수 시 엄격하게 혼낸다.
④ 평소에 유아용 변기에 앉아보게 한다.
⑤ 또래 아이와 비교한다.

073 18개월 된 유아가 할 수 있는 행동으로 옳은 것은?
① 한 발로 뛴다.
② 장난감을 끌고 다닌다.
③ 가위로 도형 모양을 자른다.
④ 자전거를 탄다.
⑤ 신발끈을 스스로 맨다.

074 3세 입원 아동이 X선을 찍기 위해 촬영실에 들어가는 것을 거부하며 울고 있다. 이유로 가장 옳은 것은?
① 부모로부터의 격리
② 검사 결과에 대한 두려움
③ 과거의 경험으로 인한 두려움
④ 어두운 곳에 대한 두려움
⑤ 친구들과의 격리

075 「낮고 넓은 잔의 물을 높고 좁은 잔에 부어도 실제 물의 양은 같다.」는 보존개념이 생기는 시기로 옳은 것은?
① 신생아기
② 영아기
③ 유아기
④ 학령전기
⑤ 학령기

076 입원한 영유아에게 경구투약을 돕는 방법으로 옳은 것은?
① 약을 거부할 경우 주사방법으로 바꾸어 투여한다.
② 약을 먹은 직후 토하면 즉시 같은 용량을 다시 먹인다.
③ 영유아는 점적기로 투여하는 것이 바람직하다.
④ 고개를 뒤로 젖힌 자세로 먹인다.
⑤ 쓴약을 달다고 말해 안심하게 한 후 복용하게 한다.

077 입원 아동의 분리불안에 대한 대처방법으로 옳은 것은?

① 아이가 잠든 후에 떠난다.
② 정해진 시간에 반드시 돌아온다는 확신을 주고 약속을 지킨다.
③ 아이가 잠시 한눈을 팔게 한 후 그 사이에 떠난다.
④ 화장실에 다녀온다고 안심시킨 후 떠난다.
⑤ 단호하게 혼을 낸다.

078 소아 환자의 분리불안을 고려하여 병실을 꾸미는 방법으로 옳은 것은?

① 가정과 같은 분위기로 만든다.
② 보호자 출입을 제한시킨다.
③ 화려하게 꾸민다.
④ 인형의 털은 알레르기를 유발하므로 가지고 오지 못하게 한다.
⑤ 문이나 창문은 아이들이 마음대로 열 수 있도록 한다.

079 고열 아동을 위한 간호보조활동으로 옳은 것은?

① 미온수 목욕은 체온보다 2℃ 높은 물로 시작한다.
② 70% 알코올을 사용하여 몸을 닦아준다.
③ 오한이 있더라도 얼음찜질을 지속한다.
④ 수분 섭취량을 줄인다.
⑤ 옷을 벗기고 서늘한 환경을 제공한다.

080 아동에게서 볼 수 있는 경련의 흔한 원인으로 옳은 것은?

① 고열
② 스트레스
③ 질식
④ 두통
⑤ 탈수

081 경련 아동을 위한 간호보조활동으로 옳은 것은?

① 움직이지 못하도록 사지를 꽉 붙잡는다.
② 경련 시간과 양상을 잘 관찰한다.
③ 머리를 반듯하게 하여 똑바로 눕힌다.
④ 방을 좀 더 밝게 해준다.
⑤ 치아 사이에 억지로라도 딱딱한 물체를 물려준다.

082 경련을 하고 있는 아동을 위한 간호보조활동으로 옳은 것은?

① 의자에 앉은 채로 발작하면 그대로 앉혀 둔다.
② 경련 시 사지보호대를 적용한다.
③ 이물질 흡인으로 인한 기도폐쇄를 예방하기 위해 복와위를 취해준다.
④ 주변에 위험한 물건을 치운다.
⑤ 의복의 끈과 단추를 잠가준다.

083 원인을 알 수 없는 설사로 입원한 아동의 간호보조활동으로 옳은 것은?

① 기저귀 발진을 예방하기 위해 둔부를 촉촉하게 유지한다.
② 반드시 구강으로 수분을 제공한다.
③ 배설물을 따로 분리해서 처리한다.
④ 천문(숫구멍) 팽창, 다뇨 등의 증상을 주의 깊게 살핀다.
⑤ 또래 아이와 함께 놀게 한다.

084 설사로 탈수가 심한 아동을 위한 간호보조활동으로 옳은 것은?

① 직장체온을 측정한다.
② 고섬유질식이를 제공한다.
③ 체중을 측정하고 피부 탄력성을 관찰한다.
④ 체위변경을 제한한다.
⑤ 미온수로 몸을 닦아준다.

085 심한 설사를 하는 아동에게 가장 우선 공급해 주어야 할 것으로 옳은 것은?

① 고단백 식이
② 수분과 전해질
③ 수혈
④ 염분, 철분
⑤ 열량, 비타민

086 응급실에 실려 온 유아의 체온이 39℃, 맥박 150회/분, 호흡 26회이며 입술이 건조하고 피부가 거칠며 소변이 농축되어 있다. 의심할 수 있는 증상 또는 질병으로 옳은 것은?

① 경련   ② 탈수
③ 장염   ④ 폐렴
⑤ 천식

087 설사와 구토로 탈수가 심한 영아에게 관찰되는 증상으로 옳은 것은?

① 천문(숫구멍) 함몰, 피부긴장도 저하
② 체온 하강, 요비중 감소
③ 느리고 약한 호흡과 맥박
④ 고포타슘혈증, 다뇨
⑤ 체중 증가, 힘없는 울음

088 변비가 있는 아동을 위한 간호보조활동으로 옳은 것은?

① 수분섭취를 줄인다.
② 식사량을 줄인다.
③ 변비가 있을 때마다 관장을 해준다.
④ 규칙적인 시간에 배변을 할 수 있도록 격려한다.
⑤ 섬유질 섭취를 줄인다.

089 감기를 앓은 영아에게 중이염이 흔히 오는 이유로 옳은 것은?

① 이관(귀관)이 짧고, 곧고, 넓기 때문에
② 기침을 효과적으로 하지 못하기 때문에
③ 감염에 민감하기 때문에
④ 수분 섭취가 부족하기 때문에
⑤ 음식을 골고루 섭취하지 않기 때문에

090 영아의 중이염을 예방하기 위한 간호보조활동으로 옳은 것은?

① 수유 직후 똑바로 눕힌다.
② 목욕 후 면봉으로 귓속을 닦아준다.
③ 귀지를 자주 제거한다.
④ 수유 시 영아의 상체를 높인다.
⑤ 수유 중과 후에 트림을 시키지 않는다.

091 중이염으로 인한 통증을 완화시키는 방법으로 옳은 것은?

① 항히스타민제를 투여한다.
② 머리를 낮추고 다리를 올려준다.
③ 생리식염수로 귀 안을 자주 씻는다.
④ 아프지 않은 귀 쪽으로 눕도록 한다.
⑤ 귀지를 자주 파낸다.

092 아토피 피부염 아동을 위한 간호보조활동으로 옳은 것은?

① 긁지 못하게 사지보호대를 적용한다.
② 시원한 마 소재로 된 옷을 입힌다.
③ 피부에 보습제를 발라주고 가습기를 사용한다.
④ 심리적 안정을 위해 털 인형이나 꽃을 병실에 두도록 한다.
⑤ 알칼리성 비누를 사용하여 목욕한 후 피부에 파우더를 뿌린다.

093 급성 사구체신염 아동을 위한 간호보조활동으로 옳은 것은?

① 염분 섭취를 권장한다.
② 금식시킨다.
③ 소변을 분리해서 버린다.
④ 상기도 감염 환자와 접촉을 금한다.
⑤ 저포타슘혈증을 주의 깊게 관찰한다.

094 주의력 결핍 과다활동장애(ADHD) 아동을 위한 간호보조활동으로 옳은 것은?

① 복잡한 과제는 여러 단계로 나누고 지시를 단순화한다.
② 무조건적으로 아동에게 칭찬한다.
③ "왜?"라는 질문을 사용하여 의사소통한다.
④ 자존감이 높은 아동이므로 엄격한 태도를 취한다.
⑤ 어떠한 경우라도 외적인 통제는 하지 않는다.

095 홍역에 관한 설명으로 옳은 것은?

① DTaP으로 예방한다.
② 발진 1~2일 후 등교가 가능하다.
③ 면역력이 저하된 상태이므로 보호격리(역격리)한다.
④ 회복기에 코플릭반점이 나타난다.
⑤ 소양감이 있으면 전분, 탄산수소소듐(중조), 황산마그네슘(마그네슘황산염)을 물에 희석하여 목욕 시켜준다.

096 수두 아동을 위한 간호보조활동으로 가장 옳은 것은?

① 다른 아이와 함께 놀게 한다.
② 가려운 부위는 가볍게 문지르거나 자극을 준다.
③ 손톱을 짧게 자르고 손에 장갑보호대를 적용한다.
④ 꽉 끼는 옷을 입는다.
⑤ 수포가 있던 자리에 가피가 형성되면 격리를 실시한다.

097 천식 아동에 관한 간호보조활동으로 옳은 것은?

① 겨울철에 창문을 자주 열어 찬 공기를 마시게 한다.
② 병실에 아이와 부모가 함께 있지 않게 한다.
③ 알레르기를 유발하는 음식이나 환경을 피한다.
④ 병실 환경을 건조하게 유지하기 위해 가습기 사용을 금한다.
⑤ 청소기나 빗자루를 이용하여 자주 청소한다.

098 호흡기 질환으로 기침이 심한 아동이 입원하고 있는 병실의 환경 관리로 옳은 것은?

① 방 안의 온도를 낮게 해준다.
② 방 안의 습도를 높여준다.
③ 목에 얼음칼라(Ice collar)를 적용한다.
④ 수시로 먼지를 털고 바닥을 비질한다.
⑤ 창문과 병실문을 모두 열어 맞바람을 쐬게 해준다.

099 백혈병 아동 간호 시 가장 중요하게 생각해야 할 것으로 옳은 것은?

① 영양공급
② 감염예방
③ 운동
④ 항암제 부작용 최소화
⑤ 피부간호

100 인후두 부위를 뒤덮는 막이 형성되어 기도 폐색이 발생할 수 있으므로 아동의 병실에 응급 시 사용할 기관절개세트를 준비해 두어야 하는 질병으로 옳은 것은?

① 성홍열
② 홍역
③ 볼거리
④ 디프테리아
⑤ 파상풍

101 수막알균 감염증으로 뇌압이 상승된 영아에게서 관찰해야 할 내용으로 옳은 것은?

① 앞숫구멍(대천문) 함몰
② 두피정맥 소실
③ 설사
④ 구토와 머리 둘레 증가
⑤ 코플릭반점

102 아동이 귀밑샘 부위의 부기(종창)와 통증, 발열, 두통, 식욕부진을 호소할 때 예상할 수 있는 질병은 무엇인가?

① 볼거리(유행귀밑샘염)
② 풍진
③ 수두
④ 홍역
⑤ 천식

103 볼거리 아동을 위한 간호보조활동으로 옳은 것은?

① 신맛이 나는 음식을 제공한다.
② 친구들과 함께 놀 수 있도록 격려한다.
③ 일반식을 제공한다.
④ 피부 당김을 완화하기 위해 종창부위에 바셀린을 발라준다.
⑤ 부기와 염증 및 통증이 강한 시기에는 온찜질을 실시한다.

104 성홍열에 감염된 아이가 인두통을 호소할 때 간호보조활동으로 옳은 것은?

① 활동을 격려한다.
② 따뜻한 생리식염수로 함수하게 한다.
③ 구강 수분섭취를 제한한다.
④ 통증부위에 마취연고를 발라준다.
⑤ 통증 호소 시마다 진통제를 제공한다.

105 일본뇌염의 후유증으로 아동에게 발생할 수 있는 것은?

① 폐렴
② 괴사소장결장염(괴사소장대장염)
③ 간염
④ 중추신경계 이상으로 인한 정신장애
⑤ 피부괴사

106 신체적 학대에 해당하는 행위는?

① 아동을 병원에 입원시키고 연락이 되지 않는 행위
② 아동을 성적으로 추행하는 등의 행위
③ 아동에게 언어폭력 등의 정신적 폭력을 가하는 행위
④ 아동을 때리고, 꼬집고, 발로 차는 등의 행위
⑤ 기본적인 의식주를 제공하지 않거나 아동을 불결한 환경에 방치하는 행위

107 계절에 맞지 않는 지저분한 옷을 입히고, 학교뿐만 아니라 집밖으로 나가지 못하게 하는 학대의 유형으로 옳은 것은?

① 유기
② 방임
③ 신체적 학대
④ 정서적(심리적) 학대
⑤ 자기방임

Chapter 11 노인간호

※ 각 문제에 대한 해설은 **핵심이론 188~198페이지**를 참고해 주세요.

001 노화로 인한 근골격계 변화로 옳은 것은?
① 민첩성이 증가한다.
② 뼈의 광물질 소실과 질량 감소로 골다공증 발생 빈도가 높다.
③ 골격량과 근육량이 증가한다.
④ 보폭이 커지고 걸음이 빨라진다.
⑤ 추간판이 두터워져서 신장이 증가한다.

002 노화로 인한 심혈관계 변화로 옳은 것은?
① 혈압 감소
② 심박출량 감소
③ 혈관 저항 감소
④ 맥박수 증가
⑤ 혈관 탄력성 증가

003 노화로 인한 호흡계 변화로 옳은 것은?
① 호흡기 감염 감소
② 기침반사 증가
③ 폐활량 감소
④ 기도 내 섬모 유연성 증가
⑤ 호흡 조절의 민첩성 증가

004 노화로 인한 소화계 변화로 옳은 것은?
① 갈증에 대한 반응이 빠르다.
② 단맛에 대한 감각이 예민해진다.
③ 침 분비가 증가된다.
④ 연동운동이 저하된다.
⑤ 위산분비와 위 운동이 증가된다.

005 노인의 시각변화와 간호보조활동에 관한 설명으로 옳은 것은?
① 안구건조 및 수정체 탄력이 증가한다.
② 눈부심을 방지하기 위해 실내를 어둡게 한다.
③ 야간 운전을 되도록 피한다.
④ 백내장이 자주 나타나고 동공이 커진다.
⑤ 간접조명보다는 중앙에 큰 조명을 하나 둔다.

006 노화로 인한 청각변화와 간호보조활동에 관한 설명으로 옳은 것은?
① 주로 저음 감지에 장애가 나타난다.
② 노년 난청(노인성 난청)은 6번 뇌신경의 퇴행으로 인해 발생한다.
③ 천천히, 또박또박, 높은 음으로 대화한다.
④ 듣는 연습을 위해 보청기 사용을 자제한다.
⑤ 전화 목소리는 크고 분명하게 한다.

007 노화로 인한 피부변화로 옳은 것은?
① 피부의 땀샘과 기름샘(피지샘) 분비기능이 저하되어 건조해진다.
② 손톱과 발톱이 얇아져서 부서지기 쉽다.
③ 피부 탄력성이 증가한다.
④ 모든 피부층이 두터워진다.
⑤ 피하지방이 많아져서 주름이 생긴다.

008 노인 환자의 피부 간호보조활동으로 옳은 것은?
① 목욕은 한 달에 한 번 정도가 적당하다.
② 등 마사지 시 알코올을 사용한다.
③ 뜨거운 물로 목욕하여 혈액순환을 촉진한다.
④ 가습기 사용을 제한한다.
⑤ 목욕 후 오일이나 로션을 피부에 바른다.

009 노화에 따른 신체변화에 관한 설명으로 옳은 것은?
① 기초대사량 감소
② 혈관저항 감소
③ 기도청소율 증가
④ 소화능력 증가
⑤ 렘 수면은 일정하나 비렘 수면이 길어져서 수면의 질 저하

010 노인성 질병의 특징으로 옳은 것은?
① 유병률보다 발병률이 높다.
② 대부분 급성질환이다.
③ 노화현상과 질병은 뚜렷이 구별할 수 있다.
④ 두 가지 이상의 질병을 함께 가지고 있는 경우가 많다.
⑤ 질병의 경과와 증상이 전형적이다.

011 노인 건강문제의 특징으로 옳은 것은?
① 수분과 전해질의 균형을 유지하기가 쉽다.
② 질병으로 인한 의식장애나 정신장애가 있을 수 있다.
③ 원인은 불분명한 경우가 많지만 치료가 쉽다.
④ 질병의 경과가 짧고 재발이 잘된다.
⑤ 치료과정에서 합병증은 드물다.

012 뼈조직에서 뼈세포가 상실되어 골밀도가 낮아지고 전체 골량이 감소하여 골절의 원인이 되기도 하는 노인성 질병은?
① 통풍
② 골다공증
③ 추간판탈출
④ 척추관협착증
⑤ 류마티스관절염

013 무릎 골관절염 노인 환자의 간호보조활동으로 옳은 것은?
① 앉았다 일어서기를 반복한다.
② 가급적 수영을 금한다.
③ 체중을 늘린다.
④ 장시간 같은 자세를 유지하도록 한다.
⑤ 쭈그려 앉거나 무릎을 꿇지 않도록 한다.

014 파킨슨병을 진단받은 노인을 위한 간호보조활동으로 옳은 것은?
① 단추가 많은 옷을 입게 한다.
② 하루 계획을 세워 활동함으로써 관절과 근육이 경직되지 않도록 한다.
③ 과일이나 채소 섭취를 제한한다.
④ 발 사이즈보다 큰 신발을 신게 한다.
⑤ 손잡이가 작고 좁은 숟가락을 사용하게 한다.

015 변비가 있는 노인 환자를 위한 간호보조활동으로 옳은 것은?
① 부드러운 음식만 제공한다.
② 섬유질이 적은 음식을 제공한다.
③ 복부를 시계 반대방향으로 부드럽게 마사지한다.
④ 수분섭취를 권장한다.
⑤ 활동량을 줄인다.

016 폐경기 여성에게 골다공증이 발생하는 주된 원인은?
① 에스트로젠 감소
② 운동 부족
③ 체중 증가
④ 비타민 부족
⑤ 칼슘 부족

017 폐경 이후 여성 노인에게 흔히 발생하는 질염과 그 이유는?
① 개인위생 불량으로 인한 칸디다 질염(모닐리아 질염)
② 에스트로젠 분비 저하로 인한 위축성 질염
③ 질 내 유산균 감소로 인한 세균성 질염
④ 성행위로 인한 편모충 질염(트리코모나스 질염)
⑤ 원인이 명확하지 않은 염증성 질염

018 성인보다 노인에게 약물중독이 쉽게 발생하는 주된 이유는?
① 혈액순환 감소
② 말초혈관의 탄력 저하
③ 장의 연동운동 감소
④ 신장의 배설능력 감소
⑤ 위산분비 감소

019 노인 환자의 수술 전 투약 시 주의사항으로 옳은 것은?
① 성인 용량의 2배를 사용한다.
② 투약 후 화장실에 다녀오도록 한다.
③ 성인 환자에 비해 늦게 투약한다.
④ 진통제는 주로 모르핀을 사용한다.
⑤ 투약 후 침대난간을 올리고 환자 상태를 주의 깊게 관찰한다.

020 노인에게 섭취가 권장되는 영양소는?
① 단당류
② 카페인
③ 칼슘
④ 포화지방
⑤ 고열량

021 노인의 영양에 관한 설명으로 옳은 것은?
① 기초대사량이 높아지므로 총 섭취 열량을 늘린다.
② 단백질 섭취를 자제한다.
③ 단당류 섭취를 줄인다.
④ 포화지방이나 트랜스 지방을 섭취한다.
⑤ 염분 섭취를 권장한다.

022 갱년기 여성의 식이요법으로 옳은 것은?
① 고칼로리, 고단백 식단을 권장한다.
② 칼슘이 풍부한 유제품을 제한한다.
③ 동물성 에스트로젠이 풍부한 음식을 섭취한다.
④ 비타민과 무기질이 풍부한 과일과 채소를 충분히 섭취한다.
⑤ 술과 카페인을 규칙적으로 섭취한다.

023 삼킴곤란(연하곤란)이 있는 노인 환자가 섭취하기 적당한 음식은?

① 맑은 유동식
② 건조한 음식
③ 끈적임이 많은 음식
④ 연두부 정도의 점도가 있는 음식
⑤ 단단한 음식

024 요실금이 있는 노인을 위한 간호보조활동으로 옳은 것은?

① 낮 동안 수분섭취를 제한한다.
② 요의가 있을 때만 변기를 대준다.
③ 케겔운동을 하게 한다.
④ 소변을 참았다가 한 번에 보는 연습을 하도록 한다.
⑤ 카페인 섭취를 권장한다.

025 요실금이 있는 노인 환자를 위한 간호보조활동으로 옳은 것은?

① 단순도뇨를 실시한다.
② 섬유질이 많은 음식을 제공한다.
③ 규칙적으로 소변을 보게 한다.
④ 즉시 기저귀를 착용하도록 한다.
⑤ 약물복용과 수술을 권장한다.

026 요실금으로 기저귀를 착용한 노인 환자를 위한 간호보조활동으로 옳은 것은?

① 기저귀를 최대한 피부에 밀착하여 채운다.
② 허리를 들 수 없는 경우 옆으로 돌려 눕혀 기저귀를 갈아준다.
③ 기저귀 안쪽 면(오염된 부분)이 보이도록 말아서 버린다.
④ 하루 한 번 일정한 시간에 교환해준다.
⑤ 이차적 합병증을 예방하기 위해 케겔운동을 금한다.

027 요실금이 있는 와상 노인 환자에게 등 마사지를 하던 중 천골(엉치뼈) 부위에 발적이 생긴 것을 발견하였을 때 간호보조활동으로 옳은 것은?

① 기저귀를 채운다.
② 발적 부위를 마사지한다.
③ 피부보호를 위해 유치도관을 삽입한다.
④ 케겔운동을 교육한다.
⑤ 일정한 시간에 맞추어 변기를 대준다.

028 노인 우울증에 관한 설명으로 옳은 것은?

① 우울증 노인은 알츠하이머 치매에 걸릴 가능성이 낮다.
② 정신력으로 극복하도록 한다.
③ 소득 수준이 높은 사람이 우울증 가능성이 더 높다.
④ 남성 노인에게 더 흔하다.
⑤ 치료보다는 예방이 우선이다.

029 자살 징후를 보이는 노인을 위한 간호보조활동으로 옳은 것은?

① 가족에게는 알리지 않는다.
② 조용한 방에 혼자 있도록 한다.
③ 자살에 대한 말을 하지 못하게 한다.
④ 잘못된 생각임을 단호하게 훈계한다.
⑤ 자살 의도에 대해 구체적으로 질문한다.

030 노인의 운동에 관한 설명으로 옳은 것은?

① 관절염 노인은 수영을 금한다.
② 수시로 스트레칭을 하도록 한다.
③ 주 1회, 1시간 이상 운동한다.
④ 근력 강화 운동을 금한다.
⑤ 체중부하운동은 관절에 무리를 주므로 자제한다.

031 관절염이 있는 노인에게 근력과 심폐기능 강화를 위해 가장 권장되는 운동은?
① 팔굽혀펴기 ② 조깅
③ 수영   ④ 등산
⑤ 계단 오르내리기

032 노인 환자가 입원한 병실의 환경 조성에 관한 설명으로 옳은 것은?
① 숙면을 위해 야간에 전체소등
② 푹신한 매트리스 사용
③ 직접조명 대신 간접조명 사용
④ 16~18℃ 정도의 서늘한 환경
⑤ 심리적 안정을 위해 무채색 벽지 사용

033 낙상 발생 위험이 가장 낮은 노인은?
① 시력장애 노인
② 파킨슨병 노인
③ 체위 저혈압 노인
④ 수면제 복용 노인
⑤ 제1 뇌신경 손상 노인

034 낙상 가능성이 가장 높은 노인 환자는?
① 낙상 경험이 있는 노인
② 피부염이 있는 노인
③ 주기적으로 스트레칭을 하는 노인
④ 결핵노인
⑤ 퇴원을 앞둔 노인

035 노인의 낙상을 예방하기 위한 간호보조활동으로 옳은 것은?
① 침대를 높게 한다.
② 옷을 입을 때 서서 입게 한다.
③ 욕실에 미끄럼 방지용 매트를 깐다.
④ 굽이 높고 폭이 좁은 신발을 신게 한다.
⑤ 실내 조명을 어둡게 한다.

036 수면제 복용으로 어지러움을 호소하는 노인 환자의 낙상예방을 위한 간호보조활동으로 옳은 것은?
① 앉거나 일어날 때 빠른 동작으로 움직이게 한다.
② 반드시 신체보호대를 적용한다.
③ 슬리퍼를 신도록 한다.
④ 침대 난간을 항상 올려준다.
⑤ 취침 시 전체 소등한다.

037 노인의 수면양상 변화에 관한 설명으로 옳은 것은?
① 렘(REM, 꿈꾸는 단계) 수면은 길어진다.
② 비렘(NREM, 꿈꾸지 않는 단계) 수면은 일정하게 유지된다.
③ 낮 수면이 감소한다.
④ 숙면이 어렵다.
⑤ 새벽잠이 많아진다.

038 노인의 숙면을 위해 고쳐야 할 행동은?
① 카페인 섭취를 제한한다.
② 낮 동안 가벼운 운동을 권장한다.
③ 침실 조도를 낮추고 소음을 최소화 한다.
④ 취침시간과 기상시간을 규칙적으로 한다.
⑤ 낮잠을 2시간 이상 충분히 잔다.

039 수면장애가 있는 노인을 위한 간호보조활동으로 옳은 것은?

① 침실을 밝게 하고 자극을 최소화한다.
② 잠자기 전 따뜻한 차를 마시게 한다.
③ 낮 동안 적절한 운동을 격려한다.
④ 잠자기 전 고강도 운동으로 숙면을 유도한다.
⑤ 취침 시 TV나 라디오를 크게 틀어 둔다.

040 노인의 숙면을 위한 간호보조활동으로 옳은 것은?

① 1시간 이상 낮잠을 자도록 한다.
② 취침 전 등 마사지를 해준다.
③ 배가 고파 잠이 오지 않더라도 음식물은 제공하지 않는다.
④ 수면시간이 부족하면 정해진 기상시간을 수시로 조정한다.
⑤ 잠자기 전 수분섭취를 권장한다.

041 난청 노인 환자와 대화 시 효과적인 의사소통 방법으로 옳은 것은?

① 몸짓이나 얼굴표정으로 의사전달을 돕는다.
② 시끄러운 환경에서 대화하여 주변 소음에 적응시킨다.
③ 큰소리로 한번만 이야기한다.
④ 환자가 부담스러워하지 않도록 다른 곳을 보며 이야기한다.
⑤ 빠르고 높은 톤으로 또박또박 말한다.

042 시각장애 노인 환자와의 의사소통 방법으로 옳은 것은?

① 사물의 위치를 시계방향으로 설명한다.
② 정면에서 큰소리로 이야기한다.
③ 지시대명사를 사용한다.
④ 놀랄 수 있으므로 신체접촉은 절대 하지 않는다.
⑤ 병실에 들어갈 때는 조용히 들어가고 병실에서 나갈 때 자기소개를 한다.

043 치매 노인과의 의사소통 방법으로 옳은 것은?

① 한 번에 여러 가지 정보를 준다.
② 다정하게 어린아이 대하듯이 한다.
③ 답을 요구하는 질문을 한다.
④ 간결하고 짧은 언어를 사용한다.
⑤ 반응이 없을 경우 바로 다른 질문으로 전환한다.

044 치매 노인 환자의 구강위생을 돕는 방법으로 옳은 것은?

① 칫솔모가 단단한 것을 사용한다.
② 불소(플루오린) 농도가 높은 성인용 치약을 사용한다.
③ 틀니가 잘 맞지 않으면 치과를 방문하여 교정을 의뢰한다.
④ 소금으로 닦아 구내염을 예방한다.
⑤ 하루 한 번만 시행한다.

045 치매 노인의 목욕을 돕는 방법으로 옳은 것은?
① 혼자 있기를 원하면 호출기 사용법을 알려주고 혼자 있도록 한다.
② 목욕물에 거부감을 보이면 대야에 물을 담아 장난치도록 해서 거부감을 없앤다.
③ 몸이 불편한 경우 통목욕보다는 샤워를 권장한다.
④ 환자가 욕조에 앉아 있는 상태에서 뜨거운 물을 보충한다.
⑤ 목욕물의 온도는 환자가 결정한다.

046 치매 노인의 식사를 돕는 방법으로 옳은 것은?
① 소금과 후추를 식탁에 올려두어 스스로 간을 맞출 수 있도록 한다.
② 유리그릇에 음식을 제공한다.
③ 사레가 자주 걸리면 조금 더 걸쭉한 음식을 제공한다.
④ 작고 딱딱한 사탕이나 땅콩을 제공한다.
⑤ 환자가 원할 때마다 음식을 제공한다.

047 치매증상이 심한 노인 환자에게 약물을 투여하는 방법으로 옳은 것은?
① 잠자기 전에 이뇨제를 투여한다.
② 가족에게 투약방법을 설명해준다.
③ 통증을 호소하는 노인에게는 주로 모르핀을 사용한다.
④ 반드시 환자 스스로 복용하게 한다.
⑤ 중복투여의 우려가 있으므로 반드시 주사제로 공급한다.

048 치매 노인이 "내 밥에 독약 넣은 거 다 알아. 안 먹어."라고 말할 때 간호조무사의 적절한 대답은?
① "드시지 마세요."
② "그럼 배고플 때 말씀하세요."
③ "제가 먼저 먹어볼게요."
④ "왜 그렇게 생각하세요?"
⑤ "무슨 독약을 넣었을 것 같아요?"

049 치매 노인이 같은 질문을 반복할 때 대처 방법으로 옳은 것은?
① 질문하는 이유를 물어본다.
② 가볍게 웃어넘기며 대답을 피한다.
③ 더 이상 질문하지 말라고 이야기한다.
④ 환자가 좋아하는 노래를 함께 부른다.
⑤ 질문할 때마다 방금 한 질문임을 지적한다.

050 치매 노인이 갑자기 속옷을 벗고 성기를 노출했을 때 간호조무사의 대처 방법으로 옳은 것은?
① 가족에게 알리겠다고 단호하게 말한다.
② 다시는 그러지 않도록 여러 사람 앞에서 망신을 준다.
③ 목욕을 시킨다.
④ 여러 사람 앞에 나서지 못하게 방에 혼자 있게 한다.
⑤ 당황하지 말고 침착하게 옷을 다시 입힌다.

051 치매 노인 환자가 심한 욕설을 하며 파괴적 행동을 보일 때 대처 요령으로 옳은 것은?

① 조용한 곳에서 쉬게 한다.
② 운동을 시킨다.
③ 사람이 많은 곳으로 데리고 나간다.
④ 대화를 유도한다.
⑤ 단호하게 혼낸다.

052 일몰반응(석양증후군)을 보이는 치매 노인을 위한 간호보조활동으로 옳은 것은?

① 낮잠을 충분히 자게 한다.
② 조명을 어둡게 하여 일찍 자게 한다.
③ 신체보호대를 적용한다.
④ 치매 노인을 밖으로 데려가 산책한다.
⑤ TV나 음악을 끄고 주변을 조용하게 한다.

053 치매 노인이 계속해서 식사를 요구할 때 간호조무사가 취할 수 있는 말이나 행동은?

① 대답을 하지 않는다.
② "10분 전에 드셨잖아요."
③ "알았어요. 더 드세요."
④ "또 드신다고요? 그러다 큰일 나요."
⑤ "지금 준비하고 있으니 잠시만 기다리세요."

054 배회하는 치매 노인을 돕는 방법으로 옳은 것은?

① 현관이나 출입문에 벨을 달아둔다.
② 소일거리도 위험하므로 안정을 취하게 한다.
③ 집 안에 배회 코스를 만들면 배회를 부추기므로 만들지 않도록 한다.
④ TV나 라디오를 크게 틀어둔다.
⑤ 집 안을 어둡게 해서 안정시킨다.

055 치매 노인이 매번 옷을 입을 때마다 "이거 내 옷이 아니잖아! 내 옷을 줘야 입지."라고 말하며 옷 입기를 거부할 때 간호조무사의 적절한 행동은?

① 옷에 환자의 이름을 써둔다.
② 가볍게 웃어넘기며 대답을 피한다.
③ 이 옷을 입고 새 옷을 사러 가자고 말한다.
④ 본인 옷이 맞다는 것을 일관되게 주장한다.
⑤ 옷이 이것밖에 없으니 일단 입으라고 한다.

056 치매 노인 환자의 옷 입기를 돕는 방법으로 옳은 것은?

① 단추가 많은 옷을 준비한다.
② 앞뒤가 분명히 구분되는 옷을 준비한다.
③ 장신구가 많은 옷을 입도록 한다.
④ 혼자 옷을 갈아입도록 방 밖에서 기다린다.
⑤ 시간이 걸려도 가능한 한 스스로 입도록 격려한다.

057 "누군가가 내 금반지를 훔쳐갔어."라고 의심하며 화를 내는 치매 노인과의 대화 방법으로 옳은 것은?

① "할머니! 또 이러시네. 그만하세요."
② "왜 그렇게 생각하세요?"
③ "누가 가져간 것 같아요?"
④ "같이 찾아볼까요?"
⑤ "나중에 찾아줄게요."

058 고장난 보청기, 금이 간 안경을 착용하고 계절에 맞지 않는 옷을 입고 있는 노인에게 의심할 수 있는 노인학대의 유형은?

① 방임
② 유기
③ 경제적(재정적) 학대
④ 성적 학대
⑤ 정서적(심리적) 학대

059 1년 전 요양병원에 맡겨진 후 자식들과 전혀 연락이 되지 않고 있는 노인에게 의심할 수 있는 노인학대 유형은?

① 신체적 학대
② 방임
③ 유기
④ 자기방임
⑤ 정서적(심리적) 학대

060 노인학대가 의심되는 노인을 발견했을 때 대처 방법은?

① 보건소에 신고한다.
② 수사기관 또는 노인보호전문기관에 신고한다.
③ 모른 체한다.
④ 심리상담소에 연계한다.
⑤ 노인의 의사를 먼저 확인한다.

061 노인 치매에 대해 국가가 제공하는 서비스로 옳은 것은?

① 치매 검사를 의원에서 무료로 해준다.
② 약값은 무료이다.
③ 보건소에서는 치매관련서비스를 제공하지 않는다.
④ 노인장기요양보험이 적용되지 않는다.
⑤ 노인치매를 상담, 계획, 관리해주는 체계적인 프로그램이 있다.

062 치매안심센터의 업무로 옳은 것은?

① 치매 등급 판정
② 단기보호서비스 제공
③ 치매 확진
④ 치매 관련 상담 및 조기검진
⑤ 치매 환자 입원 치료

Chapter 12 응급간호

※ 각 문제에 대한 해설은 **핵심이론 199~211페이지**를 참고해 주세요.

001 가장 먼저 응급처치를 시행해야 할 환자로 옳은 것은?
① 심한 화상으로 혈압이 낮아진 환자
② 호흡이 중지된 환자
③ 복부 장기가 튀어나오고 출혈이 심한 환자
④ 약물 과다복용으로 쇼크에 빠진 환자
⑤ 골절부위에 염증이 심한 환자

002 응급처치의 기본 원칙에 따라 우선적으로 치료해야 하는 응급환자는?
① 쇼크 환자
② 동상 환자
③ 발목 염좌 환자
④ 중이염 환자
⑤ 방광염 환자

003 응급처치 구명 4단계의 순서로 옳은 것은?
① 쇼크예방 – 기도유지 – 지혈 – 상처보호
② 기도유지 – 지혈 – 상처보호 – 쇼크예방
③ 기도유지 – 지혈 – 쇼크예방 – 상처보호
④ 지혈 – 기도유지 – 쇼크예방 – 상처보호
⑤ 지혈 – 기도유지 – 상처보호 – 쇼크예방

004 척추 손상이 의심되는 환자의 기도개방 방법은?
① 이마를 누르고 턱을 들어올린다.
② 혀를 잡아당긴다.
③ 머리는 움직이지 않도록 하고 턱을 밀어 올린다.
④ 옆으로 돌려 눕힌다.
⑤ 목 뒤에 베개를 넣어준다.

005 운반차에 누운 상태로 응급실에 도착하자마자 구토 증상을 보이는 환자에게 취해줄 수 있는 행동으로 옳은 것은?
① 머리를 옆으로 돌려준다.
② 머리를 뒤로 젖혀준다.
③ 하체를 높여준다.
④ 똑바로 눕게 한다.
⑤ 산소마스크를 적용한다.

006 심장박동 시마다 선홍색의 피가 뿜어져 나오는 심한 출혈환자에게 가장 우선적으로 취해주어야 할 간호보조활동으로 옳은 것은?
① 출혈 부위를 낮춘다.
② 거즈를 대고 손으로 직접 압박한다.
③ 지압점을 누른다.
④ 쇼크를 일으킬 수 있으므로 구강으로 수분을 공급한다.
⑤ 지혈대를 적용한다.

007 지혈대 적용에 관한 설명으로 옳은 것은?
① 지혈대 적용 부위를 낮춘다.
② 20분마다 풀어주고 2~3분 후에 다시 묶는다.
③ 상처로부터 먼 곳에 지혈대를 맨다.
④ 정맥만 묶는다.
⑤ 출혈이 멈추지 않을 때 가장 먼저 사용하는 방법이다.

008 지혈대를 묶는 위치로 가장 옳은 것은?

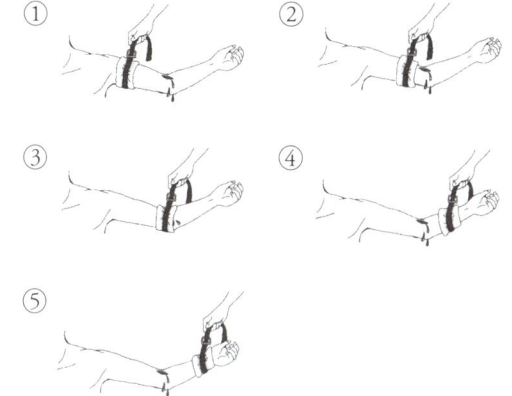

009 상처 관리에서 가장 중요한 것은?
① 감염 예방
② 기능장애 예방
③ 기형 예방
④ 지혈, 쇼크 예방
⑤ 흉터 예방

010 파상풍 가능성이 가장 높은 상처는?
① 열상
② 좌상
③ 찰과상
④ 자상
⑤ 관통상

011 피부가 박리(결출)된 환자의 응급처치로 옳은 것은?
① 압력이 센 수돗물로 상처 부위를 세척한다.
② 즉시 지혈대를 적용한다.
③ 상처 부위에 붙어 있는 박리 조직은 떼어낸다.
④ 두꺼운 압박붕대로 압박한다.
⑤ 박리된 상태 그대로 병원으로 간다.

012 절단된 신체 부위의 보관방법으로 옳은 것은?
① 절단 부위를 드라이아이스에 넣는다.
② 절단 부위를 비닐주머니에 넣어 속히 병원으로 간다.
③ 거즈로 감싼 절단 부위를 비닐주머니에 싸서 얼음을 채운 용기에 넣는다.
④ 절단부위를 알코올로 깨끗이 소독한 후 생리식염수에 넣어서 가져간다.
⑤ 절단 부위를 직접 얼음에 넣는다.

013 심한 복부상처로 장기가 바깥으로 빠져나온 경우 응급처치로 옳은 것은?
① 빠져나온 장기를 속히 안으로 집어넣는다.
② 왼쪽 옆으로 눕힌다.
③ 구강으로 수분을 공급한다.
④ 생리식염수를 적신 멸균거즈를 복부에 덮어준다.
⑤ 장기에 항생제를 뿌려준다.

014 상처에 관한 설명이 바르게 연결된 것은?
① 좌상 - 날카로운 것에 베인 상태
② 열상 - 불규칙하게 찢어진 상태
③ 벤상처(절상) - 뾰족한 것에 찔린 상태
④ 박리(결출) - 표피층만 긁힌 상태
⑤ 자상 - 피부의 일부 또는 전체가 탈락된 상태

015 사교상 시 응급처치로 옳은 것은?
① 온습포를 적용한다.
② 물린 부위를 지속적으로 움직이게 한다.
③ 물린 부위 위쪽을 넓은 천으로 손가락 1개가 들어갈 정도로 묶어 정맥혈의 흐름을 차단한다.
④ 물을 마시도록 하여 혈액순환을 촉진시킨다.
⑤ 물린 부위를 심장보다 높게 올린다.

016 뱀에게 물렸을 때 응급처치로 옳은 것은?
① 수분섭취를 권장한다.
② 물린 부위를 심장보다 낮게 위치시킨다.
③ 몸을 최대한 많이 움직이도록 격려한다.
④ 물린 부위를 칼로 절개한 후 독을 입으로 빨아낸다.
⑤ 지혈대를 묶어 동·정맥 순환을 모두 차단한다.

017 개에게 물렸을 때 사람과 개에 대한 처치로 옳은 것은?
① 개에게 공수병 예방접종을 실시한다.
② 즉시 물린 부위의 장신구를 제거한다.
③ 물린 윗부분을 지혈대로 묶는다.
④ 상처는 씻지 말고 그대로 병원으로 간다.
⑤ 7일 후 개가 죽었다면 사람은 아무 처치를 하지 않아도 된다.

018 사람에게 물려서 상처가 생겼을 경우 응급처치로 옳은 것은?
① 상처를 철저히 세척한다.
② 필요시 공수병 예방접종을 실시한다.
③ 급성중증과민반응이 나타나는지 관찰한다.
④ 모든 상처는 즉시 봉합한다.
⑤ 물린 사람을 7일간 격리한다.

019 벌에게 쏘였을 때 응급처치로 옳은 것은?
① 쏘인 곳 위쪽을 묶어서 혈류를 차단한다.
② 따뜻한 물주머니를 대어준다.
③ 족집게나 핀셋으로 즉시 침을 제거한다.
④ 전신 알레르기 반응을 관찰한다.
⑤ 쏘인 부위를 심장보다 높게 들어올린다.

020 더운 여름 햇빛이 강할 때 장시간 야외활동을 하던 중 두통, 메스꺼움, 어지러운 증상이 발생하였다. 우선적으로 취해야 할 내용으로 옳은 것은?
① 따뜻한 물을 마시게 한다.
② 시원한 곳으로 옮기고 안정시킨다.
③ 설탕물을 마시게 한다.
④ 얼굴이 바닥을 향하도록 엎드려 눕힌다.
⑤ 심폐소생술을 실시한다.

021 열사병으로 의식을 잃은 환자의 응급처치로 옳은 것은?
① 담요를 덮어준다.
② 머리를 낮추어 준다.
③ 옷을 조여 준다.
④ 환자 몸을 시원하거나 미지근한 물로 적시고 선풍기를 틀어준다.
⑤ 구강으로 수분을 공급한다.

022 열경련 환자의 응급처치로 옳은 것은?
① 즉시 병원으로 이송한다.
② 얼음주머니를 적용한다.
③ 냉수 욕조에 눕혀 마사지한다.
④ 근육 경련부위는 만지지 않도록 하고 담요를 덮어 보온한다.
⑤ 짠 음식과 다량의 수분을 제공한다.

023 더운 곳에서 장시간 일을 하다가 다리 근육에 경련을 일으킨 사람에게 해야 할 응급처치 방법으로 옳은 것은?
① 얼음물로 마사지한다.
② 산소를 공급한다.
③ 자동심장충격기를 사용한다.
④ 경련이 발생한 근육을 마사지한다.
⑤ 즉시 119에 신고한다.

024 여름철 땡볕에서 일하던 노인이 갑자기 얼굴이 창백해지면서 땀을 많이 흘리고 쓰러졌다. 응급처치 방법으로 옳은 것은?
① 냉수 욕조에 눕혀 마사지한다.
② 짠 음식을 제공한다.
③ 옷이나 벨트를 조여 준다.
④ 금식시킨다.
⑤ 하체를 상승시킨다.

025 끓는 물로 인해 팔에 화상을 입었을 경우 응급처치로 옳은 것은?
① 화상 부위의 의복은 잡아당겨서 벗긴다.
② 흐르는 수돗물에 화상부위를 식힌다.
③ 물집이 생기면 속히 터뜨린다.
④ 화상 즉시 화상연고나 바셀린 등을 발라 피부를 보호한다.
⑤ 젖은 멸균 거즈로 화상 부위를 덮어준다.

026 코와 입 주변에 2도 화상을 입은 환자의 응급처치로 가장 중요한 것은?
① 기도 유지　② 지혈
③ 수혈　④ 상처 보호
⑤ 쇼크 예방

027 2도 화상의 가장 큰 특징으로 옳은 것은?
① 열감　② 출혈
③ 홍반　④ 괴사
⑤ 물집(수포)

028 2도 화상 환자의 응급처치 방법으로 옳은 것은?
① 즉시 화상연고나 바셀린 등을 도포한다.
② 화상 부위의 의복은 잡아당겨서 벗긴다.
③ 화상 부위의 시계나 반지 등을 속히 제거한다.
④ 화상 부위에 얼음주머니를 올려두어 화상 부위의 열감을 식힌다.
⑤ 수포(물집)가 생기면 바늘로 터트린 후 멸균 드레싱을 실시한다.

029 심한 화상 환자를 처치할 때 가장 신경 써야 할 부분으로 옳은 것은?
① 통증　② 흉터
③ 감염　④ 쇼크
⑤ 출혈

030 대형 화재로 인하여 광범위한 3도 화상을 입은 환자의 응급처치로 옳은 것은?
① 멸균포로 싸서 병원으로 이송한다.
② 흐르는 물에 화상부위를 식힌다.
③ 물집을 터트리고 즉시 배액시킨다.
④ 억지로 잡아당겨서라도 의복을 속히 제거한다.
⑤ 화상부위에 바셀린을 바른다.

031 화상에 관한 설명으로 옳은 것은?
① 화상의 범위보다 화상의 깊이가 사망에 더 큰 영향을 미친다.
② 화상 환자의 처치 중 가장 먼저 생각해야 하는 것은 감염 예방이다.
③ 심한 화상 환자에게 가장 긴요한 액체는 혈장이다.
④ 화상 환자 사망의 주원인은 출혈이다.
⑤ 얼굴에 화상을 입었을 경우 보온이 급선무이다.

032 화상에 관한 설명으로 옳은 것은?
① 통증이 가장 심한 화상은 1도 화상이다.
② 수포는 터뜨린 후 압박붕대를 감는다.
③ 3도 화상은 부종과 발적이 주 증상이다.
④ 1도 화상은 쇼크 예방, 감염방지, 보온에 신경 쓴다.
⑤ 경미한 화상인 경우 흐르는 수돗물에 화상 부위를 식힌다.

033 30세 여자 환자가 등, 오른쪽 다리, 생식기에 화상을 입고 응급실로 내원하였다. 몇 % 화상에 해당하는가?
① 19% ② 26%
③ 37% ④ 45%
⑤ 55%

034 동상의 예방법으로 옳은 것은?
① 추운 환경에서 술과 담배를 금한다.
② 말초부분을 노출시켜 건조하게 만든다.
③ 손가락과 발가락을 자주 움직이지 않는다.
④ 꽉 끼는 옷이나 장갑을 착용한다.
⑤ 충분한 수면을 취한다.

035 동상의 응급처치로 옳은 것은?
① 동상 부위를 상승시킨다.
② 동상 부위를 부드럽게 마사지한다.
③ 궤양이 생겼을 경우 MMR 예방접종을 한다.
④ 하지손상 시 혈액순환을 위해 걷게 한다.
⑤ 뜨거운 난로에 동상 부위를 녹인다.

036 발에 동상이 발생한 환자를 위한 응급처치로 옳은 것은?
① 물집이 있으면 터트린다.
② 발을 심장 부위보다 낮게 둔다.
③ 따뜻한 물에 동상 부위를 담근다.
④ 동상 부위에 전기패드를 적용한다.
⑤ 생리식염수에 적신 거즈를 발가락 사이에 끼워준다.

037 일산화탄소(CO) 중독 시 가장 우선적인 처치로 옳은 것은?
① 구토를 유도한다.
② 옷을 느슨하게 풀어준다.
③ 중독 장소에서 밖으로 옮겨 신선한 공기를 마시게 한다.
④ 인공호흡을 실시한다.
⑤ 시원한 물을 마시게 한다.

038 자살을 위해 수면제를 다량 복용한 환자를 발견하였다. 의식이 있을 경우 응급처치로 옳은 것은?
① 커피를 마시게 한다.
② 병원으로 속히 데려가 위세척을 한다.
③ 구토를 유도한다.
④ 이뇨제를 투여한다.
⑤ 신선한 공기를 마시게 한다.

039 중독환자의 처치방법으로 옳은 것은?
① 경구 중독 시 무조건 구토를 유발시킨다.
② 강산이나 강알칼리에 중독되었을 경우 즉시 구토를 유도한다.
③ 쥐약 중독 시 아스피린을 투여한다.
④ 농약 중독 시 신속히 비타민 K를 투여한다.
⑤ 일산화탄소 중독 시 병원으로 이송 후 고농도 산소요법과 고압산소 치료를 받는다.

040 발목을 삐었을 때 응급처치로 옳은 것은?
① 전신부목 적용
② 발목 마사지 실시
③ 더운물 찜질 적용
④ 염좌 부위 상승
⑤ 발목 운동 실시

041 발목 염좌(삠)가 발생한 직후 손상 부위에 대한 응급처치로 옳은 것은?
① 손상 부위에 냉찜질을 적용한다.
② 다친 다리를 심장보다 아래로 내린다.
③ 염좌 부위에 압박붕대 적용을 금한다.
④ 다친 부위를 자주 움직여 부종을 방지한다.
⑤ 아프더라도 손상 부위에 체중을 실어 걷도록 한다.

042 척추 골절이 의심되는 환자의 응급처치로 옳은 것은?
① 보온해준다.
② 업어서라도 병원으로 최대한 빨리 이송한다.
③ 목을 움직여 보게 하여 손상정도를 확인한다.
④ 전신부목으로 척추를 고정한 후 병원으로 이송한다.
⑤ 호흡곤란 시 상체를 높여준다.

043 교통사고로 인한 경추손상 환자의 간호보조활동으로 옳은 것은?
① 목의 능동운동을 장려한다.
② 호흡곤란을 예방하기 위해 상체를 상승시켜준다.
③ 분비물 흡인을 예방하기 위해 고개를 옆으로 돌려준다.
④ 장의 연동운동 촉진 및 욕창예방을 위한 간호를 시행한다.
⑤ 높은 베개를 베게 한다.

044 경추골절 환자의 응급처치로 옳은 것은?
① 밖으로 돌출된 뼈를 넣어준다.
② 호흡곤란 시 반좌위 자세를 취해준다.
③ 통증감소를 위해 환자가 편안함을 느끼는 자세를 취해준다.
④ 머리와 목을 고정하여 2차 손상을 예방한다.
⑤ 쿠션감이 좋은 매트리스와 베개를 사용하도록 한다.

045 30분 전 낙상으로 정강뼈(경골) 골절을 진단받은 환자에게 취해야 할 응급처치로 옳은 것은?

① 즉시 온찜질을 적용한다.
② 골절된 다리는 심장보다 아래로 내린다.
③ 골절된 정강뼈 위아래 관절을 함께 고정한다.
④ 골절된 다리를 수시로 움직이게 해서 구축을 예방한다.
⑤ 바지를 벗길 때는 골절된 다리의 바지를 먼저 잡아당겨서 벗긴다.

046 골절 시 부목 사용에 관한 설명으로 옳은 것은?

① 개방상처가 있을 경우에도 부목이 가장 우선이다.
② 부러진 뼈를 맞춰 준 후 부목을 적용한다.
③ 생명이 위험한 상황이 아니라면 환자를 이동하기 전에 부목을 적용한다.
④ 튀어나온 뼈를 피부 속으로 집어넣은 후 부목을 적용한다.
⑤ 부목을 사용할 때는 다친 곳의 상하 관절을 각각 고정한다.

047 추락이나 타박 등의 강한 충격에 의해 뼈가 관절에서 이탈된 상태를 무엇이라고 하는가?

① 염좌 ② 골절
③ 위축 ④ 강직
⑤ 탈구

048 머리 부위 외상 환자 간호 시 주의 깊게 관찰해야 하는 것으로 가장 옳은 것은?

① 두피 손상 ② 출혈
③ 욕창 ④ 통증
⑤ 의식상태

049 코피(비출혈) 시 응급처치로 옳은 것은?

① 콧등을 엄지와 인지로 단단히 잡고 1분 정도 누른다.
② 앉아서 머리를 앞으로 숙인다.
③ 코로 숨을 쉬도록 한다.
④ 뒷목과 콧등에 더운물 찜질을 해준다.
⑤ 인두로 흘러내린 혈액은 삼킨다.

050 안구에 심한 타박상을 입은 경우 응급처치로 옳은 것은?

① 절대안정을 취한다.
② 눈을 압박하는 드레싱을 해준다.
③ 눈동자를 굴린다.
④ 머리를 낮추고 다리를 올린다.
⑤ 즉시 더운물 찜질을 해준다.

051 쇼크의 증상으로 옳은 것은?

① 느린 맥박
② 빠르고 얕은 호흡
③ 혈압 상승
④ 따뜻하고 건조한 피부
⑤ 다뇨

052 교통사고로 인해 대퇴부에 개방성 골절이 발생한 환자에게 발생할 수 있는 쇼크는?

① 패혈 쇼크
② 저혈량 쇼크
③ 심장성 쇼크
④ 신경성 쇼크
⑤ 급성중증과민반응 쇼크

053 출혈이나 화상 등으로 인한 체액 손실로, 혈관 내에 혈액이 부족한 쇼크를 무엇이라고 하는가?

① 패혈 쇼크
② 저혈량 쇼크
③ 심장성 쇼크
④ 신경성 쇼크
⑤ 급성중증과민반응 쇼크

054 저혈압, 빈맥, 발한, 안면 창백 증상이 있는 환자가 응급실에 내원하였을 때 응급처치로 옳은 것은?

① 속히 인슐린을 투여한다.
② 옷을 벗기고 물수건으로 몸을 닦아준다.
③ 다리를 심장보다 높게 해준다.
④ 의식이 없을 때는 점적기를 사용하여 따뜻한 물을 입에 넣어준다.
⑤ 의복을 조여 준다.

055 항생제 주사 직후 혈압이 저하되고 맥박이 빨라지며 어지럼과 호흡곤란을 호소하는 환자에게 예측할 수 있는 것은?

① 중독 증상
② 급성중증과민증
③ 내출혈 증상
④ 기관지 천식
⑤ 패혈 쇼크

056 환자 운반법에 관한 설명으로 옳은 것은?

① 언덕을 내려갈 때는 환자의 머리를 앞으로 하여 운반한다.
② 평지를 갈 때는 환자의 머리를 앞으로 한다.
③ 리더는 환자의 다리 쪽에 선다.
④ 구급차에 들어갈 때는 환자의 머리가 먼저 들어간다.
⑤ 경사진 곳을 올라갈 때는 환자의 다리 쪽을 앞으로 한다.

057 먹던 음식이 목에 걸려 "도와주세요!"라며 작은 목소리로 구조를 요청하는 성인의 응급처치로 옳은 것은?

① 기침을 하도록 한다.
② 10초 이내로 호흡을 확인한다.
③ 경동맥을 촉지하여 맥박을 확인한다.
④ 즉시 심폐소생술을 시행한다.
⑤ 왼쪽 옆누운 자세(좌측위)를 취해준다.

058 음식을 먹다가 작은 목소리로 "나 목에 뭐가 걸린 것 같아."라고 말하며 불안한 듯 자신의 목을 감싸고 있는 사람에게 가장 먼저 실시할 수 있는 응급처치로 가장 옳은 것은?

① 효과적으로 기침을 하지 못할 경우 환자의 어깨뼈(견갑골) 사이를 5회 연속 두드려준다.
② 머리를 옆으로 돌려 기도를 개방한다.
③ 인공호흡을 실시한다.
④ 바닥에 눕혀 복부 밀어내기(하임리히법)를 시도한다.
⑤ 물을 마시게 한다.

059 이물질에 의한 기도폐쇄로 의식은 있으나 말을 할 수 없는 성인을 위한 응급처치방법은?

① 심폐소생술
② 턱 밀어올리기
③ 머리기울임-턱들어올리기
④ 복부 밀어내기(하임리히법)
⑤ 구강 대 구강 인공호흡

060 음식을 먹다가 호흡곤란 증세를 보이며 의식을 잃고 쓰러진 환자의 응급처치로 옳은 것은?
① 환자의 입에 손가락을 천천히 넣어 이물질이 있는지 확인한다.
② 즉시 심폐소생술을 시행한다.
③ 입을 벌려 물을 천천히 부어준다.
④ 환자 뒤에 서서 주먹을 쥐고 복부를 후상방으로 힘차게 밀어 올린다.
⑤ 등 두드리기와 복부 밀어내기를 5회씩 반복한다.

061 길에 쓰러져 있는 사람을 발견했을 때 가장 우선해야 할 응급처치로 옳은 것은?
① 반응 확인
② 119에 신고
③ 가슴 압박
④ 인공호흡
⑤ 자동심장충격기 적용

062 일반인이 성인 환자에게 심폐소생술을 실시하는 순서로 옳은 것은?
① 호흡 확인 → 가슴 압박 → 자동심장충격기
② 호흡 확인 → 기도 개방 → 인공호흡 → 가슴 압박 → 자동심장충격기
③ 맥박과 호흡 확인 → 가슴 압박 → 기도 개방 → 인공호흡 → 자동심장충격기
④ 호흡 확인 → 가슴 압박 → 인공호흡 → 기도 개방 → 자동심장충격기
⑤ 맥박과 호흡 확인 → 자동심장충격기 → 기도 개방 → 인공호흡 → 가슴 압박

063 의료인에 의한 성인의 심폐소생술 방법으로 옳은 것은?
① 시술자의 팔꿈치를 펴고 체중을 실어서 압박한다.
② 3~4cm 깊이로 누른다.
③ 가슴 압박 2회, 인공호흡 30회를 반복한다.
④ 척추를 다치지 않도록 푹신한 매트리스 위에서 시행한다.
⑤ 압박 부위는 복장뼈(흉골)의 가운데 부분이다.

064 성인 심폐소생술에 관한 설명으로 옳은 것은?
① 인공호흡 1회는 1초 동안 숨을 불어넣는 것이다.
② 압박 위치는 검상돌기(칼돌기) 부위이다.
③ 분당 60~100회의 속도로 가슴을 압박한다.
④ 가슴은 7~8cm 깊이로 압박한다.
⑤ 가슴 압박 대 인공호흡의 비율은 15:1이다.

065 성인 심정지 환자에게 심폐소생술을 시행하는 방법으로 옳은 것은?
① 검지와 중지로 압박한다.
② 가슴을 분당 30회의 속도로 압박한다.
③ 가슴 압박 중단 시간은 20초 이내로 최소화한다.
④ 매 가슴 압박 후 가슴이 원래 상태로 완전히 이완되게 한다.
⑤ 2인 구조 상황에서 가슴 압박 대 인공호흡의 비율은 15 대 2이다.

066 심폐소생술 시행 시 가슴 압박을 할 때마다 가슴을 완전하게 이완시키는 목적은?

① 폐환기를 증가시키기 위해
② 관상동맥 관류를 감소시키기 위해
③ 검상돌기(칼돌기) 손상을 예방하기 위해
④ 정맥환류량을 증가시키기 위해
⑤ 흉강 내부 압력을 증가시키기 위해

067 영아와 성인의 심폐소생술 시행 중 순환상태를 확인하기에 적합한 맥박측정 부위는?

	영아	성인
①	목동맥(경동맥)	요동맥(요골동맥)
②	위팔동맥(상완동맥)	빗장밑동맥(쇄골하동맥)
③	넓적다리동맥(대퇴동맥)	목동맥(경동맥)
④	관상동맥(심장동맥)	위팔동맥(상완동맥)
⑤	위팔동맥(상완동맥)	목동맥(경동맥)

068 영아 심폐소생술 방법으로 옳은 것은?

① 등을 두드려 의식을 확인한다.
② 목을 과신전하여 기도를 개방한다.
③ 손바닥 뒤꿈치로 가슴을 압박한다.
④ 젖꼭지 연결선 바로 아래의 복장뼈(흉골)를 4cm 깊이로 압박한다.
⑤ 분당 80회의 속도로 가슴을 압박한다.

069 의료인이 영아의 심폐소생술을 시행할 때, 가슴압박 : 인공호흡의 비율로 옳은 것은?

① 1인 구조 시 30 : 1
② 1인 구조 시 15 : 2
③ 2인 구조 시 30 : 2
④ 2인 구조 시 15 : 1
⑤ 2인 구조 시 15 : 2

070 두경부외상이 없는 성인 심정지 환자에게 심폐소생술 시 인공호흡 방법으로 옳은 것은?

① 1회 호흡 동안 최대 호흡량을 불어 넣는다.
② 머리 기울이고 턱들기 방법으로 기도를 개방한다.
③ 보고-듣고-느끼기 방법으로 호흡을 확인한다.
④ 1초에 2회 호흡을 불어 넣는다.
⑤ 가슴 압박과 인공호흡이 동시에 이루어져야 효과적이다.

071 심폐소생술 중 인공호흡이 제대로 시행되고 있는지 확인하는 방법으로 옳은 것은?

① 복부의 움직임을 관찰한다.
② 가슴이 오르락 내리락 하는지 확인한다.
③ 목동맥(경동맥) 부위에서 맥박을 측정한다.
④ 동공반사(홍채수축반사, 대광반사)를 확인한다.
⑤ 얼굴색이 붉어졌는지 확인한다.

072 자동심장충격기 사용 시 패드를 부착하는 위치는?

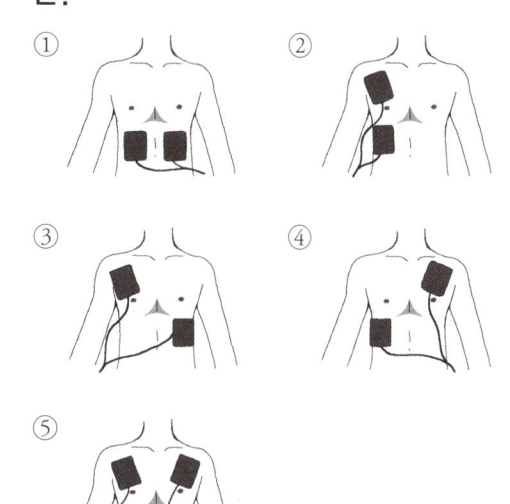

073 자동심장충격기의 사용단계가 바르게 나열된 것은?

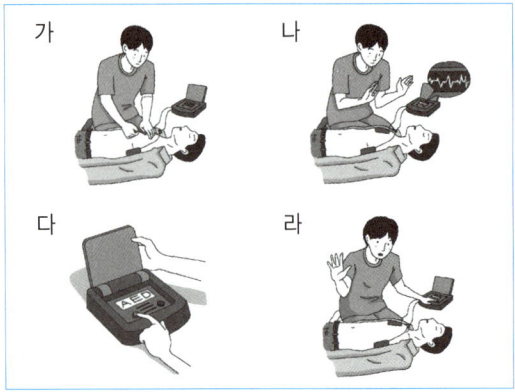

① 다 → 가 → 나 → 라
② 다 → 가 → 라 → 나
③ 다 → 나 → 가 → 라
④ 다 → 나 → 라 → 가
⑤ 다 → 라 → 가 → 나

074 간호조무사가 자동심장충격기 적용에 관해 이해한 내용 중 수정이 필요한 것은?

① "자동심장충격기의 패드를 가슴에 부착한 후에 전원을 켭니다."
② "패드 부착 부위에 땀이나 이물질이 있으면 닦아내고 패드를 부착합니다."
③ "패드는 오른쪽 빗장뼈(쇄골) 바로 아래와 왼쪽 젖꼭지 아래 중간 겨드랑선에 각각 부착합니다."
④ "2분마다 심장 리듬을 분석할 때 모두 물러나라고 외친 후 환자로부터 떨어져 있어야 합니다."
⑤ "심장충격을 위한 충전이 되는 수 초 동안에도 가슴 압박을 계속 해야 합니다."

075 자동심장충격기 사용방법으로 옳은 것은?

① 패드 두 개를 왼쪽 젖꼭지 아래 중간 겨드랑선에 나란히 부착한다.
② 심장리듬을 분석할 때 모두 물러나라고 외치고 가슴 압박을 멈춘다.
③ 세동제거가 필요하다는 음성지시 후 바로 버튼을 눌러 심장 충격을 시행한다.
④ 의식이 있는 환자에게 심장 충격을 실시한다.
⑤ 5분마다 한 번씩 자동심장충격기가 심장리듬을 분석한다.

076 심정지를 일으킨 성인에게 자동심장충격기를 사용하는 방법으로 옳은 것은?

① 왼쪽 빗장뼈(쇄골) 아래와 오른쪽 젖꼭지 아래 중간 겨드랑선에 부착한다.
② 심장충격 버튼을 누른 후 바로 전원을 끈다.
③ 심장리듬 분석 중에도 가슴 압박을 계속한다.
④ 패드를 부착할 부위에 물기나 약물패치가 있으면 제거한다.
⑤ 심장충격 후 가슴 압박을 다시 시행해서는 안 된다.

077 자동심장충격기를 이용한 성인 심폐소생술 방법으로 옳은 것은?

① 옷 위에 패드를 붙인다.
② 심장 리듬을 분석하는 중에 가슴 압박을 실시한다.
③ 충격 버튼을 누르기 전에 모든 사람이 환자와 떨어져 있는지 확인한다.
④ 심장충격 버튼을 누를 때 패드를 누르고 있는다.
⑤ 심장 충격 실시 후 2분 동안 모든 처치를 중지하고 환자를 관찰한다.

078 자동심장충격기로 심장충격을 실시한 후 즉시 해야 할 행동으로 옳은 것은?

① 가슴 압박
② 인공 호흡
③ 기도 유지
④ 의식 확인
⑤ 심장 리듬 분석

079 귀에 곤충이나 살아 있는 벌레가 들어갔을 때 처치로 옳은 것은?

① 귀에 뜨거운 물을 넣는다.
② 긴 기구를 집어넣어서 꺼낸다.
③ 코를 세게 풀어본다.
④ 빛을 비추어 유도하거나 기름을 넣는다.
⑤ 반대편 귀를 가볍게 친다.

080 눈에 화학물질이 들어갔을 경우 응급처치로 옳은 것은?

① 강한 수압의 물로 눈을 씻어낸다.
② 중화제를 점안한다.
③ 즉시 안대를 적용한다.
④ 환측 눈을 아래로 향하게 한 후 생리식염수로 세척한다.
⑤ 즉시 눈을 감고 눈동자를 굴린다.

Part 2
보건간호학 개요

- ☑ Chapter 01 보건교육
- ☐ Chapter 02 보건행정
- ☐ Chapter 03 환경보건
- ☐ Chapter 04 산업보건

Chapter 01 보건교육

※ 각 문제에 대한 해설은 **핵심이론 214~219페이지**를 참고해 주세요.

001 보건교육의 필요성이 대두되는 이유는?
① 만성 질환 유병률이 감소해서
② 노인인구는 감소했지만 의료비가 증가해서
③ 자기건강 관리 능력에 대한 요구도가 증가해서
④ 건강수명보다는 단순한 수명 연장에 대한 관심이 증가되어서
⑤ 보건의료정책이 질병 예방 중심에서 질병 치료 중심으로 변해서

002 음주, 흡연, 약물중독에 관한 예방교육을 실시하기에 가장 효과적인 대상자는?
① 영유아 ② 초등학생
③ 청소년 ④ 40대 남성
⑤ 노인

003 보건교육을 실시할 때 파급효과가 가장 크고 태도 변화가 잘 나타날 수 있는 대상자는?
① 영유아 ② 유치원생
③ 초등학생 ④ 중고등학생
⑤ 성인

004 초등학생을 대상으로 보건교육을 실시할 때 적당한 주제로 옳은 것은?
① 약물남용 ② 구강보건
③ 금주 ④ 금연
⑤ 만성질환 관리

005 비만인 8세 초등학생에게 영양교육을 실시할 때 교육효과를 높이기 위해서는 누구와 함께 실시하는 것이 바람직한가?
① 친구 ② 담임선생님
③ 형제자매 ④ 학부모
⑤ 친척

006 다음은 학습자 준비상태 중 어떤 영역을 확인한 것인가?

> 당뇨 환자에게 인슐린 자가주사 방법을 교육하기 전에 환자에게 손을 자유롭게 움직일 수 있는지, 눈이 잘 보이는지 확인하였다.

① 경험적 준비 ② 신체적 준비
③ 정서적 준비 ④ 지식적 준비
⑤ 내면적 준비

007 보건교육 내용의 진행방향으로 옳은 것은?
① 어려운 것에서 쉬운 것으로
② 간접적인 것에서 직접적인 것으로
③ 추상적인 것에서 구체적인 것으로
④ 친숙한 것에서 낯선 것으로
⑤ 복잡한 것에서 단순한 것으로

008 보건교육에 영향을 미치는 환경요인으로 옳은 것은?
① 교육 수준
② 사전 경험
③ 피교육자의 흥미
④ 피교육자의 요구
⑤ 교육장의 크기

009 보건교육의 내용 선정 및 진행방향에 관한 사항으로 옳은 것은?
① 추상적인 것 → 구체적인 것 순으로 진행한다.
② 복잡한 것 → 단순한 것 순으로 진행한다.
③ 교육자의 흥미·관심 및 요구에 따라 선정한다.
④ 대상자의 교육 수준, 사전 경험이나 지식을 고려하여 선정한다.
⑤ 전문적이고 광범위한 내용으로 선정한다.

010 보건교육 내용 선정 시 우선 고려해야 할 요소는?
① 교육 장소
② 교육 시설
③ 교육 날짜
④ 피교육자의 수
⑤ 피교육자의 요구

011 보건교육 계획 시 가장 중요한 것은?
① 대상자와 함께 계획한다.
② 교육전문가의 협조를 구한다.
③ 우선순위에 따라 예산을 배정한다.
④ 교육 실시 전에 충분히 연습한다.
⑤ 이용 가능한 자원을 조사하고 활용한다.

012 보건교육을 할 때 가장 먼저 실시해야 할 것으로 옳은 것은?
① 우선순위 결정
② 평가기준 설정
③ 주민의 요구(희망사항) 파악
④ 보건교육 계획
⑤ 지침 및 기준 확인

013 보건교육 계획 시 원칙으로 옳은 것은?
① 대상 주민의 실정에 맞는 보건교육을 실시한다.
② 필요한 경비는 선착순으로 배정한다.
③ 전체 보건사업과는 무관하게 계획되어야 한다.
④ 평가계획은 평가시점에 수립한다.
⑤ 평가 후에는 재계획을 수립할 수 없다.

014 보건교육 내용선정 및 계획 수립 시 고려해야 할 사항으로 옳은 것은?
① 교육 목표는 포괄적으로 작성한다.
② 교육 내용 선정 시 교육자의 흥미를 우선 고려한다.
③ 학습목표의 난이도를 높게 계획한다.
④ 실천할 수 있는 교육 내용을 선정한다.
⑤ 전문적인 용어를 사용하여 교육의 질을 높인다.

015 보건교육에 관한 설명으로 옳은 것은?
① 목표는 광범위하게 설정한다.
② 실천하기 어려운 교육내용을 선정한다.
③ 교육자 중심으로 내용을 선정한다.
④ 보건에 대한 지식, 태도, 행동의 변화를 가져오게 한다.
⑤ 교육 대상은 저소득 취약계층으로 제한한다.

016 보건교육의 계획단계에서 학습목표 설정 시 고려해야 할 사항은 무엇인가?

① 목표는 구체적으로 설정한다.
② 학습과정을 목표로 서술한다.
③ 추상적인 행동 용어로 서술한다.
④ 교육자 중심의 학습목표를 설정한다.
⑤ 하나의 목표에 두 개 이상의 학습결과를 포함한다.

017 폐암 사진을 보여주고 흡연의 위험성과 금연의 긍정적인 면을 인식할 수 있게 하는 금연 교육의 단계로 옳은 것은?

① 도입단계 ② 전개단계
③ 계획단계 ④ 평가단계
⑤ 종결단계

018 보건교육 시 교육자와 대상자들 간 관계를 형성하고, 대상자의 학습동기를 높여 주어야 하는 단계는?

① 도입단계 ② 전개단계
③ 계획단계 ④ 평가단계
⑤ 종결단계

019 보건교육 단계 중 전개에 관한 설명으로 옳은 것은?

① 교육환경을 조성하는 단계
② 교육이 본격적으로 시작되기 전 단계
③ 피교육자와의 관계 형성 및 주의를 집중시키는 단계
④ 실질적인 교육활동이 이루어지는 단계
⑤ 교육의 성과를 평가하는 단계

020 보건교육의 마지막 단계에서 해야 할 행동으로 옳은 것은?

① 피교육자들이 능동적으로 교육에 참여하도록 유도한다.
② 자유롭게 질문하고 토론할 수 있는 분위기를 형성한다.
③ 주요 개념을 요약하고 교육성과를 평가한다.
④ 흥미를 유발하여 주의를 집중시킨다.
⑤ 교육목표를 분명히 알려준다.

021 감염병 예방 교육 후 평가 기준 점수인 70점 이상의 학생에게 모두 수료증을 발급하였을 때 이에 해당하는 평가 유형은?

① 절대평가
② 과정평가
③ 구조평가(투입평가)
④ 상대평가
⑤ 성과평가

022 보건교육 실시 전, 대상자의 특성을 확인하여 이에 맞는 수업전략을 마련하기 위해 하는 실시하는 평가유형은?

① 상대평가 ② 절대평가
③ 진단평가 ④ 형성평가
⑤ 총괄평가

023 청소년을 대상으로 금연 교육 전에 시행해야 할 진단평가 항목으로 옳은 것은?

① 학습자의 흥미
② 교육 참여도
③ 학업 성취 수준 달성도
④ 금연 시도율
⑤ 금연에 대한 지식과 태도변화

024 보건교육 도중 학습자들의 이해와 참여정도의 파악, 학습자들의 수업 능력·태도·학습방법 등을 확인함으로써 교육의 문제점을 파악하여 교육 방법이나 내용을 개선하기 위해 실시하는 평가는?

① 진단평가　　② 형성평가
③ 총괄평가　　④ 상대평가
⑤ 절대평가

025 보건교육 후 대상자가 성취수준을 달성했는지 측정하기 위한 평가 유형은?

① 구조평가　　② 과정평가
③ 진단평가　　④ 형성평가
⑤ 총괄평가

026 당뇨병 환자에게 3개월간 식이요법을 실천하도록 교육하고, 3개월 후 혈당 수준을 측정했을 때 평가 유형은?

① 진단평가
② 성과평가
③ 구조평가(투입평가)
④ 과정평가
⑤ 형성평가

027 비만 청소년에게 체중 감량을 위한 운동교육 후 해야 할 성과평가 항목으로 옳은 것은?

① 운동 시도율
② 교육 참여율
③ 제공된 교육의 질
④ 교육 시설 및 장비의 적절성
⑤ 교육 인력의 전문성

028 보건교육 평가 유형에 관한 설명으로 옳은 것은?

① 진단평가 : 교육 실시 전 학습자의 요구도 및 특성 확인
② 형성평가 : 교육 실시 후 학습자의 교육목표 달성 여부 확인
③ 총괄평가 : 교육 실시 중 학습자의 이해 정도와 참여 정도 파악
④ 구조평가(투입평가) : 교육의 실행 효과 확인
⑤ 성과평가 : 교육에 투입되는 자원의 적절성 확인

029 당뇨병 환자에게 인슐린 자가주사 시범을 보인 후 또는 임산부에게 신생아 목욕법에 대한 시범을 보인 후 교육내용을 평가할 때 가장 옳은 방법은?

① 필기시험　　② 설문지법
③ 면접법　　　④ 관찰법
⑤ 구두질문

030 평가도구에 보건교육의 기준이나 목표가 얼마나 잘 포함되어 있는지 측정해내는 정도를 의미하는 보건교육 평가도구는 무엇인가?

① 신뢰도　　② 타당도
③ 객관도　　④ 실용도
⑤ 정확도

031 보건교육을 실시한 후 동일한 대상자에게 동일한 방법으로 반복측정 했을 때 동일한 결과가 나오는 정도에 해당하는 평가도구는?

① 신뢰도　　② 객관도
③ 타당도　　④ 실용도
⑤ 만족도

032 흡연 학생에게 금연 교육 실시 후 궁극적으로 요구되는 것은 무엇인가?

① 금연 의지
② 금연 실천
③ 흡연의 위험성 인지
④ 금단증상 관리 방법
⑤ 흡연 유혹에 대한 대처법

033 보건교육을 실시한 후 평가의 최종 단계로 옳은 것은?

① 평가계획을 세운다.
② 평가 기준을 확인한다.
③ 평가에 대한 재계획을 수립한다.
④ 평가 대상과 관련된 자료를 수집한다.
⑤ 설정한 목표와 달성된 목표를 비교한다.

034 개별 보건교육을 실시할 때 주의사항으로 옳은 것은?

① 대상자 수준에 맞는 어휘를 사용한다.
② 대상자와 상호작용을 최소화한다.
③ 대상자의 부정적 감정표현은 무시한다.
④ 보건교육 시간을 단축시키기 위해 대상자에게 대답을 재촉한다.
⑤ 대상자에게 지시하거나 명령조로 말하여 교육의 효과를 높인다.

035 상담 시 상담자가 가져야 할 태도로 옳은 것은?

① 질문에 대한 대답의 암시를 제공한다.
② 잘못된 생각이나 부정적인 감정은 자연스럽게 교정해준다.
③ 질문은 일체 삼가고 듣기만 한다.
④ 주의 깊게 청취한다.
⑤ 계획된 시간 안에 무조건 끝낸다.

036 효과적인 상담을 위해 가장 중요한 것은 무엇인가?

① 꼼꼼하게 기록하며 상담을 시행한다.
② 상담 전 안정된 분위기를 조성해야 한다.
③ 피상담자와 상담자의 신뢰감이 형성되어야 한다.
④ 적절한 충고를 해준다.
⑤ 해결방법을 제시해주어야 한다.

037 에이즈 환자에게 보건교육을 실시할 때 가장 적절한 방법은 무엇인가?

① 분단토의
② 역할극
③ 강의
④ 브레인스토밍
⑤ 상담

038 대상자(피교육자)가 기본지식이 없는 경우에 적합한 교육방법은?

① 견학
② 강의
③ 브레인스토밍
④ 분단토의
⑤ 역할극

039 강의의 장점으로 옳은 것은?

① 학습자들의 개인 차이를 좁힐 수 있다.
② 질적으로 높은 수준의 교육을 실시할 수 있다.
③ 짧은 시간 안에 많은 양의 지식을, 많은 사람에게 전달할 수 있다.
④ 문제 해결능력을 길러준다.
⑤ 학습자의 자발적 참여를 유도할 수 있다.

040 참가자들이 어떤 주제에 대해 자유롭게 상호의견을 교환하고 결론을 내리는 왕래식 교육방법으로, 민주적 회의능력을 기를 수 있는 보건교육 방법을 무엇이라고 하는가?

① 패널토의 ② 심포지엄
③ 세미나   ④ 집단토의
⑤ 상담

041 한 주제에 대해 상반된 의견을 가진 4~7명의 전문가가 사회자의 안내에 따라 주제에 대해 자유롭게 의견을 나누고 청중의 질문에 답하는 보건교육 방법을 무엇이라고 하는가?

① 패널토의(배심토의)
② 브레인스토밍
③ 분단토의
④ 집단토의
⑤ 역할극

042 특정 주제에 대해 2~5명의 전문가가 미리 준비된 내용을 발표한 후 청중과 질의응답을 통해 공개토론하는 형식의 보건교육 방법은?

① 패널토의   ③ 분단토의
⑤ 세미나   ② 집단토의
④ 심포지엄

043 6~8명으로 구성된 몇 개의 소분단으로 나누어 토의한 후 다시 전체 회의에서 종합하는 방법의 보건교육 방법은?

① 심포지엄   ② 패널토의
③ 워크숍   ④ 집단토의
⑤ 분단토의

044 교육자가 바람직한 행동양식을 보여주고, 학습자는 관찰과 모방을 통해 이를 습득하는 보건교육 방법은?

① 상담   ② 강의
③ 시범   ④ 견학
⑤ 역할극

045 유치원생에게 손 씻기 교육을 할 때 가장 효과적인 보건교육 방법은?

① 강의   ② 시범
③ 심포지엄 ④ 상담
⑤ 브레인스토밍

046 시범교육의 장점으로 옳은 것은?

① 많은 대상자에게 교육할 수 있다.
② 교육자의 준비시간이 절약된다.
③ 보조 자료나 물품이 필요하지 않다.
④ 실무적용이 용이하고, 의도하는 바를 확실히 전달 할 수 있다.
⑤ 경제적이다.

047 다음에서 설명하는 보건교육 방법은?

- 가능한 한 많은 아이디어를 목록화하고 그중 최상의 아이디어를 선택하는 방법이다.
- 번개처럼 떠오르는 기발한 생각을 포착한다는 의미를 가지고 있으며 '팝콘회의'라고도 한다.

① 역할극   ② 심포지엄
③ 패널토의 ④ 분단토의
⑤ 브레인스토밍

048 브레인스토밍의 장점으로 옳은 것은?

① 창의적인 아이디어를 도출할 수 있다.
② 피교육자들의 비판능력을 기를 수 있다.
③ 토의 초점의 흔들림 없이 문제를 해결할 수 있다.
④ 민주적인 회의능력을 기를 수 있다.
⑤ 짧은 시간에 많은 내용을 전달할 수 있다.

049 특정 상황이나 주제를 실제처럼 재현하여 학습하는 방법으로, 참가자들이 다양한 역할을 맡아 직접 경험해보면서 상황을 분석하고 해결방안을 모색할 수 있는 보건교육 방법은?

① 견학
② 역할극
③ 브레인스토밍
④ 세미나
⑤ 분단토의

050 교실을 벗어나 실제 환경에서 이루어지는 학습활동으로, 대상자들이 다양한 장소를 방문하여 직접 경험하고 관찰함으로써 이론을 실제와 연결하는 데 도움이 되는 보건교육 방법은?

① 집단토의
② 브레인스토밍
③ 현장학습
④ 세미나
⑤ 원격교육

051 보건교육 방법과 내용의 연결이 옳은 것은?

① 집단토의 : 10명의 청소년이 혼전임신에 대한 자유로운 토론을 통해 창의적이고 새로운 아이디어를 모색하기에 적당한 교육방법
② 세미나 : 교육자가 일정한 내용을 중심으로 학습자에게 일방적으로 정보를 전달하는 교육 방법
③ 견학 : 선정된 문제를 과학적으로 분석하기 위해 이용하는 방법으로, 참가자 모두가 새로운 발견에 중점을 두는 교육방법
④ 협동학습 : 공동의 학습 목표를 달성하기 위해 학습자들이 서로 협력하여 문제를 해결하고, 결과에 대해 공동의 책임과 평가를 강조하는 학습 형태
⑤ 사례연구 : 실제 현장으로 장소를 옮겨서 직접 관찰을 통해 목표한 학습을 유도하는 방법

052 보건교육 매체 중 소책자(팸플릿)에 관한 설명으로 옳은 것은?

① 대상자의 이해 정도를 파악할 수 있다.
② 대상자에게 즉각적인 피드백이 가능하다.
③ 휴대가 가능하고 스스로 학습할 수 있다.
④ 소수에게만 적용이 가능하므로 경제성이 낮다.
⑤ 관심도가 낮은 경우에도 효과적으로 교육할 수 있다.

053 인슐린 주사교육 시 사용될 수 있는 가장 효율적인 보건교육 매체는?

① 칠판
② 모형
③ 파워포인트
④ 인쇄자료(팸플릿, 소책자)
⑤ 게시판

054 사진 및 동영상을 삽입하여 활용할 수 있는 보건교육 매체는?

① 인쇄자료(팸플릿, 소책자)
② 녹음기
③ 파워포인트
④ 모형
⑤ 칠판

055 실제와 유사한 상황(가상환경, 가상현실)을 만들어 제공함으로써 실제로는 있을 수 있는 위험부담에 대한 걱정 없이 학습자를 학습 활동에 참여하게 하는 보건교육 매체는?

① 시뮬레이션　② 모형
③ 파워포인트　④ 캠페인
⑤ 게시판

056 급성 감염병이 만연할 때 국민들에게 알릴 수 있는 가장 효과적인 매체로 옳은 것은?

① 가정방문
② 벽보
③ 유인물 배포
④ 대중매체
⑤ 강연회

057 대중매체를 이용한 보건교육의 장점으로 옳은 것은?

① 개인의 사정을 고려할 수 있다.
② 짧은 시간에 많은 사람에게 정보를 전달할 수 있다.
③ 비용이 저렴하다.
④ 모든 사람에게 가장 효율적인 방법이다.
⑤ 실물이나 실제상황의 직접 관찰이 가능하다.

Chapter 02 보건행정

※ 각 문제에 대한 해설은 **핵심이론 220~233페이지**를 참고해 주세요.

001 다음에서 설명하는 보건행정의 특성은?

> • 보건의료서비스는 사회경제적 특성상 공공재 성격의 서비스이다.
> • 공공복지와 집단의 건강을 추구한다.
> • 특별한 이유 없이 특정 개개인이나 집단에게 보건행정서비스를 유리하게 제공하지 않아야 하며 서비스 제공을 부당하게 거부하거나 회피하는 것은 허용되지 않는다.

① 공공성　　② 과학성
③ 조장성　　④ 양면성
⑤ 봉사성

002 보건행정의 관리 요소 중 다음의 내용에 해당하는 것은?

> • 조직 구성원 및 부서 간에 업무활동을 수평적으로 통합
> • 조직의 공동 목표 달성을 위해 조직원 또는 부서 간의 협의 등을 통해 행동의 통일을 가져오도록 하는 집단적인 노력

① 기획　　② 조직
③ 지시(지휘)　　④ 조정
⑤ 보고

003 우리나라 보건행정조직의 특징으로 옳은 것은?

① 보건행정에서 보건소가 차지하는 비중은 그리 크다고 볼 수 없다.
② 보건행정체계가 다원화 되어 있어 보건행정활동이 원활하다.
③ 보건사업 업무를 최말단에서 담당하고 있는 기관은 질병관리청이다.
④ 지방보건행정조직은 이원화된 행정 체계로 운영된다.
⑤ 중앙보건행정조직은 행정안전부가 주도한다.

004 국민의 건강과 보건, 복지, 사회보장 등 삶의 질 제고를 위한 정책 및 사무를 관장하며 방역과 위생 등을 실시하는 우리나라 중앙보건행정조직으로 옳은 것은?

① 교육부
② 여성가족부
③ 보건복지부
④ 고용노동부
⑤ 행정안전부

005 생활보호·자활지원·사회보장·아동·노인·장애인·보건위생·의정(醫政) 및 약정(藥政)에 관한 사무를 관장하는 정부조직은?

① 보건복지부
② 질병관리청
③ 근로복지공단
④ 보건진료소
⑤ 보건소

006 간호조무사의 보수교육, 자격신고 및 지도·감독에 관한 사항을 담당하는 보건복지부 내의 부서는?
① 건강정책과
② 의료기관정책과
③ 보건의료정책과
④ 간호정책과
⑤ 생명윤리정책과

007 방역·검역 등 감염병에 관한 사무 및 각종 질병의 조사·시험·연구에 관한 사무를 관장하는 중앙행정기관은?
① 환경부
② 질병관리청
③ 행정안전부
④ 고용노동부
⑤ 국립재활원

008 보건소의 설립목적으로 가장 옳은 것은?
① 의료 취약계층에 대한 적절한 의료 제공
② 특수치료를 시행하기 위해
③ 사회보장을 확대하여 국민건강을 향상시키기 위해
④ 중증질환 치료를 위해
⑤ 효율적인 지역보건사업을 통해 국민보건을 향상시키기 위해

009 보건소 설치의 근거가 되는 법은?
①「의료법」
②「지역보건법」
③「국민건강증진법」
④「감염병의 예방 및 관리에 관한 법률」
⑤「농어촌 등 보건의료를 위한 특별조치법」

010 보건소의 설치 기준은?
① 시·도
② 시·군·구
③ 읍·면
④ 벽·오지
⑤ 보건의료취약지역

011 보건소에 관한 설명으로 옳은 것은?
① 읍·면마다 1개씩 설치한다.
② 중앙정부조직의 일원화된 지도·감독을 받는다.
③ 근로자의 업무상 재해보상업무를 수행한다.
④ 지역주민을 위한 지역보건사업을 수행한다.
⑤ 근로자의 특수건강진단을 실시한다.

012 보건소에 관한 설명으로 옳은 것은?
① 보건복지부로부터 인력과 예산을 지원받는다.
② 보건소의 보건에 관한 기술지도 및 감독권은 행정안전부에서 담당한다.
③ 보건소장은 보건복지부 장관이 임명한다.
④ 오지와 벽지에 설치한다.
⑤ 질병예방사업에 중점을 두는 지방보건행정조직이다.

013 다음에 해당하는 보건의료조직을 무엇이라고 하는가?

- 보건소와 병원 기능을 함께 하는(병원의 요건을 갖춘 보건소) 공공의료기관으로 보건사업과 진료, 의료기관 관리 역할을 한다.
- 보건소의 방역, 예방사업뿐만 아니라 30병상 이상 규모를 갖춘 채 진료 각 과를 두고 진료를 제공한다.
- 종합병원이 없는 군 단위 지역에 의료서비스를 제공하고 국가가 주관하는 보건사업을 펼치기 위해 설립되었다.

① 보건지소
② 보건진료소
③ 보건복지부
④ 보건의료원
⑤ 국민건강보험공단

014 「농어촌 등 보건의료를 위한 특별조치법」에 따라 의료취약지역 주민에게 일차보건의료서비스를 제공하기 위해 설치된 지방보건행정조직은?
① 혈액원   ② 보건의료원
③ 보건소   ④ 보건지소
⑤ 보건진료소

015 세계보건기구(WHO)에 관한 설명으로 옳은 것은?
① 모든 인류가 가능한 최고의 건강수준에 도달하게 하는 것을 목적으로 한다.
② 12개의 지역사무소가 있다.
③ 우리나라는 동남아시아 지역사무소에 속하며 인도의 뉴델리에 지역사무소가 있다.
④ 필리핀 마닐라에 본부가 있다.
⑤ 보건소 사업의 지휘 및 조정의 임무를 가진다.

016 보건의료체계의 목적으로 가장 옳은 것은?
① 보건의료 수요자에게 적절한 의료를 효율적으로 제공하기 위함
② 국민의료비 증가를 억제하기 위함
③ 소득 재분배 기능을 수행하기 위함
④ 국민건강보험료 책정을 위함
⑤ 사회구성원들의 통합을 위함

017 보건의료체계의 구성요소 중 보건의료 자원에 속하는 것은?
① 지도력
② 의사결정
③ 국가보건조직
④ 보건의료 인력
⑤ 공공재원

018 보건의료체계를 구성하는 요소 중 인력, 시설, 장비 및 물자, 지식 및 기술의 범주를 포함하는 것은?
① 경제적 지원
② 자원의 조직화
③ 보건의료자원의 개발
④ 보건의료정책과 관리
⑤ 보건의료서비스의 제공

019 보건의료체계의 구성요소 중 경제적 지원에 해당하는 것은?
① 규제
② 지도력
③ 공공재원
④ 건강보험조직
⑤ 일차보건의료 제공

020 보건의료체계의 구성요소 중 지도력, 의사 결정, 규제를 포함하는 것은?
① 경제적 지원
② 자원의 조직화
③ 보건의료 자원의 개발
④ 보건의료 정책과 관리
⑤ 보건의료 서비스의 제공

021 보건의료체계 중 자유방임형의 특징으로 옳은 것은?
① 지정된 병원으로 가야 한다.
② 국가가 의료서비스를 제공하고 관리한다.
③ 모든 의료서비스는 무료로 제공된다.
④ 국민이 스스로 의료인이나 의료기관을 선택할 권리가 보장된다.
⑤ 의료자원이 지역적으로 균등하게 분포되어 있다.

022 프라이(Fry)의 보건의료체계 유형 중 자유방임형에 관한 설명으로 옳은 것은?

① 의료서비스의 질적 수준이 높다.
② 의료자원의 분포와 배치가 효율적이다.
③ 보건의료서비스를 무상으로 제공한다.
④ 의료자원의 중복을 피할 수 있다.
⑤ 의료인에게 재량권이 없다.

023 우리나라 보건의료체계에 관한 설명으로 옳은 것은?

① 의료기관이 도시와 농촌지역에 균형적으로 분포되어 있다.
② 자유 시장 경제 원리에 따라 민간 주도로 운영된다.
③ 재원 조달은 조세에 의한다.
④ 정부의 통제나 간섭을 극대화한 제도이다.
⑤ 의료서비스의 질이 저하된다.

024 일차보건의료에 관한 설명으로 옳은 것은?

① 치료보다는 예방에 치중한다.
② 높은 의료수가를 적용한다.
③ 특수한 지역사회 건강문제를 선택적으로 다룬다.
④ 의사와 간호사를 통해서만 접근이 이루어진다.
⑤ 의료급여 수급자만 이용할 수 있다.

025 일차보건의료에 관한 설명으로 옳은 것은?

① 전문의가 진료하는 병원급 의료를 말한다.
② 모든 사람들이 최고수준의 의료를 제공받을 수 있도록 하는 것을 목표로 한다.
③ 일차보건의료를 행하는 기관으로는 병원, 종합병원, 한방병원이 있다.
④ 의료자원과 인력의 불균형적 분포로 인해 대두되었다.
⑤ 정부가 중심이 되어 진행되는 것이 바람직하다.

026 일차보건의료에 관한 설명으로 옳은 것은?

① 예방보다는 진료 및 치료에 치중한다.
② 국가의 지원 및 개입이 가장 중요하다.
③ 지역사회개발사업과는 별개로 이루어져야 한다.
④ 일차보건의료의 대상자는 특별히 지정된 국민이다.
⑤ 지역 주민의 적극적인 참여가 중요하다.

027 다음에 해당하는 일차보건의료 접근의 필수요소로 옳은 것은?

> • 지리적, 지역적, 경제적, 사회적 이유로 차별이 있어서는 안 된다.
> • 소외되는 지역 없이 보건의료서비스가 전달되어야 한다.
> • 개인이나 가족단위의 모든 주민이 쉽게 이용할 수 있어야 한다.

① 유용성
② 수용가능성
③ 주민참여
④ 지불부담능력
⑤ 접근성

028 일차보건의료 접근의 필수요건 중 접근성이란 무엇인가?
① 주민들의 적극적 참여를 통해 이루어져야 한다.
② 주민들이 이용하기에 거리가 가까워야 한다.
③ 주민의 지불능력에 맞는 보건의료수가로 제공되어야 한다.
④ 주민들이 수용 가능한 방법으로 접근해야 한다.
⑤ 주민들의 기본적인 건강요구에 기본을 두어야 한다.

029 보건진료소 운영위원회나 마을건강원제도를 활용하는 것은 일차보건의료 접근의 필수 요소 중 무엇에 해당하는가?
① 접근성
② 수용가능성
③ 주민의 참여
④ 지속성
⑤ 지불부담능력

030 일차보건의료를 행하는 기관으로만 묶인 것은?
① 국립중앙의료원, 대학병원
② 종합병원, 요양병원
③ 한방병원, 보건소
④ 보건소, 보건지소, 보건진료소, 의원
⑤ 치과병원, 한의원

031 일차보건의료에서 간호사와 주민의 교량역할을 하기에 적절한 사람은?
① 건강에 관한 지식이 많은 사람
② 학력이 높은 사람
③ 주민을 위해 봉사하고자 하는 활동적인 사람
④ 간단한 의료행위를 할 수 있는 자격을 가진 사람
⑤ 응급처치가 가능한 사람

032 사회보장의 기능으로 옳은 것은?
① 문화생활 보장
② 부의 축적
③ 경제적으로 여유로운 생활 보장
④ 사회계층간의 갈등 조장
⑤ 소득 재분배

033 사회보험에 관한 설명으로 옳은 것은?
① 국민건강보험, 산업재해보상보험, 국민연금, 고용보험, 노인장기요양보험이 있다.
② 대상은 국가가 임의로 선택한 일부 국민이다.
③ 자력으로 생계를 유지할 수 없는 사람들을 위한 것이다.
④ 보험료를 국가가 전액 부담한다.
⑤ 소득 및 고용을 보장한다.

034 소득활동을 할 때 납부한 보험료를 기반으로 장애, 노령, 퇴직 및 부양자의 사망 등으로 인해 소득이 상실되는 경우 제공되는 현금급여는?
① 국민연금
② 고용보험
③ 국민건강보험
④ 기초생활보장
⑤ 산업재해보상보험

035 실직 근로자들의 생계를 보장하여 생활의 안정을 도모하기 위한 사회보험제도로 옳은 것은?
① 고용보험
② 의료급여
③ 기초생활보장
④ 산업재해보상보험
⑤ 노인장기요양보험

036 생활이 어려운 사람에게 필요한 급여를 제공하여 이들의 최저생활을 보장하고 자활을 돕는 공공부조는?
① 고용보험
② 국민연금
③ 국민건강보험
④ 기초생활보장
⑤ 산업재해보상보험

037 다음 중 장애인을 대상으로 하는 사회보장제도는?
① 사회보험
② 공공부조
③ 사회서비스
④ 표준서비스
⑤ 평생사회안전망

038 국민의 삶의 질이 향상되도록 지원하는 사회서비스의 종류로 옳은 것은?
① 생계급여서비스
② 의료급여서비스
③ 주거급여서비스
④ 교육급여서비스
⑤ 산모·신생아 건강관리 지원서비스

039 소득보장과 의료보장이 모두 가능한 사회보험으로 옳은 것은?
① 산업재해보상보험
② 노인장기요양보험
③ 고용보험
④ 국민연금
⑤ 국민건강보험

040 우리나라 사회보장제도 중 의료를 보장하는 공공부조는 무엇인가?
① 국민건강보험
② 국민연금
③ 기초생활보장
④ 의료급여
⑤ 산업재해보상보험

041 우리나라 의료보장에 해당하는 것으로 옳은 것은?
① 국민연금, 의료급여, 노인장기요양보험
② 국민건강보험, 산업재해보상보험, 의료급여
③ 국민건강보험, 노인장기요양보험, 고용보험
④ 고용보험, 국민연금, 산업재해보상보험
⑤ 국민건강보험, 국민연금, 의료급여

042 사회보험방식의 의료보장으로만 이루어진 것은?
① 국민건강보험, 산업재해보상보험
② 의료급여, 기초생활보장
③ 고용보험, 노인장기요양보험
④ 산업재해보상보험, 의료급여
⑤ 노인장기요양보험, 국민연금

043 의료보장에 관한 설명으로 옳은 것은?
① 고소득자는 민간보험에 가입한다.
② 예기치 못한 의료비 부담으로부터 국민을 재정적으로 보호한다.
③ 모든 농어촌 거주자는 지역건강보험에 가입해야 한다.
④ 국민건강보험은 1, 2종으로 나뉜다.
⑤ 산업재해 시 국민건강보험공단에서 재해 보상을 한다.

044 의료보장의 유형 중 사회보험방식(NHI)에 관한 설명으로 옳은 것은?
① 일반 조세로 재원을 조달한다.
② 한국, 일본, 독일 등에서 채택중인 방식이다.
③ 가입은 대부분 자발적이며 선택적으로 이루어진다.
④ 보험료는 정액제로 모든 국민이 동일하게 납부한다.
⑤ 의료서비스는 전액 무상으로 제공되며 본인부담금이 없다.

045 우리나라 국민건강보험 제도에 관한 설명으로 옳은 것은?
① 보건소에서는 요양급여를 받을 수 없다.
② 본인의 의사에 따라 가입을 결정한다.
③ 소득재분배 기능을 수행한다.
④ 개인의 위험 정도, 계약 내용에 따라 보험료가 부과된다.
⑤ 보험료 부과 수준에 따른 차등보험급여가 행해진다.

046 우리나라 국민건강보험 제도의 특성에 관한 설명으로 옳은 것은?
① 보험자는 국민건강보험공단이다.
② 1종과 2종으로 구분한다.
③ 보험가입 금액 한도 내에서 보장받을 수 있다.
④ 현금급여가 원칙이다.
⑤ 개인의 건강 위험 정도에 따라 보험료가 부과된다.

047 우리나라 국민건강보험 제도에 관한 설명으로 옳은 것은?
① 모든 보건의료서비스에 보험급여가 적용된다.
② 국민건강보험공단이 의료비 심사업무를 담당한다.
③ 균등한 보험급여를 보장한다.
④ 직장가입자는 보험료를 전액 본인이 부담한다.
⑤ 보험료는 모든 국민에게 동일하게 부과된다.

048 우리나라 국민건강보험 제도의 특성으로 옳은 것은?
① 장기보험이다.
② 사적계약에 의해 징수된다.
③ 개인의 선택에 따라 임의가입 할 수 있다.
④ 공공부조에 속한다.
⑤ 소득수준 등에 따라 보험료를 차등하여 부담한다.

049 국민건강보험의 본인일부부담금의 이유로 옳은 것은?
① 본인에게도 부담을 주어 불필요한 의료서비스를 이용하지 않게 하려고
② 보험료 부담능력이 있는지 알아보기 위해
③ 다음 예약시간을 지키게 하려고
④ 국가로부터 환불을 받기 위해
⑤ 병원재정에 보탬이 되기 위해

050 요양급여 비용의 심사 및 요양급여의 적정성을 평가하는 기관은?
① 국민건강보험공단
② 보건복지부
③ 행정안전부
④ 건강보험심사평가원
⑤ 세계보건기구

051 우리나라 보험급여 형태 중 현물급여에 해당하는 것은?
① 요양비
② 건강검진
③ 임신·출산 진료비
④ 본인부담액 상한제
⑤ 장애인 보조기기 구입비

052 우리나라에서 보험급여를 받을 수 있는 경우로 옳은 것은?
① 20세 대학생의 진단서 발급 비용
② 30세 자영업자의 대상포진 예방접종
③ 40세 직장인의 미용 성형
④ 50세 직장인의 일반건강검진
⑤ 60세 가정주부의 치과 임플란트

053 우리나라 의료보험에서 국민에게 제공하는 혜택으로 옳은 것은?
① 간병인을 고용하면 받을 수 있는 간병비
② 의료기관을 이용할 때 지불한 교통비
③ 병원에서 치료받을 수 있는 요양급여
④ 비급여 항목에 대한 비용지원
⑤ 병원에서 근무하는 의료인 및 간호조무사의 급여

054 산업재해 보상을 받을 수 있는 기관은?
① 근로복지공단
② 국민연금공단
③ 국민건강보험공단
④ 한국산업인력공단
⑤ 한국산업안전보건공단

055 주 소득자의 사망으로 인해 자력으로 생계를 유지할 수 없게 된 가족이 의료를 보장받을 수 있는 공공부조 제도는?
① 국민연금
② 의료급여
③ 기초생활보장
④ 국민건강보험
⑤ 산업재해보상보험

056 보험료 부담능력이 없는 저소득층의 의료를 국가가 공공부조방식으로 보장하는 제도를 무엇이라고 하는가?
① 사회서비스
② 의료급여
③ 국민연금
④ 국민건강보험
⑤ 산업재해보상보험

057 우리나라 의료급여에 관한 설명으로 옳은 것은?
① 공공부조에 속한다.
② 전 국민을 가입 대상으로 한다.
③ 소득능력 상실 시 최저 생활을 할 수 있도록 소득을 보장한다.
④ 재해근로자와 가족에게 신속하고 공정한 재해보상을 한다.
⑤ 노인 등에게 장기요양급여를 지원하여 건강증진 및 생활 안정을 도모한다.

058 의료급여 수급권자에 관한 설명으로 옳은 것은?
① 65세를 기준으로 1종과 2종으로 구분한다.
② 의료급여 2종 수급자의 경우 의료비가 전액 지원된다.
③ 의료급여 1종 수급자가 입원할 경우 본인부담금이 없다.
④ 의료급여 2종 수급권자로는 국가무형문화재 보유자와 북한이탈주민 등이 있다.
⑤ 근로능력이 있다고 판정받은 기초생활수급권자는 의료급여 1종 수급권자가 된다.

059 의료급여에 관한 내용으로 옳은 것은?
① 생활이 어려운 사람들에게 최저생활을 보장한다.
② 근로 능력이 있는 저소득자의 자활을 돕는다.
③ 재원은 일반조세 수입을 통해 충당한다.
④ 보험료를 지불할 능력이 있는 국민을 대상으로 한다.
⑤ 강제적인 사회보험이다.

060 노인장기요양보험제도에 관한 설명으로 옳은 것은?
① 국민건강보험 가입자는 노인장기요양보험에 가입할 수 없다.
② 대상자는 중증 질환을 가진 노인으로 한정한다.
③ 재가급여를 우선 적용하는 것을 원칙으로 한다.
④ 장기요양등급은 1~8등급으로 판정한다.
⑤ 장기요양급여에는 재가급여, 시설급여, 산정특례가 있다.

061 노인장기요양보험제도에 관한 설명으로 옳은 것은?
① 운영기관은 건강보험심사평가원이다.
② 민간보험에 의해 서비스가 제공된다.
③ 장기요양 등급을 받은 자에게 급여가 제공된다.
④ 의료급여수급권자의 시설급여 본인부담금 비율은 20%이다.
⑤ 별도의 신청 없이 서비스를 이용할 수 있다.

062 노인장기요양보험제도에 관한 설명으로 옳은 것은?
① 개인의 선택에 따라 임의 가입한다.
② 재원은 국가 및 지방자치단체에서 전액 부담한다.
③ 장기요양보험사업의 보험자는 국민건강보험공단이다.
④ 판정 등급과 상관없이 균등한 서비스가 제공된다.
⑤ 장기요양보험료와 국민건강보험료는 통합된 회계로 관리된다.

063 노인장기요양보험제도에 관한 설명으로 옳은 것은?

① 대상자의 건강 수준에 따라 장기요양보험료가 결정된다.
② 노후생활안정을 위한 소득 보장이 목적이다.
③ 요양이 필요한 장애인을 대상으로 한다.
④ 장기요양인정 신청은 치료받는 의료기관에 신청한다.
⑤ 장기요양급여에는 재가급여, 시설급여, 특별현금급여가 있다.

064 65세 이상 또는 65세 미만 노인성 질병을 가진 자로서 혼자서 6개월 이상 일상생활을 수행하기 어렵다고 인정된 노인 등에게 적용되는 제도는?

① 국민건강보험
② 고용보험
③ 노인장기요양보험
④ 산업재해보상보험(산재보험)
⑤ 국민연금

065 노인장기요양급여 수급자가 될 수 있는 사람은?

① 관절염으로 일상생활이 힘든 63세 여성
② 한쪽 손을 사용할 수 없는 50세 유방암 여성
③ 파킨슨병으로 일상생활이 힘든 55세 남성
④ 혼자서 일상생활이 가능한 65세 파킨슨병 남성
⑤ 스스로 활동이 가능한 70세 결핵 남성

066 노인장기요양보험제도의 서비스 수급자는?

① 간암으로 6개월 이상 일상생활 수행이 어려운 60세
② 뇌졸중으로 6개월 이상 일상생활 수행이 어려운 50세
③ 고혈압으로 6개월 이상 일상생활 수행이 어려운 40세
④ 당뇨병으로 6개월 이상 일상생활 수행이 어려운 30세
⑤ 양극성장애로 6개월 이상 일상생활 수행이 어려운 20세

067 장기요양 인정 신청을 위해 장기요양 인정 신청서를 제출해야 하는 기관은?

① 관할 보건소
② 보건복지부
③ 질병관리청
④ 국민건강보험공단
⑤ 건강보험심사평가원

068 장기요양 인지지원등급의 장기요양 인정 점수는?

① 45점 미만
② 45점 이상 51점 미만
③ 51점 이상 60점 미만
④ 60점 이상 75점 미만
⑤ 75점 이상 95점 미만

069 노인요양시설 및 노인요양공동생활가정 등의 장기요양기관에 장기간 입소하여 신체활동 지원 및 심신기능의 유지·향상을 위한 교육·훈련 등을 제공받는 장기요양급여는?

① 재가급여
② 시설급여
③ 특별현금급여
④ 주·야간보호급여
⑤ 기타 재가급여

070 다음 중 노인장기요양보험의 시설급여에 해당하는 것으로 옳은 것은?

① 노인요양공동생활가정
② 방문요양
③ 주·야간보호
④ 단기보호
⑤ 방문간호

071 노인의료복지시설에 해당하는 것은?

① 양로시설
② 노인공동생활가정
③ 노인요양시설
④ 노인복지주택
⑤ 노인복지관

072 노인의료복지시설 중 치매나 중풍 등 노인성 질환으로 심신에 상당한 장애가 발생하여 도움을 필요로 하는 노인을 입소시켜 급식·요양과 편의를 제공하는 입소 정원 10명 이상의 시설을 무엇이라고 하는가?

① 양로시설
② 노인요양시설
③ 노인복지주택
④ 노인공동생활가정
⑤ 노인요양공동생활 가정

073 노인요양공동생활가정(그룹홈)은 노인복지시설 중 무엇에 해당하는가?

① 노인의료 복지시설
② 노인주거 복지시설
③ 노인여가 복지시설
④ 재가노인 복지시설
⑤ 노인보호 전문기관

074 양로시설, 노인공동생활가정, 노인복지주택은 노인복지시설 중 무엇에 해당하는가?

① 노인의료 복지시설
② 노인주거 복지시설
③ 노인여가 복지시설
④ 재가노인 복지시설
⑤ 노인일자리 지원기관

075 노인장기요양급여 중 특별현금급여에 해당하는 것은?

① 방문요양
② 가족요양비
③ 주·야간 보호
④ 노인요양시설
⑤ 노인요양공동생활가정

076 사후보상방식으로 진료비를 결정하는 진료비 지불제도는 무엇인가?

① 행위별수가제
② 인두제
③ 포괄수가제
④ 봉급제
⑤ 총액예산제

077 의료인이 환자를 진료할 때마다 진찰료, 검사비, 처치비 등을 각각 산정하여 진료비를 청구하는 제도는?

① 인두제
② 봉급제
③ 총액예산제
④ 포괄수가제
⑤ 행위별수가제

078 진료비 지불제도 중 사후보상 결정방식의 장점은?

① 의사 간 불필요한 경쟁을 줄일 수 있다.
② 과잉 진료를 예방할 수 있다.
③ 예방중심 의료서비스가 강화된다.
④ 의료인의 재량권이 확대되어 의료서비스의 질이 높아진다.
⑤ 국민의료비를 감소시킬 수 있는 제도이다.

079 행위별 수가제에 관한 설명으로 옳은 것은?

① 행정업무 절차가 간단하다.
② 진료비 심사·조정과 관련된 공급자의 불만이 감소된다.
③ 환자에게 제공된 서비스 중 일부만 진료비 청구의 근거가 된다.
④ 의사의 권한이 지나치게 작아진다.
⑤ 과잉진료 가능성이 있다.

080 의사에게 등록된 환자 또는 주민의 수에 따라 진료비를 지급하는 진료비 지불제도는?

① 인두제
② 봉급제
③ 총액예산제
④ 포괄수가제
⑤ 행위별수가제

081 서비스의 양과 상관없이 환자 요양 일수별 혹은 질병군에 따라 진료비를 지급하는 제도는?

① 행위별수가제
② 총액예산제
③ 포괄수가제
④ 봉급제
⑤ 인두제

082 국민건강보험 가입자인 남성이 종합병원에서 서혜부 탈장 수술을 받은 후 합병증 없이 퇴원하는 경우 적용되는 진료비지불보상 방식에 관한 설명으로 옳은 것은?

① 새로운 의료기술 도입이 촉진된다.
② 의료비용을 사전에 예측할 수 있다.
③ 진료비 청구에 대한 행정적 업무절차가 복잡하다.
④ 불필요한 검사나 처치 가능성이 있다.
⑤ 입원 재원일 수가 늘어날 가능성이 높다.

083 제왕절개로 아이를 분만한 산모에게 적용될 진료비 지불제도에 관한 설명으로 옳은 것은?

① 의사의 재량권이 확대된다.
② 의료기술에 대한 연구개발이 촉진된다.
③ 의사의 과잉 진료로 의료비가 상승할 수 있다.
④ 진료비 청구 및 심사 업무가 간소화된다.
⑤ 의사의 적극적인 서비스 제공 욕구로 인해 예후가 불량한 질병을 적극적으로 치료할 가능성이 높다.

084 치핵 수술을 받고 합병증 없이 퇴원하는 환자에게 적용되는 진료비 지불제도는?

① 봉급제　　② 인두제
③ 포괄수가제　　④ 총액예산제
⑤ 행위별수가제

085 현재 우리나라에서 적용 중인 포괄수가제 항목으로 옳은 것은?

① 간암 수술
② 수정체 수술
③ 인공관절 수술
④ 전립샘 절제 수술
⑤ 추간판 절제 수술

086 지불자 측과 진료자 측이 진료보수 총액을 정하여 사전에 예산을 체결하는 방식의 진료비 지불보상제도는?

① 인두제　　② 봉급제
③ 총액예산제　　④ 포괄수가제
⑤ 행위별수가제

087 진료비 지불제도와 이에 관한 설명이 옳게 연결된 것은?

① 총액예산제 - 질병군별로 미리 책정된 진료비 지급
② 인두제 - 진찰료, 처치비 등 서비스의 내용에 따라 진료비 지급
③ 포괄수가제 - 의사에게 등록된 환자 또는 주민의 수에 따라 진료비 지급
④ 봉급제 - 병원급 의료기관에서 근무하는 의사에게 경력과 직책에 따라 진료비 지급
⑤ 행위별 수가제 - 지불자 측과 진료자 측이 진료비 총액을 사전 정해 예산에 대한 계약을 체결하여 진료비 지급

088 우리나라의 진료비 지불제도 방식으로 옳은 것은?

① 행위별 수가제를 근간으로 인두제 방식이 병행된다.
② 행위별 수가제를 근간으로 포괄수가제 방식이 병행된다.
③ 포괄수가제를 근간으로 봉급제 방식이 병행된다.
④ 포괄수가제를 근간으로 총액예산제 방식이 병행된다.
⑤ 행위별 수가제만 시행된다.

089 우리나라 국민의료비가 증가되는 요인으로 옳은 것은?

① 병원규모의 소형화
② 시설 및 의료장비에 대한 투자 감소
③ 노인인구 감소
④ 급성질환 증가
⑤ 경제적 여유가 생기면서 사소한 질병으로도 병원을 찾기 때문에

090 국민의료비 억제 대책으로 옳은 것은?

① 급여범위의 확대
② 일차보건의료 축소
③ 본인부담률 인하
④ 고가의 의료장비 도입
⑤ 진료비 지불방식을 사전 결정방식으로 전환

Chapter 03 환경보건

※ 각 문제에 대한 해설은 **핵심이론 234~248페이지**를 참고해 주세요.

001 환경오염으로 인한 문제점으로 옳은 것은?
① 빙하 증가
② 산성비 감소
③ 이상 기후 감소
④ 해수면 높이 상승
⑤ 온실가스 농도 감소

002 해수면 상승, 엘니뇨 현상, 지구온난화 등을 야기하는 것은 무엇 때문인가?
① 열섬현상
② 오존층 파괴
③ 기온역전
④ 온실효과
⑤ 부영양화(과잉영양화)현상

003 습지의 보호와 지속 가능한 이용에 관한 국제환경협약은?
① 바젤 협약
② 파리 협정
③ 람사르 협약
④ 생물 다양성 협약
⑤ 몬트리올 의정서

004 지구온난화를 일으키는 온실가스 배출을 억제하기 위한 협약으로, 온실가스 배출량을 약속한대로 감축하지 못한 국가에게는 무역에서 불이익을 적용하기로 합의한 국제환경협약은?
① 바젤 협약
② 런던 협약
③ 교토 의정서
④ 람사르 협약
⑤ 몬트리올 의정서

005 다음에 해당하는 국제환경협약은 무엇인가?

> • 유해 폐기물 수출입과 처리를 규제
> • 특히 선진국에서 개발도상국으로의 유해 폐기물 수출을 규제하여 환경을 보호하고, 각국이 자국 내에서 안전하게 폐기물을 관리하도록 촉구

① 런던협약
② 바젤협약
③ 파리협정
④ 람사르협약
⑤ 몬트리올의정서

006 기온역전에 관한 설명으로 옳은 것은?
① 대기오염이 감소하게 된다.
② 상층부로 올라갈수록 기온이 낮아진다.
③ 바람이 없는 맑게 갠 날에는 잘 발생하지 않는다.
④ 대기오염 물질의 확산이 잘 이루어지지 않아 건강에 나쁜 영향을 줄 수 있다.
⑤ 겨울철에 눈이나 얼음으로 지면이 덮인 경우에는 잘 발생하지 않는다.

007 불감기류에 관한 설명으로 옳은 것은?
① 피부를 통해 감지할 수 있는 기류이다.
② 0.1m/sec 이하의 기류이다.
③ 실내나 의복에 끊임없이 존재한다.
④ 생식샘의 발육을 억제시킨다.
⑤ 추위에 대한 저항력을 감소시킨다.

008 포화습도와 정지공기 상태에서 느끼는 온감과 같은 동일한 온감을 주는 것으로 기온, 기습, 기류의 요소를 종합한 체감온도는?

① 감각온도
② 불쾌지수
③ 최적온도
④ 카타 냉각력
⑤ 습구흑구 온도지수

009 다음 내용이 설명하는 온열지수는 무엇인가?

- 체온 조절에 있어 가장 적절한 온도
- 성별, 연령, 계절, 의복 상태, 신체활동 강도 등에 따라 달라진다.

① 최적온도
② 감각온도
③ 불쾌지수
④ 카타 냉각력
⑤ 습구흑구 온도지수

010 50% 이상의 사람이 불쾌감을 느끼는 불쾌지수로 옳은 것은?

① 70 이상
② 75 이상
③ 80 이상
④ 86 이상
⑤ 90 이상

011 다음 내용이 설명하는 온열지수는 무엇인가?

- 공기의 냉각력을 측정하여 쾌적도를 평가한다.
- 기류 측정 시에도 사용한다.
- 단위시간에 인체의 단위 면적에서 손실되는 열량을 의미한다.

① 최적온도
② 감각온도
③ 불쾌지수
④ 카타 냉각력
⑤ 습구흑구 온도지수

012 보건학상 최적의 주거환경으로 옳은 것은?

① 동북방향의 주택
② 창문 밖에 가로등이 설치된 곳
③ 일조량이 최소 4시간 이상인 곳
④ 쓰레기 매립 기간이 10년 미만인 곳
⑤ 환기를 위한 창문은 거실바닥 면적의 1/5 이상이 적합

013 인체에 유익한 도르노선(건강선)이 있는 광선으로, 인체에서 비타민 D를 형성하여 구루병이나 골다공증 예방에도 중요한 역할을 하는 태양광선은?

① α선
② χ선
③ 자외선
④ 적외선
⑤ 가시광선

014 적외선의 작용으로 옳은 것은?
① 명암과 색깔 구별
② 살균작용과 치료작용
③ 성장과 신진대사
④ 혈관확장 및 근육 이완
⑤ 비타민 D 형성

015 냉방병에 관한 설명으로 옳은 것은?
① 여름철 냉방 시 실내외 온도차는 15~16℃ 정도가 적합하다.
② 실내외 과도한 기압차에 의해 발생한다.
③ 밀폐건물증후군, 레지오넬라증에 의해 발생하기도 한다.
④ 고열, 발한, 혈변 등의 증상이 나타난다.
⑤ 치명률이 높다.

016 공기가 여러 가지 원인에 의해 오염되었다 하더라도 그 조성이 크게 달라지지 않는 이유는 무엇인가?
① 탈락작용　② 자정작용
③ 흡착작용　④ 여과작용
⑤ 산화작용

017 실내 공기오염의 판정 지표로 옳은 것은?
① 오존
② 일산화탄소
③ 이산화질소
④ 이산화탄소
⑤ 아황산가스

018 군집중독을 일으키는 물질은?
① 오존
② 라돈
③ 아황산가스
④ 이산화탄소
⑤ 폼알데하이드

019 밀폐된 공간에 다수의 사람이 밀집되어 있을 때 두통, 현기증, 구역 등의 증상이 나타났다. 이에 대한 대처 방법으로 옳은 것은?
① 채광 조절　② 환기 실시
③ 냉방 가동　④ 습도 조절
⑤ 난방 가동

020 새로 지은 건물로 이전한 사무실 직원들이 두통, 피부염, 눈과 목이 따가운 증상을 호소하고 있을 때 추정되는 건강문제는?
① 레지오넬라증
② 냉방병
③ 새집증후군
④ 군집중독
⑤ 일산화탄소 중독

021 다음 중 2차 대기오염물질에 해당하는 것은?
① 오존
② 탄화수소
③ 황산화물
④ 일산화탄소
⑤ 질소산화물

022 환경부에서 "노인은 장시간 외출이나 무리한 실외활동을 하지 않아야 한다."고 예보하였다. 이에 해당하는 미세먼지(분진) 등급으로 옳은 것은?

① 매우 좋음　② 좋음
③ 보통　④ 나쁨
⑤ 매우 나쁨

023 남미 해안부터 중태평양에 이르는 넓은 범위에서 해수면의 온도가 상승하는 이상기후 현상은?

① 열대야 현상
② 라니냐 현상
③ 열섬 현상
④ 지구온난화
⑤ 엘니뇨 현상

024 중태평양에서 동태평양에 이르는 지역의 해수면 온도가 비정상적으로 낮아지는 현상을 무엇이라고 하는가?

① 오존층 파괴
② 지구온난화
③ 엘니뇨 현상
④ 라니냐 현상
⑤ 기온역전 현상

025 도시 공기의 오염과 인공열로 인해 도심의 온도가 주변지역의 온도보다 높은 것을 무엇이라고 하는가?

① 군집중독
② 기온 역전
③ 열섬 현상
④ 바나나 현상
⑤ 스모그(smog, 연무) 현상

026 자동차 배기가스나 화석연료(석탄, 석유 등)의 연소 시 발생하는 산화물이 대기 중 수증기와 결합하여 산화되어 있다가 지상으로 강하하여 생태계 교란, 삼림 황폐화, 철제 구조물 부식 등의 피해를 주는 대기오염 현상은?

① 산성비
② 기온역전
③ 열섬 현상
④ 오존층 파괴
⑤ 지구 온난화

027 대상 사업의 시행이 환경에 미치는 피해나 오염을 최소화하기 위해 사전에 조사, 예측, 평가하는 법률에 의한 평가 절차는?

① 건강영향평가
② 보건영향평가
③ 환경영향평가
④ 건강위해성평가
⑤ 생물다양성영향평가

028 경유를 연료로 사용하는 자동차 소유자에게 부과하는 환경오염 관련 부담금으로 옳은 것은?

① 탄소세
② 안전관리예치금
③ 폐기물부담금
④ 공해배출부과금
⑤ 환경개선부담금

029 정수 과정 단계에서 부유물을 가라 앉혀 물을 정화하는 단계는?

① 소독　② 여과
③ 침전　④ 응집
⑤ 희석

030 밀스-라인케현상에 관한 설명으로 옳은 것은?
① 미국에서 처음 실시된 지하수 처리방법이다.
② 독일에서 실시된 하수도 처리과정이다.
③ 상수도를 관리하여 수인성 감염병 환자의 발생을 감소시킨 현상이다.
④ 분뇨 처리방법이다.
⑤ 부유고형물이나 불순물을 가라앉히는 약품 처리방법이다.

031 「먹는 물 수질기준」에 따른 급수 전 유리잔류염소량의 기준으로 옳은 것은?
① 0.01mg/L 이상
② 0.2mg/L 이상
③ 0.1mg/L 이상
④ 0.05mg/L 이상
⑤ 1.8mg/L 이상

032 먹는 물 수질검사 시 정수장에서 매주 1회 이상 검사해야 하는 항목으로 옳은 것은?
① 탁도
② 냄새
③ 수소이온농도
④ 일반세균
⑤ 잔류염소

033 분변오염의 지표로 사용되며, 이것의 검출로 다른 병원성 세균의 존재를 추측할 수 있으므로 수질검사 시 매주 1회 이상 반드시 확인해야 하는 것은?
① 일반세균　　② 대장균군
③ 색도　　　　④ 냄새
⑤ 맛

034 먹는 물 수질기준에 관한 설명으로 옳은 것은?
① 불소는 15mg/L 이하여야 한다.
② 과망간산포타슘 소비량은 100mg/L 이하여야 한다.
③ 암모니아성 질소는 5mg/L 이하여야 한다.
④ 일반세균은 1mL 중 100CFU 이하여야 한다.
⑤ 총 대장균군은 100mL 중 1MPN 이하여야 한다.

035 다음 검사 결과 중 먹는 물 수질기준으로 적합한 항목은?
① 대장균 - 0(ND)/100mL
② 잔류 염소 - 40mg/L
③ 일반세균 - 1,000CFU/mL
④ 수소이온농도(pH) - 4.8
⑤ 총트리할로메탄 - 1mg/L

036 수질오염 지표에 관한 설명으로 옳은 것은?
① 대장균 지수가 낮을수록 수질의 오염도가 높다.
② 일반 세균이 많을수록 수질의 오염도가 낮다.
③ 용존산소(DO)가 높을수록 수질의 오염도가 높다.
④ 화학적 산소요구량(COD)이 높을수록 수질의 오염도가 높다.
⑤ 생물학적 산소요구량(BOD)이 높을수록 수질의 오염도가 낮다.

037 용존산소(DO)가 높은 물의 특징은?
① 염분이 높다.
② 부유물질이 많다.
③ 온도가 낮고 깨끗하다.
④ 생물학적 산소요구량이 높다.
⑤ 식물성 플랑크톤이 많이 번식해 있다.

038 수질오염 지표 중 용존산소(DO)에 관한 설명으로 옳은 것은?
① 탁도가 높아지면 용존산소가 증가한다.
② 염분이 높을수록 용존산소가 감소한다.
③ 부유물질이 많으면 용존산소가 증가한다.
④ 하천수가 심하게 오염되면 용존산소가 증가한다.
⑤ 식물성 플랑크톤이 급격히 번식하면 용존산소가 증가한다.

039 깨끗한 물의 수질검사 결과로 옳은 것은?
① 대장균군 증가
② 부유물질 증가
③ 용존산소 증가
④ 화학적 산소요구량 증가
⑤ 생물학적 산소요구량 증가

040 물속의 유기물질을 미생물에 의해 분해, 산화시키는데 소비되는 산소의 양에 해당하는 수질 오염 지표는?
① 경도
② 유리잔류염소
③ 용존 산소량(DO)
④ 화학적 산소요구량(COD)
⑤ 생물학적 산소요구량(BOD)

041 하천이나 바다에 유기물질이 과다하게 유입되었을 때 나타나는 수질 변화로 옳은 것은?
① 탁도가 낮아진다.
② 부유물질량이 줄어든다.
③ 암모니아성 질소가 줄어든다.
④ 생물학적 산소요구량이 높아진다.
⑤ 과망간산포타슘 소비량이 감소한다.

042 수질오염 지표에 관한 설명으로 옳은 것은?
① 오염도가 높을수록 용존산소(DO)는 증가한다.
② 식물성 플랑크톤이 급격히 번식할 때 용존산소(DO)는 감소한다.
③ 생물학적 산소요구량(BOD)이 높으면 수질이 좋다는 것을 의미한다.
④ 용존산소(DO)가 높다는 것은 화학적 산소요구량(COD)이 높다는 것을 의미한다.
⑤ 생물학적 산소요구량(BOD)이 낮다는 것은 부패성 유기물질이 많이 포함되어 있다는 것을 의미한다.

043 인산염과 유기물 등의 영양염류가 과다하게 유입되어 물의 가치가 상실되는 현상을 무엇이라고 하는가?
① 부활현상
② 밀스-라인케현상
③ 엘니뇨현상
④ 적조현상
⑤ 부영양화(과잉영양화)현상

044 적조현상에 관한 설명으로 옳은 것은?
① 수온이 낮고 염분이 높은 곳에서 잘 발생한다.
② 원인은 독성물질의 과다 유입이다.
③ 플랑크톤의 광합성으로 인해 산소가 과다하게 발생한다.
④ 해류가 빨라지면 적조현상이 촉진된다.
⑤ 오염된 바다에 식물성 플랑크톤이 무수히 발생하여 해수가 적색을 띠는 수질오염 상태이다.

045 오염된 호수나 하천에 녹조류가 대량으로 번식하여 물이 녹색으로 변하는 수질오염 상태를 무엇이라고 하는가?
① 적조현상
② 부활현상
③ 라니냐현상
④ 녹조현상
⑤ 과잉영양화(부영양화)현상

046 녹조현상의 예방에 관한 설명으로 옳은 것은?
① 식물성 플랑크톤을 대량 번식시켜 수질을 개선한다.
② 물가에 뿌리내린 풀은 녹조현상의 원인이 되므로 제거한다.
③ 갯벌을 없앤다.
④ 생활하수를 정화하여 하천으로 보낸다.
⑤ 영양염류를 바다나 호수에 투입한다.

047 도시하수처리법의 순서로 옳은 것은?
① 스크린 → 침전지 → 침사지 → 활성오니법
② 스크린 → 침사지 → 침전지 → 활성오니법
③ 활성오니법 → 침전지 → 침사지 → 스크린
④ 침사지 → 활성오니법 → 스크린 → 침전지
⑤ 침전지 → 스크린 → 활성오니법 → 침사지

048 호기성 균을 활용하여 생물학적으로 하수를 처리하는 방법은?
① 침사법
② 침전법
③ 스크린법
④ 활성오니법
⑤ 임호프탱크법

049 가장 위생적인 생활폐기물 처리 방법이지만 공기를 오염시킬 수 있고, 비닐이나 전선 등을 처리하는 과정에서 인체에 유해한 다이옥신 등이 방출될 수 있는 생활폐기물 처리방법은?
① 매립
② 소각
③ 퇴비
④ 재활용
⑤ 과쇄 및 분쇄

050 가장 저렴하고 쉬운 쓰레기 처리방법이며 고형폐기물의 대부분을 처리할 수 있지만, 토양 및 지하수 오염을 일으킬 수 있는 생활 폐기물 처리방법은?
① 적재법
② 매립법
③ 퇴비법
④ 소각법
⑤ 재활용법

051 쓰레기를 지표면 아래에 묻고 흙이나 화학 작용을 일으키지 않는 물질로 덮는 폐기물 생활 폐기물 처리방법은?

① 소각법　　② 퇴비법
③ 매립법　　④ 적환장
⑤ 재활용

052 음식찌꺼기나 낙엽 등의 가연성 쓰레기에 분뇨를 혼합하고 방선균과 곰팡이 등의 미생물을 추가한 후 발효와 숙성 과정을 거쳐 비료를 만들어 내는 생활 폐기물 처리 방법은?

① 매립법　　② 퇴비법
③ 소각법　　④ 적환장
⑤ 투기법

053 자기 주거지역 주변에 혐오시설이 들어서는 데 강력히 반대하는 자기중심적 공공성 결핍현상을 무엇이라고 하는가?

① 핌피 현상
② 열섬 현상
③ 님비 현상
④ 그린피스
⑤ 피그말리온

054 단백질이 미생물의 작용으로 분해되는 과정에서 암모니아 등이 생성되어 악취를 내고 인체에 유해한 물질을 생성하는 현상은?

① 발효　　② 부패
③ 변패　　④ 산패
⑤ 방부

055 식품 변질의 종류에 관한 설명으로 옳은 것은?

① 변패는 비타민이 많이 함유된 식품에 미생물이 증식하는 것이다.
② 발효는 단백질이 미생물의 작용에 의해 악취를 내며 분해되는 현상이다.
③ 산패는 지방이 산화되어 불쾌한 냄새가 나고, 맛과 색깔이 변하는 현상이다.
④ 부패는 탄수화물(당질)과 지방 식품에 미생물이 증식하는 현상이다.
⑤ 온도, 습도, 유해물질의 혼입은 변질과 관계가 없다.

056 어패류를 섭취한 후 심한 설사, 복통, 구토, 발열을 호소할 때 의심할 수 있는 식중독은?

① 웰치균 식중독
② 살모넬라 식중독
③ 보툴리누스 중독
④ 노로바이러스 식중독
⑤ 장염비브리오균 식중독

057 신경계 급성 중독증상을 일으키며 사망률이 가장 높은 식중독으로, 통조림이나 소시지 등이 원인인 식중독은?

① 보툴리누스 중독
② 살모넬라 식중독
③ 장알균(장구균) 식중독
④ 포도알균 식중독
⑤ 노로바이러스 식중독

058 포도알균(포도상구균) 식중독을 일으키는 원인은?
① 장독소
② 어고톡신
③ 아플라톡신
④ 미틸로톡신
⑤ 테트로도톡신

059 유통기한이 지난 빵이나 케이크를 먹은 후 발생할 수 있는 독소형 식중독은?
① 살모넬라 식중독
② 보툴리누스 중독
③ 포도알균 식중독
④ 로타바이러스 식중독
⑤ 장염비브리오균 식중독

060 포도알균 식중독에 관한 설명으로 옳은 것은?
① 운동신경을 마비시키는 치명적인 독소가 생성되어 즉시 사망하게 된다.
② 우리나라에서는 잘 발생하지 않는다.
③ 감염형 식중독이다.
④ 화농성 질환이나 편도염을 가진 사람은 음식취급을 금해야 한다.
⑤ 100℃에서 30분간 끓이면 쉽게 파괴되는 균이다.

061 자연독 식중독 중 복어의 원인 독소는?
① 솔라닌
② 머스카린
③ 아미그달린
④ 아플라톡신
⑤ 테트로도톡신

062 버섯의 원인독소는?
① 솔라닌
② 베네루핀
③ 어고톡신
④ 머스카린
⑤ 미틸로톡신

063 식중독을 일으키는 식품과 원인독소가 옳게 연결된 것은?
① 굴 – 베네루핀
② 버섯 – 솔라닌
③ 조개 – 머스카린
④ 맥각 – 아미그달린
⑤ 청매 – 테트로도톡신

064 식품의 보존법 중 화학적 보존법은?
① 가열법
② 절임법
③ 냉동법
④ 밀봉법
⑤ 건조법

065 식품의 보존법 중 물리적 보존법으로 옳은 것은?
① 밀봉법
② 훈연법
③ 절임법
④ 훈증법
⑤ 가스저장법

066 우유의 영양 손실을 방지하기 위해 63℃에서 30분간 가열 처리하는 방법은?
① 초고온살균법
② 저온살균법
③ 고온살균법
④ 방사선살균법
⑤ 자외선살균법

067 식품의 수분을 15% 이하로 줄여서 세균의 발육을 억제시키는 방법은?

① 염장법　② 훈연법
③ 밀봉법　④ 냉장법
⑤ 건조법

068 식품에 소금, 설탕, 식초를 넣어 삼투압 또는 수소이온농도(pH)를 조절함으로써 미생물의 발육을 억제하는 보존방법은?

① 건조법　② 훈증법
③ 가열법　④ 절임법
⑤ 밀봉법

069 환경호르몬의 특성으로 옳은 것은?

① 주로 근골격계 기능을 변화시킨다.
② 생체 내에 장기간 잔류한다.
③ 쉽게 분해된다.
④ 근육에 잠시 저장되어 있다가 대변으로 배출된다.
⑤ 신체에서 스스로 생성되는 물질이다.

070 플라스틱이나 유기염소계 물질이 불완전 연소될 때 발생하는 환경호르몬으로, 에스트로젠과 프로제스테론의 농도를 변화시켜 여성의 생식력에 큰 영향을 미치는 물질은?

① 에탄올　② 벤젠
③ 암모니아　④ 톨루엔
⑤ 다이옥신

산업보건

※ 각 문제에 대한 해설은 **핵심이론 249~254페이지**를 참고해 주세요.

001 다음에서 설명하는 근로자 건강진단의 종류는?

> 사업주는 상시 사용하는 근로자 중 사무직에 종사하는 근로자에 대해서는 2년에 1회 이상, 그 밖의 근로자에 대해서는 1년에 1회 이상 해당 건강진단을 실시해야 한다.

① 일반 건강진단
② 특수 건강진단
③ 수시 건강진단
④ 임시 건강진단
⑤ 배치전 건강진단

002 고용노동부령으로 정하는 유해인자에 노출되는 업무에 종사하는 근로자 등에게 해당 근로자의 건강상태를 평가하고 직업병 예방 및 조기 발견을 위해 실시하는 건강진단은?

① 일반 건강진단
② 특수 건강진단
③ 수시 건강진단
④ 임시 건강진단
⑤ 배치전 건강진단

003 근로자 건강진단에 관한 설명으로 옳은 것은?

① 일반 건강진단 : 특수건강진단 대상 업무에 따른 유해인자로 인한 것이라고 의심되는 건강장해 증상을 보이거나 의학적 소견이 있는 근로자에게 실시하는 건강진단
② 임시 건강진단 : 상시 근로자에게 질병을 조기 발견하기 위해 실시하는 건강진단
③ 특수 건강진단 : 같은 유해인자에 노출되는 근로자들에게 유사한 질병의 증상 등이 발생한 경우 근로자의 건강을 보호하기 위하여 실시하는 건강진단
④ 수시 건강진단 : 유해인자에 노출되는 업무에 종사하는 근로자 또는 건강진단 결과 직업병 유소견자로 판정된 후 의사의 소견이 있는 근로자의 건강관리를 위하여 실시하는 건강진단
⑤ 배치전 건강진단 : 특수건강진단 대상 업무에 종사할 근로자의 배치 예정 업무에 대한 적합성 평가를 위하여 실시하는 건강진단

004 산업장의 근로자 건강관리구분 판정 결과 'D_1'은?

① 건강한 근로자
② 직업병 유소견자
③ 일반 질병 요관찰자
④ 2차 건강진단 대상자
⑤ 판정할 수 없는 근로자

005 근로자 건강진단 결과 다음에 해당하는 근로자의 건강관리구분 판정은?

> 직업성 질병으로 진전될 우려가 있어 추적검사 등 관찰이 필요하다.

① C_1 ② C_2
③ D_1 ④ D_2
⑤ R

006 작업환경의 물리적 유해요인에 해당하는 것은?
① 진동   ② 세균
③ 살충제 ④ 중금속
⑤ 유기용제

007 작업환경의 화학적 유해요인에 해당하는 것은?
① 온도   ② 곰팡이
③ 방사선 ④ 유해가스
⑤ 이상기압

008 작업환경의 유해인자 관리 방법 중 대치(대체)에 해당하는 것은?
① 원격 조정 기계를 도입한다.
② 소음이 심한 작업장에서 귀마개나 귀덮개를 착용한다.
③ 페인트 작업을 분무식에서 전기흡착식으로 변경한다.
④ 환기를 통해 신선한 공기를 공급한다.
⑤ 발끝을 보호하기 위해 안전화를 신는다.

009 유해인자에 대한 작업환경 관리원칙 중 대체(대치)에 해당하는 것으로 옳은 것은?
① 작업장에 환기 후드를 설치하여 오염된 공기를 배출시킨다.
② 방사선 동위원소 취급 시 원격조정 장치를 사용한다.
③ 개인 보호구를 착용한다.
④ 가연성 물질을 유리병 대신 철제통에 저장한다.
⑤ 유해 작업장에 차단벽(방호벽)을 설치한다.

010 사업장의 위험한 작업현장에 차단벽(방호벽)을 쌓고 원격조정으로 기계를 조정하였다면, 이는 유해인자에 대한 관리방법 중 무엇에 속하는가?
① 대체(대치)
② 밀폐와 격리
③ 환기
④ 보호구 착용
⑤ 교육

011 유해가스 발생 시 사용하는 보호구로 옳은 것은?
① 방진복   ② 안전모
③ 안전화   ④ 방진마스크
⑤ 방독마스크

012 공기 중에 떠 있는 입자상 물질의 흡인을 막기 위한 보호구는?
① 방진마스크
② 산소마스크
③ 방독마스크
④ 방열마스크
⑤ 수술용마스크

013 근로자가 업무에 관계되는 건설물·설비·원재료·가스·증기·분진 등의 유해환경 요인에 의하거나 작업 또는 그 밖의 업무로 인하여 사망 또는 부상하거나 질병에 걸리는 것을 무엇이라고 하는가?
① 산업재해
② 산업피로
③ 직업병
④ 산업장애
⑤ 작업부상

014 산업피로에 관한 설명으로 옳은 것은?
① 비가역적인 생체변화이다.
② 정신적, 육체적 노동부하와 관련이 없다.
③ 산업피로와 재해발생 건수는 반비례한다.
④ 작업시간은 산업피로 발생과 관련이 없다.
⑤ 작업 과정 중 적절한 휴식을 취해 예방한다.

015 산업피로로 인한 증상 및 결과로 옳은 것은?
① 생산성 향상
② 재해발생 건수 증가
③ 질병 발생 감소
④ 결근율 감소
⑤ 작업의욕 증진

016 직업병의 정의로 옳은 것은?
① 직장에서 발생하는 질병
② 생산직 근로자에게 발생하는 질병
③ 특정 직업에 종사하게 되면 누구든지 걸리게 되는 질병
④ 일하다가 발생한 질병 중 치료가 불가능한 질병
⑤ 특정 직업에 종사하는 근로자에게 근로조건에 의해 발생되는 특정의 질병

017 직업병의 특징으로 옳은 것은?
① 예방이 불가능하다.
② 대부분 노출 시작과 첫 증상이 나타나기까지 시간적 차이가 있다.
③ 임상적 또는 병리적 소견이 일반 질병과 명확하게 구분된다.
④ 일반건강진단으로 판정한다.
⑤ 직업병은 시대에 따라 변하지 않는다.

018 잠함병에 관한 설명으로 옳은 것은?
① 고산 등반가, 비행기 조종사에게 많이 발생한다.
② 감압의 속도를 빠르게 하여 예방한다.
③ 작업 후 가벼운 운동을 하거나 산소를 공급한다.
④ 주 증상은 눈피로와 안진(눈떨림)이다.
⑤ 체내에 녹아있던 헬륨 가스가 혈액으로 배출되어 공기색전증을 일으킨다.

019 잠함병의 유해 요인은?
① 조명
② 소음
③ 진동
④ 분진
⑤ 감압

020 소음 난청에 관한 설명으로 옳은 것은?
① 귀에서 고름이 나오고 통증이 있다.
② 장시간 햇빛에 노출되어 발생한다.
③ 조선작업, 연마작업, 착암작업 시 발생할 수 있다.
④ 귀마개와 귀덮개 등의 차음보호구로는 예방 효과가 없다.
⑤ 소음에 대한 노출이 중단되어도 청력 손실이 진행된다.

021 소음으로 인한 난청의 첫 자각 증상으로 옳은 것은?

① 귀울림(이명)
② 두통
③ 현기증(어지럼)
④ 불면증
⑤ 청력 저하

022 판금작업을 하는 근로자가 직업 난청을 예방하기 위해 작업 시 착용해야 하는 개인 보호구는?

① 방진장갑   ② 귀마개
③ 안전화   ④ 보호안경
⑤ 안전띠

023 천공기나 착암기를 다루는 근로자에게 나타날 수 있는 질환으로, 말초혈관의 수축과 혈류 감소로 인해 손가락 창백, 감각이상, 통증 등의 증상이 나타나는 질병은?

① 전신진동증
② 경견완 증후군(목위팔 증후군)
③ VDT 증후군
④ 레이노 증후군
⑤ 수근관 증후군(손목굴 증후군)

024 레이노 증후군을 예방하기 위한 대책으로 옳은 것은?

① 양말을 신지 않는다.
② 개인위생을 철저히 한다.
③ 작업 시 방진장갑을 착용한다.
④ 손과 발을 자주 움직이지 않는다.
⑤ 작업 도중 수시로 찬물에 손과 발을 담근다.

025 겨울철 옥외작업으로 인해 발생할 수 있는 동상을 예방하기 위한 방법으로 옳은 것은?

① 신발은 꽉 끼는 것을 신는다.
② 장시간 추운 곳에 있는 것을 피하고 균형 잡힌 식사를 한다.
③ 통기성과 함기성이 낮은 의복을 입는다.
④ 양말이나 장갑을 자주 교환하지 않는다.
⑤ 몸과 사지를 자주 움직이지 않는다.

026 평생 인쇄소에 근무 후 퇴직한 남성에게 빈혈, 신장과 위장 장애, 신경계 장애가 나타났을 때 의심되는 중독의 원인 물질로 옳은 것은?

① 납   ② 수은
③ 카드뮴   ④ 아연
⑤ 구리

027 치과위생사로 오랫동안 근무한 종사자에게 구내염, 근육 떨림(진전), 불면증이나 신경과민 등의 정신신경계 변화, 발음장애, 단백뇨, 보행실조 등의 증상이 나타났을 때 의심되는 중독의 원인 물질은?

① 납   ② 수은
③ 카드뮴   ④ 비소
⑤ 석면

028 요통 등 극심한 근골격계 통증, 골연화증, 골다공증, 뼈의 자발적 골절, 척추변형 등을 일으키는 이타이이타이병의 원인 중금속은?
① 납
② 수은
③ 카드뮴
④ 아연
⑤ 크롬(크로뮴)

029 작업장의 위해 요인 중 화학적 원인에 의한 질병은?
① 잠함병
② 고산병
③ 미나마타병
④ 레이노 증후군
⑤ 수근관 증후군

030 컴퓨터나 전자제품의 장시간 사용, 자세 불량 등으로 인해 눈의 피로, 목과 어깨의 결림 현상, 정신신경계 증상이 나타나는 건강장애는?
① 항공병
② VDT 증후군
③ 레이노 증후군
④ 소음 난청
⑤ 백내장

031 가족력이 없고 채용 시 받은 건강검진상 아무 이상이 없었던 30년차 항공 승무원에게 급성 골수성 백혈병이 발병하였을 때 추측할 수 있는 질병 요인으로 옳은 것은?
① 자외선
② 적외선
③ 레이저
④ 가시광선
⑤ 전리방사선

032 규폐증에 관한 설명으로 옳은 것은?
① 납이나 수은을 다루는 사람에게 잘 발생한다.
② 석면 흡입이 주 원인이다.
③ 소화계 증상이 나타난다.
④ 폐결핵을 유발한다.
⑤ 작업 전 가벼운 운동으로 예방이 가능하다.

033 폐암 발생률을 높이는 진폐증으로 옳은 것은?
① 석면증(석면폐증)
② 규폐증
③ 미나마타병
④ 잠함병
⑤ 재생불량빈혈(골수무형성빈혈)

034 마트 계산대에서 일하는 직원이 손가락과 손목의 저린 증상과 어깨 통증을 호소할 때 의심할 수 있는 질환으로 옳은 것은?
① 재생불량빈혈(골수무형성빈혈)
② VDT 증후군
③ 요추간판탈출
④ 경견완증후군(목위팔증후군)
⑤ 레이노 증후군

035 낮은 조도에서 장시간 작업할 때 발생할 수 있는 증상으로 옳은 것은?

① 녹내장
② 망막박리
③ 결막염
④ 백내장
⑤ 안진(눈떨림, 안구진탕증)

036 직업병과 예방 대책이 옳게 연결된 것은?

① 납중독 – 방진마스크
② 잠함병 – 차단벽(방호벽)
③ 규폐증 – 보호안경
④ 카드뮴 중독 – 귀마개
⑤ 고산병 – 방한복

037 직업병을 예방하기 위한 대책으로 옳은 것은?

① 개인 보호구 착용을 금한다.
② 5년마다 건강검진을 실시한다.
③ 생산기술 향상 및 작업환경을 개선한다.
④ 작업량과 강도를 늘려본다.
⑤ 보건교육으로는 예방효과를 기대하기 어렵다.

Part 3

공중보건학 개론

- ✅ **Chapter 01** 질병관리사업
- ☐ **Chapter 02** 인구와 출산
- ☐ **Chapter 03** 모자보건
- ☐ **Chapter 04** 지역사회보건
- ☐ **Chapter 05** 의료관계법규

Chapter 01 질병관리사업

※ 각 문제에 대한 해설은 **핵심이론 256~276페이지**를 참고해 주세요.

001 WHO에서 제시하는 건강의 정의로 옳은 것은?
① 장애가 없는 상태
② 질병이 없는 상태
③ 정신적으로 문제가 없는 상태
④ 스스로 건강하다고 느끼는 주관적 상태
⑤ 신체적, 정신적, 사회적 안녕의 완전한 상태

002 매슬로의 인간 욕구 단계 중 생리적 욕구에 관한 설명으로 옳은 것은?
① 안전하고 편안한 환경에서 보호받고 싶은 욕구
② 타인으로부터 존중받고 성취감을 느끼고 싶은 욕구
③ 친구를 사귀고 사회에 소속되고 싶은 욕구
④ 자신의 능력을 발휘하고 자아를 실현하고 싶은 욕구
⑤ 음식, 물, 수면 등 생존을 위한 기본적인 욕구

003 평균수명에서 질병이나 부상으로 인해 활동하지 못한 기간을 뺀 기간을 무엇이라고 하는가?
① 건강수명
② 기대수명
③ 활동수명
④ 생존기간
⑤ 잔여수명

004 장기간 흡연을 해오던 40대 성인 남성이 6개월 후부터 담뱃값이 오른다는 뉴스를 보고 '담배 가격도 오르고 몸에 좋지도 않은데 나도 이참에 끊어야 하는 건가?'라는 생각을 하였다. 변화단계이론에 따른 금연·절주 프로그램 중 어디에 속하는가?
① 계획이전단계
② 계획단계
③ 준비단계
④ 행동단계
⑤ 유지단계

005 구체적인 금연 날짜를 검토하고 있으며 금연 시작일을 한 달 이내로 생각하고 있는 단계는 변화단계이론에 따른 금연·절주 프로그램 중 어디에 속하는가?
① 계획이전단계
② 계획단계
③ 준비단계
④ 행동단계
⑤ 유지단계

006 질병 발생의 요소 중 병원체 요인에 해당하는 것은?
① 연령
② 박테리아
③ 건강 상태
④ 생활 습관
⑤ 경제 상태

007 질병 발생의 요소 중 숙주 요인에 해당하는 것은?
① 기후
② 세균
③ 인종
④ 유해가스
⑤ 매개 곤충

008 질병 발생의 요소에 관한 설명으로 옳은 것은?
① 환경 요인은 병원체와 숙주에 영향을 미친다.
② 숙주의 저항력이 높으면 질병이 쉽게 발생한다.
③ 매개물을 통해 병원체가 전파되는 것은 직접 전파이다.
④ 병원체에 대한 숙주의 반응은 모든 사람에게 동일하게 나타난다.
⑤ 병원체에 대한 숙주의 감수성이 높을수록 질병 발생 가능성은 낮아진다.

009 당뇨병 관리를 위한 1차 예방에 해당하는 것은?
① 건강한 생활습관 실천
② 인슐린 자가 주사 교육
③ 당뇨병 조기 검진
④ 망막 및 신장 합병증 검사
⑤ 당뇨병 환자 발 관리 교육

010 질병의 1차 예방에 해당하는 내용으로 옳은 것은?
① 국가 건강검진
② 신부전 환자의 식이요법
③ 독감 예방접종
④ 물리치료
⑤ 자조모임

011 만성질환을 관리하기 위한 2차 예방활동에 해당하는 것은?
① 직장인 대상 건강검진
② 고혈압 환자 대상 자조모임
③ 노인 대상 폐렴알균 예방접종
④ 청소년 대상 건강증진프로그램
⑤ 파킨슨병 환자 대상 운동 재활 프로그램

012 질병의 2차 예방에 해당되는 것은?
① 질병 조기 치료
② 예방접종
③ 금연 교육
④ 손씻기 교육
⑤ 재활 프로그램

013 질병 예방활동의 3차 예방에 해당하는 것은?
① 규칙적인 운동
② 올바른 칫솔질
③ 적절한 수면
④ 자조모임
⑤ 질병 조기 발견

014 질병의 3차 예방에 관한 보건교육 내용은?
① 인플루엔자 예방접종
② 질병 조기 치료
③ 뇌졸중 환자의 재활 프로그램
④ 성병 예방을 위한 콘돔 사용법
⑤ 건강한 식생활 정보 제공

015 리벨과 클라크(Leavell & Clark)의 질병의 자연사 단계 중 질병에 걸리지 않은 시기로 건강증진과 위생개선, 보건교육 등이 필요한 단계는?
① 비병원성기
② 초기 병원성기
③ 불현성 감염기
④ 발현성 감염기
⑤ 회복기

016 질병의 자연사 단계에서 2차 예방에 해당하는 것은?
① 질병에 걸리지 않고 건강이 유지되는 시기
② 병인의 자극이 시작되는 질병 초기
③ 이미 감염되었으나 증상이 나타나지 않은 시기
④ 질병으로부터 회복되는 시기
⑤ 불구 또는 사망에 이르게 되는 시기

017 질병의 자연사 단계에 따른 예방수준과 발달 단계가 옳게 연결된 것은?
① 1차 예방 – 발현성(증상) 감염기
② 1차 예방 – 회복기
③ 2차 예방 – 불현성(무증상) 감염기
④ 3차 예방 – 초기 병원성기
⑤ 3차 예방 – 비병원성기

018 질병의 자연사 단계 중 이미 감염되었으나 증상이 나타나지 않는 시기로 조기진단 및 검진, 조기치료 등이 필요한 단계는?
① 회복기
② 비병원성기
③ 초기병원성기
④ 불현성감염기
⑤ 발현성감염기

019 세균성 감염병은?
① 홍역
② 백일해
③ 일본뇌염
④ A형 간염
⑤ 인플루엔자

020 바이러스성 감염병은?
① 결핵
② 성홍열
③ 콜레라
④ 장티푸스
⑤ 볼거리(유행 귀밑샘염, 유행성 이하선염)

021 바이러스성 성매개 감염병은?
① 매독
② 임질
③ 연성궤양(연성하감)
④ 클라미디아 감염증
⑤ 후천면역결핍증후군(AIDS)

022 비말로 전파되는 제1급 감염병은?
① 매독
② 콜레라
③ 일본뇌염
④ 세균 이질
⑤ 디프테리아

023 환자나 보균자의 대소변에 의해 오염된 음식물 또는 식수로 전파되는 감염병으로 옳은 것은?
① 결핵
② 백일해
③ 파상풍
④ 장티푸스
⑤ 쓰쓰가무시병

024 경구 전파 감염병으로 옳은 것은?
① 수두
② 홍역
③ 볼거리
④ 일본뇌염
⑤ A형 간염

025 모기가 매개하는 감염병으로 옳은 것은?
① 발진열
② 페스트
③ 인플루엔자
④ 발진티푸스
⑤ 지카바이러스

026 소화계 감염병으로 옳은 것은?
① 결핵
② 홍역
③ 성홍열
④ 백일해
⑤ 세균 이질

027 가장 흔하며 위험한 병원소로부터 탈출경로로 옳은 것은?
① 소화계
② 비뇨계
③ 순환계
④ 호흡계
⑤ 피부계

028 호흡계 감염병으로 옳은 것은?
① 폴리오
② 콜레라
③ 세균 이질
④ 파라티푸스
⑤ 인플루엔자

029 역학에 관한 설명으로 옳은 것은?
① 질병 치료를 목적으로 한다.
② 비감염성 질환은 포함되지 않는다.
③ 질병의 자연사는 역학의 범위에서 제외된다.
④ 건강 문제의 원인을 분석하고 규명한다.
⑤ 대상은 환자 개인에 국한한다.

030 역학의 목적으로 옳은 것은?
① 질병의 발생과 유행을 감시한다.
② 환자 개개인의 치료 효과를 평가한다.
③ 질병의 진단과 치료에 초점을 맞춘다.
④ 임상 치료 지침을 제공하는 것이 주된 목적이다.
⑤ 특정 환자의 증상을 관리하는 것을 목적으로 한다.

031 감염병이 한 지역에 국한되지 않고 두 대륙 이상 또는 전 세계적으로 광범위하게 발생하는 양상은?
① 주기성(periodic)
② 토착성(endemic)
③ 산발성(sporadic)
④ 유행성(epidemic)
⑤ 범유행성(pandemic)

032 지역의 특수성으로 인해 그 지역에 환자가 지속적으로 존재하여 감염 수준이 일정하게 유지되고, 이로 인해 오랜 기간 환자 발생 수준이 일정한 감염병 발생 양상은?
① 주기성(periodic)
② 토착성(endemic)
③ 산발성(sporadic)
④ 유행성(epidemic)
⑤ 범유행성(pandemic)

033 기후와 환경 조건 등의 영향으로 특정 지역에서 일정 기간 감염이 지속되는 질병은?
① 계절병　② 기상병
③ 풍토병　④ 유행병
⑤ 만성병

034 유병률에 관한 설명으로 옳은 것은?
① 분모는 건강한 전체 인구수이다.
② 치명률이 높으면 유병률은 높다.
③ 발생률이 높으면 유병률은 낮다.
④ 질병 이환기간이 길수록 유병률은 높다.
⑤ 분자는 새로이 특정 건강문제가 발생한 사람 수이다.

035 발생률의 분자로 옳은 것은?
① 환자와 접촉한 사람의 수
② 위험에 폭로된 사람의 수
③ 임신·출산·산욕으로 인한 모성 사망자 수
④ 현재 특정 건강문제를 가진 사람의 수
⑤ 새로이 특정 건강문제가 발생한 사람의 수

036 병원체가 숙주에 침입하여 알맞은 기관에 자리 잡고 증식하는 능력을 뜻하는 지표는?
① 독력　② 치명률
③ 감염력　④ 병원력
⑤ 면역력

037 병원체가 숙주에 침입하여 현성(증상)감염을 일으키는 능력으로, 감염자 중에서 현성 감염자가 차지하는 비율을 뜻하는 지표는?
① 독력　② 치명률
③ 감염력　④ 병원력
⑤ 이차발병률

038 숙주에 침입한 병원체가 심각한 임상 증상과 장애를 일으키는 정도를 의미하는 지표는?
① 독력　② 치명률
③ 감염력　④ 병원력
⑤ 보균율

039 특정 질병에 이환된 사람들 중 그 질병에 의해 사망한 사람의 비율로, 독력을 평가하는 지표는?
① 면역력　② 치명률
③ 감염력　④ 병원력
⑤ 전파력

040 치명률의 분모에 해당하는 것은?
① 질병에 걸린 환자 수
② 중환자 수＋사망자 수
③ 어느 시점의 전체 인구수
④ 접촉자 수(총 감수성자 수)
⑤ 이환된 질병에 의해 사망한 사람의 수

041 감염회로가 바르게 나열된 것은?
① 전파 경로 → 병원소로부터 탈출 → 병원소 → 병원체 → 새로운 숙주로 침입 → 감수성 있는 숙주
② 감수성 있는 숙주 → 병원소로부터 탈출 → 전파 경로 → 병원소 → 새로운 숙주로 침입 → 병원체
③ 병원체 → 병원소 → 병원소로부터 탈출 → 전파 경로 → 새로운 숙주로 침입 → 감수성 있는 숙주
④ 병원체 → 병원소로부터 탈출 → 병원소 → 새로운 숙주로 침입 → 전파 경로 → 감수성 있는 숙주
⑤ 병원소로부터 탈출 → 병원체 → 감수성 있는 숙주 → 전파 경로 → 병원소 → 새로운 숙주로 침입

042 활동성 결핵환자에게 기침할 때 입(A)을 가리고 기침하도록 교육하였고, 이 환자의 검체를 채취할 때 장갑과 마스크(B)를 착용하였다. 감염회로 중 어느 단계를 차단하는 것인가?

① A : 탈출구 B : 침입구
② A : 탈출구 B : 병원소
③ A : 병원소 B : 병원체
④ A : 침입구 B : 감수성
⑤ A : 침입구 B : 전파경로

043 감염으로 인해 증상이 나타나는 사람을 무엇이라고 하는가?

① 잠재 감염자
② 건강 보균자
③ 현성 감염자
④ 잠복기 보균자
⑤ 회복기 보균자

044 증세가 가볍거나 미미해서 인지되지 않는 환자를 무엇이라고 하는가?

① 현성 감염자
② 무증상 감염자
③ 잠복기 보균자
④ 회복기 보균자
⑤ 일시적 보균자

045 병원체에 감염되어 있음에도 불구하고 증상은 나타나지 않지만, 병원체를 배출하므로 감염병 관리상 가장 문제가 되는 사람을 무엇이라고 하는가?

① 회복기 보균자
② 건강 보균자
③ 환자
④ 잠복기 보균자
⑤ 만성 보균자

046 면역에 관한 설명으로 옳은 것은?

① 면역력이 높다는 말은 병원체에 대해 저항력이 약하므로 병을 일으키기 쉬운 상태를 말한다.
② 능동면역은 이미 형성된 면역체를 받는 것이다.
③ 수동면역은 숙주 스스로가 면역체를 형성하는 것이다.
④ 감수성이 높으면 면역력이 높아져서 질병에 쉽게 이환되지 않는다.
⑤ 면역은 외부에서 침입한 병원체로부터 우리 몸을 방어하는 작용이다.

047 인공수동면역과 인공능동면역에 관한 설명으로 옳은 것은?

① 면역글로불린은 인공능동면역에 해당된다.
② 인공수동면역은 접종 즉시 효력이 생긴다.
③ 인공수동면역은 인공능동면역에 비해 지속시간이 길다.
④ 인공수동면역의 목적은 질병예방이다.
⑤ 인공능동면역의 목적은 질병치료이다.

048 홍역을 앓고 나서 획득되는 면역은?

① 선천면역
② 자연능동면역
③ 인공능동면역
④ 자연수동면역
⑤ 인공수동면역

049 인플루엔자 예방접종 후 획득되는 면역은?

① 선천면역
② 자연능동면역
③ 자연수동면역
④ 인공능동면역
⑤ 인공수동면역

050 톡소이드 투여 후 항체가 생기는 면역은?
① 선천면역
② 자연능동면역
③ 인공능동면역
④ 자연수동면역
⑤ 인공수동면역

051 태아가 모체의 태반을 통해 항체를 받아 생기는 면역은?
① 선천면역
② 인공능동면역
③ 인공수동면역
④ 자연수동면역
⑤ 자연능동면역

052 엄마의 모유를 통해 아기에게 전달되는 면역은?
① 선천면역
② 자연능동면역
③ 인공능동면역
④ 자연수동면역
⑤ 인공수동면역

053 B형 간염 보균자인 산모가 낳은 신생아에게 B형 간염 면역글로불린(HBIG)을 주사했을 때 신생아가 얻게 되는 면역은?
① 선천 면역
② 자연능동면역
③ 자연수동면역
④ 인공능동면역
⑤ 인공수동면역

054 접종 즉시 효력이 생기는 반면 효력의 지속시간이 짧은 면역으로, 항독소 투여 등을 통해 얻게 되는 면역은?
① 선천면역
② 자연능동면역
③ 인공능동면역
④ 자연수동면역
⑤ 인공수동면역

055 면역에 관한 설명으로 옳은 것은?
① 자연수동면역 : 예방접종 후 획득되는 면역
② 인공능동면역 : 면역글로불린 주사 후 얻게 되는 면역
③ 자연능동면역 : 공수병 백신 접종으로 획득되는 면역
④ 인공수동면역 : 모체의 태반으로부터 받은 면역
⑤ 자연능동면역 : 감염 후 획득되는 면역

056 지역사회에 감염병 환자가 발생하였을 때 가장 먼저 취해야 할 행동은?
① 접촉자 격리
② 역학 조사
③ 접촉자 예방접종
④ 감염자 및 보균자 색출
⑤ 환자 발생지역 소독

057 예방접종을 실시하여 범유행성(pandemic)에 대응하는 감염병 관리방법은?
① 숙주의 감수성 강화
② 병원소 격리
③ 숙주의 면역 증강
④ 환경위생 관리
⑤ 병원소 제거 또는 치료

058 A형 간염에 관한 설명으로 옳은 것은?
① 간호 시 마스크와 장갑을 착용한다.
② 식기를 구별해서 사용하거나 음식을 따로 먹을 필요는 없다.
③ A형 간염 예방접종은 없다.
④ 바이러스에 오염된 물이나 음식물, 환자의 대변, 주사기나 혈액제제 등을 통해 감염된다.
⑤ 사용한 식기는 세척 후 끓인다.

059 환자에게 사용한 주삿바늘에 찔린 경우 발생할 수 있는 감염성 질환은?
① 홍역
② 풍진
③ B형 간염
④ 인플루엔자
⑤ 디프테리아

060 B형 간염에 관한 설명으로 옳은 것은?
① 사용한 일회용 주삿바늘은 뚜껑을 꼭 닫아서 버린다.
② 전염 간염이라고도 한다.
③ 기침이나 재채기를 통해 전파된다.
④ 수직감염은 발생하지 않는다.
⑤ 성관계 시 콘돔을 사용한다.

061 C형 간염의 감염경로로 옳은 것은?
① 민물고기를 생식했을 경우
② 감염된 사람과 같은 컵을 사용한 경우
③ 오염된 음식을 먹었을 경우
④ 마주보고 말하는데 침이 튄 경우
⑤ 주사기를 여러 사람이 돌려가며 재사용한 경우

062 환자 간호 시 N95 마스크를 착용해야 하는 감염병으로 옳은 것은?
① 임질
② 홍역
③ 볼거리
④ 일본뇌염
⑤ 후천면역결핍증후군(AIDS)

063 구강 점막에 코플릭 반점이 생기는 감염병으로 옳은 것은?
① 수두
② 홍역
③ 백일해
④ 폴리오
⑤ 디프테리아

064 홍역에 관한 설명으로 옳은 것은?
① 접촉을 통해 전파된다.
② 발진 후 최소 4일간 격리한다.
③ 회복기에 코플릭반점이 나타난다.
④ DTaP으로 예방접종을 실시한다.
⑤ 입벌림장애(아관긴급), 활모양강직(후궁반장), 연축미소(조소)의 3대 증상이 나타난다.

065 볼거리(유행 귀밑샘염, 유행성 이하선염)에 관한 설명으로 옳은 것은?
① PCV 접종으로 예방한다.
② 병원체는 볼거리균이다.
③ 시크검사로 진단한다.
④ 합병증으로 기관지 폐렴, 무기폐 등이 나타난다.
⑤ 귀밑 부기(종창)와 통증, 발열, 삼킴곤란(연하곤란) 등이 나타난다.

066 풍진에 관한 설명으로 옳은 것은?
① 풍진균이 원인이다.
② 모기를 매개로 전파된다.
③ 임부가 감염되었다면 임신 16주 이전에 페니실린으로 치료한다.
④ 신체 하부에서 시작하여 얼굴로 퍼지는 홍반성 구진이 나타난다.
⑤ 임부가 감염되면 태아에게 선천 난청·백내장·심장기형, 소두증, 지적 장애, 성장 및 발달 지연 등의 선천 풍진증후군 증상이 나타난다.

067 폴리오(회색질척수염)를 예방하기 위한 예방접종으로 옳은 것은?
① VAR   ② DTaP
③ IPV   ④ PCV
⑤ Hib

068 일본뇌염에 관한 설명으로 옳은 것은?
① 파리를 매개로 전파되는 곤충 매개 감염병이다.
② 신경절을 따라 수포성 발진이 나타난다.
③ N95 마스크를 착용하고 간호한다.
④ 환자 발생 즉시 격리를 실시한다.
⑤ 중추신경계에 영향을 미쳐 지능장애, 운동마비, 언어장애 등의 합병증을 유발할 수 있다.

069 몸통과 얼굴에서 시작해 전신으로 퍼지는 수포성 발진으로, 홍반 → 구진 → 수포 → 농포 → 가피 순서로 빠르게 진행되는 감염병은?
① 수두
② 홍역
③ 말라리아
④ 폐렴알균
⑤ 인플루엔자

070 감염된 개에게 물려 두통, 발열, 불안감, 물을 두려워하는 증상을 나타내는 감염성 질환으로 옳은 것은?
① 공수병
② 사상충증
③ 일본뇌염
④ 유행출혈열
⑤ 쓰쓰가무시병

071 다음의 예방관리가 필요한 감염병은 무엇인가?

- 늦가을(10~11월)과 늦봄(5~6월)에는 절대 잔디 위에 눕거나 잠을 자지 말 것
- 들쥐의 배설물에 접촉되지 않도록 주의할 것
- 들이나 풀밭에 침구나 옷을 말리거나 벗어두지 말 것

① 매독
② 성홍열
③ 레지오넬라증
④ 신증후출혈열(유행출혈열)
⑤ 수막알균감염증(수막구균수막염)

072 인플루엔자에 관한 설명으로 옳은 것은?
① 인플루엔자 균에 의한 급성 호흡기 질환이다.
② 흔히 감기로 알려져 있다.
③ 주로 접촉에 의해 전파된다.
④ 가운, 마스크, 장갑을 착용하고 간호한다.
⑤ 인플루엔자는 백신이 없으므로 감염되지 않도록 주의한다.

073 후천면역결핍증후군(AIDS)을 초래하는 사람면역결핍바이러스(HIV)의 주된 전파 경로로 옳은 것은?
① 포옹 ② 악수
③ 소변 ④ 혈액
⑤ 타액(침)

074 후천면역결핍증후군(에이즈)에 관한 설명으로 옳은 것은?
① 백신을 통해 예방이 가능하다.
② 성 접촉으로 전파된다.
③ 모유 수유로는 감염되지 않는다.
④ 매독균(트레포네마팔리둠)이 원인이다.
⑤ 완치가 가능하다.

075 바이러스 감염으로 인한 호흡기 질환으로, 고열, 기침, 호흡곤란 등을 일으키는 1급 감염병은?
① 결핵
② 백일해
③ 지카바이러스병
④ 중동호흡증후군(MERS)
⑤ 후천면역결핍증후군(AIDS)

076 다음의 급성 바이러스 질환은?

- 주로 장내 바이러스인 콕사키바이러스에 의해 감염된다.
- 5세 미만의 영유아에게 흔히 발생한다.
- 입, 손, 발에 물집이 생긴다.
- 유치원 등의 보육시설을 통해 전파된다.

① 홍역
② 디프테리아
③ 수족구병(손발입병)
④ 콜레라
⑤ 세균 이질

077 수족구병(손발입병)의 주된 증상으로 옳은 것은?
① 수포 ② 항문 소양감
③ 기침 ④ 인두통
⑤ 핍뇨

078 모유수유 중인 영아에게 수양성 설사, 구토, 발열 증상이 나타났을 때 의심할 수 있는 질환으로 옳은 것은?
① 황열
② 수족구병
③ 인플루엔자
④ 지카바이러스병
⑤ 그룹 A형 로타바이러스 감염증

079 콜레라에 관한 설명으로 옳은 것은?
① 바이러스성 질환이다.
② 매년 예방접종을 실시하여 예방한다.
③ 인수공통감염병이다.
④ 심한 설사로 탈수가 나타난다.
⑤ 투베르쿨린 검사로 진단한다.

080 장티푸스의 주된 전파 경로로 옳은 것은?
① 고양이
② 오염된 혈액
③ 피부나 점막 접촉
④ 병원에서 사용하는 의료기구
⑤ 환자나 보균자의 대소변에 오염된 물이나 음식물

081 고열, 경련성 복통, 수양성 설사 후 피가 섞인 점액질 대변이 나타날 경우 의심할 수 있는 질환은?

① 콜레라
② 장티푸스
③ 세균 이질
④ 파라티푸스
⑤ 노로바이러스 감염증

082 다음에서 설명하는 식품 매개 감염병은?

> • 오염된 소고기를 덜 익혀 먹을 경우 발생할 수 있음
> • 주증상은 설사 또는 혈성 설사, 경련성 복통
> • 합병증으로 용혈요독증후군, 혈전혈소판감소자색반병 등이 발생할 수 있음

① 콜레라
② 장티푸스
③ 세균 이질
④ 지카바이러스 감염증
⑤ 장출혈성 대장균 감염증

083 장출혈성 대장균 감염증에 관한 설명으로 옳은 것은?

① 사람 간에는 쉽게 전파되지 않는다.
② 마스크를 착용하고 음식을 조리한다.
③ 손 씻기로는 질병을 예방할 수 없다.
④ 진단 즉시 혈액투석으로 치료한다.
⑤ 살균되지 않은 우유나 유제품 섭취로 발생한다.

084 디프테리아에 관한 설명으로 옳은 것은?

① 병원체는 디프테리아 바이러스이다.
② MMR로 예방한다.
③ PPD 검사로 진단한다.
④ 격리는 필요하지 않다.
⑤ 인후두 부위를 뒤덮는 막이 형성되어 기도 폐색이 발생할 수 있다.

085 입벌림장애(아관긴급), 활모양강직(후궁반장), 연축미소(조소) 증상을 보이고, 신경계 자극으로 인한 경련 가능성이 높으므로 조용하고 어두운 병실에서 간호해야 하는 질환으로 옳은 것은?

① 풍진
② 폴리오
③ 파상풍
④ 장티푸스
⑤ 백일해

086 백일해의 합병증으로 옳은 것은?

① 중이염, 심내막염
② 기흉, 장출혈
③ 신장염, 장천공
④ 난소염, 고환염
⑤ 기관지 폐렴, 무기폐

087 간호조무사가 병실에 들어갈 때 N95마스크를 착용해야 하는 환자의 질병은?

① 농가진(고름딱지증)
② 연조직염
③ B형 간염
④ 장티푸스
⑤ 활동성 폐결핵

088 결핵의 주된 감염 경로로 옳은 것은?

① 공기 매개 감염
② 경구 전파 감염
③ 혈액 매개 감염
④ 직접 접촉 감염
⑤ 곤충 매개 감염

089 활동성 결핵 환자의 감염관리 방법으로 옳은 것은?

① 보호격리를 실시한다.
② 음압병실에 격리한다.
③ 식기는 따로 소독한다.
④ 격리실 문을 열어 주기적으로 환기시킨다.
⑤ 다인실을 배정한다.

090 학령전기 아동에게 결핵검진을 실시하려고 할 때 가장 먼저 실시해야 할 검사는?

① 흉부 X선 직접촬영
② PPD test
③ 인터페론 감마 방출검사
④ 가래검사
⑤ 흉부 컴퓨터 단층촬영

091 투베르쿨린 검사 72시간 후 피부 경화(경결)의 크기가 10mm로 측정되었다면 이는 무엇을 의미하는가?

① 결핵균에 노출된 적이 있다.
② 항결핵제를 복용 중이다.
③ 현재 전염성 결핵에 감염된 상태이다.
④ 결핵이 완치되었다.
⑤ 의양성으로 재검이 필요하다.

092 투베르쿨린 검사에서 양성판정을 받은 사람에게 시행되어야 할 다음 단계는?

① BCG접종
② PPD test
③ 가래검사
④ 항결핵제 투여
⑤ 흉부 X선 검사

093 BCG 예방접종 방법으로 옳은 것은?

① 근육주사　② 피하주사
③ 정맥주사　④ 피내주사
⑤ 경구 투여

094 가족 중에 결핵환자가 있을 때 신생아는 언제 BCG접종을 하는 것이 바람직한가?

① 출생 직후
② 결핵환자의 치료가 끝난 후
③ PPD 검사 결과에 따라
④ 항결핵제 투여 후
⑤ 4주 이내

095 성홍열에 관한 설명으로 옳은 것은?

① 항생제 치료 시작 후 24일 동안 격리한다.
② 한센균이 원인이다.
③ 곤충 매개 감염병이다.
④ VDRL 검사로 진단한다.
⑤ 인두통, 발열, 딸기혀, 전신 피부 발진과 소양감이 나타난다.

096 대형 에어컨의 냉각탑에서 발생한 오염된 에어로졸을 흡입함으로써 발생할 수 있는 급성 호흡기 감염병은?

① 브루셀라증
② 발진티푸스
③ 비브리오패혈증
④ 렙토스피라증
⑤ 레지오넬라증

097 감염된 들쥐의 소변으로 오염된 물, 풀, 흙에 상처 난 피부가 접촉할 때 전파되는 질환은?

① 백일해
② 성홍열
③ 한센병
④ 렙토스피라증
⑤ 비브리오패혈증

098 VDRL 검사 결과 양성일 때 추측할 수 있는 질병으로 옳은 것은?

① 임질
② 매독
③ 클라미디아 감염증
④ 연성궤양(연성하감)
⑤ 후천면역결핍증후군

099 임신 16~20주 사이에 혈류를 통해 태반으로 전파되어 태아의 유산이나 사산을 유발할 수 있으므로, 진단 즉시 치료가 필요한 감염병은?

① 당뇨   ② 풍진
③ 임질   ④ 매독
⑤ 고혈압

100 신생아에게서 볼 수 있는 선천 매독의 증상으로 옳은 것은?

① 소두증(작은머리증)
② 허친슨 치아
③ 경련
④ 고열
⑤ 항문 기형

101 매독에 관한 설명으로 옳은 것은?

① 신생아 눈염증을 유발한다.
② 제4급 법정 감염병에 해당된다.
③ 가임 여성은 예방접종이 필요하다.
④ A군 베타 용혈 사슬알균이 원인이다.
⑤ 모체의 태반을 통해 수직전파 될 수 있다.

102 임질에 관한 설명으로 옳은 것은?

① 바이러스에 의한 질병이다.
② 공기로 전파된다.
③ 반코마이신으로 치료한다.
④ 성 파트너와 함께 치료한다.
⑤ 여성에게만 발생한다.

103 감염된 털 진드기의 유충에 물려서 감염되는 질병으로, 몸통에서 시작하여 사지로 퍼지는 발진이 나타나고 물린 부위에 검은색 가피(딱지)가 형성되는 것이 특징인 감염병은?

① 장티푸스
② 쓰쓰가무시병
③ 신증후출혈열
④ 렙토스피라증
⑤ 지카바이러스병

104 민물고기의 생식으로 감염될 수 있는 기생충 질환은?
① 편충증 ② 회충증
③ 요충증 ④ 폐흡충증
⑤ 간흡충증

105 우리나라의 5대강 유역에 주로 분포하는 감염병으로, 담수어를 통해 감염되고 대변의 충란 검사로 확인되는 기생충 질환은 무엇인가?
① 간흡충증 ② 폐흡충증
③ 편충증   ④ 요충증
⑤ 회충증

106 기침과 객혈을 동반하며, 흉부 X선 검사상 폐결핵과 유사한 소견을 보이는 기생충 질환으로 옳은 것은?
① 구충증   ② 편충증
③ 장흡충증 ④ 간흡충증
⑤ 폐흡충증

107 간흡충증과 폐흡충증의 제2 중간숙주로 옳은 것은?
① 쇠우렁이 – 붕어
② 민물고기 – 게와 가재
③ 다슬기 - 달팽이
④ 게와 가재 - 오징어
⑤ 소고기 - 돼지고기

108 오염된 손이나 파리를 매개로 경구 감염되어 소장에서 기생하는 기생충으로 옳은 것은?
① 요충증   ② 회충증
③ 편충증   ④ 폐흡충증
⑤ 장흡충증

109 7세 아동의 항문 주위에 발적과 부기(종창)가 있고 항문이 가렵다고 호소할 때 예상할 수 있는 기생충 질환은?
① 회충증   ② 요충증
③ 편충증   ④ 구충증
⑤ 사상충증

110 요충증에 관한 설명으로 옳은 것은?
① 잠자기 전에 요충증 진단을 위한 검사를 시행한다.
② 겨드랑과 서혜부(고샅부위)가 가렵다.
③ 항문 주위 도말보다는 대변검사로 진단한다.
④ 어린이의 경우 헐렁한 팬티를 입힌다.
⑤ 손을 깨끗이 씻고 손톱을 짧게 자른다.

111 오염된 흙 위를 맨발로 걸어 다닐 때 피부를 통해 감염되며, 성충이 장내에서 흡혈하여 빈혈과 소화장애를 일으키는 질병은?
① 회충증   ② 편충증
③ 요충증   ④ 구충증
⑤ 장흡충증

112 돼지고기를 생식하거나 덜 익혀 먹었을 때 발생할 수 있는 감염병은?
① 회충증
② 편충증
③ 무구조충증(민조충증)
④ 간흡충증
⑤ 유구조충증(갈고리조충증)

113 여성의 질, 남성의 전립샘이나 요도 등에 기생하며 주로 성행위로 전파되는 기생충 질환은?

① 매독
② 임질
③ 에이즈
④ 연성궤양(연성하감)
⑤ 편모충 질염(질트리코모나스증)

114 기생충과 그 매개체가 바르게 연결된 것은?

① 폐흡충 – 채소
② 유구조충 – 게, 가재
③ 장흡충 – 민물고기
④ 무구조충 – 소고기
⑤ 간흡충 – 돼지고기

115 질병과 매개체가 바르게 연결된 것은?

① 폐흡충증 – 돼지고기
② 장티푸스 – 오염된 채소
③ 말라리아 – 들쥐
④ 회충 – 소고기
⑤ 일본뇌염 – 작은빨간집모기

116 기생충 질환과 전파 경로에 관한 내용 중 옳은 것은?

① 간흡충증 : 다슬기(제1 중간숙주) → 게와 가재(제2 중간숙주)
② 폐흡충증 : 쇠우렁이(제1중간숙주) → 민물고기(제2 중간숙주)
③ 무구조충증(민조충증) : 불충분하게 조리된 돼지고기
④ 유구조충증(갈고리조충증) : 불충분하게 조리된 소고기
⑤ 회충증 : 채소를 씻지 않고 섭취하는 경우, 퇴비화 되지 않은 인분비료 사용

117 국가 암 검진사업을 실시하는 목적은 무엇인가?

① 암의 연구를 위해
② 암의 치료제를 개발하기 위해
③ 암의 원인을 규명하기 위해
④ 암의 위험성에 대해 알리기 위해
⑤ 암의 조기발견 및 조기치료를 위해

118 국가에서 시행하는 암 검진에 해당되는 것은?

① 췌장암　　② 유방암
③ 전립샘암　④ 갑상샘암
⑤ 난소암

119 국가 암 검진 중 위암 검사 방법으로 옳은 것은?

① 복부 CT 검사
② 혈액검사
③ 초음파검사
④ 위내시경검사
⑤ 대변잠혈검사

120 국가 암 검진사업 중 고위험군을 대상으로 검진을 실시하는 암은?

① 위암　　② 간암
③ 대장암　④ 유방암
⑤ 자궁경부암

121 6개월마다 간초음파와 혈액검사를 받을 수 있는 국가 암 검진 대상자는?

① 25세 간경화증 환자
② 30세 B형 간염 바이러스에 의한 만성 간질환 환자
③ 35세 B형 간염 항원 양성 환자
④ 40세 A형 간염 항원 양성 환자
⑤ 45세 C형 간염 항체 양성 환자

122 「암관리법」상 50세 부부가 처음으로 받을 수 있는 국가 암 검진의 종류는?

① 위암　　② 간암
③ 폐암　　④ 유방암
⑤ 대장암

123 국가 암 검진 중 분변잠혈검사에서 양성반응이 나온 환자가 시행할 것으로 예상되는 검사는?

① 대장 내시경
② 복부 초음파
③ 상부위장관 조영
④ 혈액 검사
⑤ 자궁경부질세포검사(파파니콜로검사)

124 「암관리법」상 30세 여성이 받을 수 있는 국가 암 검진의 종류는?

① 간암　　② 위암
③ 폐암　　④ 유방암
⑤ 자궁경부암

125 국가 암 검진에 관한 내용으로 옳은 것은?

① 대장암 : 40세 이상 남녀에게 2년 간격
② 유방암 : 50세 이상 여성에게 1년 간격
③ 간암 : 20세 이상 남녀 중 간암 발생 고위험군에게 1년 간격
④ 위암 : 40세 이상 남녀에게 1년 간격
⑤ 폐암 : 54세 이상 74세 이하의 남녀 중 폐암 발생 고위험군에게 2년 간격

126 만성질환에 관한 설명으로 옳은 것은?

① 연령이 증가할수록 유병률이 높아진다.
② 짧은 기간에 집단적으로 발생한다.
③ 집단감염의 우려가 커서 발생 즉시 격리해야 한다.
④ 질병의 발생 시점이 분명하다.
⑤ 호전과 악화를 반복하지만 점점 호전된다.

127 만성질환의 일반적 특징으로 옳은 것은?

① 질병의 경과가 짧다.
② 질병의 원인이 명확하다.
③ 생활습관이 영향을 미친다.
④ 질병 진행에 개인차가 없다.
⑤ 유병률이 발생률보다 낮다.

128 국가적 차원에서 지속관리율과 자기관리율이 높은 질환은?

① 홍역　　② 고혈압
③ 뎅기열　　④ 장티푸스
⑤ 인플루엔자

129 생활습관병에 해당하는 것으로 옳은 것은?

① 결핵　　② 파상풍
③ 당뇨병　　④ 충수염
⑤ 말라리아

Chapter 02 인구와 출산

※ 각 문제에 대한 해설은 **핵심이론 277~282페이지**를 참고해 주세요.

001 인구조사 시점에 특정한 지역에 주소를 둔 인구집단을 의미하며 일시적 현재자를 제외하고, 일시적 부재자를 포함하는 인구집단을 무엇이라고 하는가?
① 상주인구
② 현재인구
③ 법적인구
④ 주간인구
⑤ 종업지인구

002 우리나라 성비에 관한 설명으로 옳은 것은?
① 출생 시는 남자보다 여자의 수가 많다.
② 노년층은 여자보다 남자의 수가 많다.
③ 남자 100명당 여자의 수를 나타낸다.
④ 연령별 인구구성을 나타낸 것이다.
⑤ 2차 성비는 출생 시의 성비로, 장래 인구를 추정할 수 있다.

003 2차 성비 105에 관한 설명으로 옳은 것은?
① 현재 여자 대 남자의 비가 100 : 105
② 현재 남자 대 여자의 비가 100 : 105
③ 출생 시 여자 대 남자의 비가 100 : 105
④ 출생 시 남자 대 여자의 비가 100 : 105
⑤ 태내 여자 대 남자의 비가 100 : 105

004 부양비에 관한 설명으로 옳은 것은?
① 총부양비가 높을수록 경제발전이 용이하다.
② 고령인구(65세 이상)가 증가할수록 노년부양비는 감소한다.
③ 유소년부양비를 계산할 때 분모는 0~14세 인구수이다.
④ 노년 부양비를 계산할 때 분자는 15~64세 인구수이다.
⑤ 총부양비는 생산연령인구에 대한 비생산연령인구의 비이다.

005 총부양비의 공식으로 옳은 것은?
① $\dfrac{15\sim64\text{세 인구}}{65\text{세 이상 인구}} \times 100$

② $\dfrac{65\text{세 이상 인구}}{15\sim64\text{세 이상 인구}} \times 100$

③ $\dfrac{15\sim64\text{세 인구}}{15\text{세 미만과 }65\text{세 이상 인구}} \times 100$

④ $\dfrac{0\sim14\text{세 인구}+65\text{세 이상 인구}}{15\sim64\text{세 인구}} \times 100$

⑤ $\dfrac{65\text{세 이상 인구}}{15\text{세 미만과 }65\text{세 이상 인구}} \times 100$

006 노년부양비에 관한 설명으로 옳은 것은?
① 노인의 지출 중 의료비의 비율
② 유소년 인구에 대한 고령인구(65세 이상)의 비율
③ 1년 동안의 고령인구(65세 이상) 증가 비율
④ 생산가능인구에 대한 고령인구(65세 이상)의 비율
⑤ 신생아에 대한 고령인구(65세 이상)의 비율

007 A지역의 인구 분포가 다음과 같을 때 노년 부양비는?

- 0~14세 인구 : 100명
- 15~64세 인구 : 600명
- 65세 이상 인구 : 120명

① 15　　② 20
③ 25　　④ 30
⑤ 35

008 B지역의 생산가능인구가 800명이고, 65세 이상 고령인구가 240명일 때 노년부양비는?
① 20　　② 25
③ 30　　④ 35
⑤ 40

009 14세 이하 인구 100명에 대한 65세 이상 인구의 비를 나타내는 지표는?
① 총부양비
② 유소년부양비
③ 노령화지수
④ 노년부양비
⑤ 알파인덱스

010 노령화지수가 증가한다는 것은 무엇을 의미하는가?
① 청소년 인구가 증가한다.
② 부양비가 감소한다.
③ 고령인구가 증가한다.
④ 평균수명이 감소한다.
⑤ 생산가능인구가 증가한다.

011 다음 중 노령화지수를 나타낸 공식은?

① $\dfrac{0\sim14세\ 인구수}{15\sim65세\ 인구수}\times100$

② $\dfrac{65세\ 이상\ 인구수}{15\sim64세\ 인구수}\times100$

③ $\dfrac{65세\ 이상\ 인구수}{0\sim14세\ 인구수}\times100$

④ $\dfrac{65세\ 이상\ 인구수}{총\ 인구수}\times100$

⑤ $\dfrac{65세\ 이상\ 인구수}{0\sim64세\ 인구수}\times100$

012 저개발국가형으로, 0~14세 인구가 65세 이상 인구의 2배가 넘는 인구구조 유형을 무엇이라고 하는가?
① 별형　　② 종형
③ 호로형　　④ 항아리형
⑤ 피라미드형

013 높은 출생률과 높은 사망률을 보이는 다산다사형으로, 사망률보다 출생률이 높아 인구가 증가하는 단계의 인구구조 유형은?
① 별형　　② 종형
③ 호로형　　④ 항아리형
⑤ 피라미드형

014 0~14세 인구가 65세 이상 인구의 2배가 되는 가장 이상적인 형태의 인구구조 유형을 무엇이라고 하는가?
① 별형 ② 종형
③ 호로형 ④ 항아리형
⑤ 피라미드형

015 낮은 출생률과 낮은 사망률을 보이는 소산소사형으로, 인구가 정체되는 단계인 선진국형 인구구조 유형은?
① 별형 ② 종형
③ 호로형 ④ 항아리형
⑤ 피라미드형

016 0~14세 인구가 65세 이상 인구의 2배에 미치지 못하는 인구구조 유형으로 옳은 것은?
① 별형 ② 종형
③ 호로형 ④ 항아리형
⑤ 피라미드형

017 일본과 한국처럼 출생률과 사망률이 모두 낮으면서 출생률이 사망률보다 낮아 인구가 감소하는 인구구조 유형은?
① 별형 ② 종형
③ 호로형 ④ 항아리형
⑤ 피라미드형

018 생산가능인구가 전체 인구의 50% 이상인 지역의 인구구조 유형은?
① 별형 ② 종형
③ 호로형 ④ 항아리형
⑤ 피라미드형

019 생산가능인구가 많이 유입되는 도시형 인구구조 유형은?
① 별형 ② 종형
③ 호로형 ④ 항아리형
⑤ 피라미드형

020 생산가능인구가 전체 인구의 50% 미만인 지역의 인구구조 유형은?
① 종형 ② 별형
③ 호로형 ④ 항아리형
⑤ 피라미드형

021 인구구조 유형 중 호로형의 특징은?
① 생산가능인구가 많이 유입되는 도시형
② 생산가능인구가 많이 유출되는 농촌형
③ 출생률이 사망률보다 낮은 인구 감소형
④ 낮은 출생률과 낮은 사망률이 특징인 선진국형
⑤ 높은 출생률과 높은 사망률이 특징인 저개발국가형

022 인구동태의 개념으로 옳은 것은?

① 일정한 지역에 거주하는 전체 인구수를 말한다.
② 인구의 연령별 분포를 나타낸다.
③ 일정 기간 내의 인구 변동 사항을 말한다.
④ 특정 시점의 인구 상태를 말한다.
⑤ 도시와 농촌 간의 인구 분포를 비교하는 것이다.

023 인구정태의 통계 종류로 옳은 것은?

① 출생률
② 사망률
③ 혼인율
④ 이혼율
⑤ 성별 인구

024 우리나라의 인구 현황 및 문제점에 관한 설명으로 옳은 것은?

① 기대수명 감소
② 합계 출산율 증가
③ 노령화 지수 감소
④ 수도권의 인구 집중
⑤ 대도시 환경오염 감소

025 인구 고령화 추세 및 문제점에 관한 설명으로 옳은 것은?

① 고령화는 의료비 부담을 줄여준다.
② 현재 우리나라는 고령화 사회에 진입하였다.
③ 고령화는 사회적 부양비를 줄이는 긍정적 효과를 가진다.
④ 고령화가 진행될수록 노인복지서비스에 대한 수요는 감소한다.
⑤ 초고령사회는 전체 인구 중 65세 이상 인구 비율이 20% 이상인 사회이다.

Chapter 03 모자보건

※ 각 문제에 대한 해설은 **핵심이론 283~285페이지**를 참고해 주세요.

001 모자보건사업의 중요성이 강조되는 이유는?
① 모자보건 대상자가 전체 인구의 약 20%를 차지한다.
② 모성과 아동은 다른 연령층에 비해 감수성이 낮다.
③ 질병에 의한 후유증은 남지 않는다.
④ 모성과 아동의 건강은 다음 세대의 국민건강에 영향을 미친다.
⑤ 모자보건과 관련된 질병은 대부분 예방이 어렵다.

002 모자보건사업 및 사업의 중요성에 관한 설명으로 옳은 것은?
① 모성과 아동은 다수의 질병에 동시에 노출되며 만성적 경향을 나타낸다.
② 비용 대비 효율성이 낮다.
③ 다음 세대의 인구 자질에 영향을 주지 않는다.
④ 임부와 영유아의 질병을 방치하면 사망률이 높다.
⑤ 치료 중심 효과가 크다.

003 2025년 4월 21일~28일까지 월경을 한 임부의 분만예정일은?
① 2025년 11월 30일
② 2026년 1월 28일
③ 2026년 2월 5일
④ 2026년 3월 28일
⑤ 2026년 4월 21일

004 임신합병증을 예방하고 조기에 발견하여 관리함으로써 신생아와 모성의 사망률을 감소시킬 수 있으므로 가능한 한 빨리 시작하는 것이 바람직한 것은?
① 산전(분만전)관리
② 분만관리
③ 분만직후관리
④ 산후기관리
⑤ 신생아관리

005 안전한 분만 및 산후 산모의 건강 보호, 임신 중 발생 가능한 합병증 감소, 모성과 신생아 사망률을 감소시키기 위해 가장 중요한 것은?
① 산후(분만후)관리
② 균형 잡힌 식사
③ 적당한 운동
④ 분만 시 간호
⑤ 철저한 산전(분만전) 관리

006 임신 20주에 받은 산전 정기 검진에서 특별한 이상이 없는 임부의 다음 정기검진 시기로 옳은 것은?
① 임신 22주
② 임신 24주
③ 임신 26주
④ 임신 28주
⑤ 임신 30주

007 임신 26주의 건강한 임부에게 권고하는 산전 검진 횟수는?
① 2개월마다 1회
② 4주마다 1회
③ 2주마다 1회
④ 1주마다 1회
⑤ 1주에 2회

008 임신 8개월 된 정상 임부의 산전 정기 검진 횟수로 옳은 것은?
① 2개월마다 1회
② 4주마다 1회
③ 2주마다 1회
④ 1주마다 1회
⑤ 1주에 2회

009 산전(분만전) 관리를 위해 보건소에서 실시하는 임신중독증 검사 방법은?
① 소변 검사
② 대변 검사
③ 가래 검사
④ 융모막 융모 생검
⑤ 심전도 검사

010 임신 6주인 임부가 보건소에 처음 방문했을 때 시행해야 할 검사는 무엇인가?
① 당뇨병 검사
② 흉부 X-선 검사
③ 혈액 검사
④ 양수 검사
⑤ 선천대사이상 검사

011 보건소를 처음 방문한 초임부에게 반드시 실시해야 할 검사로 옳은 것은?
① 질검사, 소변검사, 혈압측정, 키와 몸무게
② 가슴 X선, 혈압측정, 매독검사, 위내시경
③ 몸무게, 소변검사, 혈액검사, 혈압측정
④ 키, 복부초음파, 복부둘레, 양수천자
⑤ 소변검사, 대변검사, 가래검사, 자궁경부 암검사

012 「모자보건법」에 규정된 항목 내에서 인공임신중절수술이 가능한 시기는?
① 임신 22주 ② 임신 25주
③ 임신 30주 ④ 임신 35주
⑤ 임신 37주

013 정기적인 관찰과 교육이 필요한 고위험 모성보건 대상자는?
① 28세 초임부
② 고혈압 임부
③ 풍진 항체를 보유한 임부
④ 1년간 피임 후 임신한 임부
⑤ 체질량 지수 20kg/m^{2}인 임부

014 선천 대사이상 검사에 관한 설명으로 옳은 것은?
① 첫 수유 직후에 실시한다.
② 주로 손가락 끝에서 채혈한다.
③ 충분히 수유한 후에 실시한다.
④ 미숙아에게만 실시하는 검사이다.
⑤ 검사항목으로는 페닐케톤뇨증, 갈락토스혈증, 갑상샘 항진증, 장폐색증 등이 있다.

015 정상 신생아의 선천 대사이상 검사의 적정 시기는?
① 생후 즉시
② 생후 24시간 이내
③ 생후 48시간 후 72시간 이내
④ 생후 48시간 후 7일 이내
⑤ 생후 1개월 이후

016 「모자보건법」상 임산부의 정의로 옳은 것은?
① 임신 중인 여성
② 임신이 가능한 여성
③ 임산부와 가임기 여성
④ 분만 후 다음 임신까지의 여성
⑤ 임신 중이거나 분만 후 6개월 미만인 여성

017 「모자보건법」상 모자보건 사업의 대상자와 그 정의로 옳은 것은?
① 모성 : 임산부와 폐경기 여성
② 영유아 : 출생 후 6년 미만인 사람
③ 임산부 : 임신 중이거나 분만 후 1년까지의 여성
④ 신생아 : 선천성 기형 또는 변형이 있거나 염색체에 이상이 있는 영유아
⑤ 선천성 이상아 : 신체의 발육이 미숙한 채로 출생한 영유아

018 「모자보건법」상 모자보건사업 대상자의 정의로 옳은 것은?
① 영유아란 출생 후 8년 미만인 사람을 말한다.
② 미숙아란 선천성 기형 또는 변형이 있거나 염색체에 이상이 있는 영유아를 말한다.
③ 신생아란 출생 후 28일 이내의 영유아를 말한다.
④ 임산부란 가임기 여성을 말한다.
⑤ 모성이란 임신 중이거나 분만 후 6개월 미만인 여성을 말한다.

019 「모자보건법」상 모자보건사업의 대상자로 옳은 것은?
① 폐경 여성
② 8세 초등학생
③ 30세 남성
④ 태아
⑤ 임신 중인 여성

020 보건소에서 시행하는 모자보건사업 중 하나인 '임산부 영양제(철분제) 지원사업'의 대상은?
① 임신을 계획 중인 여성
② 임신 확인 후부터 최대 3개월간
③ 임신 8주 이상 임부
④ 임신 16주 이상 임부
⑤ 분만 후 산모

021 모자보건사업의 주요 평가 지표는?
① 조사망률
② 신생아 사망률
③ 영아 사망률
④ 유아 사망률
⑤ 주산기 사망률

022 영아사망률에 관한 설명으로 옳은 것은?
① 영아는 출생 후 3년 미만의 사람을 말한다.
② 영아사망률이 높을수록 그 나라의 보건 수준은 높다.
③ 영아사망자 수에는 임신 28주 이후의 태아 사망수를 포함한다.
④ 모자보건사업의 수행 결과를 나타내는 대표적인 지표 중 하나이다.
⑤ 연간 총 출생아 1,000명 중 생후 28일 미만에 사망한 아이의 수이다.

023 모자보건 지표 중 영아사망률의 분모로 옳은 것은?
① 특정 연도 총 사망자 수
② 특정 연도 연앙인구
③ 특정 연도 총 출생아 수
④ 특정 연도 생후 28일 미만 사망아 수
⑤ 특정 연도 생후 1년 미만 사망아 수

024 모자보건 지표 중 영아사망률의 분자로 옳은 것은?
① 당해 연도 총 사망자 수
② 당해 연도 생후 28일 미만 사망아 수
③ 당해 연도 생후 1년 미만 사망아 수
④ 당해 연도에 특정 질병에 걸려 사망한 영아의 수
⑤ 당해 연도 임신 28주 이후 태아 사망 수 + 생후 1주 미만의 신생아 사망 수

025 영아사망률이 한 나라의 건강수준 및 보건사업의 수준을 평가하는 데 대표적인 지표로 사용되는 이유는 무엇인가?
① 영아사망률은 12개월 미만의 일정 연령군이므로 통계적 유의성이 높다.
② 영아사망률은 보건수준에 영향을 받지 않는다.
③ 영아사망률 변동범위가 조사망률 변동 범위보다 적다.
④ 영아사망률이 증가한다는 것은 국가의 보건수준이 향상되었음을 의미한다.
⑤ 영아사망률은 환경위생에 민감하지 않다.

026 모성사망률 지표의 분모에 해당하는 것은?
① 당해 연도 영아 사망 수
② 당해 연도 총 출생아 수
③ 당해 연도 50세 이상 사망자 수
④ 당해 연도 15~49세 가임기 여성 수
⑤ 당해 연도 임신, 분만, 산욕으로 인한 모성 사망자 수

027 모성사망비 지표의 분모에 해당하는 것은?
① 당해 연도 총 출생아 수
② 당해 연도 1세 미만 사망아 수
③ 당해 연도 생후 28일 미만 사망아 수
④ 당해 연도 15~49세 가임기 여성 수
⑤ 당해 연도 임신, 분만, 산욕으로 인한 모성 사망자 수

028 모자보건수첩에 기록되어야 할 내용으로 옳은 것은?
① 가족 병력
② 임산부의 경제상태
③ 예방접종에 관한 사항
④ 임산부 부모님의 인적사항
⑤ 예방접종이 가능한 병원과 가격

029 생후 4주 된 신생아가 BCG접종을 하러 왔을 때 이미 접종했어야 할 예방접종은?
① 일본뇌염　② MMR
③ DTaP　④ 수두
⑤ B형 간염

030 생후 2개월 된 영아에게 예방접종을 해야 하는 감염성 질환은?
① 홍역　② 풍진
③ 폴리오　④ 일본뇌염
⑤ A형 간염

031 생후 4개월 된 영아에게 예방접종을 해야 하는 감염성 질환은?
① 홍역
② 풍진
③ 수두
④ 로타바이러스 감염증
⑤ 볼거리(유행귀밑샘염, 유행성이하선염)

032 생후 6개월 된 영아에게 예방접종을 해야 하는 감염성 질환은?
① 풍진
② 수두
③ 백일해
④ 일본뇌염
⑤ 볼거리

033 결핵 예방을 위한 백신으로 옳은 것은?
① MMR
② DTaP
③ PCV
④ BCG
⑤ IPV

034 DTaP 접종으로 예방할 수 있는 질환은?
① 디프테리아, 파상풍, 폴리오
② 홍역, 볼거리, 풍진
③ 폴리오, 백일해, 파상풍
④ 디프테리아, 폴리오, 백일해
⑤ 디프테리아, 파상풍, 백일해

035 MMR 접종으로 예방할 수 있는 질환은?
① 홍역, 볼거리, 풍진
② 홍역, 폴리오, 풍진
③ 홍역, 디프테리아, 볼거리
④ 풍진, 파상풍, 백일해
⑤ 디프테리아, 파상풍, 백일해

036 영유아 예방접종 시 주의사항으로 옳은 것은?
① 접종 전날은 금식을 하도록 한다.
② 접종 직후에 목욕을 하도록 한다.
③ 접종 당일에는 엎드린 자세로 재운다.
④ 접종 당일 격렬한 신체활동을 권장한다.
⑤ 접종 후 고열 시 의사의 진찰을 받도록 한다.

037 영유아 예방접종 시 주의 사항으로 옳은 것은?
① 예방접종 후 바로 귀가한다.
② 접종 전날 목욕하지 않도록 교육한다.
③ 주로 오후에 접종한다.
④ 집에서 미리 열을 측정하여 열이 있으면 해열제 복용 후 병원으로 데리고 간다.
⑤ 아이의 건강상태를 잘 아는 보호자가 데리고 간다.

038 「모자보건법」에 근거한 건강진단 시 생후 3개월 된 정상적인 아이의 다음 검진 시기로 옳은 것은?
① 수시
② 1주일 후
③ 1개월 후
④ 6개월 후
⑤ 1년 후

039 「모자보건법」상 건강한 2세 아이의 정기 건강진단 실시기준은?
① 1주마다 1회
② 1개월마다 1회
③ 3개월마다 1회
④ 6개월마다 1회
⑤ 12개월마다 1회

Chapter 04 지역사회보건

※ 각 문제에 대한 해설은 **핵심이론 286~296페이지**를 참고해 주세요.

001 지역사회 간호의 목표로 가장 옳은 것은?
① 지역사회 주민이 질병 없이 건강한 상태를 유지하는 것이다.
② 지역사회 주민이 건강에 관한 올바른 지식을 습득할 수 있도록 돕는 것이다.
③ 지역사회 주민이 신체적, 정신적, 사회적으로 안녕한 상태를 유지하는 것이다.
④ 지역사회의 건강문제를 해결해주는 것이다.
⑤ 지역사회 주민에게 건강관리의 필요성을 인식시켜주고 스스로 건강문제를 해결할 수 있는 힘을 길러주는 것이다.

002 지역사회간호사업을 계획할 때 가장 중요한 것은?
① 관련 법규를 확인한다.
② 대상자와 함께 계획한다.
③ 이용할 수 있는 인력과 자원을 조사한다.
④ 우선순위에 따라 예산을 책정한다.
⑤ 교육 전에 충분히 연습한다.

003 지역사회간호사업을 성공시키기 위해 가장 중요한 요소는?
① 지역사회에 대한 정확한 실태파악으로 건강문제를 확인한다.
② 지역주민이 원하는 사업을 실시한다.
③ 보건에 대한 지식이 충분해야 한다.
④ 보건사업에 대한 특별한 관심이 요구된다.
⑤ 지역사회 주민들과 긴밀한 관계를 유지해야 한다.

004 지역사회간호사업 시 주민의 참여를 촉진시키기 위한 방법으로 옳은 것은?
① 사업목표의 중요성을 강조한다.
② 설득하기 쉬운 주민들을 위주로 참여시킨다.
③ 전문가들이 주민들을 위해 수고한다는 것을 강조한다.
④ 강경하고 단호한 자세를 취한다.
⑤ 주민의 입장에서 생각하고 신뢰감을 주기 위해 노력한다.

005 지역사회 내 건강문제에 대한 우선순위를 설정할 때 가장 먼저 접근해야 하는 경우는?
① 모성건강에 관계되는 문제
② 지역주민의 건강을 위협하는 환경문제
③ 긴급중재를 요하는 가족문제
④ 영유아 건강에 관계되는 문제
⑤ 지역주민 다수에게 영향을 주는 급성 감염병

006 지역보건의료계획에 관한 설명으로 옳은 것은?
① 10년을 주기로 계획을 수립한다.
②「의료법」에 의거하여 수립한다.
③ 계획수립의 주체는 국가이다.
④ 지역 주민의 보건의료서비스 질을 향상시키기 위해 실시한다.
⑤ 보건사업 운영 방식은 상의하달(top-down) 방식이다.

007 지역보건의료계획에 관한 내용으로 옳은 것은?
① 상의하달식 체계이다.
② 5년마다 수립한다.
③ 지역실정에 맞는 계획을 수립한다.
④ 수립 주체는 보건복지부장관이다.
⑤ 의료기관이나 지역주민과는 별도의 독립된 계획이다.

008 제5차 국민건강증진종합계획(HP2030)의 목표로 옳은 것은?
① 국민 1인당 국내총생산(GDP) 증가
② 전 국민 무상의료 실현
③ 국가 의료비 총액 감축
④ 건강수명 연장과 건강형평성 제고
⑤ 공공의료기관 민영화

009 제5차 국민건강증진종합계획의 사업 분야에 해당되는 것은 무엇인가?
① 산업재해 보상
② 정신건강 관리
③ 교통 인프라 확충
④ 부동산 시장 안정화
⑤ 교통사고 처리 기준 개선

010 제5차 국민건강증진종합계획(HP2030)의 6개 분과 중 「건강 친화적 환경 구축」에 해당하는 중점 과제는?
① 금연 실천
② 자살 예방
③ 군인 건강관리
④ 감염병 예방 및 관리
⑤ 건강정보 이해력 제고

011 HP2030의 6대 사업 분야 중 금연, 절주, 신체활동과 관련된 분야는?
① 건강생활 실천
② 정신건강 관리
③ 인구집단별 건강관리
④ 비감염성 질환 예방관리
⑤ 감염 및 기후변화성 질환 예방관리

012 우리나라 노인인구의 특징은?
① 노년부양비 감소
② 노인 의료비 감소
③ 노인의 평균 수명 감소
④ 노인 치매 유병률 증가
⑤ 건강수명과 기대수명의 일치

013 우리나라 노인인구에 관한 설명으로 옳은 것은?
① 노인의 만성질환 유병률이 감소하고 있다.
② 기대수명에 비해 건강수명이 길다.
③ 노인 단독가구 비율은 감소하고 있다.
④ 노인인구 비율이 감소하고 있다.
⑤ 나이가 들수록 일상활동(ADL, 일상생활수행능력)이 감소한다.

014 다음과 같이 말하는 72세 지역 주민에게 안내할 수 있는 지역보건사업은?

> "어제 마트에서 세제를 샀는데 깜빡하고 오늘 또 사 왔지 뭐예요. 집으로 돌아오는 길도 잊어버려서 한참을 헤맸어요. 벌써 몇 번째인지 모르겠어요."

① 치매검진사업
② 실명예방사업
③ 예방접종사업
④ 일자리지원사업
⑤ 방문건강관리사업

015 65세 이상 노인에게 무료로 실시하는 국가예방접종은?
① 결핵
② 수두
③ 일본뇌염
④ 폐렴알균(폐렴구균)
⑤ 사람유두종바이러스 감염증

016 노인장기요양급여 중 재가급여에 해당하는 것은?
① 단기보호
② 특례요양비
③ 노인요양시설
④ 요양병원간병비
⑤ 노인요양공동생활가정

017 다음 중 노인장기요양급여의 재가급여에 해당하는 것은?
① 가족요양비
② 노인복지주택
③ 양로시설
④ 주·야간보호
⑤ 노인공동생활가정

018 뇌경색증을 진단받고 일상생활이 어려운 46세 여성이 가정에서 장기요양서비스를 제공받고자 할 때 신청할 수 있는 보험제도와 보험급여는?
① 국민건강보험, 재가급여
② 국민건강보험, 특별현금급여
③ 노인장기요양보험, 재가급여
④ 노인장기요양보험, 시설급여
⑤ 국민건강보험, 요양병원간병비

019 노인장기요양 3등급 판정을 받은 66세 노인이 받을 수 있는 재가급여로 옳은 것은?
① 요양병원 간병비를 받는다.
② 노인요양시설에 입소한다.
③ 특례요양비를 받는다.
④ 방문요양 서비스를 받는다.
⑤ 노인요양공동생활가정에 입소한다.

020 파킨슨병을 진단받은 72세 노인이 자신의 집에서 신체활동과 가사활동을 지원받고자 할 때 신청할 수 있는 장기요양급여는?
① 방문요양
② 방문간호
③ 단기보호
④ 방문목욕
⑤ 주·야간보호

021 장기요양요원인 간호사 등이 의사, 한의사 또는 치과의사의 지시서에 따라 수급자의 가정 등을 방문하여 간호, 진료의 보조, 요양에 관한 상담 또는 구강위생 등을 제공하는 장기요양급여를 무엇이라고 하는가?
① 단기보호
② 방문요양
③ 방문목욕
④ 방문간호
⑤ 주·야간보호

022 장기요양요원이 의사의 지시서에 따라 수급자의 가정에 방문하여 영양관리 등을 제공하는 장기요양급여는?
① 방문요양
② 방문간호
③ 방문목욕
④ 단기보호
⑤ 주·야간보호

023 노인장기요양보험제도의 방문간호에 관한 설명으로 옳은 것은?

① 신체활동과 가사활동을 지원한다.
② 방문간호지시서에 따라 서비스를 제공한다.
③ 목욕설비를 갖춘 장비를 이용하여 목욕을 제공한다.
④ 수급자를 일정기간 동안 장기요양기관에 보호하는 서비스이다.
⑤ 수급자를 하루 중 일정시간 동안 장기요양기관에 보호하는 서비스이다.

024 노인장기요양보험의 방문간호에 관한 설명으로 옳은 것은?

① 주로 요양보호사가 서비스를 제공한다.
② 방문간호는 장기요양보험의 재가급여 서비스에 해당한다.
③ 간호조무사는 장기요양 방문간호기관의 시설장이 될 수 있다.
④ 간호조무사는 장기요양보험 수급자에게 방문간호지시서를 발급할 수 있다.
⑤ 2년의 간호보조업무 경력이 있는 간호조무사는 방문간호서비스를 제공할 수 있다.

025 수급자를 하루 중 일정 시간 동안 장기요양기관에 보호하며 신체활동지원 등을 제공하는 재가급여의 종류는?

① 방문요양
② 단기보호
③ 방문목욕
④ 방문간호
⑤ 주·야간 보호

026 수급자를 월 9일 이내로 장기요양기관에 보호하며 신체활동지원 등을 제공하는 재가급여의 종류는?

① 방문간호
② 방문요양
③ 방문목욕
④ 단기보호
⑤ 주·야간 보호

027 노인장기요양 3등급 판정을 받은 수급자의 가족이 부득이한 사유로 5일간 집을 비우게 될 때 수급자에게 우선적으로 제공할 수 있는 재가급여의 종류는?

① 단기보호
② 방문간호
③ 주·야간보호
④ 노인요양시설
⑤ 노인요양공동생활가정

028 노인장기요양보험제도에서 방문간호에 관한 업무를 담당할 수 있는 장기요양요원으로 옳은 것은?

① 치과의사
② 2년 이상의 간호 업무 경력이 있는 간호사
③ 2년 이상의 간호 업무 경력이 있는 간호조무사
④ 3년 이상의 간호 업무 경력이 있는 요양보호사
⑤ 3년 이상의 간호 업무 경력이 있는 사회복지사

029 노인장기요양보험제도에서 방문간호를 제공할 수 있는 간호조무사의 자격요건으로 옳은 것은?
① 간호조무사 자격증 취득 후 질병관리청장이 지정한 교육기관에서 교육을 이수한 자
② 2년 이상의 간호보조업무 경력이 있는 자
③ 2년 이상의 간호보조업무 경력이 있고, 보건복지부 장관이 지정한 교육기관에서 교육을 이수한 자
④ 3년 이상의 간호보조업무 경력이 있는 자
⑤ 3년 이상의 간호보조업무 경력이 있고, 보건복지부 장관이 지정한 교육기관에서 교육을 이수한 자

030 방문보건사업 중 방문간호에 관한 내용으로 옳은 것은?
① 비용은 무료이다.
②「지역보건법」에 근거한다.
③ 운영주체는 보건소이다.
④ 가정전문간호사가 서비스를 제공한다.
⑤ 장기요양등급을 받은 자를 대상으로 서비스를 제공한다.

031 방문보건사업 중 방문건강관리사업에 관한 내용으로 옳은 것은?
①「의료법」에 근거한다.
② 비용은 방문당 정액제로 지불한다.
③ 민간병원 중심으로 서비스를 제공한다.
④ 질병 진단과 치료 서비스를 제공한다.
⑤ 건강취약계층을 대상으로 서비스를 제공한다.

032 간호조무사의 가정방문 방법으로 옳은 것은?
① 방문할 필요가 있다면 시간에 구애받지 않고 언제든 방문한다.
② 친분이 있는 가정을 먼저 방문한다.
③ 간호사의 지도·감독하에 계획된 가정을 약속한 시간에 방문한다.
④ 독자적으로 방문한다.
⑤ 환자상태를 정확히 파악하여 치료하고 보호자에게 간호방법을 교육한다.

033 가정방문이 중요한 이유는 무엇인가?
① 가족의 건강문제를 직접 관찰할 수 있으므로
② 시간낭비를 줄이기 위해서
③ 교육적인 분위기를 조성할 수 있기 때문에
④ 가족의 경제적 상태를 정확히 파악할 수 있기 때문에
⑤ 적은 인력으로 큰 효과를 낼 수 있기 때문에

034 건강관리실 활동과 비교할 때 가정방문 활동의 장점은?
① 간호 제공자의 시간을 절약할 수 있다.
② 가정환경에 맞는 간호를 제공할 수 있다.
③ 간호 제공 시 필요한 물품과 기구를 충분히 활용할 수 있다.
④ 특수한 상담 및 의뢰 활동을 즉각적으로 실시할 수 있다.
⑤ 같은 문제를 가진 다른 사람들과 경험담을 나눌 수 있는 기회가 많다.

035 가정방문에 관한 내용으로 옳은 것은?
① 같은 문제를 가진 대상자와 서로의 경험을 공유할 수 있다.
② 비용과 시간이 적게 소요되지만 많은 인력이 요구된다.
③ 가족의 건강문제를 직접 관찰할 수 있으므로 포괄적인 간호를 제공할 수 있다.
④ 가정의 환경이나 실정에 맞는 서비스를 제공하기 어렵다.
⑤ 거동이 불편한 사람들은 이용하기가 어렵다.

036 가정방문의 우선순위에 관한 설명으로 옳은 것은?
① 집단보다 개인이 우선이다.
② 급성질환보다 만성질환이 우선이다.
③ 감수성이 낮은 집단이 우선이다.
④ 취약집단보다 건강한 집단이 우선이다.
⑤ 감염성 질환보다 비감염성 질환이 우선이다

037 가정방문 활동의 우선순위 원칙으로 옳은 것은?
① 면역력이 높은 집단부터 방문한다.
② 신규 환자보다 기존 환자를 먼저 방문한다.
③ 집합되어 있는 곳보다 산재되어 있는 곳을 먼저 방문한다.
④ 교육수준이 낮은 대상자를 먼저 방문한다.
⑤ 건강 문제가 있는 대상자보다 건강한 대상자를 먼저 방문한다.

038 하루 동안 가정방문해야 할 대상자의 순서로 옳은 것은?

- A : 임산부
- B : 미숙아
- C : VDRL 결과 양성으로 확인된 가임여성
- D : 투베르쿨린 검사 결과 양성으로 확인된 9세 남아

① A → B → C → D
② B → A → C → D
③ B → A → D → C
④ C → B → D → A
⑤ D → C → B → A

039 방문보건활동 시 가장 먼저 방문해야 할 대상자는 누구인가?
① 골관절염 노인
② 폐결핵 고등학생
③ 임신고혈압 임부
④ 1형 당뇨병 초등학생
⑤ 매독 성인

040 하루 동안 가정방문 시 제일 먼저 방문해야 할 대상자는?
① 신생아 ② 결핵 환자
③ 성병 환자 ④ 학령 전 아동
⑤ 임산부

041 하루 동안 방문보건활동을 할 때 가장 마지막으로 방문해야 할 대상자는?
① 미숙아
② 임신 당뇨병 임부
③ 고혈압 환자
④ 인플루엔자 환자
⑤ 수족구병 환자

042 다음 대상자를 하루에 모두 방문하고자 할 때 마지막으로 방문해야 할 대상자는?

① 신생아
② 성병 환자
③ 학동기 아동
④ 결핵 환자
⑤ 임신 5개월 임부

043 하루 동안 가정방문해야 할 대상자의 순서로 옳은 것은?

① 임산부 → 성병환자 → 결핵환자 → 신생아
② 신생아 → 성병환자 → 결핵환자 → 임산부
③ 신생아 → 성병환자 → 임산부 → 결핵환자
④ 신생아 → 임산부 → 성병환자 → 결핵환자
⑤ 임산부 → 신생아 → 성병환자 → 결핵환자

044 가정방문 전 활동으로 옳은 것은?

① 지역사회의 지도자를 파악한다.
② 계획, 진행, 성과를 보고한다.
③ 방문대상에 대한 기록을 찾아 읽어본다.
④ 환자 및 가족에게 계속적인 간호를 제공하기 위해 기록을 남긴다.
⑤ 주의 깊은 관찰로 대상자의 요구를 파악한다.

045 가정방문 가방 사용에 관한 설명으로 옳은 것은?

① 가정방문 대상 및 간호 순서를 고려하여 내용물을 정리해 둔다.
② 방문 가방에 간호조무사의 개인 물품을 함께 넣는다.
③ 환자로부터 최대한 가까운 곳에 방문 가방을 놓는다.
④ 환자로부터 나온 배설물이나 분비물은 방문 가방에 넣어서 가지고 나온다.
⑤ 가방 밑에 깔았던 종이는 가방을 놓았던 면이 안으로 가게 접어서 수거하여 버린다.

046 가정방문 활동 시 가장 이상적인 시간은?

① 이른 아침
② 농촌의 농번기
③ 미리 약속된 시간
④ 가정방문 대상자만 집에 있는 시간
⑤ 방문간호조무사가 임의로 정한 시간

047 가정방문 중 활동으로 옳은 것은?

① 방문 계획을 짠다.
② 가정방문 결과를 서면이나 구두로 보고한다.
③ 방문할 곳의 위치와 교통편을 확인한다.
④ 방문 가정에 대한 기록을 찾아본다.
⑤ 가정 상태를 파악하고 준비한 서비스를 제공한다.

048 가정방문 후 활동으로 옳은 것은?

① 방문대상에 대한 기록을 찾아 읽어본다.
② 방문할 곳의 위치와 교통편을 확인한다.
③ 대상자에게 필요한 간호서비스를 제공한다.
④ 방문 계획을 짜고 필요한 물품을 준비한다.
⑤ 간호 내용을 정확히 기록하고 서명한다.

049 건강 관리실을 설치할 때의 조건으로 옳은 것은?

① 도로변보다는 조용하고 공기가 좋은 곳으로 선택한다.
② 종교 및 정치와 관련된 건물을 선택한다.
③ 대상자가 생활하는 곳에서 최대한 먼 곳으로 선택한다.
④ 대상자가 쉽게 찾을 수 없는 곳으로 선택한다.
⑤ 교통이 편리한 곳으로 선택한다.

050 가정방문 활동과 비교하여, 건강 관리실 활동의 특징으로 옳은 것은?

① 다양한 물품이나 기구들의 충분한 활용이 불가능하다.
② 가족을 단위로 보건교육을 실시하기가 쉽다.
③ 대상자의 가정 상황을 정확히 파악할 수 있다.
④ 거동이 불편한 사람도 이용할 수 있다.
⑤ 동일한 문제가 있는 대상자들과 경험이나 정보를 공유할 기회가 많다.

051 보건소 내 건강 관리실의 장점으로 옳은 것은?

① 거동이 불편한 사람들의 접근 기회를 높일 수 있다.
② 대상자 가정 상황을 파악하기가 쉽다.
③ 가족을 단위로 보건교육을 실시하기가 쉽다.
④ 특수 상담 및 의뢰활동을 즉각 실시할 수 있다.
⑤ 가족의 상황과 실정에 맞는 서비스를 제공할 수 있다.

052 지역사회간호 사업에서 가족의 특징으로 옳은 것은?

① 가족은 축소-확대-형성-해체되어 가는 과정을 거친다.
② 서로 상호작용하면서 의사소통을 하는 일차적인 집단이다.
③ 확대가족을 중심으로 분류한다.
④ 가족은 사회적 환경에 영향을 받지 않는다.
⑤ 반드시 동거를 해야만 가족으로 인정된다.

053 듀발(Duvall)의 가족발달이론에 관한 설명으로 옳은 것은?

① 듀발 이론에서는 노년기 가족을 발달 단계에서 제외하였다.
② 듀발 이론은 모든 가족 형태에 동일하게 적용되는 보편 이론이다.
③ 듀발은 가족의 발달단계를 부부의 직업 변화를 기준으로 구분하였다.
④ 체계론적 관점의 가족관련 이론에 속한다.
⑤ 가족 발달단계를 자녀의 연령과 발달 과업을 기준으로 구분하였다.

054 듀발(Duvall)의 가족발달이론에 따라 자녀가 학령기에 해당하는 가족의 발달 과업으로 옳은 것은?

① 배우자 간의 역할을 정립한다.
② 첫 자녀 출산과 양육 기술을 습득한다.
③ 자녀 양육과 가정의 경제적 안정을 구축한다.
④ 자녀의 학교생활 적응과 사회화 능력을 촉진한다.
⑤ 자녀의 독립을 준비하고 부모는 중년기에 대비한다.

055 듀발(Duvall)의 가족발달이론 중 다음의 특성과 주요과업을 가진 가족발달 단계는?

- 자녀가 성인이 되어 독립(분가)을 시작하는 시기
- 자녀의 출가에 따른 부모 역할 적응
- 부부관계의 재조정

① 신혼기 가족
② 학령기 가족
③ 진수기 가족
④ 중년기 가족
⑤ 노년기 가족

056 가족 구성원 간의 관계와 상호작용을 시각적으로 나타낸 도구를 무엇이라고 하는가?

① 가족구조도
② 가족밀착도
③ 사회지지도
④ 외부체계도
⑤ 가족연대기

057 다음의 가계도를 통해 파악할 수 있는 내용으로 옳은 것은?

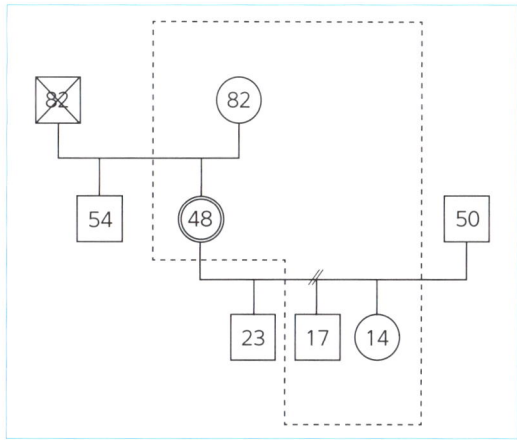

① 대상자는 남성이다.
② 총 4명이 동거(거주) 중이다.
③ 대상자에게는 2명의 자녀가 있다.
④ 대상자는 배우자와 별거 상태이다.
⑤ 대상자의 어머니는 82세에 사망하였다.

058 가족 구성원 간의 정서적 유대감, 심리적 거리, 상호관계의 밀접한 정도를 나타내는 개념은 무엇인가?

① 가족구조도
② 가족밀착도
③ 사회지지도
④ 외부체계도
⑤ 가족연대기

059 취약 가족 구성원이 있을 때 지지체계를 이용해 가족 중재에 활용하는 것으로, 가족 내·외부 상호작용을 파악할 수 있는 도구는 무엇인가?

① 가족구조도
② 가족밀착도
③ 사회지지도
④ 외부체계도
⑤ 가족연대기

060 가족과 외부 환경 간의 지지, 갈등, 영향 관계를 시각적으로 표현한 도구는 무엇인가?

① 가족구조도
② 가족밀착도
③ 사회지지도
④ 외부체계도
⑤ 가족연대기

061 가족 구성원과 가족 전체가 겪은 주요 사건과 변화를 시간 순서대로 정리한 기록 또는 도표를 무엇이라고 하는가?

① 가족구조도
② 가족밀착도
③ 사회지지도
④ 외부체계도
⑤ 가족연대기

062 취약 가족의 분류 중 구조적 취약 가족에 해당하는 것은?

① 미혼모 가족
② 저소득 가족
③ 한부모 가족
④ 학대(폭력) 가족
⑤ 알코올 중독 가족

063 취약 가족의 분류 중 기능적 취약 가족에 해당하는 것은?
① 조손가족
② 저소득 가족
③ 한부모 가족
④ 다문화 가족
⑤ 의사소통이 단절된 가족

064 지역사회 간호조무사가 어려운 형편으로 혼자 사는 노인이 기초생활수급권자가 될 수 있도록 동사무소에 노인에 대한 정보를 제공한 것은 어떤 역할에 해당되는가?
① 교육자
② 대변자
③ 상담자
④ 조정자
⑤ 간호 제공자

065 지역사회간호사업 시 간호조무사의 역할로 옳은 것은?
① 가족의 상태를 진단한다.
② 독자적으로 업무를 수행한다.
③ 건강문제를 사정하고 계획한다.
④ 역학조사를 실시한다.
⑤ 간호사의 지시·감독하에 업무를 수행·보조한다.

066 지역사회간호 과정의 순서로 옳은 것은?
① 사정 → 진단 → 계획 → 수행 → 평가 및 재계획
② 사정 → 계획 → 진단 → 수행 → 평가 및 재계획
③ 계획 → 사정 → 진단 → 수행 → 평가 및 재계획
④ 수행 → 사정 → 계획 → 진단 → 평가 및 재계획
⑤ 진단 → 계획 → 사정 → 수행 → 평가 및 재계획

067 스트레스가 많은 상황에 직면한 대상자에게 스트레스에 대항할 수 있도록 생리적인 변화가 나타나는 단계로, 수면장애나 두근거림 등이 나타나는 「일반 적응 증후군」의 첫 단계는?
① 소모기
② 대응기
③ 저항기
④ 경고기
⑤ 탈진기

068 스트레스가 없어지지 않고 지속될 때 나타나는 반응으로, 무기력감과 우울감을 느끼게 되는 셀리에의 「일반 적응 증후군」의 마지막 단계는?
① 대응기
② 적응기
③ 경고기
④ 저항기
⑤ 소모기

069 입원치료와 외래치료의 중간단계로, 정신질환자의 증상이 호전된 후 사회복귀를 촉진하기 위해 이용할 수 있는 정신재활 프로그램으로 옳은 것은?
① 낮병원
② 가족 개입
③ 거주지 재활
④ 직업 재활
⑤ 자조 집단

070 대상자에게 일상생활을 영위해 나가는 데에 필요한 기술을 익힐 수 있는 기회를 제공하는 프로그램으로 증상관리, 대인관계 훈련, 스트레스 관리 교육 등이 대표적인 정신 재활 프로그램은?
① 사례관리
② 직업재활
③ 자조집단
④ 거주지 재활
⑤ 사회기술훈련

071 단주모임, 단약모임, 단도박모임처럼 퇴원 후 대상자들이 모여 서로의 고통을 이해하고 경험을 공유하는 모임에 해당하는 정신재활 프로그램은?

① 자조집단
② 사례관리
③ 가족개입
④ 거주지 재활
⑤ 중간 거주지

072 치료적 의사소통 기법으로 옳은 것은?

① 공감
② 충고
③ 일시적 안심
④ 무조건적 찬성
⑤ 과다한 질문

073 치료적 의사소통을 방해하는 요소로 옳은 것은?

① 침묵
② 비난
③ 반영
④ 재진술
⑤ 현실제시

074 지역주민과 대화하는 방법으로 옳은 것은?

① 전문용어를 사용한다.
② 권위를 가지고 엄격한 태도로 임한다.
③ 대화가 끝날 무렵에 목적과 이유를 밝힌다.
④ 어려운 단어로 설명하여 전문가임을 강조한다.
⑤ 주민의 말을 경청한다.

075 6개월 전 배우자와 사별한 후 모든 활동에 대한 흥미가 감소되고 기분이 우울하며 수면장애가 있는 대상자에게 안내할 수 있는 지역사회 정신건강서비스 기관은?

① 치매안심센터
② 국가트라우마센터
③ 정신건강복지센터
④ 중독관리통합지원센터
⑤ 정신건강위기상담전화

076 지역사회 정신건강사업의 일차 예방으로 옳은 것은?

① 자살 유가족 자조모임
② 정신건강 조기선별검사
③ 스트레스 예방교육
④ 알코올 중독자 사회복귀 프로그램
⑤ 우울증 환자 응급상담 서비스

077 지역사회 정신건강사업의 일차 예방에 해당되는 것은?

① 자살 시도자 응급개입
② 낮병원 서비스
③ 정신질환자 직업재활 훈련
④ 정신병원 퇴원환자 대상으로 약물교육
⑤ 지역주민 대상 정신질환자 인식개선 캠페인

078 치매를 관리하기 위한 지역사회 정신건강사업의 이차 예방 프로그램은?

① 노인을 대상으로 치매예방수칙을 교육한다.
② 노인을 대상으로 치매선별검사를 실시한다.
③ 치매 노인을 대상으로 인지재활을 위한 작업치료를 실시한다.
④ 노인을 대상으로 치매예방 운동을 교육한다.
⑤ 지역주민을 대상으로 치매에 대한 부정적 인식을 개선한다.

079 질병의 예방 수준과 정신보건서비스가 옳게 연결된 것은?

① 일차 예방 - 자살 시도자 응급 전화
② 일차 예방 - 알코올중독자 조기발견과 치료
③ 이차 예방 - 직장인 대상 스트레스 대처 프로그램
④ 삼차 예방 - 우울증 조기선별검사
⑤ 삼차 예방 - 정신질환자 직업재활 훈련

Chapter 05 의료관계법규

※ 각 문제에 대한 해설은 **핵심이론 297~321페이지**를 참고해 주세요.

[의료법]

001 의료법의 목적으로 옳은 것은?
① 간호에 관하여 필요한 사항을 규정함으로써 국민의 건강증진에 이바지한다.
② 수혈자와 헌혈자를 보호하고 혈액관리를 적절하게 하여 국민보건 향상에 이바지한다.
③ 감염병의 발생과 유행을 방지하여 국민 건강 증진 및 유지에 이바지한다.
④ 국민의 정신건강증진 및 정신질환자의 인간다운 삶을 영위하는데 이바지한다.
⑤ 모든 국민이 수준 높은 의료 혜택을 받을 수 있도록 국민의료에 필요한 사항을 규정함으로써 국민의 건강을 보호하고 증진한다.

002 의료인에 해당하는 것은?
① 약사   ② 안마사
③ 접골사   ④ 한의사
⑤ 간호조무사

003 의료인으로 묶인 것은?
① 의사, 한의사, 수의사, 간호사, 조산사
② 의사, 약사, 치과의사, 간호사, 한의사
③ 의사, 치과의사, 한의사, 조산사, 간호사
④ 의사, 한의사, 치과의사, 조산사, 간호조무사
⑤ 의사, 치과위생사, 조산사, 한의사, 간호사

004 간호·간병 통합서비스의 정의로 옳은 것은?
① 의원에서 제공하는 의료서비스
② 독거노인에 대한 정부지원서비스
③ 환자 사망 후 제공되는 상조서비스
④ 저소득층에게 실시되는 복지서비스
⑤ 병원에서 보호자 상주 없이 제공되는 입원 서비스

005 간호·간병 통합서비스 제공 인력으로 옳은 것은?
① 의사, 치과의사, 한의사
② 간호사, 조산사, 사회복지사
③ 접골사, 침사, 구사
④ 간호사, 간호조무사, 간병지원인력
⑤ 물리치료사, 치위생사, 사회복지사

006 의료인의 결격사유로 옳은 것은?
① 정신질환자 중 전문의가 의료인으로서 적합하다고 인정하는 사람
② 금고 이상의 형의 집행유예를 선고받고 그 유예기간이 지난 후 2년이 지난 자
③ 금고 이상의 실형을 선고받고 그 집행이 끝나거나 그 집행을 받지 아니하기로 확정된 후 5년이 지난 자
④ 마약, 대마, 향정신성 의약품 중독자
⑤ 금고 이상의 형의 선고 유예를 받고 그 유예기간이 끝난 자

007 간호사 및 간호조무사의 국가시험은 매년 누가 시행하는가?

① 보건복지부장관
② 질병관리청장
③ 시·도지사
④ 시장·군수·구청장
⑤ 관할 보건소장

008 부정한 방법으로 국가시험에 응시한 자나 국가시험에 관하여 부정행위를 한 자는 그 후 몇 회의 범위에서 응시를 제한할 수 있는가?

① 의료인 1회, 간호조무사 1회
② 의료인 2회, 간호조무사 2회
③ 의료인 3회, 간호조무사 3회
④ 의료인 2회, 간호조무사 3회
⑤ 의료인 3회, 간호조무사 2회

009 괄호 안에 들어갈 내용으로 옳은 것은?

> 보건복지부장관은 보건의료 시책에 필요하다고 인정하면 의료인에게 면허를 내줄 때 ( ) 이내의 기간을 정하여 특정 지역이나 특정 업무에 종사할 것을 면허의 조건으로 붙일 수 있다.

① 6개월   ② 1년
③ 3년   ④ 5년
⑤ 10년

010 진료나 조산 요청을 받았을 때 의료인 또는 의료기관 개설자의 태도로 옳은 것은?

① 상황에 따라 대처한다.
② 거부할 수 있다.
③ 거부할 수 없다.
④ 의료인의 재량이다.
⑤ 정당한 사유 없이 거부하지 못한다.

011 응급환자에 대한 의료인의 의무는?

① 거부할 수 있다.
② 거부할 수 없다.
③ 상사의 지시에 따른다.
④ 상황에 따라 대처한다.
⑤ 최선의 처치를 해야 한다.

012 세탁물을 처리할 수 없는 사람은?

① 병원
② 의사
③ 조산원
④ 보건복지부장관
⑤ 시장·군수·구청장에게 신고한 자

013 진단서·검안서·증명서를 교부할 수 있는 의료인은?

① 의사, 치과의사, 한의사
② 의사, 조산사, 한의사
③ 의사, 치과의사, 조산사
④ 의사, 간호사, 조산사
⑤ 의사, 치과의사, 간호사

014 출생·사망·사산 증명서를 교부할 수 있는 의료인은?

① 의사, 치과의사, 한의사
② 의사, 한의사, 조산사
③ 간호사, 치과의사, 조산사
④ 의사, 간호사, 조산사
⑤ 한의사, 치과의사, 간호사

015 진단서의 기재사항으로 옳은 것은?
① 의약품 조제 시 참고사항
② 병명 및 질병분류기호
③ 본인부담 구분 기호
④ 발급 연월일 및 사용기간
⑤ 의료기관의 명칭·전화번호 및 팩스번호

016 처방전의 기재사항으로 옳은 것은?
① 의사·치과의사·한의사의 전화번호
② 발병 연월일 및 진단 연월일
③ 입원·퇴원 연월일
④ 치료내용 및 향후 치료에 대한 소견
⑤ 처방의약품의 명칭, 분량, 용법 및 용량

017 환자의 기록열람을 요청할 수 없는 사람은?
① 환자의 배우자
② 환자의 직계 존속·비속
③ 환자의 형제·자매
④ 배우자의 형제·자매
⑤ 배우자의 직계 존속

018 간호기록부의 기재사항으로 옳은 것은?
① 분만장소 및 분만 연월일시분
② 진단결과 또는 진단명
③ 진료일시
④ 생·사산별 분만 횟수
⑤ 체온·맥박·호흡·혈압에 관한 사항

019 의료인이나 의료기관 개설자가 10년의 기간 동안 보존해야 하는 것은?
① 처방전
② 간호기록부
③ 환자 명부
④ 진료기록부
⑤ 검사내용 및 검사소견기록

020 기록의 보존 기간이 옳게 연결된 것은?
① 수술기록 – 3년
② 조산기록부 – 10년
③ 간호기록부 – 5년
④ 진단서 등 부본 – 2년
⑤ 처방전 – 3년

021 괄호 안에 들어갈 단어가 순서대로 나열된 것은?

- 의료인과 간호조무사는 연간 (A) 이상 보수교육을 이수하여야 한다.
- 의료인과 간호조무사는 최초로 자격을 받은 후부터 (B)마다 그 실태와 취업상황 등을 (C)에게 신고하여야 한다.

	(A)	(B)	(C)
①	4시간	1년	시·도지사
②	8시간	3년	질병관리청장
③	4시간	3년	보건복지부장관
④	8시간	3년	보건복지부장관
⑤	12시간	1년	시장·군수·구청장

022 사체를 검안하여 변사한 것으로 의심될 때는 누구에게 신고해야 하는가?
① 관할 보건소장
② 보건복지부장관
③ 시·도지사
④ 시장·군수·구청장
⑤ 관할 경찰서장

023 변사체 신고 의무자에 해당되는 사람은?
① 약사
② 간호사
③ 조산사
④ 물리치료사
⑤ 사회복지사

024 사람의 생명 또는 신체에 중대한 위해를 발생하게 할 우려가 있는 수술, 수혈, 전신마취를 하는 경우 환자에게 설명하고 서면동의를 받아야 하는데 그 내용으로 옳은 것은?
① 수혈 공여자의 성명
② 전신마취 시 사용하는 약품명
③ 간호사의 성명과 서명
④ 수술 등에 참여하는 주된 의사의 전화번호
⑤ 수술 등에 따라 전형적으로 발생이 예상되는 후유증 또는 부작용

025 무면허 의료행위를 한 자는?
① 면허된 것 이외의 의료행위를 한 의사
② 의사의 지도하에 의원급 의료기관에서 진료 보조를 수행한 간호조무사
③ 국제의료봉사단의 의료봉사 업무를 수행하기 위해 보건복지부장관의 승인을 받아 의료행위를 한 외국 의사 면허 소지자
④ 국가비상사태 시에 국가나 지방자체단체의 요청에 따라 의료인의 지도와 감독을 받아 의료행위를 한 의과대학생
⑤ 지도교수의 지도와 감독 하에 전공분야 관련 실습을 하는 간호학 전공 학생

026 의료기관에 속하지 않는 것은?
① 병원
② 조산원
③ 보건소
④ 한의원
⑤ 치과병원

027 주로 외래 환자를 대상으로 의료행위를 하는 의료기관으로 옳은 것은?
① 의원
② 정신병원
③ 요양병원
④ 전문병원
⑤ 상급종합병원

028 병원과 종합병원의 최저 병상 수는?
① 병원 30개, 종합병원 100개
② 병원 30개, 종합병원 300개
③ 병원 100개, 종합병원 300개
④ 병원 300개, 종합병원 500개
⑤ 병원 500개, 종합병원 700개

029 다음에 해당하는 의료기관은?

> 100병상 이상 300병상 이하인 경우에는 내과·외과·소아청소년과·산부인과 중 3개 진료과목, 영상의학과, 마취통증의학과와 진단검사의학과 또는 병리과를 포함한 7개 이상의 진료과목을 갖추고 각 진료과목마다 전속하는 전문의를 둘 것

① 의원
② 병원
③ 종합병원
④ 전문병원
⑤ 상급종합병원

030 필수 진료과목이 9개 이상이고 300병상을 초과하는 병원은?
① 의원
② 종합병원
③ 요양병원
④ 전문병원
⑤ 상급종합병원

031 요건을 갖춘 종합병원 중에서 중증질환에 대하여 난이도가 높은 의료행위를 전문적으로 하는 종합병원 중 보건복지부장관이 지정하는 병원은?
① 의원
② 병원
③ 종합병원
④ 전문병원
⑤ 상급종합병원

032 특정 진료과목이나 특정 질환 등에 대하여 난이도가 높은 의료행위를 하는 병원 중 보건복지부장관이 지정하는 병원은?
① 의원
② 병원
③ 종합병원
④ 전문병원
⑤ 상급종합병원

033 상급종합병원 및 전문병원에 대한 보건복지부장관의 평가는 몇 년마다 실시되는가?
① 1년
② 2년
③ 3년
④ 4년
⑤ 5년

034 의료기관 개설에 관한 설명으로 옳은 것은?
① 모든 의료기관 개설 – 보건복지부장관에게 허가
② 의원, 치과의원, 한의원, 조산원 개설 – 시·도지사에게 신고
③ 의원, 치과의원, 한의원, 조산원 개설 – 시장·군수·구청장의 허가
④ 병원, 치과병원, 한방병원, 요양병원, 종합병원, 정신병원 개설 – 시·도지사의 허가
⑤ 병원, 치과병원, 한방병원, 요양병원, 종합병원, 정신병원 개설 – 시장·군수·구청장에게 신고

035 의료인의 의료기관 개설에 관한 설명으로 옳은 것은?
① 모든 의료인은 의료기관을 개설할 수 있다.
② 치과의사는 치과의원, 조산원을 개설할 수 있다.
③ 의사는 병원, 의원만을 개설할 수 있다.
④ 조산사는 조산원, 요양병원을 개설할 수 있다.
⑤ 한의사는 한방병원, 한의원, 요양병원을 개설할 수 있다.

036 조산원 개설 시 꼭 정해져 있어야 하는 의사는?
① 지정의사
② 지도의사
③ 당직의사
④ 한지의사
⑤ 전문의사

037 장기입원이 필요한 환자를 대상으로 의료행위를 하기 위해 설립된 의료기관은?
① 병원
② 한방병원
③ 종합병원
④ 요양병원
⑤ 보건소

038 요양병원에 입원이 가능한 환자로 옳은 것은?
① 정신질환자
② 마약, 대마, 향정신성 의약품 중독자
③ 알코올중독자
④ 감염병의사환자
⑤ 외과적 수술 후 회복기간에 있는 자

039 의료기관의 안전관리 시설로 옳은 것은?
① 종교활동을 할 수 있는 시설
② 병원 주변의 교통로 확보에 관한 시설
③ 직원들의 복지를 위한 시설
④ 환자들의 여가생활을 위한 시설
⑤ 화재나 그 밖의 긴급한 상황에 대처하기 위하여 필요한 시설

040 의료기관의 급식관리 내용으로 옳은 것은?
① 환자의 음식은 뚜껑이 있는 식기를 사용한다.
② 환자의 식사는 특별식과 치료식으로 구분하여 제공한다.
③ 병원장은 급식관련 종사자에게 안전교육을 실시하여야 한다.
④ 전염성 환자의 식기는 소독 후 폐기하여야 한다.
⑤ 영양상담 및 지도는 영양사가 임의로 실시해도 된다.

041 신체보호대에 관한 설명으로 옳은 것은?
① 의사의 처방 없이도 사용할 수 있다.
② 어떠한 상황에서도 쉽게 풀 수 없는 방법으로 사용한다.
③ 의식이 없는 등 환자의 동의를 얻을 수 없는 경우 동의서를 생략할 수 있다.
④ 신체보호대를 대신할 다른 방법이 없는 경우에만 신체보호대를 사용한다.
⑤ 요양병원 개설자는 신체보호대 사용을 줄이기 위하여 2년마다 한 번씩 의료인을 포함한 요양병원 종사자에게 신체보호대 사용에 관한 교육을 실시해야 한다.

042 신체보호대 사용을 중단하여야 하는 경우는?
① 환자 상태가 안정되어 보일 때
② 환자가 풀어주기를 원할 때
③ 회진 시
④ 면회 시
⑤ 신체보호대의 사용으로 인하여 환자에게 부작용이 발생한 경우

043 수술실 내 폐쇄회로 텔레비전의 설치·운영에 관한 설명으로 옳은 것은?
① 촬영한 영상정보를 30일 이상 보관하여야 한다.
② 촬영한 영상정보의 열람 등에 소요되는 비용 열람 등을 요청한 자에게 청구할 수 없다.
③ 환자 또는 환자의 보호자의 요청에 따라 수술을 하는 장면을 촬영하는 경우 녹음기능을 사용해야 한다.
④ 범죄의 수사와 공소의 제기 및 유지를 위해서라도 환자 또는 보호자의 동의 없이는 촬영한 영상정보를 열람하게 하거나 제공하여서는 안 된다.
⑤ 수술이 지체되면 환자의 생명이 위험해지거나 심신상의 중대한 장애를 가져오는 응급수술을 시행하는 경우 반드시 폐쇄회로 텔레비전으로 촬영하여야 한다.

044 수술실 내 폐쇄회로 텔레비전으로 촬영한 영상정보 열람 및 제공 범위로 옳은 것은?

① 수술 전에 수술동의서를 작성한 경우
② 언론 보도를 위해 방송국이 요청한 경우
③ 환자와 수술에 참여한 의료인 모두가 동의한 경우
④ 의료기관 내부 교육 및 연구 목적으로 열람하는 경우
⑤ 의료기관의 홍보 목적으로 해당 수술 영상이 필요한 경우

045 당직 의료인이 꼭 있어야 하는 의료기관은?

① 의원　　② 병원
③ 조산원　④ 보건소
⑤ 한의원

046 의료기관 명칭표시판에 표시할 수 있는 내용으로 옳은 것은?

① 진료비용
② 의료기관 상세 주소
③ 시술 후 주의점과 부작용
④ 의료인의 면허종류, 성명, 성별
⑤ 상급종합병원이나 전문병원으로 지정 받은 사실

047 의료인이 정당한 사유 없이 진료를 중단하거나 의료기관 개설자가 집단으로 휴업하거나 폐업하여 환자진료에 막대한 지장을 초래하거나 초래할 우려가 있다고 인정할 만한 상당한 이유가 있을 때 그 의료인이나 의료기관 개설자에게 명령할 수 있는 것은?

① 개설허가 취소 명령
② 업무개시 명령
③ 시정 명령
④ 업무정지 명령
⑤ 의료기관 폐쇄 명령

048 의료인의 면허취소 사유에 해당하는 것은?

① 피성년후견인·피한정후견인
② 의료인의 품위를 심하게 손상시키는 행위를 한 때
③ 의료기관 개설자가 될 수 없는 자에게 고용되어 의료행위를 한 때
④ 진단서·검안서·증명서를 거짓으로 작성해 내주었을 때
⑤ 관련서류를 위조·변조하거나 속임수 등 부정한 방법으로 진료비를 거짓 청구한 때

049 의료인의 자격정지에 해당되는 것은?

① 거짓 또는 과대 광고행위
② 학문적으로 인정되지 아니하는 진료행위
③ 환자를 특정약국으로 유치하기 위해 약국 개설자와 담합하는 행위
④ 지나친 진료행위를 하거나 부당하게 많은 진료비를 요구하는 행위
⑤ 의료기관 개설자가 될 수 없는 자에게 고용되어 의료행위를 한 때

050 의료인의 품위손상 행위에 해당되는 것은?
① 면허를 대여한 경우
② 자격정지 처분 기간 중에 의료행위를 한 경우
③ 비도덕적 진료행위를 한 경우
④ 거짓이나 그 밖의 부정한 방법으로 의료인 면허 발급 요건을 취득하거나 국가시험에 합격한 경우
⑤ 사람의 생명 또는 신체에 중대한 위해를 발생하게 할 우려가 있는 수술, 수혈, 전신마취를 의료인 아닌 자에게 하게 하거나 의료인에게 면허사항 외로 하게 한 경우

051 한지의료인의 종류로 옳은 것은?
① 한지조산사, 한지간호사
② 한지약사, 한지한약사
③ 한지의사, 한지치과의사, 한지한의사
④ 한지임상심리사, 한지간호사, 한지사회복지사, 한지작업치료사
⑤ 한지의사, 한지치과의사, 한지한의사, 한지조산사, 한지간호사

052 국가시험에 합격한 간호조무사의 자격을 인정하는 자는?
① 시·도지사
② 질병관리청장
③ 관할 보건소장
④ 보건복지부장관
⑤ 시장·군수·구청장

053 간호조무사의 국가시험·자격인정, 간호조무사 교육훈련기관의 지정·평가, 자격신고 및 간호조무사의 보수교육 등에 관하여 필요한 사항을 규정한 법령은?
① 대통령령
② 교육부령
③ 여성가족부령
④ 고용노동부령
⑤ 보건복지부령

054 간호조무사에 관한 설명으로 옳은 것은?
① 보건복지부장관의 지정을 받은 교육훈련기관에서 실시하는 780시간 이상의 이론 교육과정을 이수해야 한다.
② 병원이나 종합병원에서의 실습교육 과정이 400시간 이상이어야 한다.
③ 간호조무사 교육훈련기관의 장이 실습교육을 위탁한 의료기관 또는 보건소에서 실시하는 740시간 이상의 실습 교육과정을 이수해야 한다.
④ 시·도지사의 자격인정을 받는다.
⑤ 매 과목 만점의 60퍼센트 이상, 전 과목 총점의 40퍼센트 이상 득점한 자를 합격자로 결정한다.

055 의료 유사업자에 해당하는 것끼리 묶인 것은?
① 의사, 치과의사, 한의사, 조산사, 간호사
② 안마사, 사회복지사
③ 접골사, 침사, 구사
④ 요양보호사, 간호조무사
⑤ 간호조무사, 간호사

056 정당한 사유 없이 보건복지부장관, 시·도지사 또는 시장·군수·구청장의 업무개시명령을 거부한 의료인과 의료기관에 대한 벌칙은?

① 1년 이하의 징역이나 1천만 원 이하의 벌금
② 2년 이하의 징역이나 2천만 원 이하의 벌금
③ 3년 이하의 징역이나 3천만 원 이하의 벌금
④ 5년 이하의 징역이나 5천만 원 이하의 벌금
⑤ 10년 이하의 징역이나 1억 원 이하의 벌금

057 무자격자에게 의료행위를 하게 하거나 의료인에게 면허사항 외의 의료행위를 하게 한 의료기관에 대한 처벌은?

① 인증서와 인증마크 제공
② 시정명령
③ 경고
④ 상급종합병원 지정
⑤ 1년의 범위에서 정지시키거나 개설 허가의 취소 또는 의료기관 폐쇄

058 의료인이 아니면서 의료행위를 한 무면허 의료행위자에 대한 벌칙은?

① 1년 이하의 징역이나 1천만 원 이하의 벌금
② 2년 이하의 징역이나 2천만 원 이하의 벌금
③ 3년 이하의 징역이나 3천만 원 이하의 벌금
④ 5년 이하의 징역이나 5천만 원 이하의 벌금
⑤ 500만 원 이하의 벌금

059 발급받은 면허증을 대여한 사람에 대한 벌칙은?

① 1년 이하의 징역이나 1천만 원 이하의 벌금
② 2년 이하의 징역이나 2천만 원 이하의 벌금
③ 3년 이하의 징역이나 3천만 원 이하의 벌금
④ 5년 이하의 징역이나 5천만 원 이하의 벌금
⑤ 10년 이하의 징역이나 1억 원 이하의 벌금

060 의료, 조산, 간호를 하면서 알게 된 다른 사람의 정보를 누설하거나 발표한 자에 대한 벌칙은?

① 1년 이하의 징역이나 1천만 원 이하의 벌금
② 2년 이하의 징역이나 2천만 원 이하의 벌금
③ 3년 이하의 징역이나 3천만 원 이하의 벌금
④ 5년 이하의 징역이나 5천만 원 이하의 벌금
⑤ 10년 이하의 징역이나 1억 원 이하의 벌금

061 의료인이 태아 성 감별을 목적으로 임부를 진찰하거나 검사했을 경우 벌칙은?

① 1년 이하의 징역이나 1천만 원 이하의 벌금
② 2년 이하의 징역이나 2천만 원 이하의 벌금
③ 3년 이하의 징역이나 3천만 원 이하의 벌금
④ 5년 이하의 징역이나 5천만 원 이하의 벌금
⑤ 500만 원 이하의 벌금

[정신건강증진 및 정신질환자 복지서비스 지원에 관한 법률]

062 정신질환의 예방과 치료, 정신질환자의 재활·복지·권리보장·정신건강 친화적인 환경조성에 필요한 사항을 규정함으로써 국민의 정신건강증진 및 정신질환자의 인간다운 삶을 영위하는 데 이바지함을 목적으로 하는 법은?

① 의료법
② 결핵예방법
③ 혈액관리법
④ 구강보건법
⑤ 정신건강증진 및 정신질환자 복지서비스 지원에 관한 법률

063 정신건강증진 및 정신질환자 복지서비스 지원에 관한 법률의 기본 이념으로 옳은 것은?
① 입원 치료가 필요한 경우 강제입원이 권장된다.
② 정신질환이 있다는 이유로 부당한 차별대우를 받지 않아야 한다.
③ 정신질환자는 자신과 관련된 정책의 결정 과정에 참여할 수 없다.
④ 정신건강증진시설에 입원 등을 하고 있는 사람은 다른 사람들과 의견교환을 할 수 없다.
⑤ 정신질환자의 입원이 최대화될 수 있도록 병원 치료가 우선적으로 고려되어야 한다.

064 정신질환자의 정의로 옳은 것은?
① 장애로 인해 절대적인 도움이 필요한 사람
② 치료할 수 없는 질병을 가진 사람
③ 지남력이 상실된 치매환자와 같은 사람
④ 다른 사람에게 질병을 옮길 수 있어 격리가 필요한 사람
⑤ 망상, 환각, 사고장애, 기분장애 등으로 인하여 독립적으로 일상생활을 영위하는 데 중대한 제약이 있는 사람

065 국가 또는 지방자치단체가 설치·운영하는 기관으로 정신건강증진시설, 사회복지시설, 학교 및 사업장과 연계체계를 구축하여 지역사회에서의 정신건강증진사업 및 정신질환자 복지서비스 지원사업을 하는 기관 또는 단체를 무엇이라고 하는가?
① 정신의료기관
② 정신요양시설
③ 정신재활시설
④ 국립·공립정신병원
⑤ 정신건강복지센터

066 정신건강증진 및 정신질환자 복지서비스 지원에 관한 기본계획은 누가, 몇 년마다 수립하여야 하는가?
① 보건복지부장관, 3년
② 보건복지부장관, 5년
③ 시장·군수·구청장, 5년
④ 정신건강의학과 전문의, 3년
⑤ 정신건강의학과 전문의, 5년

067 보건복지부 장관은 정신질환자 실태조사를 몇 년마다 시행해야 하는가?
① 1년
② 3년
③ 5년
④ 8년
⑤ 10년

068 다음 어느 하나에 해당하는 사람의 심리적 안정과 사회적응을 지원하기 위해 설치·운영할 수 있는 것은?

- 재난이나 그 밖의 사고로 정신적 피해를 입은 사람과 그 가족
- 재난이나 사고 상황에서 구조, 복구, 치료 등 현장대응업무에 참여한 사람으로서 정신적 피해를 입은 사람

① 정신요양시설
② 정신재활시설
③ 국립·공립정신병원
④ 정신건강복지센터
⑤ 국가트라우마센터

069 알코올, 마약, 도박, 인터넷 등의 중독 문제와 관련한 종합적인 지원사업을 수행하기 위하여 설치·운영할 수 있는 것은?
① 정신재활시설
② 정신요양시설
③ 정신건강복지센터
④ 국가트라우마센터
⑤ 중독관리통합지원센터

070 정신건강전문요원으로 묶인 것은?
① 간호사, 임상심리사, 사회복지사, 작업치료사
② 정신건강간호사, 정신건강심리치료사, 정신건강의사, 정신건강요양보호사
③ 정신건강의사, 정신건강치과의사, 정신건강한의사, 정신건강조산사, 정신건강간호사
④ 정신건강간호사, 정신건강임상심리사, 정신건강사회복지사, 정신건강작업치료사
⑤ 정신건강의사, 정신건강간호사, 정신건강임상심리사, 정신건강작업치료사

071 정신건강증진시설로 묶인 것은?
① 정신질환자 수용시설, 정신의료기관
② 정신요양시설, 정신질환자 사회복귀시설
③ 정신의료기관, 정신요양시설, 정신재활시설
④ 가족상담소, 국립·공립정신병원
⑤ 정신재활시설, 정신질환자 격리시설

072 정신요양시설의 정의로 옳은 것은?
① 정신질환자를 입소시켜 요양서비스를 제공하는 시설
② 정신건강증진사업 및 정신질환자 복지서비스 지원사업을 하는 기관 또는 단체
③ 정신질환자를 치료할 목적으로 설치된 정신병원 또는 의원
④ 정신질환자의 사회적응을 위한 각종 훈련을 하는 시설
⑤ 정신질환자의 사회적응을 위한 생활지도를 하는 시설

073 정신질환자 또는 정신건강상 문제가 있는 사람의 사회적응을 위한 각종 훈련과 생활지도를 하는 시설은?
① 정신의료기관
② 정신재활시설
③ 정신요양시설
④ 정신건강증진시설
⑤ 정신건강복지센터

074 정신질환자 등이 생활할 수 있도록 주로 의식주 서비스를 제공하는 정신재활시설은?
① 보호시설
② 생활시설
③ 재활훈련시설
④ 정신의료기관
⑤ 정신요양시설

075 정신건강증진시설의 장이 보존해야 하는 기록이 아닌 것은?
① 입원 등 당시의 대면 진단 내용
② 작업치료의 내용 및 결과
③ 입원 등의 기간 연장에 대한 심사청구 및 결과
④ 가족관계 및 경제적 상태
⑤ 격리시키거나 묶는 등의 신체적 제한의 사유 및 내용

076 정신건강증진시설을 평가하는 자와 평가 주기는?
① 보건복지부장관, 1년
② 보건복지부장관, 3년
③ 정신건강심의위원회, 1년
④ 정신건강심의위원회, 3년
⑤ 입원적합성심사위원회, 3년

077 정신질환자의 보호의무자가 될 수 있는 사람은?
① 미성년자
② 피성년후견인
③ 「민법」에 따른 후견인
④ 파산선고를 받고 복권되지 아니한 사람
⑤ 해당 정신질환자를 상대로 한 소송이 계속 중인 사람

078 정신질환자의 보호의무자가 될 수 있는 사람은?
① 부양의무자
② 행방불명자
③ 피한정후견인
④ 보호의무자로서의 의무를 이행할 수 없는 사람
⑤ 해당 정신질환자를 상대로 소송한 사실이 있었던 사람과 그 배우자

079 자의입원을 한 정신질환자가 며칠 후 퇴원을 원할 때 정신의료기관장의 조치는?
① 시장·군수·구청장의 확인 후 퇴원조치를 취한다.
② 정해진 기간을 채워야 퇴원이 가능하다.
③ 보호자의 동의에 따라 결정한다.
④ 치료를 위해 절대 퇴원시켜줄 수 없음을 설명한다.
⑤ 지체 없이 퇴원시킨다.

080 정신의료기관의 장은 자의입원을 한 정신질환자에게 입원한 날부터 몇 개월마다 퇴원 의사를 확인해야 하는가?
① 2개월 ② 4개월
③ 6개월 ④ 8개월
⑤ 10개월

081 정신의료기관의 장은 동의입원을 한 정신질환자에게 입원한 날부터 몇 개월마다 퇴원할 의사가 있는지를 확인하여야 하는가?
① 2개월 ② 3개월
③ 4개월 ④ 5개월
⑤ 6개월

082 정신질환자의 보호의무자 2명 이상이 신청한 경우로서 정신건강의학과 전문의가 입원 등이 필요하다고 진단한 경우 해당 정신질환자를 입원 등을 시킬 수 있다. 이에 해당하는 입원을 무엇이라고 하는가?
① 자의입원
② 동의입원
③ 응급입원
④ 보호의무자에 의한 입원
⑤ 시·도지사, 시장·군수·구청장에 의한 입원

083 보호의무자에 의한 입원 시 입원 기간은?

① 3일 이내　② 2개월 이내
③ 3개월 이내　④ 6개월 이내
⑤ 12개월 이내

084 정신질환자의 보호의무자 2명 이상이 입원을 신청하였고, 정신건강의학과 전문의의 진단 결과 입원이 필요하다고 진단된 정신질환자를 입원시킬 수 있는 사람은?

① 관할 보건소장
② 보건복지부장관
③ 시·군·구청장
④ 경찰관
⑤ 정신의료기관의 장

085 다음에서 설명하는 입원의 종류는?

> 정신질환자로 추정되는 사람으로서 자신의 건강 또는 안전이나 다른 사람에게 해를 끼칠 위험이 큰 사람을 발견한 사람은 그 상황이 매우 급박하여 입원 등을 시킬 시간적 여유가 없을 때에는 의사와 경찰관의 동의를 받아 정신의료기관에 입원을 의뢰할 수 있다.

① 자의입원
② 동의입원
③ 응급입원
④ 보호의무자에 의한 입원
⑤ 시·도지사, 시장·군수·구청장에 의한 입원

086 의사와 경찰관의 동의를 받아 정신의료기관에 응급입원한 경우 입원 기간은?

① 1일　② 3일
③ 5일　④ 7일
⑤ 1개월

087 정신건강의학과전문의의 대면 진단에 의해 발급받은 진단의 유효기간은 진단서 발급일로부터 며칠까지인가?

① 3일까지　② 7일까지
③ 14일까지　④ 30일까지
⑤ 60일까지

088 정신질환자의 권익보호 및 지원에 관한 내용으로 옳은 것은?

① 입원한 모든 환자의 통신과 면회의 자유를 제한한다.
② 치료를 위해 반드시 작업치료를 시행한다.
③ 동의와 상관없이 정신질환자에 대하여 녹음·녹화·촬영을 할 수 있다.
④ 정신질환자였다는 이유로 교육·고용·시설 이용의 기회를 제한해서는 안 된다.
⑤ 정신질환자 수용 시 정신질환자 보호시설 외의 장소를 이용해야 한다.

089 정신건강증진시설의 장과 종사자가 받아야 할 인권교육 시간은?

① 4시간 이상/월
② 4시간 이상/년
③ 8시간 이상/월
④ 8시간 이상/년
⑤ 12시간 이상/년

090 환자 본인 또는 보호의무자에게 동의를 얻어 제공할 수 있는 특수치료는?

① 충격요법
② 전기요법
③ 인슐린요법
④ 최면요법
⑤ 정신외과요법

091 다음에 해당하는 사람이 받게 되는 벌칙은?

> - 정신질환자를 유기한 보호의무자
> - 정신건강증진시설에 입원한 환자에게 폭행을 하거나 가혹행위를 한 정신건강증진시설의 장 또는 종사자

① 1년 이하의 징역 또는 1천만 원 이하의 벌금
② 3년 이하의 징역 또는 3천만 원 이하의 벌금
③ 5년 이하의 징역 또는 5천만 원 이하의 벌금
④ 2년 이하의 징역 또는 500만 원 이하의 벌금
⑤ 500만 원 이하의 벌금

092 다음에 해당하는 사람이 받게 되는 벌칙은?

> - 입원한 정신질환자에게 노동을 강요한 자
> - 직무수행과 관련하여 알게 된 다른 사람의 비밀을 누설하거나 공표한 사람

① 1년 이하의 징역 또는 1천만 원 이하의 벌금
② 3년 이하의 징역 또는 3천만 원 이하의 벌금
③ 5년 이하의 징역 또는 5천만 원 이하의 벌금
④ 2년 이하의 징역 또는 500만 원 이하의 벌금
⑤ 500만 원 이하의 벌금

[결핵예방법]

093 결핵예방법의 목적은?
① 결핵환자의 조기발견 및 적절한 치료를 위함이다.
② 결핵환자에 대한 의료수가를 책정하기 위함이다.
③ 결핵예방으로 국가 경제에 도움을 주기 위함이다.
④ 결핵으로 인한 사망률을 감소시키기 위함이다.
⑤ 결핵으로 생기는 개인적·사회적 피해를 방지하여 국민건강증진에 이바지하기 위함이다.

094 「임상적, 방사선학적 또는 조직학적 소견상 결핵에 해당하지만 결핵균 검사에서 양성으로 확인되지 아니한 자」를 나타내는 용어는?
① 결핵환자
② 결핵의사환자
③ 전염성결핵환자
④ 잠복결핵감염자
⑤ 비전염성결핵환자

095 「결핵에 감염되어 결핵감염검사에서 양성으로 확인되었으나 결핵에 해당하는 임상적, 방사선학적 또는 조직학적 소견이 없으며 결핵균 검사에서 음성으로 확인된 자」를 무엇이라고 하는가?
① 결핵
② 결핵환자
③ 결핵의사환자
④ 전염성결핵환자
⑤ 잠복결핵감염자

096 결핵예방법과 관련된 용어의 정의로 옳은 것은?
① 결핵 : 결핵균으로 인하여 발생하는 질환
② 결핵환자 : 각종 검사 소견상 결핵에 해당하지만 결핵균검사에서 양성으로 확인되지 아니한 자
③ 결핵의사환자 : 객담의 결핵균 검사에서 양성으로 확인되어 타인에게 전염시킬 수 있는 환자
④ 전염성결핵환자 : 결핵감염검사에서 양성으로 확인되었으나 결핵균검사에서 음성으로 확인된 자
⑤ 잠복결핵감염자 : 결핵균이 인체 내에 침입하여 임상적 특징이 나타나는 자로서 결핵균검사에서 양성으로 확인된 자

097 결핵관리종합계획은 누가, 몇 년마다 수립·시행하여야 하는가?

① 대한결핵협회, 3년마다
② 대한적십자사, 5년마다
③ 보건복지부장관, 3년마다
④ 질병관리청장, 5년마다
⑤ 관할 보건소장, 10년마다

098 의료기관에 소속된 의사가 결핵환자를 진단한 경우 지체 없이 누구에게 그 사실을 보고하여야 하는가?

① 보건복지부장관
② 관할 보건소장
③ 시장·군수·구청장
④ 질병관리청장
⑤ 소속된 의료기관의 장

099 결핵 환자의 진단 등을 보고받은 의료기관의 장은 누구에게 신고해야 하는가?

① 시·도지사
② 관할 보건소장
③ 보건복지부장관
④ 대한결핵협회장
⑤ 시장·군수·구청장

100 의료기관에 소속되지 아니한 의사가 결핵환자를 진단 및 치료한 경우 누구에게 신고해야 하는가?

① 관할 경찰서장
② 질병관리청장
③ 관할 보건소장
④ 보건복지부장관
⑤ 대한결핵협회장

101 신고된 결핵환자 등에 대하여 결핵예방 및 의료상 필요하다고 인정되는 경우, 해당 의료기관에 간호사 등을 배치하거나 방문하게 하여 환자관리 및 보건교육 등 의료에 관한 적절한 지도를 하게 하여야 하는 사람은?

① 시·도지사
② 시장·군수·구청장
③ 보건소장
④ 대한결핵협회장
⑤ 경찰서장

102 다음 중 괄호 안에 들어갈 가장 알맞은 말은?

> 「결핵예방법」상 (A) 또는 (B)은(는) 결핵이 집단적으로 발생한 것이 의심되는 경우 역학조사를 실시하여야 한다.

	(A)	(B)
①	시장·군수·구청장	관할보건소장
②	시·도지사	시장·군수·구청장
③	보건복지부장관	질병관리청장
④	질병관리청장	대한결핵협회장
⑤	국민건강보험공단	건강보험심사평가원

103 결핵환자를 검진·치료하는 의료인이나, 결핵환자의 간호 및 진료의 보조를 수행하는 간호조무사의 결핵검진 실시 주기는?

① 매년   ② 2년
③ 3년   ④ 4년
⑤ 5년

104 전염성결핵환자에 대하여 접객업이나 사람들과 접촉이 많은 업무에 종사하는 것을 전염성 소실의 판정을 받을 때까지 정지하거나 금지하도록 명하여야 하는 사람은?

① 질병관리청장
② 보건복지부장관
③ 관할 보건소장
④ 중앙방역대책본부
⑤ 시·도지사 또는 시장·군수·구청장

105 결핵환자에 관한 관리 내용으로 옳은 것은?

① 사업주 또는 고용주는 비전염성 결핵환자에 대해 취업을 거부할 수 있다.
② 취업이 정지 또는 금지된 자가 전염성 소실의 판정을 받은 경우 그 정지 또는 금지 명령을 취소하여야 한다.
③ 사업주 또는 고용주는 정지 또는 금지 명령이 취소된 자를 결핵약 복용이 끝날 때까지 종전의 업무에 복직시켜서는 안 된다.
④ 전염성 소실 여부는 호흡기내과 전문의만이 판정할 수 있다.
⑤ 전염성 소실 여부는 가슴 X선 결과에 따라 판정한다.

106 전염성 결핵환자에게 업무를 정지하거나 금지하도록 명할 수 있는 기간은?

① 전염성 소실 판정을 받을 때까지
② 증상이 없어질 때까지
③ 가슴 X선 결과가 나올 때까지
④ 결핵약 복용 2주 후까지
⑤ 6개월간 약물 복용이 끝날 때까지

107 괄호 안에 들어갈 내용으로 옳은 것은?

> 결핵의 전염성 소실 여부는 ( )에 따라 의사가 판정한다.

① X선 결과
② 약물 복용기간
③ 기침 여부
④ 객담검사 결과
⑤ 투베르쿨린 반응검사 결과

108 동거자 또는 제3자에게 결핵을 전염시킬 우려가 있다고 인정되는 결핵환자에게 일정기간 의료기관 등에 입원할 것을 명령할 수 있는 사람은?

① 호흡기내과 전문의
② 관할 보건소장
③ 대한결핵협회장
④ 감염관리위원회장
⑤ 시·도지사 또는 시장·군수·구청장

109 입원명령 또는 격리치료 명령을 받은 결핵환자가 의료기관에 입원·치료 중일 경우 본인 또는 그 부양가족의 생계유지가 곤란하다고 인정될 때 생활보호에 필요한 조치를 받으려면 누구에게 신청하여야 하는가?

① 보건복지부장관
② 질병관리청장
③ 관할 보건소장
④ 대한결핵협회장
⑤ 시·도지사 또는 시장·군수·구청장

110 전염성결핵환자와 접촉한 동거 가족에 대하여 우선적으로 실시해야 하는 조치는?
① 결핵치료
② 결핵검진
③ 결핵예방접종
④ 의료기관 입원
⑤ 격리치료 명령

111 대한결핵협회에 관한 설명으로 옳은 것은?
① 결핵 치료사업을 수행하기 위해 대한결핵협회를 둔다.
② 민법 중 재단법인에 관한 규정을 준용한다.
③ 대한결핵협회가 아닌 자는 이와 유사한 명칭을 사용하지 못한다.
④ 협회 업무에 필요한 사항은 보건복지부령으로 정한다.
⑤ 결핵모금사업을 위해 설치된 협회이다.

112 대한결핵협회의 모금계획서에 기재되어야 할 사항으로 옳은 것은?
① 모금액의 총액
② 모금액의 사용 명세
③ 모금목적 및 그 사용계획
④ 모금활동을 하는 사람들의 임금
⑤ 모금활동에 사용될 총 경비

113 결핵관리 업무에 종사하는 자 또는 종사하였던 자가 업무상 알게 된 환자의 비밀을 누설하였을 때 처해지는 벌칙은?
① 3년 이하의 징역 또는 3천만 원 이하의 벌금
② 2년 이하의 징역 또는 2천만 원 이하의 벌금
③ 1년 이하의 징역 또는 1천만 원 이하의 벌금
④ 500만 원 이하의 벌금
⑤ 200만 원 이하의 과태료

114 업무종사 정지 또는 금지 의무를 위반한 전염성 결핵환자에 대한 벌칙은?
① 3천만 원 이하의 벌금
② 2천만 원 이하의 벌금
③ 1천만 원 이하의 벌금
④ 500만 원 이하의 벌금
⑤ 200만 원 이하의 과태료

115 격리치료명령을 따르지 아니한 결핵환자에 대한 벌칙은?
① 3천만 원 이하의 벌금
② 2천만 원 이하의 벌금
③ 1천만 원 이하의 벌금
④ 500만 원 이하의 벌금
⑤ 200만 원 이하의 과태료

[구강보건법]

116 구강보건법의 목적으로 옳은 것은?
① 구강보건사업의 원활한 추진을 위해
② 구강보건에 관한 조사와 연구를 위해
③ 구강질환을 조기에 치료하기 위해
④ 구강관리용품의 관리를 위해
⑤ 국민의 구강질환을 예방하고 구강건강을 증진하기 위해

117 다음에서 설명하는 용어는?

> 구강질환의 예방·진단, 구강건강에 관한 교육·관리 등을 함으로써 국민의 구강건강을 유지·증진시키는 사업

① 구강보건사업
② 구강보건홍보사업
③ 초등학생치과주치의사업
④ 수돗물불소농도조정사업
⑤ 구강보건 관련 인력의 양성 및 수급에 관한 사업

118 구강보건사업 대상이 아닌 사람은?
① 군인
② 노인
③ 임산부
④ 초등학생
⑤ 장애인

119 구강보건사업에 관한 기본계획은 몇 년마다 수립하여야 하는가?
① 1년
② 2년
③ 3년
④ 4년
⑤ 5년

120 구강보건사업 기본계획 등의 통보에 관한 설명으로 옳은 것은?
① 기본계획은 보건복지부장관이 수립한다.
② 수립된 기본계획을 10월 31일까지 시·도지사에게 통보한다.
③ 시·도지사는 기본계획에 따라 세부계획을 수립한 후 11월 30일까지 시장·군수·구청장에게 통보한다.
④ 시장·군수·구청장은 기본계획 및 세부 계획에 따라 시행계획을 수립하여 12월 31일까지 시·도지사에게 통보한다.
⑤ 시·도지사는 세부계획과 시행계획을 계획이 실시되는 연도의 1월 31일까지 보건복지부장관에게 통보한다.

121 구강건강실태는 몇 년마다 조사하여야 하는가?
① 1년
② 2년
③ 3년
④ 4년
⑤ 5년

122 수돗물불소농도조정사업의 목적은?
① 구강 검진
② 구강 보건 교육
③ 구강질환 치료
④ 치아우식증 예방
⑤ 구강위생관리 지도 및 실천

123 치아우식증(충치)의 발생을 예방하기 위하여 상수도 정수장 또는 수돗물 저장소에서 불소화합물 첨가시설을 이용하여 수돗물의 불소농도를 적정수준으로 유지·조정하는 사업은?
① 구강보건사업
② 불소용액양치사업
③ 불소도포사업
④ 초등학생치과주치의사업
⑤ 수돗물불소농도조정사업

124 ( ) 안에 들어갈 내용으로 옳은 것은?

> 시·도지사, 시장·군수·구청장, 한국수자원공사 사장이 유지하려는 수돗물불소농도는 ( )ppm으로 하되, 그 허용범위는 최소 ( )ppm, 최대 ( )ppm으로 한다.

① 8, 6, 10
② 0.8, 0.6, 1.0
③ 0.8, 0.05, 0.2
④ 0.6, 0.05, 0.2
⑤ 0.2, 0.05, 2.0

125 수돗물불소농도조정사업을 시행할 수 있는 사업관리자로 옳은 것은?
① 질병관리청장
② 시·도지사
③ 보건소장
④ 보건복지부장관
⑤ 상수도사업소장

126 수돗물불소농도조정사업과 관련된 보건소장의 수행업무로 옳은 것은?

① 불소화합물 첨가
② 불소농도 유지
③ 불소화합물 첨가 담당자의 안전관리
④ 불소제제의 보관 및 관리
⑤ 수돗물불소농도조정사업에 대한 교육 및 홍보

127 학교 구강보건사업에 해당하는 것은?

① 구강보건교육
② 구강건강 실태조사
③ 구강보건연구기관의 설치
④ 불소화합물 첨가시설의 설치 및 운영
⑤ 불소농도 측정 및 기록

128 학교에서 실시하는 구강보건사업의 내용으로 옳은 것은?

① 구강보건에 관한 연구
② 치면열구전색
③ 수돗물불소농도조정사업
④ 충치 치료
⑤ 칫솔질과 치실질 등 구강위생관리 지도 및 실천

129 매일 양치하는 경우, 불소용액 양치사업에 필요한 불소용액의 농도는?

① 0.02%   ② 0.05%
③ 0.1%   ④ 0.2%
⑤ 0.5%

130 주 1회 양치하는 경우, 불소용액 양치사업에 필요한 불소용액 농도는 양치액의 몇 퍼센트인가?

① 0.05%   ② 0.2%
③ 0.6%   ④ 0.8%
⑤ 1.0%

131 학교 구강보건사업 중 치과의사의 지도에 따른 치과위생사의 불소 도포 횟수는?

① 1개월에 1회
② 3개월에 1회
③ 6개월에 1회
④ 12개월에 1회
⑤ 18개월에 1회

132 학교 구강보건사업을 시행하기 위하여 구강보건시설을 설치할 수 있는 자는?

① 시·도지사
② 학교의 장
③ 교육부장관
④ 보건복지부장관
⑤ 시장·군수·구청장

133 모자보건수첩을 발급받은 임산부와 영유아를 대상으로 구강보건교육 및 구강검진을 실시해야 하는 사람은?

① 치과의사
② 보건소장
③ 질병관리청장
④ 보건복지부장관
⑤ 특별자치시장·특별자치도지사 또는 시장·군수·구청장

134 모자보건수첩의 기재사항으로 옳은 것은?
① 영유아의 구강질환 치료
② 임산부의 의치관리 상태
③ 구강관리용품의 종류 및 가격
④ 임산부의 구강암 검진
⑤ 영유아의 구강발육과 구강관리상의 주의사항

135 영유아 구강검진 사항으로 옳은 것은?
① 치주질환 상태
② 치아마모증 상태
③ 의치보철 상태
④ 구강암 검진
⑤ 치아 및 구강발육 상태

136 특별자치시장·특별자치도지사 또는 시장·군수·구청장이 임산부 및 영유아에 대하여 구강보건교육계획을 수립하여 몇 년마다 실시하여야 하는가?
① 매년   ② 2년
③ 3년   ④ 4년
⑤ 5년

[혈액관리법]

137 혈액관리법의 목적은?
① 헌혈을 권장하기 위해
② 혈액질환의 발생과 유행을 방지하기 위해
③ 모든 국민이 수준 높은 의료혜택을 받을 수 있게 하기 위해
④ 국민의료에 필요한 사항을 규정하기 위해
⑤ 수혈자와 헌혈자를 보호하고 혈액관리를 적절하게 하여 국민보건 향상에 이바지하기 위해

138 혈액관리법에서 사용하는 용어의 정의로 옳은 것은?
① 혈액 : 인체에서 채혈한 적혈구, 백혈구, 혈소판
② 혈액관리업무 : 혈액을 채혈·검사·제조·보존·공급·품질관리하는 업무
③ 채혈금지대상자 : 자기의 혈액을 혈액원에 무상으로 제공하는 사람
④ 부적격혈액 : 건강기준에 미달하는 사람으로서 헌혈을 하기에 부적합한 사람
⑤ 특정수혈부작용 : 혈관미주신경반응, 피하출혈 등 채혈 후에 헌혈자에게 나타날 수 있는 부작용

139 혈액 매매행위 등의 금지규정에 위반되는 행위는?
① 응급상황 시 저렴한 금액으로 혈액을 매매할 수 있다.
② 대가적 급부를 주고 다른 사람의 혈액을 제공받아서는 안 된다.
③ 혈액 매매행위를 교사·방조·알선해서는 안 된다.
④ 혈액 매매행위와 관련되는 혈액을 채혈하거나 수혈해서는 안 된다.
⑤ 대가적 급부를 받고 자신의 혈액을 제공해서는 안 된다.

140 헌혈자의 보호와 의무에 관한 내용으로 옳은 것은?
① 헌혈자는 신상 및 병력에 대한 정보를 사실대로 성실하게 제공해야 한다.
② 혈액원이 헌혈자로부터 채혈할 때는 폐쇄된 공간에서 시행하여야 한다.
③ 헌혈자로부터 채혈에 대한 동의는 필요하지 않다.
④ 헌혈자에게 채혈부작용이 나타나는 경우, 혈액원은 별도의 조치 없이 경과를 관찰한다.
⑤ 헌혈 적격 여부를 판정하기 위한 면담은 개방된 환경에서 시행한다.

141 헌혈에 관해 특히 공로가 있는 자에게 훈장 또는 포장을 추천하거나 표창을 행할 수 있는 자는?
① 대한적십자사 총재
② 혈액원장
③ 보건복지부장관
④ 관할 보건소장
⑤ 대통령

142 혈액관리업무를 할 수 있는 자로 옳은 것은?
① 약국
② 보건소
③ 대한적십자사
④ 의료기기 유통업체
⑤ 학교 보건실

143 혈액원이 헌혈자에게 채혈을 하기 전에 실시해야 하는 건강진단은?
① 혈당 측정
② 혈압 측정
③ 심전도 검사
④ 폐활량 검사
⑤ 가슴 X선 검사

144 혈액원이 헌혈자에 대하여 채혈을 실시하기 전에 하여야 하는 건강진단 항목은?
① 간기능 검사
② 체지방 측정
③ 산소포화도 측정
④ 신장 측정
⑤ 문진, 시진 및 촉진

145 혈액원이 헌혈자에게 채혈을 하기 전에 실시해야 하는 건강진단은?
① 빈혈 검사
② 매독 검사
③ B형 간염 검사
④ C형 간염 검사
⑤ 후천성면역결핍증 검사

146 수혈을 하기 위해 혈액원을 방문한 자 중 채혈금지대상자는?
① 맥박이 1분에 80회인 자
② 체중이 42kg인 여자
③ B형 간염 면역글로불린을 투여 받고 1년이 경과한 자
④ 급성 감염성 질환이 의심되는 증상이 없어진 지 3일이 경과한 자
⑤ 수혈 후 1년이 경과한 자

147 채혈금지대상자에 속하는 자는?
① 과거 각막을 이식 받은 경험이 있는 자
② 풍진, 수두 예방 접종 또는 BCG 접종을 받을 날부터 6주가 경과한 자
③ 아스피린을 투여 받은 후 일주일이 경과한 자
④ 일본뇌염 예방접종을 받은 후 72시간이 경과한 자
⑤ 급성 B형 간염 병력자로 완치 후 1년이 경과한 자

148 헌혈을 하기에 적합한 자는?
① C형 간염을 진단받은 자
② 후천성면역결핍증을 진단받은 자
③ 체중이 47킬로그램인 남자
④ 체온이 37.8℃인 자
⑤ 혈압이 130/90mmHg인 자

149 영구적 헌혈금지약물로 옳은 것은?
① 태반주사제
② B형 간염 면역글로불린
③ 아시트레틴 성분의 약물
④ 뇌하수체 유래 성장호르몬
⑤ 피나스테라이드 성분의 약물

150 다음 설명에 해당하는 용어는?

> 채혈 시 또는 채혈 후에 이상이 발견된 혈액 또는 혈액제제로서 보건복지부령으로 정하는 혈액 또는 혈액제제

① 채혈부작용
② 부적격혈액
③ 헌혈금지약물
④ 채혈금지대상자
⑤ 특정수혈부작용

151 헌혈자로부터 혈액을 채혈한 후 혈액의 적격여부를 판정하기 위해 실시해야 하는 검사로 옳은 것은?
① 빈혈검사
② 혈당검사
③ BUN/Cr
④ C형 간염검사
⑤ 혈소판 계수검사

152 다음 중 부적격혈액에 해당하는 것은?
① 매독검사 결과 음성
② B형 간염 검사 결과 음성
③ 보존기간이 남아있는 혈액
④ 간기능 검사 결과 25(IU/L)
⑤ 채혈과정에서 응고 또는 오염된 혈액

153 혈액관리업무를 하는 자가 혈액의 적격 여부 검사 결과 부적격혈액을 발견한 경우의 처리 방법은?
① 폐기처분하고 그 결과를 관할 보건소장에게 신고하여야 한다.
② 적격혈액과 함께 보관하고 그 결과를 질병관리청장에게 보고하여야 한다.
③ 폐기처분하고 그 결과를 보건복지부장관에게 보고하여야 한다.
④ 적격혈액과 함께 보관하고 그 결과를 관할 보건소장에게 보고하여야 한다.
⑤ 별도의 보관용기에 보관하고 그 결과를 보건복지부장관에게 신고하여야 한다.

154 부적격혈액의 폐기처분 전 처리 내용으로 옳은 것은?
① 부적격혈액은 어떠한 경우에도 재활용될 수 없다.
② 부적격혈액이 발견된 즉시 식별이 용이하도록 혈액용기의 내면에 그 사실 및 사유를 기재한다.
③ 적격혈액과 함께 보관한다.
④ 발견 즉시 혈액오염폐기물 용기에 버린다.
⑤ 잠금장치가 설치된 별도의 격리공간에 보관한다.

155 부적격혈액을 폐기처분한 후 그 결과를 누구에게 보고해야 하는가?

① 대한적십자사 총재
② 질병관리청장
③ 혈액원
④ 보건복지부장관
⑤ 관할 보건소장

156 1회 최대 채혈량으로 옳은 것은?

① 전혈채혈 500mL＋10%
② 전혈채혈 400mL＋10%
③ 성분채혈 400mL＋10%
④ 성분채혈 600mL＋10%
⑤ 다종성분채혈 500mL＋10%

157 혈액제제에 속하는 것으로 옳은 것은?

① 전혈
② 농축혈색소
③ 동결혈소판
④ 농축혈장
⑤ 신선동결백혈구

158 혈액관리업무에 관한 설명으로 옳은 것은?

① 혈액원과 혈액제제를 수령한 자는 혈액제제 운송 및 수령확인서를 2년간 보관한다.
② 전혈은 섭씨 20~24℃에서 관리한다.
③ 혈소판은 섭씨 1~10℃에서 관리한다.
④ 혈장은 섭씨 6℃ 이상에서 관리한다.
⑤ 혈액제제의 보존 온도를 유지하는 장치와 그 유지온도를 기록하는 장치를 갖추어야 한다.

159 의료기관의 장은 수혈한 혈액제제로 인하여 발생한 장애, 입원치료를 요하는 부작용, 바이러스 등에 의하여 감염되는 질병 등을 며칠 이내에 신고하여야 하는가?

① 즉시
② 3일 이내
③ 7일 이내
④ 15일 이내
⑤ 30일 이내

160 특정수혈부작용으로 사망한 경우 신고 시기는?

① 지체 없이
② 3일 이내
③ 7일 이내
④ 15일 이내
⑤ 30일 이내

161 혈액관리업무에 관한 기록의 보존기간은?

① 1년
② 3년
③ 5년
④ 10년
⑤ 영구보존

162 헌혈증서에 관한 설명으로 옳은 것은?

① 헌혈증서를 제출하면 저렴한 금액으로 수혈을 받을 수 있다.
② 무상으로 수혈 받을 수 있는 혈액제제량은 헌혈 1회당 혈액제제 3단위까지 가능하다.
③ 혈액원이 헌혈자로부터 헌혈을 받은 후, 헌혈자의 요구가 있을 경우 헌혈증서를 발급한다.
④ 헌혈증서는 양도할 수 없다.
⑤ 헌혈증서에 의한 무상수혈을 요구받은 의료기관은 정당한 이유 없이 그 요구를 거부하지 못한다.

163 「혈액관리법」상 허용되는 행위는?
① 타인의 헌혈증서를 구입함
② 자신의 헌혈증서를 타인에게 기부함
③ 자신의 헌혈증서를 타인에게 판매함
④ 자신의 혈액을 대가적 급부를 받고 타인에게 제공함
⑤ 타인의 혈액을 금전상의 대가를 받고 제3자에게 제공하도록 알선함

164 혈액원이 헌혈자로부터 헌혈을 받았을 때 보건복지부장관에게 내야 하는 비용은?
① 수혈비용
② 헌혈비용
③ 헌혈환급적립금
④ 헌혈환급예치금
⑤ 헌혈장려금

165 헌혈환급적립금의 용도로 옳은 것은?
① 채혈부작용에 대한 실태조사 및 연구
② 헌혈비용의 보상
③ 수혈의 장려
④ 혈액형과 관련된 연구
⑤ 혈액원 혈액관리 업무의 전산화에 대한 지원

166 5년 이하의 징역 또는 5천만 원 이하의 벌금에 해당되는 경우는?
① 혈액 매매행위 등을 한 자
② 감염병 환자 또는 건강기준에 미달하는 사람으로부터 채혈을 한 자
③ 채혈 전에 헌혈자에 대하여 신원확인 및 건강진단을 하지 아니한 자
④ 부적격혈액을 수혈받은 사람에게 이를 알리지 아니한 자
⑤ 건강진단·채혈·검사 등 업무상 알게 된 다른 사람의 비밀을 누설하거나 발표한 자

167 부적격혈액을 폐기처분하지 아니하거나 폐기처분 결과를 보건복지부장관에게 보고하지 아니한 자에 대한 벌칙은?
① 5년 이하의 징역 또는 5천만 원 이하의 벌금
② 2년 이하의 징역 또는 2천만 원 이하의 벌금
③ 1년 이하의 징역 또는 1천만 원 이하의 벌금
④ 500만 원 이하의 벌금
⑤ 100만 원 이하의 벌금

168 혈액관리 업무에 종사하는 자가 건강진단·채혈·검사 등 업무상 알게 된 다른 사람의 비밀을 누설하거나 발표했을 경우 받게 되는 벌칙은?
① 5년 이하의 징역 또는 5천만 원 이하의 벌금
② 3년 이하의 징역 또는 3천만 원 이하의 벌금
③ 2년 이하의 징역 또는 2천만 원 이하의 벌금
④ 1년 이하의 징역 또는 1천만 원 이하의 벌금
⑤ 100만 원 이하의 벌금

[감염병의 예방 및 관리에 관한 법률]

169 감염병의 예방 및 관리에 관한 법률의 목적으로 옳은 것은?
① 감염병 치료
② 감염병 연구
③ 감염병과 관련된 약제 개발
④ 감염병 발생과 유행 방지
⑤ 감염병 퇴치

170 다음의 특징을 가진 감염병은?

- 치명률이 높거나 집단 발생의 우려가 큼
- 발생 또는 유행 즉시 높은 수준의 격리가 필요함
- 신종인플루엔자, 중증급성호흡기증후군(SARS), 중동호흡기증후군(MERS) 등이 포함됨

① 제1급감염병
② 제2급감염병
③ 제3급감염병
④ 제4급감염병
⑤ 의료관련감염병

171 1급 감염병이 발생했을 경우 가장 우선적으로 취해야 할 행동은?

① 즉시 신고
② 접촉자의 예방접종
③ 역학조사 실시
④ 거주지 방역 실시
⑤ 요양병원 입원

172 생물테러감염병 또는 치명률이 높거나 집단 발생의 우려가 커서 발생 또는 유행 즉시 신고하여야 하고, 음압격리와 같은 높은 수준의 격리가 필요한 감염병으로 옳은 것은?

① 매독   ② B형 간염
③ 풍진   ④ 간흡충증
⑤ 디프테리아

173 발생 또는 유행 즉시 신고하여야 하고, 음압격리와 같은 높은 수준의 격리가 필요한 감염병에 해당하는 것은?

① 임질   ② 페스트
③ A형 간염   ④ 성홍열
⑤ 백일해

174 다음에 해당하는 감염병은 무엇인가?

- 전파가능성을 고려하여 발생 또는 유행 시 24시간 이내에 신고하여야 하고, 격리가 필요한 감염병
- 홍역, 유행성 이하선염, 풍진, 수두 등이 포함됨

① 제1급감염병
② 제2급감염병
③ 제3급감염병
④ 제4급감염병
⑤ 관리대상 해외 신종 감염병

175 전파 가능성을 고려하여 발생 또는 유행 시 24시간 이내에 신고하여야 하고, 격리가 필요한 감염병으로 옳은 것은?

① 황열   ② 두창
③ 콜레라   ④ 파상풍
⑤ 수족구병

176 그 발생을 계속 감시할 필요가 있어 발생 또는 유행 시 24시간 이내 신고하여야 하는 감염병은?

① 탄저
② 쯔쯔가무시증
③ 연성하감
④ 장출혈성대장균감염증
⑤ 신종감염병증후군

177 제3급 감염병으로 옳은 것은?

① 에볼라바이러스병
② 후천성면역결핍증(AIDS)
③ 장티푸스
④ 회충증
⑤ 사람유두종바이러스감염증

178 제1급 감염병부터 제3급 감염병까지의 감염병 외에 유행 여부를 조사하기 위하여 표본 감시 활동이 필요한 감염병으로 옳은 것은?

① 인플루엔자
② 말라리아
③ 브루셀라증
④ 비브리오패혈증
⑤ 지카바이러스감염증

179 감염병 환자에 대한 보고를 받은 의료기관장 및 감염병 병원체 확인기관장의 감염병 신고 주기로 옳은 것은?

① 제1급 감염병 – 7일 이내에 신고
② 제2급 감염병 – 24일 이내에 신고
③ 제3급 감염병 – 24시간 이내에 신고
④ 제4급 감염병 – 즉시 신고
⑤ 제1, 2, 3, 4급 모두 즉시 신고

180 결핵환자의 감염병 분류와 신고 주기로 옳은 것은?

① 제1급, 즉시 신고
② 제2급, 24시간 이내 신고
③ 제3급, 24시간 이내 신고
④ 제4급, 7일 이내 신고
⑤ 인수공통감염병, 30일 이내 신고

181 성 접촉을 통해 전파되는 감염병 중 질병관리청장이 고시하는 성매개 감염병으로 옳은 것은?

① 렙토스피라증
② 레지오넬라증
③ 뎅기열
④ 클라미디아감염증
⑤ 한센병

182 인수공통감염병의 종류로 옳은 것은?

① 마버그열, 보툴리눔독소증
② 일본뇌염, 공수병
③ 편충증, 요충증
④ 폴리오, 세균성 이질
⑤ 발진열, 발진티푸스

183 환자나 임산부 등이 의료행위를 적용받는 과정에서 발생한 감염병으로써 감시활동이 필요한 감염병은?

① 기생충감염병
② 성매개감염병
③ 생물테러감염병
④ 의료관련감염병
⑤ 세계보건기구 감시대상 감염병

184 감염병 병원체가 인체에 침입한 것으로 의심이 되나 감염병 환자로 확인되기 전 단계에 있는 사람을 지칭하는 용어는?

① 감염병의심자
② 감염병환자
③ 병원체보유자
④ 감염병의사환자
⑤ 의료관련감염병환자

185 「감염병의 예방 및 관리에 관한 법률」상 다음에서 설명하는 용어로 옳은 것은?

> - 감염병 환자 등이 발생한 경우 감염병의 차단과 확산 방지 등을 위하여 감염병 환자 등의 발생 규모를 파악하고 감염원을 추적하는 등의 활동
> - 감염병 예방접종 후 이상반응 사례가 발생한 경우나 감염병 여부가 불분명하나 그 발병원인을 조사할 필요가 있는 사례가 발생한 경우 그 원인을 규명하기 위하여 하는 활동

① 감시
② 표본감시
③ 역학조사
④ 감염병의 예방 조치
⑤ 감염병 유행에 대한 방역 조치

186 기존에 알려지지 아니한 새로운 병원체에 의해 발생하여 국제적으로 보건문제를 야기하고 국내 유입에 대비하여야 하는 감염병으로서 질병관리청장이 보건복지부장관과 협의하여 지정하는 감염병은?

① 생물테러감염병
② 인수공통감염병
③ 의료관련감염병
④ 관리대상 해외 신종감염병
⑤ 세계보건기구 감시대상 감염병

187 감염병과 관련된 용어의 정의로 옳은 것은?

① 감염병 환자 : 동물과 사람 간에 서로 전파되는 병원체에 의하여 발생되는 감염병
② 감염병의사환자 : 병원체가 인체에 침입하여 증상을 나타내는 사람
③ 표본 감시 : 감염병 발생과 관련된 자료 및 매개체에 대한 자료를 체계적이고 지속적으로 수집, 분석 및 해석하고 그 결과를 제때에 필요한 사람에게 배포하여 감염병 예방 및 관리에 사용하도록 하는 일체의 과정
④ 감염병 의심자 : 임상적인 증상은 없으나 감염병 병원체를 보유하고 있는 사람
⑤ 고위험병원체 : 생물테러의 목적으로 이용되거나 사고 등에 의하여 외부에 유출될 경우 국민건강에 심각한 위험을 초래할 수 있는 감염병 병원체

188 질병관리청장은 보건복지부장관과 협의하여 감염병의 예방 및 관리에 관한 기본계획을 몇 년마다 수립·시행하여야 하는가?

① 1년
② 2년
③ 3년
④ 5년
⑤ 10년

189 의료기관에 소속되지 아니한 의사, 치과의사, 한의사가 감염병 환자 등을 진단하거나 그 사체를 검안하였을 경우 누구에게 신고하여야 하는가?

① 시·도지사
② 시장·군수·구청장
③ 보건복지부장관
④ 관할 보건소장
⑤ 경찰서장

190 감염병 환자 등의 명부를 작성하고 이를 보관해야 하는 의무가 있는 사람과, 명부의 보관기간은?

① 보건소장, 3년
② 보건복지부장관, 3년
③ 시·도지사, 5년
④ 시장·군수·구청장, 5년
⑤ 질병관리청장, 5년

191 보건소장은 예방접종 후 이상반응자의 명부를 작성하고 이를 몇 년간 보관해야 하는가?

① 1년　② 3년
③ 5년　④ 10년
⑤ 영구보존

192 감염병 환자 등이 발생한 경우 질병관리청장, 시·도지사 또는 시장·군수·구청장에 의해 실시되는 역학조사의 목적은?

① 감염병을 조기에 발견하기 위해
② 방역대책을 수립하기 위해
③ 원인을 규명하기 위해
④ 조속한 치료를 위해
⑤ 감염병 환자를 분류하기 위해

193 고위험병원체의 분리, 분양·이동에 관한 사항은 누구에게 신고해야 하는가?

① 시·도지사
② 질병관리청장
③ 관할 보건소장
④ 보건복지부장관
⑤ 한국희귀·필수의약품센터

194 감염병의 진단 및 학술연구 등을 목적으로 고위험병원체를 국내로 반입하려는 자는 누구의 허가를 받아야 하는가?

① 시·도지사
② 질병관리청장
③ 관할 보건소장
④ 시장·군수·구청장
⑤ 보건복지부장관

195 관할 보건소를 통하여 필수예방접종을 실시해야 하는 질병으로 옳은 것은?

① 홍역　② 페스트
③ 한센병　④ 콜레라
⑤ 세균성 이질

196 필수예방접종 항목으로 옳은 것은?

① A형 간염, 결핵, 인플루엔자
② 사람유두종 바이러스 감염증, 풍진, 수족구병
③ 백일해, 디프테리아, 매독
④ 말라리아, B형 간염, 일본뇌염
⑤ 그룹 A형 로타바이러스감염증, 폐렴구균, 탄저

197 임시예방접종을 미리 공고해야 하는 사람은?

① 시·도지사
② 질병관리청장
③ 보건소장
④ 보건복지부장관
⑤ 특별자치시장·특별자치도지사 또는 시장·군수·구청장

198 임시예방접종 시행 전에 인터넷 홈페이지에 미리 공고해야 할 내용으로 옳은 것은?

① 예방접종 시행자
② 예방접종 약의 유효기간
③ 예방접종 효과 및 부작용
④ 예방접종 후 이상반응에 관한 설명
⑤ 예방접종을 받을 사람의 범위

199 필수예방접종 또는 임시예방접종을 받은 사람 본인 또는 법정대리인에게 예방접종증명서를 발급하여야 할 의무가 있는 사람은?

① 예방접종 시행자
② 의료기관의 장
③ 관할 보건소장
④ 보건복지부장관
⑤ 질병관리청장, 특별자치시장·특별자치도지사 또는 시장·군수·구청장

200 예방접종의 효과 및 예방접종 후 이상반응에 관한 조사를 실시해야 하는 사람은?

① 시·도지사
② 시장·군수·구청장
③ 질병관리청장
④ 보건복지부장관
⑤ 관할 보건소장

201 예방접종 여부를 확인하여 예방접종을 끝내지 못한 영유아, 학생 등이 있으면 그 영유아 또는 학생 등에게 예방접종을 하여야 하는 사람은?

① 소아청소년과 의사
② 질병관리청장
③ 관할 보건소장
④ 보건복지부장관
⑤ 특별자치시장·특별자치도지사 또는 시장·군수·구청장

202 감염병위기 시 설치 또는 지정될 수 있는 감염병관리기관으로 옳은 것은?

① 응급실
② 재난 대피시설
③ 낮병원
④ 보건진료소
⑤ 지정된 감염병 관리기관이 아닌 의료기관을 일정 기간 동안 감염병 관리기관으로 지정

203 1급 감염병 환자가 입원치료를 받을 수 있는 곳은?

① 진료소
② 격리소
③ 요양소
④ 보건소
⑤ 중앙감염병전문병원

204 치료 중인 사람을 다른 감염병관리기관 등이나 감염병관리기관 등이 아닌 의료기관으로 전원하거나, 자가 또는 격리소·요양소·진료소로 이송하여 치료받게 할 수 있는 사람은?

① 감염내과 전문의
② 의료기관의 장
③ 관할 보건소장
④ 국립감염병연구소장
⑤ 보건복지부장관, 질병관리청장, 시·도지사 또는 시장·군수·구청장

205 질병관리청장, 시·도지사 또는 시장·군수·구청장이 건강진단을 받게 하거나 감염병 예방에 필요한 예방접종을 받을 수 있게 조치를 취할 수 있는 대상으로 옳은 것은?

① 감염병 환자의 동거인
② 감염병 발생 지역에 출입하는 모든 사람
③ 감염병 발생 지역에 거주하는 모든 사람
④ 감염병 환자와 따로 떨어져 살고 있는 가족
⑤ 감염병 환자 등과 접촉했을 가능성이 있는 모든 사람

206 감염병 예방을 위해 식수를 사용하지 못하게 할 경우 그 사용 금지 기간 동안 별도로 식수를 공급하여야 하는 자는?

① 질병관리청장
② 보건소 방역팀
③ 보건복지부장관
④ 관할 보건소장
⑤ 시·도지사 또는 시장·군수·구청장

207 감염병을 예방하기 위하여 청소나 소독을 실시하거나 쥐, 위생해충 등의 구제조치를 해야 하는 사람은?

① 시·도지사
② 질병관리청장
③ 관할 보건소장
④ 보건복지부장관
⑤ 특별자치시장·특별자치도지사 또는 시장·군수·구청장

208 건강진단, 입원치료, 진단 등 감염병 관련 업무에 종사하는 자 또는 종사하였던 자가 업무상 알게 된 비밀을 다른 사람에게 누설하거나 업무목적 외의 용도로 사용한 경우 벌칙은?

① 5년 이하의 징역 또는 5천만 원 이하의 벌금
② 3년 이하의 징역 또는 3천만 원 이하의 벌금
③ 2년 이하의 징역 또는 2천만 원 이하의 벌금
④ 1년 이하의 징역 또는 2천만 원 이하의 벌금
⑤ 1년 이하의 징역 또는 1천만 원 이하의 벌금

Part 4

실기 관련 문제

☑ Chapter 01 활력징후
☐ Chapter 02 감염관리
☐ Chapter 03 호흡유지
☐ Chapter 04 영양과 배설
☐ Chapter 05 상처와 골절
☐ Chapter 06 개인위생
☐ Chapter 07 활동관리
☐ Chapter 08 체온유지
☐ Chapter 09 진단검사와 수술
☐ Chapter 10 투약간호
☐ Chapter 11 환자관리와 의사소통
☐ Chapter 12 임종간호

Chapter 01 활력징후

※ 각 문제에 대한 해설은 **핵심이론 65~126페이지(PART I 기초간호학 개요의 Chapter 07 기본간호)**를 참고해 주세요.

001 활력징후에 관한 설명으로 옳은 것은?
① 체온, 맥박, 호흡, 산소포화도를 말한다.
② 하루 중 언제 측정하더라도 일정해야 한다.
③ 신체사정의 중요한 지표가 된다.
④ 뇌와 신장의 상태를 확인할 수 있는 지표이다.
⑤ 주관적 자료에 해당된다.

002 인체의 생리적 변화를 반영하는 객관적인 지표를 무엇이라고 하는가?
① 체중
② 식사량
③ 소변량
④ 골밀도
⑤ 활력징후

003 활력징후 측정이 반드시 필요한 경우로 옳은 것은?
① 수면 시
② 식사 전
③ 휴식 시
④ 입원 시나 수술 전
⑤ 환자가 원할 때마다

004 체온에 관한 설명으로 옳은 것은?
① 스트레스는 체온을 상승시킨다.
② 운동 시 체온이 하강된다.
③ 갑상샘 저하 시 체온이 상승한다.
④ 월경 시 체온이 상승한다.
⑤ 수면 시 체온이 상승한다.

005 갑자기 체온이 높게 측정되었을 때 간호조무사가 가장 우선해야 할 일은?
① 미온수로 닦아준다.
② 얼음주머니를 대준다.
③ 수분섭취를 증가시킨다.
④ 다른 체온계로 다시 측정해본다.
⑤ 옷을 벗기고 방을 서늘하게 해준다.

006 무의식 환자에게 체온을 측정하면 안 되는 부위는?
① 구강
② 직장
③ 겨드랑
④ 이마
⑤ 고막

007 구강체온 측정이 가능한 환자는?
① 치핵수술 환자
② 기침이 심한 환자
③ 출생 직후 신생아
④ 산소를 흡입 중인 환자
⑤ 뇌전증으로 인한 경련환자

008 구강으로 체온을 측정할 수 있는 환자는?
① 무의식 환자
② 복부수술 환자
③ 오한이 심한 환자
④ 호흡곤란 증세가 심한 환자
⑤ 구강이나 코를 수술한 환자

009 구강체온 측정 전 얼음물을 마신 경우 어떻게 해야 하는가?
① 따뜻한 물로 입안을 헹군 후 측정한다.
② 1분 후에 다시 측정한다.
③ 30분 후에 다시 측정한다.
④ 그냥 측정해도 된다.
⑤ 3시간은 지나야 정확한 측정결과를 얻을 수 있다.

010 구강체온 측정 방법으로 옳은 것은?
① 체온계의 탐침 부분을 혀 위에 올려놓고 입을 다문다.
② 치아로 2~3분간 물고 있도록 한다.
③ 오한이 있는 환자에게 적합한 체온 측정방법이다.
④ 음식물을 먹은 경우 10분 후에 측정한다.
⑤ 위염 및 충수염 환자에게는 금기이다.

011 겨드랑 체온 측정 방법으로 옳은 것은?
① 체온계의 탐침이 겨드랑 중앙에 놓이도록 한다.
② 겨드랑 체온 기록 시 'O'로 표시한다.
③ 무의식 환자에게 적용할 수 없는 방법이다.
④ 겨드랑에 땀이 있을 경우 수건으로 문질러 닦고 드라이기로 건조시킨 후 측정한다.
⑤ 탐침에 수용성 윤활제를 바른다.

012 겨드랑(액와) 체온 측정에 관한 설명으로 옳은 것은?
① 사용한 체온계는 일광소독 후 보관한다.
② 산소요법 중인 있는 환자에게는 금기이다.
③ 심부체온을 측정하기에 가장 적절한 방법이다.
④ 체온계의 탐침이 겨드랑 중앙에 놓이지 않도록 주의한다.
⑤ 겨드랑에 땀이 있을 경우 가볍게 두드려 닦아 건조시킨 후 측정한다.

013 직장체온 측정 시 주의사항으로 옳은 것은?
① 체온 측정 전에 소독약으로 항문을 소독한다.
② 체온계 삽입을 위한 자세는 무릎가슴 자세가 적합하다.
③ 직장이나 회음부 수술환자에게 적합하다.
④ 심근경색증 환자에게는 금기이다.
⑤ 성인의 경우 항문으로 7cm 정도 삽입 후 항문에 힘을 주게 한다.

014 같은 환자에게 전자체온계로 체온을 측정했을 때 가장 높게 측정되는 부위는?
① 겨드랑　② 직장
③ 구강　④ 이마
⑤ 고막

015 체온이 가장 낮게 측정될 수 있는 부위는?
① 겨드랑　② 고막
③ 구강　④ 직장
⑤ 이마

016 심부체온을 가장 정확하고 손쉽게 측정하는 방법은?

① 구강체온
② 이마체온
③ 직장체온
④ 고막체온
⑤ 겨드랑 체온

017 소아에게 고막체온 측정 시 귓바퀴를 당기는 방향으로 옳은 것은?

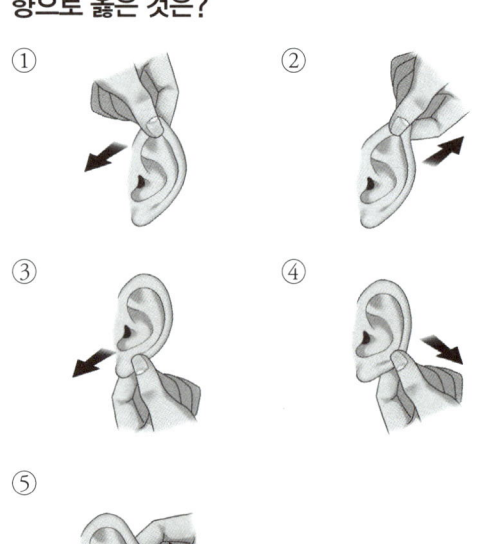

018 고막체온 측정에 관한 설명으로 옳은 것은?

① 고막체온은 심부체온을 반영한다.
② 자외선을 이용한 체온측정 방법이다.
③ 사용한 탐침 커버를 씌운 채로 보관한다.
④ 소아는 후상방으로 귓바퀴(이개)를 당겨 삽입한다.
⑤ 귀에서 분비물이 나오는 환자에게 사용하기 적합하다.

019 고막체온 측정에 관한 설명으로 옳은 것은?

① 30초 동안 측정한다.
② 성인은 후하방, 소아는 후상방으로 귓바퀴를 당겨 적외선 체온계의 센서가 고막을 향할 수 있게 한다.
③ 귀 수술을 한 환자에게 적절한 체온 측정 방법이다.
④ 고막체온계의 탐침 커버는 환자마다 교체한다.
⑤ 보청기를 사용 중인 환자에게 적절한 체온 측정 방법이다.

020 체온 측정에 관한 설명으로 옳은 것은?

① 무의식 환자는 직장체온 측정만 가능하다.
② 구강체온 측정 시 체온계의 탐침을 치아와 볼 점막 사이에 위치시킨다.
③ 고막체온 측정 시 탐침 커버는 일회용이므로 여러 사람에게 사용하지 않아야 한다.
④ 정확한 체온 측정이 필요한 경우 적외선 체온계로 이마 체온을 측정한다.
⑤ 겨드랑에 땀이 난 경우 드라이기를 사용하여 건조시킨 후 체온을 측정한다.

021 맥박에 관한 설명으로 옳은 것은?

① 호흡수가 증가하면 맥박수는 감소한다.
② 소아는 성인에 비해 맥박이 빠르다.
③ 운동과 발열 시 맥박수가 감소한다.
④ 출혈이 있으면 맥박수가 감소한다.
⑤ 서맥은 50회 이하, 빈맥은 80회 이상을 말한다.

022 맥박 수가 분당 72회였다가 1시간 후 분당 64회로 측정되었을 때 예측 가능한 이유로 옳은 것은?

① 서 있는 자세
② 수면 중
③ 체온 상승
④ 급성 통증
⑤ 교감신경 흥분

023 맥박이 증가되는 요인은?

① 노화
② 저체온
③ 급성통증
④ 디곡신 투여 후
⑤ 부교감신경 자극

024 성인의 맥박 측정 시 가장 흔히 사용하는 동맥은?

① 대퇴동맥(넓적다리동맥)
② 족배동맥(발등동맥)
③ 요골동맥(노동맥)
④ 경동맥(목동맥)
⑤ 슬와동맥(오금동맥)

025 맥박 측정이 가능한 부위는?

① 뇌동맥
② 폐동맥
③ 대동맥
④ 대퇴동맥(넓적다리동맥)
⑤ 관상동맥(심장동맥)

026 응급실에 실려 온 성인 환자의 요골맥박이 잡히지 않을 때 측정할 수 있는 부위로 옳은 것은?

① 목동맥(경동맥)
② 위팔동맥(상완동맥)
③ 발등동맥(족배동맥)
④ 오금동맥(슬와동맥)
⑤ 빗장밑동맥(쇄골하동맥)

027 다리 수술을 하고 온 환자의 순환을 살피기 위해 맥박을 측정하려고 할 때 적절한 부위는?

① 노동맥(요골동맥)
② 위팔동맥(상완동맥)
③ 발등동맥(족배동맥)
④ 목동맥(경동맥)
⑤ 빗장밑동맥(쇄골하동맥)

028 성인 환자의 심첨맥박 측정에 관한 설명으로 옳은 것은?

① 심장질환이 있는 경우 측정을 금한다.
② 맥박이 규칙적인 경우 30초 측정 후 곱하기 2를 한다.
③ 서서 측정한다.
④ 우측 중앙빗장뼈선과 5번째 갈비사이(늑간)가 만나는 지점에 청진기를 대고 측정한다.
⑤ 맥박의 강도와 규칙성, 맥박수 등을 평가한다.

029 성인 환자의 심첨맥박 측정 시 주의사항으로 옳은 것은?
① 옷 위에서 측정한다.
② 청진기를 이용하여 1분간 측정한다.
③ 청진기의 판막형을 차갑게 하여 측정 부위에 댄다.
④ 환자에게 왼쪽 옆누운자세(측와위)를 취해 준 후 측정한다.
⑤ 왼쪽 중앙겨드랑선과 5번째 늑간(갈비사이)이 만나는 지점에서 측정한다.

030 맥박결손 측정에 관한 설명으로 옳은 것은?
① 한 명은 심첨맥박, 한 명은 요골맥박을 측정하는데 반드시 동시에 시작하여 1분간 측정한다.
② 규칙적인 경우 30초 동안 측정하여 곱하기 2를 한다.
③ 모든 환자에게 반드시 측정해야 한다.
④ 측정을 위해 맥박산소측정기가 필요하다.
⑤ 최소 3명의 간호조무사가 필요하다.

031 맥박 측정 방법으로 옳은 것은?
① 요골맥박이 불규칙할 경우 심첨부위에서 1분간 측정하여 비교해본다.
② 수전증으로 인해 손떨림이 있는 환자는 맥박을 측정할 수 없다.
③ 신생아는 요골동맥(노동맥)에서 측정한다.
④ 요골맥박 측정 시 환자의 손목 안쪽에서 새끼손가락을 연결하는 선 위에 손끝을 댄다.
⑤ 경동맥(목동맥)에서 맥박 측정 시 간호조무사의 엄지손가락으로 측정한다.

032 맥박 측정에 관한 설명으로 옳은 것은?
① 손떨림이 있는 환자는 목동맥에서 측정할 수 있다.
② 부정맥이 있는 경우 30초간 맥박을 측정한 후 2를 곱한다.
③ 맥박결손 측정 시 심첨맥박을 측정한 직후 요골맥박을 측정한다.
④ 심첨맥박 측정 시 청진기의 판막형을 차갑게 하여 측정부위에 댄다.
⑤ 요골맥박 측정 시 환자의 손목 안쪽에서 새끼손가락을 연결하는 선 위에 손끝을 댄다.

033 혈액 속에 이산화탄소가 증가했을 때 호흡수의 변화는?
① 감소한다.
② 증가한다.
③ 변화없다.
④ 남녀에 따라 다르다.
⑤ 나이에 따라 다르다.

034 호흡에 관한 설명으로 옳은 것은?
① 마약 진통제를 사용하면 호흡이 증가한다.
② 수면 시 호흡이 증가한다.
③ 신진대사가 증가하면 호흡이 감소한다.
④ 혈중 산소농도가 감소하면 호흡이 증가한다.
⑤ 발열 시 호흡이 감소한다.

035 호흡에 관한 설명으로 옳은 것은?

① 스트레스는 호흡수를 감소시킨다.
② 열이 있으면 호흡수가 증가한다.
③ 날숨(호기)에 의해 산소를 받아들이고, 들숨(흡기)에 의해 이산화탄소를 배출시킨다.
④ 영아와 노인의 호흡수는 성인에 비해 느리다.
⑤ 수영 중에는 호흡수가 감소하고 깊이가 얕아진다.

036 임종 시 주로 관찰되는 호흡으로, 호흡이 불규칙하고 무호흡과 과다 호흡이 교대로 나타나는 호흡을 무엇이라고 하는가?

① 무호흡
② 좌위호흡
③ 쿠스마울 호흡
④ 체인-스톡스 호흡
⑤ 빠른 호흡

037 다음 설명에 해당하는 호흡 양상은?

- 호흡 리듬은 규칙적이나 호흡이 비정상적으로 깊음
- 당뇨병 케톤산증이나 혼수 발생 시 나타남
- 호흡 시 과일냄새가 남

① 빈호흡
② 비오호흡
③ 좌위호흡
④ 쿠스마울호흡
⑤ 체인-스톡스호흡

038 다음 중 환자에게 미리 설명하지 않고 측정해야 하는 것은?

① 체온
② 맥박
③ 호흡
④ 혈압
⑤ 맥박산소측정

039 호흡 측정에 관한 내용으로 옳은 것은?

① 환자의 콧구멍이 벌어지는 것을 보며 측정한다.
② 맥박측정 후 손을 떼고 가슴을 바라보며 호흡을 측정한다.
③ 들숨(흡기)과 날숨(호기)을 합해 1회로 계산한다.
④ 환자에게 호흡측정에 대해 미리 설명해주어 불안을 줄여준다.
⑤ 호흡이 규칙적이면 15초 측정 후 곱하기 4를 한다.

040 호흡 측정방법으로 옳은 것은?

① 호흡 측정에 대해 미리 설명한다.
② 들숨과 날숨을 각각 1회 호흡으로 구분한다.
③ 맥박 측정 후 손을 측정 부위에 그대로 올려놓은 채 환자가 모르게 측정한다.
④ 반드시 청진기를 이용하여 측정한다.
⑤ 규칙적일 경우 15초를 측정하여 4를 곱한다.

041 좌심실이 수축될 때 혈액이 동맥벽을 향해 밀고 나가는 압력을 무엇이라고 하는가?
① 혈압
② 수축기압
③ 확장기압
④ 맥압
⑤ 중심정맥압

042 심장의 수축과 수축 사이에 존재하는 휴식기 혈압으로, 우심방이 가장 이완되었을 때 혈관에 발생되는 압력을 무엇이라고 하는가?
① 고혈압
② 수축기압
③ 확장기압
④ 맥압
⑤ 저혈압

043 수축기압과 확장기압의 차이를 무엇이라고 하며, 이것의 정상수치로 옳은 것은?
① 맥박결손, 40mmHg 전후
② 맥압, 40mmHg 전후
③ 맥박, 80mmHg 전후
④ 혈압, 40mmHg 전후
⑤ 평균압, 80mmHg 전후

044 혈압에 관한 설명으로 옳은 것은?
① 혈압은 확장기압/수축기압으로 표기한다.
② 혈압계로 혈압측정 시 주로 이용하는 동맥은 노동맥(요골동맥)이다.
③ 출혈, 수면, 탈수, 이뇨제 복용 시 혈압이 상승된다.
④ 고혈압은 120/80mmHg 이상이다.
⑤ 혈압은 하루 중 변동이 많다.

045 수축기압이 낮게 측정되는 요인으로 옳은 것은?
① 운동 직후 측정한 경우
② 측정띠(커프)의 공기를 빨리 뺀 경우
③ 성인에게 아동용 혈압계를 사용한 경우
④ 반복측정 시 충분히 휴식하지 않은 경우
⑤ 팔의 높이가 심장보다 낮은 경우

046 혈압이 실제보다 높게 측정될 수 있는 경우는?
① 측정띠(커프)가 느슨하게 감겼을 때
② 측정띠의 크기가 너무 넓을 때
③ 팔이 심장 높이보다 위에 있을 때
④ 공기를 충분히 주입하지 않았을 때
⑤ 측정띠의 공기를 너무 빨리 뺐을 때

047 아네로이드 혈압계를 이용하여 성인의 위팔에서 혈압을 측정하는 방법으로 옳은 것은?
① 팔을 심장 위치보다 높게 올린 상태로 혈압을 측정한다.
② 측정띠(커프)와 연결된 고무관 부분이 위팔동맥과 평행이 되게 놓이도록 위치시킨 후 측정띠를 감는다.
③ 측정띠와 팔 사이에 여유를 두지 않고 단단히 감는다.
④ 측정띠의 압력을 초당 20mmHg 속도로 내리면서 소리를 듣는다.
⑤ 같은 부위에서 재측정이 필요하면 10초 이내에 다시 혈압을 측정한다.

048 아네로이드 혈압계를 이용하여 성인의 위팔에서 혈압을 측정하는 방법으로 옳은 것은?

① 측정띠(커프)의 넓이는 상완(위팔) 길이의 1/3정도가 적당하다.
② 측정띠(커프) 안에 청진기를 넣고 측정한다.
③ 가장 처음 들리는 소리가 확장기압, 계속 들리다가 갑자기 약해지거나 소리가 사라지는 지점이 수축기압이다.
④ 두꺼운 상의는 벗고 측정해야 하며, 측정 전에 안정을 취한 상태에서 측정한다.
⑤ 위팔동맥 촉지 부위 2~5cm 아래에 측정띠(커프)를 감는다.

049 양쪽 팔에 수액을 맞고 있는 환자에게 혈압을 측정하는 방법은?

① 중심정맥압을 측정한다.
② 수액을 잠시 잠그고 팔에서 측정한다.
③ 측정할 수 없다.
④ 수액주입이 끝날 때까지 기다린다.
⑤ 다리에서 측정한다.

050 활력징후에 관한 설명으로 옳은 것은?

① 혈압은 나이가 많을수록 감소한다.
② 맥박은 나이가 많을수록 증가한다.
③ 쇼크, 정신적 흥분은 호흡수를 감소시킨다.
④ 체온이 증가하면 호흡과 맥박이 증가한다.
⑤ 혈액이 감소되면 호흡이 감소한다.

051 활력징후에 관한 설명으로 옳은 것은?

① 겨드랑 체온의 정상범위는 37.5~38.0℃이다.
② 맥박의 정상범위는 80~120회/분이다.
③ 호흡의 정상범위는 12~20회/분이다.
④ 고혈압은 130/80mmHg 이상을 말한다.
⑤ 저혈압은 100/70mmHg 이하를 말한다.

052 45세 여성의 활력징후 측정결과 중 간호사에게 보고해야 하는 것은?

> 겨드랑 체온 38.6℃, 맥박 112회/분, 호흡 28회/분, 혈압 150/100mmHg

① 체온
② 맥박
③ 호흡
④ 혈압
⑤ 이상 모두

053 맥박산소측정 시 부정확한 결과가 나타날 수 있는 요인은?

① 외부의 강한 빛이 센서에 비치는 경우
② 환자가 누워있을 경우
③ 병실 소음이 70dB 이상인 경우
④ 기계를 심장 높이에 두지 않은 경우
⑤ 마스크를 착용하고 있는 경우

054 맥박산소측정 시 부정확한 결과가 나타날 수 있는 환자는?

① 비만 환자
② 성병 환자
③ 고혈압 환자
④ 심한 빈혈 환자
⑤ 수면 중인 환자

055 맥박산소측정에 관한 설명으로 옳은 것은?

① 측정부위 팔을 많이 움직이도록 한다.
② 황달은 측정기의 센서 투과를 방해한다.
③ 매니큐어를 바르거나 인조손톱이 있어도 상관없다.
④ 맥박산소측정기로 산소포화도와 호흡수를 함께 측정할 수 있다.
⑤ 저체온 시 측정의 정확도가 상승한다.

056 맥박산소측정기를 이용한 말초산소포화도 측정에 관한 설명으로 옳은 것은?

① 직접적으로 동맥혈 내 헤모글로빈의 산소포화도를 측정할 수 있다.
② 매니큐어나 인조손톱을 제거한 후 센서를 부착한다.
③ 손가락이 아프거나 습기가 차도 제거하지 않는다.
④ 주로 새끼손가락에서 측정한다.
⑤ 외부에 강한 빛이 있을 때 정확도가 높아진다.

057 신체검사의 방법으로 옳은 것은?

① 일반적인 순서는 시진 → 청진 → 타진 → 촉진이다.
② 복부 촉진을 위해 환자를 똑바로 눕히고 무릎을 구부리는 배횡와위 자세를 취해준다.
③ 타진은 청진기를 이용하여 몸에서 나는 소리를 듣는 것이다.
④ 복부촉진 전에는 소변을 참게 한다.
⑤ 시진은 손이나 손가락으로 피부 표면을 두드려보는 것을 말한다.

058 복부검진의 일반적인 순서로 옳은 것은?

① 타진 → 청진 → 촉진 → 시진
② 청진 → 타진 → 촉진 → 시진
③ 시진 → 청진 → 타진 → 촉진
④ 촉진 → 청진 → 시진 → 타진
⑤ 시진 → 촉진 → 타진 → 청진

Chapter 02 감염관리

※ 각 문제에 대한 해설은 **핵심이론 65~126페이지(PART I 기초간호학 개요의 Chapter 07 기본간호)**를 참고해 주세요.

059 감염에 민감해 주위 환경을 무균적으로 유지해야 하는 사람은?

① MRSA 환자
② VRE 환자
③ 간 이식수술 환자
④ 결핵 환자
⑤ 홍역 아동

060 보호격리(역격리)에 관한 설명으로 옳은 것은?

① 환자를 음압 격리실에 배치한다.
② 간호 전 손 위생을 철저히 한다.
③ 실내조명을 항상 어둡게 유지시킨다.
④ 감수성이 낮은 환자들이 역격리 대상이 된다.
⑤ 정서적 안정을 위해 면회를 충분히 허용한다.

061 감염 예방을 위해 가장 기본적이며 중요한 것은?

① 손씻기
② 세탁물 관리
③ 감염병 치료
④ 보호구 착용
⑤ 감염예방 교육

062 감염방지를 위한 가장 효과적이고 기본적인 방법으로 옳은 것은?

① 가운과 마스크 등의 보호구를 착용한다.
② 손씻기를 한다.
③ 되도록 일회용품을 사용한다.
④ 세탁물 관리를 철저히 한다.
⑤ 주기적으로 병실과 물품을 소독한다.

063 표준예방지침에 대한 설명으로 옳은 것은?

① 주삿바늘 사용 후 뚜껑을 반드시 씌운다.
② 감염성 질환이 의심되는 경우 다인실을 배정한다.
③ 주삿바늘과 주사기는 일회용 제품을 사용하며 재사용하지 않는다.
④ 병원에서 일하는 일부 의료인에게 해당되는 내용이다.
⑤ 손에 혈액이 묻었을 경우 손소독제를 사용한다.

064 표준예방지침에 따른 활동으로 옳은 것은?

① 장갑 착용으로 손위생을 대체할 수 있다.
② 잠시 휴식 시 고글은 목에 걸고, 안면보호구는 머리 위에 올려놓는다.
③ 사용한 주삿바늘은 두 손을 사용하여 뚜껑을 닫은 후 버린다.
④ 기침할 때 손으로 입과 코를 막아 호흡기 예절을 지킨다.
⑤ 환자의 혈액이나 체액과 접촉할 가능성이 있을 경우 개인보호구를 착용한다.

065 접촉주의 지침을 적용하는 환자관리에 관한 내용으로 옳은 것은?

① 가운과 장갑을 착용하고 환자 접촉 전후에 손위생을 실시한다.
② 환자를 음압격리실에 배치한다.
③ 환자 간호 시 사용한 가운은 병실 밖으로 나오자마자 벗는다.
④ 어떠한 경우라도 환자를 병실 밖으로 이동시킬 수 없다.
⑤ 혈압계와 체온계 등은 병동 내 다른 환자와 함께 사용해도 된다.

066 반코마이신 내성 장알균(VRE)이 검출된 환자에 대한 의료기관의 격리지침으로 옳은 것은?

① 환자를 음압격리실에 배치한다.
② 병실에 들어갈 때 반드시 N95 마스크를 착용한다.
③ 병실에 들어가기 전에 장갑을 착용한다.
④ 가운과 마스크는 병실에서 나온 후 즉시 벗는다.
⑤ 동일한 병원균에 감염된 다른 환자와 함께 병실을 사용할 수 없다.

067 메티실린 내성 황색포도알균(MRSA)이 검출된 환자 간호 시 지켜야 할 내용으로 옳은 것은?

① 양압병실에 격리시킨다.
② 오염된 가운은 병실 밖에서 벗는다.
③ 격리의료폐기물 상자는 병실 밖에 둔다.
④ 병실을 나오기 전에 장갑을 벗은 후 손위생을 실시한다.
⑤ 병실 밖으로 이동하는 경우 환자는 수술용 마스크를 착용하고 호흡기 예절을 준수한다.

068 비말주의 지침을 적용하는 환자관리에 관한 내용으로 옳은 것은?

① 비말주의 환자는 코호트 격리가 불가능하다.
② 비말주의가 필요한 환자는 가능한 한 다인실에 배치한다.
③ 비말주의 격리실 청소 시 반드시 가운과 장갑을 착용한다.
④ 비말주의가 필요한 환자의 병실에 들어갈 때에는 수술용 마스크를 착용한다.
⑤ 비말주의가 필요한 환자가 병실 밖으로 이동하는 경우 환자의 몸을 시트로 감싼 후 이동한다.

069 공기주의 지침을 적용하는 환자관리에 관한 내용으로 옳은 것은?

① 공기주의가 필요한 환자는 양압격리실에 배치한다.
② 활동성 폐결핵 환자끼리는 코호트 격리가 가능하다.
③ 공기주의 환자가 퇴원한 직후 병실청소를 실시한다.
④ 공기주의 감염병 환자에게 에어로졸이 형성될 수 있는 시술 시 N95 마스크를 착용한다.
⑤ 공기주의가 필요한 환자의 치료 영역으로 들어가는 모든 의료종사자는 수술용 마스크를 착용한다.

070 감염과 관련된 용어 설명으로 옳은 것은?
① 감염 : 감염되지 않은 상태로 병원성 미생물이 없는 상태
② 멸균 : 세균의 포자(아포)를 제외한 모든 미생물을 죽이는 것
③ 소독 : 미생물이 숙주에 침입하여 증식하는 상태
④ 방부 : 세균의 증식이나 발육을 저지시키는 것
⑤ 무균 : 포자를 포함한 모든 미생물을 제거하는 것

071 곡반에 혈액이 묻었을 때 소독 방법으로 옳은 것은?
① 찬물에 씻고 따뜻한 비눗물로 헹군다.
② 과산화수소수(H_2O_2)에 담가둔다.
③ 자비소독한다.
④ 마른 수건으로 닦는다.
⑤ 햇볕에 말린다.

072 체액이나 혈액이 묻은 물품을 찬물에 먼저 헹군 다음 더운물에 씻어야 하는 이유로 옳은 것은?
① 소독력이 좋아지기 때문
② 물품의 멸균처리를 위해
③ 물품 손상을 방지하기 위해
④ 감염 전파위험을 줄이기 위해
⑤ 체액이나 혈액 내에 있는 단백질 응고를 방지하기 위해

073 의료기구의 종류와 소독처리 방법이 옳게 연결된 것은?
① 준위험기구 – 내시경류 – 높은 수준의 소독
② 고위험기구 – 수술기구 – 높은 수준의 소독
③ 비위험기구 – 대소변기 – 멸균
④ 고위험기구 – 후두경날 – 멸균
⑤ 준위험기구 – 혈압계 – 중간 수준의 소독

074 낮은 수준의 소독으로 재사용할 수 있는 물품은?
① 수술기구
② 전달집게
③ 청진기
④ 호흡치료기구 및 마취기구
⑤ 위·대장 내시경류

075 자비소독에 관한 설명으로 옳은 것은?
① 포자(아포)까지 모두 사멸시킨다.
② 소독물품이 물에 반쯤 잠기게 한다.
③ 기포가 발생할 수 있도록 소독기 뚜껑을 약간 열어둔다.
④ 유리제품은 처음부터 넣고, 다른 제품은 물이 끓기 시작하면 넣어 소독한다.
⑤ 감염병 환자의 식기는 씻은 후 끓인다.

076 날이 있는 예리한 기구를 응급으로 사용해야 할 경우 적당한 소독법은?
① 과산화수소수로 소독한다.
② 자비소독한다.
③ 가압증기멸균기로 멸균한다.
④ 75% 알코올로 소독한다.
⑤ 건열멸균 후 사용한다.

077 소독약의 구비조건으로 옳은 것은?
① 소독물품에 잔류하여 오랫동안 소독효과를 내는 것
② 살균력이 약하더라도 인체에 해를 덜 주는 것
③ 사용방법이 불편하더라도 소독효과가 좋은 것
④ 독성이 없고 인체와 소독물품에 해를 끼치지 않는 것
⑤ 소독약 특유의 냄새가 나는 것

078 피부소독이나 의료기구 표면소독에 주로 사용하는 소독제로 70~75% 농도일 때 소독력이 가장 높은 것은?
① 아이소프로필 알코올
② 포비돈 아이오딘
③ 과산화수소수
④ 붕산
⑤ 머큐로크롬

079 고름이 있는 상처에 효과적인 소독약으로 그람양성·음성균, 진균 등에 효과가 있어 수술 전 피부소독에 흔히 사용되는 소독제는?
① 과산화수소수
② 포르말린
③ 10% 포비돈 아이오딘
④ 생리식염수
⑤ 알코올

080 감염병 환자의 가래, 대소변, 구토물 소독 시 사용되는 소독제는?
① 락스
② 알코올
③ 3% 크레졸
④ 글루타르알데하이드
⑤ 포비돈 아이오딘

081 중간 수준의 소독제에 해당하는 것은?
① 요오드포
② 7.5% 과산화수소
③ 4급 암모늄염 제제
④ 2% 글루타르알데하이드
⑤ 과산화수소 과초산 화합물

082 모든 종류의 미생물을 사멸할 수 있는 높은 수준의 소독제는?
① 요오드포
② 아이소프로필 알코올
③ 4급 암모늄염 제제
④ 2% 글루타르알데하이드
⑤ 0.5% 클로르헥시딘 글루코네이트

083 다음에서 설명하는 소독제는 무엇인가?

> • 피부에 존재하는 그람양성균에 대해 소독력이 높음
> • 결핵균, 바이러스, 포자(아포)에는 살균효과가 거의 없음
> • 농도에 따라 손 소독, 점막 소독, 피부소독, 특수구강간호 용액 등으로 사용됨

① 클로르헥시딘
② 4급 암모늄염 제제
③ 포비돈 아이오딘
④ 글루타르알데하이드
⑤ 겐티아나바이올렛

084 소독제에 관한 설명으로 옳은 것은?
① 포비돈 아이오딘(베타딘) : 세균, 진균, 바이러스에는 살균 효과가 거의 없다.
② 4급 암모늄제제 : 바닥이나 가구 등의 청소를 위한 환경 소독제로 사용한다.
③ 클로르헥시딘 : 활성산소를 이용해 소독효과를 발휘하므로 큰 상처에 주로 사용한다.
④ 글루타르알데하이드 : 수술 전 수술 부위 소독, 손 소독, 구강 함수, 개방 상처에 사용한다.
⑤ 과산화수소(H_2O_2) : 열에 약한 기구, 플라스틱 기구, 내시경 기구, B형 간염환자가 사용 한 기구의 소독에 적합하다.

085 감염병 환자 간호 후 손 씻는 방법은?
① 무수알코올을 이용하여 닦는다.
② 14분간 포비돈 아이오딘 용액을 이용하여 씻는다.
③ 흐르는 물에 씻는다.
④ 소독수가 담겨 있는 대야의 물에 씻은 후 흐르는 물로 세척한다.
⑤ 손소독제를 이용한다.

086 손소독제를 사용하여 손위생을 해도 되는 경우는?
① 화장실에 다녀온 후
② 손에 혈액이 묻은 경우
③ 손에 오염물질이 묻은 것이 보일 때
④ 환자에게 적용 중인 모니터를 조작한 후
⑤ 아포를 생성하는 세균에 의한 오염이 의심될 경우

087 병원에서 가장 많이 사용하는 멸균법으로 수술 시 사용되는 기구나 주사기를 멸균할 때 적합한 방법은?
① 자비 멸균
② 가압증기 멸균
③ 건열 멸균
④ 여과 멸균
⑤ 산화에틸렌(에틸렌옥시드, EO) 가스 멸균

088 가압증기멸균법으로 멸균한 물품의 유효기간은?
① 2주
② 4주
③ 2개월
④ 6개월
⑤ 2년

089 고온의 습기와 압력을 이용하여 외과용 주사기를 멸균하고자 할 때 적합한 온도와 시간은?
① 95℃, 10분
② 120℃, 30분
③ 140℃, 3시간
④ 160℃, 1시간
⑤ 63℃, 30분

090 가압증기멸균 후 멸균이 잘되었는지 확인하는 방법은?
① 연한 노란색 선이 진한 노란색으로 변한다.
② 옅은 노란 바탕의 멸균표시지에 검은 선이 뚜렷하게 보인다.
③ 색깔 변화가 없어야 한다.
④ 포장을 열어 물품이 깨끗한지 확인한다.
⑤ 옅은 초록색의 멸균표시지에 붉은 선이 뚜렷하게 보인다.

091 가압증기멸균법에 관한 설명으로 옳은 것은?

① 고무제품 소독에 적합하다.
② 포자(아포)를 사멸시키지는 못하지만, 병원에서 가장 많이 사용하는 소독방법이다.
③ 소독 후 소독물품이 약간 젖어있는 상태에서 사용하도록 한다.
④ 가압증기멸균기 사용 후 문(뚜껑)을 완전히 닫지 않고 열어두어야 내부가 녹스는 것을 방지할 수 있다.
⑤ 소독포 안쪽에 날짜와 물품명이 기입되어 있는지 확인한다.

092 가압증기멸균기 사용 시 주의사항으로 옳은 것은?

① 뚜껑이 있는 제품은 닫고 소독한다.
② 가벼운 물품은 소독기 아래쪽에, 무거운 것은 위쪽에 넣는다.
③ 나사가 있는 기구는 다시 한 번 조인 후 소독기에 넣는다.
④ 한 겹의 방포에 여러 물건을 함께 넣고 포장한다.
⑤ 소독물품은 소독 전에 철저히 세척하고 건조시킨 후 포장한다.

093 가압증기멸균법에 대한 내용으로 옳은 것은?

① 160℃의 뜨거운 공기로 1시간가량 멸균한다.
② 멸균물품이 건조되기 전에 멸균기에서 꺼낸다.
③ 물이 고일 수 있는 물품은 똑바로 세워서 멸균기 안으로 넣는다.
④ 멸균 후 노란 바탕의 멸균표시에 붉은색 선이 뚜렷이 보여야 한다.
⑤ 바닥에 구멍이 뚫리거나 망사로 되어있는 트레이나 바구니 위에 멸균할 물품을 적재한다.

094 플라스틱이나 고무제품의 소독방법으로 적합한 것은?

① 화학멸균법
② 자비소독법
③ 가압증기멸균법
④ 건열멸균법
⑤ 산화에틸렌(에틸렌옥시드, EO) 가스 멸균

095 산화에틸렌(EO) 가스 멸균에 관한 설명으로 옳은 것은?

① 보통 55℃의 낮은 온도로 멸균한다.
② 멸균 후 바로 사용할 수 있다.
③ 가격이 저렴하고 안전하다.
④ 소독물품은 14일간 보존이 가능하다.
⑤ 플라스틱이나 고무제품 같은 열에 약한 물품의 소독에는 적합하지 않다.

096 건열멸균법에 관한 설명으로 옳은 것은?

① 120℃에서 30분간 멸균한다.
② 파우더, 오일, 바셀린 거즈 등의 멸균에 적합하다.
③ 병원에서 가장 많이 사용되는 멸균법이다.
④ 응급으로 사용할 물품에 적합하다.
⑤ 약품을 사용하므로 충분한 통기가 필요하다.

097 소독과 멸균 방법으로 옳은 것은?

① 여과 멸균 : 혈청, 약품
② 산화에틸렌가스 멸균 : 식기
③ 건열 멸균 : 고무, 플라스틱 제품
④ 가압증기 멸균 : 파우더, 바셀린 거즈
⑤ 자비소독 : 외과 수술 기구, 면직류

098 내과적 무균술에 관한 내용으로 옳은 것은?
① 멸균의 개념과 비슷하다.
② 격리법은 감염에 민감한 사람을 위해 주위 환경을 무균적으로 유지하는 것을 말한다.
③ 격리는 내과적 무균술을, 역격리는 외과적 무균술을 적용해야 한다.
④ 오염된 드레싱을 제거할 때는 반드시 멸균 장갑을 착용해야 한다.
⑤ 격리병실에서 사용된 기구나 쓰레기는 이중 처리하여 병원 규정대로 처리한다.

099 내과적 무균술이 필요한 경우는?
① 주사약을 준비할 때
② 정맥주사를 시행할 때
③ 소변주머니에 고여 있는 소변을 비울 때
④ 드레싱할 때
⑤ 흉곽배액관을 교환할 때

100 내과적 손 씻기에 관한 설명으로 옳은 것은?
① 물을 받아놓고 고여 있는 물에 손을 헹군다.
② 5초간 손을 마찰하고 총 15초 이내로 마친다.
③ 손을 씻은 후 말린 손으로 수도꼭지를 잠근다.
④ 물이 손가락 끝에서 팔꿈치 방향으로 흐르도록 씻는다.
⑤ 물과 비누로 씻은 후 일회용 종이타월로 완전히 건조시킨다.

101 격리실에서 가운을 다루는 방법으로 옳은 것은?
① 허리에서 가슴 사이를 멸균부위로 간주한다.
② 병실 안에 걸어둘 때는 겉면이 겉으로 나오게 걸어둔다.
③ 한 번 벗으면 다시 입을 수 없다.
④ 가운의 안쪽 면이 가장 오염된 것으로 간주한다.
⑤ 손을 씻은 후 가운의 허리끈을 푼다.

102 격리실 가운의 관리 방법으로 옳은 것은?
① 가운 착용 시 목끈과 허리끈은 다른 사람이 매주어야 한다.
② 가운의 내면만을 깨끗한 것으로 간주한다.
③ 장갑을 벗은 손으로 소매의 겉면을 잡고 손등 위로 끌어내려 가운을 벗는다.
④ 가운을 벗고 장갑을 벗는다.
⑤ 허리끈은 깨끗한 것으로 간주한다.

103 격리실에서 보호장비를 입는 순서로 옳은 것은?
① 모자 → 마스크 → 가운 → 장갑
② 장갑 → 가운 → 마스크 → 모자
③ 모자 → 가운 → 장갑 → 마스크
④ 마스크 → 모자 → 가운 → 장갑
⑤ 모자 → 장갑 → 마스크 → 가운

104 외과적 무균술을 실시해야 하는 경우는?
① 유치도관 삽입 시
② 위관삽입 시
③ 인공항문(장루) 주머니 교환 시
④ 역격리 환자 간호 시
⑤ 경구약을 준비할 때

105 외과적 손 씻기 방법으로 옳은 것은?
① 손이 팔꿈치보다 아래로 가도록 한다.
② 14분간 씻고 종이타월로 잘 닦는다.
③ 소독력이 있는 항균비누나 알코올이 함유된 손소독제를 이용하여 2~5분간 소독한다.
④ 물이 팔에서 손끝으로 흐르도록 한다.
⑤ 흐르는 물에 비누를 사용하여 15초 이상 문지르고 총 40~60초간 씻는다.

106 외과적 손 씻기에 관한 설명으로 옳은 것은?
① 물이 손끝에서 팔꿈치로 흐르도록 한다.
② 소독수가 담긴 대야의 물에 손을 헹군다.
③ 아래팔(전박) → 손 → 손가락 순서로 마찰한다.
④ 물과 비누를 이용하여 40~60초간 씻는다.
⑤ 사용한 종이타월을 이용해 수도꼭지를 잠근다.

107 수술 전 손 소독을 마치고 양손을 올리고 있어야 하는 이유는?
① 소독이 끝났음을 알리기 위해
② 손 소독 부위를 건조시키기 위해
③ 손의 부종을 감소시키기 위해
④ 손이 오염되는 것을 막기 위해
⑤ 떨어지는 물로 인해 바닥이 오염되는 것을 막기 위해

108 수술실에서 소독가운을 입은 사람끼리 지나가는 방법은?
① 서로 마주 보고 손이 닿지 않게 지나간다.
② 서로 등을 향하게 하고 지나간다.
③ 소독된 상태이므로 닿아도 상관없다.
④ 한 사람이 허리를 숙여서 서로 닿지 않게 한다.
⑤ 뒷짐을 지고 지나간다.

109 멸균장갑을 착용해야 하는 경우로 옳은 것은?
① 멸균포 사용이 끝난 후 정리할 때
② 멸균포 안의 거즈를 손으로 잡아 할 때
③ 멸균포 안으로 거즈를 떨어뜨릴 때
④ 멸균포를 맨 처음 개봉할 때
⑤ 멸균포 안의 소독솜을 멸균된 겸자로 꺼낼 때

110 수술실이나 분만실에서 보호장비를 입는 순서로 옳은 것은?
① 모자 → 마스크 → 손씻기 → 가운 → 장갑
② 장갑 → 가운 → 손씻기 → 마스크 → 모자
③ 손씻기 → 모자 → 마스크 → 가운 → 장갑
④ 마스크 → 모자 → 손씻기 → 가운 → 장갑
⑤ 모자 → 마스크 → 가운 → 장갑 → 손씻기

111 멸균상태를 유지할 수 있는 경우는?
① 멸균물품과 소독물품이 접촉했을 경우
② 멸균물품과 오염물품이 접촉했을 경우
③ 멸균물품이 젖어 있는 경우
④ 멸균물품에 구멍이 나 있는 경우
⑤ 멸균물품과 멸균물품이 접촉했을 경우

112 멸균포를 펼칠 때 가장 먼저 할 일은?
① 멸균확인용 테이프를 뗀다.
② 간호조무사로부터 먼 쪽 포의 접힌 끝을 잡고 간호조무사 반대편으로 편다.
③ 간호조무사의 오른손으로 오른쪽 포의 접힌 끝을 잡고 편다.
④ 간호조무사의 왼손으로 왼쪽 포의 접힌 끝을 잡고 편다.
⑤ 간호조무사로부터 가까운 쪽의 접힌 끝을 잡고 간호조무사 쪽으로 편다.

113 멸균물품이 오염된 것으로 간주해야 하는 경우는?
① 멸균표시지의 색 변화가 분명한 경우
② 개봉하려고 물품 보관장에서 꺼냈으나 아직 개봉하지 않은 물품
③ 멸균 유효기간이 2일 남은 경우
④ 멸균물품이 습하거나 젖은 경우
⑤ 멸균물품 보관장의 가장 안쪽에 있는 물품

114 무균술을 사용하여 뚜껑이 있는 용기를 다루는 방법으로 옳은 것은?
① 멸균된 용액을 따랐다가 사용하지 않을 경우 다시 병에 부어둔다.
② 뚜껑을 열자마자 바로 용액을 따라서 사용한다.
③ 멸균용액을 따를 때는 튀더라도 빠르게 따르도록 한다.
④ 뚜껑을 바닥에 내려놓아야 할 경우 내면이 위를 향하게 놓는다.
⑤ 물건을 건네고자 할 때는 뚜껑이 열린 멸균용기 위로 전해준다.

115 멸균용액을 따르는 방법으로 옳은 것은?
① 사용 전에 유효기간을 확인한다.
② 드레싱 시작부터 끝날 때까지 뚜껑을 열어둔다.
③ 라벨이 붙은 쪽을 아래로 가게 하여 병을 잡는다.
④ 용액의 뚜껑을 들고 있을 때는 내면이 위로 향하게 한다.
⑤ 용액이 튀지 않도록 용액병을 멸균용기에 완전히 밀착시켜 따른다.

116 멸균물품의 보관과 관리 방법으로 옳은 것은?
① 소독날짜가 최근의 것일수록 앞쪽에 배치한다.
② 멸균포를 개방하지 않았다면 물품이 젖어 있더라도 멸균으로 간주한다.
③ 멸균물품을 10분 전에 미리 풀어놓는다.
④ 멸균용액을 따를 때는 먼저 소량의 용액을 따라 버린 후 용기에 따른다.
⑤ 전달집게(이동겸자)와 겸자통은 48시간마다 교환해준다.

117 전달집게(이동겸자) 사용 방법으로 옳은 것은?
① 소독솜을 주고 받을 때는 겸자끼리 서로 닿아야 한다.
② 겸자를 꺼낼 때는 겸자 끝의 양쪽 면이 맞물리지 않게 해서 꺼낸다.
③ 겸자통 입구 가장자리는 멸균으로 간주한다.
④ 겸자의 끝이 항상 위를 향하도록 잡는다.
⑤ 서로 오염되는 것을 방지하기 위해 겸자통에 겸자는 하나씩만 꽂아 사용한다.

118 전달집게(이동겸자)를 이용하려고 하는데 겸자통에 겸자가 거꾸로 뒤집어져 있을 경우 적당한 대처는?
① 오염되었음을 의미하므로 사용해서는 안 되고, 새로운 멸균 겸자로 교체해 둔다.
② 겸자의 끝부분을 알코올로 소독한 후 사용한다.
③ 겸자 끝부분을 맞물리게 해서 겸자 끝부분이 아래로 향하도록 다시 넣는다.
④ 소독이 완료되었음을 뜻한다.
⑤ 다시 사용하고 원래대로 거꾸로 뒤집은 채 넣어둔다.

119 혈액·체액·분비물·배설물이 함유되어 있는 탈지면, 붕대, 거즈, 기저귀, 생리대, 일회용 주사기, 수액세트는 어디에 버려야 하는가?

① 격리의료폐기물 용기
② 일반의료폐기물 용기
③ 손상성폐기물 용기
④ 조직물류폐기물 용기
⑤ 혈액오염폐기물 용기

120 봉합용 바늘이나 수술용 칼날 등을 버리는 폐기물 용기와 그 용기에 그려져 있는 도형의 색깔이 옳게 연결된 것은?

① 혈액오염폐기물 용기 – 붉은색
② 격리의료폐기물 용기 – 검정색
③ 손상성폐기물 용기 – 노란색
④ 일반의료폐기물 용기 – 붉은색
⑤ 조직물류폐기물 용기 – 녹색

121 조직물류 폐기물(태반 제외)의 처리 시 상자의 종류와 그 색깔이 바르게 연결된 것은?

① 골판지 상자 – 검정색
② 골판지 상자 – 노란색
③ 합성수지 상자 – 녹색
④ 합성수지 상자 – 붉은색
⑤ 합성수지 상자 – 노란색

122 격리의료폐기물에 해당하는 것은?

① 위궤양 환자의 토혈
② 분만 시 배출된 태반
③ 골절 환자에게 사용한 붕대
④ 활동성 폐결핵 환자의 가래가 묻은 거즈
⑤ 만성 신부전 환자의 혈액투석 시 사용된 폐기물

123 환자에게 사용한 주삿바늘을 처리하는 방법으로 옳은 것은?

① 적어도 2개월마다 한 번씩 폐기한다.
② 바늘을 구부려서 버린다.
③ 주사기와 주삿바늘을 분리하지 않고 버린다.
④ 손상성 폐기물 용기에 버린다.
⑤ 양손을 이용하여 바늘에 뚜껑을 씌운다.

124 의료폐기물 관리 방법으로 옳은 것은?

① 인체에서 적출한 장기는 혈액오염폐기물 박스에 버린다.
② 사용한 주삿바늘은 병리계폐기물 박스에 버린다.
③ 사용한 수액 세트는 일반의료폐기물 박스에 버린다.
④ 피 묻은 알코올 솜은 병실 내 생활폐기물 박스에 버린다.
⑤ 혈액 투석 시 사용된 폐기물이나 폐혈액 백은 격리의료폐기물 박스에 버린다.

Chapter 03 호흡유지

※ 각 문제에 대한 해설은 **핵심이론 65~126페이지**(PART I 기초간호학 개요의 Chapter 07 기본간호)를 참고해 주세요.

125 산소를 투여할 때 병에 증류수를 넣는 이유로 옳은 것은?
① 산소농도를 일정하게 투여하기 위해
② 기관점막 건조를 예방하기 위해
③ 증류수와 결합하여 산소가 생성되므로
④ 차가운 산소를 따뜻하게 제공하기 위해
⑤ 불순물을 걸러내기 위해

126 산소요법을 시행할 때 주의점으로 옳은 것은?
① 실내 이산화탄소 농도를 측정한다.
② 합성섬유로 된 침구를 사용한다.
③ 화재 시 행동 수칙과 비상구 통로를 알아둔다.
④ 병실에서 식사를 금한다.
⑤ 휘발성 또는 인화성 물질과 소화기는 산소통 옆에 둔다.

127 산소를 흡입 중인 환자를 위한 간호보조활동으로 옳은 것은?
① 모직, 합성섬유로 된 이불을 사용한다.
② 산소유량계의 볼을 눈높이 아래로 맞춘다.
③ 병실에 인화성 물질의 반입을 금한다.
④ 습윤병에 멸균증류수를 가득 채운다.
⑤ 부분 재호흡 마스크의 저장주머니를 완전히 수축시켜 사용한다.

128 산소마스크 적용에 관한 설명으로 옳은 것은?
① 귀 뒤에 거즈나 패드를 댄다.
② 마스크를 턱에서 코방향으로 씌운다.
③ 습윤병에 생리식염수를 넣는다.
④ 저농도의 산소투여만 가능하다.
⑤ 손가락 2~3개가 들어갈 수 있을 정도로 마스크의 끈을 조절한다.

129 산소마스크로 산소를 흡입 중인 환자를 위한 간호보조활동으로 옳은 것은?
① 바로누운자세(앙와위)를 취해준다.
② 산소마스크 안쪽에 파우더를 뿌려준다.
③ 산소로 인한 눈의 자극을 방지하기 위해 마스크의 눈 쪽 부분을 헐렁하게 해 준다.
④ 2~3시간마다 마스크 안쪽을 마른 거즈로 닦고 피부를 건조시킨다.
⑤ 유량계 내 작은 공(ball) 윗부분이 처방된 산소 흡입량과 일치하는지 확인한다.

130 음식 섭취 중에도 사용이 가능한 산소 투여 방법은?
① 부분재호흡마스크
② 코삽입관(비강캐뉼라)
③ 벤츄리마스크
④ 단순안면마스크
⑤ 비재호흡마스크

131 코삽입관(비강캐뉼라)을 이용한 산소요법 시 간호보조활동으로 옳은 것은?
① 대화 시에는 코삽입관을 제거한다.
② 습윤병에 멸균증류수를 가득 채운다.
③ 입을 다물고 코로 숨을 쉬도록 격려한다.
④ 보온이 필요한 경우 환자에게 모직 담요를 덮어 준다.
⑤ 환자 옆에 알코올을 비치해두고 수시로 산소투여 물품과 기구를 소독한다.

132 가장 높은 농도의 산소를 투여하기 위해 준비해야 할 물품은?
① 비강 카테터
② 코삽입관(비강캐뉼라)
③ 벤츄리 마스크
④ 비재호흡 마스크
⑤ 단순 안면 마스크

133 산소요법에 관한 설명으로 옳은 것은?
① 비강 카테터는 코에서 귀, 귀에서 검상돌기(칼돌기)의 길이를 합한 만큼 넣는다.
② 산소마스크에 습기가 차더라도 산소농도 유지를 위해 그대로 둔다.
③ 산소마스크보다 코삽입관(비강캐뉼라)이 고농도의 산소주입에 용이하다.
④ 코삽입관은 말하고 먹을 수 있어 환자가 편안하게 느낀다.
⑤ 비강 카테터는 24시간마다 한 번씩 교환해야 한다.

134 산소 투여 방법에 관한 설명으로 옳은 것은?
① 코삽입관은 심한 저산소증을 겪는 환자에게 적용한다.
② 단순안면 마스크는 입을 다물고 코로 숨을 쉬어야 효과적이다.
③ 벤츄리 마스크는 산소 농도를 정확하게 조절하여 제공할 수 있는 산소 공급 장치이다.
④ 비재호흡 마스크는 날숨으로 내뱉은 공기 중 일부 이산화탄소를 산소와 함께 재호흡하게 된다.
⑤ 부분재호흡 마스크는 가장 높은 농도의 산소를 투여할 수 있는 방법이다.

135 가래배출을 위한 방법으로 옳은 것은?
① 기침과 심호흡
② 절대안정
③ 경찰법으로 복부마사지
④ 목에 얼음칼라 적용
⑤ 병실을 시원하게 유지

136 흉부물리요법에 관한 설명으로 옳은 것은?
① 숨을 들이쉴 때 진동법을 적용한다.
② 식사 직후에 흉부물리요법을 적용한다.
③ 손바닥을 납작하게 펴서 타진법을 시행한다.
④ 타진법 및 진동법 후 기침을 하도록 격려한다.
⑤ 체위배액은 식사 1시간 이내에 시행해야 효과적이다.

137 흉부물리요법 시 주의사항으로 옳은 것은?

① 진동법 시 흉부진동기계 사용을 금한다.
② 체위배액은 식사 직후에 1분간 짧게 시행한다.
③ 식사 직후 갈비뼈나 척추 위를 강하게 두드린다.
④ 개방상처 위를 두드려 효과적으로 분비물을 떨어뜨린다.
⑤ 손을 컵 모양으로 만든 상태로 등이나 가슴을 두드리는 타진법을 실시한다.

138 흉부물리요법에 관한 설명으로 옳은 것은?

① 진동법은 손을 컵 모양으로 만든 상태로 등이나 가슴을 두드려서 폐에 부착되어 있는 분비물이 떨어지게 하여 쉽게 배출되도록 하는 방법이다.
② 구토와 음식물 역류를 예방하기 위해 식후 1~2시간 이내에는 체위배액을 금한다.
③ 타진법 시 통증이 느껴질 정도로 강하게 두드려야 효과적이다.
④ 타진법은 중력을 이용하여 분비물을 배액하는 방법으로, 자세를 취해 체외로 분비물 배출을 유도하는 방법이다.
⑤ 체위배액은 손이나 진동기계를 이용하여 흉부를 두드리는 방법이다.

139 증기흡입에 관한 설명으로 옳은 것은?

① 기도 내 점액을 묽게 하여 배출을 용이하게 하기 위해 시행한다.
② 수증기를 간접적으로 적용하기 위해 환자의 다리 방향으로 수증기가 나오게 조절한다.
③ 가습기는 주 1회 청소한다.
④ 가습기 물은 항상 따뜻한 물을 사용한다.
⑤ 가습기에 물을 가득 담아 사용한다.

140 네불라이저(nebulizer, 연무기)를 사용한 분무요법에 관한 설명으로 옳은 것은?

① 무의식 환자에게는 적용할 수 없다.
② 네불라이저 사용 후 기침을 참도록 격려한다.
③ 산소와 흡입 약물은 동시에 투여할 수 없다.
④ 천식 환자에게는 금기이다.
⑤ 액체상태의 약물을 공기입자(에어로졸, Aerosol)의 형태로 만들어 흡입하여 염증이나 알레르기 등을 치료하는 방법이다.

141 네불라이저(nebulizer, 연무기) 사용에 관한 설명으로 옳은 것은?

① 바로누운자세로 적용한다.
② 네불라이저 사용 후 기침이나 흉부물리요법을 금한다.
③ 약물 흡입 후 입안을 헹구지 않도록 교육한다.
④ 사용 후 부속기기는 다음 사용 시까지 물 속에 담가둔다.
⑤ 흡입 시 천천히 깊게 숨을 들이쉬고 내쉬도록 교육한다.

142 연무기(네뷸라이저) 사용 환자를 위한 간호보조활동으로 옳은 것은?

① 앉은 자세(좌위)를 취해준다.
② 산소를 흡입 중인 환자에게는 적용하지 못한다.
③ 빠르고 얕은 호흡을 격려한다.
④ 일주일에 한 번 부속기기를 분리하여 흐르는 물로 헹군 후 건조시킨다.
⑤ 만성 폐쇄 폐질환(COPD), 천식, 폐렴, 기관지염 등 호흡기 질환을 가진 환자에게는 금기이다.

143 분비물과 이물질을 제거하여 기도의 개방성을 유지할 수 있는 방법으로 옳은 것은?

① 흡인
② 등마사지
③ 분무요법
④ 활력징후 측정
⑤ 더운물주머니 적용

144 흡인 간호로 옳은 것은?

① 입인두 및 코인두 흡인 시 무의식 환자는 트렌델렌부르크 자세를 취해준다.
② 흡인과 흡인 사이에 기침과 심호흡을 참도록 한다.
③ 1회 흡인시간은 5분 동안 가능하다.
④ 카테터는 하루에 한 번 반드시 교환한다.
⑤ 반복 흡인 전에 멸균 생리식염수를 통과시키는 것은 카테터의 분비물을 제거하고 다음 삽입을 위해 윤활 역할을 하기 위함이다.

145 기도흡인 간호로 옳은 것은?

① 카테터는 수돗물이나 생리식염수에 담가 윤활시킨다.
② 흡인 전 과산소화를 예방하기 위해 산소 공급을 제한한다.
③ 흡인 시마다 매번 카테터와 용액(멸균생리식염수)을 교환한다.
④ 카테터 삽입 시에는 Y관 구멍을 막아 압력이 걸릴 수 있게 한다.
⑤ 조직 손상을 최소화하기 위해 카테터를 회전시키지 않고 그대로 빼낸다.

146 기도 흡인 간호보조활동에 관한 설명으로 옳은 것은?

① 1회 흡인 시간은 5분 이내로 한다.
② 카테터는 수돗물에 담가 윤활시킨다.
③ 의식이 있는 환자는 옆누운 자세를 취한다.
④ 카테터와 멸균 용액은 24시간마다 교환한다.
⑤ 카테터 삽입 시에는 압력이 걸리지 않은 상태로 삽입한다.

147 의식이 있는 성인 환자에게 입인두 흡인 시 간호보조활동으로 옳은 것은?

① 반좌위 자세를 취해준 후 목을 과신전시킨다.
② 흡인을 중단하는 시간은 10초를 넘지 않도록 한다.
③ 카테터를 코에서 귓불 + 귓불에서 검상돌기까지의 길이만큼 삽입한다.
④ 흡인을 위해 6~8Fr 카테터, 멸균 증류수, Y자 거즈를 준비한다.
⑤ 흡인조절구(연결관/Y관의 구멍)를 막고 카테터를 부드럽게 회전시키며 제거한다.

148 기관내삽관을 하고 있는 환자에게 기관내 흡인을 하는 방법으로 옳은 것은?

① 일회용 비닐장갑을 착용한다.
② 사용한 카테터와 장갑은 병실 내 쓰레기통에 폐기한다.
③ 카테터를 기관내관에 삽입할 때는 흡인조절구를 막아 흡인을 하면서 넣는다.
④ 흡인 전에 카테터의 끝부분으로 멸균 생리식염수를 빨아들여 흡인이 되는지 확인하고 윤활시킨다.
⑤ 흡인조절구를 열고 손가락으로 부드럽게 회전시키며 카테터를 제거하여 기도점막 손상을 최소화 한다.

149 의식이 있는 환자의 기관절개관 흡인 방법으로 옳은 것은?

① 총 흡인시간은 10분을 넘기지 않는다.
② 금기가 아니라면 반좌위 자세를 취해준다.
③ 카테터 끝에 지용성 윤활제를 바른다.
④ 흡인조절구를 막은 상태로 카테터를 삽입한다.
⑤ 휴식 없이 연속해서 흡인해야 효과적이다.

150 기관지 내관을 소독할 때 적합한 소독액은 무엇인가?

① 포비돈 아이오딘
② 붕산수
③ 알코올
④ 항생제
⑤ 과산화수소수

151 기관절개술 환자에게 필요한 간호로 옳은 것은?

① 기관절개관 입구에 마른 거즈를 덮어준다.
② 기관절개관이 더러워졌을 경우 내관을 알코올에 담갔다가 닦는다.
③ 기관절개관 주위 피부소독은 주 1회 시행한다.
④ 기관절개관이 빠진 경우 의사가 올 때까지 멸균된 겸자로 기관절개 부위를 벌리고 있는다.
⑤ 목소리가 명확하므로 별도의 필기도구는 필요하지 않다.

152 기관절개관을 가진 환자를 위한 간호보조활동으로 옳은 것은?

① 내관은 뜨거운 물에 담가두었다가 세척한다.
② 수시로 빗자루로 바닥을 쓸어 병실을 청결하게 유지한다.
③ 기침이나 재채기 시 입을 가린다.
④ 실내는 충분히 가습하여 점막의 건조를 방지한다.
⑤ 기관절개관 흡인 시 1회 30초를 넘기지 않는다.

Chapter 04 영양과 배설

※ 각 문제에 대한 해설은 **핵심이론 65~126페이지**(PART I 기초간호학 개요의 Chapter 07 기본간호)를 참고해 주세요.

153 환자의 식사를 돕기 위한 간호로 옳은 것은?
① 식사 전 환자의 입안을 헹구어주어 식욕을 촉진한다.
② 식사 직후 누워서 소화시킨다.
③ 반드시 스스로 먹도록 한다.
④ 식사 때마다 방문객이 찾아오게 해서 분위기를 밝게 해준다.
⑤ 통증이나 구역이 있더라도 참고 음식을 섭취하도록 격려한다.

154 입원 환자의 식사를 돕는 방법으로 옳은 것은?
① 식욕을 감퇴시키는 처치는 식사 전에 끝내도록 한다.
② 음식과 물의 온도를 확인하기 위해 간호조무사가 먼저 먹거나 마셔본다.
③ 침대에서 식사해야 하는 경우 상체를 낮춘 자세로 식사한다.
④ 식사 구역에서 불쾌하거나 자극적인 냄새가 나지 않도록 한다.
⑤ 음식물이 입 안에 있는 상태에서 계속 음식물을 제공하여 식사를 빨리 끝낼 수 있도록 돕는다.

155 누워서 식사를 하는 반신마비(편마비) 환자를 돕는 방법으로 옳은 것은?
① 식사 전후 수분섭취를 삼간다.
② 건강한 쪽을 아래로 하여 옆으로 눕고 상체를 약간 올려준다.
③ 신맛이 강한 음식으로 식욕을 촉진한다.
④ 마비가 있는 쪽으로 음식물을 넣어준다.
⑤ 국물을 마실 때는 가느다란 빨대를 제공한다.

156 반신마비(편마비) 환자를 돕는 방법으로 옳은 것은?
① 물이 뜨거운지 확인한 후에 마시게 한다.
② 한 번에 많은 양의 음식을 제공한다.
③ 숟가락 끝부분을 입술 가운데에 대고 먹인다.
④ 음식을 삼킬 때 머리를 뒤로 기울이면 음식물을 삼키기 쉽다.
⑤ 저작이 불편한 쪽으로 씹는 연습을 하도록 한다.

157 오른쪽 반신마비(편마비) 환자의 식사를 보조하는 방법으로 옳은 것은?
① 상체를 최대한 낮춘다.
② 되도록 액체 음식을 제공한다.
③ 입의 오른쪽에 음식물을 넣어준다.
④ 앉지 못하는 경우 오른쪽 옆으로 눕혀준다.
⑤ 머리를 약간 앞으로 숙이고 턱을 당긴 자세로 음식물을 삼키게 한다.

158 반드시 위관영양을 해야 하는 경우는?
① 영양부족 환자
② 모든 신생아
③ 무의식 환자
④ 위절제수술 환자
⑤ 혀 표면에 작은 궤양(혓바늘)이 생긴 환자

159 L-tube 삽입 방법에 관한 내용으로 옳은 것은?

① 바로 누운 자세를 취해준다.
② 환자가 구역질을 할 때 더 강하게 밀어 넣는다.
③ 코위관 끝에 지용성 윤활제를 바른다.
④ 삽입될 코위관의 길이는 코에서 귀까지, 귀에서 검상돌기(칼돌기)까지의 길이를 합한 길이이다.
⑤ 코위관 삽입 시 턱을 올리고 침을 삼키도록 한다.

160 코위관의 끝이 위 속에 제대로 들어갔는지 확인하는 방법으로 옳은 것은?

① 청진기를 검상돌기(칼돌기) 아래에 대고 위관에 공기를 주입했을 때 아무 소리도 들리지 않으면 잘 들어간 것이다.
② 주사기를 위관에 연결하여 내관을 빼보았을 때 음식물이 나오면 잘 들어간 것이다.
③ 관 끝을 물그릇에 넣어보았을 때 공기 방울이 생기면 제대로 들어간 것이다.
④ L-tube 삽입 후 물을 삼킬 수 있으면 제대로 들어간 것이다.
⑤ 환자에게 말을 시켜보았을 때 목소리가 나오면 제대로 들어간 것이다.

161 코위관 영양 전 위관의 위치를 확인하기 위해 내용물을 흡인해보니 250mL가 나왔을 때 간호조무사가 취해야 할 행동은?

① 흡인 내용물을 그대로 다시 넣고 간호사에게 보고한다.
② 100mL만 넣고 간호사에게 보고한다.
③ 흡인 내용물을 간호사에게 가져가 보여준다.
④ 소화가 덜 된 것으로 보고 250mL를 버린 후 한 끼를 건너뛴다.
⑤ 흡인 내용물을 재주입한 후 소화제와 함께 계획된 영양액을 주입한다.

162 코위관 영양에 관한 설명으로 옳은 것은?

① 영양액을 너무 빠르게 주입하면 변비가 유발된다.
② 위 속의 음식 잔여량은 2시간마다 한 번씩 측정한다.
③ 영양액 주입 후 코위관 뚜껑을 열어둔다.
④ 영양백을 70cm 이상 올려야 중력에 의해 음식이 잘 주입된다.
⑤ 영양액은 체온 또는 실온 정도로 차갑지 않게 준비한다.

163 코위관 영양에 관한 설명으로 옳은 것은?

① 위관을 삽입할 때와 영양액 주입 시 외과적 무균법을 적용한다.
② 영양액 주입 전에 100mL 정도의 물을 주입한다.
③ 물과 영양액을 주입하는 사이에 5~10mL 가량의 공기를 주입한다.
④ 주입이 끝난 즉시 바로누운자세(앙와위)를 취해 휴식을 취할 수 있도록 돕는다.
⑤ 코위관 삽입과 제거 후 구강 및 비강간호를 제공한다.

164 코위관으로 간헐적 영양 시 주의사항으로 옳은 것은?

① 냉장 보관된 영양액을 차가운 상태로 주입한다.
② 상체를 일으킬 수 없을 경우 오른쪽으로 눕힌다.
③ 무의식 환자는 바로누운자세(앙와위)를 취해 준다.
④ 코위관 영양 시행 전 흡인한 위 내용물이 소화액인 경우에는 버린다.
⑤ 영양액이 1분에 50mL 이상의 속도로 주입되도록 조절기로 조정한다.

165 코위관 영양의 방법 및 주의사항으로 옳은 것은?
① 바로누운자세(앙와위)를 취해준다.
② 영양액은 차갑게 준비한다.
③ 영양액 주입 전에 코위관에 15~30mL 정도의 물을 주입한다.
④ 1분에 100mL 이상의 속도로 주입한다.
⑤ 매 영양액 주입 직후 잔류량을 확인한다.

166 코위관 영양액 주입 중 구토와 청색증이 발생했을 때 간호조무사가 해야 할 일은?
① 흡인을 실시한다.
② 즉시 코위관을 제거한다.
③ 활력징후를 측정한다.
④ 영양액 주입을 중단한다.
⑤ 구강으로 물을 마시게 한다.

167 위관을 삽입하고 있는 환자에게 50mL의 생리식염수로 위관을 세척하라는 의사의 처방이 있다. 생리식염수를 주입한 뒤 빼려는데 용액이 나오지 않을 때 조치로 옳은 것은?
① 위관을 제거한 후 새것으로 교환한다.
② 코에 붙어있는 테이프를 제거한 후 위관을 5cm가량 빼본다.
③ 환자의 체위를 변경해본다.
④ 물 50mL를 더 주입해본다.
⑤ 위관에 흡인기를 연결하여 높은 압력으로 흡인한다.

168 코위관 영양 후 30~60mL 정도의 물을 주입해야 하는 이유로 옳은 것은?
① 위관 개방 유지
② 구토 예방
③ 변비 예방
④ 흡인 예방
⑤ 탈수 예방

169 섭취량과 배설량을 확인해야 하는 경우로 옳은 것은?
① 모든 수술 전
② 소변 검사 전
③ 이뇨제 투여 후
④ 심전도 검사 전
⑤ 관장 후

170 섭취량과 배설량을 측정하는 방법으로 옳은 것은?
① 반드시 연필로 기록한다.
② 계측기구로 계량하여 기록한다.
③ 본인만 알 수 있는 약어로 기록한다.
④ 간호조무사가 본 것만 기록한다.
⑤ 보통 2시간마다 측정한다.

171 섭취량에 해당하는 내용으로 옳은 것은?
① 약과 함께 마신 물은 섭취량에서 제외한다.
② 위장관 흡인을 실시한 경우 흡인된 양을 측정하여 섭취량 항목에 기입한다.
③ 밥, 반찬, 과일 등에는 수분이 많지 않으므로 섭취량에 포함시키지 않는다.
④ 수혈된 혈액량은 섭취량에 포함한다.
⑤ 정맥으로 주입된 수액은 투약의 한 부분이므로 섭취량에 포함시키지 않는다.

172 배설량에 해당하는 것은?
① 수혈, 마신 음료, 정맥주사
② 소변, 위장관 흡인액, 정상 대변
③ 출혈, 발한, 영아의 기저귀 개수
④ 심한 발한, 호흡 시 배출되는 수분, 구토
⑤ 젖은 드레싱, 설사, 과다호흡(호흡항진)

173 섭취량과 배설량(I&O) 측정 시 배설량에 포함되는 것은?

① 발한
② 정상대변
③ 상처 배액량
④ 양치 시 사용한 가글액
⑤ 정상 호흡 시 소실된 수분량

174 섭취량과 배설량에 관한 설명으로 옳은 것은?

① 요실금으로 배뇨한 소변은 배설량에 포함시키지 않는다.
② 영아는 기저귀 무게로 배설량을 측정한다.
③ 모든 입원환자는 I&O를 측정한다.
④ 하루 한 번 밤번 간호사가 측정한다.
⑤ 심한 발한은 측정하기 애매하므로 배설량에 포함시키지 않는다.

175 I&O 측정결과 섭취량이 배설량보다 지속적으로 많을 경우 환자에게 보일 수 있는 증상은?

① 탈수
② 부종
③ 체중 감소
④ 소변량 감소
⑤ 피부 긴장도 저하

176 배설량이 섭취량보다 지속적으로 많을 경우 예상되는 간호보조활동은?

① 수분을 제한한다.
② 저염식이를 제공한다.
③ 구강섭취를 증가시킨다.
④ 수액주입 속도를 줄인다.
⑤ 처방된 이뇨제를 투여한다.

177 침상변기(간이변기) 사용에 관한 내용으로 옳은 것은?

① 차가운 변기를 제공하여 쾌적감을 준다.
② 둔부를 들 수 없는 경우 환자를 옆누운자세(측와위)로 뉘었다가 변기를 대주고 다시 바로누운자세(앙와위)를 취해준다.
③ 변기의 납작한 부분이 허벅지를 향하게 대준다.
④ 침대 머리를 올리지 않는다.
⑤ 용변이 끝날 때까지 곁에서 지켜본다.

178 혼자 움직일 수 없는 환자에게 침상변기를 제공하는 방법으로 옳은 것은?

① 침대의 양쪽 난간을 모두 올린 후 변기를 대어준다.
② 환자의 엉덩이를 한 손으로 들어 올려 받친 후 변기를 아래에 넣는다.
③ 멸균장갑을 착용한 후 간호한다.
④ 금속으로 된 변기는 차가운 상태로 대어준다.
⑤ 변기를 대어준 후 금기가 아니라면 침대머리를 30° 정도 올려준다.

179 간경화증 환자의 암모니아 수치 감소를 위해 실시하는 관장은?

① 바륨관장
② 정체관장
③ 비눗물관장
④ 구풍관장
⑤ 수렴관장

180 연동운동을 촉진시켜 배변을 유도하기 위한 관장으로 옳은 것은?

① 영양관장
② 바륨관장
③ 구풍관장
④ 수렴관장
⑤ 배출관장(청결관장)

181 우유와 당밀을 사용하여 장내 가스 배출을 목적으로 시행하는 관장을 무엇이라고 하는가?

① 바륨관장
② 구풍관장
③ 용수관장
④ 수렴관장
⑤ 배출관장(청결관장)

182 대변매복으로 변이 매우 단단하고 커서 배출하기가 어려운 환자에게 의사가 시행할 것으로 예측할 수 있는 것은?

① 혈액투석을 실시한다.
② 인공항문(장루) 수술을 시행한다.
③ 락툴로스를 마시게 하고 동일한 약물로 관장을 실시한다.
④ 집게손가락에 윤활제를 바른 후 항문 속으로 삽입해서 잘게 쪼개어 꺼내는 용수 관장을 시행한다.
⑤ 항문으로 바륨을 주입한 후 X선을 찍어 변이 얼마나 차있는지 확인한다.

183 관장에 관한 설명으로 옳은 것은?

① 관장통은 항문에서 80cm 높이에 건다.
② 관장액은 보통 1,000mL를 1시간 동안 주입한다.
③ 우측 반엎드린 자세(심즈 자세)를 취해주고 성인의 경우 배꼽을 향해 직장관을 7~10cm 정도 삽입한다.
④ 직장관 삽입 전에 조절기를 열어 직장관에서 용액이 약간 흘러나오게 하여 공기를 주입하지 않도록 한다.
⑤ 관장 후 변의가 느껴지면 즉시 배변하도록 한다.

184 관장 시 주의사항으로 옳은 것은?

① 관장액은 36℃ 정도가 적합하다.
② 성인의 경우 직장관을 12~15cm 정도 삽입한다.
③ 용액이 약간 남아 있을 때 조절기를 잠그고 직장관을 뽑는다.
④ 용액이 주입될 때 항문과 복부에 힘을 주게 한다.
⑤ 모든 관장용액은 1시간 이상 보유해야 효과적이다.

185 관장용액 주입 중 환자가 심한 복통을 호소할 때 간호조무사가 해야 할 행동은?

① 관장통의 높이를 60cm 이상 높인다.
② 관장용액을 더 빠른 속도로 주입한다.
③ 배에 힘을 빼고 항문에 힘을 주도록 한다.
④ 활력징후를 측정한다.
⑤ 관장용액 주입을 잠시 중단한다.

186 배뇨장애(배뇨곤란)가 있는 환자의 자연배뇨를 돕는 방법은?

① 하복부에 얼음주머니를 적용한다.
② 회음부에 찬물을 부어 자극을 준다.
③ 요의를 느낄 때 차가운 변기를 대준다.
④ 배뇨 시 수돗물을 틀어준다.
⑤ 반드시 누워서 배뇨하도록 한다.

187 잔뇨를 측정하는 방법은?

① 소변을 본 직후 단순도뇨를 실시하여 측정한다.
② 소변 본 후 다시 복부에 힘을 주어 짜낸 양을 잔뇨라 한다.
③ 소변을 본 후 1시간 이내에 유치도뇨를 시행한다.
④ 잔뇨 측정 시 처음 나오는 소변은 버린다.
⑤ 유치도관을 삽입하고 있는 환자들에게 시행하는 검사이다.

188 단순도뇨의 목적으로 옳은 것은?

① 시간당 소변량을 정확히 측정하기 위해
② 방광세척 또는 방광 내 약물 주입을 위해
③ 전신마취 수술 시 방광 팽창을 막기 위해
④ 무균적인 소변검사물(멸균뇨) 채취를 위해
⑤ 회음부 수술 후 소변으로 인한 수술부위 오염을 막기 위해

189 유치도뇨의 목적으로 옳은 것은?

① 수술 중 방뇨로 인한 수술부위 오염을 예방하기 위해
② 소변배양검사를 위해
③ 장내 가스를 제거하기 위해
④ 잔뇨량 측정을 위해
⑤ 산소포화도를 높이기 위해

190 유치도뇨 시행 시 적용되는 무균법으로 옳은 것은?

① 손가락에서 손목까지 외과적 손 씻기를 시행한다.
② 멸균 도뇨세트를 열 때 간호조무사의 가까운 곳부터 연다.
③ 여자 환자는 16~20Fr 굵기의 도뇨관을 선택한다.
④ 도뇨세트 안의 용기에 멸균 증류수를 따를 때는 튀지 않도록 용기에 붙여서 따른다.
⑤ 음순을 벌린 엄지와 검지는 도뇨관이 요도에 완전히 들어갈 때까지 그대로 유지한다.

191 여성 환자에게 인공도뇨를 시행하는 방법으로 옳은 것은?

① 배횡와위 자세를 취하게 한다.
② 내과적 무균술을 적용한다.
③ 엄지와 검지로 소음순을 벌려 노출시킨다.
④ 요도 → 소음순 → 대음순 순으로 아래에서 위로 닦는다.
⑤ 요관이 삽입될 때 복부에 힘을 주도록 한다.

192 유치도관 삽입 환자의 소변배액주머니 위치로 옳은 것은?

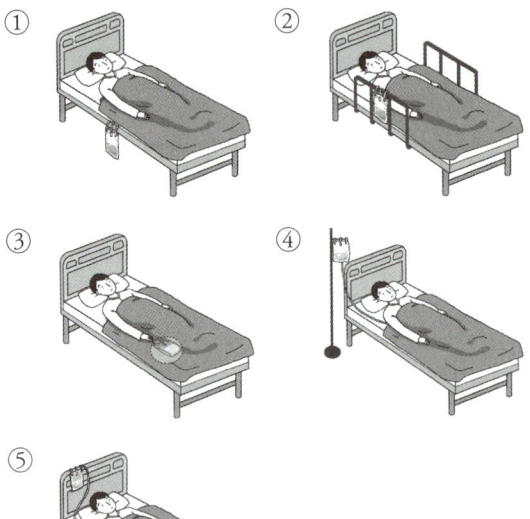

193 유치도관을 삽입하고 있는 환자를 위한 간호로 옳은 것은?
① 2개월에 한 번씩 도뇨관을 교체한다.
② 소변수집주머니는 항상 방광보다 아래에 위치시켜 비뇨기 감염을 예방한다.
③ 소변검사 시 도뇨관과 소변수집주머니 연결부위를 분리하여 소변을 채취한다.
④ 전립샘 수술 직후 도뇨관을 잠가 방광훈련을 시작한다.
⑤ 유치도관은 가능한 한 늦게 제거하는 것이 좋다.

194 유치도관을 삽입하고 있는 환자가 소변이 안 나오는 것 같다고 하며 아랫배 불편감을 호소할 때 가장 먼저 해야 할 일은?
① 고여 있는 소변을 비워준다.
② 수분섭취를 권장한다.
③ 도뇨관이 눌려 있거나 꼬여 있는지 확인한다.
④ 따뜻한 물주머니를 배에 올려준다.
⑤ 도뇨관을 교환한다.

195 유치도관 삽입환자의 간호보조활동으로 옳은 것은?
① 유치도관은 3일에 한 번 교체한다.
② 소변수집주머니가 소변으로 가득차면 비운다.
③ 소변수집주머니를 방광과 같은 높이에 고정한다.
④ 유치도관에서 소변수집주머니까지 폐쇄배액체계를 유지한다.
⑤ 수분 섭취를 제한한다.

196 유치도관을 제거할 때 가장 중요한 것은?
① 회음부를 소독한다.
② 무침 주사기를 이용하여 주입되어 있는 증류수를 뺀다.
③ 멸균장갑을 착용하고 무균적으로 제거한다.
④ 소변수집주머니 상단에 있는 조절기를 잠근다.
⑤ 소변수집주머니에 고여 있는 소변을 비운다.

Chapter 05 상처와 골절

※ 각 문제에 대한 해설은 **핵심이론 65~126페이지(PART I 기초간호학 개요의 Chapter 07 기본간호)**를 참고해 주세요.

197 피부궤양, 심한 욕창, 3도 화상 환자에게 효과적인 드레싱은?

① 건조 대 건조
② 건조 대 반건조
③ 습기 대 건조
④ 습기 대 습기
⑤ 반건조 대 습기

198 드레싱의 종류 중 생리식염수 등에 적셔서 사용할 수 있으며 삼출물이 많은 상처에 적용할 수 있는 드레싱으로 옳은 것은?

① 수화 젤(친수성 젤) 드레싱
② 칼슘 알지네이트 드레싱
③ 투명 드레싱
④ 거즈 드레싱
⑤ 수성 교질(친수성 콜로이드) 드레싱

199 삼출물이 없는 표재성 상처나 정맥주사 부위에 적용할 수 있는 드레싱은?

① 폴리우레탄 폼 드레싱
② 거즈 드레싱
③ 칼슘 알지네이트 드레싱
④ 투명 드레싱
⑤ 수화 젤(친수성 젤) 드레싱

200 상처 소독방법으로 옳은 것은?

① 오른쪽 → 왼쪽
② 밖 → 안
③ 아래 → 위
④ 더러운 곳 → 깨끗한 곳
⑤ 치골(두덩뼈) → 항문

201 흉관 삽입부위의 상처를 소독하는 방법으로 옳은 것은?

① 배액관을 소독한 후 절개부위를 드레싱한다.
② 통증이 심할 경우 30분 전에 진통제를 제공한다.
③ 제거한 드레싱은 일반쓰레기통에 버린다.
④ 조명을 어둡게 하여 사생활을 보호한다.
⑤ 드레싱을 할 때 마스크는 착용하지 않아도 된다.

202 수술 상처 소독 시 주의사항으로 옳은 것은?

① 소독솜 하나로 여러 번 사용한다.
② 오염이 덜한 쪽에서 오염이 더 심한 쪽으로 소독한다.
③ 수술 상처는 주위 피부보다 오염이 심한 것으로 간주한다.
④ 배액관이 있을 경우 피부 바깥에서 배액관 삽입부위를 향해 지그재그로 소독한다.
⑤ 수술 상처를 세척할 때에는 오염이 심한 쪽에서 덜 심한 쪽으로 용액이 흐르게 한다.

203 상처 드레싱 시 주의사항으로 옳은 것은?
① 드레싱 세트는 병실마다 따로 사용한다.
② 마스크와 멸균장갑은 착용하지 않는다.
③ 드레싱 전후에는 반드시 손을 씻는다.
④ 시술자는 심혈관 계통의 질환이 없어야 한다.
⑤ 드레싱 세트는 30분 전에 미리 열어 준비한다.

204 상처 소독 방법 및 주의사항으로 옳은 것은?
① 소독솜 하나로 여러 번 사용한다.
② 상처 세척 시 75% 알코올을 사용한다.
③ 제거한 드레싱은 손상성 폐기물 용기에 버린다.
④ 오염이 심한 쪽에서 가장 오염이 안 된 쪽으로 소독한다.
⑤ 기관절개관은 절개부위에서 바깥쪽으로 소독솜을 이용하여 닦는다.

205 모든 붕대법의 처음 시작과 마지막에 적용하는 붕대법으로 옳은 것은?
① 사행대(경사붕대)
② 나선붕대
③ 환행대(돌림붕대)
④ 회귀대(되돌이붕대)
⑤ 8자붕대(8자대)

206 오른쪽 무릎 위 절단수술을 받은 대상자의 수술부위 말단에 적용될 수 있는 붕대법은 무엇인가?
① 맥수대(수상붕대)
② 나선절전대(나선역행붕대)
③ 되돌이붕대(회귀대)
④ 환행대(돌림붕대)
⑤ 8자붕대(8자대)

207 굵기가 일정하지 못하거나, 급히 변하는 부분에 사용하는 붕대법은?

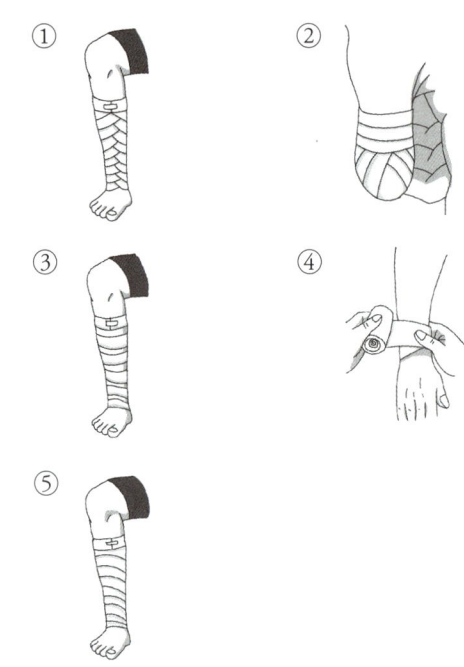

208 붕대법에 관한 설명으로 옳은 것은?
① 체간부에서 말단부를 향해 감는다.
② 손가락과 발가락 끝까지 감는다.
③ 상처 위에서 매듭을 짓는다.
④ 관절은 완전히 신전(폄)된 상태에서 감는다.
⑤ 뼈 돌출 부위에 거즈나 면 패드를 대고 감는다.

209 붕대법 적용 시 주의해야 할 사항으로 옳은 것은?
① 굵은 부분부터 감기 시작한다.
② 붕대의 폭은 가능한 한 넓은 것이 좋다.
③ 삼출물이 있는 상처부위는 느슨하게 감는다.
④ 붕대 감은 부위의 순환상태를 24시간마다 확인한다.
⑤ 말단부위 끝까지 꼼꼼하게 감는다.

210 다음 중 욕창이 발생하기 쉬운 환자는?
① 고혈압 환자
② 규칙적으로 운동하는 환자
③ 발한이 심한 하지마비 환자
④ 변압 매트리스를 사용 중인 환자
⑤ 주기적으로 침상목욕을 하는 환자

211 등 마사지를 하다가 천골(엉치뼈) 부위에 발적을 발견했을 때 간호로 옳은 것은?
① 따뜻한 물주머니를 대어준다.
② 수분섭취를 제한하고 저단백 식이를 제공한다.
③ 발적 부위를 마사지한다.
④ 조직손상을 방지하기 위해 마찰을 금하고 옆누운 자세(측와위)를 취해준다.
⑤ 사용하고 있던 공기매트리스를 즉시 빼낸다.

212 천골(엉치뼈) 부위에 발적이 있는 무의식환자를 위한 간호보조활동으로 옳은 것은?
① 도넛 모양의 방석을 천골에 대준다.
② 2시간마다 체위변경을 실시한다.
③ 상체를 30° 정도 올려준다.
④ 알코올을 사용하여 발적 부위를 마사지한다.
⑤ 냉찜질을 해준다.

213 바로누운자세(앙와위)로 누워 있는 환자에게 욕창이 가장 잘 발생되는 부위는?
① 귀, 넓적다리큰돌기(대전자)
② 유방, 뺨
③ 천골(엉치뼈), 견갑골(어깨뼈)
④ 무릎, 생식기
⑤ 손가락, 발가락

214 욕창 예방 간호로 옳은 것은?
① 미끄러지도록 당기면서 자세를 바꿔 준다.
② 옆으로 누울 경우 무릎 사이에 베개를 끼워준다.
③ 하루에 두 번 시간에 맞추어 체위변경을 해준다.
④ 욕창 호발부위에 항생제 연고를 바른다.
⑤ 침구는 구김이 없도록 풀을 빳빳하게 먹인다.

215 욕창 예방을 위한 간호보조활동으로 옳은 것은?
① 저단백식이를 제공한다.
② 4시간마다 한 번씩 자세를 변경한다.
③ 밑침구, 드레싱, 기저귀가 젖지 않았는지 자주 확인한다.
④ 엉치뼈(천골)부위의 압박을 예방하기 위해 바로누운자세(앙와위)를 취해준다.
⑤ 밑홑이불은 여러 겹으로 주름지게 한다.

216 욕창 예방을 위한 간호보조활동으로 옳은 것은?
① 운동이나 활동을 자제한다.
② 하루에 두 번 자세를 변경한다.
③ 목욕 후 로션 등의 사용을 금한다.
④ 앉아 있는 시간을 4시간으로 제한한다.
⑤ 기저귀를 착용한 경우 수시로 기저귀를 확인하고 갈아 주어야 한다.

217 욕창환자 간호 내용으로 옳은 것은?
① 변압공기침요 사용을 자제한다.
② 밑침구에 주름이 지지 않도록 팽팽하게 잡아당긴다.
③ 고단백, 저탄수화물, 저비타민 식이를 제공한다.
④ 피부를 건조하고 청결하게 유지하기 위해 욕창부위를 알코올로 소독해준다.
⑤ 운동과 체위변경을 제한하고 절대안정을 돕는다.

218 욕창 치료방법으로 옳은 것은?
① 알코올 마사지
② 욕창부위에 얼음주머니 적용
③ 매 12시간마다 체위변경
④ 진해제를 사용한 치료
⑤ 과산화수소수, 생리식염수, 포비돈 아이오딘을 사용한 드레싱

219 석고붕대 환자를 위한 간호보조활동으로 옳은 것은?
① 돌출 부위 압박을 예방하기 위해 탄력붕대를 감아준다.
② 석고붕대 감은 부위를 심장보다 낮추어준다.
③ 석고붕대가 건조되는 데 7일정도 걸린다.
④ 석고붕대 감은 부위에서 냄새가 나거나 열감이 있는 것은 정상이다.
⑤ 석고붕대를 한 환자가 무감각을 호소하면 정도를 확인한 후 간호사에게 보고한다.

220 석고붕대를 건조시킬 때 주의해야 할 내용으로 옳은 것은?
① 석고붕대가 건조되는 동안 금이 가거나 부서지지 않도록 절대안정을 취한다.
② 드라이기나 강한 햇빛에 노출시켜 건조시킨다.
③ 차갑고 회색빛이 돌 때까지 말린다.
④ 석고붕대 위에 담요를 덮어준다.
⑤ 부종이나 통증 등의 순환장애 증상을 잘 관찰한다.

221 체간부 석고를 한 환자에게 나타나는 증상 중 반드시 보고해야 할 사항은?
① 두통
② 복부팽만
③ 가려움
④ 재채기
⑤ 배고픔

222 경추(목뼈)손상으로 인해 견인을 하며 절대 안정을 취하고 있는 환자에게 꼭 필요한 간호보조활동은?
① 말동무를 해준다.
② 욕창예방을 위한 피부간호와 장의 연동운동을 촉진시키기 위한 복부마사지를 시행한다.
③ 상체를 높여 호흡을 원활하게 해준다.
④ 목 운동을 권장한다.
⑤ 통목욕을 도와준다.

223 다리골절로 견인장치를 하고 있는 환자를 위한 간호보조활동으로 옳은 것은?

① 장치가 풀리면 위험하므로 움직이지 못하게 신체보호대를 적용한다.
② 체위변경 시에는 추를 내려 가볍게 한다.
③ 끈이 도르래에 잘 놓여 있어야 한다.
④ 추는 항상 바닥에 닿아 있어야 한다.
⑤ 침대 발치를 50°가량 올려 상대적 견인을 유지한다.

224 30분 전 낙상으로 정강뼈(경골) 골절을 진단받은 환자에게 취해야 할 간호보조활동으로 옳은 것은?

① 즉시 온찜질을 적용한다.
② 골절된 다리는 심장보다 아래로 내린다.
③ 골절된 정강뼈 위아래 관절을 함께 고정한다.
④ 골절된 다리를 수시로 움직이게 해서 구축을 예방한다.
⑤ 바지를 벗길 때는 골절된 다리의 바지를 먼저 잡아당겨서 벗긴다.

225 내고정에 관한 설명으로 옳은 것은?

① 금속판이나 핀을 이용하여 골절부위를 고정하는 것이다.
② 모든 골절 처치의 가장 기본이며 우선시 되어야 하는 처치이다.
③ 단순골절 시 흔히 시행한다.
④ 내고정 후 석고붕대를 적용해야 한다.
⑤ 내고정 후 MRI를 촬영하여 수술결과를 확인한다.

Chapter 06 개인위생

※ 각 문제에 대한 해설은 **핵심이론 65~126페이지(PART I 기초간호학 개요의 Chapter 07 기본간호)**를 참고해 주세요.

226 통목욕에 관한 설명으로 옳은 것은?
① 목욕 중 환기가 되도록 창문을 열어둔다.
② 물의 온도는 46~48℃가 적당하다.
③ 욕조에 1/2~1/3 정도 물을 담는다.
④ 반신마비(편마비) 환자가 욕조에 들어가고 나올 때는 마비된 쪽부터 움직인다.
⑤ 프라이버시를 위해 욕실문은 안에서 잠그도록 한다.

227 통목욕 시 주의 사항으로 옳은 것은?
① 환자가 원하면 1시간 동안 물속에 있게 한다.
② 목욕 중 어지러워하면 바로 일으켜 세운다.
③ 목욕통에 물을 가득 받는다.
④ 목욕 중 욕실 문을 안에서 잠그지 않게 한다.
⑤ 환자가 욕조 안에 있는 상태에서 뜨거운 물을 보충한다.

228 통목욕을 하다가 환자가 쓰러졌을 경우 가장 먼저 할 일은?
① 통의 물을 먼저 빼고 다리를 높여준다.
② 통 밖으로 신속히 데리고 나온다.
③ 환자 머리를 물 밖으로 나오게 받쳐놓고 의사에게 보고하러 간다.
④ 활력징후를 측정한다.
⑤ 찬물을 틀어 물의 온도를 속히 낮춘다.

229 성인 환자의 침상목욕 방법으로 옳은 것은?
① 발톱을 둥글게 깎아 준다.
② 체온과 비슷한 온도의 물을 준비한다.
③ 복부는 위에서 아래 방향으로 마사지하듯이 닦아 준다.
④ 팔은 손끝에서 겨드랑이 방향으로 닦아 준다.
⑤ 가슴과 등을 닦은 후 팔과 다리를 닦아 준다.

230 침상목욕 시 주의사항으로 옳은 것은?
① 발목에서 대퇴 쪽으로 닦는다.
② 목욕물의 온도는 30℃를 유지한다.
③ 눈은 비누를 묻힌 물수건으로 닦는다.
④ 목욕 도중 창문을 열고 환기시킨다.
⑤ 눈은 바깥쪽에서 안쪽으로 닦아 준다.

231 침상목욕 방법으로 옳은 것은?
① 물의 온도는 43~46℃ 정도가 적당하다.
② 동맥혈 귀환을 촉진하기 위해 말초에서 중심으로 문지르며 닦는다.
③ 왼쪽 눈에 눈곱이 끼어 있을 경우 왼쪽 눈부터 닦는다.
④ 간호조무사 가까운 쪽의 신체부터 닦는다.
⑤ 세수를 도울 때는 귀 → 입 → 코 → 눈의 순서로 닦는다.

232 침상목욕의 순서로 옳은 것은?
① 회음부 → 얼굴 → 목 → 팔 → 가슴 → 복부 → 다리 → 등
② 얼굴 → 목 → 팔 → 가슴 → 복부 → 다리 → 등 → 회음부
③ 얼굴 → 목 → 가슴 → 복부 → 팔 → 회음부 → 다리 → 등
④ 팔 → 가슴 → 복부 → 얼굴 → 목 → 다리 → 등 → 회음부
⑤ 얼굴 → 목 → 팔 → 가슴 → 복부 → 등 → 회음부 → 다리

233 신체 부위별 침상목욕 방법으로 옳은 것은?
① 복부는 시계 반대 방향으로 원을 그리며 닦는다.
② 하지, 상지, 얼굴 순서로 씻겨준다.
③ 얼굴은 눈 → 코 → 볼 → 입 → 이마 → 턱 → 귀 순서로 닦는다.
④ 양쪽 하지는 허벅지에서 발끝 방향으로 닦는다.
⑤ 회음부는 항문에서 요도 방향으로 닦는다.

234 침상목욕 시 환자의 사지를 말초에서 몸의 중심 방향으로 문지르며 닦는 이유는 무엇인가?
① 말초가 더 깨끗하기 때문에
② 정맥혈 귀환을 촉진하기 위해
③ 미생물 전파를 감소시키기 위해
④ 관절가동범위를 증가시키기 위해
⑤ 목욕 시행자의 근골격계 손상을 예방하기 위해

235 고열환자에게 알코올 스펀지 목욕을 적용할 때 주의사항으로 옳은 것은?
① 머리에는 더운물주머니, 발치에는 얼음물 주머니를 대준다.
② 의사의 처방 없이도 가능하다.
③ 목욕이 끝난 30분 후에 체온측정을 한다.
④ 75% 알코올이 효과적이다.
⑤ 목욕이 완전히 끝날 때까지 수분섭취를 제한한다.

236 미온수 스펀지 목욕에 관한 설명으로 옳은 것은?
① 5분 이내로 끝내는 것이 바람직하다.
② 오한이 발생하더라도 계속하는 것이 좋다.
③ 물의 온도는 40~43℃ 정도가 적당하다.
④ 서혜부, 겨드랑, 목은 제외하고 닦는다.
⑤ 모세혈관의 수축으로 복통이 유발될 수 있으므로 복부는 닦지 않는다.

237 전신 가려움증이 있는 환자에게 적용할 수 있는 목욕 방법으로 옳은 것은?
① 뜨거운 물 목욕
② 중조 목욕
③ 알코올 목욕
④ 증기 목욕
⑤ 찬물 목욕

238 조산아 또는 피부가 건조하거나 습진이 있는 아이에게 적용할 수 있는 목욕으로 옳은 것은?
① 오일목욕
② 통목욕
③ 좌욕
④ 부분목욕
⑤ 알코올 목욕

239 질에 염증이 있는 환자가 좌욕을 시행할 때 기대되는 효과로 옳은 것은?
① 염증부위 혈류 증가
② 근육 긴장도 증가
③ 혈액점도 증가
④ 모세혈관 수축
⑤ 조직대사 감소

240 치핵으로 인해 통증이 심한 환자에게 권장되는 치료적 목욕은 무엇인가?
① 좌욕
② 중조목욕
③ 알코올목욕
④ 완전 침상목욕
⑤ 샤워

241 좌욕에 관한 내용으로 옳은 것은?
① 좌욕 시 문을 안에서 잠그도록 한다.
② 1회 50분, 하루 3~4회 시행한다.
③ 프라이버시를 위해 혼자 있도록 한다.
④ 물이 식더라도 화상 예방을 위해 더운물을 보충하지 않는다.
⑤ 어지러움이나 전신 허약감을 호소하면 즉시 좌욕을 중단한다.

242 좌욕의 방법으로 옳은 것은?
① 50℃ 이상의 물을 대야에 가득 담는다.
② 좌욕이 끝나면 혼자 일어나도록 한다.
③ 대야에 쪼그려 앉도록 한다.
④ 1회 1시간 이상이 적당하다.
⑤ 좌욕하는 동안 필요한 경우 뜨거운 물을 첨가하여 적정온도를 유지한다.

243 여성 회음부 간호를 돕는 방법으로 옳은 것은?
① 복위를 취하게 한다.
② 외과적 무균술을 적용한다.
③ 회음부에 물기를 남겨둔다.
④ 요도에서 항문 방향으로 닦는다.
⑤ 요도, 소음순, 대음순의 순서로 닦는다.

244 여성 회음부 간호 방법으로 옳은 것은?
① 생리 중이거나 유치도관을 가지고 있는 경우 하지 않는다.
② 수건의 한쪽 면만 사용하여 닦는다.
③ 겹쳐진 부분을 세심하게 닦아준다.
④ 항문에서 치골(두덩뼈) 방향으로 닦는다.
⑤ 포비돈 아이오딘과 알코올을 이용하여 닦는다.

245 여성 회음부 간호보조활동으로 옳은 것은?
① 수건의 한쪽 면으로 2번씩 닦는다.
② 요도구를 중심으로 원을 그리듯이 닦는다.
③ 대음순을 좌우로 벌려서 닦는다.
④ 하의를 벗기고 복부 아래쪽을 모두 노출한다.
⑤ 차가운 물로 닦아준다.

246 남성 회음부 간호를 돕는 방법으로 옳은 것은?
① 바로누운 자세(앙와위)를 취하게 한다.
② 항문 → 치골(두덩뼈) → 음경 → 귀두 순서로 닦는다.
③ 귀두의 바깥쪽에서 요도 쪽으로 원을 그리며 닦는다.
④ 음낭은 닦지 않는다.
⑤ 유치도뇨를 하고 있는 사람은 주 1회 회음부 간호를 시행한다.

247 남성 회음부 간호보조활동으로 옳은 것은?
① 배횡와위 자세를 취하게 한다.
② 항문 주위를 제외하고 닦는다.
③ 젖은 수건으로 닦은 후 물기를 남겨둔다.
④ 포경수술을 하지 않은 경우 포피를 뒤집어 닦는다.
⑤ 치골 부위에서 음경 끝을 향해 나선형으로 닦는다.

248 구강 간호 방법으로 옳은 것은?
① 잇몸에서 치아 방향으로 닦는다.
② 안쪽을 먼저 닦고 바깥쪽을 닦는다.
③ 앞니는 좌우로 세게 닦는다.
④ 칫솔을 잇몸에 90° 각도로 붙여서 닦는다.
⑤ 이쑤시개로 이물질을 제거한다.

249 구강 간호에 관한 설명으로 옳은 것은?
① 칫솔모가 뻣뻣한 칫솔을 사용한다.
② 장기간 금식 환자는 구강간호를 금한다.
③ 치실은 구강 간호 후에 사용한다.
④ 잇몸이 상했을 경우 칫솔로 잇몸 마사지를 한다.
⑤ 입가의 물기를 닦고 입술에 바셀린을 바른다.

250 구강 간호를 돕는 방법으로 옳은 것은?
① 바로누운자세(앙와위)로 실시한다.
② 혈액응고 장애가 있는 경우 치실을 자주 사용한다.
③ 치아뿐 아니라 혀도 닦아준다.
④ 곡반의 볼록한 부분이 환자의 턱 밑으로 가도록 놓는다.
⑤ 입안을 닦아 낼 때 혀 안쪽까지 깊숙이 닦는다.

251 구강 간호보조활동으로 옳은 것은?
① 혀는 안쪽 깊숙이 닦는다.
② 혈액응고장애가 있을 때는 치실을 사용한다.
③ 칫솔질을 할 때는 치아의 안쪽면을 먼저 닦는다.
④ 앞니의 안쪽면을 닦을 때는 칫솔을 세워서 닦는다.
⑤ 이주위염(치주염) 환자의 앞니는 칫솔을 좌우로 강하게 문지르며 닦는다.

252 구강 간호에 관한 설명으로 옳은 것은?
① 과산화수소수는 치아의 사기질을 건강하게 하므로 자주 사용한다.
② 치실은 양치질 전에 사용한다.
③ 알코올은 혀의 백태 제거에 효과적이다.
④ 무의식 환자에게 구강 간호 중 흡인을 예방하기 위해 엎드린 자세(복와위)를 취해준다.
⑤ 양치질을 할 때는 치아 안쪽을 먼저 닦고 바깥쪽을 닦는다.

253 구강을 청결히 하여 악취를 제거하고 구내염을 예방하기 위해 특수 구강 간호를 시행해야 하는 환자로 옳은 것은?
① 정신질환자
② 복부 수술 환자
③ 양치를 싫어하는 영유아
④ 금식환자
⑤ 출산 2일째인 산모

254 특수 구강 간호 시 사용할 수 없는 용액은?

① 과산화수소수
② 알코올
③ 생리식염수
④ 글리세린
⑤ 클로르헥시딘 희석액

255 무의식 환자의 특수 구강 간호 시 간호보조활동으로 옳은 것은?

① 구강 간호 후 입안에 남아 있는 물기를 닦아낸다.
② 침상머리를 낮추고 고개를 뒤로 젖힌다.
③ 치아만 닦는다.
④ 입안을 헹굴 때는 많은 양의 용액을 한 번에 사용한다.
⑤ 입술에 클로르헥시딘을 발라준다.

256 혈액응고장애 환자를 위한 구강 간호보조활동으로 옳은 것은?

① 칫솔모가 부드러운 칫솔을 사용하여 닦는다.
② 과산화수소수 원액을 적신 솜을 사용한다.
③ 치실은 하루에 두 번 이상 사용하게 한다.
④ 칫솔질 후 혀 클리너로 혀를 세게 문질러 닦는다.
⑤ 이동겸자의 끝부분이 치아나 잇몸에 직접 닿게 사용한다.

257 의식이 없는 환자에게 제공하는 구강 간호보조활동으로 옳은 것은?

① 혀는 닦지 않는다.
② 클로르헥시딘 원액을 적신 솜으로 치아를 닦아 준다.
③ 간호조무사 쪽으로 측위를 취하거나 고개를 옆으로 돌려준다.
④ 겸자를 입속 깊숙이 삽입하여 혀를 강하게 닦아 준다.
⑤ 과산화수소수로 입안을 소독한 후 헹구어 내지 않는다.

258 틀니(의치) 관리 방법으로 옳은 것은?

① 빼낸 의치는 뜨거운 물로 살균한다.
② 의치는 100% 과산화수소 용액으로 세척한다.
③ 착색된 의치는 연마제에 담가둔다.
④ 의치를 끼우기 전에 잇몸에 지용성 윤활제를 발라 준다.
⑤ 수면 중이거나 수술실에 갈 때는 반드시 제거한다.

259 틀니(의치) 관리 시 주의사항으로 옳은 것은?

① 틀니는 소독을 위해 뜨거운 물에 보관한다.
② 틀니를 씻을 때는 세면대에 수건을 깔아놓고 닦는다.
③ 통에서 꺼낸 틀니는 직사광선에서 건조시킨 후 끼운다.
④ 연마제가 많이 함유된 치약과 칫솔을 사용하여 세척한다.
⑤ 착색된 틀니는 과산화수소수에 담가두었다가 닦는다.

260 틀니(의치)를 관리하는 방법으로 옳은 것은?
① 의치 세정제와 칫솔을 사용해 닦는다.
② 틀니는 아랫니에서 윗니의 순서로 제거한다.
③ 세척한 틀니는 1시간 이상 햇빛에 일광소독한다.
④ 틀니 표면은 강하게 힘을 주어 닦는다.
⑤ 세척한 틀니는 건조한 상태로 끼운다.

261 틀니(의치)를 보관하는 방법으로 옳은 것은?
① 직사광선이 비치는 곳에 보관한다.
② 건조하게 유지한다.
③ 휴지나 거즈에 싸서 보관한다.
④ 연마제에 담가둔다.
⑤ 찬물이나 미온수가 담긴 뚜껑이 있는 통에 보관한다.

262 침상 세발 간호보조활동으로 옳은 것은?
① 손가락 끝으로 두피를 마사지한다.
② 두피의 습기는 남기고 머리카락 끝은 말린다.
③ 세발 전 침대의 높이를 간호조무사의 무릎 높이로 조정한다.
④ 엉킨 머리는 촘촘한 빗을 사용하여 두피에서 머리카락 끝 방향으로 한 번에 길게 빗어준다.
⑤ 혈액이 머리카락에 묻어 있는 경우 뜨거운 물로 혈액을 먼저 닦아 준다.

263 침상 세발 시 간호보조활동으로 옳은 것은?
① 세발 후 머리카락은 젖은 채로 둔다.
② 환자의 눈을 작은 수건으로 덮어준다.
③ 샴푸 시 손톱으로 두피를 마사지한다.
④ 머리는 샴푸액이 약간 남아 있을 정도로 헹구어준다.
⑤ 환자를 침대 중앙으로 이동시킨 후 시작한다.

264 환자의 손톱 관리 방법으로 옳은 것은?
① 손톱은 일자로 자른다.
② 손톱을 깎은 후 줄로 문질러 다듬는다.
③ 두껍고 건조한 손톱은 가위로 깎는다.
④ 손톱의 가장자리는 날카롭게 관리한다.
⑤ 손톱 밑은 예리한 기구를 이용하여 다듬어 준다.

265 환자의 발 관리 방법으로 옳은 것은?
① 발뒤꿈치에 로션을 발라준다.
② 티눈이나 사마귀는 줄칼로 제거해준다.
③ 발톱의 모서리를 파서 깎아준다.
④ 발가락 사이는 씻고 물기를 남겨둔다.
⑤ 두꺼운 발톱은 얼음물에 담갔다가 자른다.

266 환자의 손발 관리를 돕는 방법으로 옳은 것은?
① 손톱의 측면을 깊게 깎아 준다.
② 발가락 사이에는 로션을 듬뿍 발라 준다.
③ 냄새가 심한 경우 맨발 상태를 유지한다.
④ 두꺼운 발톱은 더운물에 담갔다가 자른다.
⑤ 손발톱은 최대한 남기지 않고 바짝 자른다.

267 등 마사지가 가능한 환자는?
① 사지마비 환자
② 갈비뼈(늑골) 골절 환자
③ 혈전 정맥염 환자
④ 심하게 허약한 환자
⑤ 등 부위 화농 피부염 환자

268 가볍게 미끄러지듯 문지르는 마사지 방법으로, 주로 등 마사지의 시작과 끝에 적용하는 방법은?
① 유날법
② 경찰법
③ 지압법
④ 경타법
⑤ 진동법

269 등 마사지 방법에 관한 내용으로 옳은 것은?
① 경찰법은 피부를 두드리는 방법이다.
② 유날법은 피부를 잡고 주무르는 방법이다.
③ 지압법은 손바닥을 환자의 피부에 접촉한 상태로 부드럽고 길게 문지르는 방법이다.
④ 경타법은 양손의 엄지손가락 끝으로 피부를 압박하고 둥글게 원을 그리며 문지르는 연속적인 동작이다.
⑤ 경찰법, 유날법, 지압법, 경타법 중 한 가지 방법만 사용한다.

270 등 마사지 방법으로 옳은 것은?
① 피부가 건조하면 알코올로 마사지한다.
② 차가운 로션이나 윤활제를 사용한다.
③ 1시간 이상 마사지해야 효과적이다.
④ 등의 염증이나 개방상처 부위는 가볍게 마사지한다.
⑤ 엉치뼈(천골) 부위가 붉게 변했을 경우 마사지를 중지하고 옆누운 자세(측와위)를 취해준다.

271 등 마사지 방법으로 옳은 것은?
① 70~75%의 알코올을 사용한다.
② 윤활제는 차가운 상태로 사용한다.
③ 금기가 아니라면 엎드린 자세(복와위)를 취하게 한다.
④ 혈전 정맥염 환자는 15분 이내로 마사지한다.
⑤ 발적이 있는 뼈 돌출 부위는 반복하여 마사지한다.

Chapter 07 활동관리

※ 각 문제에 대한 해설은 **핵심이론 65~126페이지(PART I 기초간호학 개요의 Chapter 07 기본간호)**를 참고해 주세요.

272 척추 손상 환자의 척추 선열을 유지하기 위한 체위로 옳은 것은?

① 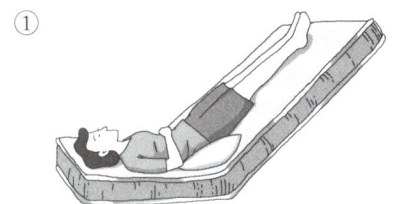 ②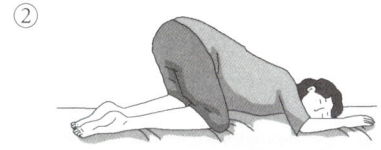

③ 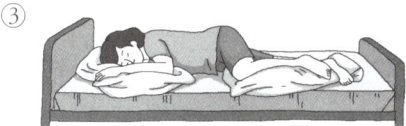 ④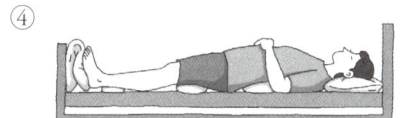

⑤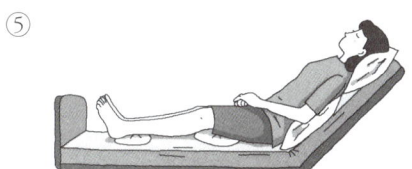

273 복부검진을 시행하려고 할 때 간호조무사가 환자에게 취해주어야 할 체위는?

① 배횡와위 자세
② 무릎가슴 자세
③ 트렌델렌부르크 자세
④ 골반내진 자세(하늘자전거 자세)
⑤ 반엎드린 자세(심즈 자세)

274 폐질환으로 호흡곤란이 있는 환자에게 취해줄 수 있는 자세로 옳은 것은?

① 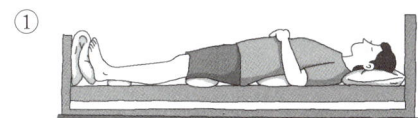 ②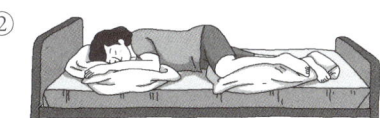

③ 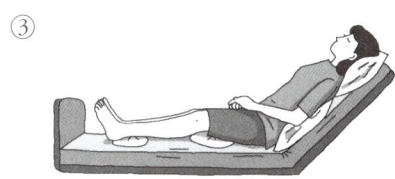 ④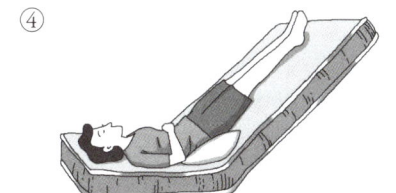

⑤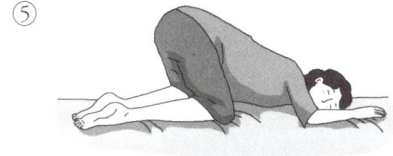

275 반좌위(파울러) 자세의 보호적 지지에 관한 설명으로 옳은 것은?

① 요추 만곡 부분에 베개를 넣어준다.
② 머리 부분에 두툼한 베개를 넣어준다.
③ 무릎 뒷부분에 베개를 대주어 하지의 순환을 증가시킨다.
④ 발뒤꿈치의 압력을 감소시키기 위해 발받침대(발지지대)를 대어준다.
⑤ 고관절과 대퇴의 내회전을 방지하기 위해 하지에 대전자 두루마리를 대어준다.

276 다음에 해당하는 체위로 옳은 것은?

- 등 마사지를 시행할 때나 등 근육 휴식 시 취해줄 수 있는 자세
- 경추나 요추장애가 있는 환자, 무의식 환자에게는 금기인 자세

①
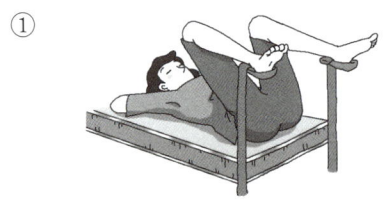

②
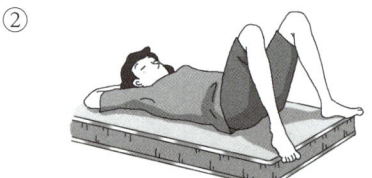

③
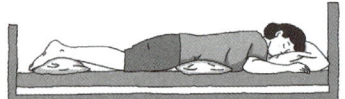

④
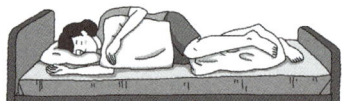

⑤
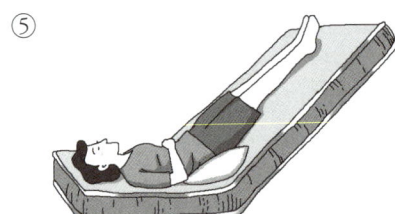

277 혈압 70/40mmHg, 맥박 140회/분, 다리에 심한 출혈이 있는 환자가 응급실에 내원하였다. 의사에게 보고 후 취해줄 수 있는 체위는?

① 반좌위 자세
② 골반내진 자세(하늘자전거 자세)
③ 배횡와위 자세
④ 엎드린 자세(복와위)
⑤ 변형된 트렌델렌부르크 자세

278 저혈량 쇼크 시 취해줄 수 있는 체위로 옳은 것은?

① 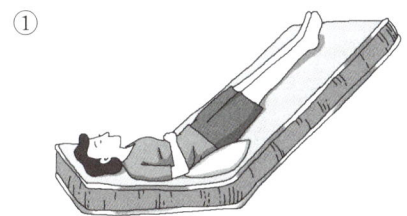   ②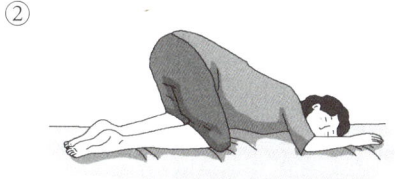

③ 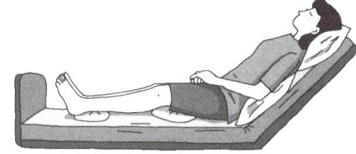   ④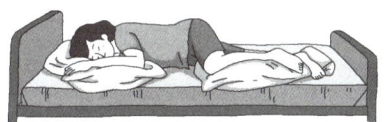

⑤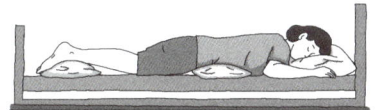

279 무의식 환자의 구강 내 분비물 배액을 촉진하고 흡인을 방지하기 위한 체위로 옳은 것은?
① 바로누운 자세(앙와위)   ② 엎드린 자세(복와위)
③ 반엎드린 자세(심즈 자세)   ④ 골반내진 자세(하늘자전거 자세)
⑤ 변형된 트렌델렌부르크 자세

280 자궁근종이 의심되어 산부인과를 방문한 여성의 내진을 위한 체위로 옳은 것은?
① 무릎가슴 자세   ② 바로누운 자세(앙와위)
③ 앉은 자세(좌위)   ④ 엎드린 자세(복와위)
⑤ 골반내진 자세(하늘자전거 자세)

281 생리통 완화와 자궁 내 태아위치 교정 시, 산후 자궁후굴을 예방하기 위해 취해줄 수 있는 자세로 옳은 것은?

①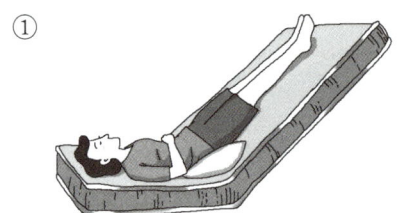

②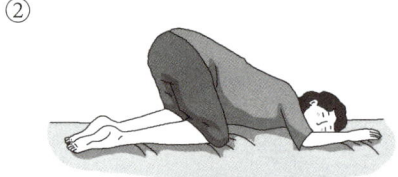

③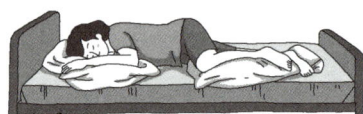

④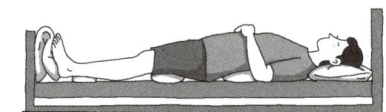

⑤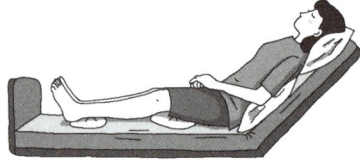

282 상황에 따른 체위가 바르게 연결된 것은?
① 관장 - 우측 반엎드린 자세(심즈 자세)
② 호흡곤란 완화 - 트렌델렌부르크 자세
③ 척추골절 환자 - 엎드린 자세(복와위)
④ 산부인과 검사 - 무릎가슴 자세
⑤ 휴식 및 수면 - 옆 누운 자세(측와위)

283 장기간 부동환자에게 나타날 수 있는 신체 변화로 옳은 것은?
① 혈중 칼슘농도 증가
② 연동운동 증가
③ 기초대사율 증가
④ 방광 내 잔뇨량 감소
⑤ 기립 저혈압 가능성 감소

284 석고붕대를 한 환자에게 필요한 운동으로 근육의 위축을 예방하기 위한 운동은?

① 등장성 운동　　　　　　　　② 등척성 운동
③ 능동운동　　　　　　　　　　④ 수동운동
⑤ 저항운동

285 등척성 운동을 통해 기대할 수 있는 신체변화로 옳은 것은?

① 관절 가동성 향상　　　　　　② 심박동수와 심박출량 증가
③ 근력과 근육 긴장도 유지　　　④ 관절 경직 방지
⑤ 폐활량 증가

286 수동적 관절범위 운동에 관한 설명으로 옳은 것은?

① 관절 통증이 발생하면 냉찜질을 시행하며 계속한다.
② 염증이 있거나 부종이 심하면 천천히 시행한다.
③ 운동범위 이상으로 무리하게 시행하지 않는다.
④ 환자 스스로 시행하는 운동이다.
⑤ 작은 근육에서 큰 근육 순서로 운동한다.

287 수동 관절 운동을 하는 방법으로 옳은 것은?

① 발끝에서 머리 방향으로 운동한다.　　② 한쪽을 끝낸 뒤 다른 쪽을 운동시킨다.
③ 각 관절마다 5~10회씩 반복한다.　　　④ 30분 이상 하도록 한다.
⑤ 관절운동범위를 최소화한다.

288 수동적 관절가동범위 운동 중 엉덩관절(고관절) 내전에 해당하는 것은?

①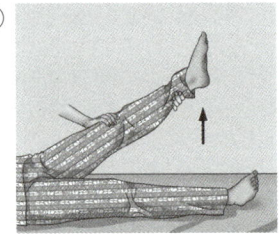
②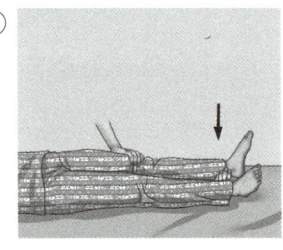
③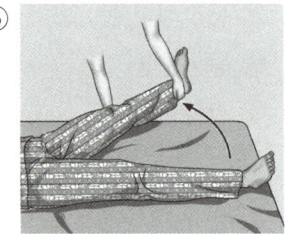
④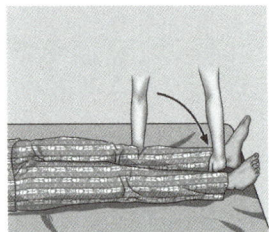
⑤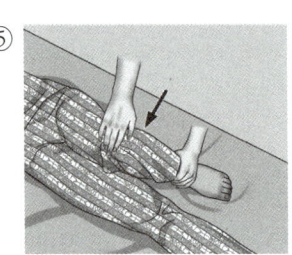

289 침상안정 중인 환자에게 근력을 유지하고 증가시키기 위해 가장 좋은 운동은?

① 등장성 운동
② 등척성 운동
③ 보조적 능동운동
④ 수동운동
⑤ 저항운동

290 다음에서 설명하는 운동의 종류는?

> • 근육의 길이를 변화시켜 근력을 증가시키는 운동
> • 수영, 걷기, 조깅이 포함

① 수동 운동
② 등척성 운동
③ 무산소 운동
④ 등장성 운동
⑤ 보조적 능동운동

291 다음의 대화에서 환자가 시행한 운동은 무엇인가?

> • 간호조무사 : "오늘은 무슨 운동을 하셨나요?"
> • 환자 : "팔굽혀 펴기를 했어요. 계단도 여러 번 오르내렸고요."

① 수동 운동
② 등장성 운동
③ 등척성 운동
④ 무산소 운동
⑤ 능동적 보조운동

292 물건 이동 시 일반적인 지침으로 옳은 것은?
① 물건을 들어 올릴 때는 무릎은 펴고 허리를 구부린다.
② 무거운 물건을 들어 올릴 때는 힘의 반대방향으로 마주한다.
③ 양다리를 벌리고 무게 중심을 낮춘다.
④ 무거운 물건을 옮길 때는 허리근육을 이용한다.
⑤ 이동할 방향을 마주 보지 않도록 한다.

293 환자를 이동시킬 때 신체역학의 원리를 올바르게 적용한 자세는?
① 배와 엉덩이 근육의 힘으로 환자를 이동시킨다.
② 손바닥보다 손가락의 힘으로 환자를 잡는다.
③ 기저면에서 멀리 떨어져서 환자를 잡는다.
④ 침상 높이는 무릎 정도가 좋다.
⑤ 중력에 맞서서 일하도록 한다.

294 간호조무사 혼자 환자를 침대의 오른쪽에서 왼쪽으로(침대 가장자리로) 이동시킬 때 방법으로 옳은 것은?
① 스스로 이동이 가능해도 전적으로 돕는다.
② 왼쪽 발을 오른쪽 발 위에 올려놓는다.
③ 환자의 양손을 똑바로 놓는다.
④ 간호조무사는 환자의 오른쪽에 선다.
⑤ 환자의 상반신과 하반신을 나누어 이동시킨다.

295 스스로 돌아눕지 못하는 환자를 왼쪽으로 돌려 눕히려고 할 때 방법으로 옳은 것은?

① 환자의 오른쪽에 선다.
② 얼굴을 오른쪽으로 돌린다.
③ 왼쪽 팔은 침대 위에 직각으로, 오른쪽 손은 가슴 위에 올려놓는다.
④ 왼쪽 발을 오른쪽 발 위에 올려놓는다.
⑤ 돌려 눕히려는 방향의 어깨와 엉덩이에 손을 대고 옆으로 돌려 눕힌다.

296 침상에 누워 있는 환자가 발치 쪽으로 내려가 있을 때 머리 쪽으로 올려주어야 하는 이유로 옳은 것은?

① 다리근육 위축 방지 ② 정맥류 발생 감소
③ 하지부종 완화 ④ 신체선열 유지로 안위 증진
⑤ 환자의 낙상 예방

297 누워있는 환자를 침상 머리 쪽으로 올릴 때 가장 먼저 해야 하는 동작으로 옳은 것은?

① 침대를 수평으로 한다. ② 베개를 침대 머리 쪽으로 옮긴다.
③ 환자의 무릎을 세운다. ④ 침대 머리 쪽 난간을 잡게 한다.
⑤ 환자를 옆으로 돌려 눕힌다.

298 의식이 있는 환자를 침상 머리 쪽으로 옮기는 방법으로 옳은 것은?

① 환자에게 양쪽 침대난간을 잡게 한 후 스스로 이동하도록 한다.
② 침대 머리 쪽에서 환자의 양쪽 겨드랑을 잡고 당겨준다.
③ 환자의 하의를 잡아당겨 이동한다.
④ 환자에게 침대 머리 위 난간을 잡게 한 후 환자의 넓적다리(대퇴) 아래에 한쪽 팔을 넣고 다른 팔로는 침대면을 밀면서 구령에 맞추어 함께 이동한다.
⑤ 밑홑이불을 잡고 침대 위쪽으로 끌어당긴다.

299 협조할 수 없는 환자를 침대 머리 쪽으로 이동하는 방법으로 옳은 것은?

① 침대시트를 잡아당겨 이동한다.
② 환자의 상의를 잡아당겨 이동한다.
③ 두 사람이 마주서서 한쪽 팔은 어깨와 등 밑에서, 다른 쪽 팔은 엉덩이와 대퇴 아래에서 손을 맞잡고 구령에 맞추어 환자를 침상 머리 쪽으로 옮긴다.
④ 환자를 안아서 침대 머리 쪽으로 이동한다.
⑤ 환자의 양팔을 위로 올리게 한 후 양쪽 팔을 잡고 침대 머리 쪽으로 당긴다.

300 전혀 협조가 불가능한 환자를 침상에 앉히는 방법으로 옳은 것은?

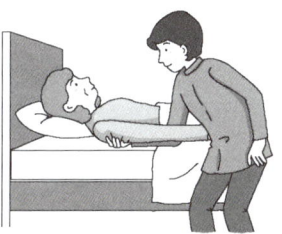

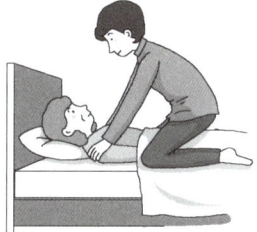
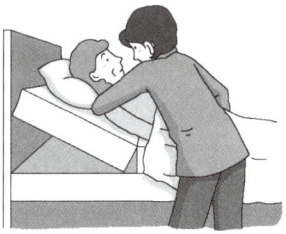

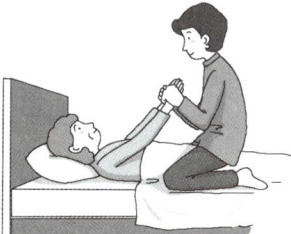
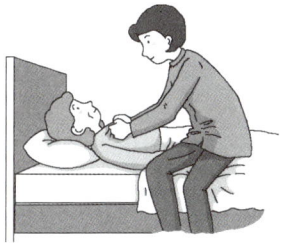
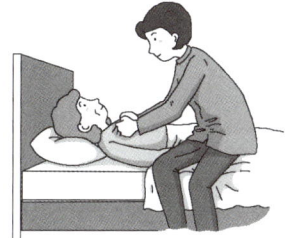

301 오른쪽 반신마비(편마비) 환자를 침대에서 일으켜 앉힐 때의 방법으로 옳은 것은?

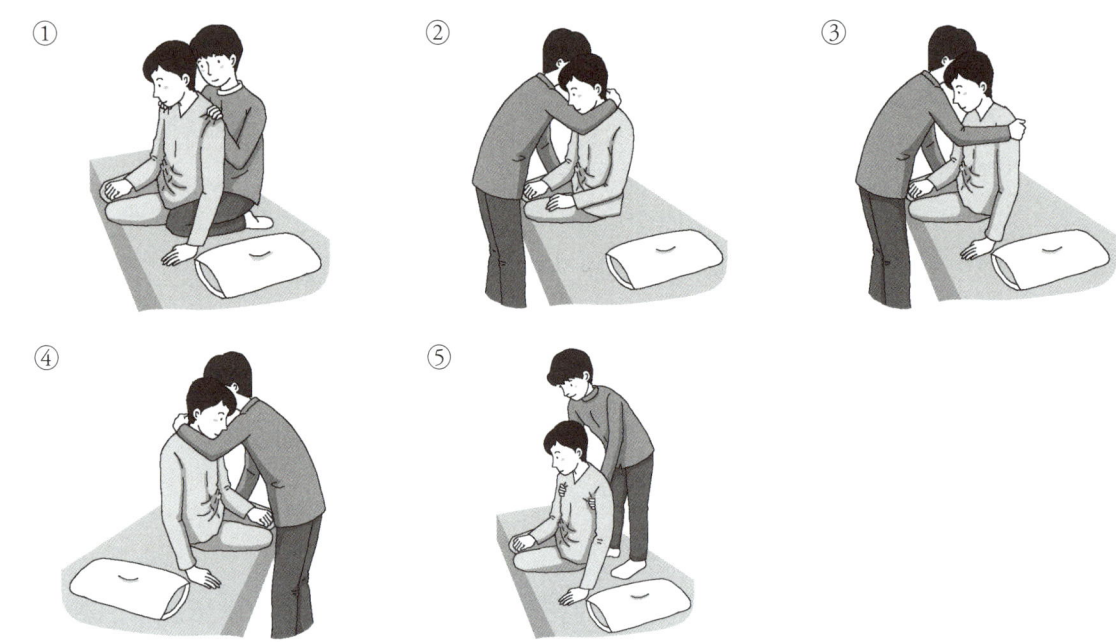

302 왼쪽 반신마비(편마비) 환자를 침대에서 일으켜 세울 때 옆에서 보조하는 방법으로 옳은 것은?

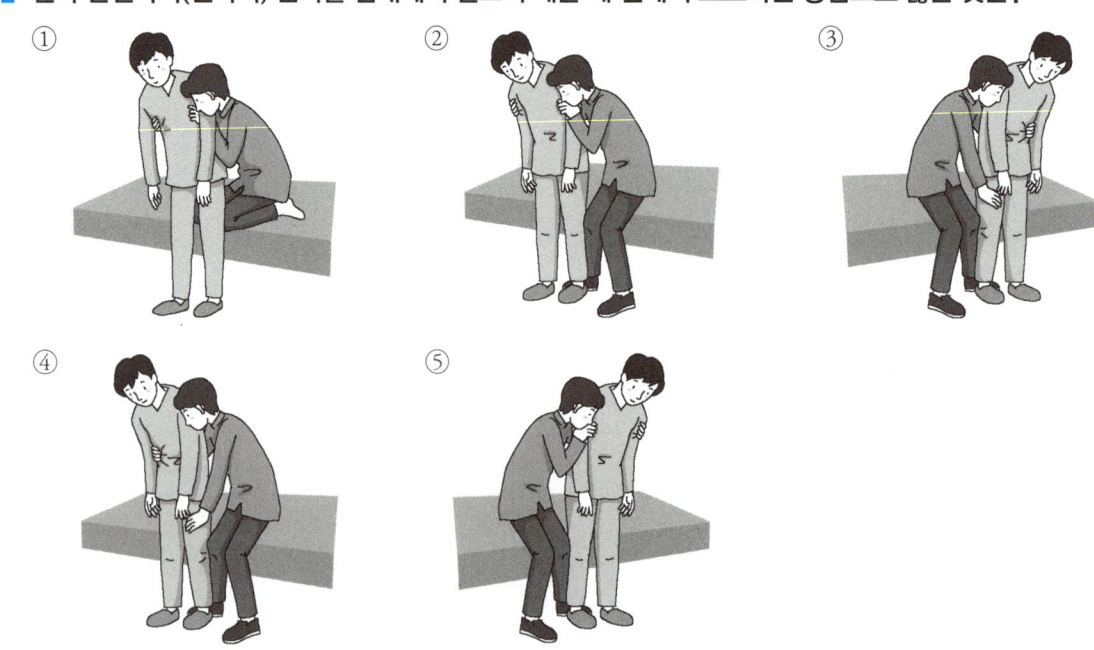

303 환자를 침대에서 휠체어로 이동할 때 간호보조활동으로 옳은 것은?

① 기립 저혈압 징후가 있는지 살핀다.
② 환자를 휠체어 앞쪽에 걸터앉게 한다.
③ 환자의 바지를 잡고 회전하여 휠체어에 앉힌다.
④ 환자를 휠체어에 앉히기 전에 휠체어의 발 받침대를 내려둔다.
⑤ 간호조무사의 무릎으로 환자의 건강한 쪽 무릎을 지지한다.

304 오른쪽이 마비된 환자를 침대에서 휠체어로 옮길 때 휠체어의 위치로 옳은 것은?

①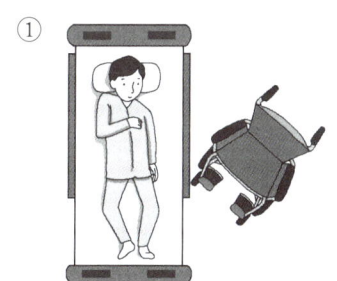
②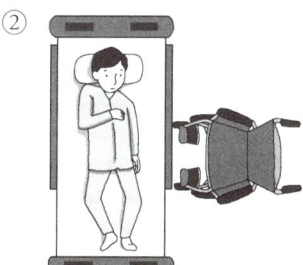
③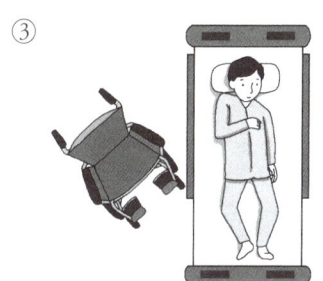
④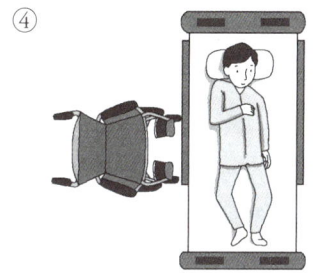
⑤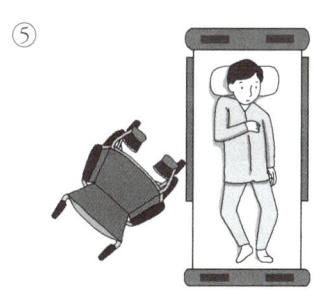

305 환자를 침대에서 휠체어로 옮길 때 안전을 위해 가장 중요하게 생각해야 할 것은?

① 휠체어 공기압
② 휠체어 발 받침대
③ 휠체어 손잡이
④ 휠체어 잠금장치
⑤ 침대와 휠체어의 높이

306 오른쪽 반신마비(편마비) 환자를 바닥에서 휠체어로 옮길 때 휠체어를 놓는 위치로 옳은 것은?

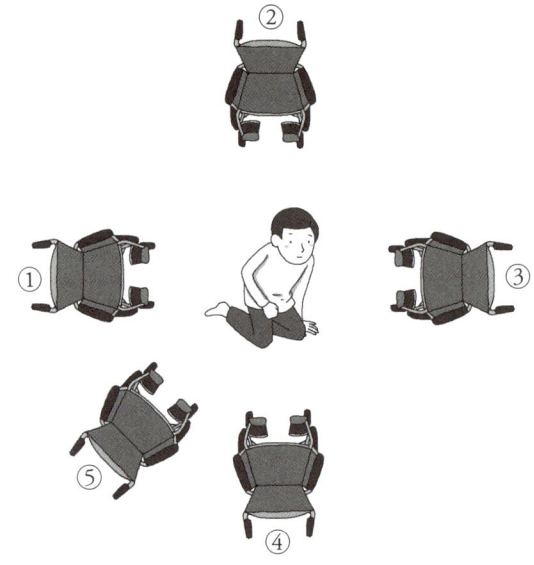

307 두 사람이 사지마비 환자를 침대에서 다른 침대로 옮기고자 할 때의 방법으로 옳은 것은?

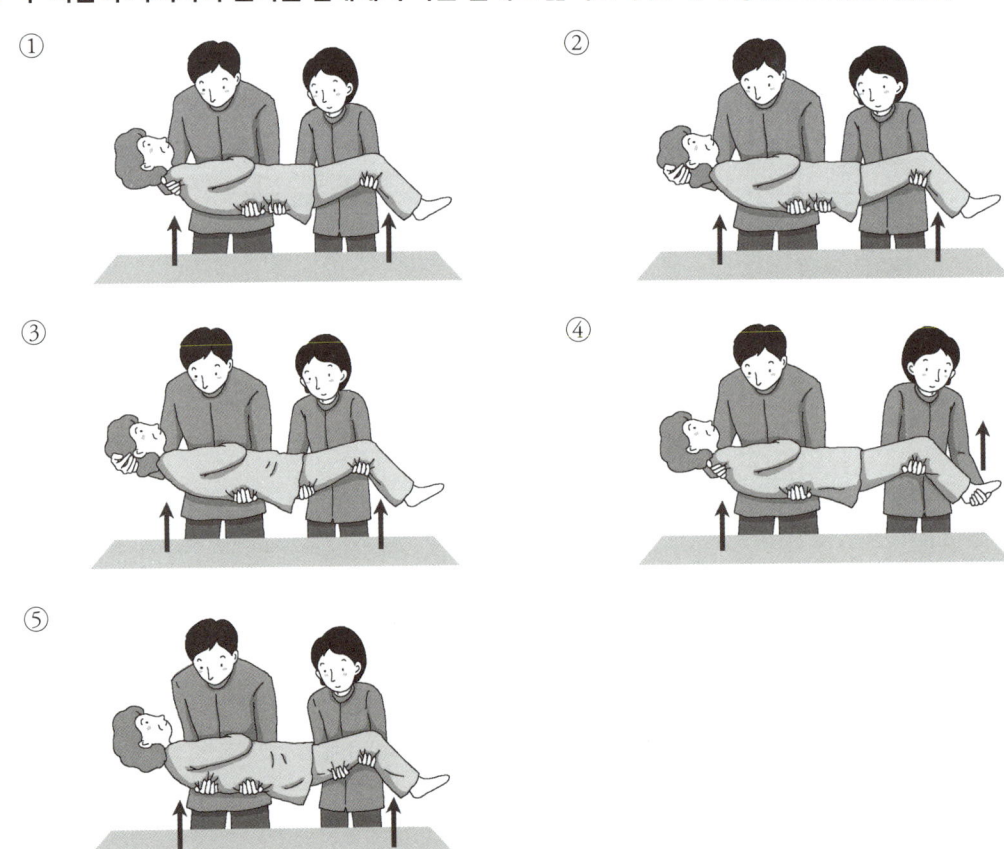

308 환자를 침대에서 운반차로 옮길 때 주의사항으로 옳은 것은?
① 환자의 팔과 다리를 잡고 이동한다.
② 침대를 운반차 높이보다 낮게 한다.
③ 운반차 바퀴의 고정장치를 풀어놓는다.
④ 환자의 양 팔을 가슴 위에 포개 놓는다.
⑤ 환자를 옮긴 후 운반차의 난간을 내려준다.

309 침대에서 운반차로 환자를 옮길 때 방법으로 옳은 것은?
① 운반차를 더 높게 한다.
② 침대와 운반차 사이에 30cm 이상 공간이 생기게 한다.
③ 침대와 운반차 사이에 서서 옮기도록 한다.
④ 운반차의 바퀴를 풀어놓는다.
⑤ 홑이불을 이용해 이동한다.

310 이동변기를 사용할 때 침대 높이와 이동변기의 높이를 같게 해야 하는 이유로 옳은 것은?
① 배변 촉진
② 감염 예방
③ 낙상 방지
④ 사생활 보호
⑤ 연동운동 자극

311 이동 시 기립 저혈압을 완화시킬 수 있는 방법은?
① 초콜릿이나 사탕 등을 주어 혈당을 올린 후 일으킨다.
② 일어나기 전에 침상가에 앉아 다리 운동을 한 후 천천히 움직인다.
③ 일어날 때 눈을 감고 움직인다.
④ 짠 음식을 먹은 후 움직이도록 한다.
⑤ 기침과 심호흡을 한 후 움직인다.

312 보행기로 이동 시 보행기의 높이는?
① 환자의 둔부 높이
② 환자의 겨드랑 높이
③ 환자의 가슴 높이
④ 환자의 허리 높이
⑤ 환자가 사용하기 편한 높이

313 보행기를 이용하는 오른쪽 반신마비(편마비) 대상자의 이동을 돕는 방법으로 옳은 것은?

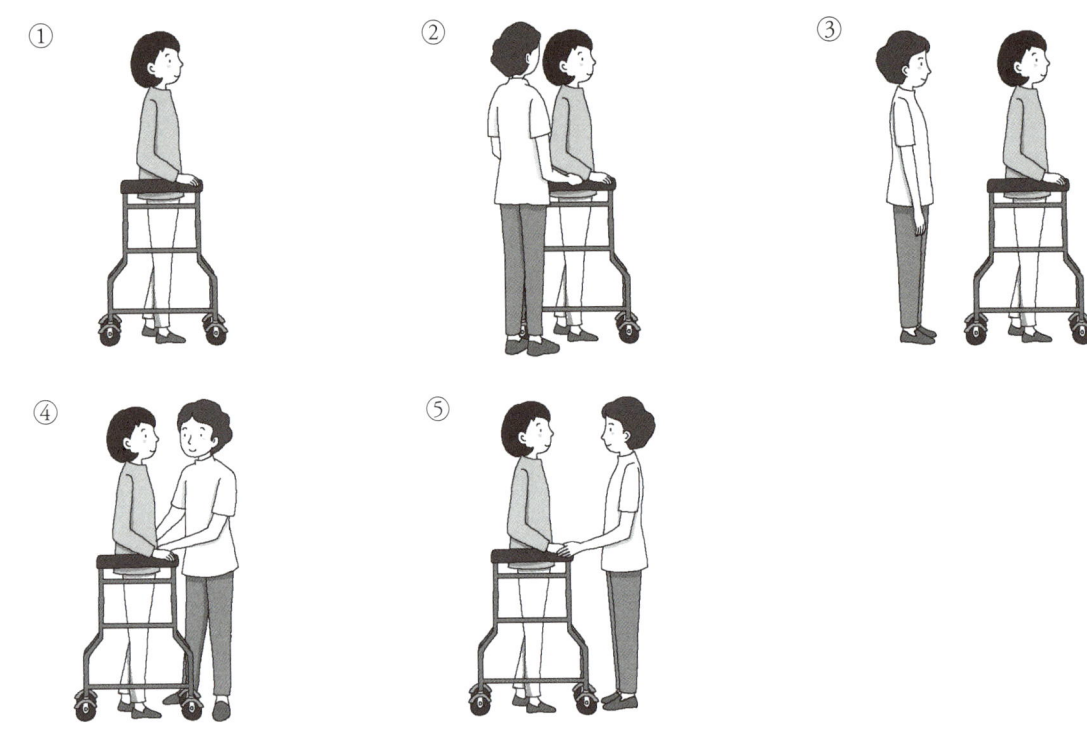

314 오른쪽 다리가 약한 환자의 보행기 이동방법으로 옳은 것은?

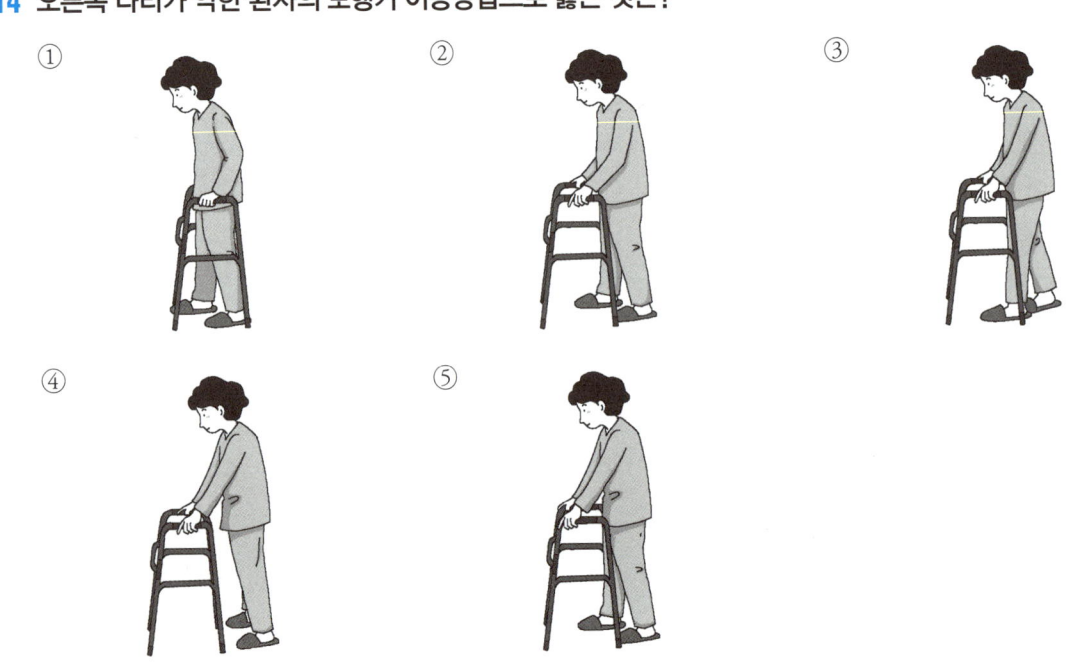

315 왼쪽 다리가 약한 환자의 보행기 사용 방법으로 옳은 것은?
① 왼쪽 다리 → 보행기 → 오른쪽 다리
② 오른쪽 다리 → 보행기 → 왼쪽 다리
③ 왼쪽 다리와 보행기를 함께 → 오른쪽 다리
④ 보행기 → 왼쪽 다리 → 오른쪽 다리
⑤ 보행기 → 오른쪽 다리 → 왼쪽 다리

316 양쪽 다리가 모두 약한 환자의 보행기 사용 방법으로 옳은 것은?
① 보행기 → 왼쪽 다리 → 오른쪽 다리
② 오른쪽 다리 → 보행기 → 왼쪽 다리
③ 왼쪽 다리와 보행기를 함께 → 오른쪽 다리
④ 오른쪽 다리와 보행기를 함께 → 왼쪽 다리
⑤ 보행기 → 양쪽 다리를 함께

317 보행기를 사용하는 반신마비(편마비) 환자의 보행을 돕는 방법으로 옳은 것은?
① 환자의 팔꿈치를 90°로 구부려 보행기에 기댈 수 있도록 높이를 조절한다.
② 간호조무사는 환자의 건강한 쪽에 선다.
③ 환자의 뒤에서 양쪽 어깨를 잡아준다.
④ 보행벨트를 이용하는 경우 환자의 불편한 쪽 뒤에서 지지한다.
⑤ 처음에는 보폭을 넓게 걷는 연습을 한다.

318 지팡이의 길이를 결정하는 방법으로 옳은 것은?
① 지팡이를 한걸음 앞에 놓았을 때 팔꿈치가 약 30° 정도 구부러지는 정도
② 평소 신는 신발을 신고 똑바로 섰을 때 손잡이가 허리 높이 정도
③ 환자가 맨발로 똑바로 섰을 때 손목 높이 정도
④ 환자가 침대에 앉아 있을 때 지팡이의 손잡이가 대상자의 허리 높이 정도
⑤ 지팡이의 끝부분을 양쪽 발 사이에 놓았을 때 손잡이가 명치 높이 정도

319 지팡이와 목발을 사용하기 전에 매번 반드시 확인해야 할 사항은?

① 청결상태
② 재질
③ 안전성 테스트 결과
④ 가격
⑤ 고무받침

320 지팡이를 사용하는 반신마비(편마비) 환자의 보행을 돕는 방법으로 옳은 것은?

① 환자의 건강한 쪽에서 보조한다.
② 계단을 오를 때는 지팡이 → 마비된 다리 → 건강한 다리 순으로 걷는다.
③ 평지를 걸을 때는 지팡이 → 건강한 다리 → 마비된 다리 순으로 걷는다.
④ 계단을 내려갈 때는 지팡이 → 마비된 다리 → 건강한 다리 순으로 걷는다.
⑤ 지팡이 끝부분을 발의 30cm 앞쪽에 두도록 한다.

321 오른쪽 반신마비(편마비) 환자가 지팡이를 이용하여 걸을 때 간호조무사의 위치로 옳은 것은?

①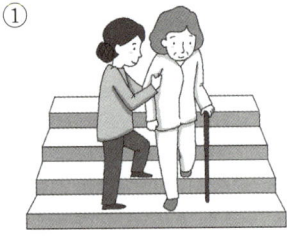
②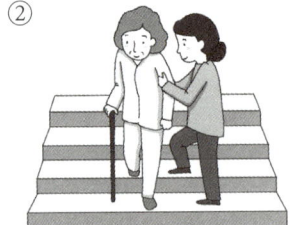
③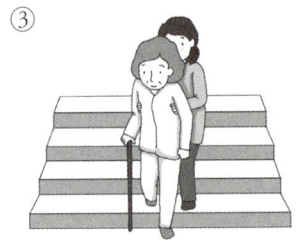
④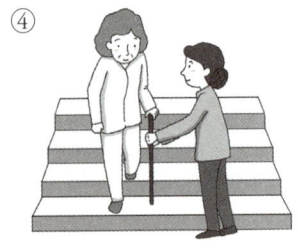
⑤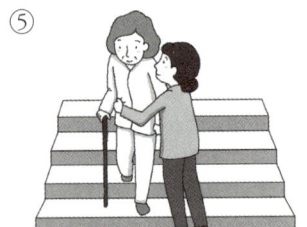

322 오른쪽 반신마비(편마비) 환자가 지팡이를 이용하여 계단을 내려갈 때의 순서로 옳은 것은?

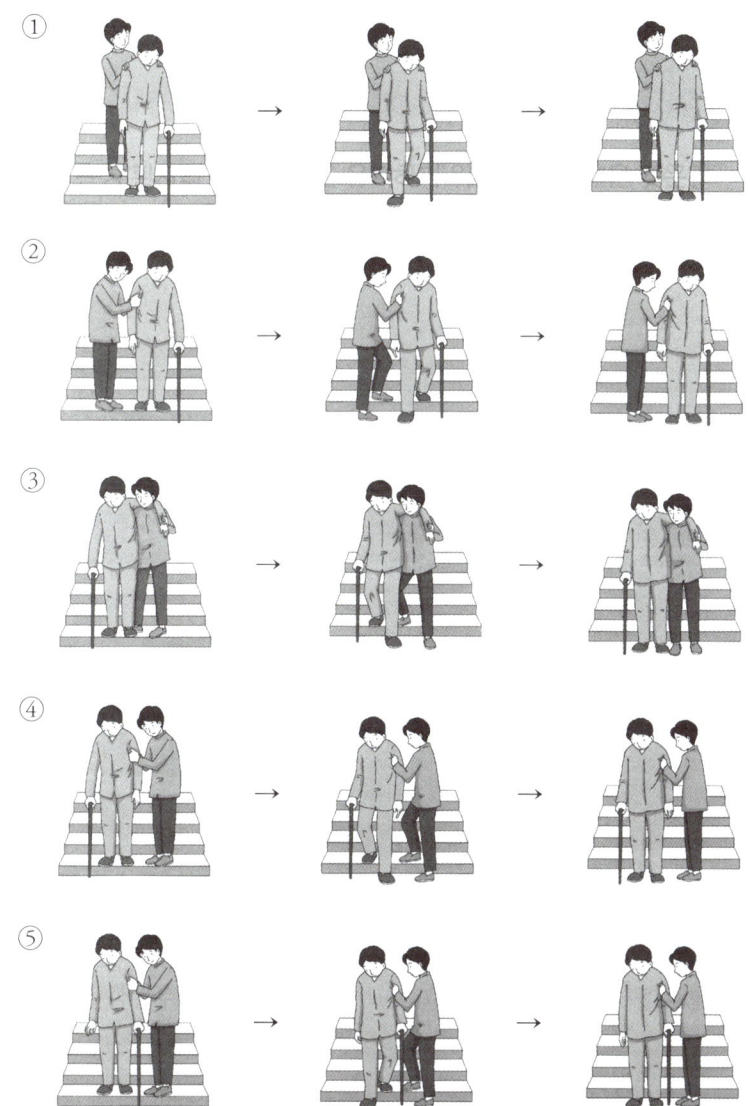

323 지팡이를 사용하지 않는 반신마비(편마비) 환자를 부축해서 이동시키는 방법으로 옳은 것은?
① 환자의 건강한 쪽에서 보조한다.
② 환자가 원하는 쪽에서 보조한다.
③ 앞쪽에서 환자를 이끄는 듯한 자세로 보조한다.
④ 환자 뒤쪽에서 양쪽 겨드랑을 지지한 채 이동한다.
⑤ 환자의 불편한 쪽 뒤에서 보조한다.

324 목발 사용에 관한 설명으로 옳은 것은?

① 신고 벗기 편한 슬리퍼를 신는다.
② 머리를 숙여 바닥을 보면서 걷게 한다.
③ 목발을 짚었을 때 환자 팔꿈치가 완전히 펴지도록 높이를 조절한다.
④ 목발보행 전에 앉은 상태에서 팔굽혀 펴기 등의 어깨 및 상완(위팔)근육 강화를 위한 운동을 충분히 한다.
⑤ 체중은 겨드랑(액와)에 싣는다.

325 한쪽 다리가 마비된 환자의 목발보행에 관한 설명으로 옳은 것은?

① 3점 보행 시 양쪽 목발과 마비된 다리를 먼저 내딛는다.
② 계단을 오를 때 목발을 먼저 짚고 다리를 올린다.
③ 계단을 내려갈 때는 건강한 발을 먼저 내딛는다.
④ 4점 보행이 적당하다.
⑤ 처음으로 목발 보행을 하는 경우 보폭을 넓게 하여 시작한다.

326 다음에 해당하는 목발 보행방법으로 옳은 것은?

> • 양쪽 발에 체중 부하가 불가능한 경우 또는 다리와 둔부 및 고관절 마비를 가진 환자에게 적합한 보행 방법
> • 양쪽 목발 → 양발을 들어서 목발까지 이동

① 2점 보행　　② 3점 보행
③ 4점 보행　　④ 스윙투(그네) 보행
⑤ 스윙스루(그네통과) 보행

327 보조기를 착용하고 있는 하반신마비 환자가 양쪽 다리를 들어서 그네를 타듯이 목발보다 더 앞으로 나아가 착지하는 목발 보행방법을 무엇이라고 하는가?

① 2점 보행　　② 3점 보행
③ 4점 보행　　④ 스윙투(그네) 보행
⑤ 스윙스루(그네통과) 보행

328 왼쪽 다리 골절 환자가 목발을 이용하여 계단을 오를 때 가장 먼저 내딛게 되는 것은 무엇인가?

① 왼쪽 다리
② 오른쪽 다리
③ 왼쪽 목발
④ 오른쪽 목발
⑤ 양쪽 목발

329 보행 중에 환자의 얼굴이 창백해지면서 어지럽다고 호소할 때 간호조무사가 해야 할 일은?

① 환자를 그대로 서 있게 한 후 의사에게 보고하러 간다.
② 부축하여 간호사실로 데려간다.
③ 바닥에 그대로 앉도록 도와준다.
④ 천천히 이동하여 침실로 돌아온다.
⑤ 그대로 멈추어 서서 잠시 쉬도록 한다.

330 휠체어 이동 방법으로 옳은 것은?

① 문턱을 오를 때 : 휠체어를 앞으로 기울인 다음 뒷바퀴를 들어 문턱을 오른다.
② 울퉁불퉁한 길 : 지그재그로 이동한다.
③ 내리막길을 내려갈 때 : 휠체어를 뒤로 기울여 앞바퀴를 들고 큰 바퀴로 이동한다.
④ 오르막길을 올라갈 때 : 휠체어를 뒤로 돌려 뒷걸음으로 올라간다.
⑤ 엘리베이터 타고 내리기 : 뒤로 들어가서 앞으로 밀고 나온다.

331 환자의 안전을 위해 휠체어를 뒤로 돌려 이동시켜야 하는 경우로 옳은 것은?

① 내리막길을 갈 때
② 문턱 오를 때
③ 언덕 오를 때
④ 울퉁불퉁한 길을 갈 때
⑤ 평지를 이동할 때

332 다음 중 낙상 발생 가능성이 가장 높은 환자는?

① 췌장염 환자
② 주 3회 운동을 하는 환자
③ 낙상 경험이 있는 환자
④ 보호자 없이 혼자 있는 환자
⑤ 우울증 환자

333 낙상 예방 활동으로 옳은 것은?
① 욕실에 손잡이를 설치한다.
② 야간에는 병실 내 전체 조명을 소등한다.
③ 호출벨을 높은 곳에 걸어 둔다.
④ 취침 시 침대 높이를 최대한 높여 준다.
⑤ 신고 벗기 편한 슬리퍼를 신게 한다.

334 낙상 예방을 위한 내용으로 옳은 것은?
① 침대 바퀴의 잠금장치를 풀어둔다.
② 낙상주의 표시를 침상에 붙여둔다.
③ 환자의 물품은 손이 닿지 않는 곳에 정리해둔다.
④ 침대 난간에 걸려 넘어지지 않도록 항상 내려둔다.
⑤ 수면 시 반드시 신체보호대를 적용한다.

335 평소에 기립 저혈압이 있는 환자의 낙상예방을 위한 간호보조활동으로 옳은 것은?
① 옷은 서서 갈아입는다.
② 가급적 엘리베이터보다는 계단을 이용한다.
③ 기상 시 갑자기 일어나지 말고 배에 힘을 주고 천천히 일어난다.
④ 침대 옆에 서자마자 바로 걷게 한다.
⑤ 보행 도중 어지럼, 창백 등의 증상을 보이면 빨리 걷게 한다.

336 우측 반신마비(편마비) 환자가 환의를 입고 벗는 방법으로 옳은 것은?
① 양쪽 동시에 벗긴다.
② 좌측부터 입힌다.
③ 머리부터 입힌다.
④ 양쪽 동시에 입힌다.
⑤ 좌측부터 벗긴다.

337 오른쪽에 반신마비(편마비)가 있는 환자에게 옷을 갈아입힐 때 방법으로 옳은 것은?
① 왼쪽 팔부터 입힌다.
② 오른쪽 팔부터 입힌다.
③ 오른쪽 팔부터 벗긴다.
④ 양쪽 팔을 위로 들고 머리 부분부터 먼저 벗는다.
⑤ 어느 쪽이든 상관없다.

338 왼쪽 편마비 환자에게 단추가 없는 티셔츠를 입히는 순서로 옳은 것은?

① 머리 → 오른팔 → 왼팔
② 오른팔 → 왼팔 → 머리
③ 왼팔 → 오른팔 → 머리
④ 오른팔 → 머리 → 왼팔
⑤ 왼팔 → 머리 → 오른팔

339 오른팔에 수액을 주입 중인 마비가 없는 환자에게 상의를 갈아입히는 방법으로 옳은 것은?

① 왼팔 먼저 입힌다.
② 오른팔 먼저 벗긴다.
③ 왼팔 소매로 수액을 먼저 빼낸 후 입힌다.
④ 수액을 오른팔보다 아래로 내린 상태로 갈아입힌다.
⑤ 수액백과 수액세트를 분리하지 않은 상태로 벗기고 입힌다.

340 오른팔에 수액을 주입 중인 마비가 없는 환자에게 단추 있는 상의를 입히는 순서로 옳은 것은?

① 수액 → 오른팔 → 왼팔
② 수액 → 왼팔 → 오른팔
③ 왼팔 → 오른팔 → 수액
④ 오른팔 → 왼팔 → 수액
⑤ 왼팔 → 수액 → 오른팔

341 오른쪽 반신마비(편마비) 환자의 바지를 갈아입히는 방법으로 옳은 것은?

① 왼쪽 다리에 바지를 먼저 입힌다.
② 오른쪽 다리의 바지를 먼저 벗긴다.
③ 왼쪽 무릎이 구부러지지 않게 주의하며 입힌다.
④ 간호조무사 쪽 침대 난간을 올린 상태에서 입힌다.
⑤ 오른쪽 다리는 바지의 발목에서 허리 부분까지 모아 잡은 후 입힌다.

342 오른쪽 반신마비(편마비) 환자의 바지를 갈아입힐 때 간호보조활동으로 옳은 것은?

① 환자의 왼쪽에서 보조한다.
② 양쪽 침대난간을 모두 내린다.
③ 왼쪽 다리의 바지를 먼저 벗긴다.
④ 양쪽 다리의 바지를 동시에 입힌다.
⑤ 오른쪽 무릎을 세워 엉덩이를 들게 한다.

343 신체보호대 적용 시 주의사항으로 옳은 것은?
① 침대 난간에 묶는다.
② 뼈가 돌출된 부위에는 적절한 패드를 대준다.
③ 보호대는 쉽게 풀 수 없도록 단단히 묶는다.
④ 보호대를 일시적으로 풀어줄 경우 환자를 혼자 있게 한다.
⑤ 의사의 필요시 처방을 받아 상황에 맞게 사용한다.

344 신체 보호대 사용의 일반적인 지침으로 옳은 것은?
① 면회 시에는 풀어준다.
② 의사의 처방만 있으면 된다.
③ 8시간마다 30분씩 풀어준다.
④ 최대한 많이 억제하여 가동부위를 적게 한다.
⑤ 피부상태와 혈액순환을 수시로 관찰한다.

345 휠체어에 앉아 있는 환자가 미끄러지는 것을 방지하기 위해 적용할 수 있는 신체보호대로 적당한 것은?
① 재킷 보호대
② 발목 보호대
③ 전신 보호대
④ 장갑 보호대
⑤ 팔꿈치 보호대

346 침대나 운반차로 이동 시 낙상 예방 또는 눕거나 앉아 있는 환자의 움직임을 제한하기 위해 환의 위에 적용하는 보호대는?

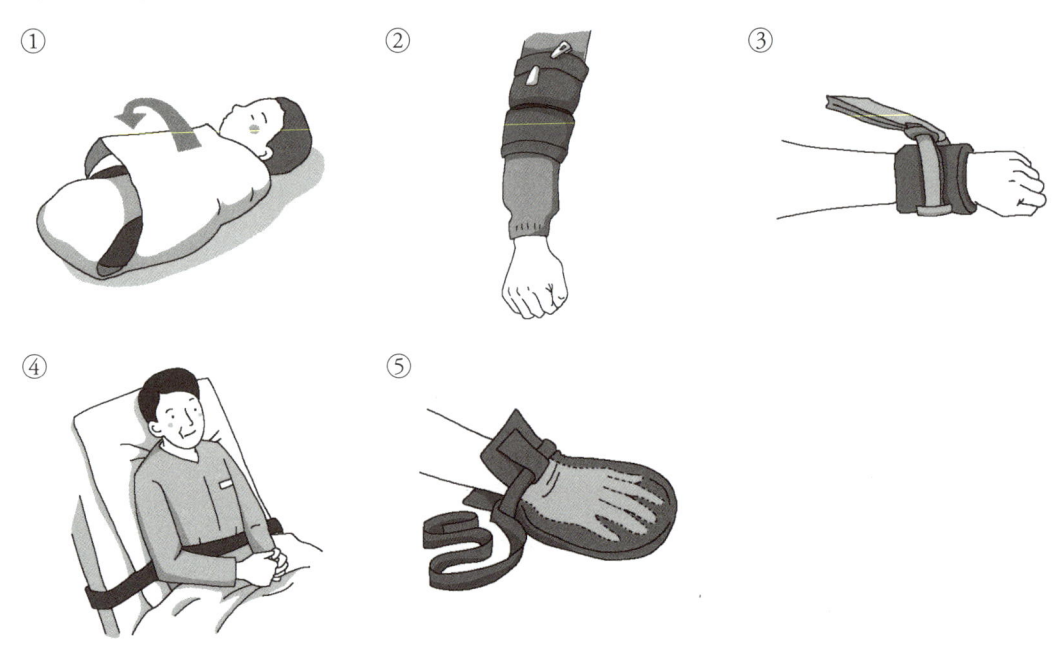

347 혼돈 환자가 코위관을 제거하는 것을 방지하기 위해 적용할 수 있는 신체보호대는?
① 재킷 보호대
② 전신 보호대
③ 벨트 보호대
④ 장갑 보호대
⑤ 크립망

348 입천장(구개) 수술을 시행한 어린이가 수술 부위를 만지지 못하도록 하기 위한 신체보호대로 옳은 것은?
① 팔꿈치 보호대
② 재킷 보호대
③ 손목 보호대
④ 크립망
⑤ 벨트 보호대

349 영아나 어린아이에게 주로 적용되며 수술상처나 피부 병변을 긁지 못하게 하기 위한 신체 보호대는?
① 사지 보호대
② 전신 보호대
③ 재킷 보호대
④ 팔꿈치 보호대
⑤ 벨트 보호대

350 사지 보호대에 관한 설명으로 옳은 것은?
① 침대난간에 묶는다.
② 뼈 돌출부위에는 패드 없이 보호대를 적용한다.
③ 움직이거나 당길수록 조여지는 방법으로 묶는다.
④ 보호대 매듭 부위는 환자의 손이 쉽게 닿는 곳에 위치시킨다.
⑤ 사지와 보호대 사이에 손가락 두 개 정도가 들어갈 정도로 여유를 두고 적용한다.

351 손목보호대를 적용할 때 손목과 보호대 사이에 손가락 두 개 정도의 여유를 두는 이유는?
① 감염 예방
② 소화 촉진
③ 쇼크 예방
④ 혈액 순환 유지
⑤ 미생물 전파 방지

352 보호대의 종류와 사용목적에 관한 설명으로 옳은 것은?
① 손목보호대 : 손목 수술 후나 손목 주변에 상처가 있을 때
② 크립망 : 아토피 피부염 아동이 몸을 긁을 때
③ 전신보호대 : 낙상 우려가 있는 아동의 침대 주위를 그물로 막는 것
④ 장갑보호대 : 영아에게 정맥주사나 채혈할 때
⑤ 팔꿈치보호대 : 소아의 팔에 정맥주사 후

Chapter 08 체온유지

※ 각 문제에 대한 해설은 **핵심이론 65~126페이지(PART I 기초간호학 개요의 Chapter 07 기본간호)**를 참고해 주세요.

353 냉요법의 효과로 옳은 것은?
① 부종을 감소시켜준다.
② 근육을 이완시켜준다.
③ 혈액순환을 촉진하여 회복을 증진시킨다.
④ 화농을 촉진한다.
⑤ 혈관을 이완시켜준다.

354 목에 얼음칼라를 사용하기에 적합한 상황은?
① 기관지염
② 편도 절제 후
③ 설사
④ 뇌경색
⑤ 두통

355 냉습포(찬물 찜질) 적용 시 주의사항으로 옳은 것은?
① 냉습포 제거 후 피부 습기는 그대로 둔다.
② 발적이 발견되면 즉시 냉습포를 제거한다.
③ 적용 후 20분간 찜질수건을 교환하지 않는다.
④ 찜질수건의 물기를 짜지 않고 피부에 적용한다.
⑤ 전신의 피부를 최대한 많이 노출시킨 상태로 적용한다.

356 얼음주머니 금기 환자로 옳은 것은?
① 1시간 전 발목을 삔 환자
② 빈혈환자
③ 체온이 높은 환자
④ 찰과상으로 인한 출혈 환자
⑤ 염증으로 인해 부종이 심한 환자

357 얼음주머니 사용방법으로 옳은 것은?
① 얼음주머니에 얼음을 가득 채운 후 찬물을 한 컵 붓는다.
② 주머니에 공기를 가득 채운 후 클램프(마개)로 잠근다.
③ 얼음주머니 적용 후 피부창백, 무감각 등은 정상적인 반응이다.
④ 모가 나지 않은 호두알 크기 정도의 얼음을 사용한다.
⑤ 개방상처에는 30분 동안 적용한다.

358 얼음주머니 적용에 관한 설명으로 옳은 것은?
① 피부에 이상이 있으면 즉시 중단하고 보고한다.
② 얼음을 주머니 입구까지 가득 채운다.
③ 큰 덩어리의 얼음을 사용한다.
④ 얼음주머니를 피부에 직접 적용한다.
⑤ 보통 1시간 정도 적용하고 10분 정도 회복시간이 필요하다.

359 온요법에 관한 설명으로 옳은 것은?
① 출혈부위 지혈을 위해 적용한다.
② 부종과 울혈을 감소시켜 준다.
③ 체온을 낮추기 위해 적용한다.
④ 편도 절제수술이나 충수염 수술 후 흔히 적용한다.
⑤ 건열이 습열보다 효과적이다.

360 온요법 시행 시 주의사항으로 옳은 것은?
① 물주머니는 사용 후 물을 채워 보관한다.
② 더운물주머니는 그대로 적용하여 열이 잘 전달될 수 있도록 한다.
③ 발치에 대줄 때는 물주머니에 물을 1/4 정도 담는다.
④ 온찜질 전에 피부에 바셀린 등의 광물성 기름 적용은 절대 금한다.
⑤ 가장 먼저 적용부위의 감각과 순환상태를 확인한다.

361 온요법을 적용할 수 있는 환자는?
① 원인을 알 수 없는 복통환자
② 피부감각이 소실된 환자
③ 당뇨병 환자의 발에 생긴 상처 부위
④ 치핵 환자
⑤ 독사에 물린 환자의 상처 부위

362 온습포를 적용하는 방법으로 옳은 것은?
① 15분마다 한 번씩 갈아주면서 1시간 이상 적용한다.
② 30℃ 이하의 미온수를 사용한다.
③ 따뜻한 물을 피부에 직접 붓는 방법이다.
④ 온습포 적용이 끝나면 피부를 가열등으로 건조시킨다.
⑤ 온습포를 제거한 후 발적 등 피부상태를 확인한다.

363 가열등 치료 시 주의해야 할 사항으로 옳은 것은?
① 원인을 알 수 없는 복통이 있을 때 적용한다.
② 적용시간은 20분 정도가 적당하며 5분마다 피부를 관찰한다.
③ 생리식염수에 적신 거즈를 가열등 적용부위에 올려준다.
④ 피부에 발적이 나타나면 램프의 조명을 약하게 한다.
⑤ 30Watt 조명일 경우 60cm 정도 거리를 유지한다.

364 환자의 전기패드 적용부위에 발적이 생긴 것을 발견했을 때 우선해야 할 행동은?
① 온도를 조금 낮춘다.
② 즉시 전기패드를 제거한다.
③ 피부에 수건을 덧대고 계속 적용한다.
④ 그대로 두고 5분 후에 다시 피부 상태를 사정한다.
⑤ 전기패드 사용을 중단하고 가열등을 적용한다.

365 더운물 주머니 사용에 관한 설명으로 옳은 것은?

① 물의 온도가 적절한지 확인하기 위해 손을 담가본다.
② 물주머니에 물을 가득 채운다.
③ 더운물 주머니를 피부에 직접 대어준다.
④ 거꾸로 뒤집어보아 물이 새는지 확인 한다.
⑤ 물을 넣자마자 클램프(마개)를 이용하여 잠근다.

366 더운물 주머니 적용 시 간호보조활동으로 옳은 것은?

① 52~62℃의 물을 사용한다.
② 물주머니를 수건으로 감싼 후 적용한다.
③ 편평한 바닥에 물주머니를 눕혀 물을 제거한다.
④ 혈관의 수축을 돕기 위해 적용한다고 설명한다.
⑤ 1회 1시간 이상 적용한다.

Chapter 09 진단검사와 수술

※ 각 문제에 대한 해설은 **핵심이론 65~126페이지(PART I 기초간호학 개요의 Chapter 07 기본간호)**를 참고해 주세요.

367 혈액검사에 관한 설명으로 옳은 것은?

① 전혈구계산 검사는 적혈구, 백혈구, 혈장 검사이다.
② 모든 혈액검사는 검사 8시간 전부터 금식한다.
③ 산소를 흡입하는 상태에서 채혈한다.
④ CBC검사는 항응고제가 들어 있는 EDTA 검사병에 수집한다.
⑤ 가는 바늘로 채혈하여 통증을 줄이도록 한다.

368 동맥혈기체분석(ABGA)에 관한 설명으로 옳은 것은?

① 채혈한 혈액량만큼 공기를 넣고 고무마개를 한 후 검사실로 보낸다.
② 헤파린으로 코팅처리 한 주사기를 사용하여 채혈한 후 아이스박스에 담아 즉시 검사실로 운반한다.
③ 신진대사, 비만도 등을 확인하기 위한 검사이다.
④ 흔히 목동맥(경동맥)과 오금동맥(슬와동맥)에서 채혈한다.
⑤ 8시간 금식 후 채혈한다.

369 일반 소변검사를 위한 검사물 채취 방법으로 옳은 것은?

① 소독솜을 사용하여 요도를 소독한 후 소변을 받는다.
② 단순도뇨를 실시하여 받는다.
③ 검사물 채취 후 운반이 지연될 경우 실온 보관하도록 한다.
④ 유치도관을 삽입하고 있는 환자는 일반소변검사를 할 수 없다.
⑤ 소변을 보다가 중간소변을 30~50mL가량 받는다.

370 일반 소변검사용 소변을 채취하는 방법으로 옳은 것은?

① 소변수집주머니에 고여 있는 소변을 배출구를 통해 채취한다.
② 침상변기에 대변과 소변을 함께 본 경우 소변 부분만 소변검체용기에 따라서 담는다.
③ 요도를 소독한 후 요도를 노출시킨 상태로 멸균 소변검체용기에 받는다.
④ 일정 시간 동안의 모든 소변을 소변수집용기에 모은다.
⑤ 생리 중이면 검사용기에 생리 중이라고 표시한다.

371 소변배양검사의 목적은?
① 소변에 혈액이 섞여 있는지 확인하기 위해
② 소변의 색깔과 비중을 확인하기 위해
③ 시간당 소변량을 확인하기 위해
④ 요로감염의 원인균을 파악하여 적합한 항생제를 사용하기 위해
⑤ 신장 기능을 파악하기 위해

372 소변배양검사 방법으로 옳은 것은?
① 청결중간뇨를 받을 수 없는 경우 단순도뇨를 시행한다.
② 일정 시간 동안의 소변을 빠짐없이 수집한다.
③ 소변검체용기에 30~50mL가량 받는다.
④ 유치도관과 소변수집주머니의 연결부위를 분리하여 소변을 받는다.
⑤ 도뇨관을 삽입하자마자 나오는 첫 소변을 멸균 소변검체용기에 바로 받는다.

373 유치도관을 삽입한 환자의 소변배양검사 방법은?
① 도관과 소변수집주머니 연결부위를 열어서 소변을 받는다.
② 소변수집주머니에 있는 특수포트를 소독솜으로 닦고 멸균 주삿바늘을 삽입하여 소변을 채취한다.
③ 유치도뇨를 제거하고 단순도뇨를 시행한다.
④ 소변수집주머니 하단의 조절기(clamp)를 열어서 소변을 받는다.
⑤ 불가능하다.

374 24시간 소변검사 방법으로 옳은 것은?
① 첫 소변부터 모으고 마지막 소변은 버린다.
② 의사의 처방시간을 검사 시작시간으로 한다.
③ 화장실에 24시간 소변검사 중이라는 표시판을 달아둔다.
④ 24시간 소변검사 도중 일반소변검사 처방 시 수집용기에서 소변을 덜어낸다.
⑤ 깜빡하고 소변을 변기에 봐버렸을 경우 횟수만 정확히 기록하면 된다.

375 24시간 소변검사에 관한 설명으로 옳은 것은?
① 깨끗한 중간 소변만 수집한다.
② 검사가 시작되는 시점에 본 소변은 용기에 수집한다.
③ 밤에 보는 소변은 따로 모아서 마지막에 합한다.
④ 다른 검사를 하기 위해 소변 수집용기에서 소변을 덜어내서는 안 된다.
⑤ 소변수집 중 깜빡하고 변기에 소변을 보았을 경우 24시간이 끝난 후 빠진 횟수만큼 추가해서 넣는다.

376 대변 잠혈검사 시 주의사항으로 옳은 것은?
① 월경혈이 섞이지 않도록 주의한다.
② 검사 3일 전부터 육류를 충분히 섭취하고 철분제를 복용한다.
③ 검체 운반이 지연될 경우 실온에 보관한다.
④ 검사 전날 밤 10시부터 금식한다.
⑤ 대변 잠혈검사 결과 양성이 나왔다면 장출혈이 없는 정상상태이다.

377 대변검사 방법으로 옳은 것은?
① 검체 채취 시 외과적 무균술을 적용한다.
② 고형대변인 경우 2~3g을 채취한다.
③ 이질 검사 시 점액부분은 검체용기에 담지 않는다.
④ 항문을 포비돈 아이오딘으로 소독한 후 채변한다.
⑤ 검사 당일 아침에 관장을 실시한다.

378 대변검사에 관한 설명으로 옳은 것은?
① 대변에 점액이 섞여 나올 경우 점액부분을 채취한다.
② 대소변을 함께 채취하여 검체용기에 넣는다.
③ 대변 배양검사의 경우 뚜껑이 있는 종이컵에 채취한다.
④ 기생충 검사의 경우 눈에 보이는 기생충은 검체용기에 담지 않는다.
⑤ 아메바 검사의 검체운반이 지연되는 경우 얼음이 담긴 아이스박스에 담아둔다.

379 가래(객담) 채취는 언제 하는 것이 좋으며 그 이유는?
① 이른 아침, 균이 가장 농축되어 있는 시간이므로
② 아침 식사 후, 강한 균이 활동하는 시간이므로
③ 잠자기 전, 하루 동안 모은 균을 채취할 수 있으므로
④ 양치 후, 깨끗한 가래를 채취하기 위해
⑤ 물을 마신 후, 가래가 묽어져 뱉기가 쉬우므로

380 가래(객담) 검사 방법으로 옳은 것은?
① 검사실로 바로 보내지 못할 경우 실온에 보관한다.
② 검체용기에 침을 모으게 한다.
③ 가래 배양 검사 시 가래를 일반검체용기에 수집한다.
④ 클로르헥시딘 용액으로 가글한 후 가래를 받게 한다.
⑤ 수집된 가래는 신속하게 검사실로 보낸다.

381 당뇨환자의 혈당검사에 관한 설명으로 옳은 것은?
① 손을 따뜻하게 한 후 천자한다.
② 손가락 끝을 살짝 찌른 후 힘을 주어 혈액을 짜낸다.
③ 손가락에서 채혈이 안 되면 발가락을 천자한다.
④ 뼈 돌출 부위를 천자한다.
⑤ 알코올솜으로 닦고 알코올이 남아 있을 때 천자한다.

382 간이혈당검사에 관한 설명으로 옳은 것은?
① 손가락 끝부분의 가운데에서 천자한다.
② 채혈침은 일반의료폐기물 용기에, 소독솜과 검사지는 손상성폐기물 용기에 버린다.
③ 천자부위의 혈액을 힘주어 짜내지 않는다.
④ 손을 심장보다 위로 올린 자세로 천자한다.
⑤ 혈당측정기와 혈당검사지의 코드번호는 일치하지 않아도 된다.

383 가슴 X선 촬영에 관한 설명으로 옳은 것은?
① 검사 후 수분섭취를 권장한다.
② 검사 시 통증이 있을 수 있음을 미리 설명한다.
③ 숨을 최대한 내쉬고 참은 상태에서 촬영한다.
④ 검사 전 카페인 음료 섭취를 제한한다.
⑤ 검사 전 목걸이, 벨트, 브래지어 같은 금속 장신구를 제거하도록 설명한다.

384 상부위장조영이 예정된 환자에게 해 줄 수 있는 설명은?
① "조영제 투여 후 메스꺼우면 껌을 씹으세요."
② "검사 후 흰색 변을 볼 수 있어요."
③ "검사 2시간 전부터 금식하세요."
④ "검사하는 동안 절대 움직이지 마세요."
⑤ "조영제를 정맥 주사하는 검사에요."

385 바륨관장(하부위장조영)에 관한 설명으로 옳은 것은?
① 검사 후 설사가 있을 수 있음을 설명한다.
② 바륨을 마신 후 하부위장관을 촬영한다.
③ 금식은 불필요하다.
④ 검사 후 수분섭취를 권장한다.
⑤ 관장을 금한다.

386 신장, 요관, 방광, 요도 등 비뇨계 질환을 확인하기 위해 실시하는 검사로, 검사 전 금식이 필요한 것은?
① 심전도(EKG)
② 상부위장조영(UGI)
③ 정맥신우조영(IVP)
④ 바륨관장(Barium enema)
⑤ 내시경역행담췌관조영(ERCP)

387 아이오딘 조영제를 사용한 컴퓨터 단층촬영(CT) 시 발생할 수 있는 부작용으로 옳은 것은?
① 두드러기
② 배뇨장애
③ 저체온
④ 시력저하
⑤ 변비

388 컴퓨터 단층촬영(CT)에 관한 설명으로 옳은 것은?
① 임부에게도 안전한 검사이다.
② 조영제 주입 시 따뜻한 느낌이나 얼굴이 화끈거리는 느낌이 들 수 있음을 미리 설명한다.
③ 검사하는 동안 자유롭게 움직여도 된다.
④ MRI 검사와는 달리 방사선 노출이 없는 검사이다.
⑤ 검사 후 두통 예방을 위해 1시간 이상 똑바로 누워 있는다.

389 자기공명영상(MRI) 검사 시 주의사항은?
① 검사 전 금속 장신구를 제거한다.
② 틀니와 보청기는 착용해도 된다.
③ 폐소공포증이 있는 환자에게 적합하다.
④ 조용한 환경에서 검사가 진행되므로 귀마개나 헤드폰 착용은 필요하지 않다.
⑤ 진정제는 검사결과에 영향을 주므로 어떠한 상황에서도 금기이다.

390 심전도 검사(EKG)에 관한 설명으로 옳은 것은?
① 전극은 가슴에만 부착한다.
② 검사 시 왼쪽 옆으로 눕게 한다.
③ 전극은 피부에 느슨하게 붙인다.
④ 검사 전 흡연은 검사결과에 영향을 줄 수 있다.
⑤ 가는 전극바늘을 근육에 삽입하기 때문에 통증이 있을 수 있음을 미리 설명한다.

391 위 내시경이 예정된 환자가 깜빡하고 음식을 섭취했을 때 취해야 할 조치는?

① 예정대로 검사해도 된다.
② 검사를 연기한다.
③ 물을 한 컵 마신 후 검사한다.
④ 1시간 후 검사한다.
⑤ 상부위장조영으로 변경하여 실시한다.

392 위 내시경에 관한 내용으로 옳은 것은?

① 검사 전 금식은 필요하지 않다.
② 반드시 틀니를 착용한 상태로 검사한다.
③ 검사 다음 날부터 식사가 가능하다.
④ 검사 시 호흡은 가능하지만 말은 해서는 안 된다.
⑤ 검사 시 오른쪽 옆으로 눕게 한다.

393 대장 내시경에 관한 내용으로 옳은 것은?

① 관이 삽입되는 부위에 국소마취제인 리도케인을 뿌린다.
② 검사 3일 전부터는 씨 있는 과일, 잡곡, 섬유질이 많은 채소 위주로 섭취한다.
③ 검사 후 배에 가스가 차면 바로 보고한다.
④ 검사 시 오른쪽 옆으로 누워 검사한다.
⑤ 처방된 관장약이나 완하제를 복용하고 수차례 배변하여 장을 깨끗하게 비운다.

394 기관지 내시경 환자를 위한 간호보조활동으로 옳은 것은?

① 금식은 필요하지 않다.
② 검사 전 틀니를 착용한다.
③ 수면 기관지 내시경은 불가능하다.
④ 검사 후 호흡곤란 증상을 잘 관찰한다.
⑤ 검사 직후 목통증 호소 시 시원한 물을 마시게 한다.

395 폐암을 확진하기 위한 검사는?

① 심전도
② 폐기능검사
③ 폐생검
④ 객담 배양 검사
⑤ 흉부 X-선 촬영

396 가슴막천자(흉강천자) 시의 체위로 옳은 것은?

①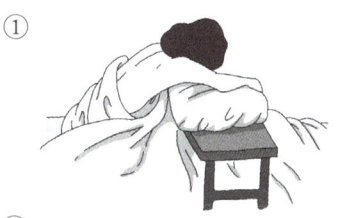

②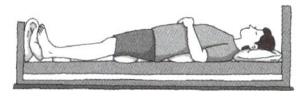

③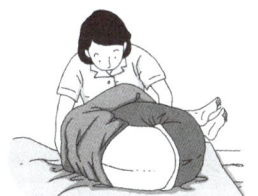

④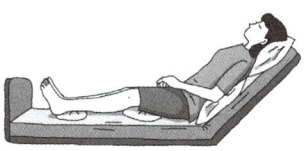

⑤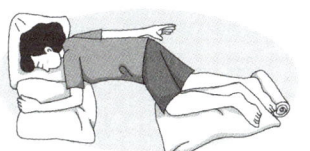

397 가슴막천자(흉강천자)에 관한 설명으로 옳은 것은?
① 복수를 제거하기 위한 검사이다.
② 바늘이 삽입된 후에는 기침을 하지 않도록 설명한다.
③ 흉막액은 한 번에 2,000mL 이상 충분히 제거한다.
④ 가슴막천자 후 가슴둘레를 측정한다.
⑤ 검사 후 천자부위는 개방된 상태로 둔다.

398 가슴막천자(흉강천자) 시 간호보조활동으로 옳은 것은?
① 검사 8시간 전부터 금식한다.
② 바늘이 삽입된 후 기침을 하도록 한다.
③ 검사 전후 환자의 복부둘레를 측정한다.
④ 검사 시 천자측 상지를 머리위로 올린 자세를 취한다.
⑤ 검사 후 두통을 예방하기 위해 바로누운자세(앙와위)를 취해준다.

399 복수천자 시 환자에게 적합한 체위는?
① 반좌위 자세
② 엎드린 자세(복와위)
③ 무릎가슴자세
④ 옆누운 잭나이프 자세
⑤ 골반내진자세(하늘자전거 자세)

400 복수천자에 관한 설명으로 옳은 것은?
① 상체를 앞으로 숙이게 한다.
② 천자 전후 가슴둘레를 측정한다.
③ 검사를 위해 소변을 참는다.
④ 체액을 너무 빨리 빼게 되면 혈압 상승, 맥박 저하 등의 증상이 나타난다.
⑤ 천자 전 소변을 보도록 한다.

401 복수천자 시 간호보조활동으로 옳은 것은?
① 천자 전 소변을 참게 한다.
② 천자 전 금식한다.
③ 배액 수집통을 천자 부위보다 높게 위치시킨다.
④ 고혈압 증상이 나타나는지 수시로 확인한다.
⑤ 천자 전후에 복부둘레를 측정하여 비교한다.

402 허리천자(요추천자) 시 체위로 옳은 것은?

①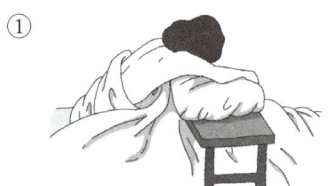

②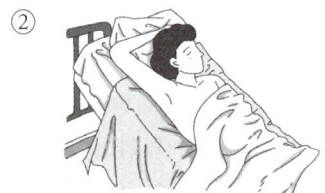

③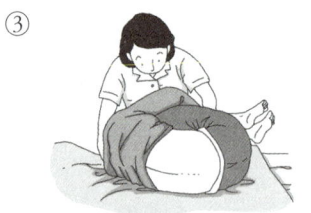

④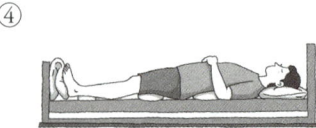

⑤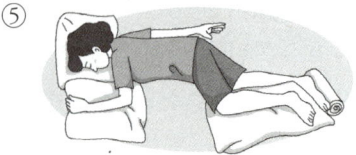

403 뇌척수액 채취 검사 후 간호로 적합한 것은?
① 옆누운 잭나이프 자세로 휴식하도록 한다.
② 조기이상을 권장한다.
③ 기침과 심호흡을 권장한다.
④ 수분섭취를 제한한다.
⑤ 두통을 예방하기 위해 머리와 다리가 수평이 되게 눕힌다.

404 허리천자(요추천자)에 관한 설명으로 옳은 것은?
① 척수손상을 막기 위해 요추(허리뼈) 3~4번 사이에 바늘을 삽입한다.
② 검사 후 천자부위는 드레싱을 하지 않고 열어 둔다.
③ 뇌척수액의 자연적인 생성을 위해 천자 후 수분섭취를 제한한다.
④ 검사 직후 소변이 마렵다고 하면 화장실에 다녀오게 한다.
⑤ 검사 전날 자정부터 금식시킨다.

405 검사물 채취 및 관리 방법으로 옳은 것은?
① 세균도말 배양검사 시 손으로 잡았던 부분의 면봉까지 함께 검사통에 넣는다.
② 사고로 인해 검사물이 손실되었을 경우에는 다시 받지 않아도 된다.
③ 가래 검체 운반이 지연될 경우 냉장보관한다.
④ 혈액검사 시 채혈량이 모자라면 다시 채혈하여 처음 혈액검체용기에 채워 넣는다.
⑤ 전혈구계산(CBC) 검사를 위한 채혈 후 세게 흔들어 항응고제와 잘 섞이게 한다.

406 조영제를 사용하는 검사로 옳은 것은?
① 복부초음파 검사
② 심전도 검사
③ 복수천자
④ 폐기능 검사
⑤ 정맥신우조영

407 다음 중 금식이 필요한 검사로 옳은 것은?
① 바륨관장
② 허리천자
③ 24시간 소변 검사
④ 골밀도 검사
⑤ 흉부 X선 검사

408 검사 전 금식이 필요하지 않은 검사는?
① 심전도 검사
② 정맥신우조영(IVP)
③ 기초대사율(BMR) 검사
④ 기관지내시경술
⑤ 위내시경술

409 수술 전 환자에게 실시하는 교육 중 심호흡과 기침을 강조하는 궁극적인 이유는?
① 상처 치유를 촉진하기 위해
② 혈액순환을 촉진하기 위해
③ 폐렴과 무기폐를 예방하기 위해
④ 혈전을 예방하기 위해
⑤ 마취에서 빨리 깨어나기 위해

410 수술 전 피부준비에 관한 내용으로 옳은 것은?
① 털이 난 반대방향으로 제모한다.
② 수술부위 감염예방을 위해 제모한다.
③ 제모 후 로션을 발라 피부를 보호한다.
④ 수술 부위 크기와 동일하게 제모한다.
⑤ 수술 부위에 제모제를 바르면서 손목 안쪽에도 소량의 제모제를 발라 피부 민감성 반응검사를 실시한다.

411 수술 전 간호에 관한 내용으로 옳은 것은?
① 전날 수면제를 복용하면 마취유도가 잘 안 되므로 제공하지 않는다.
② 마취로 인한 조임근(괄약근) 이완으로 수술 중 배변하는 것을 방지하기 위해 수술 직전에 관장을 실시한다.
③ 수술 전 투약 후 낙상을 예방하기 위해 침대난간을 올려준다.
④ 기도삽관을 용이하게 하기 위해 틀니를 착용한 채 수술실로 보낸다.
⑤ 수술 중 구토물이 기도로 흡인되는 것을 예방하기 위해 수술 72시간 전부터 금식한다.

412 수술 전 간호에 관한 내용으로 옳은 것은?
① 수술 동의서에 환자의 서명이 있는지 확인한다.
② 틀니를 끼워준다.
③ 깨끗한 속옷으로 갈아입은 후 수술용 환의를 입도록 한다.
④ 긴 머리는 양쪽으로 단정하게 갈라 묶고 머리핀으로 고정한다.
⑤ 수술 전 투약을 한 후 화장실에 다녀오도록 한다.

413 수술 당일 아침 간호로 옳은 것은?
① 머리핀, 틀니, 장신구, 매니큐어를 사용하여 깔끔하게 정돈한다.
② 수술에 대해 불안해하면 수술을 연기한다.
③ 귀중품은 간호사실에 보관한다.
④ 유동식을 제공한다.
⑤ 처방에 따라 수술 전에 유치도뇨를 삽입하거나 수술실에 가기 직전에 소변을 보도록 한다.

414 수술 전에 틀니(의치)를 제거해야 하는 이유로 옳은 것은?
① 깨지기 쉬우므로
② 수술 중 구토를 예방하기 위해
③ 기도로 넘어가 질식할 우려가 있으므로
④ 틀니의 변형을 막기 위해
⑤ 틀니가 마취제 흡수를 방해하므로

415 전신마취 환자에게 가장 중요한 간호는?
① 환자의 심리적 안정
② 기도유지 및 호흡기 합병증 예방
③ 봉합부위의 빠른 회복
④ 흉터를 남기지 않는 것
⑤ 장운동 회복

416 수술 후 간호로 옳은 것은?

① 환자의 의식이 명료하지 않으면 주기적으로 의식을 확인하고 고개를 옆으로 돌려준다.
② 환자의 의식상태를 사정하기 위해 제일 먼저 촉각자극을 준다.
③ 의식이 회복되기 전에는 반좌위 자세를, 의식이 회복되면 바로누운자세(앙와위)를 취해준다.
④ 수술 직후 배뇨장애(배뇨곤란)를 호소하면 수분섭취를 권장한다.
⑤ 수술 후 연동운동이 돌아왔는지 확인하기 위해 대변을 볼 때까지 기다린다.

417 복부수술 환자가 수술 후 병실로 돌아왔을 때 해야 할 간호보조활동으로 옳은 것은?

① 3일 동안 절대안정을 취하게 한다.
② 심호흡과 기침을 참도록 한다.
③ 입으로 숨을 들이마시고 코로 내쉬게 한다.
④ 엎드린 자세(복와위)를 취해준다.
⑤ 복부를 베개로 지지하고 기침을 하게 한다.

418 수술 후 환자에게 기침과 심호흡을 격려하는 목적은?

① 장운동 촉진
② 혈전 형성 예방
③ 복부팽만 완화
④ 호흡기 합병증 예방
⑤ 수술 부위 감염 예방

419 수술 후 강화폐활량계 사용 시 간호보조활동으로 옳은 것은?

① 휴식 없이 연속해서 사용할 때 효과적이다.
② 누워서 사용한다.
③ 식사 직후에 하는 것이 효과적이다.
④ 통증이 있어도 진통제를 투여하지 않고 사용하게 한다.
⑤ 수술 전에 지시계(indicator)로 표시해둔 최대들숨용량까지 숨을 천천히 깊게 들이마신다.

420 전신마취로 위암 수술을 받은 직후 병실에 온 환자를 위한 간호보조활동으로 옳은 것은?

① 배액관이 삽입된 경우 눌리지 않게 한다.
② 답답함을 호소하면 침상난간을 내려준다.
③ 수술 부위에 복대를 적용한 경우 기침을 제한한다.
④ 갈증을 호소하면 미지근한 물을 마시게 한다.
⑤ 오한을 호소하는 경우 체온이 상승하지 않도록 이불을 제거한다.

421 수술 부위에 삽입된 배액관과 배액주머니 관리 방법으로 옳은 것은?

① 배액관 위쪽의 잠금장치를 잠가둔다.
② 배액주머니의 배출구 마개를 열어둔다.
③ 배액주머니가 양압상태를 유지하는지 점검한다.
④ 배액주머니는 배액관이 삽입된 부위보다 높게 위치시킨다.
⑤ 배액관 삽입 부위에 발적이 있으면 보고한다.

422 수술 후 심부정맥 혈전증 예방을 위한 간호보조활동으로 옳은 것은?
① 발목 보호대를 적용한다.
② 조기 이상을 격려한다.
③ 수분 섭취를 제한한다.
④ 비타민 K를 투여한다.
⑤ 장시간 앉은 자세를 유지한다.

423 복막염 수술 후 환자에게 조기이상을 격려하는 가장 큰 이유로 옳은 것은?
① 호흡기와 순환기 합병증 예방
② 수술부위 감염 예방
③ 환자의 안정 도모
④ 통증 완화
⑤ 수술부위 상처회복 촉진

424 조기이상의 효과와 조기이상이 가능한 환자가 바르게 연결된 것은?
① 뇌질환 예방 – 쇼크 환자
② 무기폐 예방 – 심장수술 환자
③ 혈전 정맥염 예방 – 뇌수술 환자
④ 수술부위 회복 촉진 - 수술 봉합부위가 불안전한 환자
⑤ 폐렴 예방 – 위수술 환자

425 수술 후 발생할 수 있는 혈전정맥염을 예방하기 위한 간호보조활동으로 옳은 것은?
① 기침과 심호흡을 격려한다.
② 침상안정을 격려한다.
③ 하지운동을 금한다.
④ 강화폐활량계 사용을 권장한다.
⑤ 압박스타킹을 적용한다.

426 수술 후 환자에게 압박스타킹을 적용하는 방법으로 옳은 것은?
① 중간중간 주름을 잡아가며 끝까지 올린다.
② 피부에 화농성 염증이 있거나 동맥순환 장애가 있는 사람에게 적용한다.
③ 부종, 혈전증, 정맥류 환자에게는 금기이다.
④ 발목부터 신긴다.
⑤ 압박스타킹을 신기기 쉽도록 말아서 준비한 후 다리를 올린 상태에서 신는다.

427 복부수술 후 복대 적용에 관한 설명으로 옳은 것은?
① 피부에 직접 착용한다.
② 앉거나 선 자세로 착용한다.
③ 벨크로는 등 쪽에 위치하도록 한다.
④ 수술 부위를 압박하기 위해 최대한 단단히 조여 착용한다.
⑤ 제왕절개 산모는 복대를 하복부에 적용하여 수술부위를 지지한다.

428 수술 24시간 이내에 드레싱이 흠뻑 젖었을 때 새로 소독을 하지 않고 거즈를 덧붙이기만 하는데 그 이유는?
① 통증을 줄이기 위해
② 감염 예방을 위해
③ 분비물 배출을 억제하기 위해
④ 새로 소독을 하면 금방 또 젖기 때문에
⑤ 조금 더 강한 압력으로 압박하기 위해

429 수술 후 제공할 수 있는 음식의 순서로 옳은 것은?

① 물 → 경식 → 일반식 → 연식 → 유동식
② 연식 → 유동식 → 경식 → 일반식 → 물
③ 물 → 유동식 → 연식 → 경식 → 일반식
④ 일반식 → 물 → 연식 → 경식 → 유동식
⑤ 물 → 연식 → 유동식 → 경식 → 일반식

430 수술 후 환자가 복통을 호소하며 구토를 하여 검진을 한 결과 복부가 팽만되어 있고 장음이 전혀 들리지 않는다. 이때 예상할 수 있는 합병증은?

① 장폐색
② 무기폐
③ 쇼크
④ 상처감염
⑤ 심부정맥 혈전증

431 수술 후 혈압 130/90mmHg, 맥박 72회/분으로 측정되었던 환자가 병실로 올라온 후 혈압 80/50mmHg, 맥박 120회/분으로 측정되었고 피부가 창백해졌을 때 의심할 수 있는 것은?

① 감염
② 마취부작용
③ 정상
④ 내출혈
⑤ 수액과다

Chapter 10 투약간호

※ 각 문제에 대한 해설은 **핵심이론 65~126페이지**(PART I 기초간호학 개요의 Chapter 07 기본간호)를 참고해 주세요.

432 투약의 5가지 원칙에 해당하는 것은?
① 정확한 경로
② 정확한 제조일자
③ 정확한 조제방법
④ 정확한 유효기간
⑤ 정확한 약물 임상검사

433 투약의 지침으로 옳은 것은?
① 약을 준비하는 사람과 투약하는 사람을 엄격하게 구분한다.
② 반드시 침상에 있는 이름표를 확인한 후 투약한다.
③ 경구약은 외과적 무균술을, 주사약은 내과적 무균술을 준수하여 준비한다.
④ 구두처방으로 투약을 했을 경우 일주일 이내에 기록처방을 받는다.
⑤ 환자가 부재중이어서 투약을 못했을 경우 의사에게 보고하고, 투약하지 못한 이유를 차트에 기록한다.

434 투약에 관한 내용으로 옳은 것은?
① 환자가 부재중일 경우 보호자에게 약을 전해준다.
② 투약 실수가 있을 경우 즉시 간호사에게 보고한다.
③ 약품의 라벨은 2회 확인하고 투약준비는 어두운 곳에서 한다.
④ 과민반응을 일으킬 수 있는 항생제 등의 약물반응 검사는 반드시 혀밑(설하)으로 투여한다.
⑤ 수술 전과 수술 후에 동일한 약물을 투여한다.

435 주사기 내의 공기를 제거하는 방법으로 옳은 것은?
① 바늘을 아래로 향하게 잡고 내관을 당긴다.
② 바늘 끝을 멸균생리식염수에 담근 후 내관을 민다.
③ 바늘 끝을 위로 들고 내관을 민다.
④ 주사기를 수평으로 두면 저절로 제거된다.
⑤ 바늘 끝부분을 뜨거운 물에 담가둔다.

436 바이알에 들어있는 약물을 주사기로 옮기는 방법으로 옳은 것은?
① 바이알의 가루약에 생리식염수를 넣은 직후 주사기의 내관을 뒤로 뺀다.
② 주사량과 같은 양의 공기를 바이알 속에 넣는다.
③ 바이알은 절대 흔들지 않는다.
④ 바이알의 고무마개를 완전히 제거한다.
⑤ 병을 똑바로 세워 두고 정확한 용량을 뽑는다.

437 주사 시 피부를 소독하기 위한 알코올의 농도로 가장 효과적인 것은?
① 20%
② 40%
③ 50%
④ 70%
⑤ 100%

438 경구투약에 관한 설명으로 옳은 것은?
① 약물의 작용이 가장 빠르다.
② 위장관 자극이 적다.
③ 약물의 흡수량을 정확하게 측정할 수 있다.
④ 투약이 편리하며 안전하다.
⑤ 가격이 비교적 비싼 편이다.

439 경구투약 시 주의점으로 옳은 것은?
① 유효기간이 남아 있다면 색이나 냄새가 변했어도 사용이 가능하다.
② 쓴 약을 복용하기 전에 얼음조각을 입에 물고 있게 한다.
③ 환자의 요구가 있으면 알약을 가루로 만들어 투약한다.
④ 대부분 수술 후에도 수술 전과 동일한 경구약을 제공한다.
⑤ 약제를 희석할 경우 찬물을 사용한다.

440 피하주사에 관한 설명으로 옳은 것은?
① 피하층의 두께를 고려하여 15~30° 각도로 삽입한다.
② 최대 5cc까지 주입이 가능하다.
③ 헤파린이나 인슐린 주사 후에는 많이 문지른다.
④ 주사 후 내관을 뒤로 당겨보았을 때 혈액이 나와야 한다.
⑤ 소화효소로 약의 작용을 파괴할 염려가 있는 약물을 복부, 대퇴전면, 상지의 외측에 주사한다.

441 근육이 커서 반복 주사할 수 있지만, 주사 부위를 잘못 선정하면 궁둥신경(좌골 신경)과 큰 혈관에 손상을 줄 수 있는 근육 주사 부위는?
① 둔부의 배면
② 둔부의 복면
③ 가쪽넓은근(외측광근)
④ 넓적다리곧은근(대퇴직근)
⑤ 어깨세모근(삼각근)

442 3개월 영아에게 적용할 수 있는 근육주사 부위로 적합한 부위는?
① 어깨세모근(삼각근)
② 가쪽넓은근(외측광근)
③ 둔부의 배면
④ 넓적다리곧은근(대퇴직근)
⑤ 둔부의 복면

443 근육주사 후 3일이 지났는데도 주사 부위가 단단하게 뭉쳐 있고 통증이 있다고 호소하는 환자에게 해줄 수 있는 간호는?
① 주사 부위에 파스를 붙여준다.
② 절대 마사지를 하지 않도록 한다.
③ 주사 후 나타나는 정상 반응이라고 설명한다.
④ 더운물 주머니를 대어준다.
⑤ 움직이지 말고 안정하도록 한다.

444 근육주사에 관한 설명으로 옳은 것은?
① 주사 부위는 세게 때려 통증을 덜 느낄 수 있게 해준다.
② 가능한 한 천천히 찌르고 뽑는다.
③ 약물을 빠르게 주입해야 통증을 줄일 수 있다.
④ 약물을 뽑은 주사기의 바늘은 새것으로 교환한다.
⑤ 가장 흔히 사용하는 근육주사 부위는 위팔의 어깨세모근(삼각근)이다.

445 항생제 반응검사에 관한 내용으로 옳은 것은?
① 피하주사
② 피내주사
③ 근육주사
④ 정맥주사
⑤ 처방이 없으면 하지 않아도 된다.

446 피내주사(진피내주사)에 관한 설명으로 옳은 것은?
① 약물에 대한 반응을 눈으로 쉽게 확인할 수 있다.
② 환자의 아래팔 내측에 주사원액을 1cc 주입한다.
③ 1분 후에 주사 부위를 확인한다.
④ 주사 부위 팽진의 직경이 3mm 이상이면 양성으로 판독한다.
⑤ 주사를 찌른 후 내관을 당겨보고, 주입이 끝난 후 주사 부위를 문지른다.

447 정맥주사에 관한 설명으로 옳은 것은?
① 가장 안전하고 경제적이다.
② 약물이 완전히 흡수되므로 효과가 가장 빠르다.
③ 효과가 지속되는 시간이 길다.
④ 응급환자에게는 부적절한 주사방법이다.
⑤ 궁둥신경(좌골신경), 혈관, 힘줄, 뼈의 손상을 일으킬 수 있다.

448 정맥주사 방법으로 옳은 것은?
① 약물주입 속도가 너무 빠르면 정맥염이 발생할 수 있다.
② 주사를 찌른 후 내관을 뒤로 당겨보았을 때 혈액이 나오면 안 된다.
③ 공기색전증을 예방하기 위해 수액세트에 공기를 채워 사용한다.
④ 주삿바늘을 뺀 후 알콜솜으로 누른 채 많이 문질러 준다.
⑤ 반복해서 약물을 정맥으로 주입하려고 할 때 헤파린락을 사용할 수 있다.

449 정맥주사에 관한 설명으로 옳은 것은?
① 투약오류 즉시 위세척을 실시하면 약물을 제거할 수 있다.
② 주사 부위를 오랫동안 세게 문질러주어야 한다.
③ 효과가 늦게 나타난다.
④ 부작용이 급속히 나타난다.
⑤ 항상 심각한 피부손상을 가져온다.

450 수액이 주입되고 있는 환자에게 발생한 증상 중 간호사에게 즉시 보고해야 하는 상황으로 옳은 것은?

① 수액세트 점적통(챔버)에 주사액이 3초에 한 번씩 떨어질 때
② 환자가 이동하려고 할 때
③ 수액의 양이 규칙적으로 줄어들고 있을 때
④ 주사 부위에 발적과 냉감이 있을 때
⑤ 수액이 3/4 정도 남아 있을 때

451 근육주사, 정맥주사, 피하주사를 할 때 주사기 내관을 뒤로 빼보는 이유는?

① 바늘이 혈관으로 들어갔는지 확인하기 위해
② 바늘이 막혔는지 확인하기 위해
③ 혈액 속의 공기를 제거하기 위해
④ 주사기가 불량인지 확인하기 위해
⑤ 혈액과 약물을 섞기 위해

452 약물 투여방법과 목적이 바르게 연결된 것은?

① 정맥주사 : 인슐린 투여방법
② 피내주사(진피내주사) : 약을 희석해서 일정한 속도로 주입하기 위한 방법
③ 피하주사 : 질병의 진단이나 약물의 과민반응을 알아보기 위한 방법
④ 근육주사 : 자극성 있는 약물을 주사하는 방법
⑤ 경구투여 : 약의 빠른 효과를 얻기 위한 방법

453 안약 투여방법에 관한 설명으로 옳은 것은?

① 생리식염수를 적신 솜으로 눈의 바깥쪽에서 안쪽으로 닦는다.
② 상부 결막낭 중앙에 떨어뜨린다.
③ 안약 성분이 전신으로 흡수되는 것을 막기 위해 안약 점적 후 눈의 내각을 1분 정도 눌러준다.
④ 눈에서 적어도 5cm 떨어진 위치에서 안약을 떨어뜨린다.
⑤ 환측 눈이 위로 가도록 눕는다.

454 안연고 사용에 관한 설명으로 옳은 것은?

① 눈동자 위에 안연고를 짠다.
② 눈을 깜빡여 약이 잘 흡수되게 한다.
③ 하부 결막낭의 외측에서 내측으로 짜준다.
④ 연고를 넣기 전에 관에서 연고를 조금 짜낸 후 사용한다.
⑤ 연고 투여 후 자극을 주지 않기 위해 눈동자를 움직이지 않도록 한다.

455 귀에 약물을 점적하는 방법으로 옳은 것은?

① 소아의 경우 귓바퀴를 후상방으로 당겨 외이도를 곧게 해준 후 점적한다.
② 냉장보관으로 차가워진 약을 점적하여 구역과 현훈을 예방한다.
③ 점적기 끝을 외이도(바깥귀길)에 붙여 점적한다.
④ 환측 귀를 아래로 향하게 한 후 투여한다.
⑤ 약물 점적 후 5~10분간 같은 자세를 유지한다.

456 성인환자의 귀에 약물을 투여할 때 귓바퀴(이개)를 당기는 방향으로 옳은 것은?

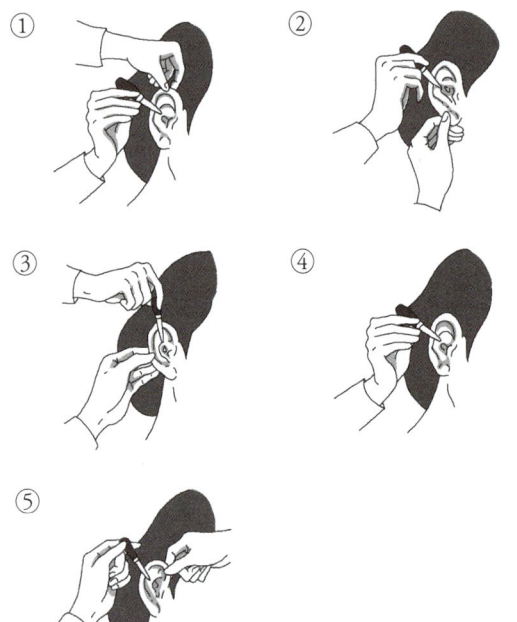

457 코에 액상으로 된 약을 점적하는 방법으로 옳은 것은?

① 필요시 투약 전에 코를 풀게 한다.
② 벌집뼈(사골)의 위코선반(상비갑개) 좌측을 향해 약물을 점적한다.
③ 약물이 비강저부로 떨어지면 코로 숨을 쉬도록 한다.
④ 투약 후 1시간 동안 그대로 누워있게 한다.
⑤ 약물 점적 시 고개를 숙인 자세를 취한다.

458 질에 약물을 투여하는 방법으로 옳은 것은?

① 질 좌약 삽입 전에 소변을 보게 한다.
② 반좌위 자세를 취해준다.
③ 질 좌약의 둥근 끝부분에 알코올을 발라준다.
④ 질 좌약 삽입 전에 반드시 질 세척을 하도록 한다.
⑤ 질 안으로 3cm 정도 삽입한다.

459 질에 약물을 투여한 후 적절한 자세와 그 이유는?

① 바로누운 자세(앙와위) – 긴장을 완화하기 위해
② 골반내진 자세(하늘자전거 자세) – 약물이 빠져나오는 것을 막기 위해
③ 반좌위 자세 – 긴장으로 인한 호흡곤란을 완화하기 위해
④ 트렌델렌부르크 자세 – 약이 질 후원개로 잘 흡수되도록 하기 위해
⑤ 새우등 자세 – 통증을 감소시키기 위해

Chapter 11 환자관리와 의사소통

※ 각 문제에 대한 해설은 **핵심이론 65~126페이지**(PART I 기초간호학 개요의 Chapter 07 기본간호)를 참고해 주세요.

460 침상 보조기구와 용도가 바르게 연결된 것은?
① 발받침대(발지지대) - 신체선열 유지, 발처짐(족저굴곡) 예방
② 손 두루마리 - 낙상 예방
③ 침대 난간 - 손가락의 굴곡(굽힘) 유지
④ 요람(크래들) - 골절부위 지지
⑤ 골절판 - 욕창 예방

461 다리의 바깥돌림(외회전)을 방지하기 위해 필요한 침상 보조기구는?
① 침대 난간
② 요람(크래들)
③ 손 두루마리
④ 대전자 두루마리
⑤ 호출기

462 빈 침상 만들기 순서로 옳은 것은?
① 밑홑이불 → 방수포 → 반홑이불 → 침대보 → 윗홑이불 → 담요
② 방수포 → 밑홑이불 → 담요 → 반홑이불 → 윗홑이불 → 침대보
③ 밑홑이불 → 방수포 → 반홑이불 → 윗홑이불 → 담요 → 침대보
④ 침대보 → 담요 → 윗홑이불 → 반홑이불 → 밑홑이불 → 방수포
⑤ 밑홑이불 → 방수포 → 담요 → 반홑이불 → 윗홑이불 → 침대보

463 침상 만들기를 할 때 지켜야 할 사항으로 옳은 것은?
① 윗홑이불과 담요 사이에 요람(크래들)을 넣는다.
② 반홑이불은 수평 방향으로 주름을 만들어 간다.
③ 베갯잇의 트인 쪽이 출입문의 반대쪽을 향하게 놓는다.
④ 윗홑이불은 솔기가 아래로 가게 깐다.
⑤ 방수포는 허리에서 대퇴까지 깐다.

464 방수포가 필요하지 않은 경우로 옳은 것은?
① 분만 후 산모
② 관장 환자
③ 황달이 심한 간염 환자
④ 요실금 환자
⑤ 전신마취 수술 후 환자

465 침상을 만들 때 침상 머리 쪽의 홑이불을 넉넉히 침요 밑으로 넣어주어야 하는 이유는?
① 미관상 보기 좋게 하기 위해
② 침구가 오염되는 것을 막기 위해
③ 침상을 쉽고 빠르게 완성하기 위해
④ 환자가 침상머리 쪽에서 많이 활동하므로
⑤ 밑침구를 단단하게 하기 위해

466 침상정리 시 침구에 주름이 생기지 않도록 팽팽히 당겨야 하는 이유는?

① 숙면을 위해
② 침구를 오래 사용하기 위해
③ 압력을 방지하여 욕창을 예방하기 위해
④ 발처짐(족저굴곡)을 예방하기 위해
⑤ 다리의 바깥돌림(외회전)을 방지하기 위해

467 새로 입원할 환자를 위한 침상은?

① 빈 침상
② 수술 후 환자 침상
③ 사용 중 침상
④ 골절 환자 침상
⑤ 요람(크래들) 침상

468 환자가 "침대시트 좀 교환해주세요."라고 말하며 CT 촬영을 위해 자리를 비웠다. 이 환자를 위한 침상은?

① 개방 침상
② 골절 환자 침상
③ 사용 중 침상
④ 요람(크래들) 침상
⑤ 수술 후 환자 침상

469 아래 그림의 기구를 이용한 침상이 필요한 환자는?

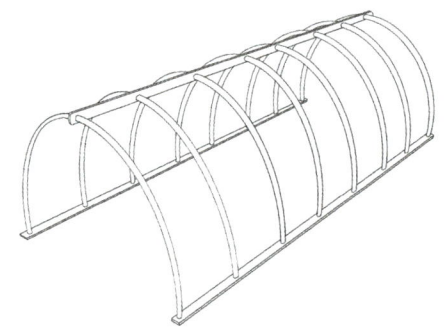

① 눈 수술 환자
② 골절 환자
③ 피부 이식 환자
④ 절대안정 환자
⑤ 공기주의 격리 환자

470 윗침구가 피부에 닿으면 안 되는 화상환자나 피부염을 가진 환자를 위한 침상은?

① 빈 침상
② 골절 환자 침상
③ 사용 중 침상
④ 요람(크래들) 침상
⑤ 수술 후 환자 침상

471 환자가 침대에 누워 있는 상태에서 왼쪽, 오른쪽으로 돌아 누워가며 시트를 교환하는 침상은?

① 골절 환자 침상
② 수술 후 환자 침상
③ 사용 중 침상
④ 개방 침상
⑤ 요람(크래들) 침상

472 방수포가 2개 필요한 침상은?
① 수술 후 환자 침상
② 골절 환자 침상
③ 사용 중 침상
④ 개방 침상
⑤ 요람(크래들) 침상

473 교통사고로 척추를 다친 환자가 입원 예정일 때 침상 준비 방법으로 옳은 것은?
① 발받침대(발지지대)를 사용한 빈 침상
② 방수포 두 개를 사용한 수술 후 환자 침상
③ 요람(크래들)을 사용한 개방 침상
④ 골절판을 사용한 골절 환자 침상
⑤ 삼각대(공중그네 바)가 준비된 폐쇄 침상

474 입원 환자의 불안을 줄이기 위한 간호보조활동으로 옳은 것은?
① 처치 시 침상 커튼을 열어둔다.
② 보호자 면회를 제한한다.
③ 의학용어를 사용하여 자세히 설명한다.
④ 환자의 말을 경청한다.
⑤ 간호단위에서 발생하는 소음은 신경 쓰지 않아도 된다.

475 입원 환자에게 입원 생활을 안내하던 중 환자가 집에서 복용하던 약을 가져왔다는 것을 알게 된 경우 옳은 행동은?
① 약국에 반납하여 폐기한다.
② 보호자에게 집으로 가져가게 한다.
③ 집에서 복용하던 대로 복용하라고 한다.
④ 환자에게 직접 버리게 한다.
⑤ 복용하지 않도록 안내한 후 간호사에게 보고한다.

476 입원 환자를 위한 병실 생활 안내로 옳은 것은?
① 귀중품을 외래에 맡기라고 한다.
② 입은 옷을 환의로 갈아입으라고 한다.
③ 감염병 환자의 소지품은 그대로 봉투에 넣어 보관하도록 한다.
④ 화재 발생 시 엘리베이터로 이동하라고 설명한다.
⑤ 필요시 가정간호서비스를 연결해 준다.

477 입원 환자를 위한 간호보조활동으로 옳은 것은?
① 귀중품은 간호사실에 보관하게 한다.
② 병원 내 흡연 가능한 장소를 알려준다.
③ 환자를 확인한 후 입원 팔찌를 채운다.
④ 병동 안내는 같은 병실에 먼저 입원한 환자에게 받게 한다.
⑤ 침상 준비는 환자가 병실에 도착한 후에 시작한다.

478 의식이 명료한 성인 입원 환자를 확인하는 방법으로 옳은 것은?
① 침대에 부착된 이름표를 보고 확인한다.
② 환자 본인 여부를 보호자에게 확인한다.
③ 환자의 이름을 불러 보아 맞는지 확인한다.
④ 환자의 생년월일을 불러 보아 맞는지 확인한다.
⑤ 환자에게 이름과 등록번호 또는 생년월일을 개방형으로 질문하고 입원팔찌와 대조하여 확인한다.

479 의식이 없는 입원환자에 대한 환자 확인 방법은?
① 무의식 환자에게는 환자 확인을 생략한다.
② 입원 팔찌와 환자 리스트를 대조한다.
③ 침대에 부착된 이름표를 확인한다.
④ 보호자에게 병실 호수를 말하게 한다.
⑤ 환자의 얼굴을 기억한 후 병실 호수와 침대 위치로 확인한다.

480 심전도를 위해 검사실에 온 의식이 명료한 성인 환자를 확인하는 방법으로 옳은 것은?
① 환자의 이름을 불러 보아 맞는지 확인한다.
② 환자에게 무슨 검사를 하러 왔는지 물어보아 맞는지 확인한다.
③ 환자에게 진단명을 말하게 하여 맞는지 확인한다.
④ 환자에게 병실 호수를 말하게 하여 맞는지 확인한다.
⑤ 환자에게 이름과 생년월일을 말하게 하고 환자리스트와 대조하여 확인한다.

481 의사소통이 가능한 전동환자를 확인하는 방법으로 옳은 것은?
① 이송 요원에게 환자의 이름을 물어본다.
② 환자의 이름과 생년월일을 보호자에게 물어본다.
③ 전출병동에서 가지고 온 약봉투와 의무기록을 보고 확인한다.
④ 환자의 이름과 등록번호를 호명하고 맞는지 환자에게 물어본다.
⑤ 환자에게 이름과 등록번호를 개방형으로 질문하고 입원팔찌와 의무기록을 대조한다.

482 환자를 다른 병동으로 전동시킨 후 다시 기존 병동으로 가져와야 할 물품으로 옳은 것은?
① 환자의 의무기록지
② 전출 병동에서 복용 중이던 약
③ 환자의 개인 소지품
④ 환자 전동 시 사용한 전출 병동의 휠체어
⑤ 환자가 입원 시 가져온 타병원 방사선 사진 및 소견서

483 전동 시 간호보조활동으로 옳은 것은?
① 다음 외래 방문 날짜를 안내한다.
② 환자 스스로 전입 병실로 이동하도록 한다.
③ 전출병동에서 복용 중이던 약은 약국에 반납한다.
④ 전입병동의 병실 준비상태와 이동 가능 시간을 확인한다.
⑤ 전입병동에서 환자물품과 의무기록을 가져갈 수 있도록 안내한다.

484 환자를 다른 병동으로 전동시킬 때 간호보조활동으로 옳은 것은?
① 약 복용방법과 주의사항을 설명한다.
② 원무과에서 중간진료비 계산을 하도록 한다.
③ 환자에게 전동 이유를 알리지 않는다.
④ 의무기록지를 정리하여 의무기록실로 보낸다.
⑤ 운반차나 휠체어 등 적절한 이동 보조기구를 사용하여 전입병동으로 함께 이동한다.

485 전동 시 간호보조활동으로 옳은 것은?
① 전입 시 가져온 약물은 폐기한다.
② 전입 시 병동 시설에 대해 안내한다.
③ 전출 시 퇴원처리 후 다시 입원 수속을 한다.
④ 전출 시 다음 외래 방문 날짜를 안내한다.
⑤ 전출 시 환자에게 남은 약과 의무기록을 주고 혼자서 전입병동으로 이동하도록 한다.

486 퇴원 환자를 위한 간호보조활동으로 옳은 것은?
① 병실안내 및 규칙을 설명해 준다.
② 퇴원약에 대해 설명한다.
③ 환의 입는 것을 도와준다.
④ 키, 몸무게, 활력징후를 측정한다.
⑤ 의무기록지 작성을 완료하여 환자에게 제공한다.

487 환자 퇴원 시 교육해야 할 내용으로 옳은 것은?
① 병원 시설 안내
② 면회 시간 안내
③ 귀중품 보관 안내
④ 화재 시 대피로 안내
⑤ 추후 외래 방문 일자 안내

488 환자 퇴원 시 안내 사항으로 옳은 것은?
① 간호사 호출 방법을 교육한다.
② 병동 안내를 자세히 해준다.
③ 집에서 할 수 있는 운동을 교육한다.
④ 약은 다음 외래 방문 시 준다고 한다.
⑤ 진단 결과를 상세히 설명해 준다.

489 난청 환자와 대화하는 방법으로 옳은 것은?
① 고음으로 말한다.
② 질문에 빠른 속도로 대답한다.
③ 몸짓 사용을 자제한다.
④ 서로 마주 보면서 대화한다.
⑤ 보청기 착용 시 입력을 낮게 조절한다.

490 시각 장애 환자와 대화하는 방법으로 옳은 것은?
① 병실에 들어갈 때 말없이 조용히 들어간다.
② 촉각을 활용한 설명은 자제한다.
③ 접촉하기 전에 그 이유를 설명한다.
④ 지시대명사를 사용하여 대화한다.
⑤ 간호조무사를 중심으로 오른쪽과 왼쪽으로 나누어 설명한다.

491 실어증 환자와 의사소통하는 방법으로 옳은 것은?
① 큰 목소리로 말한다.
② 필요하면 글로 쓰도록 한다.
③ 한 번에 여러 가지를 설명한다.
④ 개방형 질문으로 문장형 대답을 이끌어낸다.
⑤ 환자가 피곤해하거나 불안정하더라도 꾸준히 대화를 시도한다.

492 환자의 감정이나 느낌을 이해하고 있는 그대로 인정하여, 간호조무사 자신의 감정을 환자에게 솔직하게 전달하는 의사소통 방법을 무엇이라고 하는가?
① 공감
② 침묵
③ 경청
④ 반영
⑤ 요약

493 환자와의 대화 내용이나 느낌을 다른 말로 바꾸어 말하는 것으로, 환자가 말한 사건에 동반하는 감정을 강조하는 치료적 의사소통 방법은?

① 반영
② 침묵
③ 조언
④ 안심
⑤ 명료화

494 치료적 의사소통 방법 중 '반영'이 나타나는 대화는?

① "그래서 어떻게 되었나요?"
② "이해해요. 많이 속상하셨겠어요."
③ "가족과의 관계는 어떻습니까?"
④ "그런 일이 보통 있을 수 있는 일일까요?"
⑤ "말하자면 그 사람이 몹시 싫으신 거군요?"

495 치료적 의사소통 방법 중 '명료화'가 나타나는 대화는?

① "부모님과의 관계는 어떻습니까?"
② "걱정 마세요. 모든 일이 잘될 겁니다."
③ "다시 말해 남편이 면회를 오지 않아 속상하시군요."
④ "그 일이 발생하기 전에 무슨 일이 있었나요?"
⑤ "이상하다는 말이 어떤 말인지 설명해 주시겠어요?"

496 다음 중 치료적 의사소통으로 옳은 것은?

① "그런 말씀 하지 마세요."
② "오늘은 기분이 어떠세요?"
③ "내일은 오늘보다 더 나아질 거예요."
④ "지금까지 잘 참았는데 오늘은 왜 이러세요."
⑤ "많이 아프세요? 예, 아니요로 답해주세요."

497 다음 중 치료적 의사소통으로 옳은 것은?

① "많이 불안해 보이는데 무슨 일 있으세요?"
② "그게 말이 된다고 생각하세요?"
③ "의사 선생님 말씀을 잘 들으면 곧 퇴원하실 거예요."
④ "저는 말씀하신 내용에 전혀 동의하지 않아요."
⑤ "부인이 폐암인데 아직도 담배를 피우시면 어떡해요."

498 비치료적 의사소통으로 옳은 것은?

① "오늘은 기분이 어떠세요?"
② "그러시군요. 이해합니다."
③ "병원에 입원하신 느낌이 어떠세요?"
④ "얼마나 아픈지 더 자세히 말씀해 보세요."
⑤ "30분 이상 운동하는 것이 숙면에 최고이니 운동하세요."

499 폐쇄형 질문에 해당하는 것은?

① "당뇨약을 드셨나요?"
② "왜 그렇게 생각하시나요?"
③ "무슨 일로 슬퍼하세요?"
④ "요즘 어떻게 지내고 계세요?"
⑤ "지금 무슨 생각을 하고 계세요?"

Chapter 12 임종간호

※ 각 문제에 대한 해설은 **핵심이론 65~126페이지(PART I 기초간호학 개요의 Chapter 07 기본간호)**를 참고해 주세요.

500 암 진단을 받은 환자가 "말도 안 돼. 오진일 거야."라며 여러 병원을 찾아다니며 검사를 반복하고 있다. 이 환자의 죽음의 단계는?

① 부정　　② 분노
③ 협상　　④ 우울
⑤ 수용

501 "우리 딸 결혼이나 시킨 후 죽으면 원도, 한도 없겠어요."라고 말하는 임종 환자의 죽음의 단계로 옳은 것은?

① 부정　　② 분노
③ 협상　　④ 우울
⑤ 수용

502 다음에 해당하는 퀴블러-로스의 죽음의 단계는?

> • 자신의 죽음을 받아들이고 평화롭게 죽음을 기다리는 단계
> • "모든 일을 처리했으니 이제 편하게 떠날 수 있겠어."

① 부정단계
② 분노단계
③ 협상단계
④ 우울단계
⑤ 수용단계

503 임종이 임박했음을 나타내는 증상은?

① 혈압 상승
② 강한 맥박
③ 쿠스마울 호흡
④ 조임근(괄약근) 이완으로 실금
⑤ 붉은 피부색

504 임종을 앞둔 환자를 위한 간호보조활동으로 옳은 것은?

① 병실 조명은 조도를 낮추어 어둡게 한다.
② 체위변경을 금한다.
③ 가족이 환자를 만날 수 있도록 면회를 허용한다.
④ 실내온도는 30~32℃ 정도로 유지한다.
⑤ 환자에게 말할 때는 최대한 큰 목소리로 말한다.

505 임종을 앞둔 환자를 위한 간호보조활동으로 옳은 것은?

① 독방에 혼자 있게 한다.
② 추억을 상기시키는 대화를 한다.
③ 환자가 요구하는 것은 무엇이든 들어준다.
④ 환자의 말에 경청하고 공감해 준다.
⑤ 즐거운 내용으로만 대화할 수 있도록 부정적인 감정표현을 제한시킨다.

506 임종 환자 가족을 위한 간호방법으로 옳은 것은?
① 가족의 심리적 상태를 고려해 죽음에 대한 이야기를 하지 않는다.
② 가족이 울면 자리를 피해준다.
③ 장례식에 함께 참석하여 위로한다.
④ 가족과 함께 슬퍼한다.
⑤ 가족이 슬픔을 표현할 수 있도록 도와준다.

507 임종 시 가장 먼저 소실되는 감각은 (　　)이고 가장 마지막까지 남아 있는 감각은 (　　)이다. (　　) 안에 들어갈 말로 옳은 것은?
① 청각 – 시각
② 시각 – 청각
③ 미각 – 청각
④ 시각 – 후각
⑤ 후각 – 청각

508 임종 직후 혈액정체로 인해 환자의 얼굴색이 검게 변하는 것을 막기 위한 간호는?
① 반듯하게 눕힌다.
② 사용했던 의료 기구를 제거한다.
③ 베개를 넣어 머리를 올려준다.
④ 산소를 공급한다.
⑤ 담요를 덮어준다.

509 사후처치는 언제 시작하는 것이 바람직한가?
① 가족의 요구가 있을 때
② 의사의 사망선언 후
③ 자극에 반응이 없을 때
④ 맥박이 측정되지 않을 때
⑤ 모든 감각이 소실되었을 때

510 임종 후 사후처치로 옳은 것은?
① 사후경축이 나타난 후 자세를 바르게 취해준다.
② 사후처치는 유가족을 돕고 죽은 사람을 존중하는 행위이다.
③ 몸 전체에 하얀 시트를 덮어준다.
④ 사망한 환자의 개인소지품은 폐기한다.
⑤ 호흡정지가 확인되면 사후처치가 가능하다.

511 호스피스 환자의 간호에 관한 내용으로 옳은 것은?
① 임종환자만을 위한 간호이다.
② 최신의 의료기술을 적용하여 생명을 연장하기 위함이다.
③ 완치를 위한 과정이다.
④ 통증을 완화하고 증상을 관리한다.
⑤ 환자를 찾는 방문객에게 면회 사절임을 알려준다.

512 호스피스 환자를 위한 간호보조활동으로 옳은 것은?
① 통증간호는 제외된다.
② 질병 치료에 초점을 둔다.
③ 자유로운 종교 활동을 허용한다.
④ 환자의 생명을 연장시키기 위해 노력한다.
⑤ 말기환자와 임종을 앞둔 환자를 대상으로 하며 가족은 포함되지 않는다.

Part 5

정답

☑ Part 1 기초간호학 개요
☐ Part 2 보건간호학 개요
☐ Part 3 공중보건학 개론
☐ Part 4 실기 관련 문제

Part 1 기초간호학 개요

Chapter 01 간호관리

001 ②	002 ③	003 ⑤	004 ④	005 ③
006 ⑤	007 ①	008 ②	009 ⑤	010 ①
011 ③	012 ①	013 ①	014 ⑤	015 ④
016 ②	017 ③	018 ③	019 ⑤	020 ②
021 ④	022 ①	023 ①	024 ②	025 ④
026 ③	027 ②	028 ⑤	029 ③	030 ①
031 ④	032 ②	033 ③	034 ①	035 ④
036 ②	037 ③	038 ⑤	039 ④	040 ⑤
041 ①	042 ③	043 ③	044 ①	045 ①
046 ⑤	047 ③	048 ③	049 ②	050 ①
051 ④	052 ④	053 ③	054 ②	055 ②
056 ⑤	057 ②	058 ①	059 ⑤	

Chapter 02 기초해부생리

001 ②	002 ⑤	003 ①	004 ④	005 ①
006 ③	007 ⑤	008 ②	009 ②	010 ④
011 ③	012 ③	013 ②	014 ④	015 ①
016 ④	017 ②	018 ④	019 ①	020 ⑤
021 ⑤	022 ⑤	023 ③	024 ④	025 ①
026 ③	027 ⑤	028 ⑤	029 ②	030 ①
031 ②	032 ④	033 ①	034 ④	035 ③
036 ②	037 ⑤	038 ④	039 ③	040 ②
041 ④	042 ③	043 ③	044 ①	045 ④
046 ④	047 ②	048 ⑤	049 ④	050 ①
051 ②	052 ⑤	053 ①	054 ⑤	055 ⑤
056 ①	057 ③	058 ④	059 ①	060 ③
061 ②	062 ⑤	063 ⑤	064 ⑤	065 ③
066 ①	067 ④	068 ②	069 ①	070 ③
071 ④	072 ④	073 ①	074 ①	075 ③
076 ②	077 ①	078 ④	079 ④	080 ②
081 ③	082 ②	083 ①	084 ②	085 ⑤
086 ①	087 ⑤	088 ④	089 ⑤	090 ①

Chapter 03 기초약리

001 ①	002 ①	003 ②	004 ③	005 ①
006 ④	007 ⑤	008 ④	009 ②	010 ④
011 ⑤	012 ⑤	013 ③	014 ④	015 ②
016 ④	017 ①	018 ④	019 ①	020 ②
021 ③	022 ⑤	023 ③	024 ③	025 ②
026 ④	027 ④	028 ④	029 ②	030 ②
031 ③	032 ④	033 ②	034 ③	035 ①
036 ②	037 ③	038 ③	039 ①	040 ②
041 ①	042 ②	043 ④	044 ④	045 ①
046 ③	047 ④	048 ⑤	049 ⑤	050 ⑤
051 ③	052 ④	053 ④	054 ③	055 ③
056 ①	057 ③	058 ②	059 ⑤	060 ②
061 ②	062 ④	063 ②	064 ④	065 ③
066 ③	067 ②			

Chapter 04 기초영양

001 ①	002 ①	003 ③	004 ②	005 ①
006 ⑤	007 ①	008 ③	009 ①	010 ①
011 ⑤	012 ②	013 ⑤	014 ②	015 ⑤
016 ④	017 ①	018 ②	019 ③	020 ⑤
021 ④	022 ③	023 ①	024 ④	025 ③
026 ③	027 ③	028 ④	029 ②	030 ④
031 ③	032 ④	033 ④	034 ②	035 ①
036 ①	037 ④	038 ①	039 ④	040 ①
041 ④	042 ②	043 ④	044 ③	045 ②
046 ⑤	047 ④	048 ④	049 ④	050 ②
051 ⑤	052 ③	053 ①	054 ①	

Chapter 05 기초치과

001 ①	002 ③	003 ④	004 ④	005 ②
006 ④	007 ③	008 ①	009 ⑤	010 ④
011 ⑤	012 ④	013 ②	014 ③	015 ③
016 ③	017 ③	018 ③	019 ①	020 ②
021 ①	022 ①	023 ①	024 ③	025 ⑤
026 ⑤	027 ①	028 ⑤	029 ④	030 ③
031 ②	032 ②	033 ④	034 ②	035 ③
036 ①	037 ③	038 ③	039 ⑤	040 ②
041 ⑤	042 ③	043 ②	044 ④	045 ③
046 ②	047 ⑤	048 ②	049 ④	050 ③
051 ②				

Chapter 06 기초한방

001 ②	002 ⑤	003 ①	004 ④	005 ⑤
006 ⑤	007 ②	008 ④	009 ③	010 ⑤
011 ③	012 ①	013 ③	014 ④	015 ③
016 ④	017 ④	018 ④	019 ②	020 ⑤
021 ③	022 ①	023 ①	024 ②	025 ⑤
026 ⑤	027 ③	028 ④	029 ②	030 ①
031 ④	032 ①	033 ②	034 ⑤	035 ①
036 ③	037 ③	038 ④	039 ④	040 ②
041 ①				

Chapter 07 기본간호

001 ②	002 ⑤	003 ②	004 ④	005 ③

Chapter 08 성인간호

001 ①	002 ③	003 ⑤	004 ④	005 ①
006 ③	007 ①	008 ⑤	009 ②	010 ①
011 ③	012 ①	013 ④	014 ④	015 ③
016 ④	017 ⑤	018 ④	019 ①	020 ⑤
021 ①	022 ④	023 ④	024 ①	025 ④
026 ③	027 ④	028 ⑤	029 ④	030 ④
031 ②	032 ④	033 ①	034 ③	035 ②
036 ②	037 ①	038 ③	039 ①	040 ①
041 ⑤	042 ①	043 ④	044 ②	045 ⑤
046 ④	047 ①	048 ①	049 ④	050 ①
051 ③	052 ①	053 ④	054 ④	055 ②
056 ⑤	057 ①	058 ⑤	059 ②	060 ①
061 ①	062 ①	063 ①	064 ②	065 ②
066 ⑤	067 ④	068 ③	069 ⑤	070 ④
071 ④	072 ②	073 ②	074 ①	075 ②
076 ①	077 ③	078 ⑤	079 ⑤	080 ④
081 ①	082 ③	083 ⑤	084 ③	085 ②
086 ②	087 ①	088 ③	089 ②	090 ②
091 ③	092 ④	093 ①	094 ①	095 ①
096 ④	097 ②	098 ④	099 ①	100 ⑤
101 ⑤	102 ①	103 ③	104 ④	105 ②
106 ⑤	107 ④	108 ⑤	109 ⑤	110 ⑤
111 ①	112 ②	113 ①	114 ③	115 ②
116 ④	117 ⑤	118 ②	119 ③	120 ①
121 ③	122 ②	123 ③	124 ①	125 ①
126 ③	127 ④	128 ⑤	129 ①	

Chapter 09 모성간호

001 ⑤	002 ③	003 ④	004 ⑤	005 ②
006 ⑤	007 ①	008 ①	009 ④	010 ③
011 ④	012 ③	013 ④	014 ③	015 ①
016 ⑤	017 ⑤	018 ③	019 ②	020 ②
021 ②	022 ④	023 ③	024 ④	025 ③
026 ②	027 ①	028 ①	029 ④	030 ③
031 ④	032 ②	033 ①	034 ③	035 ④
036 ②	037 ②	038 ③	039 ④	040 ③
041 ⑤	042 ③	043 ④	044 ②	045 ⑤
046 ⑤	047 ③	048 ①	049 ④	050 ①
051 ⑤	052 ④	053 ③	054 ②	055 ②
056 ⑤	057 ①	058 ④	059 ④	060 ④
061 ②	062 ②	063 ③	064 ②	065 ④
066 ②	067 ③	068 ③	069 ①	070 ⑤
071 ④	072 ②	073 ④	074 ③	075 ④
076 ③	077 ②	078 ①	079 ④	080 ①
081 ③	082 ③	083 ⑤	084 ②	085 ④
086 ⑤	087 ②	088 ④	089 ⑤	090 ②
091 ⑤	092 ②	093 ②	094 ④	095 ④

Chapter 10 아동간호

001 ④	002 ①	003 ②	004 ⑤	005 ③
006 ⑤	007 ①	008 ⑤	009 ②	010 ③
011 ①	012 ②	013 ⑤	014 ④	015 ④
016 ①	017 ③	018 ④	019 ①	020 ②
021 ②	022 ⑤	023 ③	024 ④	025 ①
026 ④	027 ⑤	028 ③	029 ③	030 ④
031 ④	032 ⑤	033 ③	034 ⑤	035 ③
036 ③	037 ⑤	038 ①	039 ②	040 ⑤
041 ③	042 ①	043 ④	044 ⑤	045 ①
046 ②	047 ④	048 ①	049 ③	050 ②
051 ⑤	052 ③	053 ②	054 ③	055 ⑤
056 ②	057 ①	058 ④	059 ④	060 ④
061 ①	062 ②	063 ①	064 ②	065 ③
066 ③	067 ③	068 ②	069 ④	070 ④
071 ①	072 ②	073 ②	074 ①	075 ⑤
076 ③	077 ②	078 ①	079 ⑤	080 ①
081 ②	082 ④	083 ③	084 ③	085 ②
086 ②	087 ①	088 ④	089 ①	090 ④
091 ④	092 ③	093 ④	094 ①	095 ⑤
096 ③	097 ③	098 ②	099 ②	100 ④
101 ④	102 ①	103 ④	104 ②	105 ④
106 ④	107 ②			

Chapter 11 노인간호

001 ②	002 ②	003 ③	004 ④	005 ③
006 ⑤	007 ①	008 ⑤	009 ①	010 ④
011 ②	012 ②	013 ⑤	014 ②	015 ④
016 ①	017 ②	018 ④	019 ⑤	020 ③
021 ③	022 ④	023 ②	024 ③	025 ③
026 ②	027 ③	028 ⑤	029 ⑤	030 ②
031 ③	032 ③	033 ⑤	034 ①	035 ③
036 ④	037 ④	038 ⑤	039 ③	040 ②
041 ①	042 ①	043 ④	044 ③	045 ②
046 ③	047 ②	048 ③	049 ④	050 ⑤
051 ①	052 ④	053 ⑤	054 ①	055 ①
056 ⑤	057 ④	058 ①	059 ③	060 ②
061 ⑤	062 ④			

Chapter 12 응급간호

001 ②	002 ①	003 ③	004 ③	005 ①
006 ②	007 ②	008 ②	009 ④	010 ④
011 ④	012 ③	013 ④	014 ②	015 ③
016 ②	017 ②	018 ①	019 ④	020 ②
021 ④	022 ⑤	023 ④	024 ⑤	025 ②
026 ①	027 ⑤	028 ③	029 ④	030 ①
031 ③	032 ⑤	033 ③	034 ①	035 ①
036 ③	037 ③	038 ③	039 ⑤	040 ④
041 ①	042 ④	043 ④	044 ④	045 ③
046 ③	047 ⑤	048 ⑤	049 ②	050 ①
051 ②	052 ③	053 ②	054 ③	055 ②
056 ④	057 ①	058 ①	059 ④	060 ②
061 ①	062 ①	063 ①	064 ①	065 ④
066 ④	067 ⑤	068 ④	069 ⑤	070 ②
071 ②	072 ③	073 ①	074 ①	075 ②
076 ④	077 ③	078 ①	079 ④	080 ④

Part 2 보건간호학 개요

Chapter 01 보건교육

001 ③	002 ③	003 ③	004 ②	005 ④
006 ④	007 ④	008 ⑤	009 ④	010 ⑤
011 ①	012 ①	013 ①	014 ④	015 ④
016 ①	017 ①	018 ①	019 ④	020 ②
021 ①	022 ②	023 ②	024 ②	025 ⑤
026 ②	027 ①	028 ②	029 ④	030 ②
031 ①	032 ②	033 ③	034 ①	035 ④
036 ①	037 ⑤	038 ②	039 ①	040 ④
041 ①	042 ⑤	043 ⑤	044 ③	045 ②
046 ④	047 ②	048 ①	049 ③	050 ②
051 ④	052 ⑤	053 ③	054 ③	055 ①
056 ④	057 ②			

Chapter 02 보건행정

001 ①	002 ④	003 ④	004 ③	005 ①
006 ④	007 ②	008 ⑤	009 ②	010 ②
011 ④	012 ⑤	013 ④	014 ⑤	015 ①
016 ①	017 ①	018 ③	019 ②	020 ②
021 ④	022 ①	023 ②	024 ①	025 ④
026 ⑤	027 ⑤	028 ②	029 ④	030 ④
031 ③	032 ②	033 ①	034 ①	035 ①
036 ④	037 ③	038 ⑤	039 ①	040 ④
041 ②	042 ①	043 ②	044 ②	045 ③
046 ①	047 ③	048 ⑤	049 ①	050 ④
051 ②	052 ④	053 ③	054 ①	055 ②
056 ②	057 ①	058 ②	059 ③	060 ②
061 ③	062 ③	063 ⑤	064 ③	065 ③
066 ②	067 ④	068 ①	069 ②	070 ①
071 ③	072 ③	073 ①	074 ②	075 ②
076 ①	077 ⑤	078 ④	079 ⑤	080 ①
081 ③	082 ②	083 ④	084 ③	085 ②
086 ③	087 ④	088 ②	089 ⑤	090 ⑤

Chapter 03	환경보건			
001 ④	002 ④	003 ③	004 ③	005 ②
006 ④	007 ③	008 ①	009 ①	010 ②
011 ④	012 ③	013 ③	014 ④	015 ③
016 ②	017 ④	018 ④	019 ②	020 ④
021 ①	022 ④	023 ⑤	024 ④	025 ③
026 ①	027 ③	028 ⑤	029 ③	030 ③
031 ③	032 ④	033 ②	034 ④	035 ①
036 ④	037 ③	038 ②	039 ③	040 ④
041 ④	042 ②	043 ⑤	044 ⑤	045 ④
046 ④	047 ②	048 ④	049 ②	050 ②
051 ③	052 ②	053 ③	054 ②	055 ③
056 ⑤	057 ①	058 ①	059 ③	060 ④
061 ⑤	062 ④	063 ①	064 ②	065 ①
066 ②	067 ⑤	068 ④	069 ②	070 ⑤

Chapter 04	산업보건			
001 ①	002 ②	003 ⑤	004 ②	005 ①
006 ①	007 ④	008 ③	009 ④	010 ②
011 ⑤	012 ①	013 ①	014 ⑤	015 ②
016 ⑤	017 ②	018 ③	019 ⑤	020 ③
021 ①	022 ②	023 ④	024 ③	025 ②
026 ①	027 ②	028 ③	029 ③	030 ②
031 ⑤	032 ④	033 ①	034 ④	035 ⑤
036 ①	037 ③			

Part 3 공중보건학 개론

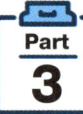

Chapter 01	질병관리사업			
001 ⑤	002 ⑤	003 ①	004 ②	005 ③
006 ②	007 ③	008 ①	009 ①	010 ③
011 ①	012 ①	013 ④	014 ③	015 ①
016 ③	017 ③	018 ④	019 ②	020 ⑤
021 ⑤	022 ⑤	023 ④	024 ⑤	025 ⑤
026 ⑤	027 ④	028 ⑤	029 ④	030 ①
031 ⑤	032 ②	033 ③	034 ④	035 ⑤
036 ③	037 ④	038 ①	039 ②	040 ①
041 ③	042 ①	043 ③	044 ②	045 ②
046 ⑤	047 ②	048 ④	049 ④	050 ③
051 ④	052 ④	053 ⑤	054 ⑤	055 ⑤
056 ①	057 ③	058 ④	059 ③	060 ⑤
061 ⑤	062 ②	063 ②	064 ②	065 ⑤
066 ⑤	067 ③	068 ⑤	069 ①	070 ①
071 ④	072 ④	073 ④	074 ②	075 ④
076 ③	077 ①	078 ⑤	079 ④	080 ⑤
081 ③	082 ⑤	083 ⑤	084 ⑤	085 ③
086 ⑤	087 ⑤	088 ①	089 ①	090 ②
091 ①	092 ⑤	093 ④	094 ①	095 ⑤
096 ⑤	097 ④	098 ②	099 ④	100 ②
101 ⑤	102 ④	103 ②	104 ⑤	105 ①
106 ⑤	107 ②	108 ②	109 ②	110 ⑤
111 ④	112 ④	113 ⑤	114 ④	115 ⑤
116 ⑤	117 ⑤	118 ②	119 ④	120 ②
121 ⑤	122 ⑤	123 ①	124 ⑤	125 ⑤
126 ①	127 ③	128 ②	129 ③	

Chapter 02 인구와 출산

001 ①	002 ⑤	003 ③	004 ⑤	005 ④
006 ④	007 ②	008 ③	009 ③	010 ③
011 ③	012 ⑤	013 ⑤	014 ②	015 ②
016 ④	017 ④	018 ①	019 ①	020 ③
021 ②	022 ③	023 ⑤	024 ④	025 ⑤

Chapter 03 모자보건

001 ④	002 ④	003 ②	004 ①	005 ⑤
006 ②	007 ②	008 ③	009 ①	010 ③
011 ③	012 ①	013 ②	014 ①	015 ④
016 ⑤	017 ②	018 ③	019 ⑤	020 ④
021 ③	022 ④	023 ③	024 ③	025 ①
026 ④	027 ①	028 ③	029 ③	030 ③
031 ④	032 ③	033 ④	034 ⑤	035 ①
036 ⑤	037 ⑤	038 ③	039 ④	

Chapter 04 지역사회보건

001 ⑤	002 ②	003 ①	004 ⑤	005 ⑤
006 ④	007 ③	008 ④	009 ②	010 ⑤
011 ①	012 ④	013 ⑤	014 ①	015 ④
016 ①	017 ④	018 ④	019 ④	020 ①
021 ④	022 ②	023 ②	024 ②	025 ⑤
026 ④	027 ①	028 ②	029 ⑤	030 ⑤
031 ⑤	032 ③	033 ①	034 ②	035 ③
036 ⑤	037 ④	038 ②	039 ③	040 ①
041 ④	042 ④	043 ④	044 ③	045 ①
046 ③	047 ⑤	048 ⑤	049 ⑤	050 ⑤
051 ④	052 ②	053 ⑤	054 ④	055 ③
056 ①	057 ②	058 ②	059 ③	060 ④
061 ⑤	062 ③	063 ②	064 ②	065 ⑤
066 ①	067 ④	068 ⑤	069 ⑤	070 ⑤
071 ①	072 ①	073 ②	074 ⑤	075 ③
076 ③	077 ⑤	078 ②	079 ⑤	

Chapter 05 의료관계법규

001 ⑤	002 ④	003 ③	004 ⑤	005 ④
006 ④	007 ①	008 ⑤	009 ③	010 ⑤
011 ⑤	012 ④	013 ①	014 ②	015 ②
016 ⑤	017 ④	018 ⑤	019 ④	020 ③
021 ④	022 ②	023 ②	024 ②	025 ①
026 ③	027 ①	028 ①	029 ③	030 ②
031 ⑤	032 ④	033 ③	034 ④	035 ⑤
036 ②	037 ④	038 ⑤	039 ⑤	040 ①
041 ④	042 ⑤	043 ①	044 ③	045 ②
046 ⑤	047 ②	048 ①	049 ⑤	050 ③
051 ③	052 ④	053 ⑤	054 ②	055 ③
056 ③	057 ⑤	058 ④	059 ④	060 ⑤
061 ②	062 ②	063 ②	064 ⑤	065 ⑤
066 ②	067 ③	068 ⑤	069 ⑤	070 ④
071 ③	072 ①	073 ②	074 ②	075 ④
076 ②	077 ③	078 ①	079 ⑤	080 ①
081 ①	082 ④	083 ③	084 ⑤	085 ③
086 ②	087 ④	088 ④	089 ②	090 ⑤
091 ③	092 ②	093 ⑤	094 ②	095 ⑤
096 ①	097 ④	098 ⑤	099 ②	100 ③
101 ③	102 ②	103 ①	104 ⑤	105 ②
106 ①	107 ④	108 ⑤	109 ⑤	110 ②
111 ③	112 ③	113 ③	114 ③	115 ④
116 ⑤	117 ①	118 ①	119 ⑤	120 ①
121 ③	122 ④	123 ⑤	124 ②	125 ②
126 ⑤	127 ①	128 ②	129 ②	130 ②
131 ③	132 ②	133 ⑤	134 ⑤	135 ⑤
136 ①	137 ⑤	138 ②	139 ①	140 ①
141 ③	142 ③	143 ②	144 ⑤	145 ①
146 ②	147 ①	148 ⑤	149 ④	150 ②
151 ④	152 ⑤	153 ③	154 ⑤	155 ④
156 ②	157 ①	158 ⑤	159 ④	160 ①
161 ④	162 ⑤	163 ②	164 ④	165 ⑤
166 ①	167 ②	168 ③	169 ④	170 ①
171 ①	172 ⑤	173 ②	174 ②	175 ③
176 ②	177 ②	178 ①	179 ③	180 ②

181 ④	182 ②	183 ④	184 ④	185 ③
186 ④	187 ⑤	188 ④	189 ④	190 ①
191 ④	192 ③	193 ②	194 ②	195 ①
196 ①	197 ⑤	198 ⑤	199 ⑤	200 ③
201 ⑤	202 ⑤	203 ⑤	204 ⑤	205 ①
206 ⑤	207 ⑤	208 ②		

Part 4 실기 관련 문제

Chapter 01 활력징후

001 ③	002 ⑤	003 ④	004 ①	005 ④
006 ①	007 ①	008 ②	009 ③	010 ④
011 ①	012 ⑤	013 ④	014 ②	015 ⑤
016 ④	017 ④	018 ①	019 ④	020 ③
021 ②	022 ②	023 ③	024 ①	025 ④
026 ①	027 ③	028 ⑤	029 ②	030 ①
031 ①	032 ①	033 ②	034 ④	035 ②
036 ④	037 ④	038 ②	039 ②	040 ③
041 ②	042 ③	043 ②	044 ⑤	045 ②
046 ①	047 ②	048 ④	049 ⑤	050 ④
051 ③	052 ⑤	053 ①	054 ④	055 ②
056 ②	057 ②	058 ③		

Chapter 02 감염관리

059 ③	060 ②	061 ①	062 ②	063 ③
064 ⑤	065 ①	066 ③	067 ④	068 ④
069 ④	070 ④	071 ①	072 ⑤	073 ①
074 ③	075 ④	076 ④	077 ④	078 ①
079 ③	080 ③	081 ①	082 ④	083 ①
084 ②	085 ③	086 ②	087 ②	088 ①
089 ②	090 ②	091 ④	092 ⑤	093 ⑤
094 ⑤	095 ①	096 ②	097 ①	098 ⑤
099 ③	100 ⑤	101 ②	102 ②	103 ①
104 ①	105 ③	106 ①	107 ④	108 ②
109 ②	110 ①	111 ⑤	112 ①	113 ④
114 ④	115 ①	116 ④	117 ⑤	118 ①
119 ②	120 ③	121 ⑤	122 ④	123 ④
124 ③				

Chapter 03 호흡유지

125 ②	126 ③	127 ③	128 ①	129 ④
130 ②	131 ③	132 ④	133 ④	134 ③
135 ①	136 ④	137 ⑤	138 ②	139 ①
140 ⑤	141 ⑤	142 ①	143 ①	144 ⑤
145 ③	146 ⑤	147 ⑤	148 ④	149 ②
150 ⑤	151 ④	152 ④		

Chapter 04 영양과 배설

153 ①	154 ④	155 ②	156 ①	157 ⑤
158 ③	159 ④	160 ②	161 ①	162 ⑤
163 ⑤	164 ②	165 ③	166 ④	167 ⑤
168 ①	169 ③	170 ②	171 ④	172 ⑤
173 ③	174 ②	175 ②	176 ③	177 ②
178 ⑤	179 ②	180 ⑤	181 ②	182 ④
183 ④	184 ③	185 ⑤	186 ④	187 ①
188 ④	189 ①	190 ⑤	191 ①	192 ①
193 ②	194 ③	195 ④	196 ②	

Chapter 05 상처와 골절

197 ③	198 ④	199 ④	200 ⑤	201 ②
202 ②	203 ③	204 ⑤	205 ③	206 ③
207 ①	208 ⑤	209 ③	210 ③	211 ④
212 ②	213 ③	214 ②	215 ③	216 ⑤
217 ②	218 ③	219 ⑤	220 ⑤	221 ②
222 ②	223 ③	224 ③	225 ①	

Chapter 06 개인위생

226 ③	227 ④	228 ①	229 ④	230 ①
231 ①	232 ②	233 ①	234 ②	235 ③
236 ⑤	237 ②	238 ①	239 ①	240 ①
241 ⑤	242 ⑤	243 ④	244 ③	245 ③
246 ①	247 ④	248 ①	249 ⑤	250 ③
251 ④	252 ②	253 ④	254 ②	255 ①
256 ①	257 ③	258 ⑤	259 ②	260 ①
261 ⑤	262 ①	263 ②	264 ②	265 ①
266 ④	267 ①	268 ②	269 ②	270 ⑤
271 ③				

Chapter 07 활동관리

272 ④	273 ①	274 ③	275 ①	276 ③
277 ⑤	278 ①	279 ③	280 ⑤	281 ②
282 ⑤	283 ①	284 ②	285 ③	286 ③
287 ②	288 ④	289 ①	290 ④	291 ②
292 ③	293 ①	294 ⑤	295 ③	296 ④
297 ①	298 ④	299 ③	300 ③	301 ③
302 ④	303 ①	304 ①	305 ④	306 ③
307 ①	308 ④	309 ⑤	310 ③	311 ②
312 ①	313 ②	314 ②	315 ③	316 ①
317 ④	318 ①	319 ⑤	320 ④	321 ①
322 ②	323 ①	324 ④	325 ①	326 ④
327 ⑤	328 ②	329 ③	330 ⑤	331 ①
332 ③	333 ①	334 ②	335 ③	336 ⑤
337 ②	338 ⑤	339 ⑤	340 ①	341 ⑤
342 ③	343 ②	344 ⑤	345 ①	346 ④
347 ④	348 ①	349 ④	350 ⑤	351 ④
352 ⑤				

Chapter 08 체온유지

353 ①	354 ②	355 ②	356 ②	357 ④
358 ①	359 ②	360 ⑤	361 ④	362 ⑤
363 ②	364 ②	365 ④	366 ②	

Chapter 09 진단검사와 수술

367 ④	368 ②	369 ⑤	370 ⑤	371 ④
372 ①	373 ②	374 ③	375 ④	376 ①
377 ②	378 ①	379 ①	380 ⑤	381 ①
382 ③	383 ⑤	384 ②	385 ④	386 ③
387 ①	388 ②	389 ①	390 ④	391 ②
392 ④	393 ⑤	394 ④	395 ③	396 ①
397 ②	398 ④	399 ①	400 ⑤	401 ⑤
402 ③	403 ⑤	404 ①	405 ③	406 ⑤
407 ①	408 ①	409 ③	410 ②	411 ③
412 ①	413 ⑤	414 ③	415 ②	416 ①
417 ⑤	418 ④	419 ⑤	420 ①	421 ⑤
422 ②	423 ①	424 ⑤	425 ⑤	426 ⑤
427 ⑤	428 ②	429 ③	430 ①	431 ④

Chapter 10 투약간호

432 ①	433 ⑤	434 ②	435 ③	436 ②
437 ④	438 ④	439 ②	440 ⑤	441 ①
442 ②	443 ④	444 ④	445 ②	446 ①
447 ②	448 ⑤	449 ④	450 ④	451 ①
452 ④	453 ③	454 ④	455 ⑤	456 ①
457 ①	458 ①	459 ④		

Chapter 11 환자관리와 의사소통

460 ①	461 ④	462 ③	463 ③	464 ③
465 ⑤	466 ③	467 ①	468 ①	469 ③
470 ④	471 ③	472 ①	473 ④	474 ④
475 ⑤	476 ②	477 ③	478 ⑤	479 ②
480 ⑤	481 ⑤	482 ④	483 ④	484 ⑤
485 ②	486 ②	487 ⑤	488 ③	489 ④
490 ③	491 ②	492 ①	493 ①	494 ⑤
495 ⑤	496 ②	497 ①	498 ⑤	499 ①

Chapter 12 임종간호

500 ①	501 ③	502 ⑤	503 ④	504 ③
505 ④	506 ⑤	507 ②	508 ③	509 ②
510 ②	511 ④	512 ③		

메모

메모

메모

🐰Q PASS
간호조무사 핵심 총정리 문제집

지은이 백지운
펴낸이 정규도
펴낸곳 (주)다락원

초판 1쇄 발행 2018년 4월 20일
개정 7판 1쇄 발행 2025년 6월 30일

기획 권혁주, 김태광
편집 이후춘, 윤성미, 박소영
디자인 최예원, 황미연

다락원 경기도 파주시 문발로 211
내용문의: (02)736-2031 내선 291~296
구입문의: (02)736-2031 내선 250~252
Fax: (02)732-2037
출판등록 1977년 9월 16일 제406-2008-000007호

Copyright© 2025, 백지운

저자 및 출판사의 허락 없이 이 책의 일부 또는 전부를 무단 복제·전재·발췌할 수 없습니다. 구입 후 철회는 회사 내규에 부합하는 경우에 가능하므로 구입문의처에 문의하시기 바랍니다. 분실·파손 등에 따른 소비자 피해에 대해서는 공정거래위원회에서 고시한 소비자 분쟁 해결 기준에 따라 보상 가능합니다. 잘못된 책은 바꿔 드립니다.

ISBN 978-89-277-7426-6 13510

● 원큐패스 카페(http://cafe.naver.com/1qpass)를 방문하시면 각종 시험에 관한 최신 정보와 자료를 얻을 수 있습니다.